传播性疾病
自然疫源地性学说概论

马德三／编著

科学出版社
北京

内 容 简 介

本书从生物学、生态学、地理学的角度，全面系统地介绍了巴氏学说基本原理和理论根据，解释了为什么病原体、媒介、宿主动物三个生物学因素进化成了自然界的自然疫源地等内容。本书在介绍这些基本原理和依据时，穿插了近50年依据这些理论实践成就的几十种疾病防御（鼠疫、土拉伦菌病、蜱传脑炎、利什曼病、Q热、钩端螺旋体病、登革热、黄热病、基孔肯雅病、非洲昏睡病、吸血虫病、多种寄生虫病、多种蠕虫病、巴通体病、非典、禽流感、埃博拉出血热病等），特别强调自然疫源地性疾病防治的重要性以及防治方法和防治依据。

本书可为基础医学、预防医学等领域的科研人员、学生及广大医学爱好者提供参考。

图书在版编目（CIP）数据

传播性疾病自然疫源地性学说概论/马德三编著. —北京：科学出版社，2017.3
ISBN 978-7-03-051547-6

Ⅰ. ①传…　Ⅱ. ①马…　Ⅲ. ①传染病–自然疫源地–研究　Ⅳ. ①R188

中国版本图书馆 CIP 数据核字（2017）第 010085 号

责任编辑：王　静　李　迪／责任校对：赵桂芬　刘亚琦
责任印制：张　伟／封面设计：马　薇

科 学 出 版 社 出版
北京东黄城根北街 16 号
邮政编码：100717
http://www.sciencep.com
北京东华虎彩印刷有限公司 印刷
科学出版社发行　　各地新华书店经销
*
2017 年 3 月第 一 版　　开本：889×1194　1/16
2017 年 3 月第一次印刷　　印张：27 1/4
字数：840 000
定价：268.00 元
（如有印装质量问题，我社负责调换）

前　言

20世纪40年代，我国就已开始进行少数几种自然疫源地性疾病的防治和科研工作。新中国成立后，对一些严重危害人民健康的疾病，如日本血吸虫病、流行性乙型脑炎、钩端螺旋体病、鼠疫等的研究和防治取得了很大成绩。1963年7月在内蒙古呼和浩特市召开了北方防治鼠疫工作会议。在这次会议上，由卫生部（现卫生和计划生育委员会）有关领导，宣布成立了中华人民共和国卫生部医学科学委员会自然疫源地性疾病专题委员会（当时只含布鲁氏菌病小组和鼠疫小组）的鼠疫小组。鼠疫小组成员由部聘任的17名委员组成，任期5年。会上讨论了中华人民共和国卫生部医学科学委员会专题委员会专题组的组织章程（草案）*，明确了专题组的职责范围和工作任务。

我国医学科学委员会自然疫源地性专题委员会的设立，是为了促进自然疫源地性疾病科学的研究事业的发展，提高研究自然疫源地性疾病的科学水平，使自然疫源地性疾病科学的研究更好地为人民的健康和国家建设服务。

鼠疫专题小组首次成立的会议，距今刚过50周年。我作为当时的专题组委员，记忆犹新。当时参加会议的绝大部分委员均已作古。

50年期间，我国开展的自然疫源地性疾病的防治和科研工作已经取得了很大的成就，已发现和基本查清了在我国的40多种自然疫源地性疾病的分布，出版了不少关于自然疫源地性疾病的专著，成长了一大批有相当业务素质的预防医学人才，已跻身于研究自然疫源地性疾病的大国行列。

1939年，E.H.巴甫洛夫斯基院士提出传播性疾病自然疫源地性学说，1964年出版了他的专著《传播性疾病的自然疫源地性》（以下简称专著），到2014年已50周年。

全球的同行对巴氏学说有很好的评价。例如，1959年在莫斯科举行的第十次人类自然疫源地性疾病会议上，大不列颠皇家学会会员C.A.Hoare在大会上宣读论文时，开始就是对巴氏学说的祝词，第一句话说了："巴甫洛夫斯基院士的关于自然疫源地性学说，首先，它是一个严整的体系……"（Hoare，1960）。又如，著名鼠疫专家Б.К.费牛克说过这样一些话："20世纪40年代开始，进一步认识鼠疫地方性动物传染病的规律，苏联是在E.H.巴甫洛夫斯基的传播性疾病自然疫源地性学说的影响下进行的。这一学说，正如巴氏所写的那样，不仅对研究新病是一把正确的钥匙，而且为深入研究早已熟悉的动物病和人畜共患病开辟了和补充了方法学和有系统的研究"（费牛克，1955）。

巴氏学说的核心和精髓是疾病的自然疫源地性。在他辞世前一年出版的他一生唯一一本专著中，全面而系统阐述，并多处反复强调学说的主要论点：疾病的自然疫源地性、自然疫源地3个生物（病原体、媒介及宿主动物）因素五位一体，病原生物群落，景观流行病学，对这些疾病采取综合性防治措施见解。这些正确而透彻的见解构成一个严整的体系。

---

* 1964年，卫生部为加强全国医学科学研究工作的组织领导，贯彻中央有关科学技术的方针政策，促进医学科学研究事业的发展，提高医学科学水平，使医学科学研究工作更好地为社会主义建设服务，特设立中华人民共和国卫生部医学科学委员会（以下简称卫生部科委）。在卫生部科委下设立了41个专题委员会（或专题组）。专题委员会（或专题组）设主任委员（或专题组长）一人，如专题委员会中的内科学（主任委员是张孝骞）、心血管疾病（吴英恺）、外科学（黄家驷）、妇产科（林巧稚）、儿科学（诸福棠）、自然疫源地性疾病（魏曦）等。根据科委章程和科委专题委员会专题组组织章程（草案）第三条，专题委员会或专题组的成员，由卫生部聘请本专题适宜数量的有关科学家组成，任期5年。

疾病自然疫源地性学说的基本原理所揭露的符合自然界的客观实际,所以20世纪60年代已得到全世界广大同行专家学者的认可和接受。世界卫生组织(WHO)委托苏联政府在莫斯科列宁格勒(圣彼得堡)等城市,于1960年、1962年、1963年举办了3次国际性的大型讲习班,参加的国家遍及全球。一些主要国家(包括美国)都派出专业人员,轮流参加,并在第比利斯自然疫源地现场参观。WHO还经常邀请苏联专家到世界卫生组织参加专题讨论会或讲演学术活动,交流经验,探讨问题。新中国成立后,巴氏学说第一次被介绍到我国,出版巴氏的《虫媒传染病自然疫源地性学说》(1948)的综合报道及附文(王连生,付杰青译校,1957)在我国起到了很好的普及作用。在20世纪60年代苏联政府多次派医学代表团到我国介绍巴氏学说并与我国医学界有关专家交流。20世纪60年代开始巴氏学说在全世界开始普及和应用,其影响一直持续至今。M.Baltzard的《病原体存在两个生态期》后增加:库切鲁克等的先期预防和紧急预防,近一二十年,搞清楚在人为因素或自然因素影响下某些疾病的自然疫源地缩小或变更乃至新生的一些论点,某些新生疫源地中新的宿主、媒介及病原体的变异、传播方式、预防措施的一些论点等,这些创新的论说不断地丰富着这一学说。

巴氏学说科学地解释了自然界野生动物中的自然疫源地性疾病存在和传播的机制。这一学说跨越(或弥合)了野生动物传染病与人类传染病的鸿沟,从而为解决自然界动物传染病干扰了人类的保健,生活环境和经济建设而提供了防治措施一整套严整的理论体系。

巴氏辞世快50周年了。我们认为他的学说,已普及于全世界。

一种学说,从它诞生开始,是要发展、充实的,但应该是在承认学说的基本原理的基础上发展和创新。对巴氏学说的发展和创新的例子确实不少,如彼得里谢娃的《景观交汇区的动物流行病学意义》、阿勒苏菲耶夫的《宿主动物的感受性与敏感性的分类》、盖耶斯基的《研究鼠疫的动物病应与景观联系》、卡拉布霍夫的《疫源地的多宿主性》、费牛克的《宿主动物划分为主要的、次要的、偶然的种类》、那乌莫夫的《基础疫源地》和《宿主动物的栖居类型》、M.Baltzard的《鼠疫病原体存在两个生态期》等。

为纪念上述3个50周年,更重要的是,在这50年期间,专家在研究自然疫源地性疾病中,发现了很多值得重视的动态。例如,早期发现的一些自然疫源地性疾病,大多分布在人烟稀少的荒漠半荒漠、草原、山地草原、广袤的水网系统、原始森林等地理景观中;地方性、季节性明显;宿主、媒介大多为当地的动物;病源的毒力大多不是太强;人类不进入疫区一般不会被感染;近几十年来动物流行病相对讲,比较平静,对人的威胁相对少一些;等等。而近三四十年"新出现 Newemergencing"或"再出现 Reemergencing"的一些自然疫源地性疾病,却越来越靠近人烟稠密的居民点,甚至大城市;地方性、季节性不是太明显;宿主、媒介已超出了原来大多属于昆虫纲、蛛蛛纲,而且出现在哺乳纲中的翼手目、食肉目、有蹄目等和鸟纲中的许多野鸟和家禽上,病原体的毒力一般都比较强或极强;动物流行病频繁地出现,人类甚至是防不胜防;等等。这些将在本书中作简要的介绍和分析。

之所以在巴氏辞世31年后的1996年俄罗斯科学出版社还出版了巴氏这本著作的英文本,说明巴氏学说在国际上还有影响,同行的专家还需要它。一本有科学价值的书,在作者辞世多年后再被出版,这在科学界是常见的。

鉴于上述几方面的原因,我们编写了这本书。有两个重点内容:一个是根据巴氏专著全面而系统地介绍巴氏学说的基本原理,另一个是最近50年,在巴氏学说的影响下,专家在自然疫源地性疾病研究中采用生态寄生虫学、动物区系学、生物学及生态地理学研究方法等取得成就的一些资料。从这些资料中很多专家对问题的叙述,大多能看出他们对所述问题研究的思想方法,有志从事预防医学的年轻专家,阅读这些资料是不无裨益的。

最近三四十年的事实说明,一些早被发现的和新被发现的自然疫源地性疾病对人类健康和生活环境的威胁是严峻的。积极地开展对自然疫源地性疾病的科研和防治研究工作肯定还要继续下去,巴氏学说的基本原理,仍然是开展自然疫源地性疾病研究的理论基础;了解50年来所取得的成就,仍然是值得重视的可贵经验。编写这本书也是为我国预防医学大厦的建立尽一点添砖加瓦的微薄之力。

　　限于作者水平,书中不妥之处在所难免,恳请读者不吝赐教。

　　最后,我们要感谢书中所引用的众多专家、学者发表的文献,没有他们这些宝贵的资料,要编这样一本书是不可能的。

作　者

2016 年

目　录

第一章　疾病自然疫源地性学说的基本原理[①]

第一节　动物病、传播性疾病和非传播性疾病

一、动物病

在地球上存在着很多人类的、动物的和植物的疾病。动物的疾病称为动物病（Zoonoses）。很多动物病仅仅是属于动物才会患上的疾病，人类是不会患上的，如有角动物的鼠疫、猪鼠疫等。据作者所知，早在 20世纪 60 年代，被记录过的，由动物通过各种传染途径，曾传染过人的动物病（不包括那些未曾传染过人的动物病）已经有 200 多种（Hull，1975）。其中有些已被证实为传播性自然疫源地性疾病和人畜共患病。

二、传播性疾病

在动物病中的一些动物病在一定条件下，可以从有病动物直接或通过媒介动物传递给人类。媒介是各种无脊椎动物（吸血节肢动物），主要是吸血的蜱和昆虫（或称为吸血节肢动物），它们在患者或有病动物（或者外表健康的寄生带菌者）身上取食时，得到相应疾病的病原体，之后又到健康的人或健康的动物身上取食时，把之前已接受过的疾病的病原体传递给健康的人或健康的动物。这种动物病称为传播性疾病。但并非所有动物病都是传播性疾病，传播性疾病只是动物病中的一部分，它是有条件的。E.H.巴甫洛夫斯基在他首次发表他的这一学说时就说过：凡疾病，其病原体在其进化的现阶段经由媒介物传播者都属于传播性传染病（1946）。

在通过媒介把疾病病原体传递时，某些动物病也就成为人的疾病，如狂犬病等。还有微生物无症状的带菌者，在它们把微生物传递给人类时，微生物也能使人得病，这种情况也属于动物病。

所有上述这一类疾病被称为人畜共患病，即人和动物共有的疾病。

也还有某些疾病，它们在地球上动物进化的现阶段只属于人类。这种病不多，如麻疹、猩红热、白喉（这

[①]　关于本章几点说明：

一、本章主要内容是 E.H.巴甫洛夫斯基在他辞世前一年，即 1964 年发表的最后一本专著，题名为《传播性疾病的自然疫源地性》，副标题为：《传播性疾病自然疫源地性与人兽共患病的景观流行病学的关系》（1964）中的第一章，原标题为《疾病自然疫源地性学说的基本原理》，作者在他的这本书的序言中写道："本书是关于人类传播性疾病自然疫源地性学说具体形式的首次尝试，自 1939 年其原理发表时起，这一涉及多方面的学说出现了各方面的及部门细致的文献。显然在本书的第一版中对其综合大量文献时只能利用一部分"。巴氏在他书的文献中没有将《传染病和寄生虫病的自然疫源地性》（1939）及《人类传播性疾病自然疫源地性学说的原理》（1946，1948）两篇重要著作列入。说明巴氏对他辞世前的这本专著非常看重。

二、这一章虽标题为《疾病自然疫源地性学说的基本原理》，但巴氏学说的很多重要原理，如人兽共患病的景观流行病学、自然疫源地性疾病的预防和自然疫源地的防治等，我们将它们放到不同章节中。

三、正如前面提到的巴氏首次提出他的学说构想所写的文章（1939），以及后来正式以学说发表（1946，1948）的两篇重要文章，我们在本编著中将其重要内容尽量向读者作介绍。

四、这一学说正式发表已 70 余年。在这期间曾作过几次大的总结：如 20 世纪 60 年代初期，巴氏亲自参加，后来由帕·阿·彼得里谢娃写出总结，出版时，巴氏已辞世。到了 20 世纪 70 年代，由于出现了一些新情况，又以帕·阿·彼得里谢娃为首开展了对苏联开展自然疫源地性疾病研究的全面总结并制定了较长时期的全面的工作安排。到了 20 世纪八九十年代，出现一些新情况，一大批老的专家，有的退休，有的已经辞世。于是有的专家对巴氏学说，提出一些修正意见，有的甚至将他们的一些观点写成为学说。我们认为在这本书中不宜放到这一章里，但在本书的适当章节中，我们将作介绍。

些都属于非传播性疾病)及传播性疾病中人的疟疾。所有这些只属于人类的疾病称为人类疾病。

三、非传播性疾病

有些动物病属于非传播性疾病,感染它们的病原体的发生不需要媒介参与,如天花、白喉、猩红热等。这些疾病的病原体可以直接由病者通过接触或通过空气吸入,因为有患病者在谈话、打喷嚏或咳嗽时从口腔中把病原体落入空气中。

也还有一些疾病的病原体既可以通过媒介,也可以不需要媒介的参与。例如,类似鼠疫的一种疾病,即土拉伦菌病,它的传播不仅需要经过媒介(媒介种类多到40多种吸血节肢动物),也可以在剥取患上土拉伦菌病的水䶄(*Arvicola terrestris*)的皮张时感染上此病,还可以在有死于土拉伦菌病的水䶄的水池中通过被土拉伦菌污染了的水感染此病。又如,可以通过死于炭疽动物的毛制作的毡鞋、皮筒感染上炭疽病。

绝大多数传播性疾病的特点是,它们的病原体只能通过媒介传递,如黄热病是通过蚊虫、疟疾是通过按蚊、蜱传脑炎是通过硬蜱(*Ixodes persulcatus*)及某些其他种硬蜱等,这些疾病可以称为专性传播性疾病。

另外一些疾病的病原体有各种途径传播,当然也包括通过媒介传播,这些疾病可以称为兼性传播性疾病,如伤寒、霍乱、土拉伦菌病、鼠疫等。

第二节　建立疾病自然疫源地性学说的前提

很早就积累了人类在自然界各种地带——苔原、草原、荒漠——中患上各种疾病的报道。当然这里指的不是人类在任何一个地方都可以患上的那些疾病,而指的是那些大多局限在一定地区的疾病,即人类在一定的(包括未开发或开发不多的)区域内所患上的那些疾病。这些疾病巴氏称为地方病。这里应该说明,习惯上讲的地方病,多指的是由非生物因子引起的疾病,如克山病、大骨节病等。本书中讲的地方病均为生物因子引起的疾病。

这样一些病根据情况,可能是个别人发病,也可能是整个人群发病。例如,在中亚细亚的半荒漠中,即在土尔克明尼亚的穆尔加布河岸,100多年前,整个军队几乎无一人例外地患上东方疖。这一莫名其妙的现象,直到20世纪30年代都未弄清楚。

东方疖,又名皮肤利什曼病,是根据学者利什曼的名字命名的疾病,因利什曼科学地描述了这一疾病。在利什曼描写之前,这种疾病的寄生虫已为一位包罗夫斯基教授在乌兹别克斯坦的塔什干发现,因而这种病地方上又称为包罗夫斯基病。实际上,这种病在印度、伊拉克等热带国家也有。

又如在苏联十月革命以后(即1917年以后),还报道过人们进入人烟稀少、人很少进入过的原始森林中,会患上一种严重的、侵犯大脑的传染病。害这种病的人大都为伐木者、野外测量人员、筑路工人及接近原始森林的新村居民,因这些新村大都建在砍伐迹地上。患上这种病的相当多的病人均已死亡。即使活下来,很多人都有各种肌肉麻痹——如手、颈等麻痹,因此而残废。

上面所述,在自然条件中,人们罹病的一个共同特点是:疾病与一定的地理景观相联系(前一个例子是与半荒漠相联系;后一个例子是与原始森林相联系),以及疾病的季节性(如一年暖和的时候,春天和夏初。)(图1-1)。这一现象的实质,即这种病发生在自然界,也需要作出初步的解释,或者说,提出一种假说。

在没有人烟的地方,人传给人的可能性是不存在的。因此,这种病的病原体应该在相应的地区中的动物中间去寻找。在不同地理景观的自然界中,显然应该存在着如下几个方面。

(1)属于传播性疾病的病原体,是通过媒介中介,传递病原体的方式进行传播。媒介则主要是吸血昆虫和蜱,在它们吸动物或人体的血时,在动物或人体末梢血管的血液中,已有疾病的病原体,媒介就这样染上疾病;当它们吸入有病原体的血时,病原体可以在媒介中繁殖,或者在其中进行其发育生活周期的某一阶段,结

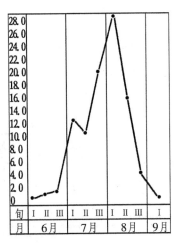

图 1-1　土拉伦菌病传播性暴发时，每旬的发病动态

（仿 Н.Г.Олсуфьев 等，1960）

果媒介就处在一种传染状态，疾病的病原体就可以通过媒介传递，即在媒介对健康的，但是对该病有易感的动物或人，吸血时感染这些健康的动物或人。

（2）动物就成为对媒介讲，是这种疾病病原体的给血者或供血者。

（3）媒介本身，即吸血蜱或昆虫的这样一些种，它们把从供血者那里得来的病原体传给易感动物，或叫易感者（受血者）。病原体的受血者在一定条件下也可能是人。

E.Н.巴甫洛夫斯基和他的学生在上述假说的前提下，亲自进行了多次的考查、野外的和实验室的工作，并利用了大量的医学、兽医学和生物学的科研文献分析，在上述背景下，形成了他的传播性疾病自然疫源地性学说。不但如此，后来还将此研究推进到研究一系列非传播性疾病的疫源地性问题。

第三节　传播性疾病的自然疫源地性

传播性疾病的自然疫源地性乃是许多传播性传染病所具有的特点。E.Н.巴甫洛夫斯基曾经给自然疫源地性这个概念下过如此的定义：传播性传染病自然疫源地性是这样一种现象，即在自然条件下病原体，其特殊媒介物及其贮存宿主（动物）在其本身的种族延续过程中（无论是在它们以往的进化时期中或是在它们进化的现阶段中）都能够不依赖于人而无限期地存在着（1946）。

传播性疾病自然疫源地性的特点

任何传播性疾病的存在，取决于接连不断地从动物供血者或者给血者机体（有病动物或无症状但是带有病毒或带有寄生虫者）中将疾病病原体传给媒介机体；这种传递通常发生在媒介吸食供血者的血液时，进一步把病原体传给那些对病原体有感受性的动物，或者传给叫做受血者，通常也是在吸食它们血液时进行的；感染的受血液者对新的媒介讲又可以成为供血者等。因此，成为一种螺旋式的循环（图 1-2）。疾病的病原体从一个生物机体传给疾病自然疫源地内同一个种群，或另一个种群的生物体内。病原体的循环，起自通过其媒介从动物供血者获得病原体开始，包括通过媒介获得感染能力，以及动物受血者对其感染所需要的时间，这时，这种受血者又成为对新的、没有感染过的媒介的供血者，这样的循环称为完全的循环，或者叫一周期，即病原体的循环过程。当然这种循环不是封闭式的，因为病原体下一次通过媒介传递不是在该动物身上发生，病原体不再从它通过媒介获得，而是在同一种群的另一个动物，或者是另一系统分类地位中的动物（从另一物种的种群）上发生。病原体的这样一种顺序的传递是螺旋式进行的。从野生供血者获得疾病病原体的媒介也可以把病原体传给人,这样就使人感染上该病,人因此可以患上这种疾病。

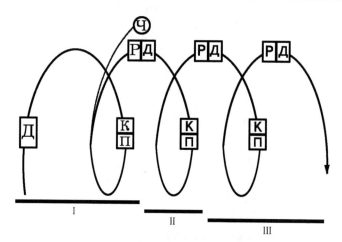

图1-2　土拉伦菌病传播性暴发时,每旬的发病动态
(仿巴甫洛夫斯基,1964)

在自然疫源地中疾病(蜱传脑炎)病原体通过中间硬蜱(кп)从一种生物传给另一种生物(Д,pД)进行螺旋式传递(循环)的模式图。
Ч.经从野生动物病毒的供血者(Д)获得了病毒的硬蜱感染了人;PД,同一动物;P.处于易感的受血者(病毒的易感者),作为供血者状态;
Ч.病毒进一步循环进入了死胡同(人);КП.同一匹硬蜱,К病毒受血者状态、П,病毒处于媒介中的状态,Ⅰ、Ⅱ、Ⅲ.循环的周期

这种循环,也只是在适于该过程的外界环境条件中发生(如在一定的温度条件下),或者在任何情况下,不会妨碍在其任何环节上的循环。

巴氏当时认为下列疾病是具有自然疫源地性性质的疾病:蜱传螺旋体病、蜱传脑炎、日本脑炎;烈性传染病中的鼠疫、土拉伦菌病、淋巴细胞性脉络膜视网膜炎、马脑脊髓炎、蜱传立克次体病、荒漠型皮肤利什曼病、李斯特菌病、类丹毒、出血热、肾病肾炎;显然,还有布氏杆菌病、狂犬病、鸟疫等;蠕虫病中的后睾吸虫病、裂头条虫病、旋毛虫病等,还有一些病毒性疾病也很可能是自然疫源地性疾病,如白蛉热、鹦鹉热、细螺旋体病等。此外还有准噶尔的黄热病,非洲的黑热病、锥虫病(非洲昏睡病)及其他病。啮齿动物的假性结核病和鼠疫同时从啮齿动物分离出来(蒙古的平颅田鼠),而将假性结核列入自然疫源地性疾病。

自然疫源地性疾病的数量经常在增加着,这是随着进一步研究的程度而增长的,特别是在热带国家。特别是吸血节肢动物(蜱、蚊)传播的许多新病毒被发现后,人类发现的新的自然疫源地性疾病将会更多。

第四节　疾病的自然疫源地是一种病原生物群落

一、病原生物群落

随着生物物质循环的进化发展和复杂化,产生了生命层的生物群组织,而且复杂化。它表现为这样一个事实,即居住在某一地区(或叫居住地或叫生境)的物种(包括植物、动物和微生物),由于它们之间的相互联系而形成当地的生物群落。因此,生物群落是生命层中的一个生物群体,是历史形成的一种组织形式,而且是在生物物质循环的基础上产生及长期共同进化形成起来的,从而保证着生物物质的循环。因此,生物群落的成员处于各种相互的关系之中,这种关系我们就称之为生物群落联系。疾病的自然疫源地属于一定的地理景观,如一定的地植物组成的泰加林地理景观、炎热荒漠地理景观、草原地理景观,即它是一个生物群落。E.H.巴甫洛夫斯基将动物(疾病的供血者和受血者)、病原体本身和病原体的媒介与一定的地理景观,或者生物地理群落(B.H.苏卡切夫的定义)的一定生境相联系的生物群落称为病原生物群落。

二、病原生物群落的联系

病原生物群落成员之间的联系,正如一般生物群落内成员之间的联系,按其性质主要有两种:食物联系(又称为营养联系)和接触联系(又称为空间联系)。当群落成员中一种生物是另一种的食物时,这时它们之间的联系是食物性联系;当生物群落中的一些成员是相互接触,或在某种程度上彼此相互往来的,这时它们之间的联系是接触联系(或称为空间联系)。许多由食物关系联系着的物种形成食物链(又称为营养链),它是生物群落物质循环的基础。一些物种的直接关系(食物和消费者)带来一些与其他物种间的间接关系(竞争、共栖等)。群落成员之间的联系如此深刻和紧密,举几个例子可以说明。

森林群落中高大的乔木决定着它下面的灌木层和草层的生存条件,一旦乔木层被消灭了,那么它下面的灌木层和草层也随之而死亡。因此,对灌木层和草层的正常生存来说,乔木层是必要的。这种关系是在长期历史进化中形成的,它符合乔木、灌木、草层的各种相应的生物学、生态学的要求。所以它们的相互影响是十分有规律的。从森林群落的长期动态来讲,乔木层的生存也必须有灌木层和草层的存在,如此才能进行这一群落的正常更新。如果在采伐迹地和火灾迹地用另外的生物型草或灌木代替,那么森林的正常更新就不可能了。如将禾本科植物代替了它原来的草层,那么森林中更新的幼苗竞争不过这些草类,而将使砍伐后的森林草原化。

草原群落也如上所述。这里将以草原和草原上动物的关系为例加以说明。一个正常的自然界中的草原,只有当草层中大约70%的草被草原上各种野生动物吃掉的情况下,这个草原才能进行正常的更新。如有的草原保护区内,由于保护草层没有动物啃食,草原上覆盖了大量死亡的草的有机残渣。这些残渣窒息了草层的生长。草原就变了样,草类产量下降,种子的更新中断,这是因为草籽的更新要求野生动物将草籽踩到土壤中去,没有动物的踩踏,草籽将无法更新,草原就将成为了荒地。因而生物群落是一个处于经常不稳定的动态平衡系统。

在病原生物群落中,相应疾病的病原体(病毒、立克次体、螺旋体、各种细菌、寄生性原虫、寄生性蠕虫等)包括到传播性疾病自然疫源地的生物群落的组成之中。某些疾病的病原体在地球上它的生命进化的现阶段从没有在外界环境中生活过,而是经常从一个生物到另一个生物,如间日疟原虫(*plasmodium vivax*)。

因为疾病的病原体也进入生物地理群落成员组合中,巴甫洛夫斯基就把这种情况称为病原生物群落。

在生物地理群落中,病原体,它的供血者、媒介和受血者相互之间的全部相互关系是在生物进化过程中形成的,是在没有任何依赖人类,以及与人类无关的这样一种外界环境为背景的种间相互关系的进化过程中形成的,有些疾病甚至比人类在地球上的出现还早。

生物群落的存在直到其必要的最小成员保留时为止,即到出现能代表生物群落的成员时才能形成生物群落。在其组成成员变化时,生物群落就会进行解体或演替,直至达到相对稳定的顶级。例如,生物群落的某些重要成员由于严寒的冬季寒冷而死亡,或作为食物的植被枯萎,或是这些物种被人类经济活动所消灭等都可能引起生物群落的解体或演替。

反之,在驯化时,人类把新的动物种类引进动物界的组成中,如驯化麝鼠(*Ondatra zibethicus*)。这种动物很容易活下来并加入当地生物群落中来。由于麝鼠对土拉伦菌病的感染有敏感性,很容易成为当地新的传播者,在对该种动物狩猎时,可以因为土拉伦菌病而大量死亡,甚至传给那些从事狩猎麝鼠的人。

所以,虽然生物群落是不依赖于人类在进化过程中形成的,但在地球上生物进化的现阶段,人类可以受到它们的影响,反之,人类也可以对生物群落施加影响。例如,为与蜱和许多有害昆虫进行斗争而采用杀虫剂,如采用滴滴涕,但这种杀虫剂不只杀灭有害的昆虫,同时也杀灭了一些有益的昆虫(蜜蜂及植物的某些传粉者),这明显改变着当地生物群落的组成。这种人类的某些活动影响自然界,以及影响疾病自然疫源地的形式称为人类作用。

生境,或生活地,是生物群落成员之一,是动物居住的地方,或者是整个生物群落居住的地方。例如,树干上有积水的洞穴是某些蚊虫幼虫的生境,河岸上潮湿土壤则是虻科蛹的生境,啮齿动物的洞、鸟类的窝则是很多昆虫的生境等。

第五节 疾病的自然疫源地、疫源地及基础疫源地的形式和空间上的划分

一、自然疫源地

一系列传播性疾病的特点是,患这种病的根源(疫源地)存在于自然界中,而且未被人类触动过,或者有的在过去历史时期,有的在现代时期,在或大或小不同程度上被人类有意识或无意识的活动改变(或变更)。这种疾病在其中扎根的地区就称为自然疫源地,相应的疾病就称为自然疫源地性疾病。

疾病的自然疫源地是在一定的气候季节,一定的植被、土壤及该地适宜的微小气候中栖息着媒介、病原体的供血者及受血者。换句话说,疾病的自然疫源地属于一定的地理景观,如一定的地植物组成的原始森林的景观、炎热沙质荒漠景观、草原景观等,即是一种生物地理群落。

人只有在一定的季节,进入疾病的自然疫源地区域内,在这些区域内证明有处于攻击宿主动物状态,而又饥饿的吸血媒介存在时才会患上动物的这种自然疫源地性疾病。处于攻击宿主、但又处于饥饿状态的媒介必须是在这之前曾经对野生动物(病原体的供血者即带菌者)吸血时获得该病病原体。这种情况决定于该种疾病的季节性,因为媒介在自然界,通常不是整年都活动,而是只在一年内比较暖和的季节。

并不是该种媒介的任何个体都可以传播疾病的病原体,而只是那些它们从供血者动物获得过疾病病原体,在外部条件影响下达到传染状态的个体才能传播疾病病原体,即有可能感染其他动物或人的那些个体才能传播疾病病原体。在这种情况下媒介才成为自然的或天然的有传染性的拥有者,也才具有传染的能力。

盘踞在自然界,饥饿而又自然感染过的媒介的疾病疫源地,才是处于所谓有价值的状态。这样的疫源地才是"有能力"感染动物或人的疫源地。

某些病的自然疫源地有性质上不同的地理景观,在这些景观范围内则与一定特点的生境,如在山区、海拔高度、山地的坡向,北坡或南坡都有其各自的意义。在这些不同地区中的疫源地与鼠洞、裂缝、岩石的突出部分、山洞、石堆、山地小河有联系;在平原地区则与河湾、河漫滩水池有关;而在大洋海岸地区则与滞留的小水池有关等。

另外一些自然疫源地性疾病则比较明显的与一定的地理景观相联系,如荒漠型(或叫农村型)东方疖与半荒漠地带有紧密的联系。

同一个地理景观内可以同时有两三种疾病自然疫源地。同一个具体的疫源地可包含不同疾病的病原体;如果在疫源地内有几种媒介,即使它们在分类系统上相距甚远,这种疫源地称为多媒介疫源地。中亚细亚某些啮齿动物的洞穴可以作为例子(图1-3)。两三个疾病同时在一起的疫源地称为联合疫源地。例如,土拉伦菌病与鼠疫、东方疖和蜱传回归热等。在有几种动物(病原体的供血者)存在时,这种自然疫源地称为多宿主的自然疫源地,即对疾病病原体的关系讲是"多宿主的"。

有一些自然疫源地性疾病的自然疫源地侵入人周围的环境,侵犯各种家畜并以人间疫源地形式存在于人类日常经济活动的地区,如牧场、居民区附近。在这种人间疫源地中媒介的主要饲喂者不再是各种野生大型或小型动物,而是以家畜作为其主要饲喂者。有的人间疫源地内,如李斯特菌病的人间疫源地内,沟鼠和小家鼠在保存李斯特菌病上起到主要作用。又如,类丹毒的人间疫源地内,只有家畜、特别是猪才是类丹毒的传染源。这种人间疫源地称为续发性人为性自然疫源地,相应的则称为原发性野的自然疫源地。显然产生人间疫源地必须在其附近存在着原发性野的自然疫地。

经过受感染媒介攻击的人或易感的动物,如果被咬伤时获得相应的病毒剂量,就会罗病。相反,某些病

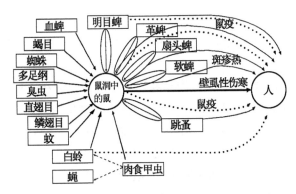

图1-3 作为各种人畜疾病自然疫源地的鼠洞中生物群落的流行病学意义示意
（仿 E.H.巴甫洛夫斯基，1964）
箭头代表生物群落的成员，有毒的（蝎目或蜘蛛）对人没有区别，卵圆形表示疾病病原体由啮齿动物传给人

毒（如蜱传脑炎）的小剂量对人来讲等于一次预防接种，人并不发病，而且能获得持久的免疫，类似接种天花疫苗后一些年都获得对天花的免疫预防能力。因此，在一系列健康人的血清中发现有中和抗体，对标准实验动物来讲，在试验中可以抵消病原体的致死剂量。这种现象或在居民经常与相应疾病自然疫源地相接触时，或在疫源地区域内，或离疫源地不远的地方长期逗留过，或者多多少少是人们定期到有疾病自然疫源地中拜访过都可以观察到。已报道过有的人只进入过一次蜱传脑炎自然疫源地内，由于他是"新鲜的"（即没有免疫能力的），因此招致发病，甚至以死亡为转归。

人群的这种自然接种说明疾病自然疫源地在这种区域内存在着，哪怕它还处于未被认识过的状态。例如，捷克斯洛伐克的一个考察团（由Б.罗西兹基等组成）在巴尔干半岛西部某些健康人的血清中查出一种称为西尼罗脑炎的抗体，它的确在当时对欧洲来讲是一件新鲜事。具有这种抗体的带菌者并不发病。显而易见，西尼罗脑炎潜藏着的自然疫源地在某些地方是有的，只不过是在人们与它实现接触时产生了人群免疫，没有发病罢了。

实际情况对某些家畜（如大角家畜）也是如此，它们不会患上蜱传脑炎。甚至于可以探溯，按其与自然疫源地接触时期的延长程度，它们血液中血清的中和能力得到加强，即在蜱传脑炎自然疫源地区域内逗留（如森林牧场）。马在日本脑炎疫源地中的这种情况已被证实。

因此，传播性疾病自然疫源地可以长期无限期处于未被发现的状态，它们的发现只有在疫源地有价值时对该病病原体没有免疫能力的人们进入到该地区时才会被发现。疫源地的有价值状态可以用在其中发现有饥饿已感染病原体的媒介的季节来确定，如越冬的硬蜱（*Ixodes* sp.）则处于有传染的状态。

这样，传播性疾病或寄生虫性疾病的自然疫源地是某一地理景观区域中的一个生境或地段，这里栖居着形成生物群落的动物综合体，生物群落成员之间的种内关系和种间关系，在适宜的微小气候和大气候存在时，保证了疾病自然疫源地成员之间疾病病原体不间断的循环。由于病原体不间断的循环，自然疫源地才能得以保存住。

二、疾病的疫源地

疫源地这个概念通常应该是在蜱传回归热作为例子中加以详细确定的。众所周知，在中亚细亚的一些城市中，有这种疾病，因此，认为此城市是蜱传回归热的疫源地。对这一疾病的这种疫源地进行详细的流行病学研究后才明白，这种疾病集中在城市的这样一些市区内，这里有古老而原始的建筑房屋，而在那种近代类型的新式房屋内经调查没有发现这种疾病。因此疾病的疫源地并非整个城市，而只是城市中的某些区域。

在20世纪30年代，由于医学首次进入中亚细亚遥远偏僻的村庄，把当地的设施作为医院和医生宿舍。在这种宿舍中，有的房间的居住者患上了蜱传回归热，而就在隔壁，居住在同一房屋的另一房间的居住者则是健康的。患过病的人改住到别的房间,就在这同一房间中新住进来的居住者中,后来有几个人患上了蜱传回归热,而邻居像以前那样仍然健康。因此,把村庄中一定街区内的某一房屋中的某一房间称为这种病的疫源地。

是什么使得"蜱传回归热疫源地"概念如此细碎和烦琐?这是因为在这种疫源地中,即在这个房间中有土耳其斯坦家鼠(*Rattus turkestanicus*)的鼠洞,这种鼠可以感染上蜱传回归热,在某些时间内它们的血液中保存有这种疾病的病原体。在这些房屋内的鼠洞中生活着媒介蜱(即一种软蜱,*Ornithodoros papillipes*),它以吸鼠血为生,因此成为新生鼠疾病病原体的媒介,也可以传给住进这间房间的居住者,睡在靠鼠洞附近床位上的居住者,当他睡着时,蜱从洞内爬出来袭击睡眠者,虽然他没睡醒,也未发觉,但已感染上蜱传回归热了。

这种媒介蜱能长期甚至长达多年生活,还可以绝食(如人从这些房间长期搬走,或鼠洞内的鼠由于某种原因而死亡)。蜱能停留在这种空洞中,并不迁往其他屋子。但一旦在该房间内出现新来的人居住,蜱就向他们袭击,于是使人感染上蜱传回归热。按其实质讲这种病的疫源地就是这种鼠的鼠洞。蜱媒(*Ornithodoros papillipes*)参加到这种生境(即鼠洞)中的生物群落的组成中来。这种蜱饥饿状态能在体内保存回归热的螺旋体长达 11 年之久。这种软蜱即使在饥饿时也不会迁到其他洞中去,或迁到其他房间去,这就可以解释疾病疫源地与一定房间的联系。

位于原始建筑中某些近代化房间中的医院内,医生直接从有患者的病房墙壁上采集回归热媒介蜱,蜱传回归热大体上就是这样一种自然疫源性疾病。患者本身可以作为新的蜱(*Ornithodoros papillipes*),即未感染过该病的蜱的感染源(图 1-4),因此这种蜱首先成为媒介,将蜱传回归热的螺旋体传给人。

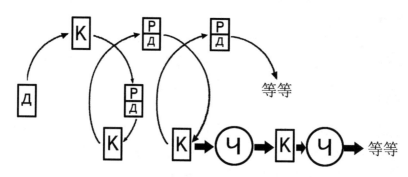

图 1-4　蜱传回归热螺旋体在其自然疫源地及
在人住房中自然疫源地消失的循环图

д.为螺旋体供血动物;K.软蜱 *Ornithodoros paillipes* 媒介;PД.病原体受血者动物,通过螺旋体病暂时转变为对易感动物(PД),或对人(Ч)来讲是病原体的供血者,它们变为螺旋体原虫的供血者是按 Ч—K—Ч—K 路线(仿巴甫洛夫斯基,1964)

并非所有的传播性传染病的自然疫源地都具有一种能在以后人的经济活动范围内形成子疫源地的能力。自然疫源地能否扩展到人的近旁,决定于媒介能否适应住宅内或工作单位内新的生存条件。

三、疾病自然疫源地中的基础疫源地

自然疫源地还有其他类型,即扩散式(漫射性)的,在其中,动物——供血者和受血者——与疾病病原体的媒介占据着地理景观的广阔领域,如阔叶林是蜱传脑炎的自然疫源地地带。对于这种疾病病毒的媒介蜱来讲,它们自由生活的最适地方是由凋落的干树叶构成的一层厚厚的干燥的死地被层,通常称为枯枝落叶层。这种像地毯样的死地被层没有明显的边界。在这种漫射式的自然疫源地面积上并非在任何地方都可以见到爬行的媒介。例如,一种硬蜱(*Ixodes persulcatus*)是带有蜱传脑炎病毒的媒介,集中在小道附近,因这些小道经常有牲畜到水池饮水时通过,也是人行走的地方。在这种小道的两旁饥饿的蜱爬在草本植物上、灌木丛上(不超过 1m 高)采取一种潜伏等待的姿势,即站立在草尖端、叶子尖,张开两个前肢,一旦牲畜或人路过能很敏捷地钩住动物的毛或人的衣服(图 1-5)。

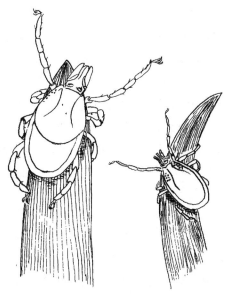

图1-5　硬蜱准备进攻路过的宿主示意(仿巴米兰采夫,1947)

在不同的自然疫源地中病原体的分布总是不均匀的。在某些疫源地中当动物宿主和媒介的数量增大时,病原体可以在比较多的地段暂时存在,在疫源地的另一些地段里病原体则是不间断地存在着。因此可以把后者这样一些疫源地称为传染性的基础疫源地(即基本疫源地)。在这种基础疫源地内能保证自然疫源地性疾病病原体循环的连续性,基础疫源地也就是疫源地存在的基础(Е.Н.巴甫洛夫斯基,1964)。基础疫源地已在很多传播性疾病中被发现和证实,因而获得了广大的自然疫源性疾病研究者的首肯和应用。

第六节　传播性疾病自然疫源地中的媒介,它们的行为和影响它们侵袭力的外部环境因素

蜱和昆虫在吸动物或人的血时,通常能随着自己的唾液将疾病病原体注入受血者的血液中,如这种蜱或昆虫已处于传染状态,就会发生受血者的感染,当然它也可能是人。

人类这种感染的结果取决于:①疾病病原体的致病性(病原性)正如它的一般物种特性一样。②媒介的侵袭力和它们注入病原体的数量(剂量)。③注入病原体的致病性程度;这种程度取决于病原体的生理状况和在媒介体内期间,很多原因对它影响的总和(如外部环境因素、温度等);病原体特性的变异取决于发生之前的其系*的循环途径(图1-4);它完全可能在这之前已经过各种鸟、兽和爬行动物的机体。④媒介、人和易感动物的个体状况。例如,在外部环境因素一定的配合下媒介本身的行为可以改变,以及它可能成为绝食状态、不攻击人等。

在塔吉克斯坦南方,А.С.蒙洽斯基(1953,1956)及其同事的观察很有意思。他们对蚊虫的存在进行了相对数量的统计,确定蚊虫通常是在每天黄昏和夜里攻击人。人也就是在这些时间感染上疟疾。同时估计历程(月份、日期),观察的时刻及天气条件(温度、光照、风、湿度)。在不同的月份,不同的日期,白天、黑夜不同的时刻进行多次类似的观察。由此证明,在夏末,当某些天气条件综合出现时,在自然界疟蚊中出现饥饿的雌蚊(因正是雌蚊才吸人的血)在一昼夜的某些时刻不攻击人,哪怕这时有这种蚊虫存在而且也有机会攻击人。所以,人感染疟疾病原体,这一昼夜的危险时刻,在特殊条件下,事实上变得无危险性,当然这只是

＊ 系是疾病病原体在一定条件下分出的菌株之后的世代(或纯系),保持移植在培养基上或被动经过实验动物。

在一系列天气条件组成时才这样,而在别的天气,别的时间时,就又是另外一回事了。

在雨天,蚊虫在露天情况下并不攻击人和动物。一种非常小的吸血昆虫,即蠓虫(*Heleidae*)在下毛毛雨时飞行在天空。大的吸血蝇——虻(*Tabanidae*),天热时在野外攻击人。如它飞到室内,会拥挤在有太阳光照的窗户上,而且在室内不攻击人。

蚊虫的行为又是另外一回事,它们的雌蚊在室内也吸人血,吸了血后,它飞到室外,朝有水池的方向飞去,在那里排卵。有一种虻,对人的关系不同,它们在下小雨时也攻击人。

有些吸血蝇有固定的宿主,如马虱蝇科(*Hippoboca equina*)专门附着在牛、马尾部下面吸血,牛螯蝇科(*Lyperosia irritans*)、无翅蝇(*Melophagvs Ovinvs*)寄生于绵羊等。这些昆虫与一定的宿主结合,也给其他宿主传递属于各宿主的特有疾病。

感染人和动物的,具有自然疫源地性的疾病,属于人畜共患的疾病。同一生物群落或同一属的各种野生动物的不同种类,在其他相同条件下,可以根据其不同属于同一疾病的病原体。

某些疾病的自然疫源地的特征是,爬行的,长期进食的一些媒介。可能只能从野生供血者动物获得疾病病原体,实际上不可能由人获得,而在蜱传脑炎和蜱传回归热的自然疫源地,事实上情况就是如此。

这主要决定于,吸过人体的饥饿的硬蜱,在吸血过程中,延长了几天,根据吸入血后膨胀的程度,遭到破坏。如果蜱是完全吸满了血,而且从病者身上掉下,在人类屋内又躺有病者,那么它就不可能给予后代,这种疾病病原体的媒介,如蜱传回归热、蜱传脑炎等,就不可能停留于人的住房和机关内。

在这种情况下,在这种驯化地点,一般来讲,自然疫源地就得消灭,如蜱传脑炎。

相反的,其他一些虫媒性疾病的媒介很容易在合适的情况下直接与人为邻,生活下来,对它来讲是在一种新的生存条件中生活下来,又可重新攻击患过该病的人,从而感染那些没有感染过的媒介个体。例如,蚊虫就是黄热病病毒的媒介,有些软蜱属(*Ornithodoros*)则是蜱传回归热的媒介。

另外,在人的住房或在小仓房(特别是在露天地方建造住房,如在半荒漠和荒漠中)中,也有从野外自然疫源地潜入疾病病原体的供血者,而它们又是当地动物区系典型的组成成员,如在中亚细亚的砂土鼠就是这样。

由于上述因素,从自然疫源地,靠着分裂或扩散疾病的子疫源地就发生了。在新的条件下,这种子疫源地可以牢固地扎根,长期存在。

第二章 疾病自然疫源地性学说产生的背景

第一节 生态-地理学的研究方法

19 世纪中叶,俄罗斯的学者 K.Φ.里路耶(1814～1858)、H.A.谢维尔曹夫(1827～1885)及其他一些学者奠定了生物科学发展的新道路。这些学者号召动物学家到动物生活的自然环境中,在动物与其周围环境相联系中认识和研究动物,摒弃博物馆脱离生活、脱离自然环境研究动物的旧习惯。这一新观点的奠基者 H.A.谢维尔曹夫首先给这一新方向提供了第一样本。1855 年出版了他的《沃龙尼什省的兽类、鸟类和爬行动物生活中的周期现象》一书。

晚些时候,也就是在谢维尔曹夫发表该书后的第四年,1859 年,C. R.达尔文的划时代科学巨著《物种起源》问世。达尔文的信徒们的工作也转向到这唯一正确的、用唯物论的观点到自然界中认识生物界。晚些时候,也就是 1869 年,Э.赫格尔提出生态学术语,即研究动物于其自然的隐蔽所、于其生活环境中。这一术语逐渐得到巩固,而且出现了这样的自然科学部门——生态学。生态学是研究动物与其生物的、非生物的环境相互关系的科学。它得到俄罗斯学者的著作的论证,专门研究动植物与其生存环境有联系的生活。

米丘林生物学的发展给俄罗斯的动物生态学、植物生态学和微生物生态学注入了丰富的内涵。苏联生态学的对象是研究生物与生存环境的统一的自然规律。

苏联著名生态学家 Д.И.卡什卡罗夫(1878～1944)是生态-地理学方法的奠基者和宣传者。所有生物与外部的生物和非生物环境紧密联系,都处于与生存条件统一的状态。在环境条件变化时生物本身也在变化着。

从此俄罗斯的动物学研究工作就一直沿着生态-地理学的方向蓬勃发展。不仅如此,可以说整个生命科学都相应沿着此方向得到蓬勃发展,它甚至于影响了地理学、地质学。生命科学中的巴甫洛夫高级神经活动学说,奥巴林的生命起源学说,勒伯辛斯卡娅的活质学说都是沿着这一方向取得重大成就。

自然疫源地性疾病的研究工作从最早的鼠疫动物病,到后来的皮肤利什曼病、土拉伦菌病、蜱传脑炎(森林脑炎)等一系列的动物病的研究开始就是沿着生态-地理学方向进行工作。

除实验室研究工作外,动物流行病学的重要工作是在自然界中进行,即使要开展必要的实验性质的工作,也常常是在接近自然界的条件下进行。因此,在鼠疫动物流行病学中应用比较生态-地理学的方法就成为主要的工作方法。

动物如此紧密地和多种多样地在生物群落中相互联系着,以草原上的黄鼠为例,因为黄鼠以各种野生的及各种作物植物为食,而自己又是各种动物猎取为食的对象。除了食物联系外,黄鼠的一切活动又与土壤、植物及动物的生活,乃至人类的生活紧密联系。如果再把问题提得更广一些,譬如黄鼠在草原上的食物联系,即便只是从食物方面,其联系的网络就已非常复杂。

在自然界中研究动物时,必须考虑到它们的生态学——诸如其生活方式、食物特性、繁殖、环境多个方面对黄鼠作用的反应。例如,对某一地区黄鼠生活的研究就必须与其他地理区域里的黄鼠生活作比较,因为只有这样才能阐明其特点。黄鼠在某一自然区域所占据的并非全部区域,它们所占据的实际上只是散布在该区域内的丘陵、低凹地、农田、放牧地等,简明地说它们占据当地的各种小生境或栖息地。除上述外,还要研究、比较的不只是空间上的不同,还有不同时间内的变化。因为黄鼠不是一次住在什么地方就不会再变动。实际情况是在不同季节黄鼠沿着小生境重新配置它们的栖息场所。例如,夏天干燥季节黄鼠集中在低地有多汁的植被地区,春季黄鼠到处寻找食物。它们由小生境向另一小生境大范围挪动,这在小型鼠类中是常见的现象,夏天它们栖息在田野,而到秋季、冬季则集中到隐蔽的小生境中(如杂草草丛、草堆、建筑物等)。因此啮齿动物的数量明显随季节和年度变化。

所以,生态-地理学方法应该包括动物在主要空间和时间上地理环境的变化背景中的动物的生态学特点。这种方法是研究动物流行病(病原体、媒介、宿主动物)的主要方法,因为它可以从各个方面评价自然疫源地作为鼠疫传染病发展和维持的外部条件。

经常,生态-地理特点也可以在实验室实验的情况下进行。例如,B.H.Федоров 及其同事长期在沙漠工作,直接研究沙土鼠鼠疫的发病原理和类型,他们直接与自然界接触,他们的实验室就设在有沙土鼠鼠洞的沙丘上,以便一年四季系统地捕捉小兽。他们用同一种方法感染砂土鼠并同时熟悉这些小啮齿动物自然发病的性质。B.H.Федоров 和 B.H.Лобанов 就是这样查清沙土鼠的感受性特点和传染过程的进程。因为感受性的特点和传染过程的进程的变化是随着沙土鼠在自然生态-地理环境中的动态而变化的。И.С.Тинкер、H.E.Калабухов 和 B.B.раевский 研究黄鼠,在其结果中曾阐释了鼠疫动物流行病在黄鼠中的一系列生态-地理学方面的特点。

非常有价值的是 И.Г.Иофф、Н.П.Наумов、С.С.Фолитарек 和 Ф.И.Абрамов 在天山高山鼠疫疫源地的研究。他们工作在自然界严寒的条件,住在海拔3～4km的帐篷里,直接研究旱獭,从而揭露了该疫源地很多的规律性问题。

限于篇幅,不可能举更多的例子来说明在鼠疫动物流行病、鼠疫自然疫源地的研究中,俄罗斯学派不是停留在城市的实验室中研究,而是直接在草原、荒漠里从事野外工作。他们选择了与环境最接近的道路,在自然界中去揭露鼠疫媒介和宿主的生活,从而形成了通过开展生态-地理学方法而进行动物流行病学考察的方法。之后一些年代还采用古发生学的方法追溯疫源地自然条件的历史分析,有关这方面的问题作者将在后面有关章节时介绍。

动物流行病学还采用一些学科的研究方法,如借用普通医学、细菌学、动物学及其他科学的方法。英国流行病学家曾进行过动物流行病的模拟试验。B.托普里(1929)用 *Pasteorella muris* 及 *Bact aetrycke* 感染小鼠。其试验的目的是想探讨动物流行病密度、研究免疫及其他特点,提出一些有价值的综合报道。

苏联也曾有学者研究过鼠疫动物流行病。很多动物流行病学家在生理学和医学基础上,尽可能多地能想到方法,如削弱实验动物机体(寒冷、潮湿、缺乏维生素的食物)可以降低动物对疾病的抵抗力,或者引起传染的昏睡状态。这是一种尝试。

有些研究者甚至采用“激怒性”的方法对野外捕来的野生啮齿动物做试验。他们让动物接受脾脏摘除3/4的方法,研究其作为发生鼠疫时的保护屏障的作用,而将动物在此情况下长期观察认为,这是沙土鼠常有的鼠疫感染时萎靡不振的全身化。

研究自然疫源性疾病虽然以生态-地理学的方法为主导,但它毕竟还要借鉴其他学科的方法,即采取综合的研究方法才能解决许多难以解决的问题。因为即使个别专家具备渊博的知识,他也很少能完全通晓细菌学工作、带菌者和媒介生活的生物学特性,疫源地的自然历史特点及消灭疫源地的方法。当然他们应该力求通晓这些问题的一些主要情况。

自然疫源性疾病研究的特点是广泛地包括细菌学家、寄生虫学家、脊椎动物学家、灭鼠人员及其他专业人员,大家共同考察,在不同部门、实验室都能很好地协调共事。由于集体培养、长期工作,所有这些专家应该形成动物流行病学家广泛的专业素养。动物流行病的研究,大多是靠集体完成的。

自然疫源地性疾病的研究方法有野外的和实验室的两种。自然疫源地性疾病是自然界中的动物病。因此,在自然界中弄清楚动物病及其流行的规律、自然疫源地存在的基本规律等,自然就成为研究自然疫源地性疾病的最基本和最主要的工作环节,研究自然疫源地性疾病的目的是为了人类的健康安全和国家的建设事业。实验室的研究工作也应围绕野外工作中出现的问题和预防中出现的问题作为主要工作,甚至有些实验室工作有可能的话应在野外进行。

自然疫源地性疾病的研究工作应注意及时运用科学技术中的新方法及新成就,以提高研究工作的质量和速度。

第二节　鼠疫自然疫源地性早期研究简介

在 E.H.巴甫洛夫斯基创立疾病自然疫源地性学说之前,苏联及其他国家已经对几种动物病开展了卓有成效的调查研究工作,如土拉伦菌病、Q热、皮肤利什曼病、内脏利什曼病、鼠疫及一些寄生虫病等。其中,特别是苏联对皮肤利什曼病、鼠疫等在自然界存在的基本规律、动物流行病的流行规律已基本研究清楚,而且已经开展了大规模的防治这两种病的综合性预防研究工作,进而提出要消灭这两种病的自然疫源地的宏伟规划。这些成就为巴甫洛夫斯基创立疾病自然疫源地性学说提供了坚实的科学根据。

在苏联时期形成的自然疫源地性的研究中,鼠疫动物病的研究涉及面广、投入的学科多且传统,成绩显著,已为世界公认。

一、人类对鼠疫动物病的认识过程

鼠疫是一种典型的动物病,啮齿动物是鼠疫病原体的自然宿主(指流行间期以外的)。鼠疫病原体是被吸血节肢动物——跳蚤,从染有鼠疫的啮齿动物传播给健康啮齿动物而在鼠蚤之间循环的。人感染鼠疫(疫区的首发患者)一般是被染病的啮齿动物传染所致。其感染的可能或频度取决于人和啮齿动物之间是否具有直接或间接(通过被疫蚤叮咬)的接触条件。

有根据认为,尚在地球上最初出现近似现代的啮齿动物和蚤的时期,鼠疫菌在其相当长远的进化过程中就已进化成为一种外寄生物——特殊的病原体。古生物学已证实、在古第三纪时期(始新纪),即在 5000 万年前,啮齿动物就已经存在了。同时也证实在当时同一时期已经出现了与现代蚤类无大区别的蚤类。根据古生物学材料,啮齿目最古老的代表中有些变型近似松鼠科 Sciuridae,其中的一些种(如土拨鼠、黄鼠)迄今仍为鼠疫菌的携带者。因此,可以推测,在地球出现的第一批人类就不可避免地与啮齿动物相接触,而发生过死于鼠疫者。但有关当时的记载与当时人类史一样在年鉴上没有留下任何痕迹。

但医学史中古代文献里也不乏一些有关人类历史上暴发鼠疫的记载。根据鼠疫流行病学中患病率和死亡率均高这一特点,在许多古代文献中出现一些线索,说明人类对鼠疫的熟悉是很早的。在古代欧洲、亚洲的古典书籍中都有类似大家鼠从屋顶上掉下时,在地面类似醉汉行走时,以及死亡出现后,人们得离开自己的住宅的记载。早在 18 世纪,我国师道南在死于鼠疫之前的几天,在他的《死鼠行》诗中,写有这样的文字:死鼠不几天,人死如墙倒。蒙古国人民懂得鼠疫是由死旱獭传给人的,在叙事诗中含有相应的传说,把鼠疫叫做"獭拉病",甚至制定了防治法规(Скорадумов,1937)。库尔德人在 16 世纪下叶就有鼠防检疫的描写(Baltazard and Bahmanyar,1960)。稍晚,欧洲人就有鼠防规程,其中包含要求在流行病时杀灭啮齿动物、猫、狗的条款(威尼斯鼠疫、莫斯科鼠疫)。我国的旱獭分布区的藏民、哈萨克族人民,他们对旱獭(藏民称"谢")生病警惕性很高,能自觉不接近有病旱獭和不吃有病獭肉。

许多历史资料说明在没有发现鼠疫病原体鼠疫菌之前,企图确定疾病病因纯属带有经验性质,反映着对鼠疫研究的细菌学前的时期的文化和科学技术水平。

1894 年在全球鼠疫近 100 多年的平静后,突然在香港暴发大的鼠疫流行。根据某些资料,鼠疫曾由我国云南省通过海船带到香港。后来于 1896 年在缅甸和加尔各答(印度)暴发。后来一次大的鼠疫暴发则是在我国满洲里的肺鼠疫大流行(1910～1911年)。

香港暴发鼠疫时,到过此地的日本细菌学医师北里和法国学者耶尔森几乎同时从当地的人类鼠疫尸体里发现了鼠疫菌〔Bacterium(Pastevrella)pestis〕并作了记载。耶尔森从当地的家鼠尸体内亦检出此种病原体。于是在1894年发现了一种细菌——鼠疫特异病原体,同时确定,在香港使人类传染的传染源乃是啮齿动物(家鼠),当时认为家鼠就是鼠疫的自然贮存者。

鼠疫传染病的传播机制只是在疾病病原体被发现后不久才被确定。在1897年日本研究者Ogata报道过跳蚤自然感染鼠疫病原体的事实。一年后于1898年法国流行病学家西蒙报道成功地获得通过跳蚤传播鼠疫传染病的信服论据。

在这之前国际委员会的著作,于1894年,就已明确中国和印度城市中的大家鼠和小家鼠的流行病学。印度委员会进行了非常广泛的对这些啮齿动物自然界和实验室的鼠疫研究,确定跳蚤在动物流行病学中传递病原体的作用。正如Ю.M.拉尔(1965)所说,由此,只剩下了一步就达到在其他野栖啮齿动物中发现自然界中鼠疫和承认它们作为传染病主要传染源的作用。但这一步又要花很多时间来进一步拓展有关鼠疫的知识。

在19世纪末20世纪初很多地方已报道在自然界中发生了鼠疫。1898年法国流行病学家P.Simon在印度西部工作时,确定印度广泛分布着的啮齿动物中棕榈松鼠(Funambulus palmarum)的自然鼠疫。1903年鼠疫被船舶上的大家鼠带到南非的城市Книсну,该城市由四周均匀浓密的森林包围,根据A.Mitchell 1927年的资料,很快当地出现小型森林啮齿动物绦纹大家鼠(Rhabdomys pumilio)的尸体,细菌学确定其死于鼠疫。1916～1920年在南非奥兰治和德兰斯瓦暴发鼠疫,直到1921年才最终证实沙土鼠、小家鼠及其他几种啮齿动物在形成非常活跃的南非鼠疫疫源地中的作用。1897年P.Kox揭露了坦葛尼葛(东北非)腺鼠疫地方病疫源地。这些地方病最初发现于香蕉林(Д.K.扎巴洛特奈,1899)。1903年曾发生在美国圣弗兰西科湾海岸的加利福尼亚黄鼠(Citellus beecheyi)的死亡,直到1908年才在洛杉矶附近最终证实它们中间存在着鼠疫动物流行病。而美国的流行病学家错误地认为,鼠疫是通过从中国东南在船舶上的染疫大家鼠,带到美国的黄鼠种群中来的。

这些都说明,在香港发现鼠疫菌后,同时确定使人类传染鼠疫的传染源是啮齿动物中的大家鼠,而且将其视为鼠疫的自然贮存者。

在我国满洲里发生肺鼠疫大流行时,俄罗斯派出了代表团参加防治工作。其中有已在贝加尔地区工作过的专家。他们认为人的鼠疫病与旱獭病有关。但这种观点经Д.K.扎巴洛特奈带到当时在沈阳召开的满洲里肺鼠疫大流行的鼠防学术会(1911年)上,均遭到与会的流行病学家的反对,他们认为印度和中国南部鼠疫起源于大家鼠,旱獭是满洲里肺鼠疫暴发的原因不可信。当时学术会的主席是著名流行病学家伍连德。

Д.K.扎巴洛特奈在满洲里流行病结束后与他的同事仍留在外贝加尔。根据他的话,在外贝加尔自然界鼠疫长时间平静后,于1911年6月12日在外贝加尔靠近满洲里的一个小站(叫онакты)附近捕到一匹在草原上行动困难的西伯利亚旱獭,从其内脏分离出鼠疫微生物菌株。Д.K.扎巴洛特奈给《俄罗斯医生》编辑部发了电报:"我们考察团成功地找到和观察了病旱獭几个小时,解剖了它进行观察,细菌学确认是典型的脓毒血腺鼠疫、有颈部腺肿、从尸体获得纯花边具有鼠疫杆菌的特征"。很快又捡到两匹旱獭。于是满洲里暴发肺鼠疫的真正原因获得了新的说明。那场肺鼠疫大流行是因为满洲里附近,蒙古东部旱獭密度高的地区,聚集成千上万没有经验、不了解"獭拉病"的中国狩猎民工,形成了引起鼠疫暴发的条件。

Д.K.扎巴洛特奈虽然在旱獭发现了鼠疫菌,但并没有动摇伍连德的大家鼠是鼠疫的自然贮存者的观点。在1914年发表于柬埔寨关于哈尔滨鼠防工作组织工作中,仍坚持大家鼠是鼠疫传染源的观点。1921年伍连德派出两名中国医生到B.B.Сукнев的调查队进行了解有关阿斯特拉罕草原上旱獭大量发病,甚至黄鼠、骆驼都有发病,从而引起人类发病的情况,才逐渐改变了伍连德的观点。

二、人们开始科学地认识鼠疫动物病

Д.К.扎巴洛特奈由外贝加尔回到阿斯特拉罕和他的学生在伏尔加下域着手鼠疫防治的研究,并组织对阿斯特拉罕和查里津半荒漠中鼠疫的调查。这里早在 1911 年 И.И.麦奇尼可夫就在阿斯特拉罕草原和沙地开展 Ветлянск 鼠疫流行病(1878～1879 年)的研究。在 Колобовке 发现鼠疫系统的出现(1898～1900 年),以及在 Влаичмировк 及伏尔加附近鼠疫的系统出现。在上述地区调查了近 4128 种动物:黄鼠、仓鼠、跳鼠、小鼠、田鼠、兔、大家鼠、刺猬、蝙蝠、蛇、盲鼠、鸭及猪崽,但未得到任何传染病症状。

1912 年 10 月,И.А.Деминский 在 10 月 30 日从伏尔加左岸离查里津不远的 Рахинк 村子附近挖小黄鼠洞捕来一只小黄鼠(*Citellus pygmaeus*),将其笼养,第二天黄鼠死亡。从其器官分离出纯鼠疫菌株。他因此也感染上了鼠疫病,10 月 6 日发病,9 日死于肺鼠疫。И.А.Деминский 的死亡对 Д.К.扎巴洛特奈的理论在苏联东南欧地区的首次证明。几乎在同一时候 А.И.Бердников 在离 Рахинки 90km 于 1912 年 9 月 28 日也从黄鼠尸体分离出鼠疫菌株。

1913 年春季,在伏尔加-顿河和伏尔加-乌拉尔草原上广泛的研究工作从黄鼠分离出许多鼠疫菌株。当年 9 月 Г.И.Колбцов 等在乌拉尔省的小家鼠中分离出鼠疫菌株。

由此,从寻找鼠疫的时期已被深入研究黄鼠、小家鼠及其他啮齿动物在自然中的动物流行病替代了。

后来在里海附近半荒漠,5 年的工作获得了相当多的鼠疫动物流行病的资料。这些工作都是在 Д.К.扎巴洛特奈和 В.Л.奥姆良斯基主编的《原苏联东南部鼠疫及其地方病性的原因》的综述著作基础上。这本书第一次世界大战前已排好版,在 1926 年才付印。书的标题是为纪念科学探索先驱 N.N.麦奇尼可夫。参加本著作的作者除 Д.К.扎巴洛特奈外还有 Н.А.盖耶斯基等十多位著名学者。书中有查里津等鼠疫实验的活动、黄鼠鼠疫组织学的研究、黄鼠冬眠状况有关鼠疫病流行过程性质观察、鼠疫在自然界保存机制及人从黄鼠和小家鼠感染鼠疫的机制的流行病学等综述。这时期还未采用"鼠疫自然疫源地"这一术语,当时用的是"地方病疫源地"或"动物地方病疫源地"。

由于在 1912 年就制定了研究鼠疫地方病的科学规划,包括各种问题,涉及保存机制、通过啮齿动物和昆虫的传递机制、动物流行病的强度、种类组成、啮齿动物和寄生虫的季节生物学、鼠疫在人的类型、骆驼的流行病学意义、物什的消毒等,当时已能确定野栖啮齿动物中间的鼠疫动物流行病已带有广泛的性质,并确定啮齿动物是鼠疫病原体原发保存者。Н.А.盖斯基这时已提出疫源地的地理学问题。

十月革命前,俄国的鼠疫只是在通往彼得堡的一个要冲,即芬兰湾的一个小岛上进行研究,第一次世界大战后成为与鼠疫作斗争的世界中心。到了苏维埃政权建立以后,该鼠防中心虽有一些优点,但毕竟在地域上离当时已发现的苏联鼠疫疫源地太远了,因而撤销了芬兰湾上的这个鼠疫研究中心,而另外建立新的中心。即建立了萨拉托夫微生物研究所,这个研究所就成为苏联东南部鼠疫防治研究中心,联合了鼠防单位。以致后来发展到建立了 5 个类似的鼠防防治研究所,不包括其他一些台站的建立。

在里海附近的鼠疫疫源地中已成立了一系列的鼠防实验室(查里津实验室、阿斯特拉罕实验室、乌拉尔斯克实验室及远东的赤塔实验室等)。在古比雪夫(萨马尔)召开与鼠疫和黄鼠作斗争的会议(1912 年)。当时已开展对黄鼠的杀灭方法,Ф.Н.利比捷夫大胆提出在阿斯特拉罕大约 27 万 hm² 上用磷化锌(二硫化碳)杀灭黄鼠的计划。Ю.М.拉尔曾经这样说过:在苏联以前的期间、俄罗斯的鼠疫动物流行病学已经由主要理论观点和鼠防的主要方法武装起来了。为净化鼠疫自然疫源地的杀鼠问题已提到日程上来了(Ю.М.拉尔,1965 年第 22 页)。

十月革命后,鼠疫动物流行病的研究进一步发展,首先是建立强大的鼠防机构网,代替旧俄时期少数实验室。1918 年经多年蕴染建立了萨拉托夫细菌研究所,设鼠防部门。1920 年成立了微生物学和流行病学研究所,成为苏联东南地区的鼠防中心。再晚些时候(1928 年)类似中心在罗斯托夫微生物所、包括顿河和前高加索开展鼠防实验活动。之后还建立了一系列鼠防站,以及建立地带性的科研所(罗斯托夫一顿、伊尔库

斯克、阿拉木图、斯塔夫拉波-高加索、哈巴洛夫斯克、赤塔、伏龙芝、阿什哈巴特、阿拉尔斯克、巴库等鼠防站)并配备了很多专家(微生物、流行病、动物学)。

　　工作开展的第一步是在当时非常活跃的伏尔加河下域右岸草原和伏尔加-乌拉尔河之间的疫区进行了疫源地性质的原始资料的积累。

　　从在伏尔加地区疫源地中鼠疫自然传染源揭露开始到20世纪30年代末期参加工作的几乎都是医生和细菌学家。正如拉尔认为的那样,鼠防机构的组成中缺少生物学、博物学家,是认识鼠疫疫源地中啮齿动物及全部自然状况的一种障碍。正如 Н.Н.Кладницкий(1912年)强调的那样:非常遗憾,在工作队伍中没有人手是懂得动物学和昆虫学……自然科学状况完全处于非常粗糙……。他认为,每一个队应该有自然科学大学生(动物学家),有必要进行动物区系、植物区系领域中的科学资料的收集和研究……。顺便提一下,这种情况在后来的西方鼠疫研究工作中也曾不只一次地出现过。非常明显的例子是 M.Baltzard 在伊朗库尔德斯坦鼠疫疫源地长期工作时,在5年的工作中对当地沙土鼠的分类知识很欠缺,开始时作者认为全部沙土鼠对鼠疫都有抵抗力,后来在感受性方面的研究花了好多年进行确定和修正才弄清楚:实验中的沙土鼠有不同的种,其中两种有抵抗力,而另外两种非常敏感,导致工作重复和最终结论完全与开始前不同(Baltzard and Bahmanyar,1960)。

　　微生物研究所,把鼠疫问题只作为医学问题,只在1927～1928年根据所长 С.М.Никаноров 的发起,开始吸引自然科学家参加鼠防工作。像 Ю.М.拉尔就是在结束他最后的大学学习之前就加入鼠防工作的队伍中来。那时加入鼠防工作队伍中来的一大批年青的学生中,如 В.Н.费道洛夫、И.Г.约弗、М.П.帕克洛夫卡娅、И.С.Тинкер 等,他们在科学地继承 Д.К.Заболотный、И.И.麦契尼可夫、И.А.捷敏斯基、Н.А.盖耶斯基等的基础上,制定了有关鼠疫严整的学说。

　　1930年,Н.А.盖耶斯基提出了"鼠疫流行病学和动物流行病学与高加索自然环境的特点有关的一些问题",这是一篇出色的提纲式的文章。作者自认为这篇文章之所以能提出,正是因这支队伍专业齐全,才能使收集到的资料齐全,也才能在此基础上写出文章。

　　在一共11页的文章中,Н.А.盖耶斯基成功地总结了地理景观在疫源地形成中的作用。他的结论是,伏尔加和乌拉尔两河之间较南和较北的草原上,在地理位置上,气候、土壤、植物和动物界,甚至包括人的生活、农作物都不一样,只有在上述这些景观要素中,黄鼠才成为对鼠疫相当长时间有感受性的啮齿动物(沙地的和草原的)。传染病固定在一定的地理区域中,使它不会长期流出地方病地区的范围之外。

　　在苏维埃时期实现了 Н.Н.Клодницкий、С.М.Никаноров、Н.А.Гайский 的愿望,形成了在研究鼠疫及其自然疫源地领域中独创的医学-生物学派(Ралль,1965)。

　　虽然逐渐扩大着研究宿主动物啮齿动物的名录,但当时还是首先把注意力放在小黄鼠,而且把它作为黑海附近黏土草原鼠疫疫源地的罪魁祸首,也明确沙黄鼠(*Citellus fulvus*)起部分作用,但这种鼠在伏尔加附近沙地中的作用有争论。这时期出现的文章大多围绕黄鼠中间鼠疫动物流行病、传染途径、感受性在一年不同季节的试验研究。还有对黄鼠、旱獭在秋季冬眠状态时的感染,Н.А.Гайский 认为睡眠动物的传染病呈局部的微睡眠状态,春天才加剧。

　　夏天,微生物循环的途径是靠积极的(活跃的)动物流行病,而冬季则靠的是沉滞病着的冬眠黄鼠,这就是 Н.А.Гайский 对维持自然疫源地的基础。多年后对黄鼠、灰旱獭和西伯利亚旱獭的研究,证实了疾病是通过冬眠时期的这种观点。当然现在与吸血寄生虫的作用相比,未必会有人认为这种现象就是鼠疫动物地方病连续不断的主要原因(Ралль,1965)。

　　随着对黄鼠生命活动周期性、繁殖、食性、洞穴等野外资料的积累。从20世纪40年代开始,在草原鼠疫疫源地黄鼠的研究中很活跃的还有 Н.И.卡拉布霍夫,专用方法学上完全新的研究黄鼠生活周期各个时期对鼠疫感受性的变化得到了生态-生理学方面对年龄特点,随着准备冬眠抵抗力有规律的增大的解释。这无疑扩大了对问题的认识。特别是年幼黄鼠的分居是夏季动物流行病暴发的原因。他还把啮齿动物的高密度水平作为疫源地性的主要条件之一,把不同宿主动物的混合作为鼠疫个别疫源地稳定性和活跃性的因素等。用拉尔的话讲,Н.И.卡拉布霍夫的研究可总结为:鼠疫的自然疫源地性首先是生态-生理学问题,其中地理景观与啮齿动物的生活和生理内部规律相比只起着明显的附带作用。

俄罗斯的鼠疫研究人员,对前人在台湾(Ogata,1897)、西印度(Simond,1898)发现跳蚤被鼠疫菌感染非常关注。例如,在奥德萨鼠疫(1908,1910)时上述发现已被 Н.Ф.咖玛里和 Д.К.扎巴洛特奈完全承认,对 Bacof 和 Martin(1915)揭露跳蚤"鼠疫菌株"现象的意义更加确定,并解释为是一种保存和传递机制。

早在 Д.К.扎巴洛特奈制订在伏尔加附近研究鼠疫地方病的研究计划时,就分出一个特殊的部分专门研究疫源地的寄生虫学特征。他还吸引 Ю.Н.瓦格奈咨询跳蚤和其他外寄生虫分类。到了苏联时期已形成一大批医学寄生虫学的专家队伍。在建立苏联医学-寄生虫学学派在鼠疫领域中起杰出作用的是杰出学者,研究跳蚤的方法和组织工作的是 И.Г.约弗(1897～1953 年),他的工作得到了世界同行的承认和尊重。

早在 20 世纪 30 年代在外贝加尔疫源地第一次发现跳蚤感染鼠疫,后来在里海西部草原(1926 年)又有发现,之后这种现象逐渐很普遍,开展了对跳蚤的系统研究。约弗在他们的著作《跳蚤与它们的流行病学意义有关的生态学问题》(1941 年)和《吉尔吉斯的跳蚤》,以及与 Н.П.那乌莫夫等合著的《吉尔吉斯高山鼠疫疫源地》(1951 年)中都反映出,约弗的科学活动不只是鼠疫媒介,还与其宿主啮齿动物相联系。他属于创造性、高程度系列研究欧洲东南部黄鼠动物地理和历史,以及高加索和前高加索啮齿动物生态学,他的著作的特点是思路广,注意到结合学科的各种材料。约弗第一次成功尝试了鼠疫的各种疫源地的分型,将其划分为持久活跃的、沉滞的和极短命的,主要决定于景观性质、动物流行病的强度、宿主和媒介的组成。这种图案,虽部分不够完整,主要由于当时的认识限制,但它含有正确的基础,后来被 В.С.彼特洛夫和 М.Ф.什穆基尔(1957),Б.К.弗牛克(1958),В.Н.费多洛夫和 Ю.М.拉尔(1959),В.В.库契鲁克(1959),В.С.彼特洛夫(1960)加以改进。

由于有寄生虫学家的参与,对黄鼠的研究变得更加全面。这使得 Н.И.卡拉布霍夫、Б.К.弗牛克,特别是 И.С.金克尔在他的《黄鼠鼠疫动物流行病》(1940 年)一书中,相当完整全面地总结了有关黄鼠鼠疫的各个方面的知识。之后对这种啮齿动物的鼠疫研究只具有局部性的补充。如后来增添了黄鼠对鼠疫传染敏感性的研究就属于这种补充性的。

И.С.金克尔在他的这一著作中涉及了动物流行病过程、其中的阶段、发展和熄灭的原因,还注意到作为鼠疫动物地方性传染病场所的整个自然疫源地的非一致性。其中他指出,动物地方性传染病有成簇性,动物地方性传染病与个别在燃烧着的小疫源地有联系。在宿主动物黄鼠及其媒介蚤的数量增高时的共同影响下,小疫源地可以同时活跃起来,它给这些啮齿动物中间散布出去的动物流行病开了头。这里的观察已包含着鼠疫微小疫源地的思想了。因此,大约花了 30 年时间了解黄鼠鼠疫疫源地存在的主要规律。

三、向荒漠和高山进军

按年代讲,荒漠沙地和山地鼠疫疫源地以及另一些宿主和媒介的广泛研究是比较晚的事了。在伏尔加-乌拉尔疫源地,后来是比较平坦的中亚疫源地的首批研究者,已早有一些零碎的报道。之前动植物学家对这样大面积上的自然界的一切特征,如荒漠的主要类型、地形、植被、复杂而镶嵌的景观、地植物区划和类型、动物区系,详尽描写动物界,尤其是啮齿动物,动物地理特征。在积累资料的同时,动物学工作者过渡到对主要宿主动物的生态学(分布、数量动态、生活方式的季节性变化、洞内的活动性、与人的关系等)的研究;寄生虫学专家对体外寄生虫,尤其是啮齿动物的体外寄生虫和动物区系等的研究占有重要位置。

伏尔加-乌拉尔疫源地的研究对苏联鼠疫动物流行病学和流行病学的一般发展产生很大影响。自 1932 年在该地荒漠腹地大面积上汇集了大批微生物学家、动物学家、寄生虫学家,而且各有自己的计划,他们的工作是直接在野外自然界中进行,根据统一的方法和全年连续工作(几乎是 2～3 年),除对鼠疫疫源地全部特点、宿主、媒介、流行的鼠疫动物流行病研究外,还将沙土鼠的发病机制进行深入研究。

这一阶段还有蒙古疫源地,外贝加尔部分,前亚疫源地的外高加索边缘,这些疫源地后来引起了研究者的很大兴趣。

这时期一些总结性的著作可以作为这阶段的总结,如Б.К.费牛克《苏联东南部鼠疫动物地方病消灭的生物学基础》(1944年)及В.Н.费道洛夫的著作。在这些著作中已经相当完整地形成了关于鼠疫自然疫源地性学说的基本原理。Б.К.费牛克已明确地将鼠疫宿主动物分为主要宿主和次要宿主;大面积的地区对鼠疫疫源地保存的意义;个别地理疫源地彼此相互的独立性,因而有可能对它进行净化,而不必过分担心从外部带进来鼠疫;还指出宿主动物的分布区和鼠疫自然疫源地的边界不完全吻合,鼠疫远非在任何地方都能发生,而是只发生在一定的地理地带内(鼠疫自然疫源地性地带)。后来Б.К.费牛克(1958)也认为这样的地方也应认为是鼠疫自然疫源地时还强调疫源地本身的全部区域,甚至相邻的鼠疫一时"溢出去的"地段都应属于疫源地。无疑他全面证实鼠疫问题是广泛的生态学问题,而不只是医学问题。В.Н.费道洛夫在其15年期间用伏尔加-乌拉尔沙地和天山高山疫源地的生态-地理学观点论述鼠疫的自然疫源地性是生态地理学问题。

Н.П.米洛诺夫非常详细地引入历史地质和地理资料,把里海西北鼠疫过去的自然疫源地的发育看作它现在的景观地段。Ю.М.拉尔等研究了外高加索非常特别的平原和高山自然疫源地,阐述了这一疫源地是鼠疫疫源地前亚群的古老景观地段中的一个疫源地。П.Е.纳金对里海东北部的特征也提出同样观点。

研究者关于鼠疫古发生的兴趣也不断增长。依·赫·苏尔坦那耶夫的假说得到了拥护者的支持。

鼠疫自然疫源地性的理论是逐渐形成的,它始于Д.К.扎巴洛特奈的发现,由研究人员的著作而形成的。这些理论在Е.Н.巴甫洛夫斯基的学说中得到了其主要观点的证实。巴氏学说的一系列共同的结论也应用于鼠疫问题上。

1941~1944年在中部天山吉尔吉斯高山鼠疫疫源地的研究不只在苏联,就是在全世界的动物流行病学中也完全是全新的一章。当地,在广阔的高山地带(海拔3500~4000m)曾找到了旱獭疫源地的主要规律性和提出了有关鼠疫微小疫源地的新思想。到1951年才发表的И.Г.约弗、Н.П.那乌莫夫、С.С.沃列塔里克和Ф.И.阿伯拉莫夫的著作是一篇崭新资料的综述和提出山地条件下鼠疫长期微小疫源地的观点。

中亚平原和山地疫源地在围绕在中亚鼠防所周围一大批有名的动物流行病学、动物学和寄生虫学家,如В.С.彼得洛夫、М.А.米谷林、С.Н.华沙夫斯基、В.А.比比可娃等相当丰富和详尽报道了这些地区的鼠疫自然疫源地性的知识。

中亚和里海附近鼠疫山地和平原疫源地的研究使В.С.彼得洛夫和М.Ф.沙乌德提出有关这些疫源地单宿主的见解,即在每个疫源地中有一个主要宿主。

在Н.П.那乌莫夫领导下进行的疫源地沿咸海地区部分有价值的研究。大批专家主要集中研究荒漠景观中鼠疫小疫源地的结构、地形及查明方法。Н.П.那乌莫夫提出的结论是关于啮齿动物的栖息型、鼠疫的基础疫源地的稳定性。

鼠疫地方性动物病原因研究的逻辑结果和鼠防机构的最终目的自然是对自然疫源地的彻底净化。关于鼠疫宿主和媒介的杀灭问题早在1918年前就曾提出。这一问题能够得到解决还是依据苏联时代几十年工作的经验。大规模对伏尔加河下域右岸黄鼠的大量杀灭的首次尝试是在1925~1926年,导致这项工作在很大地区内不断扩大。导致以预防为目的杀灭啮齿动物的根本转折点,还在于出现了以И.И.特拉乌特等一大批研究人员和组织者,才能实现系统地缩小鼠疫最活跃疫源地的黄鼠、沙土鼠、旱獭的数量,从而使很多有价值的方法的制订和策略的论证被Б.К.费牛克、Н.И.卡拉布霍夫及Н.П.那乌莫夫等带入净化措施系统。这些措施反映了这样一些事实:在1932~1958年,只在俄罗斯欧洲部分的东南隅和哈萨克斯坦西部已成很多倍地对黄鼠和沙土鼠进行总数已达到大约为7000万hm^2的面积(这项工作的总结已由Б.К.费牛克于1960年在日内瓦鼠疫会议上发表了)。对鼠疫在自然界的根源采取如此大面积上的动作,结果已为大家了解,它使外贝加尔和里海北部及草原疫源地成为被熄灭的鼠疫疫源地。

长期顽强不息地对一个个山地、草原、荒漠中的鼠疫疫源地的研究,专家对景观和人类经济活动共同背景下的宿主动物和媒介昆虫的自然综合体,能详细说明其特征。苏联到了 20 世纪 60 年代对宿主动物和媒介研究的程度在判断鼠疫动物流行病学上早已超过国外:知道它们的物种组成,生物学,地理分布,与鼠疫有直接关系的数量和密度的主要特点,传染病保存的主要途径及传给人的主要途径。这些都反映在苏联很多书本、专著的文章中,成为苏联的文献。

苏联的科学发展了鼠疫自然疫源地性学说,产生了疫源地的类型、带菌者的类型,揭露了决定疫源地边界的原因,提出了一系列有关维持鼠疫地方性动物病生态因素作用的独到的观点。

在苏联时期进行了如此巨大的工作,不能说没有缺点。作者将在后面适当的章节中介绍有关争论的问题。在普遍承认的基础之上,苏联有关鼠防工作方面的文章、专著中散布着大量的、个别的一些假说和争论的结论,证明是关于对鼠疫自然规律相矛盾的理解。意见的抵触和矛盾,在科学研究中这是很自然的。确实,争论的问题是相当多的。苏联时期科学界的自由风气基本上是好的,不同意见能得到发表的机会,争论十分认真,可以说形成了一种传统。作者在这里引一段有关 E.H.巴甫洛夫斯基给 Ю.M.拉尔的专著《鼠疫的自然疫源地性和动物流行病学》中写的前言中的几段:“当然在鼠疫问题的工作中付出毕生精力的此书作者,他对某些方面有自己的观点,这些观点别人还不同意(但他本人不隐瞒),不少还是权威学者。”“作者三十多年的鼠防工作,不但第一次倾吐了自己的观点,而且应该这样做,并且应该坚持自己的观点。因此,在书内许多带有热烈争论的性质。总的讲,作者占有丰富的资料,而且他的《鼠疫自然疫源地性和动物流行病学》一书与以前出的相比较是完全新的。”“科学的命运是这样的,在自然界之谜的猜测范围内,似乎是核心问题的最终解决,不可避免会发生新的、更深刻的要求,从而引起新的研究和重新评价旧的已形成的概念,为了更好地在实践中应用它们。这就是科学永恒的运动和发展。完全自然,随着科学研究工作的逐渐深入,产生了新的,可以说甚至是与权威学者的观点相反尖锐的批评。这完全是不可避免的,不是不必要的。这是科学的辩证法,因为真理产生于矛盾的斗争中。”

在鼠疫动物病研究工作中,由于研究的时间长,疫源地位处不同的地理景观类型、宿主动物、媒介种类较多,再加上研究者从事研究的对象、时间、地点等均有不同,方法也不尽统一等,另外对资料的处理方法都很容易造成有自己的不同观点,因此鼠疫被科学地研究已经有一个多世纪了,许多问题都还在争论中,其中很多很难求得统一(有些像生态学的发展一样),这不但不妨碍这门科学的向前发展,反而使这门科学更加欣欣向荣向前发展。

综上所述,E.H.巴甫洛夫斯基创立的疾病的自然疫源地性学说不仅仅是建立在他亲自领导和组织对苏联远东地区及其他地区的一系列自然界动物病的实际考查,汇集了有关疾病的自然疫源地性等诸多问题的大量资料的基础上,还建立在苏联国内外早已开展有关自然界动物病卓有成效的研究工作,如苏联的有关鼠疫、利什曼等病的长期研究取得丰硕成果,以及国外有关鼠疫、土拉伦菌、Q 热等病的卓有成效研究的基础上。作者在这里可以引 Б.K.费牛克 1958 年在其一篇著名文章《鼠疫自然疫源地的地理学问题》中的一段话作为本节的结束语:“亚洲、非洲、北美洲的草原、半荒漠和荒漠中的鼠疫地方病的原因,这些地区这种病显然不与大家鼠的栖息有关,以及鼠疫地方性动物病的主要规律,众所周知,早已在 19 世纪后期和 20 世纪头二三十年就已确定。这一成就我们应感谢外国和俄罗斯的研究者们,其中 Д.K.扎巴洛特奈占很重要位置。自 20 世纪 40 年代起,苏联境内鼠疫地方性动物病规律的进一步认识是在 E.H.巴甫洛夫斯基院士关于传播性传染病自然疫源地性学说的影响下进行的,这一学说,正如作者所写的那样,它不只是研究新疾病的指导钥匙,还是打开深入研究早已知晓的动物病和人兽病的辅助的方法上的、教学上的可能性”。

第三节 病原生物群落中的主要成分

一、伍连德的神秘的三者

传播性疾病自然疫源地性中的 3 个主要生物成员:病原体、媒介及宿主动物,它们构成病原生物群落中的主要成分。这一综合体的术语,还得从鼠疫研究史中寻找它的由来。因为在传播性疾病的研究中鼠疫病原体的研究是最早的一个,也是研究时间最长的,直到今天还在继续,有一个多世纪了。

在 1894 年鼠疫微生物被揭露后,大家鼠和跳蚤在鼠疫微生物扎根的意义就成为当时大多数流行病学家普遍接受的观点。当时世界著名的中国流行病学家伍连德就是坚持鼠疫菌扎根在大家鼠和跳蚤中。他用《神秘的三者 Triad》来表示这 3 个成员之间的紧密的相互作用(1936 年)。Ю.М.拉尔对伍连德当时能明确提出鼠疫的 3 个主要生物因素(病原体、媒介和宿主)是十分推重的。

Ю.М.拉尔(1965)认为,当时无论是 Д.К.扎巴洛特奈,或者是 Н.Ф.咖马利,乃至后来的鼠疫研究者,长时期都未利用任何一个统一的术语来表示大家鼠、跳蚤和鼠疫菌形成的这一综合体。

伍连德能在当时提出将大家鼠、蚤和鼠疫菌三者称为神秘的三者有他当时的时代背景,是很不简单的独创见解。

在医学史的记载中,过去对于人类没有比鼠疫危害性更大的传染病。在地球上出现过鼠疫的地方所造成的无数次浩劫足可证实。在许多古代文献里,指出人类对鼠疫的熟悉极早,甚至亦知道了鼠疫与啮齿动物的大量出现和死亡的关系。民间神话中记载的流行病认为是鼠疫,是因为在流行时期的疾病常伴有腺肿的出现(常于股腺部),同时,流行时期发现大量的獭鼠和鼠尸。这种事件的发生远在本纪元 1000 多年前。有关鼠疫最可靠的报道是属于纪元前第一世纪,当时腺鼠疫的死亡率很高,曾在利比亚、埃及及叙利亚猖獗一时。曾记录过 3 次鼠疫大流行。

但鼠疫自从在香港流行以来,即从 1894 年开始,鼠疫经常地在世界各国暴发性流行。当时形成一种印象,似乎这次鼠疫大流行把香港作为鼠疫向世界一些港埠中心传递的跳板。而且后来查明香港鼠疫大流行之后又传向世界的罪魁祸首是染疫的褐家鼠被海船运至世界各地。

1910 年 10 月 25 日至 1911 年 4 月约 6 个月在我国满洲里暴发了肺鼠疫流行。这次流行夺走41 829人,伍连德领导并组织了这次肺鼠疫的防治工作,设在印度的国际医师委员会也曾组织包括俄罗斯考察团在内的国际援助。在流行病结束后,全体参加工作的人员在沈阳召开鼠防学术会议,学术会议的主席是伍连德。

当时,国际上对鼠疫的认识表现在国际委员会的著作早在 1894 年就明确阐明,肯定了麋集在中国和印度城市中的大家鼠和小家鼠的鼠疫流行病学作用。例如,印度委员会对这些啮齿动物自然界和实验室的鼠疫进行了非常广泛的研究,确定跳蚤在病原体鼠疫菌的动物流行病的传递和流行病学传递中的作用。

伍连德经过 20 世纪初在我国满洲里暴发的肺鼠疫的实践,第一个将当时流行病学家认为鼠疫病的病原体是扎根在跳蚤和大家鼠中这一现象,用神秘的三者来表示 3 个成员之间的紧密的相互作用。直到 1946 年 E.H.巴甫洛夫斯基在叙述他自己的学说基础时,才把该综合体称为疫源地要三位一体。

二、是三位一体或是五位一体

E.H.巴甫洛夫斯基用稳定的食物性联系,即吸血关系解释了传播性疾病的自然疫源地性的三位一体成员间的联系:病原体的动物供血者(donor)-媒介-病原体的动物受血者(receptor),同样又成为供血者等。三位一体的成员组成一个完整的病原生物群落。在一定的地理景观的自然生境中,供血动物、吸血节肢动物不可能只是一个种,而是由多种组成,病原生物群落中的供血动物,包括食草动物、肉食动物。受血者也同样如此。媒介吸血节肢动物也不可能只限定为一个种,也是多种的。只不过是这些多种多样的供血者、受血者、媒介直接或间接支持病原生物群落的存在所起的作用不同而已。这种关系是当地生物群落在进化历史过程中形成的,它是稳固的,为当地小型的生物社会。Ю.М.拉尔认为,由此得出传播性疾病稳定的地方病(endemic)这样一个概念。但他提出的单宿主的主张是与病原生物群落思想相悖的,因此没有得到大家的认同。后来 E.H.巴甫洛夫斯基把这些环节中的每一个节明确地看作为"5 个环节",即病原体、供血者、媒介、受血者,及外部环境因素,称为自然疫源地性的 5 个条件组(E.H.巴甫洛夫斯基,1948),即五位一体 Pentad 说。

Ю.М.拉尔认为,巴氏的上述解释并不清楚,外部环境因素不只这 5 个环节,还有其他的一些环节,如动物和微生物,本身就是外部环境,对宿主讲的媒介,对病原体的宿主,反之也一样。如果在三位一体中,所有成员按其生物学特性,按其要求,实际上是彼此矛盾的,那么在5个环节中,供血者和受血者是同一个体。

同时认为,动物流行病过程和疫源地性,所有参与者,在外部综合体环境中不停地相互作用,脱离这一综合体,过程也就不存在了。因此,完全没有必要按数列举一切可能的因素,也完全没有必要按类似三位一体那样未建立长分位的8个一体、10个一体等。相反,动物流行病学三位一体的概念是非常有生命力的,是最根本的。它包含了最起码的参加者,没有它们的参加,在任何外部环境条件中过程是不会出现的。他还认为,这可能就是有关自然疫源地性学说和动物流行病学的主要范畴。

未必会有人把三位一体看作只是内部的,环境以外,自然界以外的。毫无疑问,长期相互作用应该给三位一体的成员打上了深刻的烙印,谁也不会离开周围环境、离开自然界来理解三位一体。E.H.巴甫洛夫斯基关于蜱和脑炎病毒的关系可能是较好的叙述。他把蜱当作宿主,病毒不当作寄生物,而把它当作蜱的共生者看待。病毒经卵传递这种奇妙的现象经过几代的蜱,结果只能是蜱对病毒的历史适应,反之亦然。E.H.巴甫洛夫斯基和 В.Д.萨拉维耶夫曾追踪病毒进入蜱机体中是按下列阶段进行的:在吸血时进入胃,经过胃壁进入血淋巴,从血淋巴进入脑(进入蜱特有的神经节小包)之后,进入唾液腺、卵巢,进入发育着的卵内。在蜱机体中,在卵中,在幼虫、稚虫中均有病毒,还在繁殖,并且丝毫没有损失。在如此相互关系时,不可能谈免疫和传染。蜱的机体及其后代的机体是病毒长期逗留的地方,从这些地方病毒随时都可以深入温血宿主,而且在其中繁殖,因此病毒能传播到一批新的蜱中去。从蜱方面讲,有免疫反应,如果蜱对病毒有抵抗力,那么传播情况未必能成为可能。这些关系都是长期选择的结果。正如 E.H.巴甫洛夫斯基所理解的那样,宿主(蜱)对寄生物(病毒)影响是巨大的。

某种相似的(虽没有经卵传递)过程也发生在被鼠疫病原体"感染"了的跳蚤机体中。蜱和病毒的相互关系大概比鼠疫三位一体中的关系要古老得多。这里的三位一体没有达到如此明显的适应,像病毒动物病感染人们时那样。蜱和蚤的生物学区别也有意义:后者个体寿命短,吸血频率不一样,以及具有其他特点。

现在回到 E.H.巴甫洛夫斯基把这些环节中的每一节看作为"5个环节",即病原体、供血者、媒介、受血者、外部环境因素,称为自然疫源地性的5个条件组问题上来。这种解说,作者认为更具有思辨性。解说了这5个环节是长期进化历史过程中,通过它们的相互联系、相互作用的各种关系,首先是食物性联系和接触联系形成的一种紧密的关系。它不可能是随意性的。在一个自然界中的生物群落中,供血者动物不是一种,而是多种动物中形成的动物群落,媒介也是这样。受血者也不可能只有一种,而是多种动物中都有可能成为受血者,只是因为各种动物的不同情况,而在动物流行病中作用不同而已,供血者可能是同一种的同一个体,这种可能会有,但大量的供血者是同一种,同一种群中的不同的个体,甚至是同一种内不同种群的不同个体,完全可能还是不同种的不同种群中的个体。以鼠疫来讲,在任何一个发现有鼠疫动物病流行的鼠疫自然疫源地里的生物群落中作为宿主动物,就存在着主要带菌者、次要带菌者,还有偶尔的和不定期的几种当地生物群落中的啮齿动物,更不用说还有其他一些哺乳动物、鸟类。媒介也是这样,有主要媒介,有时不止一种,还有次要的,偶然的和不定期的蚤种。在这样的生物群落中还不乏在蜱中检出鼠疫菌。因此,在自然界,发生着疾病病原体从一个宿主传递给另一个宿主,从一个媒介传递给另一个媒介,其中的动物流行病学意义就各有千秋,有的是传递了病原体,而有的是病原体进入了死胡同,有的死亡,有的不死亡,隐性带菌,起到分散和消灭病原体的作用。如果某种致病性病原体在自然界中畅通无阻,自然界中生物的协调进化还会存在吗? 这完全符合自然界病原生物群落中所有成员的进化历史。因此将疫源地内的这3种成分分为供血者和受血者两个节,而不合称为宿主一个节是更为合理的。只承认有单宿主的主张,不符合自然疫源地的自然疫源地性是一个病原生物群落的基本概念。恰恰相反,事实证明多宿主性是普遍的。

E.H.巴甫洛夫斯基将环境因素列为5个条件组之中的一个,也是非常科学和非常具有实践意义的。没有环境就没有3个生物学因素相互联系的动力。

E.H.巴甫洛夫斯基在这里所说的环境自然是指围绕着自然疫源地周围的一切,包括生物的和非生物的一切因子在内,在生物因子中也包括供血者、媒介、受血者和病原体在内。不能理解研究自然疫源地,或研究自然疫源地性只是研究供血者、媒介、病原体,这是不可能的。实际是只要人进入存在着病原生物群落的疫源地内对它进行研究,就一直在研究环境。例如,早期研究苏联欧洲部分的土拉伦菌病仅局限在很狭窄的林草原之中,那里有着主要贮存宿主普通田鼠和主要媒介 *Dermacenter pictus*。但随着农业的开发,疫源地向南(向草原地带)和向北(向森林地带)伸进了;尤其是向北,当森林地带中森林被砍伐,改种了农田后,伸进就尤为显著。由于农田的扩大,对普通田鼠来讲十分富有营养的区域范围扩大了,普通田鼠的分布比原来在林草原中的镶嵌分布大大扩大了,动物数量也大幅度地超过原来的林草原中的变化幅度。再加上人们在农田收获庄稼时期将麦秸堆成垛,或将尚未脱粒的农作物堆成垛以便以后脱粒,为普通田鼠在农田收庄稼后创造了十分有利的栖居环境和食物环境。入冬之前田鼠不断向这些生境中集中,而且在其中繁殖,于是在这里发生了强度最大的土拉伦菌病的动物病流行。因为集中的鼠类数量很大,它们的死亡数也很大,而且冬天尿液和尸体的细菌能长时间的生存,这样就使得土拉伦菌能够长期循环下去。而人类间该病的大规模流行都和农作物的利用直接有关。

又如,北高加索的鼠疫,研究人员原认为草原经开垦以后鼠疫可以消灭。北高加索大规模放牧绵羊,结果导致草原具有荒漠性质。因此,鼠疫的主要贮存宿主——小黄鼠在北高加索的分布区扩大了,鼠疫自然疫源地的面积也就扩大了。

无黄疸性钩端螺旋体病自然疫源地的研究证明尼罗湖地区此种病的保菌动物是经济田鼠。鼠群中此病流行剧烈时人也会被感染。人的发病集中在7~9月。人由于在沼泽地带割草而被感染。而要在7~9月去消灭经济田鼠十分困难,花费太大。经缜密观察发现,春天湖水泛滥,田鼠集中到占当地全部面积1%~2%的地势较高的地面(或称其为基础疫源地)中去了。之后鼠数逐渐增加,鼠密度越大,接触越频繁,鼠间本病流行剧增,流行地区也就扩大了,到8~9月为流行高峰,流行遍及全区。因而最省事的灭鼠时间,应该是春天消灭基础疫源地。

在蜱传脑炎自然疫源地的研究中,只有调查清楚这种脑炎的媒介蜱以森林内枯枝落叶层的下层为其主要的栖息场所以后,才能采取一定的防治措施。

根据苏联的经验,在典型的草原地区可能存在着各种立克次体病(如蜱传北亚立克次体病、Q热)及出血热的自然疫源地,在林草原还可能存在着蜱传脑炎自然疫源地。在那些深邃的峡谷,河川地及湖泊的沿岸,其地形远较均匀一致的草原、林草原地区复杂,这些地方的生物群落(植物和动物)十分丰富,因而在不大的地区里就可能存在着各种立克次体病、蜱传脑炎、出血热、土拉伦菌病、钩端螺旋体病的自然疫源地。哈萨克斯坦北部及西伯利亚地区很多闭锁性的天然湖泊,在其周围形成一个潮湿地带,为灌木及沼泽植物所长满,成为蚊(少数有螨)大量滋生的场所。在湖区与草原和林草原接壤的地区可能存在蜱传立克次体病、蜱传脑炎及钩端螺旋体病的自然疫源地。在沙漠及半沙漠地区一些哺乳动物洞穴经确定为各种利什曼病、原虫病、立克次体病、螺旋体病的疫源地。

所有这些都说明对传播性疾病的自然疫源地的研究自始至终都离不开对它们存在的具体环境进行深入细致的调查研究,从而弄清楚疫源地内动物流行病的动态及其原因,最终为制定有效的防治对策提出依据。因此,E.H.巴甫洛夫斯基对疫源地内的这一综合体的解释为供血者、媒介、病原体、受血者、环境因素五位一体更为合理。请不要忘记环境是异质性的,生物所依存的环境只是相对的稳定,环境的不稳定性是绝对的。因此,生物的进化离不开环境,环境是生物进化的动力。

巴氏为了强调外部环境因素还特别撰写了一篇名为《疾病的自然疫源地在其地区内建筑在什么上面》(1963年)的文章,进一步明确自然疫源地性定义中除了疫源地的3个主要生物因素(病原体、媒介和宿主——即受纳病原体的动物)外,还有与3个生物因素共同的地理景观中一定的生境均是生物群落的成员。

这个学说把自然疫源地性视为自然的,基于疾病病原体(通常是微生物)及其传播媒介(通常是节肢动物)与宿主(温血动物)这两三个成员组成的共同体的食物联系是历史上形成的。这些密切联系而又相互适应的、作为各个营养环链的种属共同体,就组成了当地的病原生物群落,它们的生存不仅依赖于群落中的其他成员,也依赖于无机环境(气候等)(H.П.那乌莫夫,1959)。环境作为疾病自然疫源地性中的一个不可缺少的成员,对于认识疾病自然疫源地性疾病的意义在后面适当的地方作者还会再作介绍。特别是在对自然疫源地性疾病的健康化采取的措施中,更要特别强调控制、改造环境这一环节的重要性。

第三章 自然疫源地性疾病的病原体

第一节 病原体的生态学简介

外界环境,特别是其中的各种生物学因素,是许多人体外因性疾病的根源。所谓生物学因素首先是疾病的病原体及其特殊的媒介物和宿主动物。没有病原体的生物群落不能称为病原生物群落。很多病原体或者在媒介机体内,或者在那些通过它们把病原体传递给媒介的动物机体内。因此,我们看待病原体时,绝不可把它们与媒介和宿主动物分开,在这些生物体内病原体会引起某些疾病。有些疾病的病原体能在外界环境中存在(E.H.巴甫洛夫斯基,1964 年,第 27 页),这应作为一种特殊情况,但也绝非偶然,而是在共同进化中形成的。

在自然疫源地性疾病 70 多年的研究工作中,病原体部分的研究进展最快、变化最大、文献浩瀚。

微生物在自然界中的分布极为广泛,这是微生物的一个显著特点。适合于其他生物生长的任何环境,同样适合微生物生长;不适合高等生物生长的许多环境,微生物仍能良好生长。食物中、粮食内、饮料里、动植物的体内及体外、人的肠道里都有微生物(包括病原微生物)。在自然条件下微生物群体往往是杂居混生的,它们的生存条件和实验室中明显不同,因此,其生活状态和生命活动规律也与实验室条件下不同。自然界中的营养条件总的来讲要比实验室低得多,且不恒定,因此自然界中的微生物大多数情况下处于营养不良的状态,从而导致在自然界中微生物生长很慢。以大肠杆菌为例,它在实验室培养条件下生长迅速,世代时间仅有 20min,而在自然界中它的世代时间大约需要长达 120h。

在各种生态系统中,微生物不仅与环境因素有密切关系,而且与其他生物间也有密切关系。微生物之间和微生物与其他生物之间最典型、最重要的普遍存在的相互关系包括:①互生现象,即可以单独生活的微生物共存于同一环境时,双方互相提供营养或创造良好的生活条件互惠互利,称为互生(metabiosis),或叫代谢共栖或半共生;②共生现象,即两种微生物不能单独生活,须相互依赖,彼此有利,甚至形成特殊的共生体,它们生理上有一定的分工,有新的结构组织相依为命,称为共生(symbiosis);③竞争现象,即生活在一起的两种微生物,为了生存而争夺有限的营养和有限的生存空间,互相竞争,相互受到不利影响,称为竞争(competition);④拮抗现象,即两种微生物生活在一起,其中一种能产生某种特殊的代谢产物或改变环境条件,从而抑制或杀死另一方的现象,称为拮抗(antagonism);⑤寄生现象,即一种微生物生活在另一种微生物体内或体外,依靠摄取后者细胞内的营养生长和繁殖,使之遭到损害甚至死亡的关系,称为寄生(parasitism)。

病原微生物大多属于寄生在其他生物(即宿主动物)的体内或体外,寄生在其他生物体内形成共生体。

自然疫源地性疾病的病原体,包括细菌、真菌、病毒和寄生虫。细菌是一种形体微小、结构简单的单细胞微生物,分类学上将它们归属原核细胞型微生物。细菌有广义和狭义之分。广义的细菌泛指各类原核细胞型微生物,包括细菌、放线菌、衣原体、支原体、立克次体、螺旋体及古细菌。狭义的细菌专指种类最多、数量最大、具有典型代表性的一类微生物,即细菌。细菌形体大小不一,一般在 $0.2\sim10\mu m$,是只有借助显微镜才能观察到的微小生物。按其形态可分为球菌(coceus)、杆菌(bacillus)和螺形菌(spiral bacterium)。细菌的基本结构包括:细胞壁、细胞膜、细胞质、核质、核蛋白体和质粒。细菌还有一些特殊结构,如荚膜、鞭毛、菌毛和芽胞等,只有某些细菌才具有。用革兰染色法(Gram stain)可将细菌分为两大类:革兰氏阳性(G^+)菌和革兰氏阴性(G^-)菌。细菌的蛋白质、糖类和脂类是构成细菌抗原(antigen,Ag)的重要物质。某些细菌的代谢产物,如毒素、侵袭性酶等在细菌致病作用中起重要作用。细菌在进化过程中可以产生变异,某些变异与病原菌的致病性有密切关系。放线菌尚未发现具有致病性引起自然疫源地性疾病的报道。

衣原体(chlamydiae)是一类在真核细胞内专性寄生的原核细胞型革兰氏阴性微生物。长期被误认为"大型病毒",直至1956年由我国著名微生物学家汤飞凡等自沙眼首次分离到沙眼病原体后,才逐步证实它是一类独特的原核微生物。细胞较立克次体稍小,能通过细菌滤器,所有衣原体显示有相似的形态特征,具有共同的属抗原,有不完整的酶系,缺乏能量产生系统,不能合成ATP,只能在宿主细胞质中存在原体(elementary body,EB)和始体(initial body,IB)[又叫网状体(reticulate body,RB)]两种细胞形态,始体形态较大,以二等分裂方式在宿主细胞内形成一个微菌落,之后,又以大量的子细胞分化成较小而壁厚的污染性衣原体。

衣原体有细胞壁但其细胞壁中缺乏细菌所有的肽聚糖。衣原体有3种抗原:属特异性抗原,是存在于细胞壁中的耐热、酸性脂多糖(lipopolysaccharide,LPS),酸性成分是其抗原特性的关键;种特异性抗原,存在于外膜蛋白(major outer membrane protein,MOMP);型特异性抗原,亦存在于MOMP中。支原体则没有细胞壁,因此形态不固定,仍属寄生物,但有腐生功能。

早期根据生物学性将衣原体分为3个种:沙眼衣原体(*Chlamydia trachomatis*)、鹦鹉热衣原体(*C. psittacosis*)和肺炎衣原体(*C. pneumoniae*)。

衣原体不需媒介可直接侵入鸟类、哺乳动物及人类,主要通过粪便。例如,鹦鹉热衣原体可引起鹦鹉热病,有时可传至人体。候鸟的迁徙能将鹦鹉热传播得很远。

立克次体是专性寄生于动物、植物性细胞中的革兰氏阴性致病性原核微生物。首次发现于斑疹伤寒。形态结构与细菌相似,有多形性,以二分裂方式进行繁殖,繁殖速度较细菌慢,一般9~12h繁殖一代。有细胞壁。最近研究发现恙虫病立克次体的细胞壁的超微结构及化学组成与其他立克次体不同,其细胞壁中缺乏脂多糖(lipopolysaccharide,LPS)及肽聚糖。电镜观察又发现斑疹伤寒立克次体外表层有黏液层或微荚膜结构,其化学成分可能为多糖或LPS,这与立克次体黏附宿主细胞和阻止吞噬细胞的吞噬有关。大多数立克次体均在真核细胞内营专性寄生,宿主一般为吸血节肢动物,可传播至人或其他脊椎动物。立克次体有不完整的产能代谢途径,大多只能利用谷氨酸和谷氨酰胺而不能利葡萄糖或有机酸产能。立克次体大多不能用人工培养基培养,须用鸡胚、敏感动物及动物组织细胞来培养。罗沙利马体则能在人工培养基中生长繁殖,其他立克次体因酶系统不完整,必须从真核细胞中取得辅酶A、MAD等才能生长繁殖。但立克次体与衣原体不同,不需宿主提供ATP,且在宿主细胞代谢减缓时,生长得更为旺盛。不同种的立克次体在细胞内的繁殖部位不同,斑疹伤寒群位于细胞质中,斑点热群在细胞质和细胞核中,Q热柯克斯体则在细胞的吞噬溶酶体内繁殖。

对立克次体的表面结构研究发现,立克次体的抗原主要有两类:群特异性抗原和种特异性抗原。例如,斑疹伤寒群立克次体的蛋白组分,存在于外膜蛋白中的28~32kDa的交叉蛋白为群特异性抗原;120kDa的表面蛋白为种特异性抗原。又如,斑点热群立克次体也具有相似的主要蛋白,有种和群抗原决定簇。恙虫病立克次体主要外膜蛋白为54~56kDa,具有群和型特异性抗原,已发现至少有5个血清型。Q热柯克斯体随适应宿主不同可表现出两相抗原性。I相菌存在于人、动物及蜱体内,能与动物晚期恢复期血清反应,而与早期血清不反应;II相菌为鸡胚适应株,只与动物早期恢复期血清呈阳性反应。

立克次体对热、光照、干燥等抵抗力差。基因组很小,如普氏立克次体的基因组为1.1Mb。立克次体能在吸血节肢动物蚤、蜱等的胃肠道上皮细胞中增殖并大量存在于粪便中,在叮咬动物时,随粪便从被抓破伤口或直接从昆虫口器进入被叮咬动物或人的血液并在其中繁殖,从而使动物或人得病,当吸血节肢动物再次叮咬动物或人吸血时,人或动物血中的立克次体又进入人或年幼物体内,如此不断循环。

螺旋体(spirochete)为形态上与其他细菌迥然不同的呈螺旋状的单细胞生物,能自主运动,直径0.1~3.0μm,长度5~250μm,革兰氏染色阴性。螺旋体具有外膜[或叫外膜鞘(outer membrane sheath)],内有螺旋状的原浆柱,在外膜和内螺旋状原浆柱之间有周质鞭毛(periplasmis flagella),或内鞭毛(endoflagella),内鞭毛的一端插入原浆柱的一端,周质鞭毛数因种各异,为2~200。

　　螺旋体有8个属,4属为寄生性与致病性有关(疏螺旋体属又叫包柔体属,*Genus Borrelia*),细丝体属(*G.Leptonema*),钩端螺旋体属(*G.Leptospira*)及密螺旋体属(*G.Treponema*),其他4属为腐生性,多在地表水和海水中被发现,无致病性。致病性螺旋体中也有与水有关的(钩端螺旋体)。

　　钩体在发生学上是最古老的细菌,钩体在自然界中的哺乳动物(鼠类为主)体内生存下来,在很多鼠类的肾内长期,甚至终身定居并不断繁殖,由尿排出体外,且能在水和土壤中生活一段时期。伺机侵入人体和家畜,以这种循环达到种族的延续。疏螺旋体在自然界中感染硬蜱,在饥饿时很难在蜱的全身被发现,这时疏螺旋体都集中在硬蜱中肠,因而认为中肠是疏螺旋体分裂增殖的唯一器官。

　　根据不同株的DNA-DNA同源性,lesRWA基因序列分析,可将所获得的上千株的螺旋体分为不同种或基因组。致病性钩体的DNA碱基比值(G+Cmol%)为34.9%~40.7%,基因组长约4500kb,并有一长350kb的环形质粒。莱姆病螺旋体可以经卵传递。伯氏疏螺旋体的染色体为线性,这在细菌属中是仅有的。

　　真菌有细胞壁和细胞核,归属真核细胞型微生物。大多数真菌为多细胞,由丝状体和孢子组成,少数为单细胞。自然界真菌种类繁多,但可以导致人类获得疾病的仅占少数,如致病、条件致病、产毒。

　　病毒是一类体积微小,不具有细胞结构,结构简单,仅含一种代表生命本质的核酸,无完整酶系统,严格在敏感的活细胞内寄生,以复制(增殖)方式生长繁殖的非细胞结构型微生物。病毒的形态(包括包涵体)多种多样,大小差别悬殊。根据病毒核酸类型可将其分为DNA病毒和RNA病毒两大类。部分病毒在成熟过程中从宿主细胞获得包膜,称为包膜病毒。病毒寄生在细胞时在细胞质或细胞核内产生各种形态的包涵体。

　　完整成熟的病毒颗粒称为病毒体(virion),主要由蛋白质和核酸组成。病毒的核心为含有病毒遗传信息的核酸,构成病毒的基因组。包绕病毒核心的蛋白质外壳称为衣壳(capsid)。病毒的衣壳和包膜蛋白是病毒感染宿主细胞的重要结构,同时又是良好的抗原,可以刺激机体产生免疫应答。

　　病毒的增殖,又称为复制,是以病毒核酸为模板进行自我复制的过程,从病毒与宿主细胞接触、吸附到新一代病毒成熟释放出来,称为一个复制周期。病毒的复制包括吸附、穿入、脱壳、生物合成、组装成熟和释放等过程。病毒在自然界中分布极为广泛,可以说几乎所有的动物、植物和微生物群都携带有病毒或其部分基因组。

　　50多年前,当时认为有这样一些病原体叫病毒,或叫滤过性病毒,当时之所以这样称呼病毒,是因为它们能穿过陶瓷过滤器而不失其病原性。因此,早期E.H.巴甫洛夫斯基是按病毒传统的三大特征来介绍:能够通过细菌滤器;不能在显微镜下看到;不能在无细胞培养基中增殖。现在看来这几个特征需要全面修订了。说明在对自然疫源地性疾病研究的近60年中对病源的研究进展是突飞猛进的,积累了不少新资料。

　　病毒被称为滤过性病毒远不是50多年的事,而是有更早的历史了。早在1892年,俄国人依万诺夫斯基在克里米亚发现烟草花叶病毒病的病原体可以能够抑留细菌的陶瓷滤器而不失其病原性。之后不久于1898年荷兰人Beijerinck也证明烟草花叶病毒病的病原体是滤过性病毒,同年德国人Loeffler和Frosch发现口蹄疫的病原体也是滤过性病毒。困扰美洲和非洲的黄热病,早在1890年Walter Reed就已发现患者血液中可被埃及伊蚊传播的滤过性致病因子(病毒)。到1927年才由Mahafly和Baver在加拿大将患者血液接种恒河猴首次分离到病毒(Asibi株,17D疫苗株的母株)……。因此病毒学家一贯称呼病毒为滤过性病毒。但病毒的这一特征也发生了变化。滤过性并非病毒独有的特征,某些细菌也具有滤过形态,能通过细菌滤器的还有支原体、衣原体和螺旋体,因此有人将这些病原体也称为病毒。另外由于科学技术的进步,已经可以随意生产不同孔径的滤过器,如滤膜的出现,它确实能做到抑留病毒。

　　早期由于观察手段的落后不能在显微镜下看到病毒,而将其定为病毒的第二个特征。随着科技的进步,早在20世纪初人们就能在光学显微镜下看到最大的病毒,即痘病毒,又称为原质小体(elementary bodies),那已经是完整的病毒粒子了。后来出现了电子显微镜,已能清晰地看到各种病毒,所以这个第二特征也不复存在了。

　　病毒的第三个特征,即只能在活的细胞内才能复制(增殖),现今看来,才是病毒区别于其他病原体最本质的特征。这个特征应该再完整一下,应是在自然界病毒只能在活的细胞内生存、复制(增殖),至于在特定的人工实验条件下,病毒学家早已建立了可使病毒的主要组成部分——核酸和蛋白质,在无细胞系统下进行复制,而且可以装配成感染性病毒的一整套技术。特别在某些噬菌体、动植物病毒中的 RNA 病毒等早已获得成功。

20 世纪 70 年代亚病毒(subviruses)的发现,是病原学研究中的一件大事,对于这一发现,专家认为有可能为生命的本质和起源,以及遗传机制等生物学基本问题提供崭新的补充知识,甚至可能冲击这些领域中现有的某些经典理论。

20 世纪 70 年代人们在植物中发现一类新的致病因子,即类病毒。经研究发现类病毒只是单链共价闭合的 RNA 分子,它没有蛋白质。早在 1730 年在欧洲绵羊和山羊中发现痒病(scrapie)。但多年来对传染性海绵状脑病(transmissible spongiform encephalopathies,TSEs)病原因子的性质缺乏共识。到 20 世纪 60 年代中期,Alper 等提出这类传染性病原因子不含核酸,后来 Griffth 认为可能是一种蛋白质。Prvsiner 于 20 世纪 80 年代初创造性地提出了朊病毒的概念。他对朊病毒下的定义:朊病毒是不被大多数修饰核酸的方法灭活的蛋白质传染性颗粒(proteinaceovs infectiovs particle,prion)或朊病毒(virino)。从此,TSE 的病原因子的研究进入新阶段。在病毒分类上已将其与卫星因子和类病毒一同归入亚病毒。因为类病毒和朊病毒没有一般病毒由核酸(RNA 或 DNA)与结构蛋白组成的一定形态的病毒粒子的模式,因此被称为亚病毒。

还有一些病原体,它们虽不属于病毒,但不能在普通培养基内生长,它们是专性细胞内寄生的微生物。例如,恙虫病东方体(Orientia tsutsugamvch,Ot)在敏感的动物体内,鸡胚卵黄囊内及组织培养的细胞内均能一分为二的生长繁殖。斑点热立克次体(spotted fever group rickettsiae SFGR)、西伯利亚立克次体(Rickettsiae sibirica)、莫式立克次体(R.mooseri)、埃立克次体(R.ehrlichiae)均属专属细胞内寄生物。衣原体 Chlamydia 也属于专性真核细胞内寄生的原核微生物。Q 热立克次体的生物学特性和分类位置属于细菌,有芽胞形成,含质粒,存在相变异现象,但由于它不能在无生命的培养基中生长繁殖,因此,其实验方法基本上与病毒一致。

因此,很多病原体,常处于或者在媒介体内,或者在那些通过他们把病原体传递给媒介的动物体内(但 Q 热立克次体是立克次体中唯一可不借助于媒介节肢动物而是通过气溶胶使人和动物发生感染的病原体)。因此早期 E.H.巴甫洛夫斯基认为,看待病原体时决不可把它们与媒介分开,不可把它们与这样一些生物分开,在这些生物体内病原体会引起某些疾病,有些病原体能在外界生存,这应作为一种特殊状况(巴甫洛夫斯基,1964 年,第 27 页)。然而情况在变化。

鼠疫动物病的病原体鼠疫菌在动物流行病间期,它们可以离开媒介、宿主而长时间保存在鼠洞腐殖土中(Литвин,2003;Каринов и др.,2010)。有关鼠疫菌离开媒介、宿主保存在土壤中的情况将在有关章节稍加详细介绍。

最后一类病原体为寄生虫,包括原虫、蠕虫和节肢动物。大多数寄生虫有着复杂的生活史,可以在宿主之间的体内迁移,在不同的器官完成不同的生活阶段,最终到寄居部位。有些寄生虫必须依赖媒介将其从一个宿主传给另外一个宿主。

寄生虫的抗原与其他病原生物相比极为复杂,特别是那些体形大、生活史复杂的寄生虫。寄生虫的抗原是指那些在宿主体内能诱导宿主产生免疫应答或在体外能与相应抗体起反应的虫源性物质。由于在其生活的不同阶段,既可有共同抗原,也可以出现不同阶段的特异性抗原。因此,在寄生虫中,抗原的种类和数量就显得相当可观。

共同抗原不仅见于同种的不同虫期,还可见于不同科、属、种或株的寄生虫之间,甚至寄生虫和宿主之间,如雅克氏锥虫与宿主的心肌细胞之间的共同抗原。这些共同抗原在寄生虫病的免疫诊断中常引起交叉反应。寄生虫抗原的化学组成包括多肽、蛋白质、糖蛋白、脂蛋白和多糖。按其功能分类,寄生虫抗原可分为 4 种:宿主保护性抗原,如血吸虫的谷胱甘肽转移酶(GST),副肌球蛋白(paramycsin,Sm97),疟原虫的环孢子蛋白等;免疫诊断抗原,如血吸虫的 31/32kDa 抗原,猪囊尾蚴的 24kDa 和 8kDa 抗原;免疫病理抗原,如血吸虫的虫卵可溶性抗原;寄生虫的保护性抗原,此类抗原可诱导宿主产生封闭性抗体或参与免疫逃避,如曼氏血吸虫的 38kDa 糖蛋白抗原可诱导大鼠产生一种封闭性抗体 IgG20,寄生人体的冈比亚锥虫和罗得西亚锥虫能通过表面抗原的变异逃避宿主的免疫攻击。

寄生虫的不同阶段的特异性抗原,由于宿主与寄生虫之间相互关系的不同,同一虫种在不同宿主寄生所引起的特异性免疫程度不同。例如,大多数哺乳动物感染血吸虫后均表现出不同程度的伴随免疫,但黑猩猩确无特异性免疫的出现。寄生虫感染所产生的特异性免疫反应不仅有虫种和虫株的区别,而且有期的特异性,如对红细胞内期疟原虫有效的免疫力对子孢子及红细胞外期的疟原虫无效。但某些蠕虫感染引起的交叉反应,如血吸虫不同种、不同株之间存在着交叉免疫;分属裂体科和片形科的曼氏血吸虫和肝片形吸虫之间也存在交叉现象。

寄生虫与宿主在长期进化过程中相互适应的结果,使得寄生可以有效地逃避宿主的免疫攻击。例如,对宿主解剖部位(器官、组织乃至细胞)有不同的亲和性,产生特殊的生理屏障,而使寄生虫和宿主的免疫系统隔离;或产生抗原性改变(如表面抗原变异、抗原模拟与伪装),以及抑制宿主的免疫应答(如阻断效应细胞对寄生虫的作用,影响 B 细胞的功能,破坏特异性的免疫效应分子,以及灭活和消耗补体)。

慢性化是大多数寄生虫感染的基本特征,是寄生虫与宿主在长期进化、相互适应过程中维持平衡的结果。

传统的细菌分类是在对细菌大量分类标记作鉴定进行综合分析的基础上进行的。用作细菌的分类标记从早期用形态学、生理生化,后来用免疫化学,一直发展到今天用分子生物学等方面的性状,特别是近些年来应用各种现代化技术和设备研究细胞化学结构和化学组成,并进而分析它们的来源关系。总的可划分为两种分类方法,或者说划分为两个阶段,即表型特征分类法和分子生物学分类法。细菌的分类方法进展很快,仅介绍早期的几种。

1. 表型特征分类法

细菌的形态、染色体及细菌的特殊结构是最早和最基本的分类依据,很多理化特征,如细菌的生长条件、营养要求、需氧或厌氧、抵抗力、菌体成分、代谢产生、毒素及致病力等传统上作为分类依据。后来发展到根据形态特征、生理生化基础又分为传统分类法和数值分类法。

(1)传统分类法是最早的分类法,主要以细菌形态生理特征为依据,即以一些比较稳定的生物学性状:形态结构、染色性、培养特性、营养需求、生化反应及抗原性等按主次顺序逐级区分。使用方便,但带有一定的盲目性。

(2)数值分类法是 20 世纪 60 年代随计算机发展起来的细菌分类,它是罗列各种生物学性状,按"等重要原则"进行分类,通常要排选 50 项以上的形态、生理生化指标逐一进行比较,用计算机分析各种间的相似度来划分细菌的属和种,进而确定它们的亲缘关系。这种方法具浓厚的主观性,如性状的挑选等有失客观性是这一分类法的弊病。

2. 分子生物学分类法

根据细菌的核酸、蛋白质在组成的同源性程度上进行分类。大致可分为:①DNA 中 G+C 含量的测定。设 DNA 分子两条链上 4 种碱基的总分子量为 100,测定其中 G+C 或 A+T 的摩尔百分比,能反映出细菌间 DNA 分子的同源程度,习惯上以 G+C 作为细菌分类标记。通常用加热法作为测定技术。②核酸同源值的测定,G+C 含量相同不一定是同一细菌;因 G+C 含量不反映碱基序列。精确的办法是用 DNA 分子杂交技术测定 DNA 分子的相似度。先提取菌株的 DNA,加热变性解链,然后将两种变性 DNA(其中一种为标记DNA 或 rRNA)混合液在一定温度下保温复性,得到杂交的双螺旋 DNA 分子,鉴定其双螺旋结合率,从而得出碱基序列的相似程度和菌种之间的亲缘关系。DNA-DNA 杂交时,同一菌的结合率为 100%,80%～90%同源性为同一种内,同一亚种,60%～70%同源性为同一种内不同亚种,20%～60%同源性则为同一属中的不同种。③核糖体 RNA 碱基序列测定,分离提取细菌的 16S rRNA,用 AT 核酸酶消化,分析寡核苷酸的碱基序列,可测出 rRNA 的相关性,再绘制各类群关系和树状谱,从而确定各种系的发生关系。

细菌的分类等级与其他生物相同,依次为界、门、纲、目、科、属、种。

种(specieo)的划分:种是生物分类的基本单位。凡属同种的生物,均具有共同的基本性状特征。种是生物在一定进化阶段,具有相对稳定的一定性状特征的实体。

种以下的分类单位:①亚种(subspecies),种内存在一些性状上相互差异的类别(正式的分类等级)。②变种(variety),在个别主要基本性状上与种典型特征不符的类别(非正式的分类等级)。③型(type)和亚型(subtype),同种内仅仅在某一方面的性状有区别的类群,如血清型(serotype)、噬菌体型(phage-type)。型内还可按进一步的性状差异区分为亚型。④株(strain)(品系),由不同来源分离的同一种、同一亚种或同一型的细菌称为株;具有某种细菌典型特征的菌株称为模式菌或标准菌株,它是该种菌株的参比菌性,在细菌的分类、鉴定和命名时以模式菌为依据,模式菌也可作为质量控制的标准。不同菌株可能性状完全相同,也可能有某些微小差异。超级细菌是人工利用基因工程培养出来的细菌。另一种超级细菌是自然界突变的细菌,如吃砒霜的细菌。还有一种是突破抗生素的各种细菌,危害性大。

第二节　病原体的遗传与变异

一、遗传与变异

遗传和变异是生物体最本质的属性之一,微生物也不例外。遗传是指各种生物都能产生与自己相似的后代,让亲代的性状能够在子代中得到表现。但任何一种生物,无论是亲代与子代之间,或者子代之间,都出现不同程度的差异,这种现象称为变异。因此,遗传和变异是一对既互相对立,又同时并存的矛盾。没有变异,生物界便失去进化的材料,遗传只能是简单地重复;没有遗传,变异则不能积累,变异就失掉意义,生物也就不能进化。因此,遗传是相对的,变异是绝对的,正是这对矛盾双方的不断斗争,才推动生物不断进化。

遗传型又称为基因型,是指某一生物个体所具有的全部遗传因子,即基因的总和。遗传型是一种内在的潜力,只有在适当的环境条件下,通过自身的代谢和发育,才能具体化,即产生表型。表型是指某一生物体所具有的一切外表特征及内在特性的总和,是遗传型在合适环境条件下的具体体现。

变异是指生物体在某种外因或内因的作用下所引起的遗传物质结构和数量的改变,具有概率低($10^{-10} \sim 10^{-5}$)、性状变化幅度大、新现状具稳定性和遗传性等特点。饰变是指不涉及遗传物质结构改变而只发生在转录、翻译水平上的表型变化,具有个体变化相同、性状变化幅度小、新性状不具遗传性等特点。例如,黏质沙雷氏菌在25℃培养,深红色的杆菌素,如在37℃培养,就不产生色素,如又回到25℃培养,则又恢复产生色素的能力,这是一种饰变。

究竟什么是遗传变异的物质基础,也就是说遗传变异是否有物质基础,以及何种物质可承担遗传变异的功能。对这一问题,有一个认识过程。最早可追溯到1865年时孟德尔认为是遗传因子,到了1903年萨顿将遗传物质定位于染色体上。1909年约翰森认为是基因,到了1944年以后,利用微生物作了3个著名的实验:经典转化试验(O.T.Avery,1949年),噬菌体感染试验(A.D.Hershey,M.Chase,1952年),植物病毒重建试验(Conrat et al.,1956年),才以确凿的事实证实了核酸(主要是DNA)才是遗传变异的物质基础。

微生物的遗传物质,除部分病毒的遗传物质是RNA外,其余病毒及全部具有典型细胞结构的生物体的遗传物质都是DNA。按DNA在细胞中的存在形式可将其分为染色体DNA和染色体外DNA。但原核细胞和真核细胞中DNA的存在形式不完全相同。

DNA在原核细胞中的存在方式。根据原核细胞最大特点是无核膜和核仁的分化,只有一个核区称为拟核。原核细胞的染色体DNA处于拟核区,无组蛋白,与类似组蛋白的碱性蛋白结合。结构上,除疏螺旋体属(*Borrelia*)细菌的DNA为线形外,几乎所有原核生物均为闭合双链环状DNA。原核细胞染色体外DNA主要指的是质粒。

DNA在真核细胞中的存在方式。真核细胞的DNA分为核DNA和核外DNA。核DNA即染色体DNA,它以非常复杂的结构形式存在,并同各种类型的蛋白质结合,其主要是与组蛋白结合成具有结构复杂的染色体。核外 DNA 主要指线粒体和叶绿体等的 DNA,结构上与原核细胞的 DNA 相似,亦能编码结构蛋白。

在微生物中,突变是经常发生的。突变指的是遗传物质突然发生稳定的可遗传的变化,它是一切生物变化的根源。突变连同基因转移、重组共同推动生物进化的遗传多变性。

微生物突变有很多类型,根据突变涉及的范围可分为:①基因突变,即一个基因内部遗传结构或 DNA 序列的改变而导致遗传的变化。范围小,故又称点突变。②染色体畸变,即由染色体的大段损伤引起的遗传变化,故染色体畸变包括大段染色体缺失、重复和倒位。根据突变带来的表型变化可分为:①形态突变型,主要指细胞的形态结构或菌落形态改变。②营养缺陷型,主要指生化突变及基因突变引起微生物代谢过程中某些酶合成能力的突变。③抗性突变,指能抵抗有害理化因素的突变。④条件致死突变,指个体在特定条件下表达突变性状或致死效应。⑤抗原突变,指细胞表面成分如细胞壁、荚膜和鞭毛的细微变异引起的抗原性变化的突变。⑥其他突变,如毒力、发酵能力、代谢产物的种类和数量等突变。

病原体的特征也和其他生物一样,都是生物种群对一定环境中进化适应形成的。生物物种的种群是异质性的,如果说遗传变异是群体,这个群体也是异质性的,这是生物物种的特征之一。

由于病毒缺乏自身增殖时所需的完整的酶系统,因此增殖时就必须靠宿主细胞合成核酸和蛋白质,有时就直接利用宿主细胞的一些成分,这就决定了病毒在活细胞内专性寄生的特性。活细胞是病毒增殖的唯一场所,是病毒生物合成时能量和材料的供给者。

病毒虽不能在活细胞外独立增殖。但目前已可能在实验室条件下,即在没有活细胞条件下进行病毒和病毒成分的合成,这归功于人类对病毒增殖的全面的了解和增殖中每一细节的认识,从而可以控制在细胞外合成病毒或病毒的一些成分时的每一细节。例如,寡核苷酸合成和连接方法、聚合酶链反应(PCR)及 mRNA 体外翻译系统的建立,为病毒核酸和蛋白质合成提供了必要的手段。更有意义的是这一成果,为人们认识一系列病毒性疾病的病原体在自然界中存在的一些可能途径提供了根据,病毒在自然界可能由于环境条件的变化而出现返祖遗传的变异,即又回到病毒祖先时期的生存状态。病毒的遗传变异常常是“群体”,是无数病毒粒子的共同现象。由于病毒的成分,特别是病毒编码的酶和蛋白质,这两种成分常与寄生细胞的正常酶类和蛋白质混杂存在,这就使病毒遗传变异特性的鉴定复杂化。

病毒为非细胞型微生物,有超级寄生性,必须在其敏感的活细胞(宿主细胞)内复制和释放,并在活细胞与活细胞之间才能进行传播。能感染人类并可致病的病毒共有 23 个病毒科,统称为人类病毒,它们属于动物病毒的一部分。

病毒的生命活动直接表现在核酸的功能,病毒核酸的复制速度显著高于其他生物,加之病毒结构简单,缺乏独立的酶系统,又易受周围环境的影响,特别是细胞内环境的影响,所以病毒极易发生变异。病毒的变异首先表现在病毒性状的改变,这些性状的改变有的可遗传,有的则不能遗传。前者为基因型变异,后者为表型变异。病毒的性状变异包括毒力变异、抗原性变异、空斑变异及对某些理化因素,如温度等抵抗力或依赖性的变异。毒力变异发现得最早,流行性乙型脑炎病毒、脊髓灰质炎病毒和流感病毒等在自然界都存在着毒力不同的毒株。病毒抗原变异在流感病毒等表现极为典型。抗原变异有抗原漂移和抗原转变,包括抗原结构的改变、抗原与抗体结合力的改变及免疫原性的变异。这些都直接影响病毒感染后的转归,对病毒疫苗的选育工作具有重要意义。病毒在连续培养传代过程中,也可出现空斑变异。温度敏感突变体(ts)变异则是受温度影响而产生的。这些变异可以单独出现,但大多是相伴发生的,如 ts 变异体又表现为毒力变异。

(1)野生型(wild type)指的是与突变体相对应,而且是形成突变体的原始病毒,通常为实验室适应株。

(2)株(strain)指的是同一种病毒中不同的野生型。

(3)型(type)与血清型同义,由病毒中和试验来确定。

(4)变异体(variant)指表型上与野生型不同,但基因型是否发生改变尚不清楚的突变病毒。

(5)突变体(mutant)指的是与野生型相对应,且基因型发生稳定改变的病毒。

微生物突变的原因是什么? 目前认为引起突变的原因有:①自发突变,即微生物在自然条件下发生的突变。长期以来认为自发突变是由于自然界中存在辐射因素和环境诱变。近来经研究认为这种认识不全面，而认为绝大多数自发突变起源于细胞内部的一些生命活动过程，如遗传重组的差错和 DNA 复制的差错，从而与酶活动相关联。②诱发突变，指的是物理或化学因素处理微生物群体，促使少数细胞个体的 DNA 分子结构发生改变，基因内部碱基配对发生错误，而引起微生物的遗传性状发生突变。

突变是可逆的，野生型到变异性的突变称为正突变（torward mutation），由变异型向野生型的突变称为回复突变（back mutation）。

病毒的突变是在自然状态下，或诱变原（mutagen）作用下遗传物质 DNA 的结构发生突然而稳定的改变。这种改变主要指的是由核酸复制过程中核苷酸的置换、缺失、插入所引起的，影响到一个或几个基因的改变。有一种看法认为，突变不是由于适应环境而发生，在一般情况下，环境只对突变体起选择作用而不起直接诱导作用。然而生物的变异，突变的发生中环境因素是其产生的动力。突变有两种类型，即点突变和缺失突变，前者为单一核苷酸的碱基发生了变化，后者则是核苷酸缺失了一个序列。

突变的发生一种为自发突变（spontaneous mutation），即无任何诱变原时发生的突变。有些病毒经自发突变产生相当多的突变体，特别是 RNA 病毒的自发突变率高，通常不同病毒的自发突变率在 $10^{-10} \sim 10^{-6}$ 波动。另一种为诱导突变（induced mutation）。很多动物病毒的野生型病毒经各种诱变原处理后突变体出现频率显著提高，即诱导突变。

病毒的突变类型很多，有的突变可以使一个基因的功能完全灭活。有的突变，如温度敏感突变（temperatare-sensitive mutation，ts），由于基因核苷酸序列的改变，其蛋白质产物在非容许温度（高温，如 37℃）条件下，不能保持其功能构型，故突变体不能增殖；但在低温（28～31℃）条件下可以增殖。ts 突变为条件致死性的，因此，可以通过筛选 ts 突变体，获得任何一个编码必需蛋白质的基因。

病毒的基因重组（recombination）指的是在混合感染细胞中病毒基因组物理性的相互作用，导致子代基因混合含有非亲本结合的遗传信息。在动物病毒中，这种相互作用的产生有 3 种机制：断裂-再连接，拷贝-选择和重排（reassortment）。

病毒的突变、重组和重排是影响病毒进化（evolution）的重要因素，是作用于病毒基因组的重要力量。病毒是高度进化的有机体，至今仍在继续发展。由于 RNA 病毒高的突变率，大多数 RNA 的基因组几乎不是单一的一种，而是由相关基因组，所谓准种（quasispecies）构成混合体。病毒的准种具有基本一致的核酸序列，但相互间又有一个到几个甚至更多的突变造成的差别。它们的表型也可存在差别。准种在一定条件下可以保持显著的稳定性，但在另外条件下，病毒群体的平衡被打破，即可导致极为迅速的进化，甚至导致新的病毒的出现，如艾滋病。准种出现的生物学意义还涉及致病性、毒力、抗原变异、细胞嗜性、宿主范围、基因表达及 RNA 病毒的预防控制。除去每代病毒高频率突变外，病毒在短时间内即可产生很多代也是一重要因素。当病毒改变新的宿主时，在新的选择压力下沿新的途径进化。重排则是在那些有几个分开的基因组片段的病毒。两个基因组片段的亲本病毒可产生基因组片段各种各样的组合的子代病毒。重排提供了一种产生全新潜能的病毒的迅速方法。例如，流感病毒的抗原变异导致全球大流行。它是人的流感病毒与一个来自动物流感病毒的基因片段重排产生一个新株的结果，它带有可在人类复制的一套基本基因及一个全新的、人群对此完全无免疫力的表面抗原基因。有些病毒带有遗传信息，能编码加强病毒基因重组的蛋白质，加速其进化。重组是病毒多样性的重要因素。

RNA 病毒准种群体首要的，同时也是最重要的生物学意义在于赋予 RNA 病毒强大的环境适应能力和快速进化能力。RNA 病毒准种具有足够的多样性和适应性，能在多种不同的选择环境之间往返变化。

RNA 病毒的快速进化决定着"新"病毒将产生，而"旧"病毒将绝迹。在过去的 30 年中，有 50 种以上的新病毒被发现，其中大多为 RNA 病毒。它们属于嵌沙样病毒科、布尼亚病毒科、黄病毒科、丝状病毒科、正黏病毒科、小核糖核酸病毒科和逆转录病毒科。与环境变化相关的病毒流动（viral traffic）和 RNA 病毒基因组变异及其适应是产生新病毒的重要原因。二者很难区分哪个是重要作用。

在南美引起人类出血热的沙粒病毒和北美引起人类呼吸窘迫的汉坦病毒在正常情况下作为内源性病毒存在于啮齿动物中。由于农业经济活动引起啮齿动物数量增多,加大了动物与人们接触,于是病毒接触到潜在的新宿主,加速宿主跳跃(host jumping),从而在人群中出现了新病原体。人类砍伐森林引起气候变化,使携带病毒的动物改变迁移习惯;构筑大坝形成大的水域,增加带病毒昆虫的滋生地。只要病毒适应新选择环境或宿主的主要因素发生改变,就会出现病毒的进化。例如,甲型流感病毒可见于多种动物,尤其是鸟类和猪。当鸟类病毒寄生于鸟类时,其基因组随时间的推移序列变化很少,处于进化的停滞状态,而且无致病性,但寄生于人类宿主时,病毒显示出快速基因变化,而且可能变为致病性病毒。

病毒灭绝像其出现那样不可避免。尽管通过冷冻或干燥对某些稳定病毒保存可能会使灭绝的病毒重现。甲型流感病毒 H1N1 株在灭绝 20 年后又重新在人群中流行即为例子。这重现的 H1N1 株可能来自活疫苗的冷藏库,具体来自何处不清楚。不论来自何处,能在人群中再次流行,至少部分是由于在灭绝期间大量易感人群的出生。其他的人类 RNA 病毒在将来会出现是肯定的,有些将会由于接触动物的"老"病毒,另一些源自基因的重组或重排或突变——超突变,但每一病毒的成功重现将涉及 RNA 准种的快速进化和对人类宿主的适应。这种适应有时会导致在人群中局部流行或全国流行,就像甲型流感和艾滋病已发生的那样,但它经常将人类作为终宿主("deadend"hosts),如汉坦病毒出血热病毒及其他病毒(刘晶星和韩永年,2002)。

然而,令人惊奇的是研究人员对动物 DNA 病毒变异知之甚少。某些真核生物 DNA 病毒具有相当高的变异性和适应性。另外,许多小 DNA 病毒显然不形成准种,而且它们的进化与其宿主的进化相联系,核衣壳编码序列所产生的进化树与宿主的相似。因此,有学者认为 DNA 病毒表现如此之慢的共同进化(coevolution)是与病毒调节蛋白的保守结构有关,因后者必须与宿主调节蛋白的特定序列结合,因此,病毒和宿主的进化就紧密地联系在一起。

病毒的进化程度差异极大,RNA 准种进化速度是其宿主的 100 多万倍,而引起持续性感染的 DNA 病毒及其整合的前病毒伴随其宿主缓慢共同进化。

二、弱毒株

越来越多的资料证明自然疫源地性疾病在一次动物流行病过程中从流行开始,然后流行强烈,到后期能在疫源地中检出强毒株、弱毒株,甚至无毒株已是一个普遍现象(Клеч и др.,1961)。病原体不可能始终保持强毒性状,若如此,所有易感动物将遭致死亡,病原体最终也因为无法再找到动物寄生而死亡。弱毒株,病原体的这种变异株,早已被微生物学家运用病原体的变异现象进行疫苗的制造。这是人类尚未发现病原体之前,如 1848 年巴斯德就利用兔脑内连续传代的方法,将狂犬病的强毒(又叫街毒)转变为固定毒使其保留原有的免疫原性而其毒力产生变异。非脑内接种时对人和犬等的毒力明显减弱,因此制造预防制剂。这一方法一直传承下来,微生物学家在很多动物病方面,应用相同或近似的方法取得了各种病原体的弱毒株,制造了很多优质的预防疫苗。因此,微生物学家特别重视选育自然界发现的病原体的弱毒株。无毒株在疫源地检出相对少,认为与检测技术有关。

针对病毒性疾病的病毒疫苗的研究进展非常快,已由感染组织,已感染鸡胚的胎液或组织制备疫苗起步,到以人工感染的细胞培养物制备的弱毒疫苗或灭活疫苗及筛选异源或同源自然弱毒株制成的弱毒疫苗,后来采用生化或 DNA 重组技术制备的亚单位疫苗,合成寡肽疫苗及基因工程疫苗(减毒活疫苗、构建重组活载体疫苗、基因缺失活疫苗及基因疫苗)。病毒疫苗研究进展对保障人畜健康的有效预防水平大大提高。

三、L 型细菌

1935 年英国李斯特预防医学研究所发现一种由自发突变而形成的细胞壁缺损细菌——念珠状链杆菌,它的细胞膨大,对渗透压十分敏感,在固体培养基表面形成"油煎蛋"状小菌落。用李斯特(Lister)研究所第一个字母命名为 L 型细菌。许多 G⁺菌 G⁻菌都可形成 L 型细菌。L 型细菌丧失合成细胞壁的能力,但是由于其质膜完整,在一定渗透压下不影响其生存和繁殖,但不能保持原有细胞形态,菌体形成多形态的变异菌。

四、噬菌体

噬菌体广泛存在于自然界。凡有细菌的地方都有噬菌体,如空气中及人的粪便,阴沟污水都可以分离到寄生人体肠道细菌的噬菌体,在土壤中也能分离到很多土壤微生物的噬菌体。因此称噬菌体是侵害细菌的病毒,又称它为细菌病毒(bacterialvirus)。噬菌体为原核生物病毒,它包括噬细菌体、噬放线菌体、噬蓝细菌体等。它具有其他病毒的共同特性:个体小、结构简单、没有细胞结构、非常专一的寄生性、必须在活的易感宿主细胞内增殖。噬菌体的结构主要由蛋白质和 DNA 或 RNA 组成。蛋白质组成尾部和头部的外壳,核酸为噬菌体的遗传物质,在大多数噬菌体中多数为 dsDNA,只有少数为 ssDNA,至今发现的 RNA 噬菌体中,只有 ssRNA。把噬菌体与寄生细胞的关系分为烈性噬菌体(virulent phage)和温和噬菌体(temperate phage)两类。前者可以改变寄主的性质,产生大量新的噬菌体,最后导致菌体裂解死亡;后者由于生长条件不同,可引起寄主细胞的裂解死亡,或将其核酸整合到细菌的染色体上,使细菌细胞继续生长繁殖,并被溶原化。

在蜱的机体中,疾病病原体适于通过它所有的酶的肠道障碍。例如,在蜱的肠道中还能找到杀菌物质,或者说还能找到特异噬菌体,即溶解该种病原体的物质。

由于噬菌体的结构比细菌和高等细胞简单,故广泛用于复制、转录和调节机制的研究,已经成为研究分子生物学的一种重要实验工具。由于噬菌体的某些生物学特性,它在人类的生产实践和生物学基础理论的研究中有其一定价值。噬菌体的价值概括为四个方面:①用于鉴定未知细菌。②用噬菌体可以检测种子携带的植物病原菌。③测定辐射剂量。④用来作为进行分子生物学研究的重要芽和较为理想的材料。

五、病原体的抗原

抗原(antigen,Ag),又称为免疫原(immunogen),是一类能被宿主特异性免疫系统所识别,能刺激宿主产生免疫应答并能与应答产物发生特异性结合的物质。抗原有两个突出的特性:一个是进入宿主后,抗原能诱导免疫系统形成特异性抗体或致敏淋巴细胞的能力,这一能力称为免疫原性(immunogenicity)或称为抗原性;另一个是抗原有与其所诱导产生的抗体或致敏淋巴细胞发生特异性的反应能力,将这种能力称为免疫反应性(immunoreactivity)。凡具有免疫原性和免疫反应性的抗原称为完全抗原(complefe autigen)。多数的蛋白质、细菌细胞、细菌的外毒素、病毒及动物血清等均为完全抗原。病原微生物均属完全抗原,且抗原性强。只具有免疫反应性而不具免疫原性的物质称为半抗原(hepten),如类脂质、寡糖及核酸等小分子有机物质等。半抗原如与大分子蛋白质等载体交联或结合形成高分子复合物就成了完全抗原。

抗原最基本的特性是它的异质性。通常宿主自身物质不能刺激自身的免疫系统发生免疫应答产生抗体。抗原的异质性主要指的是异种间的物质,同种异体间的不同成分,自体内隔绝成分和自体变异成分等。病原微生物或其他动物成分进入人体即为抗原,可使人体产生抗体。自身物质在特殊条件下成了异己物质(自身抗原)也能引起自身免疫。

病原微生物的抗原种类。在一个同时存在多种抗原的复杂抗原系统中,只有系统本身才有的独特抗原就是特异性抗原(specific antigen);属于几种抗原系统共有的抗原则称为共同抗原(common antigen),或叫类属抗原(group aitigen),或叫交叉反应性抗原(cross-reacting gsoap)。

细菌、病毒和真菌等各种病原微生物均是良好的抗原。微生物抗原的化学成分复杂,有各种不同的蛋白质、脂蛋白和脂多糖,大多是多种抗原组成的复合体,既有共同抗原,又有特异性抗原。通过它们刺激宿主所产生的抗体可以保护宿主不再受该病原微生物的侵害。

细菌的抗原。因结构复杂,细菌含有多种抗原,能分别引起宿主产生相应的免疫应答。菌体抗原(somatic antigen),实际上是细菌菌体抗原的总称,具体包括细菌细胞壁抗原、细胞膜抗原和细胞质中的抗原,大多是多糖、脂类和蛋白质组成的复合物。具有鞭毛的细菌一旦失去鞭毛后,菌体将无法运动,不能形成云雾状菌落,德语中称它为 Ohne Hauch,因而将失去鞭毛后的菌体抗原称为 O 抗原;存在于鞭毛上的抗原,因它能生成云雾状菌落,德语为 Hauch,故将鞭毛抗原称为 H 抗原;表面抗原,因存在于菌体抗原的表面,它主要有荚膜抗原或微荚膜抗原;还有菌毛抗原。蜱传回归热疏螺旋体的抗原成分很复杂,最大的特点是极易变异。其他病原,如真菌也有多种特异性抗原,但真菌的特异性抗原性较弱,特异性也不强,交叉反应较多。至于病毒抗原,则抗原性极强,各种病毒因结构不一,故抗原成分也不同。例如,有囊膜的病毒,它的抗原特性由囊膜上的刺突来决定,故将这种抗原称为 V 抗原;流感病毒囊膜上的血凝素(H)和神经氨酸酶(N)均为 V 抗原,V 抗原有型和亚型之分的特异性,那些无囊膜病毒的抗原的特异性则是由病毒颗粒表面的衣壳结构决定的,将其称为 VC 抗原;还有核蛋白抗原(NP 抗原)。

某些病毒的抗原有不同的型,而且按不同进化方向发展。例如,东部马脑炎病毒的代表株为 Tenbroeck 株分离自美国的病马脑组织。该株与北美洲分离株的抗原性一致,但与巴拿马、南美洲、牙买加等地的分离株的抗原明显不同,故东部马脑炎病毒分为南美和北美两个抗原型。它们的进化彼此独立进行。南美型北美型的进化分离大约在 1000 年前。而南美型各群的进化分离大约在 450 年前。东部马脑炎病毒有良好的抗原性。马或人感染后产生牢固的免疫力。对同种病毒的免疫力长达数年。隐性感染也能产生免疫力,其免疫力的强弱与血液中的抗体水平有关。

病原微生物中还有一种物质,称为佐剂(adjuvant),这种物质能非特异性地增强抗原的免疫原性,增强宿主的免疫反应,故是一种免疫增强剂。佐剂和抗原合用能增强抗原的免疫原性,它能使那些没有,或免疫原较弱的物质变成有效的免疫原,能增强细胞的免疫力,提高它免疫应答时抗体的产量。

免疫反应是动物种系进化过程中逐渐具备和健全起来的一种生物学机能,是动物机体对抗原物质,包括异种、异体或自身物质所呈现的一种特有的反应。动物对感染免疫,也就是在感染细菌、病毒或寄生物后出现的免疫反应,这只是免疫反应中的一个部分,因为动物机体在其他异性巨分子,特别是蛋白质刺激下,同样呈现高度特异性的免疫反应。

低等无脊椎动物只有吞噬细胞的吞噬作用,鱼类以上的脊椎动物开始具备淋巴细胞的特异性反应,如移植鳞片可被排斥,但还没有产生特异性抗体的能力。爬行类开始能够形成特异性抗体;哺乳动物,特别是人类,则能呈现细胞性和体液性的免疫反应。

某些免疫反应对动物机体有利,如对病原微生物的免疫,某些反应则可能对动物机体呈现一定的危害作用,动物机体因发生免疫反应而呈现病理变化或临床疾病,如变态反应和自身免疫疾病等。病原微生物侵入机体能否引起感染,感染过程和结局如何,不仅取决于病原体的性质,而且在很大程度上取决于动物抗体的防御体系和防御功能。

六、质粒

质粒(plasmid)是细菌染色体外,或附加于染色体上的遗传物质,大多数为共价闭合环状双股 DNA 分子,分子质量较细菌染色体小。每一菌体内有一至多个质粒,每个质粒有几个至 100 个基因,不同质粒的基因可以发生重组,质粒基因与染色体基因也可以重组。质粒还具有自身复制能力,虽不是细胞生命所必需,但可携带某种特殊的遗传性状,与细菌的遗传、变异、毒力等相关,控制着寄生细胞一定的遗传特性。在质粒中,对其遗传结构、分子现状研究得最早最详细的是控制细菌育性的 F 因子。其次是控制大肠杆菌素产生的 Cal 因子。有些质粒与细菌致病明显相关,称为致病性质粒或毒性质粒(virolence plasmid,Vi 质粒)。这些致病性质粒是决定病原体菌黏附和侵入上皮细胞能力的质粒。它们当中有合成定居抗原(colonization antigen)的质粒,如编码大肠杆菌 F_4 抗原(原称 K88 抗原)、F_5 抗原(原称 K99 抗原,引起小牛和羔羊腹泻)等抗原的基因均在质粒中。鼠伤寒沙门菌 60MDa 质粒与该菌黏附、侵入及其血清抗性等毒力有关。携带该质粒的菌株表现为高毒力,如清除此质粒,菌株黏附能力就降低,侵入能力丧失,因为黏附可使细菌在黏膜表面定居下来,进而侵入细胞而引起感染。如要控制志贺菌侵袭力的基因,不但要除去染色体以外的,还与胞质内的某些大质粒有关。又如,有毒力的鼠疫杆菌带有一种72kb的质粒,编码产生V-W抗原,能抵抗吞噬细胞的吞噬,但无毒株缺乏此质粒。

质粒可以从菌体内自行消失,也可通过物理化学手段将其消除或抑制;没有质粒的细菌,可通过接合、转换等方式从具有质粒的细菌中获得,但不能自发产生,这说明质粒的存在与否,无损于细菌生存。质粒既能自我复制、稳定遗传,也可插入细菌染色体中与其携带的外源DNA片段共同复制增殖。质粒可以通过转化或接合单独转移,也可携带着染色体片段一起转移。到了20世纪50年代末60年代初抗药性R因子的发现,使一直作为遗传理论研究的质粒,变成了与临床治疗有关的实际应用研究,使质粒在遗传工程研究中作为重要的分子载基而进行广泛的研究工作。

某些质粒与细菌产生毒素的能力有关。如产毒性大肠杆菌所产生的不耐热肠毒素(heatlabile enterotoxin LT)和耐热肠毒素(heat stable enterotoxin,ST)均由质粒编码。又如炭疽杆菌所产生的炭疽毒素可增加微血管的通透性。改变血液循环动力学,造成缺氧,使组织变黑坏死。而这种毒素的产生是受可传递质粒控制,当失去这种质粒时就丧失产毒性。质粒的丢失则失去合成荚膜或毒素的能力,或成为弱毒株;若荚膜和毒素质粒都丢失,则为无毒株(Cap⁻Tox⁻)。

伤寒沙门菌不同的菌株携带的质粒不尽相同。例如,伤寒沙门菌CT18株的染色体基因组具有AS09 037bp,这种菌株携带一个218 150bp多重耐药质粒imcH(pHCM1)和一个106 516bp隐性质粒(pHCM2)。鼠伤寒沙门菌LT2株的染色体基因组具有4 857 432bp,这一菌株携带的则是一个93 939bp毒性质粒(pSLT)。蜱传回归热螺旋体抗原成分复杂易变异,地区不同,甚至患者不同,发热期分离出的菌株抗原不尽相同。质粒间或质粒内DNA的重排使不同的Vsp(可变小蛋白)或Vlp(可变大蛋白)的基因均能取代端粒表达位点的基因。钩端螺旋体从发生学上属最古老的细菌,致病性钩体的DNA碱基比值(G+Cmol%)为34.9%~40.7%的基因组长约4500kb,并有一长350kb环状质粒。

类鼻疽杆菌在我国许多地方的菌株无质粒,仅在广西来源的菌株含有28.44kb的质粒,认为质粒与细菌的表型无关。正如我国分离到的5个布鲁氏菌,以及牛、羊、猪种的强毒菌的质粒检测都没有找到质粒,国外也如此。伯氏疏螺旋体(*Borrelia borgdorferi*,即莱姆病螺旋体)有两种形式质粒:线性质粒和环状质粒。含线性质粒是疏螺旋体的特征,也是原核生物中唯一带有线性质粒的细菌。多数质粒在体外培养传代过程中相当稳定,仅少数质粒出现丢失现象。认为伯氏疏螺旋体感染动物的能力与质粒有关。

在立克次体族中,仅发现Q热立克次体有质粒,至少发现4种不同质料:①QpHl,相变异并不伴随此质粒的丢失或核苷酸序列发生变化。②QpRS,如果发现无质粒的心内膜炎患者的分离株,则是QpRS质粒序列已整合到染色体DNA中。③QpDG,由对豚鼠不致病的无毒株分离得到,为45kb。④QpDY,为33.5kb。但4种质粒有50%以上的同源序列,因而与质粒的稳定性有关。除共有序列外,每种质粒又有其自己特有的DNA序列。

有关耶尔森氏菌质粒的研究,从20世纪80年代初,Ferber D.M.和Brubaker R.R.对23株鼠疫菌质粒携带和毒力表型进行比较。发现大多数鼠疫菌株带有3种不同大小的质粒:即6MDa、45MD和65MDa,相当于9kb、72kb和90kb。6MDa质粒与鼠疫菌素的产生有关。65MDa质粒的存在与鼠疫菌自凝现象有关。45MDa质粒被称为毒力质粒,表达钙依赖和VW抗原。后来又弄清假结核菌的42MDa质粒与菌株毒力、钙依赖和VW抗原的产生有关。鼠疫菌和假结核菌VW抗原由共同的质粒表达,大小相当于44.5MDa。肠炎耶氏菌具有不同的血清型,大多数的0∶3菌毒力质粒为46MDa,0∶9型为44MDa,0∶8为42MDa。生物工型的各血清型基本没有质粒。大多数被确认的,与合成鼠疫菌主要致病因子有关的基因、结构、调节与功能,都集中在质粒上。

有专家根据从苏联、蒙古国、中国、越南、印度、印度尼西亚、巴西、非洲地区获得的242株中携带3种质粒的有172株,占71%。或者仅从蒙古在1959~1990年不同的鼠疫自然疫源地获得的122株来自患者,或死于鼠疫患者(13 株)、蒙古旱獭(48 株)、长尾黄鼠(14 株)、蒙古鼠兔(17 株)、布氏田鼠(6 株)、其他动物(跳鼠、沙狐、平颅田鼠、阿尔泰鼢鼠的菌株,以及不同种的蚤 17 株)。这 122 株分别来自各疫源地中随机取样,如蒙古阿尔泰地区的中疫源地中的菌株有 38 株,杭爱省自然疫源地中的菌株有 54 株,荒漠戈壁疫源地 12 株,肯特山区疫源地 14 株,蒙古中部草原疫源地 4 株。结果在 122 株菌株中有 85 株含有鼠疫菌特有的分子为 6MDa、47MDa、65MDa 的 3 种质粒,占总检数的 69.7%。专家从上述工作中得出一些看法:鼠疫菌存在着约 20MDa 的另外质粒是一种普遍现象。从上述菌株的基因组中,不具有这样或那样的原位质粒,与菌株分离的来源和地区鼠疫动物病流行过程的发展阶段、季节和菌株的流行病学特征所具有的其他参数没有因果关系。质粒消除的规律性仅仅与时间因素(即被研究菌株在试管内保存时间)有关。90% 以上的典型质粒谱上出现差异的菌株是 1959~1980 年分离的。1986 年以后分离的 50 个菌株中,按 6MDa、47MDa、65MDa 质粒测定,只发现 3 株是有缺陷的。菌株在分离时加有脱纤维血的赫氏琼脂并保存在 4~7℃ 传代(3~4 月传一次)。早先对大约同一时期自疫源地(中亚地带苏联部分)分离并保存冷冻干燥的 74 株质粒筛选未发现任何一样原位质粒缺陷。故认为鼠疫菌固有质粒明显消除取决于分离的时间,首先取决于保存条件。因而将蒙古境内循环于鼠疫菌种群中的菌株质粒情况分为 3 个质粒变种:具有 6MDa、47MDa、65MDa 质粒的菌株是循环于中亚鼠疫自然疫源地重要部分的优势株,为第一种质粒变种;在蒙古阿尔泰自然疫源地的 Хух—сэрх—мунх—хаирхан 中疫源地循环着 6MDa、16MDa、47MDa 和 65MDa 质粒为第二种质粒变种;在杭爱山脉自然疫源地东南的南杭爱山疫源地中循环的 8MDa、47MDa 和 80MDa 质粒为第三种质粒变种。分离的第二种、第三种新的质粒变种在 6~7 年有稳定特性。

对鼠疫自然疫源地内分离的鼠疫菌的质粒谱测定,是提高鼠疫流行病学监测系统效率的最重要的途径之一。推测一些参数,如质粒谱、它的分子质量、比较限制分析、同源程度,以及一系列其他指标,可对传染病病原体种群进行追踪,从而揭示出在流行病学上有意义的鼠疫菌种群形成机制,以阐明它的克隆结构。

第三节　病原体在媒介和宿主动物体内的命运

一、传播性疾病病原体在吸血节肢动物体内的命运

（一）在吸血节肢动物媒介体内的病原体的命运

带病毒的动物供血者,或有致病性细菌的储存者的血被很多吸血节肢动物吸吮,如蚊(Culicinae)、蚋(Simuliidae)、虻(Tabanidae)、蠓(Heleidae)、硬蜱(Parositiforms)、蚤(Suctoria)等。如果是在带病毒时吸血,那么病原体就会在吸血节肢动物供血者身上吸饱血时进入节肢动物的消化管中。把病原体传给受血者只能在该病原体的特异性媒介中进行,如蜱传脑炎病毒的特异媒介是 *Ixode persvlcatus*,*I. ricinus*、*Dermacentor silvarum*、*Haemaphysalis concinna* 等。显然,在这些种蜱的机体中,疾病病原体可通过它所特有的酶的肠道障碍,在蜱的肠道中还能找到杀菌物质,或者说还能找到特异的噬菌体,即溶解该种病原体的物质。

如果病原体能通过上述肠道障碍,并进入媒介的体腔中,那么在其中它就找到与新的障碍一起居住的另一个环境,如找到血淋巴的吞噬细胞。这样还不行,病原体还要找到离开媒介体腔的出口,没有出口,病原体就闭死在媒介体腔里,无法继续它的循环,就死亡了。并非任何一种病原体只要进入媒介的体腔中,就一定能找到从体腔中出去的出口。如有一种 Обермейер 螺旋体自己就不可能从虱(*Pediculus*)的体腔中出去,这种病原体进入虱体内就走进了死胡同。出口只有在虱子压碎时才有保证,这当然只能是人为的因素。病原体这种传递形式称为压碎(图 3-1)。

当微生物进入具有全变态的昆虫肠内时,实际情况更为复杂。例如,家蝇,甚至未羽化的蝇,其爬行的幼虫和不活动的蛹都是被吞下的细菌的居住环境,因为在蛹期发生幼虫期器官的破坏,形成新的器官,甚至于

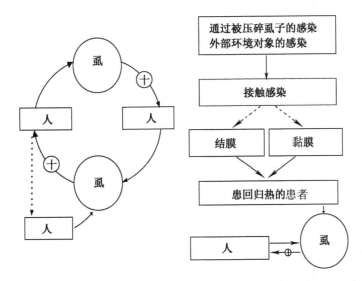

图 3-1　人体特异性媒介——人虱（*Pediculus humanus*）获得世界性
回归热病原体——螺旋原虫的示意图

箭头带十字：被压碎虱子传递螺旋体原虫；实箭头：在吸有螺旋体原虫的回归热患者的血有感染过的虱子；
虚箭头：人类结膜或黏膜受来自被压碎的虱子或被它们刚污染的环境中的物体（如门手）直接的污染机制（引自巴甫洛夫斯基，1964）

未羽化蝇的食物和生活与其幼虫完全不同。但是某些细菌，如 *Bacillus pyocyaneus*，能在家蝇全变态的过程中生存（Bacot，1914）。

如果用结核病菌饲养粉黄蚰（*Tenebrio molitor*），则可以见到，它们可以被血淋巴的吞噬细胞所破坏，在色素群四周（即被吞噬细胞改变的细菌）形成膜——有炎症的膜。是否细菌的某些个体会活下来，保存它们的特性在色素物质群中（即细菌的残体），从其形态上可以确定实际上是不可能活下来的。曾有人做过实验，用具有色素块（被破坏了的结核菌残物）的蜡蛾（*Galleria mellonella*）苦杏仁酶感染豚鼠，这样荷兰猪被感上结核病，而且死亡；显然，在蜡蛾保留下来一定量的生活细菌，这种细菌引起荷兰猪死亡性的感染。

综上所述，可以说，通过媒介从供血者给受血者传递疾病病原体是一个复杂的过程，它受到内部的和外部的很多情况的影响。为了确定其影响，考虑供血者和受血者种类时，首先要确定某一疾病的媒介和病原体，应该对这些工作进行归纳，即使有时完全是任意的类推，但在某些研究工作的基础上容许提出某些假说。当然如果是一种肤浅的假说，那只会混淆对疾病病原体通过其媒介传递过程细节的认识。

在一定温度条件下，某些媒介能够进攻本种吸饱了的个体而去吸它。这种残忍自食同类在引起南美锥虫病（却格斯氏病）的媒介锥虫（还有软蜱科的 *Ornithodoros*，*Argas*）中可以见到。温度为 37～38℃ 时，这一半翅目的饥饿稚虫与同种吸饱（吸饱血的）稚虫放在一起，饥饿的个体会进攻吸饱血的个体，并刺插吸饱血个体膨胀的身休，吸其内容物，如果这只吸饱血的个体有病，就会获得疾病病原体，疾病病原体通过媒介传递给受血者（包括人在内），要求媒介对受血者，常常是人，有进攻性。

某些种蚤类不吸人血，而另一些种类，如欧洲伏尔加河流域一带的黄鼠蚤 *Ctenophthalmus breviatus*，还有 *Ct. agyrtes*、*Ct. segnis* 及 *Xenopsylla astia* 不太喜欢吸人血，而黄鼠蚤 *Caratophyllus tesquorum* 和 *Neopsylla setosa* 则很容易吸人血。这已经成为确定各种鼠疫跳蚤在把传染病传递给人的不同意义的一种方法。

进攻人的程度不大的还有一些蜱，如蜱传脑炎病毒的媒介 *Haemaphysalis concinna* 与其他媒介相比，比 *Ixodes persulcatus* 要差一些，前一种蜱吸住人体表的速度和程度比后一种蜱要慢、要弱。

利什曼病的病原体利什曼原虫进入媒介白蛉体内后，由于病原体和媒介二者的种属不同，病原体的命运是不同的。有学者将利什曼属分为两个亚属。如将病原体利什曼原虫进入白蛉体内，在它们进入中肠和前肠之前能在后肠发育作为较原始的一类，如巴西利什曼原虫（*Leishmania brazliensis*）及相关的种。而丧失在后肠发育能力的利什曼原虫及相关种分为另一类。其流行病学意义也迥然不同。大多数白蛉在感染利什曼原虫时，除中胃呈现全部感染外，其前鞭毛体在前胃、食道、咽喉及喙部。这些蛉种具备传播利什曼病媒介的基本性能。

我国发现的蒙古白蛉(*Phlebotomus sergenti var. mongolensis*)有家栖型和野栖型之分。利什曼原虫进入家栖型蒙古白蛉后，胃内的围食膜始终包绕胃血，随着胃血消化，逐渐变小，最终和消化道内的血渣一起排出白蛉体外。所以在胃内发育的杜氏利什曼原虫就无法逸出围食膜而向消化道的前面部分进展，鞭毛体感染只局限于中胃，并随胃血的消化而消失(冯兰洲，1950)。这种情况，也在我们于 1961 年在甘肃省酒泉黑山湖地区对大沙土鼠(*Rhomgbomys opimus*)携带利什曼原虫的调查中得到进一步的证实。但略有不同。3 年来在黑山湖地区共解剖吸血白蛉 511 只，其中蒙古白蛉 297 只，只发现自然感染两只，感染率为 0.7%，亚力山大白蛉(*P. sergenfi var. alxander*)214 只，自然感染 9 只，感染率为 4.21%。在两只阳性蒙古白蛉体内的鞭毛体散布在食道、前胃、中胃等处，其中一只在后肠中发现；亚力山大白蛉体内的原虫分布除上述部位外，有向前发展的趋势，多数到达咽喉，个别已达远喙部。

经人工感染的试验结果：将两种白蛉共同饲喂感染利什曼原虫金色地鼠的血后，经过不同天数，分别解剖；结果发现亚力山大白蛉人工感染率较高(48.5%)，蒙古白蛉为 22.2%；并发现亚力山大白蛉随着吸血后时间的延长，感染率逐渐增高，而蒙古白蛉反而逐渐降低以致原虫消失，说明该种白蛉体内不适于原虫生长；还发现亚力山大白蛉鞭毛体曾停留于食道、咽喉及喙部，而蒙古白蛉多停留在中胃，很少向前胃移行；还发现亚历山大白蛉无明显的食物外膜，蒙古白蛉的一部分食物外膜在一定时间内，鞭毛体可以移出膜外，然而一部分食物围膜不破裂，直到随胃血消化而排出体外。此工作已作了报道(赛书元，1962；王捷和熊光华，1965)。

看来，利什曼原虫在不同种的媒介白蛉，甚至同种而不同地理条件中的命运都不相同，有的进了死胡同，有的则能起到传媒作用。

(二)作为鼠疫病原体媒介的蚤类

当我们在讨论传染病传递机制时，我们就会看到，蚤类在传递传染病病原体时，具有另外一种完全不同的性质。当吸那些血中被鼠疫菌充满的有病动物的血时，鼠疫细菌就进入跳蚤的前胃和胃中。在这里鼠疫菌大量繁殖，成块地填满了前胃。但跳蚤在这种状态下仍然继续吸血。这时吸进去的血只能进到被鼠疫菌块堵住了的前胃的前面空间。血要再进到蚤的胃里已经是不可能的了。像在口腔里那样它又返回来，因此，一定量的鼠疫菌从它们的"栓塞"倒回来。具有鼠疫菌的血又进入动物身体中，动物因此又感染上了鼠疫。

跳蚤"贪得无厌地"吸血，在吸血时，其胃肠道中充满了血，血可以通过跳蚤的肛门排出体外。如果这时它吸的是患鼠疫病动物的血，那么鼠疫菌就能从肛门随着溢出的被感染的血排出体外。溢出的血很快会干，因此就产生一个问题，在跳蚤的干粪便中，鼠疫菌能保存多长时间的传染性，跳蚤可以通过这种方式向外排出 24 000 个鼠疫微生物。它可吸进 60 000 个微生物，最大达到 300 000 个微生物。大多数研究人员认为鼠疫微生物对跳蚤机体本身不起有害作用，但是在前胃或胃中微生物繁殖时，菌栓可以堵塞跳蚤的胃肠道，使血液不能通过，由于跳蚤的这一"闭塞"可因饥饿而死亡。

鼠疫菌在跳蚤中的生活力能保持 396 天(Голов and Иофф，1928)，根据研究人员的意见，实际上能终身保存。在 *Rhadinopsylla liventricosa* 鼠疫菌的生活力能保存 420 天(Шарец и др.，1958)。

但在很多情况下，显然吸饱了带有鼠疫菌血的跳蚤能自净。跳蚤对鼠疫菌自净的过程是在进入跳蚤胃中的噬菌体影响下进行的，称为鼠疫菌的溶解(溶解作用)，噬菌体经过 1～3.5 月后对感染蚤自净达到 60%～70%(Тифлов，1948)。

鼠疫微生物在跳蚤排泄物中保存的时间随着太阳光照和温度影响而变化。在黑暗中，室温条件下鼠疫菌能保存 18 个月(Blanc and Balfazard，1946)；在实验条件下，在焊好的安瓿中即无空气的空间能保存 941 天(Blanc，1948)。

跳蚤前胃的内表面覆盖着一层指状的、向上的尖突起物,在前胃和胃之间有瓣膜。这种结构影响着鼠疫菌栓的形成,即影响着前胃的栓塞。跳蚤前胃在结构上雌雄不同。在孟买大家鼠(Rattus)采到的 Xenopsylla cheopis、X. astia 和 Ctenocephalides felis,雌蚤的前胃比雄蚤大,而且指状突起比雄的几乎大两倍。跳蚤前胃的这种突起物随年龄减少。因此,老年蚤比青年蚤吸血多,老年蚤前胃中的鼠疫菌栓也比青年蚤大得多,雌蚤前胃的菌栓塞比雄蚤大。因而,有些学者认为雌蚤是很好的鼠疫菌的媒介。这是否与跳蚤前胃中指状突起疏密有关,还有争论。

在鼠疫动物流行病时期采到的染疫蚤中鼠疫微生物的数量能有几百万。在低倍显微镜下可以观察到跳蚤食道中鼠疫菌的栓塞形成,这种跳蚤被鼠疫感染可以用这种蚤食道中内容物培养加以证明(Quan et al., 1960)。

В.А.Бпчков 和 А.К.Борзенков 早在 1913 年用手解剖感染鼠疫蚤的方法确证肉眼观察跳蚤食道中的栓塞,以证明跳蚤感染鼠疫微生物,从黄鼠(Citellus musicus)的窝巢中采到的 100 只蚤的胃的显微切片标本可作为这一原始材料的证明。跳蚤是秋天采的,用布袋装上放在地板层下,保存到 12 月(工作开始时)。在某些蚤的胃中还有新鲜血液,而有的蚤胃已空,或者其中有气泡,有时还有油滴。之后将蚤置于有鼠疫病的动物身上,气温为 14~15℃,并非全部蚤都能吸血;如 12 月~次年 1 月吸血的占实验蚤的 34.3%,2 月则少一些,占 30.5%,5 月吸血蚤的百分数升到 97.7%。吸血雄蚤占实验蚤的一半,而雌蚤只占 1/3。

比较 Neopsylla setosa(感染 19 天后)的胃和前胃壁发现鼠疫微生物为半透明色。在前胃为致密的物质块,在胃腔中形如白色带浅黄红色块。在鼠疫蚤很多制片中的胃里可以见到全部色阶,从细菌中央棕黑色向外直到白色。

这是实际上的鼠疫微生物,为其显微镜下细菌培养色彩所证实。Бнчков 和 Борзенков(1931)指出,从血进入蚤胃内,并在其中繁殖的鼠疫微生物能分解血红朊,能使胃容物变白。这种色彩的变化能在 63% 感染鼠疫微生物的蚤中见到,因此,它们是诊断跳蚤自然感染鼠疫的一种辅助办法。

在染鼠疫黄鼠身上跳蚤感染的成功率取决于鼠疫微生物在有病供血者血液中的滴定度(即数量),即取决于黄鼠败血症的程度。这样,在死亡性败血症时,在黄鼠身上于实验室感染实验蚤为 15%~50%。这是 Д.А.Голов 和 И.Г.Иофф 的实验结果。

在跳蚤机体中鼠疫微生物的内部保存取决于外部环境的温度。在饲养后已吃饱的跳蚤体内当气温为 30~32℃ 时,鼠疫杆菌消失,如将感染鼠疫跳蚤保持在 22~25℃ 时,鼠疫杆菌在跳蚤身体内存活 3 周。如在更低的温度,如 7~8℃,如果温度适当,鼠疫杆菌在大家鼠饥饿蚤 Ceratophyllus tasciatus 体内生活 47~50 天(Bacot and Martin,1915)。Голов 和 Иофф(1928)成功地把鼠疫杆菌在活黄鼠蚤体内保存达半年多。

跳蚤的动物流行病学意义是作为鼠疫媒介,以黄鼠蚤为例,取决于各个蚤种对洞穴的建造者宿主的"依恋"程度。Ceratophyllus tesquorum 保持在其宿主动物(黄鼠)皮毛中比在窝巢中要长 4 倍,故这种蚤经常吸血;另外,这种蚤的活动性要高 3 倍。除此以外,很多蚤在一年内被大量发现于小黄鼠的窝巢中。根据上述这些特点,C.tesquorum 相比其他蚤种,包括黄鼠蚤(Neopsylla setosa),是一种比较活跃的鼠疫媒介。

这一结论,可由直接的证明材料得到证明,在哈萨克斯坦的西部,黄鼠参加动物流行病,根据 1950 年的观察,C. tesquorum 的数量超过 N. sefosa 的数量 10 倍,而 C. tesquorum 感染鼠疫微生物比 N. setosa 要多 5 倍(Новокрещенова,1960)。

跳蚤生态学的研究越来越深入,其分类学也有相应的发展,其必要性已变得很明显,按其生物学,它们与一定的宿主种类联系的程度,即养育的和接触的联系;这当然包含着时间的多少,即跳蚤在宿主皮毛内及其窝巢内度过的时间,跳蚤与它们所停留的地方的联系方面仍不足以证明,在那些洞中有这样一些跳蚤。确定跳蚤在窝巢第一个折角(即出口洞道)和在窝中的数量关系,并据此判断跳蚤的迁移。在喀兹库玛北部沙土鼠的聚群(沙土鼠的鼠洞群)采集到 Xemopsylla gerbilli caspica,即从洞中及洞的栖居者沙土鼠采集,其中在新鲜聚群洞的第一折角处采到的蚤只占全部采集蚤的 3%,而挖洞时在远离洞口深处聚群中央部分宽大的洞道中采到更多的蚤,在洞群的这些部分,沙土鼠大部分时间在活动,同时这些地方在秋天还有储芷饲料。在沙土鼠的窝巢中,*X.gerbilli caspica* 的数量反而不多,不超过在挖洞时采到整个洞穴中总蚤数的 17.5%～22%(Новокрещенова,1960)。

人可以间接影响跳蚤,在其宿主啮齿动物窝巢的某一部分找到最多蚤的地方。例如,对草原啮齿动物的防治大多是在洞外投放毒饵,往每个洞口内投放氯化苦并把洞口堵上。后一种情况破坏了洞的自然状态,前一种情况只毒死了吃了毒饵的啮齿动物,而对跳蚤不起任何影响。当洞内宿主用这种方法被毒死后,跳蚤没有食物的来源,便集中在靠近洞口的地方,从洞里出来到地表上。过去人在草原过夜感染上鼠疫,只有用从洞里迁移出来染有鼠疫的跳蚤攻击了人作为原因加以解释。

(三)通过被感染媒介传递病原体的频率

在很多情况下,疾病病原体通过媒介的传递可以是通过同一昆虫多次传递,常常是终生的(如果这种昆虫,病原体的媒介,其生活中不只一次地吸血)。

回归热的病原体通过虱子传递时,情况完全是另一回事,它是微小生物,由于它自己螺旋状而称为螺形体。对螺形体来讲进入虱子机体的门户,与斑疹伤寒的病原体立克次体一样,是食管开口。但螺旋体在虱身体中没有出口。它们在虱子体腔中,由于体腔不可能向体外开口,因此,对回归热的病原体螺旋体来讲虱子就是其死胡同。在这种情况下,螺旋体通过虱子中介怎样感染人呢?在虱子吸血时,将自己的唾液注射入人体,这种唾液是很多非常细小的唾液腺分泌的混合物,这些腺体按其形状有的是豆状的,有的是蹄状的。

唾液,特别是豆状唾液腺体分泌的唾液,不只具有刺激皮肤的特性,它还引起皮肤表皮生发层产生某些变性,在其上面虱子叮咬的地方表皮有角质化的鳞片。在抓破皮肤痒的地方这种鳞片容易被揭掉,同时被感染螺旋体的虱子或爪触及到。它的腿也可能折断,或者虱子干脆被压碎。这一来,虱体内的内含物(如内脏、血淋巴,即虱血)污染上梳子,由此,回归热的病原体螺旋体就可能进入人体,使人感染上回归热。所以,感染的虱子只可能一次性传递回归热螺旋体,这与其死亡有关,与在瘙痒时虱子被压碎有关。

从上述例子可以看到,通过媒介传递疾病病原体的机制是各式各样的。对于这些人们应该有准确的认识,在保护人类免遭虫媒性疾病时有可能采取预防措施。但传递机制,这只是复杂过程中的最后一环,如病原体进入媒介机体、在其中的某种发育、繁殖,以及到达由媒介往外出的出口等。有必要弄清所有这些细节,因为这些决定着疾病病原体通过媒介传递给人的全部过程。

(四)病原体在媒介体内的循环

通过某种"门户"进入媒介的微生物,如经过吸吮口器进入其胃,达到媒介体内的某种"出口",如疟疾寄生虫按蚊 *Anopheles* 雌体的唾液腺,这是疟疾媒介所特有的。在雌按蚊吸血时,它把口器插入人的皮肤中,同时释放出唾液,这种唾液在进入皮肤时,引起不正常的感觉。如果在这种蚊子的唾液中有疟疾病原体呈显微大小的孢子虫形态,那么就等于疾病病原体与蚊的唾液一起注射入人体皮肤中,人就被感染上了疟疾。

雌按蚊体内这一过程的复杂性在于,疟疾原虫有性繁殖过程中穿过胃壁进入其外表面,在这里形成卵囊。由于在卵囊中疟原虫分裂形成无数的孢子虫,当卵囊壁破裂后,孢子虫溢出卵囊后进入蚊的体腔中,由于体腔液的蠕动(血淋巴)而进入唾液腺,并在其中种植,深入其细胞中,在唾液分泌时进入唾液腺管,开放于刺人的刚毛,即所谓舌,它进入其沟的上部,经过它,流出带有可以感染人的疟原虫唾液。因此,疟疾病原体经过入口进入蚊的胃中,即经过所谓的棘状吸吮口器、食道,到达出口,即唾液腺及其管中,经过蚊虫的体腔,疟原虫的这种循环形式称为后体腔型。

蚊虫没有自己的体温,在这方面完全取决于外部环境的温度,冬天,它们隐藏在阴暗的角落,如在地板下、地窖中,呈一种麻痹状态,待天气暖和就活跃起来。

疟疾病原体在蚊身体中的繁殖过程可以在温度不低于 16℃ 时进行。根据这一例子我们可以看到作为一种外部环境因素温度对被疟疾病原感染的蚊虫起作用,即经过蚊虫机体对病原体起作用。

外部环境温度对其他一些传播性疾病,如白蛉热,通过被感染过的白蛉把病毒传递这一事实的结果,可以用在英国进行的试验给予说明。如果在人身上采食时的外部温度是 18.5℃，那么人就会得病，如果采食时外部温度是 15℃ 就不发病(Петров 1929 引自 Whittingham)。白蛉吸了患者(供血者)的血后，并不马上把病毒传给健康人，而是经过 6～8 天，它需要病毒由白蛉机体到达出口，然后再进入传染状态。

某些传播性疾病病原体受到温度的另一种形式的影响。热带烈性疾病——黄热病各种蚊虫在实验条件下对病毒的影响各不一样：如在患者身上有黄热病病毒时而吸了患者血的蚊虫，一般是在吸血后几天，它们才能把这种病的病毒传给健康人，这一时间的长短要由气温来决定。按 Gindle 和 Davis 的试验，气温为 37℃ 时，最短为 4 天，如气温为 21℃ 则可延长到 18 天，如在 16℃ 时，这种病毒已不会把被感染的动物置于死地。

某些昆虫对外部环境因素变化的敏感性是很细微而又及时的，从而影响它对人和动物进攻的整个行为(影响侵袭力的程度)。

这种联系在 1936 年 6 月 19 日日食期间对疟疾的观察结果可以看出来。在楚古罗夫斯克丹仓点的观察虽不完全，但无错误，可以说明问题，在这个点日食的最大相为赤塔地区，为 0.94(根据日食观察站资料)，研究者是在俄农河(黑龙江水系的上域)河岸观察的。蚊的第 1 次收集是在日食开始，第 2 次在日食最大相时，第 3 次则是在光照强度已增大时。每次收集吸血均在同一时间内进行 4 次观察，每次观察 10min。

在日食开始、光照还未变弱时，吸血双翅目的行为看不出什么变化。当光照变暗时，蚊子开始活跃，开始飞开了，数量很多，出现个别的蚋(Simuliidae)和蠓(Heleidae)，有 15～20min，之后，光照慢慢变亮，吸血昆虫的活动明显减少。统计收集的吸血昆虫：第 1 次收集到 38 只昆虫[全属于蚊(Aedes caspius)]，第 2 次为 55 只[有 3 只蚋(Simulium cholodkovskii)和 1 只蠓(Culicoides nubeculosus)，其他为蚊(Aë. caspius)]，第 3 次为 42 只(只有 Aë. caspius)。这些数字说明，明显地在日食最大时双翅目进攻数量增大的一倍半。这还可以影响到空气相对湿度的增加，从第一次时增加 34% 到日食最大时增大到 60%(Гуцевич и др.，1939)。

月亮周期对蚊的行为也有影响，夜晚进攻曲线有改变，群游(婚飞)期已改变，在场所中飞行的强度也有变化。这种周期改变的规律性有可能使研究者做出关于月亮月流行病学的不等价的结论(Мончадский，1953,1956)。

从上述所举例子可以发现，外界环境对虫媒性疾病的出现有重大的影响，对这些疾病病原体的媒介有各种影响。我们认为，疾病自然疫源地是一定的地区，其中生活着能够患上这种疾病的野生动物，其病原体经过当地生存的吸血昆虫、蜱从供血者、病原体的授予者传给其他动物和人，这些均是在不阻碍这一传递的气候和外在环境特点下进行的。

(五)病毒在媒介蜱机体中的分布及病毒对供血者的影响(发病、免疫及带菌时间)

媒介蜱(Ixodes persulcatus)饥饿的雌体在血液中有蜱传脑炎病毒的小白鼠身上饲养时容易感染。饲养的第 6 天，在极端吸饱血的雌蜱身体中，蜱传脑炎病毒从胃内进入体腔，在活动状态下可以在它所有的器官中发现。这已由巴甫洛夫斯基解剖饲养过的蜱(Hoemaphysalis punctata)(图 3-2)的各个器官分泌物所证明，把它们制备成为乳浊液，并把它注射到小白鼠脑中，由感染蜱任一器官制备的乳浊液引起小白鼠感染脑炎而死亡。

吸血后留下来的消化的血液，伴随病毒在蜱的消化道保持其感染力为 25 日试验日，甚至于消化道中的乳浊液，用作试验时，在这种中性液体中有轻度的繁殖。

进入雌性的生殖器官中(卵巢和输卵管)的病毒数量减少，在实验的第 25 天，其数量几乎恢复。在蜱的性器官中发现的病毒并不干扰卵的成熟和受精，雌蜱排卵时，卵中已含有脑炎病毒。所以，排卵时就伴随着病毒从雌体中排出。在发育时期获得病毒的蜱的卵及母体中发现有病毒，在外界环境相应的温度时进行着蜱的胚胎发育，当胚胎达到性成熟时，它成为幼体，从卵膜中孵化出来，经过一段时间，加强其体表几丁质表皮和口器，固着在宿主上，吸其身体。这时，脑炎病毒集中在幼体的唾液腺中，因此这一幼虫的饲养者感染上脑炎病毒，产生了所谓从雌性母体给幼虫的病毒经卵传递，这时幼虫就是其子一代。病毒传给幼虫之所以称为经卵传递，是因为从感染母体的体腔中的病毒经过卵巢膜进入在其中发育的卵中。事实的本质在于当

森林蜱 *Ixodes* *persulactus*	19/Ⅵ 实验1 稀释倍数						29/Ⅵ 实验2 稀释倍数						9/Ⅶ 实验3 稀释倍数						14/Ⅶ 实验4 稀释倍数					
	Ⅰ	Ⅱ	Ⅲ	Ⅳ	Ⅴ	Ⅵ	Ⅰ	Ⅱ	Ⅲ	Ⅳ	Ⅴ	Ⅵ	Ⅰ	Ⅱ	Ⅲ	Ⅳ	Ⅴ	Ⅵ	Ⅰ	Ⅱ	Ⅲ	Ⅳ	Ⅴ	Ⅵ
肠道	+	+	+	+	+	+	+	+	+	+	+	+	+	+	+	+	+	+	+	+	+	+	+	+
	+	+	+	+	+	+	+	+	+	+	+	●	+	+	+	+	+	+	+	+	+	+	+	+
	+	+	+	+	+	+	+	+	+	○	+	+	●	●	+	+	○	+	●	+	●	+	●	+
性器官	+	+	+	+	+	+	+	+	+	+	+	+	+	+	+	+	+	○	+	+	+	+	+	●
	+	+	+	+	+	●	+	●	+	●	+	+	+	+	+	+	+	+	+	+	+	+	●	○
	+	+	+	+	●	○	+	●	+	●	●	○	+	+	+	+	+	+	+	+	+	+	●	○
唾液腺	+	+	+	+	+	+	+	+	+	+	+	+	+	+	+	+	●	+	+	+	+	+	+	●
	+	+	+	●	●	○	+	+	●	+	●	○	+	+	○	+	+	+	+	+	●	●	●	○
	+	+	+	●	○	○	+	●	●	●	●	○	+	●	●	○	○	○	+	+	●	●	●	○
马氏管	+						+						+						+					
	+						+						+						+					
	+						○						+						+					
腺体	+												●											
	+												●											
	+												●											
脑	+						+						+						+					
	+						○						+						+					
	○						○						+						+					

图 3-2　在已感染的森林雌蜱 *Ixodes persulcatus* 体内蜱传脑炎病毒的循环。用蜱器官在手制标本时分离的乳浊液方法确定，乳浊液注入小白鼠皮下（按 Павловскпй E.H. and Соловвев В.Д.**1940**）

每一方格代表一只实验鼠，+为死于脑炎，黑圆点为没有得病，但对 10DLM 有免疫，白圆圈为没有得脑炎，但死于其他原因

幼虫还处于卵的阶段，在母体身体中时，未来的幼虫就最早受到感染。

从母体感染了的幼虫，吸饱了饲养者的血，脱掉几丁质的皮，变为稚虫。幼虫有 6 条腿，而稚虫有 8 条腿，为了幼虫之后的强化，稚虫仍然进攻宿主，吸宿主的血，在吸血时感染宿主（即经相传递）。吸过了血，稚虫从饲养者身上落下，在外界环境适宜的条件中（如温度、湿度等）变为雄的，或变为雌的。变化过的蜱首先要进攻宿主，为的是要吸血，雌蜱要在宿主上发育成熟，最后排卵。同时雌的子一代把病毒传给自己的饲养者，病毒的这种经卵传递被其经相传递代替，前一种，已由 М.П.Чумаков 的实验所证明，散布于原来感染的雌蜱的孙子代（第二代）。这一实验材料，可能病毒的经卵传递在自然条件下甚至还在下一代蜱（类似很多昆虫的共生体）；确定究竟多少代，可能是由长期实验的进行来确定。

实验指出，并非蜱的子一代全部幼虫都能把病原体（如蜱传立克次体病）传递给饲养者，而只是其中的百分之几。传递蜱传回归热病原体的蜱，其经相传递的百分比有所增高（Павловский and Скринник，1952）。

以上所述，病毒好似"渗透"感染蜱的全部器官。它还进入蜱的唾液腺中，这种腺体按其体积比蜱的肠道小得多，此外还进入其神经节，是由腹神经索和围咽神经环原基的几对神经节融合为一个完整的胚形成

的。5只蜱的脑神经节的全部大小按其容积比一只吸过血的雌蜱的一个唾液腺小得多,由这样微小的器官制备乳浊液,再把它注射到小白鼠的脑中,导致小白鼠发病,最终死于脑炎。这证明制备成乳浊液的器官中,脑炎病毒确实存在,还明显地表现出累积效果。

与卵巢和输卵管相比较,唾液腺的容积很小,而神经节更是小得微不足道,但从这些非常小的器官中制备的乳浊液可以导致小白鼠因患脑炎死亡,因此完全可以得出这样的结论,在唾液腺中,以及在神经性黏结节中集中了病毒,或者在其中获得更高的毒性。这是根据对由这些器官制备的乳浊液进行五六倍的稀释,仍表现出对小白鼠有效的影响这一事实作出判断的。

同时,在 Павловский Е.Н.和 В.Д.Соловьев 的用感染蜱的器官注射小白鼠的系列实验中也出现某些小白鼠不发病,但大部分小白鼠则以典型的脑炎症状死亡(图3-2)。

遗留下来活着的小鼠用皮下注射脑炎病毒10DLM检验感染。小鼠不发病,说明它们具有对脑炎病毒的抗性(不易感,免疫)。在受到处于可能患蜱传脑炎病威胁下人群的研究结果,与上述实验结果相比较。

对这样一些人群,如伐木者及其家庭、木工、木场工作人员等进行不止一次的毒力研究,目的是测定在他们的血液中是否存在着森林蜱传脑炎病毒的抗体。同时对全体被调查者作访问,他们是否得过,如得过,是否是蜱传脑炎?发现过去明显没有得过森林蜱传脑炎的人,在其血清中有对蜱传脑炎病毒的抗体。这说明,很显然,这些人群在自然界受到带病毒的蜱攻击:一种是进攻的蜱很少;另一种是用唾液腺病毒注入,这种病毒毒力弱,以致不使人发病,但在其血液中对脑炎病毒的抗体还是形成了。

通过毒力还可确定,得过蜱传脑炎病的人,即便是在很多年以前,在其血液的血清中含有一种物质,它能中和蜱传脑炎病毒,换句话说,得过蜱传脑炎病的人,具有对重复得病(蜱传脑炎)的免疫力,而且这种免疫力如果不是永久的话,至少能保持多年。这就有可能追溯诊断这种人什么时候得过蜱传脑炎。

显然,蜱传脑炎病毒取决于具体的时间、地点、情况条件,三方面都能影响受到带病毒蜱不同种不同量的进攻和吸住的人:它可以引起有些人发病而且致死,而另一些人在发病后活下来,而且出现不同肌肉群的麻痹,或者出现比较微弱的现象,也还有根本不发病的,但他们接受过病毒,接种它们,即能形成对病毒的抗体,而且这些人将来对病毒有不易感能力。所以,带病毒的蜱能使人患有不同程度的蜱传脑炎,或者起着类似接种活疫苗的作用,使人对脑炎病有免疫预防能力。

遗憾的是,这种过程并不对,目的在于预防(防治)蜱传脑炎病人工管理起作用。但提供了从带毒蜱的器官中试制疫苗的可能性,以及在动物身上研究其免疫性能的可能性。而且肯定,对人进行目的在于预防这种预后危险的疾病的发病皮内注射这样的疫苗(类似牛豆苗那样)。

病毒特性改变的原因,很可能不同疾病的病毒是不一样的,但对热带危险的疾病——黄热病——至少是原因之一已是确定了的。前文已经说过,通过黄热病病毒感染的媒介蚊的含量在温度下降时会增加对动物讲感染形成前的时期(我们在前面的章节中提到过)。

Шюффнер 及其同事指出,在温度为16℃时,病毒不仅失去引起黄热病死亡性发病的能力,而且影响用作实验动物的免疫,即它能预防动物黄热病发展的可能性。

在实验室中,维持病毒存在可以通过从一个敏感动物接种到另一个敏感动物的方法实现,这种接种的过程称为继代移植。黄热病向经过小白鼠多次继代移植神经病毒,最终做到使它不可能传递给媒介蚊虫,这经过170代继代移植已不可能用病毒感染按蚊 Aëdes(主要媒介),是饲养在用继代移植方法感染过的小白鼠身上(Roubaud and Stetanopoulo,1933)。

淋巴细胞性脉络丛脑膜炎的病毒在身体中不只保存,还能繁殖,在用任何一种方法感染而没有任何明显的发病临床表现(шур,1954)。Traub(1938)在实验条件下,成功地观察到小白鼠带淋巴细胞性脉络丛脑膜炎病毒长达250天,这主要决定于对它感染的方法。在内脏器官、鼻黏膜中发现病毒,从尿中分离出来(Кисляков,Леви,1954)。从粪便中也可分离出病毒。病毒的带菌者,在自然感染的小鼠,显然是终生的不带任何明显的临床表现。在实验室条件下,用病毒群对小鼠用刺激皮肤,甚至于经口注入感染淋巴细胞性脉络丛脑膜炎不成功。使感染小鼠与未感染小鼠长时间的交往也没有使它们感染(Киспякова и Леви,1954)。

Traub 观察小白鼠群对淋巴细胞性脉络丛脑膜炎病毒4年的带菌现象,发现病毒主要是从感染过的雌小鼠经子宫内传递给后代的。

疾病病毒在媒介中停留的时间,因此,它可能传递给授供血者,除了媒介生命长短外,决定于越冬的条件,还决定于通过媒介对病原体的经相传递,特别是经卵传递,这就可以在媒介的好几个世代中分布(如蜱传回归热的螺旋体和一种钝缘蜱 Ornithodoros moubata)。

(六)在实验室中鸡立克次体(Coxilla burneti)的经卵传递

疾病病原体的经卵传递在脊椎动物中也有存在。这是实验证明 Q 热病原体[立克次体病,由立克次体(Coxiella burneti)引起的]循环在鸡身体内,鸡虽感染这种病但不出现任何临床症状(Soběslavsky,Syrucek,1959)。索伯斯拉夫斯基和塞鲁切克用经口感染鸡,26~64 天未发现已被感染的鸟类所下的蛋中有柯克斯立克次体。由卵黄囊中发育的雏鸡胚可以分离出培养的立克次体。由感染的鸡卵孵出的雏鸡也可分离出立克次体。第一代雏鸡到性成熟,由它们生下的蛋,在其发育中也在卵黄囊中发现立克次体。在已感染的直接生产的第二代雏鸡的输卵管中,在其生活的第 8 个月也曾找到过立克次体,这说明,在开始感染的鸡,以及在其第一代、第二代中立克次体能长期、不断地存在。

(七)经卵传递

吸血节肢动物能经过卵将致病性病原体传递给其后代这一现象的发现,有力地证明了病原体能在吸血节肢动物的体内繁殖。这种病原体的传播方式叫经卵传递。体外寄生虫生活中的这种突出现象,决定了这些体外寄生虫在自然疫源地性疾病、动物流行病和流行病学上的特殊地位。1893 年 Starcovid 在美国的得克萨斯以环牛蜱(Boophilus annvlatus)为媒介传播家畜的牛血液球菌(Haematococcus bovis)中首次发现这种蜱可经卵传递巴贝斯原虫引起的血液原虫病。

大量资料证明牧场硬蜱、软蜱、蚨蚜及恙螨科中的绝大多数蜱都具有逐代传递病原体的惊人能力。而在传染病的媒介昆虫中经卵传递病原体的情形则比较少见。

吸血双翅目,虽然有报道证明可经卵传递病原体,但蚊的生活环境不一致,吸食及生活方式在蚊的各期也不一样,即蚊的成虫在空气中而幼虫却在水内生活,病原体还要适应动物体内环境,因此病原体若形成具有与 3 种不同环境的适应性,看来还要有很长的进化过程。

然而日本学者在 1933 年首先分离到日本脑炎病毒,并推测病毒在自然界的循环途径如下:蚊子秋季获得病毒,越冬飞出后叮咬人体,将病毒传给健康人,健康人发生急性疾病,他们又将病毒传给夏季的蚊。实验还证实 A. aegipti 携带淋巴细胞性脉络丛脑膜炎病毒(米尔采,1940)以及美国脑炎病毒的实验证明(海门,1942)。之后三田村发表了关于日本脑炎病毒在蚊 C. plpiens 经卵传递的资料。俄国学者从远东收集到的蚊种中分离到病毒,并确定苏联远东的几种蚊为日本脑炎的媒介:Culex pipiens、C. tritaeniohynius、Aedestogoi 等。在 A. togai 中分离到病毒,而且从这种蚊的幼虫、蛹、羽化出的蚊体中发现病毒,从而证实病毒经卵传递。

经卵传递的事实还证明病毒、立克次体、螺旋体显然能在吸血节肢动物中的绝大多数蜱的胚细胞和卵细胞内进行大量繁殖,这是因为胚细胞和卵细胞比其他器官有比较高的生命力。

硬蜱不但能经卵传递病毒性传染病的病原体,还能传递细菌性传染病的病原体,如森林脑炎、布鲁氏菌病、土拉伦菌病、李斯特氏杆菌病及类丹毒等其他病。有报道,硬蜱在蜱蜕皮期间在很多牧场蜱发现经卵传递,如森林硬蜱(I. persulcatus)、森林矩头蜱(D. silvarum)、康津盲蜱(Haemaphysalis concinna)等能通过蜱的所有变态阶段将病毒传递下去而不失去病毒的致病性。因为蜱在变态的各个阶段都要吸血,受感染的雌蜱产出的卵已经受染了,病毒由卵转入幼虫直到成虫已经是受染的。所以不仅是受染后的成虫,幼虫和稚虫也可传递病毒。应该说明,森林脑炎可以由蜱经卵传递给蜱,也可以由蜱通过动物传递给蜱。

研究那些在变态的各个阶段并不需要吸血的节肢动物病毒是否也同样在它们变态的各个阶段传递。白蛉将白蛉热病毒传给第二代,这并不是极限。吸了或者有病动物血的白蛉能把病毒一直保存下去直到死为止。带病毒的雌白蛉所产的卵也是受染的,病毒由卵转入白蛉的幼虫体内,幼虫的变态随环境温度的变化可持续50～60天。在这段时期白蛉的幼虫好像腐物寄生菌那样,靠吃腐败的有机物生活,并不吸血,但这种情况对病毒在幼体内的保存不起任何不良影响。之后病毒随幼虫变为蛹时转入蛹的体内,因此从受染雌白蛉产的蛹中孵化出来的白蛉也就是活动病毒的携带者。羽化白蛉第一次吸血时就将病毒传给宿主,病毒继续存留和聚集在第二代体内,第二代羽化白蛉在变态完结后第一次吸血时就能使宿主受染。因此,病毒连续地重复着昆虫的整个变态途径如此类推下去:受染雌虫→受染虫卵→受染幼虫→受染蛹→受染成虫。

关于经卵传递资料特别多的是传递立克次体。可以说所有吸血蜱(硬蜱、软蜱、恙螨、蚖蚸)都能经卵传递立克次体,也就是说这些蜱能在它们的变态过程中经卵传递人们所知道的立克次体病,其中当然包括Q热。

钝缘蜱(*Ornithodorus lahorensis*)在病态中不但能经卵传递蜱传回归热螺旋体,而且能传播立克次体和布鲁氏菌。

综上所述,许多吸血节肢动物除了有经卵传递很多疾病的各式各样的病原体的能力外,还能在它们整个变态过程中将病原体从一个发育阶段传递到另一个发育阶段。也就是说,病毒、立克次体、螺旋体及细菌很容易地从受染的雌蜱产的卵内转到幼虫体内,然后转到稚虫,最后转到成虫。

上述这种传递常常还会是当病原体的媒介发育条件适宜时,包括在吸血昆虫迅速发育的胚组织内的病原体不仅不会失去它们原有的致病特性,而且相反的能在很多情况下将其毒性变得更大的病原体。

可以由此得出这样的结论:①吸血节肢动物(体外寄生虫)机体是致病性微生物的天然的生物学繁殖环境。②病原体和它们的天然宿主——吸血节肢动物之间的相互关系显然已经有悠久的历史。这种相互关系在它们进化的过程中才能建立起微生物和节肢动物机体的完全适应,在这种适应的条件下,微生物对吸血节肢动物的致病特性完全消失。蜱的机体内能保存如此大量的能使人致病的烈性传染病的病原体,而对这样大量的病原体却对蜱本身则没有亲和力的微生物。

(八)病原体进入生物体后的命运

发生了自然感染的媒介在吸血时就将病原体传播给所有的宿主,至于进入宿主体内之后的命运如何,那就各有不同了。

如果病原体进入的宿主机体由于种属性质或个体状况的特征等使该种病原体成为不适合居住的环境,病原体能够在这种机体中生存一段时间(有时这段时间很短),最终死去。这些生物体被称为病原体循环中的“绝路”。在这种情况下,受感染的宿主机体就不能成为病原体的供给者了。进入其机体的该病原体也就死在其中了。例如,发生自然感染的棘跗钝缘蜱(*Ornithodorus papillips*)因吸了牝鸡的血而进入牝鸡体内的回归热螺旋体所遭受的命运就是这样的。家禽类对蜱传回归热螺旋体没有感受性。

也还有这种情况,在有明显症状的螺旋体病的患者室内,栖居的动物和家畜都可能受到除媒介以外的各种吸血昆虫的袭击,如虱、臭虫、蚤、蚊、蚋、白蛉、虻、蠓、吸血蝇等。但经过实验证明,病原体螺旋体在上述这些吸血昆虫体内一般只能生存相当短的一段时间,即使能生存较久它们也不能成为蜱传回归热的媒介,故钝缘蜱、臭虫、虱、蚊及其他均不能成为蜱传螺旋体病的媒介,因此这些吸血昆虫也成了病原体螺旋体循环中的绝路,病原体在其中死亡。

另外一种命运是受染机体由媒介感染了一定量的蜱传回归热螺旋体之后,就成为一个无症状的或者叫隐性的病原体携带者,如奶猪就可能成为蜱传回归热螺旋体病的隐性感染者。

第三种命运则是受染肌体由蜱获得了明显的螺旋体病,结果不是成为明显的带菌状态,就是受染机体发生了该种疾病。这时,受染者就可能成为到它身上来吸血的健康媒介的供血者了。

除人以外,在住宅内和工作区内的动物,它们通过自己的血液来喂养媒介都能成为病原体的受染者。例如,蜱传回归热螺旋体在上述条件下就可以侵入小家鼠、家鼠、沙土鼠、蝙蝠、狗的血液中,结果这些动物就可能发生明显的螺旋体病而成为病原体的供应者。

因此,能维持该媒介昆虫传染病的新疫源地长期存在下去的很多复杂的营养性联系就是在上述这样的条件下建立起来的。鉴于病原体受染者的种类非常多,并非各种受染动物在保持病原体以后的循环中都起着同等作用,如在塔吉克斯坦山区的蜱传回归热,土耳其斯坦大家鼠(*Rattus turkesfanicus*)的带菌意义就很大。上述情况在其他一些自然疫源地性传播性疾病,如利什曼病、白蛉热等病毒性疾病具有。

人类对于自然疫源地性疾病的病原体来说,大部分场合下是生物学的绝路,即人对自然疫源地性疾病病原体的存在和循环不起任何作用(若干原虫性和蠕虫性疾病则属例外,因为这些疾病病原体的发育周期很复杂,人类已经成为温血动物的中间宿主,或终极宿主了,故而这些原虫性和蠕虫性疾病传统上早就按人类病被研究了)。

二、非传播性疾病病原体进入宿主动物体内的命运

宿主和病原体的相互作用有一个发生、发展和结局的复杂过程。其复杂性表现在被病原体侵入的机体为了防止病原体带来的损害,有免除疾病,特别是传染病的免疫防御机制,免疫系统涉及不计其数的细胞、特殊物质及器官之间高度纷繁复杂的相互关系。而病原体为了自身能进入宿主机体继续生存也具有一套逃避宿主免疫防御的逃避免疫方式,有的甚至破坏宿主免疫功能。这都是在生物进化过程中各自为保存自己物种的生存而形成的机制。

(一)宿主的免疫机制

包括非特异性和特异性免疫。非特异性免疫又叫天然免疫,可以遗传,免疫作用既广泛又无专一性,如正常的生理屏障结构,即病原体进入机体时的第一道防线。正常的生理屏障结构包括皮肤黏膜及其附属物,正常菌群的拮抗作用,血脑屏障,血胎屏障,还有巨吞噬细胞(MΦ)、NK 细胞、补体、IFN 等免疫分子等。

巨吞噬细胞是最古老的免疫防御机制。补体和抗体的许多功能有赖于巨吞噬细胞功能的发挥。巨吞噬细胞以中性粒细胞、单核巨吞噬细胞散布在全身的血液和组织内。中性粒细胞在病原体侵入宿主机体的炎症部位将病原体杀死和消化。单核巨吞噬细胞亦与中性粒细胞一样,将病原体吞食和消灭。NK 细胞、嗜酸粒细胞及血小板均可杀死病原体,HK 细胞还可杀死病毒感染细胞。在宿主机体内产生抗体前,机体感染早期,补体可以发挥杀菌、溶菌、溶解已被病毒感染了的机体细胞的作用。IFN 免疫分子可以抑制病毒的复制,激活巨吞噬细胞、NK 细胞、细胞毒 T 淋巴细胞,调节细胞组织相容性复合体(MHC)分子等。

特异性免疫是后天获得的,因此又叫获得性免疫,包括体液免疫和细胞免疫。①体液免疫。抗体是宿主机体特异性免疫的重要效应分子,它将随着侵入机体的病原体的种类、感染的途径、侵入机体病原体的量(效价)和时间的不同而决定特异性抗体产生的时间、速度、数量及特异性、亲和力、抗体分子(Ig)的类别(类或亚类)。侵入机体的细菌蛋白质抗原产生的多为 IgGI;多糖抗原抗体多为 IgG2。如果侵入的是病毒,出现的抗体将主要是 IgG1 和 IgG3,IgG2 则很少出现。如果是寄生虫侵入,产生的抗体最常见的是 IgG4、IgG3 及 IgE。上述所有产生的抗体在感染免疫中主要起到对侵入机体病原体的中和作用、调理作用和溶解杀伤作用等。②细胞免疫。如果说体液免疫是宿主对进入其机体后早期的第一道防线,那么一旦病原体进入宿主细胞内,这时抗体的作用就难以有效发挥。

病原体进入宿主后的命运就是病原体和宿主二者间的相互作用过程。这个过程包括病原体进入或侵入机体,在宿主的组织定居(colonizatian),逃避宿主免疫系统的识别与攻击,造成细胞和组织损伤和功能障碍。还包括病原体侵入机体后不能在宿主组织定居,而是通过释放毒素使宿主感染疾病。

病原体侵入肌体能否使宿主致病,还与病原体的毒力(virulence)有关。病原体的毒力太小,与病原体的许多生物学特性及宿主的因素有关。机体对外来物质,包括病原体(pathogen 如细菌、真菌、病毒和寄生虫)及大分子物质(如蛋白质和多糖)的侵入和损害具有免疫防御作用,即免除疾病,特别是传染病。

病原体导致宿主致病的机制千差万别,但病原体与宿主免疫系统相互作用的过程有下列一些共同点:①机体的抗感染免疫包括天然免疫和获得性免疫;②不同病原体可能刺激不同淋巴细胞应答和效应机制;③病

原体在宿主体内的生存和致病能力取决于它们能否逃避和抵抗机体的抗感染免疫;④感染造成的组织损伤和疾病不仅与病原体有关,而且同机体的免疫应答紧密联系;⑤感染的结局取决于病原体和宿主相互作用的平衡。

细胞内控制和清除感染就要靠细胞免疫发挥作用。细胞内的辅助性 T 细胞会产生一系列细胞因子活化巨吞噬细胞,对侵入细胞内的病原体进行有效清除。这时细胞毒性 T 淋巴细胞直接将被感染的细胞杀死,而使感染终止。

(二)病原体的免疫逃避

病原体的免疫逃避指的是病原体通过躲藏、抗原变异及免疫抑制等机制逃避宿主机体的免疫识别和清除。各种病原体躲避的方式各有不同。病原体进入那些细胞因子活化不敏感,细胞表面没有 MHC 分子及病原体抗原表达的细胞时,则比较安全顺利。例如,慢病毒在脑细胞内长期生存,利什曼原虫对感染细胞 MHC 分子下调等都会使病原体进入宿主细胞内比较安全。另一种情况是病原体可以模拟宿主的抗原,或从宿主获得外膜成分,如血吸虫侵入机体一周内就能覆盖一层来源于宿主的糖脂、MHC 分子及非特异性 Ig 分子等,使抗体无法识别。

第二种方式是抗原变异。最典型的是流感病毒的抗原持续变异,因此流感能反复流行。还有的病原体变异频率出奇高,如人类免疫缺陷病毒的累积变异频率是流感病毒的 65 倍,使机体难以形成持续有效的免疫应答。

还有一种方式是免疫抑制等。因为感染可以对宿主免疫功能造成多种影响。2014 年媒体报道:一名日本病毒学家河冈义裕在美国威斯康星大学麦迪逊分校一间保安措施严密的实验室从事制造超级病毒能绕过人类的免疫系统。按他的说法,是通过选取可摆脱免疫系统的病毒就可以确定 2009 年 H1N1 流感病毒摆脱免疫的关键部分。他之前曾做过用野鸭中传播的流感基因片段制造出与西班牙病毒相似的一种致命病毒。他的工作引起同行的惊慌,甚至认为他完全病狂,人们不明白他的真实意图。

第四节　病原体在外环境中保存的形式

一、保存的形式

自然疫源地性传染病的病原体在自然界以什么形式保存,对于这一问题专家的看法还不尽统一,包括对病原体保存这一术语的理解也还有不同。至今能收集到的病原体在自然界保存的形式大概包括在下列七个方面:①在外界环境中病原体能生存(如 Q 立克次体病、土拉伦菌病);②在不利于病原体循环的季节期间,它保存在媒介的机体中,或者在原生动物中呈包囊生存(如蜱传脑炎、单核细胞埃立克体病、硬蜱、螺旋体病及其他一些与硬蜱有关的专性传播性传染病、鼠疫、假结核菌病);③保存在长期饥饿的媒介体中(软蜱疏螺旋体病);④在不利条件时,长期残存在原生生物的芽胞和胞囊,呈孢子状存(如炭疽、弓形虫病);以上 4 种保存形式基本上已被证实;⑤保存在脊椎动物宿主体中,这时的病原体可能是缺乏传染性的形式,之后在传递过程中病原体成为有传染性的了(如狂犬病、肾综合征出血热,还有一系列的蜱传、蚊传树病毒传染病、鼠疫、土拉伦菌病、巴通体病等);⑥保存在病原体遗传学异质性种群分支的选种过程中,特别表现为变体,这时对主要保存宿主是无毒力或者是弱毒力的(如土拉伦菌病);⑦L 变态菌,后来的返祖现象成为一般的无性繁殖形式(如软蜱疏螺旋体病),也还有不结实的细菌过渡为休眠(野生的)状态,保存在外部环境中,成为原生生物的胞囊,甚至成为返祖现象的藻类(如霍乱、鼠疫、假结核菌病、李斯特菌病、沙门氏菌病,以及其他腐生菌病)。其余的,还需要进行实验论证其可能性。其中每一个的意义,也需要在现实动物流行病的动态中作全面的论证。

上述各种,在病原体的循环中,都可以停止在其保存的某一个阶段。有些传染病(如鼠疫、土拉伦菌及一系列典型的腐生菌病)的动物流行病过程显然能有两个或多个病原体保存的形式。这取决于它们在各种类型生态系统中(陆地的、水中的、水陆的)能够存在的生态可塑性。

二、自然疫源地性疾病病原体在外部环境中生存的期限

病毒的特点是不可能生存于对它易感的机体活细胞之外。因此它不可像细菌那样培养于培养基上,而且维持在一定的温度下,经过一段时间接种在新鲜的培养基上,可以一直这样下去。但在特殊的实验室条件下,病毒可以保存于机体外很长时间,特别是在低温下干燥(又叫亲液胶体),如在-76℃时,在非常稀薄的大气压时。这种方法保存病毒被广泛采用。埃博拉病毒、禽流感病毒将在第8章中介绍。

在外界环境中,从其媒介机体中分离出的传染病病原体生存的期限各式各样,这取决于病原体的种类、媒介种类,甚至取决于供血动物,以及外部环境条件(一年内,病原体分离发现的地点、天气等)。

能生存多长时间?如斑疹伤寒的病原体立克次体在野生动物、在实验动物中能生存多长时间?这一问题涉及隐藏的、潜在的传染期限。研究者认为,在野栖大家鼠中,大家鼠斑疹伤寒病原体保存时间长且不固定。根据Fox(1948),*Rickettsia orientalis*在小鼠体内保存长达610天,经常能观察到被虱感染了斑疹伤寒的干粪便还保存有毒力。

根据Ф.И.Красник的试验在棉鼠(3～4周龄)用立克次体内腹部感染卵菌株,这一斑疹伤寒的病原体在感染后在其身体生存达126天,但只是从这样一些感染动物中成功地将其分离出来,在其血液的血清中保存具有相滴定度的补体结合抗体。

Blanc和Baltazard(1946)在很多实验中指出,在跳蚤干燥的排泄物中大鼠斑疹伤寒的立克次体能保存其毒力达4年半,甚至长达8年。它们的毒力可以通过百分之一毫克跳蚤干燥的感染排泄物来感染授供血者判断。

将感染立克次体虱子和跳蚤的干燥粪便磨碎成灰,撒在空气中。在呼吸时落入人体内,人可以通过这种吸入方式感染上相应形式的斑疹伤寒。喷成雾状的粪便也可以进入黏膜层,Blanc和Baltazard认为,大鼠斑疹伤寒病原体的主要传递方式是由大鼠传给大鼠。

同样如果这种实验室内的空气中有扬起的粪便灰尘,呼吸罩方式也可以使人在工作于有感染的虱子的实验室内感染上斑疹伤寒。

在大量长虱子时,患斑疹伤寒患者的衣物被褥也受虱子粪便污染,而且很快干燥,在整理这些衣物被褥时,或穿用它们时,虱子的干燥粪便就会分散,很容易被人吸入,导致吸入感染斑疹伤寒。

还有死于这种病之后留下来的虱子利用健康人来散播传染病的方法,这种病的病原体可以在外部环境中生存不同时间(如鼠疫、虱斑疹伤寒等)。

柯克斯氏立克次体的发现,即立克次体病的病原体,从Q热获得,在一年半期间,实验性感染巴氏软蜱(*Ornithodoros papillipes*)对其毒力在豚鼠身上没有重要的影响。对其不正常的媒介,如保存于26～27℃时的软蜱(*O.papillipes*),其生存的时间在А.Б.дайтер和Н.И.Амосенкова(1961)的实验中达816天,而且柯克斯氏立克次体的传递可以发生在这些蜱的全部变态过程中,而且能经卵传递。在实验感染蜱饥饿的703天期间,柯克斯氏立克次体的毒力不会丧失。其向外的出口是借排便实现。

痘状立克次体病的病原体从小家鼠分离出来(Леви,Киселев,Чуева和Кисмкова,1954),这种鼠是相应立克次体的保存者,其媒介显然是一种螨蜱(*Allodermanyssus sanguineus*),从中成功地分离出立克次体,同一立克次体从啮齿动物也可分离出。

这种疾病,按Киселев(1954)的材料,具有春夏季节性的特点,而且有城市的地方性,甚至经常感染某几条街、个别房屋和单元。人是在人与啮齿动物接触的地方发生感染的,是由啮齿动物身上已感染的螨蜱传递的。

在苏联新西伯利亚省羊群中的李斯特菌病是在冬季。夏天羊群在牧场上是发现不了这种病的。李斯特

菌病当时是一种比较新的疾病。从 1950～1955 年,李斯特菌病(Listerella monocytogenus)的纯菌株曾在羊、鹅、鸡、牛犊、猪、猫、狗和实验兔的内脏制成的乳浊液培养中获得。

畜牧场的工作人员能从动物和鸟类的尸体和小产的健康动物感染此病。

Олсуфьев(1954)从很多种啮齿动物、食虫动物,以及某些从大角家畜采到的硬蜱中分离出李斯特菌,证实农业动物的自然疫源地存在这种病,它能通过家鼠维持在人类居住的条件中。

有这样一种危险疾病——破伤风(Bacillus tetani),孢子嫌气性生物,其特征是其孢子长期在外界环境中相当稳定,即在土壤中,人或动物由于接触这种土壤而受其粪便污染。B.tetani 是人和动物肠道中正常的居住者(腐生菌),这种情况对它是没有害处的。这种孢子嫌气性生物,特别是其孢子对消毒因素的作用非常顽固。如果说 B.tetani 对肠道是无害的居住者,那么当含有这种微生物的土壤进入人的伤口时,情况就完全是另一回事。"伤口"的概念非常广泛,从战伤到脓肿、刺伤、皮肤裂口、擦伤(赤足行走时)等到微不足道的、对它不会引起注意的小伤。在字面上广泛的意义污染(B.tetani)的对象都是感染原,而这些对象可作为受伤的原因。

因此,对处于各个层次的土壤污染程度的研究具有重要意义,根据它们组成特征、湿度的不同程度,从有破伤风微生物的无数土壤剖面的研究中可以看到,砂质土壤的感染百分数比较低(4%),而潮湿的园田土壤、具有相当营养物质的施肥土壤(如黑钙、黏土土壤)常有破伤风微生物感染(达 74%～87%)(Сахновкая,1959)。在不同的地理点按其程度来讲土壤的染粪情况是不一样的。

破伤风是具有"土壤性的"传染病,众所周知是有季节性的。平时破伤风发病最高是在 4～10 月(指的是苏联南部地区),即农活和田园活多的季节。在这时,感染破伤风常发生为脚受伤,或被污染的土沾染,因此通常是土地丈量人员、农村居民及其子女。

破伤风是一种污染源为外部环境,即土壤被传染形式的典型疾病。因而要求认真研究各种土壤的污染情况和人与土壤接触的情况。但对这种疾病的病原体来讲,它是从有病的人体向外部环境排泄,对生存来讲又是一种不典型的基质,要求对这种菌在土壤中保存毒力的时间作认真的研究,哪怕感染上这种微生物的是少数,也要研究感染上这种病的原因、什么情况不易感染上。

能够形成孢子的细菌,特别是研究炭疽(anthrax)能长期处在外部环境的自然状态的时间有很大意义。炭疽菌能被牛虻(如巨大牛虻属 Tabanus)机械地在自然界中散布。人们用死于炭疽的动物的毛皮制品(皮衣、皮鞋等)时受到感染,或使用其他一些被炭疽污染过的日常用品时也能感染上炭疽病。因为这种细菌的孢子有非常顽强的生命力,能长时间地保存其毒力。

外界环境对这种细菌有很大影响。炭疽通过巨大牛虻传递的例子是令人信服的。即炭疽菌通过牛虻传播。例如,在苏联北部地区炎热的夏季,各种湖沼干涸,或者只保存一些小水塘,这时炭疽的孢子可以通过各种途径落到这些小水塘中。炭疽的孢子会随着成群的牛虻到这些小水塘中饮水被牛虻饮入,牛虻就可能染上炭疽。感染上炭疽的成群的牛虻又可以去其他小水塘饮水时将这些小水塘污染。如此,牛虻就在当地自然界散布炭疽了。至于牛虻本身一点也不受炭疽芽胞的损害。

当作者在介绍烈性传染病在外部环境中停留时,还会想到许多专家的试验工作,如鼠疫疫苗 17 株在自来水管道的水中生活长达 1450 天,在灭菌土壤、肉汤、生理溶液中保存活力达 1700 天(观察期)。在未灭菌的河水中鼠疫毒力株能保存 114 天,其毒力保存 93 天。土拉伦菌在水温为 20～21℃时,水中如有死于土拉伦菌病的水鼾的腐败尸体时,可保存 3 周。

第五节　土壤和水体中的腐食菌

长期以来,对自然疫源地性疾病病原体在吸血节肢动物媒介体中和脊椎动物宿主体中的命运研究得比较多,而对一些病原体在外环境(即自然界中)中的命运相对研究得就少一些。它们在外环境中可能与周围环境中的生物的、非生物的一些关系如何,如过去只简单地提到它们在外环境中的水、土壤等环境中。事实上,这些病原体无论是在水环境、土壤环境中,它们同样生活在它们所生存的动物群落环境之中,照样与生存在吸血节肢动物媒介中那样,形成一种共生关系,这也是一种多样化的共生关系。巴甫洛夫斯基已在描述皮肤炭疽在外环境中生存的重要意义(巴氏专著,1964,第51页)时曾提出研究这些病原体的重要意义。

　　自然疫源地性疾病病原体在外环境中的研究报道早就散见于20世纪的大量文献中。1964年M. Baltazard等提出鼠疫菌在动物流行病间期可能是鼠洞中土壤起保菌作用的假说。之后,俄罗斯开始了大量的、广泛的、针对自然疫源地性疾病病原体在外环境中全方位的综合研究,这些病原体在水生态系、土壤生态系中的动物群落中的相互关系受到特别重视。在20世纪80年代,报道逐渐多起来,作者在这里将他们的工作简要介绍。

　　广泛分布于土壤、水和腐物中的病原体种类很多,如肠道杆菌(enteric bacilli)是一大群寄居于人类和动物肠道中的生物学性状相似的革兰氏阴性菌,并不断随着人和动物排泄物分布于土壤、水和腐物中。肠道杆菌归属肠杆菌科(Enterobacteriaceae),种类繁多,类型复杂,目前已知肠杆菌科有27属110菌种,仅沙门氏菌就有2200多个血清型。其中某些肠道杆菌是致病菌,如伤寒沙门菌属(*Salmonella*)、志贺菌属(*Shigella*)、大肠杆菌(*Escherichia coli*)。霍乱弧菌(*Vibrio cholera*)广泛分布于地面水池及市政公共供水系统的水管等环境中。

　　厌氧芽胞梭菌属(*Clostridiom*)是一类革兰氏阳性,能形成芽胞的梭菌,有83种。在自然界中分布广泛,常存在于土壤、水、人和动物的排泄物和腐败物中。多数为腐生菌,少数是致病菌,引起的人类疾病主要有破伤风(能在土壤中活几十年)肉毒病(肉毒梭菌还存在于海洋沉淀物中)、气性坏疽及假膜性肠炎等。

　　铜绿假单胞菌(aeruginosa)存在于水、土壤、污水和空气中。

　　真菌是广泛分布于自然界的一大类真核细胞微生物,种类繁多,如白色念珠菌(*Candida albicans*,即白念菌)、新型隐球菌(*Cryptococcus neoformans*),自然界的腐物寄生菌、尘土、植物、昆虫、鸟类排泄物中均可发现它们。污染真菌中的曲霉菌(aspergillus)在自然界中分布甚广。青霉菌(penicilliom)和接合菌类(zygonycoting)为常见污染真菌。

　　分布于外环境中的病原体种类繁多,现分别介绍如下。

　　疾病的自然疫源地性学说从它创立的时候就一直指导着对具有自然疫源地性的动物病(动物传染病)进行广泛深入的研究和防治。在20世纪50年代 Терский(1958)第一次提出关于腐食菌病这一群特殊传染病,他认为自然界存在着腐食菌病,腐食菌病的病原体的储存者是外界客体(土壤、水池等)。根据俄罗斯的文献记载,在俄罗斯关于腐食菌病学说(Пушкарева и др.,2010)只是在 В.И.Терский 提出近20年后才开始有计划的系统的研究。经近20年的研究,俄罗斯有关自然疫源地性疾病研究的文献中开始不断出现关于腐食菌病的研究成果(Литвин,1976,1989,1992,1997;Литвин,Гинцбург А. Л. и др.,1998;Сомов,Литвин,1988)等。这些文献大多主要是报道了探讨腐食菌在土壤和水池中生存的非生物因素。而探讨生物因素的研究进行得比较晚。最近20多年的研究基本上阐明了致病细菌——腐食菌病的病原体的保存宿主是土壤和水池中的各种各样的居住者。腐食菌病的病原体是温血动物的偶然寄生虫,与温血动物的联系并非是这些寄生虫在自然界生存的必需条件。缺乏对宿主的物种专一性及生态的可塑性给偶然的寄生虫一种优越性,使它们能占据广谱的栖息地和生态位(Литвин,1998)。正是因为腐食菌病有这些特点,不少专家就在这些特点的基础上认为已形成了腐食菌病自然疫源地性,将它们作为自然疫源地性传染病的一个特殊群(Литвин и др.,1998;Литвин и Коренберг,1999,2003)的概念(图3-3)。由图可见,他们认为自然疫源地性疾病,除传播性动物病和非传播性动物病外,还应当有第三群,称为腐生菌性疾病。

一、土壤和水体的环境特点

　　土壤中含有各种各样的有机和无机营养物,是微生物生长和繁殖的天然培养基。土壤的环境条件十分

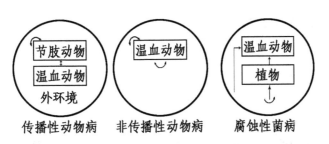

图 3-3 自然疫源地中人类疾病病原体循环的调节图
（仿 Литвин и др.，1998）

复杂，因此微生物的种类也十分丰富。土壤中所含的微生物数量很大，尤以细菌为多，如 1g 干的农田土壤中含有几百万个细菌、数十万个真菌孢子，以及几万个原生动物和藻类。以生物量计，土壤中真菌的生物量和细菌生物量几乎相等。不同土壤类型中的各种微生物含量不同，有机含量丰富的黑土、草甸土、磷质石灰土和植被茂盛的暗棕壤中，微生物含量较高；干旱的棕钙土、红壤和砖红壤及滨海地区的盐土中，微生物的含量较少。根据土壤微生物区系在不同深度分布的比较，表层的微生物含量最高，土层越深，微生物的含量就会越少。水体中的淤泥、土壤表层的腐殖土的情况都有不同。

因水体中多含各种有机和无机物质，所以水是许多微生物生长和繁殖的良好场所。不同地区的物理和化学条件差别很大，不同地区的水体和同一地区水体的不同部位的微生物种类和数量变化很大。

淡水中微生物具有许多共同特点：①能在低营养物浓度条件下生长，淡水的特征之一是营养浓度低；②淡水中的微生物是可以运动的；③淡水中的细菌中有柄细菌的形态很异常，它的表面积和体积之比大大增加，便于更有效地吸收有限的营养物质。

按水体中有机物含量的多寡与微生物的关系，淡水中的微生物可分为：①清水型水生微生物，如湖泊和水库，因水较洁净，有机物含量低，微生物数量很少（$10 \sim 10^3$ 个/ml）。典型的清水型微生物能在低含量营养物的清水中生活。淡水中微生物的主要类群为化能自养微生物和光能自养微生物，前者中如硫细菌、铁细菌和氢细菌等；后者中如蓝细菌、绿细菌和紫细菌。淡水中的微生物还包含部分腐生性细菌，如色杆菌属（*Chromobacterium*）、无色杆菌属（*Achromobacter*）和微球菌属（*Micrococcus*）。②腐败型水生微生物，它们在含有大量外来有机物的水体中生长，如流经城镇的河水、下水道的污水及富集氧化的湖水等。外来的有机物中含有大量的腐生细菌，因而营养丰富而大量繁殖，其中数量最多的是无芽孢革兰氏阴性细菌，如变形杆菌（*Proteus*），*E. coli*（大肠杆菌）、产气杆菌（*Enterobacter aerogenes*）和产碱杆菌（*Alcaligenes*）等。腐败型水生微生物中还有许多原生动物，如纤毛虫类、鞭毛虫类和根足虫类，它们大量繁殖，把水中的有机物分解为简单无机物，而使污水逐步净化。这种观点已显得不够全面。除起净化作用外，它们还形成独特的动物群落关系。这种关系，毋庸说，那是必然的，是在长期历史进化过程中形成的，并非是人们知道的今天才突然出现的。

根据细菌等微生物对周围水生环境中营养物质浓度的要求，可把微生物分成三类：贫营养细菌、兼养细菌和富营养细菌。贫营养指的是每毫升 $1 \sim 15mg$ 的有机物质，富营养指的是每毫升 10g 营养物质。很多清水型腐生微生物都是一些贫营养细菌。

海水中的微生物。海水与淡水最大的区别是含盐量。含盐量越高，渗透压越大，反之则小。对大多数微生物讲，海水是一个独特的环境。这里完全不存在高等植物。因此所有的初级生产者便是藻类和细菌。海水不适合放线菌和真菌生长，故海水中绝大多数是耐受高渗透压的嗜盐性细菌。海水中的微生物有一些重要特征：①海洋微生物必须生长在 2%～4%的盐浓度中，以 3.3%～3.5%为最适盐浓度；②海洋细菌必须能生长在低营养浓度的环境中；③大多海洋细菌能生长在低盐条件中，因为 90%～95%的海洋环境温度低于 5℃，因海洋细菌大多为嗜冷菌，赤道海洋表层的情况则为例外；④大多海洋细菌为 G⁻ 细菌，可运动；⑤海洋细菌耐高压；⑥大多为好氧或兼性厌氧菌；⑦可降解蛋白质。

二、土壤和水体中生物群落的腐食菌

（一）原生动物

原生动物在自然界中广泛分布，是土壤生态系、水生态系的必要的和大量的成员。原生动物的特点中表现得明显的是：强度的繁殖，世代时间短，种群的高数量，长期保存在安静期的状态（胞囊），以及它们分布的能力决定着原生动物在土壤和水池的生物群落中的非常重要的意义，甚至它们作为对人、动物和植物有致病性细菌的自然贮存者的潜在作用的意义（Догель，1981；Литвин и др.，1998；Пушкарева，2006）。原生动物作为一系列腐食菌病病原体的贮存宿主已被相当完整地研究过。

下面将从两个方面介绍原生动物作为腐食菌病病原体的贮存宿主，即致病性细菌与原生动物种群间相互作用，原生动物中细菌的胞内寄生的超微结构的规律及原生动物中致病性细菌寄生的某些分子遗传机制。

1. 致病性细菌与原生动物种群间的相互作用

众所周知，把细菌作为食物的原生动物是对土壤、水池中细菌数量的主要调剂者（Хаусман，1998）。但20世纪80年代以来已积累了大量的有关某些致病性细菌具有能在原生动物体内生存能力的资料（Пушкарева，1994，2006）。这些资料不只谈到细菌被原生动物简单地"吃掉"，还谈到细菌与原生动物的相互关系。即细菌进入原生动物体内后建立了二者之间相互作用的关系。这种相互关系有价值的研究首先当属暴发军团病（legionellosis）时，开始对军团菌（*Legionella pneumophila*）进行研究。之前人们对这种病不了解，后来有人在活着的棘阿米巴（*Acanthamoeba palestellsis*）体内研究了军团菌（Anand et al.，1983），在另一种阿米巴（*Tetrahy mena*）体中的军团菌（Berk et al.，2008），还有人对军团菌常附在哈特曼阿米巴（*Hartmannella vermiformis*）的体外，但也能进入这种阿米巴的体内（Fields et al.，1993）进行观察。这些研究都证明这种军团菌不仅能在上述几种阿米巴（*Hartmannella*、*Acanthamoeba*、*Tetrahy mena*、*Naegleria*）体内保存，而且频繁地繁殖并引起后者后来的细胞溶解。后来发现，原生动物（*Tetrahymena pyriformis*）也有上述情况。军团菌的数量在纤毛虫（infusoria）出现时大为增大，但是在30～35℃时繁殖最强。

用电镜研究军团菌被阿米巴（*Acanthamoeba*）的吞噬作用时，结果认为阿米巴种群有90%的细胞被感染（Rowbotham，1986）。有毒力的军团菌寄生于纤毛虫比无毒力的军团菌要多7个昼夜（Меркуров и др.，1989）。

有人指出，军团菌不仅能在阿米巴的无性繁殖时生存，而且在它们的胞囊时也能生存，因此军团菌的生命力在上水管通氯气时也能保存（Kilvington and Price，1990）。

有学者在动态流水条件和静水条件下研究军团菌在复杂的媒介物中了解浮游生物（Mampel et al.，2006），研究阿米巴、军团菌和人的关系（Rowbotham，1986），以及对纤毛虫作为自然界中军团菌的宿主（Меркулов и др.，1989）等的研究指出，实验过程中自由生活的原生动物和军团菌相互作用的规律，甚至从河水和淤泥采到的阿米巴分离到该菌，都认为纤毛虫和阿米巴是自然界军团菌的保存宿主。在与原生动物的相互作用的计划中，也应引起对其他能生活在外环境中的微生物的注意。

分枝杆菌中如非结核分枝杆菌普遍生存于外环境中，成为一种环境分枝杆菌，主要是水体、土壤、气溶胶。从全球分离出来的分枝杆菌主要来自土壤、天然水、市政供水系统、空气尘埃、食物（包括蛋奶制品）、排泄物，因为分枝杆菌可以感染家禽、家畜、陆地和水中的很多野生动物（包括田鼠、猿猴、蟾蜍、龟、多种鸟类，甚至于包括鱼、牡蛎等水产养殖场等），其中以土壤、水池为主。很多分枝杆菌，如 *M. avium complex* 或 *M. avium-introcellu lare*、*M. xenopi*、*M. fortuitum-chelonei*，*M. simiae* 及 *M.marium* 等都能在土壤、水体中发现。

分枝杆菌属（*Mycobacterium*）中的 *M. avium*、*M. introcellulare*、*M. scrofulaceum* 经常从自然界的水池和饮用水中分离到。根据现代培养技术，阿米巴 *Tetpaxllmeh* 和这些菌证明能长期联合而不破坏宿主的细胞。在25个昼夜潜伏后，99%的纤毛虫能形成胞囊。但这对细菌没有影响：在营养基中变为胞囊形是经过6h，有50%是这样的，再过一昼夜，99%的纤毛虫营养细胞。这证明纤毛虫能成为该真菌的自然宿主（Пушкрева，

1994）。

用传导电镜的方法将牛分枝杆菌（*Mycobacteriom bovis*）和另一种牛分枝杆菌（*M.bovis* BCG）与一种棘阿米巴（*Acanthamoeba castellanii*）相接触，在开始 3h 后形成。分枝杆菌有毒株（*M.bovis*）寄生在阿米巴无性细胞中，保存在胞囊中，而菌苗株（*M.bovis* BCG）的分枝杆菌则逐渐被原生动物利用。在自然条件下，这种细菌——原生动物组成的生物群落的存在对家畜是一种威胁（Пушкарев，2006，2010）。

麻风病的病原体（*Mycobacterium leprae*）也能在棘阿米巴（*Acanthamoeba*）体内繁殖，这可能有流行病学意义。

霍乱弧菌（*Vibrio cholera*）属弧菌属，革兰氏阴性、非侵袭，是定居小肠并释放毒素的肠道致病菌。曾发生过 7 次世界性霍乱大流行，记录最早的一次是 1817 年，病原体均为 O-1 群霍乱弧菌，1961 年至今发生的第 7 次大流行是由 El Tor 型霍乱弧菌引起。1993 年以前已知有 137 个血清型，即 $O_2 \sim O_{138}$。不被霍乱弧菌 O-1 抗血清凝集的非 O-1 群霍乱弧菌广泛分布于某些地面水体中。1993 年在南亚地区的印度、孟加拉国暴发了一种临床症状与霍乱类似的传染性腹泻病，经研究其病原体不被 O-1 群和非 O-1 群霍乱弧菌诊断血清所凝集，被定为 O_{139} 霍乱弧菌（Bedgal）。

弧状细菌属（Pod Vibrio）广泛分布在自然界，同时形成水池中土著的微植物区系的部分成员，而且弧状细菌中有 11 种对人有致病性。霍乱的暴发，首先与水池有关，因此，研究霍乱弧菌与水生原生动物区系代表的关系非常急迫。

用奈伊格勒阿米巴（*Naegleria*）和棘阿米巴（*Acanthamoeba*）与霍乱弧菌的共同培养表明，弧菌被阿米巴吸收后积极地繁殖于无性细胞中，在原生动物的胞囊和胞囊期后保存。所以有学者提出，在自然界的水池中自由生存的原生动物起着霍乱病原体的贮存作用（Thom et al.，1992）。而有学者指出典型的霍乱弧菌与原生动物的联合不大可能，Эльтор 弧菌占据于典型弧菌和弧菌之间的中间位置而非 01 组，正是能对抗原生动物的捕食性（Погорелов и др.，1995）。有学者认为，在水池中霍乱弧菌与淡水生物——原生动物、甲壳类、软体动物、鱼类形成共生关系的现象是很多的（Михайлова，2000）。因此有学者认为，基于上述事实可以证明霍乱的腐食菌病性质可以作为自然疫源地性传染病（Литвин，2003）。

霍乱弧菌（*Vibrio cholerae cholerae*、*V. cholerae eltor* 及 *V. cholerae nonol*）胞内寄生于纤毛虫 *Tetrahymena pyriformis* 发生在微细胞形态改变的早期（细胞壁变形、结构破坏）。在较晚期（由几小时到一昼夜）细胞内的弧菌中间发现变化，像在耶尔森内那样。因此，吞噬作用带有未完成的性质，而且 *V.cholerae nonol* 表现出生命力最强（Погорелов и др.，1995）。

假结核病原体（*Yersinia pseudotuberculosis*）在一开始接触时就被纤毛虫（*T. pyriformis*）吞食。吞食作用是在 2～4h 内增强，而且在个别个体中消化道的液泡数达到 30～40 个。经过共同培养一昼夜，出现毁灭性的纤毛虫大量增加，而细胞外细菌变得少了。被吞食的耶尔森菌用电镜观察的结果是：经过 3～6h 接触，纤毛虫还保留有耶尔森菌，大多属于被毁坏的各种不同程度了，其中还能见到个别未被破坏的菌体。过了 24h，*Tetrahymena* 的细胞忍受着各种变化（胞质的溶解、各种结构的破坏等），个别纤毛虫的细胞壁出现断裂，耶尔森溢出到外面环境中。总的来讲，描写了 3 个相互作用中的变体：细胞破坏、球形分层和原属形成，以及耶尔森菌的保存和繁殖。这一过程类似哺乳动物大吞噬中的那样，吞噬作用仍带有尚未过错成的性质（Пушкарева，1994，2010）。

关于耶尔森菌（*Yersinia*）的种群动态，根据 Пушкарева（2010）的报道，耶尔森菌和纤毛虫在各种环境中相互作用，在适宜温度为 25℃ 或 4℃ 时，耶尔森，如 *Y.pseudotuberculosis* 或 *Y. enferocolifica* 都能与这种原生动物联合生存长达两个多月。

在不灭菌的浸膏中，从没有纤毛虫的淤泥-沼泽土壤中来的耶尔森菌能被土壤微植物区系窒息长达 1～2 周。同时，从与纤毛虫联合中来的耶尔森菌延长播种达两个月（观察天数）。因此，纤毛虫能使耶尔森菌种群在自然环境中存在（Пушкарева，1994，2010）。

伯科属（*Burkholderia*）中有 22 个种细菌，其中对人和动物致病的类鼻疽杆菌有 *B. pseudomallei*、*B. mallei*、*B. cepacia*。*B. pseudomallei* 的全名应是类鼻疽伯科菌，但习惯上将其简称为类鼻疽杆菌。

B. pseudomallei 被学者利用 L-阿拉伯糖作为划分它的生物型的依据。能利用 L-阿拉伯糖为非病原株（Ara⁺），不能利用 L-阿拉伯糖的为病原株（Ara⁻）。

这种菌早在 1912 年被 Whifmor 分离，但到 1915 年才将它归入假单胞菌属，并正式引用。20 世纪 70 年代学者用 DNA/DNA 体外杂交，把 B.p. 分成 5 个 DNA 群，B.p. 列为第 Ⅱ 群。90 年代有学者又将 Ⅱ 群中的 7 个种归为一个新属，命名为伯科属。

有学者在分析 *Pseudomanas*（*Burkholderia*）*cepacia*、*P. aruginosa*、*P. putida*、*P. fluorescens*、*P. pickettii* 与纤毛虫两方面积群间的相互作用于 25℃ 时指出，这几种伯科菌的数量在它们共同生活的生物群落中与纤毛虫的数量是一种类型。这些伯科菌和原生动物在观察的 9 个昼夜期间能保持稳定的共同生存。同时，*P. putida*、*P. fluorescens*、*P. pickettii* 几种联合时数量降低比 *P. aeruginosa* 快好多，但如果没有纤毛虫作为对照参加，它们则保持高度的集合。反之，*P.*（*Burkholderia*）*cepacia* 参加到联合中时，到试验结束时都能保持高数量状态。因此，完全利用原生动物就不会发生：5 种伯科菌的繁殖速度就会相当高，以便抵消它们被原生动物吸收（Пушкарева，1994；Пушкарева и др.，2010）。

洋葱伯科菌（*Burkholderia cepacia*）在纤毛虫中胞内寄生也表现出吞噬作用的性质。电镜研究显示，洋葱伯科菌落消化道液泡中就保存囊状被。某些洋葱伯科菌好像要用出芽的方式溢出吞噬细胞，但与军团菌不同，真正的溢出并未发生过。因此，细菌异质性种群中，被纤毛虫消化、稳定的细胞的存在，以及它们在周围环境中的繁殖和积累保证洋葱伯科菌种群在生物社会中（生物群落中）与捕食性原生动物的存在（Пушкарева，1994，2010）。这一结论在后来有学者研究洋葱伯科菌在自由生活的阿米巴（*Acanthamoeba polyphage*）内的生存和生长时（Landers et al.，2000），以及从洋葱伯科菌与自由生活的阿米巴中分离出来的胞外生活和腐食菌生长的研究（Marolda et al.，1999）的结论中得到证实。

实验说明纤毛虫参加能刺激〔*Burkholdoria*（*Pseudomanas*）*cepacia*〕生物量的积累。用显微镜聚焦的实物证明，这些细菌的吞噬作用带有尚未结束的性质，它们和纤毛虫之间关系在生物膜中是按寄生虫-宿主型形成的。（Каминская и др.，2007；Пушкарева и др.，2008）。

李斯特菌属（*Listeria*）归属于规则的无芽胞及荚膜革兰氏阳性杆菌。根据对它的化学分析、DNA 同源性、16S RNA 排列等特点，本属包括单核细胞增多性李斯特菌（*L. monocytogenes*）、无毒李斯特菌（*L. innicva*）、西利坚拉李斯特菌（*L. seeligeri*）、威尔逊李斯特菌（*L. welshimeri*）、伊万诺夫李斯特菌（*L. ivanovil*）、格氏李斯特菌（*L. gryi*）、默氏李斯特菌（*L. murroyi*）以及在畜间疫病流行地区新发现的能致病并能产 H_2S 的李斯特菌，一般李斯特菌属的 G+Cmd% 含量为 37%～39%，新发现的这种菌的 G+Cmd% 含量为 30.5%。

李斯特菌是一种胞内寄生菌，分布广泛，尤其在土壤中广泛存在，在水池、小河、污水、腐烂物、青贮饲料、昆虫、鱼、鸟、野生动物、家畜、哺乳动物中均能分离到此菌。目前已知李斯特菌属中仅有单核细胞增多性李斯特菌对人有致病作用。

李斯特菌病是动物病，具有自然疫源地性和人间疫源地性。本病发现于欧亚洲很多国家、北美及南美、非洲、澳大利亚及新西兰。

李斯特菌对许多哺乳动物有致病性，其中主要是啮齿动物、食虫类、食肉类及有蹄类，对鸟类也有致病性。大多数种类的动物对李斯特菌有中度敏感性，个别动物也有死亡。过去认为草原兔尾鼠（*Lagurus lagurus*）对李斯特菌极为敏感，皮下注射少数几个菌，就能导致其死亡。但有学者认为草原兔尾鼠还不是对本病唯一高度敏感的动物。研究者曾从患者、家畜、啮齿动物、食虫类、食肉类、蜱及外界的物体（水、谷堆中的草等）分离了许多李斯特菌，这些菌株的特性（包括毒力）极为相似。

李斯特菌为兼性厌氧杆菌，生长温度范围较广，在 -0.4～50℃ 均可生长，故它是能处于低温时致病的不多见的细菌种类。因此，受杂菌污染严重的标本直接放置在 4℃ 冰箱就可以得到冷增殖以便于分离。再加上这种菌有周鞭毛4根,故运动较为活泼,在琼脂培养基上表皮会沿着穿刺接种线向四周移动性生长而出现倒伞形状的生长区,这种现象在本菌表现突出,便于识别。

不同种类的李斯特菌在发酵某些碳水化合物(乳糖、蔗糖等)时也不相同,这还可以作为本属细菌的鉴别特征。

李斯特菌对外环境的理化因素有较强的抵抗力,它们能在水池、土壤、粪便、青贮饲料、干草堆中长期生存。这种菌不但不耐热,而且不耐酸,但耐盐和碱。因此能在一些腌制品中保存活力。近来从这种菌的临床菌株中分离到抗某些抗生素(链霉素、四环素、氯霉素及红霉素等)的质粒(37kb),有意思的是这种质粒能在本菌不同型中自行转移。

李斯特菌有鞭毛抗原H及菌体抗原O;曾有学者认为有菌膜抗原。现代根据菌体和鞭毛抗原的不同,能分出16个血清型,其中4b和1/2a两型比较常见。抗原结构与毒力无关。大多种抗原比较专化,如Ⅰ型主要感染啮齿动物,Ⅳ型主要感染反刍动物,各型均能使人致病。

因为李斯特菌的致病因子是一种胞内寄生物,其编码的多种致病因素[如李斯特菌溶素O(LLO)、磷脂酶C、过氧化物歧化酶、铁化合物及过氧化氢酶等]都有致病作用。多种因素(如细菌的表面成分和机体的巨吞噬细胞状况等)均能影响此菌在宿主细胞内的生长及致病。

李斯特菌能通过内化,逃避液泡吞噬,肌动蛋白纤维聚集和细胞之间的传播等方式使机体感染。如当这种菌进入宿主单核吞噬细胞内的吞噬泡后,产生LLO可裂解吞噬泡膜逸入细胞质,并在其中继续生长和积极的繁殖。当本菌进入宿主细胞后,宿主产生特异性细胞免疫后,T淋巴细胞及NK细胞产生IFN-γ,它能激活巨细胞将李斯特菌杀灭。动物的肝细胞是李斯特菌最嗜的寄生细胞之一,但研究证明肝细胞尚有抗李斯特菌感染的功能。

在革兰氏阳性菌中最引人感兴趣的是李斯特菌,是因为这种菌能与水生生物及温血动物,甚至和植物的生物群落广泛的联系。根据单核细胞增多性李斯特菌、无毒李斯特菌、西利坚拉李斯特菌与原生动物的相互作用,证实阿米巴和纤毛虫将这些细菌吞噬,并证实这3种李斯特菌不但能继续在原生动物的细胞内保存下来,还能继续进行繁殖,如有学者在研究单核细胞增多性李斯特菌在原生动物中的生存和繁殖时发现,这时的李斯特菌在原生动物胞内能长期保存(Iy T.M.C.,H.E.Moller,1990),也有学者在研究致病性李斯特菌和土壤原生动物相互联生活的共轭性时,证明李斯特菌与土壤中的原生动物体内是长期共同生存的(Пушкарева и др.,2008,2010)。

致病性李斯特菌与纤毛虫相互作用的分析表明,单核细胞增多性李斯特菌存在于土壤浸出物中时原生动物的数量接近自然界中的数量。李斯特菌的高毒力(EGD株)与从青贮饲料中分离出来的无毒株相比,其特点是与纤毛虫联合时数量相当高(Пушкарева,1994,2010)。

李斯特菌(L. monocytogenes)在纤毛虫的胞内寄生的分析显示相互作用15min就出现积极的吞噬作用。如将这种菌与纤毛虫一起共同培养,经过3~6h就形成2~14个充满李斯特菌的消化道液泡。将会观察到微生物细胞彻底被破坏:李斯特菌部分被消化到完全被利用,成为吞噬细胞中的环状薄膜。经过24~48h的相互作用部分纤毛虫就会发生不可逆的严重的结构上的变化:核质溶解、纤毛虫分解和出现配置上个别的破坏。同时,某些李斯特菌表现出对消化的抵抗力。靠着它的繁殖维持着与纤毛虫联合时微生物种群的数量(Пушкарева,1994,2010)。

炭疽芽胞杆菌(Bacillus anthracis)引起的炭疽是细菌学中发现最早的病原菌之一。食草大家畜为主要易感动物。炭疽芽胞杆菌为病原菌中最大之一。革兰氏阳性菌无鞭毛、不运动、有荚膜。荚膜为质粒DNA编码,无毒株、无荚膜,是需氧芽胞杆菌中重要的致病菌,芽胞位于菌体中,又称内生孢子(endospore)。在自然条件下,易受物理的、化学的、生理的等因素影响而发生变异。在实验条件下,会出现形状不一的光滑型或黏液型菌落,无明显卷发状近菌落,显示色素的菌落,不产生荚膜的菌株,毒力减弱,甚至为消失毒力的菌株。

炭疽杆菌的抵抗力。其芽胞在血块和动物粪便粒中可存活40年以上,芽胞对外界因素的抵抗力很强。

有报道在干燥土壤中保存的炭疽芽胞 40 年后仍能发芽,且能使动物致死。在我国曾报道过埋葬已 64 年的墓地还能引发炭疽疫情。被炭疽芽胞污染的土壤,虽暴露在日光下的炭疽病原体有衰亡,但历经 30 年后还能检出相当数量有感染力的芽胞,进而还能引发疫情,因此不少的牧场如不彻底处理,其传染性能维持长达 30 多年。

环境对病原体的影响十分深刻。如炭疽杆菌在全球引起暴发流行的菌株均属 A 型。但只有在非洲存在着 A、B 两个型的菌株,分离出 B 型菌株土壤的钙含量和 pH 高于 A 型。显然基因型与泥土的化学特性相关,从而使细菌发生与环境适应性的变异。

类丹毒(*Erysipelothrix rhusiopathiae*)是动物病,具有自然疫源地性及人间疫源地性。传染源是各种野生动物及家畜。人患上类丹毒一般表现为皮肤病,较少发生全身性的急性病。在兽医学中将此病称为猪丹毒。

早在 1882 年由 Pasteur 及 1883 年 Rhuillier 及 1886 年 Loeffler 发现这种微生物,而且均在研究猪丹毒期间发现这一病原体。到 1893 年 Kitt 将该微生物称为猪红斑杆菌 Bacillvs rhvsiopathiae suis。1884 年 Rosenbach 在皮肤病患者检出这种微生物,并将其称为类丹毒。后来 Rosenbach 提出将这种病原体称为丹毒丝菌属 Erysipelothrix(Rosenbach 1909)。

类丹毒几乎分布于所有地区。在家畜中,猪特别是幼猪易患此病。疾病常表现为致死性败血症,但也能见到亚急性及慢性疾病。类丹毒常给养殖业带来巨大损失。除猪外,绵羊、牛、马、狗、北方鹿、鸡、火鸡、鸭均能患上此病。

过去曾认为只有家畜,特别是猪,才是类丹毒的传染源。后来在 20 世纪 50 年接连发表了 Олсуфьев 和 Дунаева(1951)、Линник(1954)、Тимофеева 等(1959)关于本病的报告。这些学者证实类丹毒广泛传播于苏联的野生动物间,并证实类丹毒为自然疫源地性疾病。当时这些报道已发现原苏联境内有 22 种野生哺乳动物自然感染类丹毒,其中啮齿动物有 16 种(水䶄、普通田鼠、黄鼠、旱獭、野兔等)、食虫类 6 种(鼹鼠、鼩鼱等)。根据 Карчевская 的报道,动物园中的各种哺乳动物及鸟类间亦常发现类丹毒。Родкевин 等(1955)报道城市中的沟鼠、小家鼠常携带类丹毒菌。苏联以外的报道为各种鱼类、蟹类亦能自然感染类丹毒菌。

啮齿类、食虫类等动物感染类丹毒后,病程经过良好,或表现为隐性带菌者,但在受某些能降低抵抗力的因素的作用下(如外伤、过热、关闭、过冷等)病程能恶化,动物发生败血症而死亡。

外界环境中不止一次发现类丹毒杆菌,如土壤、河水、发现病鼠的田野麦秆垛的洗出液中亦能分离出该菌。

在野生动物及家畜间,类丹毒主要经食饵途径传播,亦能经小的皮肤伤口传播。动物间的类丹毒主要发生于气候温暖的季节,看来动物最常经污染的土壤及污染的水感染本病,亦能由于吞食病死鼠的尸体感染本病。

在啮齿动物的硬蜱及蚤类体内,不只一次发现类丹毒病原体。Головачева(1958)报道类丹毒病原体成功地经由蚤(*Ceratophyllus anisos* 及 *Neopsylla pleskei*)从患病小鼠传给健康小鼠,以及病原体成功地经过 *Stomoxys calcifrans* 从患病豚鼠传给健康豚鼠(Толстик,1954)。根据这些观察,以及发现自然感染吸血节肢动物的材料,Олсуфеев(1960)认为类丹毒在自然条件下亦能经过虫媒途径传播。

类丹毒病原体与其他致病菌极易区别,但与李斯特菌极为相似。*Erysipelothrix*、*Listeria*、*Corynebacterium* 3 属均属于 Corynebacteriaceae,Eubacteriales(Bergey,1957)。

类丹毒病原体具有多形性,不形成芽胞,没有荚膜,不能运动,在一般培养基上生长良好。一昼夜后,常呈 S 形。最适培养温度为 35~37℃,pH 是 7.4~7.6,在较低温度条件下亦生长,但较缓慢。

类丹毒菌对许多哺乳动物,如有蹄类、啮齿动物、食虫类、食肉类、有袋类等,以及许多种鸟类,某些冷血动物有致病性。上述这些动物对本病有中等程度或较低的传染敏感性,也可通过低温使敏感性增高。

根据类丹毒病原体的一些生物学特点,将其分为两个型(或变种)。第一个变种称为猪型变种(var. svis),对鸽有病原性,不分解蔗糖;第二个变种称为小鼠型变种(var. mursepticom),对鸽无致病性,一般分解蔗糖。这两种变种的抗原特性不同。亦能见到中间型菌株。小鼠变种对猪型变种没有免疫原性，但猪型变种的血清，却有保护机体免受小鼠变种感染的作用。

有文献报道，从猪体分离出的类丹毒病原体属于两个血清型：A 及 B 型。二者有共同抗原及型特异性抗原。A、B 血清型对鸡红细胞的凝集性能不同，B 型在这一点上表现特别明显。用 B 型血清型制备的菌苗有免疫性，但 A 型血清型菌苗则无免疫性。从 A 型菌型与 var. mursepticom 间的相互关系，亦不知道它们是否相同。

自然生长区内啮齿动物及食虫类得类丹毒时，鼠型类丹毒菌较多见，城市鼠类得病较少见。

类丹毒菌长期在人工培养基上培养时，毒力下降，并从 S 型转变为 R 型。平板琼脂培养基上生长的 R 型菌落较 S 型粗糙，R 型已丢失对动物的毒力，菌体变长，并具有其他粗糙型集落所具有的特征。

类丹毒菌在外界有相当的抵抗力，对腐烂的抵抗力明显，在腐烂的动物器官内，本菌可保存几个月，在埋于土内的动物尸体内，菌可保存 280 天。这种菌和李斯特菌一样，不仅能长期保存在肉食品内，还能繁殖，即使在低温（4～6℃）亦如此，在熏肉及腌肉内，类丹毒菌能保存 4 个月之久。在封装于干旱封吸管的肉汤培养物内，类丹毒能生存 35 年（Глухвцв）。类丹毒能抵抗干燥的作用达 21 天，在直射阳光下可生存 12 天。这种菌不形成芽胞，这种对环境的高度抵抗力与它存在蜡样膜有关（Вюшелеский）。70℃加热 5min 内杀死类丹毒菌，58℃加热 15min 能杀死类丹毒菌。对低温（包括零度）抵抗力极强，冬天食品内的类丹毒菌可保存几个月。但类丹毒对消毒剂抵抗力较弱，一般来苏儿、克迈林及升汞等溶液均能杀死它们。

类丹毒菌在未灭菌的土壤浸出液（如没有纤毛虫）3 个昼夜后即死亡，但如果与原生动物共联合时即使集合不是太紧密时也能保存 15 个昼夜。纤毛虫本身在所有样品中都增加了其数量的两三倍，而且发现不少被破坏的细胞（Пушкарева，1994，2010）。

类丹毒菌在纤毛虫人工培养上表现出吞噬作用不活跃：经过 8h 观察到个别纤毛虫有 Fagosoma，含有处于各种破坏阶段 1～10 个微生物细胞。吞噬作用是按另外一种方案进行，但开始还是相同的而且具有不可逆转的性质。

沙门菌属（Salmonella）是包括 67 种以上的 O 抗原和 2200 个以上血清型的革兰氏阴性杆菌。沙门氏菌为中等大小，两端钝圆的革兰氏阴性杆菌。有周鞭毛，一般无荚膜。营养要求不高。沙门氏菌抗原结构复杂多样。抗原有 4 种：O（菌体抗原）、H（鞭毛抗原）、K 抗原和菌毛抗原。与致病性和免疫性关系密切的有 O 抗原（菌体抗原）、H 抗原（鞭毛抗原）和 Vi 抗原（毒力抗原）3 种。其中以 O 和 H 两种抗原为主。

沙门氏菌均具有致病性，可分为三群，第一群对宿主的适应性强或专嗜性高，只对某些动物和人发生特定疾病，如鸡白痢和鸡伤寒沙门氏菌只对鸡和火鸡发病；马流产、牛流产、羊流产沙门菌只分别对马、牛、羊引起流产；猪伤寒沙门氏菌仅引起猪伤寒病；对人高度适应的沙门菌不引起人以外的动物发病。第二群属于在一定程度上适应某些特定动物的沙门氏菌，如猪霍乱和都柏林沙门氏菌。第三群为泛适应或泛嗜性沙门氏菌，故此群沙门氏菌的宿主谱非常广泛，均能引起各种动物和人得沙门菌病，再加上这群血清型占本属的大多数，故这一群沙门菌的流行病学意义相当人。沙门氏菌感染动物后大多能使动物患上严重的疾病，特别是幼年和未成年动物易受感染。

众所周知，在外界环境的各种对象中发现各种沙门氏菌病，包括 Salmonella typhi，但对它们生存有影响的因素实际上尚未有人研究过。将 S. typhi 和纤毛虫（T. pyiformis）共同培养，从开始接触时起，细菌的吞噬作用就活跃，之后的存在受到温度的限制：10℃时，它就播出约一周时间，如果温度升高到 25℃时，它能保存长达 4 个月（Пушкарева，2006）。肠伤寒的病原体与自由生活的原生动物联合存在可能使人怀疑它极可能与温血宿主（如人）相联系，但还需要作专门的研究。

土拉伦菌病的病原体（Francisella tularensis）在自然疫源地内的水池的关系是被划为水沼型。根据用土拉伦菌感染阿米巴（Acanthamoeba culbertsoni）的实验，确立了土拉伦菌在水生生物群落中与自由生活的阿米巴长期存在。病原体在原生动物消化道液泡中繁殖。土拉伦菌（Голарктичекий）北极地区的亚种比非北极亚种和中亚亚种更适应在水中生存,很可能原生动物参与土拉伦菌的循环中和长期的保存,这样完成水生生态系中的贮菌作用(Alexander,1981;Кормилицина и др.,1994;Пушкарева,2006)。

土拉伦菌在阿米巴(*A. castellani*)中生存和生长时,用土拉伦菌株(*T. tolarensis*)感染 *A. castellani*,*A. castellani* 可作为它的贮存宿主。在阿米巴中使胞内寄生虫频繁繁殖,而且在 20 个昼夜杀死宿主细胞,这时其数量处于高水平(Abd et al.,2003)。

对一系列致病细菌讲普遍规律还是很重要的:通过纤毛虫(*T. pyriformis*)的移植导致对吞噬细胞的稳定性的相当增长(囊胞致病性),这就表现出原生动物一代一代的死亡分量接连不断地增加(Пушкарева,1994,2010)。这证明,细菌种群中囊胞致病性(对吞噬作用的稳定性)克隆在与原生动物相互作用过程中选择积累,这具有重要的生态学和流行病学意义。

2. 原生动物中致病性细菌寄生的某些分子遗传学机制

致病性细菌在原生动物中在水池中和土壤中在与其共同居住者的胞内寄生的分子遗传学机制至今几乎还不清楚。在军团菌(*L. pneumophila*)证实阿米巴(*Hartmannella vermiformis*)和纤毛虫(*T. pyriformis*)的传染性上,军团菌 Mip(大吞噬潜在的传染性)的毒力必要的遗上的决定因子。经过三昼夜与阿米巴共同培养 Mip$^+$ 株种群和 Mip$^-$ 株种群数量差 100 倍。军团菌野生株保持了在原生动物的吞噬中对消化和繁殖的抵抗力。虽然 Mip$^-$ 变种各种生长动力在与真核的细胞(阿米巴、大吞噬、Tetrahymena)共同作用时传染病共同的特点在它们曾是相似的(Cianciotto and Fields,1992)。

军团菌(*Legionella pneumophila*,又叫嗜肺军团菌)是革兰氏阴性菌,可引起人类严重肺炎,病死率高。军团菌为胞内寄生菌,广泛分布于自然界及水环境中。

目前已知军团菌属至少有 27 个种和 43 个血清型。其分类主要根据细菌的抗原性、脂肪酸及对 DNA 的测定来决定。对人致病的军团菌主要有 1~6 个血清群。此外还有其他血清群,如米克代德军团菌、波兹曼军团菌、杜莫夫军团菌、戈曼军团菌等,根据它的 DNA 同源性可分为三组。通过军团菌的 16S RNA 检查发现,军团菌可能与变形杆菌的亚群交叉,重要的抗原有种特异性的外膜蛋白(MOMP)抗原和血清型特异性的脂多糖抗原。

军团菌的致病物质包括侵袭力和毒素。侵袭力包括菌毛的黏附作用,多种酶类侵袭作用(蛋白酶、脂酶、磷酸酶、DNA 酶、RNA 酶、淀粉酶、超氧化物歧化酶、过氧化物酶等);毒素为内毒素,致病机理是由于军团菌广泛分布于自然界水池水体中,因此主要是通过气溶胶侵犯人体下呼吸道。研究者一直认为传染源大多为空调冷却塔、热水管道,而不是人和动物。

军团菌的外膜蛋白与人单核细胞结合可能是寄生胞内的原因,因此一直认为军团菌的致病性直接依赖于它的胞内寄生能力。而且毒力菌易进入巨吞噬细胞并在其中不但能正常生活,还能增殖,但无毒株则相反。

由于军团菌为胞内寄生菌,因此细胞免疫在抗军团菌的感染中起主导作用。抗体有促进吞噬的作用(如活化 MΦ、Ⅱ-Z、γ-干扰素、NK 细胞等),但不能加强细胞内的杀菌作,通常军团菌侵入人体后,一般先由中性粒细胞加以吞噬,但被吞噬的病原菌仍能继续生存,甚至在胞内扩散。之后巨吞噬细胞将会把军团菌,甚至把吞噬了军团菌的中性粒细胞一并吞噬。这是非特异性的初级防御机能。只有经过 7~10 天后,机体的免疫系统产生了针对外来病菌的特异性细胞免疫时,与非特异性免疫相互配合,才能逐步杀死胞内寄生的军团菌。特异性抗体能激活补体系统并增强巨吞噬细胞的吞噬作用。

由各种致病细菌和自由生活的阿米巴和纤毛虫之间的相互关系的分析得出以下几个结论。

(1)在种群水平上,观察居住在土壤和水池中的致病细菌与原生动物的稳定共存,相互作用种群的数量保持平衡。致病性细菌与原生动物的相互作用不能像过去认为的那样,是完全"吃掉"致病菌和起到对水池的"自净"。因此,细菌在低温时与其他不利因素作用时,"躲藏"在纤毛虫内形成的胞囊中,在这里消化道液胞(吞噬胞)没有,细菌能用胞囊可靠的膜防止环境的作用。

（2）在细胞和超结构水平时,很多能在外环境中吞噬细胞的原生动物居住的致病性细菌的相互作用具有明显的共生性质。由于细菌种群的异质性,在原生动物吞噬体中个别细菌细胞的命运可能是不同的。在吞噬作用的过程中大部分细胞被利用,另一些则具有球片状和原生质状(Л—变态或过渡到野生的、安静状态)。但个别个体,有能力抵抗消化,则能积极的繁殖,最终引起宿主的死亡。因此,吞噬作用带有未完成的性质。不只一次地证实细菌被自由生活的原生动物吞噬的过程和温血动物专门吞噬的过程,原则上是相同的(ly T.M.C.Muller,1990;Mampel et al.,2006;Weifere et al.,2005),细菌种群的细胞致病性的加强,在纤毛虫和哺乳动物大分子时的发生是类似的(Пушкарева et al.,2008)。

（3）被原生动物吞噬了的细菌的命运如何,将取决于对吞噬作用抵抗的那些毒力因素。在原生动物和无毒力的细菌(军团菌、李斯特菌)或者疫苗(微生物 BCG 和鼠疫 EV 株)相互作用时,吞噬作用带有结束的性质,细菌的细胞完全被原生动物利用了。在外界环境中不适宜独立存在的细菌,以及不具有防卫原生动物捕食行为能力的细菌,都将会被原生动物利用掉。

（4）所有上述全部资料,均说明自由生活的原生动物作为很多致病性细菌——腐食菌病传染病原体的自然宿主和最大群的宿主的重要作用。

（二）甲壳动物

甲壳动物中研究得比较详细的是低等甲壳类剑水蚤(copepoda)与霍乱弧菌的相互关系。如在中纬度的不同水池中对霍乱弧菌、浮游植物和浮游动物的数量、水温的季节波动间有紧密的平行联系(Литвин и др.,1998)。实验证明这种低等甲壳类能维持弧菌在高数量水平,并能长期生存在最适温度(25～30℃)的无性状态。这种小虾的内角质层能保证霍乱弧菌的食物和繁殖,它有几丁质酶(Литвин,2003)。

实验室研究发现,全北极亚种土拉伦菌高毒力株与剑水蚤(cyclops)(copepoda)Циклоп 存在相互关系,它们可能保存在剑水蚤中约两个月。相反的,*Daphnia pulex*,按它的食性,不能积累土拉伦菌(Мазена,2004)。用 PCR 方法证实在一种小虾(*Chydorus sphaericus*)长期保存 DNA 4 个多月,但病原体的培养物只能在一周内游离出。

推测 *Daphnia magna* 和 *S. typhimurium* 这些小低等甲壳类在水生生态系中的病原体的循环过程中起着相当的作用(Павлова и Зуев,2004)。在未经无菌处理的池塘水中 *D. magna* 可以把假结核耶尔森菌(*Y. pseudotuberculasis*)维持在体内长达 3 周,这时并未感到其致病作用在高度浓缩时的变化。因此证明 *Daphnia* 能维持病原体的循环。

剑水蚤(*Acanthocyclops viridis*)则与 *Daphnia* 不同,根据其食物类型是肉食性的,它在进入耶尔森菌菌苗后还能维持特长期的、但低水平的生存(Пушкарева,1994)。

另一种甲壳动物 *Gammarus lacustris* 可能是土拉伦菌的宿主。根据它们是“寄生-宿主”型的共生关系,土拉伦菌能在有毒力状态下保持在这种小甲壳动物中长达 25 个昼夜,之后抗原能保持 9 个多月(Мазена,2004)。

（三）扁形动物

扁形动物中的一种花虫类(*Dugesia tigrina*),为扁形蠕虫,行自由生活,栖息在淡水湖塘的浅表淤泥中和陆地上的潮湿生境中。在接近自然的条件(淤泥水),这种小扁形蠕虫被假结核菌感染,高度集中,当这种微生物在其消化道中停留时,一昼夜后就被蠕虫利用掉了。有意思的是这种小扁形动物用被感染了的摇蚊的幼虫哺育,结果在这种小扁形动物中耶尔森菌能保持 3～5 天。感染后的小扁形动物失去了活动性,先是外壳出现浸软,最终死去(Пушкарева,1994)。

（四）环节动物

有一种贫毛类环节动物(*Enchytreus albidus*),生态习性近似上述扁形动物 *Dugesia tigrina*,也是分布广泛,分布于水池的土壤和湖底,在灌溉系统中非常普遍,还能在水网系统中见到。它们平时很容易被假结核耶尔森菌感染,感染后细菌长期处于其消化道,长达 35 天,这证明它是耶尔森的宿主(Пушкарева,1994)。

另一种环节动物(*Tubifex tubifex*),虽未分离到土拉伦菌,但经 PCR 证实它有 DNA 的特异性片段长达 12 个昼夜,而且血清试验阳性达 1.5 个月(Мазена,2004)。

(五)软体动物

软体动物(mollusca)由于很多种都可作为人类食物,而且这一群动物的数量大,广栖在淡水和盐水(海水)中,因此引起人们的很大兴趣,用它们来研究动物流行病学和流行病学。已证实从软体动物(如牡蛎、壳菜、一种乌贼 calnar 等)中分离出的致病性或条件致病性菌,引起一些严重的肠道疾病。已经确定,软体动物在水池中能使霍乱弧菌在自己体内生存和繁殖。

通过试验,使软体动物 *Limnaae lagotis* 被土拉伦菌感染,能使这种细菌在具毒力状态时保持在体内长达 30 个昼夜(Мирончук и др.,2002)。还有报道,耶尔森菌可以被从土壤中的水流带到海水中,从而使软体动物感染(Кузнецов и др.,2006)。在试验中,用假结核菌感染软体动物 *Viviparus viviparus*,能使细菌在其体内 40 个昼夜。这些试验证明耶尔森菌能在软体动物中保留并积蓄。众所周知,许多细菌,如水池中的肠细菌、伪单虫菌等都能从软体动物的消化道分离到。为此 Пушкарева(1994,2010)认为,这种情况具有流行病学的危险性。

(六)图形动物

最近一些年,一种自由生活的蠕虫(*Caenorhabditis elegans*)已被广泛地用来作为研究由各种葡萄球菌、消化道细菌引起的传染病病原性的研究模型,甚至用来说明细菌毒力。

肠道细菌(*S. typhymurium*、*S. enfeciea*、*Enterobacter*)甚至一种杆菌(*P. aeruginosa*),可克隆出肠道蠕虫,使它们在 1～2 个昼夜死亡,主要取决于菌株毒力。

研究有关在病原细菌和蠕虫间的寄生-宿主关系的专门工作中并未找到,显然根据所有,园虫可能是它们的贮存宿主。

(七)棘皮动物(Echinodermata)

栖息在海和大洋中底栖的、活动性小的动物早已引起人们的注意,把它们当作假性结核微生物的可能宿主和其他耶尔森菌的可能宿主。有一种海参(*Eopentacta fraudatrix*),当它和假性结核菌(*Y. pseudotuberculosis*)相互作用时,在模仿自然界的实验条件下能长时间保存在海参的组织中长达 30 个昼夜,这时,周围环境中的这种细菌已死光了。对放进水族箱中健康的海参讲,被感染的动物就成了传染源。伊尔森菌的致病作用,假性结核菌的致死毒素对这些宿主(海参)的幼体也能表现出来,如减缓幼体的活动性,损害幼体的运动和呼吸器官。远东海参(*Apostichopus japonicus*)和黑海蝟(*Strogylocentrotos nudus*)同样表现出对假性结核菌的高敏感性,对其毒素也一样。动物(海参)感染后活动性减慢,全身溃疡,最终死亡。其他一些耶尔森菌(*Y. entrocolitica*、*Y. frederiksenii*、*Y. intermedia*、*Y. kristensenii*)对海蝟幼体的感染同样是死亡。电镜研究海参和蝟的器官、腔内感染,在阿米巴胞囊表面出现耶尔森黏液及后来的吞噬作用,对温血动物的吞噬细胞也受到同样影响。在后来的时期(25 个昼夜),部分耶尔森菌受到损害,但对微生物的消化仍保持稳定,温血动物、原生动物的白细胞的吞噬过程在其他人的研究中其过程都是相似的(Тимченко и др.,2004;Елисейкииа и др.,2002;Пушкарева,1994,2010)。

(八)鱼类

水中鱼类感染的机制,在其体内长期保存致病细菌及其在体内的集中致病菌等的实验研究工作报道尚属少见。Bauwens 等(1992)和 Пушкарев(1994)曾证明淡水鱼类、海水鱼类被一些致病细菌——霍乱弧菌、土拉伦菌、肠道耶尔森菌、李斯特菌等污染(contamination)。一种鲑鱼 *Salmo fario* 被肠道菌感染而患上一种"红斑"病(*Y. ruckeri*)。在俄罗斯北方河流中大群的鱼类受到假性结核菌的感染,对那些迴游的鱼类,如白鲑〔*Salmo lagocephalus*(*Oncorhynchus keta*)〕、驼背鳟(*Oncorhynchus gorbuscha*),它们在产卵途中不进食,在这段时期容易被污染的水感染上假性结核菌(Кузнецов и др.,2006;Тимоенко и др.,2004)。特别危险的是霍乱弧菌,这种菌经常不但在暴发时期从鱼类能分离到,而且在这种菌病的非流行期也能从鱼类分离到

（Михайлова，2000）。在水族馆的鱼类中，如 *Lebistes reticulatus*，它们通过水直接使鳃瓣感染上水中高浓度的假性结核菌，这种菌能在水中保存 21 个昼夜不失活性，但在鱼的食道中数量不多的耶尔森菌。在水中耶尔森菌能存活一周左右，因此，在鱼鳃中可以说不可能经常从水中感染上这种细菌（Пушкарева，1994，2010）。

第六节　水生生态系中的食物链

根据食物链与耶尔森菌参加的模型实验资料的汇总，可以提出一个共通的图解（图 3-4）。虽然这个图解相当简单，但它可以使作者再现和评价其可能性和病原体在生物群落中传递的具体路线。

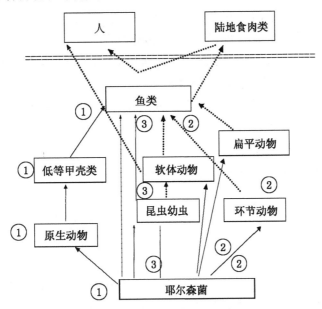

图 3-4　根据水生态系的食物链（图内圆圈号为食物链号）
假结核菌迁移路线，1.实验中已确定的；2.其他可能的
（仿 Пушкарева и др.，2010）

第一条食物链是在实验中由 4 个环节组成的："耶尔森菌—纤毛虫—淡水节足动物（剑水蚤）—鱼类。把被感染的纤毛虫和剑水蚤节足类放在养鱼池（缸）中。过 3 个昼夜发现节足类集中的细菌减少，之后发现它们的数量增加。把被感染的节足动物作为食物，和鱼保持耶尔森菌 30 天（观察天数）。于是鱼就以被感染的剑水蚤为食，并看到耶尔森菌数量减少，经过一个月，形成食物营养链。

第二条食物链：耶尔森菌—环节动物小蠕虫—鱼类。假结核菌微生物的数量在贫毛类环节动物 *Enchytreus albidus* 中经 3 个昼夜达到 10^3 KOE/个，之后它们全被鱼吃光。病原体从鱼的消化道排出长长的排泄物，证明鱼从食物中获得了这种病原体。

第三条食物链："耶尔森菌—昆虫幼虫—鱼；还包括底栖动物，鱼特别喜欢的食物。耶尔森菌在幼虫中保持稳定，之后一段时间在鱼的消化道内长达一个多月。

因此，耶尔森菌沿着包括浮游动物、底栖动物、浮游动物在内的食物链移动（迁移）。这一事实指出，假性结核菌能够沿着生物群落中的主要食物链传递，从低的营养水平向高级的营养水平移动。也就是说，耶尔森菌能进入淡水鱼类和迴游鱼类，从这些鱼类曾多次分离出这种微生物（Пушкарева，1994，2010）。

霍乱弧菌存在于水池中的必要条件是与淡水生物，特别是与植食性的和动物食性的浮游动物的多方面的共生关系（Михайлова，2000）。病原体在各种营养水平中的淡水生物中生存——从原生动物、剑水蚤到水生昆虫、软体动物、高级甲壳类和鱼类（Погорелов и др.，1995）。可以提出，霍乱弧菌沿着水中动物群落的食物链迁移的可能性,正如在耶尔森菌中见到的那样。这些食物链间接地在一些广泛的综合研究中被追溯过。这样,弧菌的培养物曾从水生昆虫及其幼虫,取食这些幼虫的鱼类,甚至从湖沼中的蛙,成群的被感染是由于蛙吃池塘中的鱼、吃湿地中的飞行昆虫——水中幼虫期。因此,蛙就明显的有附近的霍乱的表现。

霍乱弧菌与浮游动物的相互作用的其他一些比较细的研究证明它们能起到贮存宿主的作用。在夏季霍乱弧菌数量的峰和浮游生物的峰是相符合的,甚至于在它们的数量季节波动之间都能看出有平行关系。这证明,首先在温纬度各种水池中水的温度与上述指标是平行的(Литвин,2003)。

综上所述,水生生物群落(从高等真核生物到微生物)是通过紧密的相互作用进行联系的,包括共生联系,在共生环中也加入了致病性的细菌——动物和人的疾病病原体。这些联系中,原则性可归纳为下面一些原理。

(1)观察在原生动物消化道的液泡中温血动物专门的吞噬细胞中的胞内事件原则上的相同,这显然证明了原生动物作为腐食菌病病原体的宿主的第一性(或初级性)。

(2)在继代移植中,经过纤毛虫,细菌的细胞致病性作用加强,完全可能发生在自然界,在原生动物、水池和土壤的生物群落其他成员中,在细菌的循环过程中。

(3)致病性细菌和淡水生物的相互作用——这实际上是在自然宿主种群中细菌循环的过程,这也就是动物流行病过程实现着病原体,既是"水平的",又是"垂直"的传递过程。

腐食菌传染病病原体长期的保存是通过各种水中生物,细菌沿着食物链金字塔迁移,之后陆地动物和人的感染的可能性,决定着全面研究周围环境的生态系中,病原循环途径的生态学和流行病学各方面的迫急性。

根据水池和土壤的生物群落中致病性微生物的生态学研究结果,能提出关于腐食菌病自然疫源地性的概念,从而扩大了 E.H.巴甫洛夫斯基(1960)学说的范围,甚至对传染性疾病的流行病学和分类提出原则性的修正(Литвин и др.,1998)。

形成囊胞时的阿米巴,能提高其对外界环境的抵抗力。囊胞可以生活在高达 40～50℃ 的高温、极端的 pH 和渗透压外环境中。因此,给消灭这种囊胞内的病原菌增加了难度。

这一类囊胞内(寄生或共生)的致病菌的宿主(或媒介)在外环境中分布较广,包括土壤、水池及输水系统,甚至水容器中,可以说已从自然界深入人类生活中。而且已有报道,阿米巴(寄生或共生)的囊胞内菌,已不局限于只是军团菌和衣原体,有些菌通常是与其他致病菌共同感染的病原体。

但由于这些(寄生或共生)致病菌通常都在囊胞内,只能在宿主(或媒介的)细胞将其释放出才具有感染的有效性,而且经实验研究,它们大多是通过食物链途径(也有通过气溶胶途径),受到相当的限制,要受它们的感染,首先是要受到宿主(或媒介)细胞的感染。有专家认为囊胞内致病菌的流行病学意义大部分只能散发病,像军团菌那样的流行是绝少的。

第七节　分布在外环境(土壤、水体)中腐食菌的流行病学意义

上面所引文献介绍的病原体能在外环境中被发现,或者说这些病原体广泛分布于土壤、水等外环境中,是否就认为诸如空气、土壤、水、食物等人们周围环境中的各种要素是病原体(或某些病原体)可以栖息及繁殖的场所。人们经常说,病原生物由于在一定的历史进化长河中发展,获得了寄生于野生动物(或人类)身体内的性质。因此,野生动物(包括所有家养动物)的身体从此成了这些生物(病原体微生物)经常栖息及繁殖的场所,成了这些生物(病原体微生物)适应的最良好的生存环境。这种观点,应该说能得到大多数专家的共识。至于外环境(如空气、土壤、水体等)是否是病原生物生存的环境,腐食菌在温血动物的寄生带有偶

然性,温血动物并非这些寄生虫在自然界生存的必需条件。这早在 20 世纪 40 年代就曾经遭到质疑,认为空气、土壤及水是周围环境中的各种要素,并不是病原体平常栖息和繁殖的场所。它们在传播病原体上只起了一个因子的作用——而且也仅只是在它被传染的病原体污染之后(Громащевский,1949),曾经判定破伤风菌栖息在土壤中,然而破伤风菌是厌气性的,在 19℃ 以下时,一般已不能发育,在土壤中没有破伤风菌可以生活(即增殖)的条件。炭疽杆菌等也一样。它们之所以能在外界环境中被发现,是因为这些细菌所具有的芽孢,这是在进化中在恶劣条件下保证这些物种的延续而形成的保护性装置。正如上面介绍的大量致病性细菌在土壤、水的生态系之所以能"生存"是以和其他土壤的水生生物形成的共生体形式才能获得在土壤、水等外环境中保存其物种的延续一样。否则这种致病菌在土壤、水中,也像某些自然疫源地性疾病的病原体进入人体内一样,是进到了死胡同的绝境中,最终以死亡为转归,土壤、水不是它们能以独立生存和繁衍后代的优良场所。

致病的病毒都寄生在细胞内部,而且也只有在这样的状态下它们才能繁殖(即复制或增殖)。它们在寄主身体外的停留,也必须在它们继续包含着自己的生物宿主的身体细胞内。

Q 热立克次体属于细菌,能形成芽孢,它不能在无生命的培养基中生长繁殖,所以其实验方法基本上与病毒一致。

土拉伦菌有明显的寄生特征,在培养时有明显的多形性。无运动,不形成芽孢,有一层小的荚膜,在培养物中产生黏液,黏液甚至堆积成块,菌在其中不失其原性。土拉伦菌在自然条件下变异受到诸多因素的限制,如严格的寄生物,它不能在外界环境(水、土壤等)繁殖,主要通过吸血节肢动物,后者保证在自然选择过程中的生存。与其他革兰氏阴性致病菌不同,它能较长时间地生存在水中,不繁殖,能在低温时保存于外界的一些物体上。与土拉伦菌类似的还有鼠疫菌、李斯特菌、炭疽菌、类丹毒菌等均属于这类微生物。它们早就被人们发现,由于它们具有寄生性特性,在自然界均循环于特有的禽兽及吸血节肢动物体内这种不但能生存还能繁殖的良好环境,从而形成具有自然疫源地性的动物病,即传染疫源地性疾病。

上面所述的分布在土壤、水体中的致病性病原体的流行病学意义有多大,这是应该讨论的。有的专家认为:"眼看着实际上发生着病原体由自然生态系深入到相当城市化的,甚至是进入了由人类之手建立起来的生态系,以及病原体很快适应新的生存条件。改变着人类与病原体接触的形式和它们传递的途径,这就导致严重的流行病后果,其规模将增大。在这方面特别具危险性的是腐生菌病的病原体。研究人员和保健人员应该做好准备应对新的号召"(Коренберг,2010)。

根据上面介绍外环境土壤、水体中致病性病原体的种类基本上没有超出早就被报道过的病原体范围,也就是说在外环境所能发现的致病性病原体基本上都早已是被研究了的病种。因为这些病原体与土壤、水体的生物群落成员的相互作用,并非是近期在对它们进行深入研究才出现的新情况,而是在外环境中存在相当长时期了。在先进的国家,近代化的城市通水水管系统在居民区已应用近百年了。其中属于长期被研究了的自然疫源地性疾病也是很清楚的。唯一提出的是霍乱弧菌在水池中与淡水生物、甲壳类、软体动物及鱼类形成的共生体,一些专家认为霍乱的腐食菌病性质可作为自然疫源地性传染病(Михайлова,2000;Лигвиш,2003;Пушкарева,1994,2010)。霍乱病比较特殊,它虽保留了自然疫源地性的特征,但水中的弧菌能直接成为人的寄生物成为典型的人类病了。

土壤、水体生态系(或生物群落)中存在的一些致病菌的流行病学意义,正因它们早已属传统的一种被研究的病原体,它们在土壤、水体中的生物群落的相互关系并非今天才出现,因此它们引起的疾病的流行病学特点,不会产生新的情况,这些致病性病原体偶有引起疾病的流行,大多属于散发的,虽也曾有地方性暴发但是小范围的。例如,2014 年 11 月 11 日葡萄牙卫生署发表公告,7 日在首都里斯本郊外一个小镇暴发的军团菌病,发病人类 238 人(死亡 5 人),大多来自首都里斯本和特茹河谷地区(河的源头在西班牙为塔霍河),该河最东北有一水库阿尔坎特拉水库。并认为军团菌一般滋生在蓄水设施、空调冷凝水等潮湿环境中,主要通过污水传播,但不会在人际间传染。这是由它们的生物学、生态学特点如食物链决定的。而且上述的土壤、水体中致病菌的疾病基本上都不属于自然疫源地性疾病。

　　寄生或共生腐食菌通常都在囊胞内,只有从宿主将其释放出才具有感染的有效性。要达到这种效果需经过多少中间环节,对人类的感染机会受到非常复杂的限制。因此囊胞内致病腐食菌的流行病学意义非常微弱,决不可能导致严重的流行病后果,偶尔发现也是十分罕见的散发现象。近百年来人类疾病中未出现过寄生或共生腐食菌大规模感染人类的事实就是有力的证明,像军团菌那样的流行是绝少的也是有条件的。但军团菌病并未被列入自然疫源地性疾病。

　　作者注意到,早在 1958 年,В.И.Терский 就提出腐食菌病是一群特殊传染病。为此作者查阅了巴氏的文献,以及巴氏 1964 年的亲自提议,并亲自挑选一个个概念和术语放进《传染病自然疫源地性的主要术语和概念》小册子中,只字未提及 В.И.Терский 关于腐食菌病,既没有将腐食菌病作为自然疫源地性疾病,也没有传播性动物病和非传播性动物病外,还有第三群叫做腐生菌性疾病。能否理解为是巴氏回避这一问题而发出的一种信息。鉴于此,目前还不能将上述一些专家的论点作为巴氏学说的组成部分处理,较为合理。

第四章　自然疫源地性疾病的媒介

第一节　媒介的一些生物学简介

一、媒介的种类

媒介是自然疫源地性疾病疫源地的 3 个主要生物因素（病原体、媒介和宿主）之一,3 个主要生物学因素是某一地理景观中一定生境中病原生物群落的成员。

病原生物群落是生命层中的一个生物群体,是历史形成的一种生物学现象,而且是在生物物质循环的基础上产生及长期历史过程中共同进化形成起来的,从而保证着生物物质的循环,共同维持着疫源地的存在。因此病原生物群落的成员处于各种相互关系之中,正如前面已提到过的关系,即生物群落联系。病原生物群落中的联系,按其性质主要有食物联系(或叫营养联系)和接触联系(或叫空间联系)。当群落成员中一种是另一种的食物,方式多种多样,如吸食体液、血液、身体内碎屑、另一种的腐败尸体,甚至蚕食同类等,这均为食物性联系;当生物群落中的一些成员是通过相互接触(包括直接的接触和间接的接触),在某种程度上彼此互相接触和往来,则为接触性联系。群落成员之间的联系如此深刻和紧密,以致一些物种之间的直接关系(食物和消费者)常带来一些与其他物种之间的间接关系。

鉴于疫源地内病原生物群落 3 个主要生物学成员之间有如此紧密的联系,作者在讨论媒介、宿主的两章内就避免不了将三者交叉才能把问题说清楚,也就避免不了三者关系在讨论某些问题时必要的重复。

在自然疫源地性疾病疫源地中,传播病原体媒介的定义有广义的和狭义的两种;狭义生物性的媒介指的是吸血节肢动物,蜘蛛纲中的蜱螨目,昆虫纲中双翅目和半翅目中的一些种类。近 70 年的对疾病自然疫源地性疫源地中(有时溢出疫源地)病原体的传播除了吸血节肢动物,已把哺乳纲和鸟纲中的某些目纳入生物性媒介中了。广义的媒介或叫非生物性的媒介,如水体、土壤、气溶胶、奶及奶制品、风、被病兽、患者及它们的尸体污染的物体等。这已被许多传染病的传播所证实。今天将传播媒介分为生物性的(食物性的)和非生物性的(接触性的)已不是什么新鲜事。还在 20 世纪 40 年代,俄罗斯的医学寄生虫学家伏·恩·别克里木舍夫就提出病原体的特异性媒介(通常理解的节肢动物)还包括特异性的污染物。

在对媒介概念界定后,人们自然会考虑一个问题,在自然界捕到的生物媒介为什么阳性检出率不可能是 100%,常常是捕到的媒介生物,哪怕是在疫源地内某种自然疫源地性疾病正在流行期间,不可能捕到的媒介(包括宿主动物)经过检查都为阳性。除非在某一个家族栖息小区内检出阳性率出奇得高,但也很少为 100%。这是为什么? 哺乳纲、鸟纲中只发现它们的某些目中的一些种类,这又为什么? 病原体在特异性媒介机体中的生活多种多样,有的病原体进入某些媒介机体内只能生活、发育,有的发育中形态有变化,有的发育、繁殖、数量有变化等,这又是为什么? 昆虫纲、蜘蛛纲,这两大纲中并非都可以作为病原体的生物媒介机体,而只在这两大纲中的硬蜱和软蜱,双翅目和半翅目中的某些种才能作为病原体的特异性媒介,为什么?

诸如上述这些问题,经过近大半个世纪的研究,已多少积累了一些对上述问题讨论的资料,对上述一些问题的看法,哪怕是十分粗浅的,也总比不去接触这些问题要好得多。"科学的命运是这样的,随着自然界之谜的猜测,似乎问题的最终解决,避免不了出现新的、更深刻的要求,从而引起新的研究和评价,那些形成的旧的概念,而在实践中更好地采用,这就是科学的永恒运动和发展。这是很自然的,随着科研工作的逐渐深入,就产生了新的,可能甚至是与一些有权威的学者相反的观点,引起尖锐的争论。这是不可避免的,也并非是不必要的。这是科学的辩证法。真理诞生在矛盾斗争之中"引自 E.H.巴甫洛夫斯基为穆·尤·拉尔《鼠疫的自然疫源地性和动物流行病学》一书的序言(1965)。

仅就吸血节肢动物的一些特点,蜘蛛纲和昆虫纲的形态结构差别大,可以从下列特征区别开:Acarina 幼虫期具足 3 对;头胸腹分界不明显,而昆虫纲头、胸、腹区分明显;体躯不分节,互相融合(有头胸部联合者,亦有胸腹融合者),昆虫纲的体躯是分节的。这几个区别特征是最基本的。蜱螨目、双翅目及半翅目在形态学上是多种多样的,生态学上更是千变万化,很难找到一个简单的能概括它们的特征。

这 3 个目的地理分布甚为广泛,无论水、陆皆有栖息,从一个小水坑到海河湖沼皆可发现这些吸血节肢动物,在大陆栖息者如田野、草原、森林、沼泽、湿地均可发现它们的踪迹。由于栖息环境不同,因而它们的生物学特征亦有别,有的为寄生型,如寄生于动物的体表或器官内,有的寄生于植物。

寄生生活方式亦各有不同,有的营偶然寄生,有的营兼性寄生(限于其生活史中某几个时期)或终生寄生。寄生在宿主动物的部位也不尽相同,体外的、真皮下的、呼吸道内寄生的,有一时性的,亦有纯寄生的。甚至因寄生部位不同而形态结构有异,乃至生活习性等都有变化。

摄食方式亦呈多样性,食腐殖质的、动物性食物的(小的节肢动物、吸食宿主体内体液、食同类较小的成虫或幼虫、食动物腐败后的分解物等),有肉食性的,杀害小动物以其尸体为食,亦有混合食者(食物中一半为植物性,一半为血液),而且只有混合取食才能发育良好等。

吸血节肢动物媒介是一个很大的群体,生物学特性差异非常大,其中吸血昆虫(蚤、虱、臭虫、白蛉、蠓、蚋等)的生物学特点差别非常大。因此,很难说明它们在疫源地中的地位或重要性,如蚤类。早在 19 世纪末期 Ogata(1897)、Simond(1898)就将蚤在动物流行病中的重要性进行划分。后来出现了不少有关此问题的文献。其难点在于很难将蚤分为主要的、次要的、偶然的鼠疫媒介。因此,早已有这样一些术语、概念,如个别蚤种的效率、效力、积极性、传递的潜在性、传染性等。Devignat 及后来的 Wheeler 和 Dauglas(1941,1945)、Burroughs(1947)等都力求用某种公式来确定个别种的传递常数。根据依·格·约弗(1950)的意见,他认为没有必要进行复杂的计算,这反而可能会得出不少相似的资料,另外不考虑蚤的生理状况及其他许多影响蚤感染能力的条件。这在很大程度上不能将这些昆虫与脊椎动物相比,由于它的寄生性不如脊椎动物对环境作用的依赖性那样强。

如果再考虑哺乳纲、鸟纲中某些目的一些种类起着媒介作用,那它们的特点更是五花八门,甚至是全球性的。

二、媒介机体是病原体栖息和繁殖的良好环境

在任何一个虫媒传染病的疫源地内,疾病流行期间,都可以找到体内携带致病性微生物的吸血昆虫和蜱,在流行前期较少找到。在日本脑炎疫源地内,常常可以找到体内携带病毒的蚊虫。病毒明显地聚集在蚊虫体内,直到受染的蚊虫死前,均能将病原体散布在野生动物和进入疫源地内留居的人之间。

在土拉伦菌病疫源地内,在硬蜱体内经常可以找到病原体,病原体不但能在硬蜱体内繁殖而且能在其中一年四季长期保存。夏季,自然界中的蚊虫、蠓、虻均能传播土拉伦菌病病原体,病原体在这些昆虫体内差不多能在媒介终生的时间内保存。

白蛉热病毒经常非常明显地聚集在白蛉体内,在白蛉每次重复吸血时就能将病原体注入新的宿主体内。

致病性立克次体是斑疹伤寒的病原体,它不仅能聚集在各种蜱的胃肠道内,而且能顺利地充填蜱的其他器官,直到神经细胞。

在利什曼病疫源地,利什曼病病原体能在白蛉胃肠道内大量繁殖,白蛉在一生中能经常不断地传染有感受性的人和动物。

周围环境的温度对病原体在昆虫和蜱体内的繁殖有重大影响。所有的吸血昆虫和蜱没有恒定的体温,所以它们体内的一切生理过程都和它们所处的环境的温度有密切联系。这不仅影响媒介携带某些致病性微生物的季节性,也决定着媒介在各种不同气象因素下所具有的流行病学意义。例如,日本脑炎媒介蚊虫最具危害的时期只是在夏季的下半季,这时潮湿场所的生蚊平均温度保持在20～22℃甚至更高。温度在20℃以下时,蚊虫携带日本脑炎病毒的情况就逐渐减少;相反,当温度在25～30℃时,病毒在蚊体内不仅迅速地聚集起来,而且显然变得比较活跃;把受染蚊虫保存在这个温度时,蚊虫常能在感染后的第4～5天传播脑炎。

钝缘蜱(*Ornithodorus*)是致病性螺旋体的携带者,能引起实验动物的急性传染。在冬季寒冷时期有时会失去传染的能力,但随着外界温度的增高,这种能力得到恢复。这种现象也见于几种硬蜱——致病性立克次体携带者;但在深秋和冬季较低温度时,它们引起有感受性的实验动物急性传染的能力大大减弱。钝缘蜱体内繁殖以下病原体:蜱回归热螺旋体、蜱斑疹伤寒立克次体、布鲁氏菌及其他某些病原体。

当吸血昆虫和蜱体内有致病性微生物时,在绝大多数情况下不表现出任何正常生活受抑制的症状。这种现象不仅能在长达20多年在几千只采自传染病自然疫源地的自然感染的蜱和昆虫个体上看到,而且在许多经实验感染大量疾病病原体的蜱和昆虫个体上也可看到。

疾病疫源地内的蜱和蚊虫经常携带大量对人和实验动物致死的病原体,但是它们一方面长期成为危害人的微生物的携带者,另一方面却能仍然像体内不带病原体的同种个体一样的强度繁殖。

只有在比较少的情况下才能见到一小部分被感染的实验媒介死亡的情形。例如,在用土拉伦菌病病原体感染蜱(*Dermacentor Pictus*)的时候,其中有一部分死亡(奥苏费也夫和彼得洛夫,1949)。

病原体在哺乳纲和鸟纲的栖息和繁殖的研究还一直在进行着。

第二节　由媒介传播的疾病中病原体通过媒介传递的形式及外环境因素

一、传递形式

病原体通过媒介传递的方式多种多样,可以分为两种,一种是机械的传递(即机械的携带),另一种是生物学传递(特异性的),是病原体与节肢动物在进化过程中相互形成的。E.H.巴甫洛夫斯基用图4-1加以表示。

在自然界中这两种方式都可能存在着机械的接触和机械的注入,而在特异性接触方式中这两种方式可形成一种混合式的传递,如机械式传递时有的是靠机械的接触、接触到受染媒介的口器或者接触到受染媒介的体表腔孔。但若病原体在媒介口器中已被感染,这时吸血时就将病原体机械地注入。在特异性传播中也有注入式的传播,如媒介体内的唾液中已有病原体,当媒介刺伤被吸血动物时,病原体随唾液注入被刺伤的动物体内。在特异性传播中也有接触式的传播,如病原体在媒介肠道内繁殖,可以无害于宿主排出体外,这时碰到接受者(必须有小的伤口),排出体外的病原进入小伤口实际是因为伤口接触到排出体外的病原体。上述特异性传播中的注入式和接触式可以混合成一种传播方式,称为混合式的传播。例如,媒介破坏动物的伤口,然后通过它的口器将病原体传播给动物。蜱传回归热是软蜱将动物皮肤刺成伤口,病原体由基节液带出污染了伤口而得病。

接触式和注入式的区别是:接触式必须有接受病原体的门户,如黏膜、小伤口等。而注入式则是接受的动物要受到伤害,如被蜇刺。

特异性传播中病原体对媒介不具有损害性,如蜱传脑炎的媒介 *Ixodes persulcatus* 和病原体蜱传脑炎病毒。蜱吸入感染病毒的血到了血淋巴,然后到体内各处,主要在唾液腺和生殖系统中存在。新的宿主动物被叮咬后感染上森林脑炎病毒。病毒可以通过卵传递下去,在蜱体内保存很长时间。

又如脑炎病毒在 *Culex* 蚊媒传播流行,病毒在蚊体内可以发育,甚至有学者认为还能经卵传递,在第二代的卵子、成蚊曾分离到病毒,另一部分学者持相反结论。

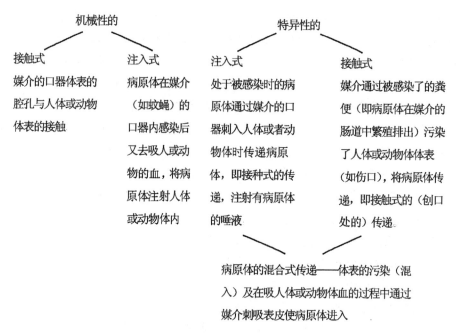

图 4-1　媒介传递病原体的方式(仿巴甫洛夫斯基,1964)

蜱和立克次体的关系:在虱体内可以保存,但可引起死亡。在蚤体内可以保存。在蜱体内可长期保存,而且可经卵传递。

二、外环境因素

外环境因素对病原体在媒介中的繁殖过程、病原体的传递机制有极重要的影响,首先是温度,湿度或者是促进由媒介传递病原体的总过程(特别是病原体的繁殖使病原体能到达媒介的出口,以及媒介在各种天气条件时的行为),或者,相反的,通过饥饿的媒介把病原体传递的可能性,在这一时间内停止,哪怕是由于媒介一时性的拒绝吸血。

换句话讲,在疾病自然疫源地中外界环境因素,或者促进疫源地中病原体的循环过程,或者不妨碍它,甚至在其过程的任何阶段中断这一过程。阐明该病在其自然疫源地中病原体循环过程的依赖性,包括在这一过程中通过媒介将病原体传递给疾病自然疫源地内的受血者,都是在研究疾病自然疫源地的"兴盛",或者是减弱其传染意义时,甚至在通过采取某种专门的措施途径,使这种疫源地无害化时,不能分割开的任务。

所有这些资料,表明传播性疾病自然疫源地存在的持续时间(隐定性)取决于疫源地所占据的生境性质,取决于疫源地生物群落的组成:①动物供血者,②媒介,③疾病病原体受血者——动物,④有毒力状态时的病原体本身,这是在⑤促使病原体从一个生物向另一个生物无阻挡地传递过程(病原体的循环)的外环境因素影响下形成的。

E.H.巴甫洛夫斯基认为可以这样来做个比喻,传播性疾病的自然疫源地的存在取决于在一定的地理景观背境上决定着疫源地条件的上述①~⑤的五位一体 Quintette 不间断的相互作用。

疾病的病原体可以处在外部环境中,或在动物体内。很多特异性的专性传播性疾病的特点是:这些疾病的病原体直接在外部环境中(进化的现阶段)是见不到的,而经常总是只处于动物供血者体内、媒介体内或动物受血者体内。最典型的例子是疟原虫——单细胞原生生物,它从未在外部环境中出现过。这种观点现在要作适当的变动。目前某些疾病的病原体可以在外环境,但确实是见不到的,病原体能离开特异性的媒介生物体,在外环境中以芽孢形式生活,芽孢或胞囊形式对外环境有很强的抵抗力。或者是包裹在粪便中或以其他方式在外环境中,如改变宿主等。

第三节　病原体通过它们的媒介传递的方法

疾病病原体通过媒介向人传递只为在病原体到达媒介的出口,导致后者呈被感染状态。正如已说过的那样,病原体从胃到唾液腺的道路在蚊来讲是复杂的。在其他种的媒介及其他病原体这种方法是简单而直接的。

后途径是穿过蜱媒体腔穿过:蜱传脑炎的病毒,人、动物和鸟的蜱传螺旋体病的病原体。

在另外一些媒介,疾病病原体不在任何时候自己进入媒介体腔,而是全部时间都在消化器官部分。病原体的入口在所有情况下都是媒介的口器,媒介的肛门是病原体的出口。这种病原体的活动(传递)是直通的(口-肛式,直通式,肛门传递,南美冷格斯病的病原体 *Trypanosoma cruzi* 臭虫媒介 *Triatoma megistal* = *Conorrhinus megistus* 为 Reduviidae(图 4-2)。

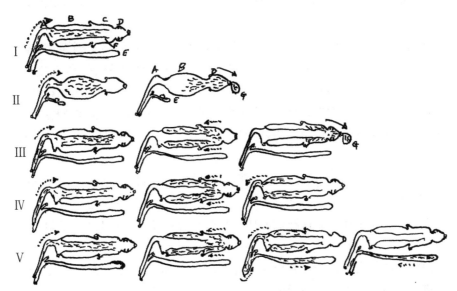

图 4-2　锥虫的循环及在采采蝇(Ⅰ、Ⅲ、Ⅳ、Ⅴ)中,以及在臭虫 Conorhinos(Ⅱ)中的进化
(仿 Geigy and Herbig,1955)

A. 食道;B. 胃;C. 后肠;D. 直肠束;E. 唾液腺;F. 围食膜;G. 粪滴。虚线箭头为锥虫进入的和在消化道中进化的道路;实线箭头为感染的锥虫从媒介来的出口;马氏管只是一段进入它后肠的地方,它们在任何程度上既不参加移动,也不参加锥虫的排出。

Ⅰ. 锥虫 *T. vivax* 从围食膜管道中出来,不进入后肠部分进入唾液腺放出部分,由此地采采蝇的唾液冲洗掉。

Ⅱ. 锥虫 *T. crozi* 在臭虫 Conorhinus(Reduviiclae)中:锥虫通过消化道在唾液腺内不出去,通过肛门随粪便向外排出。

Ⅲ. 锥虫 *T. grayi* 通过围食膜主管和胃壁之间的空间,在后肠浓结,随粪便向外排出。

Ⅳ. 锥虫 *T. congolense* 也是这种通道,但锥虫从围食膜的空间向前穿过膜的前方部分在喙随唾液管随采采蝇唾液冲洗出去。

Ⅴ. 布氏锥虫 *T. brucei*、*T. rhodesiense*、*T. gambiense*:还是这种方式进入胃内,但它们由围食膜反出到喙,进入唾液腺,充满长管,成为被感染的形式,随采采蝇的唾液冲洗出去

Trypanosoma grayi 是大型爬行类的血液寄生虫,吸血的舌蝇 Glossina 的传递要稍复杂一些,进入胃的锥虫,进到蝇的小肠,但舌蝇的胃和小肠,舌蝇从内把消化道壁凸起(食物围膜)将胃和肠的内皮撑起,因此食物围膜就像顶帽子插入舌蝇的胃及肠中,其后一头一打开,因此锥虫从这一头出来,反向进入肠内皮和膜中间的空隙,最后集中到后肠内皮和食物围膜中间,最终以被感染状随粪便向外排出。锥虫的这种循环过程在舌蝇仍是穿过它的胃肠道,但由于后肠的围食膜处锥虫转弯而复杂化,以及它们随粪便经肛门出外;如果舌蝇排便在其身上出现一时性宿主的,那它就保证了后者的粪性污染(图 4-2)。

冈比亚锥虫(*T. gambieuse*)是非洲人昏睡病的病原体,其循环途径在媒介体内,即采采蝇(*Glossina*

palpatis)更为复杂。在采采蝇吸昏睡患者血时,锥虫进入其胃,其之后的发育及其循环时间很短的形式。它们集中在采采蝇胃的后部分,在此第 10～12 天,从吸患者血时算起,形成很多形状很细的锥虫,向后方移动,它们从胃过渡到前胃,在第 12～20 天变成所谓的标准形;它们经过食道,由口的开口处钻到采采蝇的喙内,经过唾液管进入采采蝇的唾液腺,安居于其内表面,并经过分裂繁殖,通过锥虫将后循环传给被感染的人。这时采采蝇如吸了人的血,后循环的锥虫由唾液流冲走,一起注射到皮肤,使人感染上昏睡病(图 4-2)。

存在着与锥虫的繁殖和发育周期有关的昏睡病病原体用接种方式的胃—唾液腺的反向传递,它不流出采采蝇的消化道器官,并要求一定时间为了用锥虫感染的形成。这种传递形式称为循环——繁殖,因为锥虫变化是沿着它们繁殖周期的交替途径,但这种周期变化太巧妙了。

采采蝇这种个体在感染状态时是终身的。在对各种动物实验中指出,并非采采蝇的全部个体,吸过锥虫病血的,都能成为被感染的,最多能有 10% 的实验蝇感染上(Geigy u Herbig,1955)。按这种图式还有其他种锥虫的发育也出现这种情况,如布氏锥虫群中的 *T. brucei* 是大角家畜患病的病原体,以及 *T. rhodesiense*,它与 *T. gambiense* 都是非洲人昏睡病的病原体,按疾病的分布 *T. gambiense* 是西部和中部非洲,而东部非洲的病原体是 *T. rhodesiense*(图 4-2)。

上述过程不同于通过蚊传递的疟疾之处在于,昏睡病的锥虫不从胃内出来到媒介的体腔中去,而且全部时间都是在蝇的消化道范围内,并且反向进入唾液腺中,从唾液腺随着唾液注射到人身上。

较简单的则是斑疹伤寒的病原体在媒介(头虱和衣虱)中。病原体是一种叫帕拉瓦契克立克次体。这种微生物之所以叫帕拉瓦契克立克次体,是由两位研究这种微生物而感染后死亡的立克茨和帕拉瓦契克而得名的。斑疹伤寒患者体表出现红疹斑疹。斑疹处毛细管扩张,在其表皮细胞铺开。在原生质内大量繁殖细胞。

虱吸血时同时吸入立克次体,立克次体便进入其胃内的原生质细胞,在其中强力繁殖。患病细胞体积增大,从而分居被立克次体充满,进入胃腔。之后进入肠,在这里与虱的粪便相混。

虱通过排便把立克次体排出体外。这样病原体仍然属于直接途径:入口是食道口,出口则是虱的肛门。在这一过程中立克次体在胃表皮繁殖。

人感染斑疹伤寒病原体是由于体表被虱粪与立克次体污染,通常是在体表地方发痒经抓破时感染的,经过采采蝇立克次体进入人体。立克次体在胃表皮中繁殖结果而通过表细胞内繁殖最后随虱粪便排出体外是疾病病原体和其媒介之间特殊关系的最简单的方式。病原体的这种传递方式称为错合。

上面所说的通过采采蝇传递锥虫及通过虱传递立克次体,无论是锥虫还是虱在媒介的繁殖过程中都不进入媒介的体腔中,而且全部时间都是在各自媒介的消化器官中。换句话说,在这些媒介中不发生病原体的地界交错的移动(迁移)。

病毒传递的另一种途径可以在登革热病原体中看到。通过蚊(*Aedes aegypti* = *Aedes angenfeus*)的两种传递方式和两种接收方法如下。①按结合接种方式,即机械的方式,由于病毒在吸患者血后在蚊口器中在 1～3 天保存病毒。②由于病毒随血液被吞食,它在蚊体内的循环不少于 11 天,最终到达排出口,仍属于蚊的口器。第二种方式,即蚊本身 *Ae. angypti* =(*Ae. angenteus*)已经是登革热病毒的专性媒介。有关登革生态资料(根据其分离)在 Wisseman 和 Sveef 的文章中与登革热病毒的世界分布图一起,登革热病毒的媒介 Aedes 蚊,以及在人血中对这种病毒发现的地理上的点相反。

脊椎动物,如哺乳动物能否是某种疾病病原体的媒介? 研究者的回答是可能的。特别是说到有关吸血的哺乳动物,如南美翼手目中的吸血鬼(*Desmodus rotundus*),它吸哺乳动物的血,包括猿,如果这种吸血鬼吸了患黄热病的猿的血,那么,病毒在吸血鬼口腔中停留短时间。在吸血鬼中断吸血时,很快又去吸健康猿的血,健康猿也感染上黄热病。因此吸血鬼就可能成为黄热病病原体的特别媒介了。这一情况 H.W.库门早在 1932 年就作了报道。

类似的报道还有 C.A.哥阿尔于 1962 年报道南美吸血鬼是有蹄类锥虫病的媒介。21 世纪(2013～2014)又发现非洲热带雨林中的一种果蝠既能带埃博拉出血热病毒,又能传播这种病毒。某种菊头蝠很可能是传播非典的元凶。鸟类(野鸟和家禽)是禽流感很多亚型的带菌者和传播者。

第四节　由媒介和供血动物保存自然疫源地性疾病病原体的意义

1)什么叫供血者或赋予者　任何一种生物,不管它通过什么途径可以获得疾病的病原体,而且可以把病原体保存在自己的血液(病毒症、菌血症、寄生症)或身体的某一部位,通过媒介可以从这些部位,或从血液中汲取病原体,或者受血者直接从这些部位或血液中汲取病原体的生物就称为供血者,或赋予血者。

2)供血者和媒介保存疾病病原体的意义　供血者和媒介吸血节肢动物在保存疾病病原体的意义是有区别的,是不一样的。主要是它们对感染的感受性程度不一样。

对某种疾病感受性的高程度表现为对该种动物毒力强的菌株,只要它的一个微生物细胞就能使动物感染上这种病。注入的这一微生物在这种动物机体中,传染病就可以变成普遍化(又叫泛化),动物因此而死亡,如田鼠、鼩鼱、小鼠(野鼷鼠除外)对土拉伦菌病就是这样。

而其他另外一些动物的感染,如黄鼠、野鼷鼠、鼢鼠(或称海狸鼠 Gastor fiber)等,它们对于土拉伦菌病强毒株的最小致死量为几万到几十万个微生物,如果微生物量少,动物的病程进展可以停留在慢性病状态,或者在某些情况下呈无症状状态,之后临床症状恢复成为带菌者。还有一些动物,它们在自然条件下对土拉伦菌完全没有感受性,如肉食动物。

致病性微生物在吸血节肢动物体内能长期保存。大多数已感染了某种自然疫源地性传播性疾病的吸血节肢动物(主要是吸血的昆虫和蜱)都能终身保存病原体,如有几种伊蚊和库蚊到死前为止能保存日本脑炎(30～90 天)。白蛉雌虫保存白蛉热病毒 20～30 天,病毒在被感染的白蛉雌虫的卵内保存 12 天,经过感染的卵孵化出来越冬的幼虫体内能保存 11 个月以上(实验室所见)。在蛹内保存 15 天。因此,白蛉热病毒在一个世代的白蛉体内(包括幼虫体内的越冬时间)保存时间能超过 12 个月。当外界温度下降时,白蛉的变态时间可以延长到 24 个月以上。因此,不难设想,白蛉热的病毒即使处在这种条件下也完全可能保存在媒介体内。

蜱传回归热螺旋体能在钝缘蜱体内保存其生活能力长达 13 年,这还不是它保存时间的极限。长期饥饿的钝缘蜱(饥饿长达 7 年)也未能抑制其体内螺旋体的感染能力。

巴斯契佳耶娃及柯拉波耶娃(1943 年)从病牝鸡鸡舍里采集到的自然感染的波斯软蜱(Argas persulcatus)放置在实验室里,8 年后还能照样引起传染。证明鸡螺旋体病的病原体也能在媒介体内保存很长时间。

蜱传脑炎的病毒能在几种硬蜱,如全沟硬蜱(Ixodes persulcatus)在体内保存蜱传脑炎病毒,包括越冬时间在内,长达 12 个月以上。如果加上蜱的各发育阶段,包括没有适宜的营养和不能提供正常变态条件而成年累月地能保存活动性病毒的时间,那么硬蜱脑炎病毒活动总的时间就大大增加了。蓖子硬蜱(I. ricinus)的幼虫能保存病毒 10 个月,即该蜱饥饿期限,稚虫为 7 个月,成虫为 12 个月,总共一个世代为 29 个月以上。

日本脑炎的病毒在蓖子硬蜱的幼虫中能保存 2 年以上。对立克次体病病原体在其媒介蜱体内保存的时间也发现有上述同样的情况。而且这些蜱不论是在个体的单独生活期间,或者是在种群生活期间(要考虑到没有病原体的经卵传播),致病性立克次体在各种媒介硬蜱体内常常能保存好几个月,有时甚至好几年,有几种硬蜱能保存对人有致病性的立克次体长达 4 年以上。

还曾经报道过,钝缘蜱(Ornithodorus lahorensis)能保存布鲁氏菌的生活力长达 2 年以上。土拉伦菌病的媒介边纹革蜱(*Dermacentor marginatus*)能保存土拉伦菌长达530天。

供血者动物和受血者动物在土拉伦菌病的循环保存中有什么意义? 即在土拉伦菌病某一自然疫源地存在的维持上它们有什么意义?

硬蜱(即牧场蜱)是土拉伦菌病病原体真正的保存者(储存者)。在自然界要感染土拉伦菌病必须有这样一些动物供血者种类的存在,在它们身上才能发展传染病的泛化,因为这时在它们的血液中有很多土拉伦菌,足以使媒介感染。微生物进一步的循环必须有牧场生物群落组成中对土拉伦菌病有高度敏感性的动物受血者的存在。前面提到过的第一组动物就有这些相应的特征。而带菌者或无症状地进行着的土拉伦菌病未必可以在各种情况下把土拉伦菌病传给媒介蜱。在用蜱吸取感染过土拉伦菌病微生物的食肉动物,则土拉伦菌病微生物就像进入了死胡同,因为从实际上对土拉伦菌病不感受的这些食肉动物的血液中,进攻性蜱吸不到足够量的微生物,以及不能进入到感染状态——结果,微生物按这一条道的循环中断了。

媒介对土拉伦菌微生物感染的结果,特别是硬蜱,取决于土拉伦菌病病程在动物供血者的特点,换句话说,取决于对土拉伦菌病感染有不同敏感性程度的动物的病理学状态。*Dermacentor marginatus* 幼虫对土拉伦菌感染力具依赖性,幼虫饲养在按种划分为几个组的这些动物供血者身上:第一组,即对土拉伦菌高敏感性的动物,在它们体内土拉伦菌微生物非常积极的繁殖;在第二组,即对这种敏感性小,在它们体内获得的微生物的繁殖是有限的。蜱在感染土拉伦菌的动物身上饲养感染。属第一组动物的有:普通田鼠(*Microtus arvalis*)和大鼠形仓鼠 *Cricetulus*。属第二组动物的有:野姬鼠(*Apodemus agrarius*)、大白鼠、黄鼠、普通刺猬。饲养对土拉伦菌有高敏感性的已经感染了该病的供血动物(即第一组)的幼蜱一般能很好地感染,而且把土拉伦菌病传给蜱变态的后一期,即由幼虫传给稚虫(即所谓经卵传递)。

幼虫的感染力要看土拉伦菌病微生物在试验动物的血液中的情况如何,即在幼蜱饲养者血液中的情况如何,从菌血症的增长直到它所利用的小兽的死亡为止。

从田鼠身上感染后第一昼夜采下或掉下的幼蜱,还没有感染,它们的感染按蜱分组是从在田鼠上感染的第3天,而在感染后的第5~7天全部幼蜱无一例外都感染上。总的讲,幼虫的感染取决于在饲养动物身上菌血症的强度,达到供血者动物快到死亡的最大程度,幼虫感染开始于它死亡前3~4天。

在传染供血者小兽死前1~2天吸饱了的幼虫能获得和含有完全足以把它传给下一个变态期稚虫的土拉伦菌量,这必须是吸饱血的幼蜱变态后的稚虫,以及后来稚虫变态及孵化出来的雌雄蜱,在有感受性的健康动物身上饲养它们时而传递土拉伦菌微生物(微生物对受血者的经卵接种感染)。

如果在对土拉伦菌病敏感性小的动物(即第二组)身上饲养幼蜱,虽说已感染了,但供血者的菌血症发展弱,时间短暂,从它得到的微生物量少,则试验的相当一部分蜱将会从微生物中自净出来,因此,用幼虫变态出来的稚虫接种传递它,只能是非常例外的情况。

某种动物与对它有致病的微生物的关系,在这种动物机体的各种生理状况下,将随时间不同出现差异。

温带某些野栖啮齿动物的特征是冬眠现象,啮齿动物的身体为此而进行脂肪积累的准备。在冬眠期间,温血动物似乎变成了冷血动物,其体温下降,心跳、呼吸变慢等。

黄鼠、旱獭进入冬眠;在温暖条件下,这些动物对鼠疫的感染是高敏感性的,能因此而很快死亡。在准备冬眠的时期,它们频繁进食,在体内积累脂肪。在其冬眠状态时,在感染鼠疫的情况下它们临床上不发病,但具有潜在的传染能力,在动物醒眠时,一般会加剧起来。很多作者认为,越是接近冬眠,西伯利亚旱獭对鼠疫的感受性越下降。曾发现,进入冬眠时的西伯利亚旱獭,它们对鼠疫微生物感染的敏感性变低了,实验性鼠疫本身在冬眠期间是非常隐讳的进行。很可能,鼠疫病原体在冬季睡眠的旱獭体内过冬,因此,动物流行病间期在自然界用这种方法保存病原体。

供血者在有病毒的情况下,无症状的寄生宿主在病毒的循环中具有重要意义,也就是说,它们之中的一些,在其外周血管中相当长时间地保存着疾病的病原体(病毒血症)。

真正的供血动物是动物中的这样一些个体，即在这些个体体内疾病病原体处于对媒介来讲是可以达到的地位，即对吸血昆虫讲，在外周血中病原体处于数量足够的地位。但在一系列动物中，这种病毒血症时间很短，如蜱传脑炎。而对吸血媒介讲血液中疾病病原体的出现是不够的。病原体一定的、最小滴定度（数量）是必要的，只有这样媒介的感染才有可能。

如果神经性病毒从血液内转移到中央神经系统，那么它就不可能通过媒介在吸这种动物的血时获得，它就不可能直接参加病毒的进一步循环（后一种情况可能是，如果病毒从这种动物的大脑中，在某一种原因的影响下，又回到血管中。这种可能性任何一种病毒在实验中也未得到证明）。

是否可以提出聚积在脑中的病毒循环非常的外周途径存在的可能性是吃了这种动物的结果，或其尸体被某种食肉动物所食——脊椎动物或昆虫。肉食哺乳动物、全食哺乳动物、猛禽，甚至食肉昆虫——步行虫都可能是这样一些"消费者"。但这产生了一个问题，是否在这种情况下，可对这些消费者用相应的病毒进行营养性感染？首先，应该考虑到胃液对被吞食动物的带病毒器官（大脑）消化的影响，其次，即使在病毒保存的情况下，还不知道食肉动物对用病毒营养性感染的敏感性如何。

这种问题，更正确地说，很多问题可能在用各种食肉动物，用被这些食肉动物所食的各种动物，用各种特性的病毒做实验会求得肯定的或否定的解决，总之，揭露了对实验的广阔道路，它应产生及研究这些受血者和供血者，如蝙蝠、鼹鼠及其他营特殊生活方式的动物。

第五节　媒介与病原体的相互关系

吸血节肢动物与由它们传播人类疾病的病原体之间的相互关系早已被许多学者进行了广泛的研究，但直到20世纪70年代还没有一部专门的综述专著的报道。这些吸血节肢动物用它们的吸管将常常是致命的活的微生物注入人体及动物体内，它们是一大群吸血昆虫和蜱螨，已被大家称为传染的媒介，它们中间许多已是病原微生物的真正宿主。在硬蜱与对人有致病作用的病毒，立克次体及其他微生物的相互关系，可以用，由于蜱传脑炎、蜱传立克次体病，以及硬蜱在动物流行病和流行病中起重要作用的其他传染病自然疫源地，揭露所述问题，很好地被研究加以解释。蜱能多年保存所述传染病的病原体，用经卵传递和经相传递的方法，传播病原体3～5代，而无止境，如根据保存对人致病的 *Borrelia* 的时间之长的少见现象是蜱属 *Ornithodorus*。E.H.巴甫洛夫斯基和 A.H.斯克勒尼克追踪这种蜱保存致病性的 *Borrelia* 长达28年，有经卵传递，且保存 *Borrelia* 饥饿长达7年。

节肢动物宿主和微生物之间的这种紧密关系的例子，还可以在蚤和 *Pasteurella pestis* 之间、白蛉与利什曼原虫之间的关系中看到。但这两种相互关系中疾病病原体没有经卵传递，而且致病性微生物在蚤和白蛉中的保存仅限于这些宿主个体生活期间。土拉伦菌和各群吸血节肢动物之间的相互关系是非常有趣的。许多资料的分析指出，土拉伦菌（*Francisella tularensis*）的特异性宿主可以认为是硬蜱和 *Ornithodorus*，微生物不但在它们的体内繁殖，而且长期保证。因此，土拉伦菌的传播机制显然是全部其他吸血节肢动物。

在有些情况下致病性微生物能在宿主中繁殖，而在另一情况下病原体的保存甚至连很短时间也不能保证。在蚋蚄和各种传染病病原体之间的相互关系，布鲁氏菌和硬蜱之间的相互关系，恙虫和恙虫病立克次体之间的相互关系就是这样。

关于吸血昆虫和蜱，作为传染病和侵袭病病原体的媒介，还不能说已阐明它们在传播性疾病的动物流行病和流行病中的确切意义。这是一些古老的体外寄生虫，它们不仅能传递致病性微生物，还能长期保存微生物，而且对病原微生物的全部必需的生存条件和繁殖条件加以保证。

吸血昆虫和蜱是很多疾病病原体的真正生物学宿主。它们之间早就成为紧密联系的共生者，在很多情况下不影响各自的繁殖。在评价吸血节肢动物和对人有致病性微生物之间的多样性时,在很大程度上强调了有关这种现象的历史久远的见解:它们之间相互适应的形式越完善,它们之间相互联系就越古老。

适应的最高形式可以认为是吸血节肢动物中某些群具备对疾病病原体的经卵传递。这种了不起的现象可以说是病毒、立克次体和蜱之间在相互关系上必不可少的,而在昆虫中则处于较差地位,后者之所以如此,可以用它们在其寄生相和非寄生相的变态过程中的杂食性加以解释。

在自然界,在生物的长期历史进化过程中,发生着疾病病原体从一个宿主接力棒式传递给另一个宿主,从而将病原体物种在进化过程中保存下来。任何生物物种的进化过程绝不是一帆风顺的。外界环境总是经受着经常的变化。如果考虑到很多蜱,以及少数昆虫的经相传递现象和经卵传递现象,那么,在吸血节肢动物中间,似乎应该说,传染病病原体的宿主占优势。但在实际疾病的防治工作中常常是,通过昆虫和蜱,使人致病的微生物的天然宿主相当有限。例如,日本脑炎,哪怕是在流行季节的旺盛时期,在自然界成千上万的是作为这种传染病的明显媒介蚊虫,而天然宿主能被查出的只是个别情况,至少是少数情况。在蜱传脑炎疫源地中,不超过 5% 的蜱能查出病原体,只是在很少数情况下,带病毒的蜱才占受检蜱约 20%,蜱被立克次体自然感染率为 3%~75.4% 等。

因此,在自然界中,会碰到一些我们还不完全知道的,一些限制病原体在吸血节肢动物中保存,甚至在其中引起病原体变异的因素。

比较容易理解的诸多因素中,如两三种疾病的病原体相当经常地固着在吸血节肢动物的体内,固着在饲养它们的饲养者中。在一个宿主动物中病原体微生物不同种的不同组合时,它们之间发生了各种相互作用:它们之间或者相互排斥,或者完全是相安无事的共栖者,或者是共栖者中的一种受到另一种有力的遏制(如钝缘蜱和 Borrelia 的关系)。

在植物病害中已有学者指出,由遗传上近缘的和远缘的病毒所引起的植物混合传染病时,就存在着病毒产生变异。并认为,植物病原性病毒经过不属于它的宿主机体,产生钝化时的变异,即宿主诱导变异等。

在揭露预期规律时,就会对疾病病原体固有宿主动物的部分变换时的生态学意义认识不足。为了尽快解决病原体与其宿主相互关系的问题,需要联系生物化学、遗传学、生理学共同探讨。

在与生物化学合作中,已有学者在这方面进行了工作。例如,利用色层分析离子在纸上确定库蚊属的 24 种氨基酸,并找到某些氨基酸的数量和蚊对鸟疟原虫的感受性之间有一定联系。两种蚊虫(A. quadrimac-ulatus 和 Aë aegypti)对鸟疟原虫的感受性只有在体内酸碱的含量较低时才有可能(—NaOH 为 0.1mol/L,HCl 为 0.02mol/L,或 H_3PXO_4 为 0.1mol/L)。相反,上属碱含量较高,蚊对传染越有抵抗力。如在其食物中加入各种代谢产物时,可提高疟原虫在蚊中的繁殖。能抑制或提高蚊虫对疟原虫的自然感受性。还有学者认为氧化钠和氰化钾可以使普氏立克次体繁殖。

掌握自然条件对吸血节肢动物体内病原体毒力的提高或减弱的知识,可以使研究者在提高毒力时获得制作诊断制剂时的材料;在减弱时可以在特异性防治时获得减毒株。

有时,病原体的个别群体对自然宿主机体的适应达到相当高的完善。例如,在鸡胚或小白鼠培养普氏立克次体时出现病原体毒力明显下降,但可通过其自然宿主衣虱(Pediculus hominis carporis)将其进行复原。类似这种情况,还可在蜱传立克次体病和蜱传回归热中观察到。

这种情况指出,自然媒介的组织可能是培育出疾病相应病原体更有希望的基质:在蚊的组织培养上培养日本脑炎病毒;在硬蜱组织上培养蜱传脑炎病毒;蜱传斑疹伤寒培养 Coxialla burnetii 立克次体;在钝缘蜱组织上培养蜱传回归热疏螺旋体;在恙螨组织上培养热带伤寒立克次体,恙虫病立克次体[或称恙虫病东方体(Orientia tsutsugamushi)]等。很遗憾,这方面的研究,直到 20 世纪 70 年代以后才逐渐开展,当时就预测到,这种对病原体的积累方法将会对研究制备防治制剂,以及临床上有利于对诊断制剂的制备中可能对保持病原体的特异性状的建立是最好的条件。

在人工条件下培养时,特别是在不属于它的媒介中进行培养时,病原体的毒力有可能被遏制。可以把研究的注意力放到对活菌苗制备时病原体的减毒株上。专家当时提出很多设想解决上述疑问。

不言而喻,可以用各种途径来处理利用节肢动物这一重大问题的研究,专家已提出一系列的研究:①利用注入其体内各种酶激素的方法来改变昆虫或蜱的代谢,或者通过某些化学成分的增加或减少,这些成分进入后就与它们经常的化学组成相互作用;②在保存已被感染的节肢体外寄生虫时,用物理手段使微小气候改变;③改变某种传染病病原体的培养宿主动物及媒介的遗传成分(例如,为此目的,在病原体缺乏经卵传递,或发现病原体为弱感受性的蜱或昆虫种群进行族的选择等)。

专家们已进入了开展最复杂和最重要的研究时期,要求对疾病病原体和它们的宿主之间的相互关系作综合研究。例如,专家们至今还不知道,为什么蚊虫在被日本脑炎病毒感染时,或者蜱被蜱传脑炎病毒感染时,远非全体个体都成为被感染的。为什么?可能,个别个体由于在某些情况下胃肠道解剖结构的差异,吞食大量被感染的食物,而在另一些情况下,则是相反的。是否人们在这些实验中没有通过遗传途径发生和巩固起来的族?在利用这种奇怪现象之时,可能会成功地培养出对人类疾病病原体有抵抗能力的吸血节肢动物族。应该说,在揭开自然界之谜时,科学没有什么不可能的。

过去有一种看法,认为吸血节肢动物相对是无菌的,这当然是陈旧的看法。相反,在其发育的各个阶段,它们的身体是由共生者、寄生者,以及其他共同生活者组成的微小寄生群落。所有这些共同在一起的寄生群落按不同的相互作用,而共同对更为复杂的宿主机体起作用。因此,П.А.彼得里谢娃等认为,吸血昆虫和蜱是研究生命环境中微小生物共生的复杂过程非常丰富的实验模型。随着吸血节肢动物的利用,可以通过按接力棒传递和已被改变菌株的获得来建立自然动物流行病过程的模型。

研究疾病病原体与吸血节肢动物的相互关系,可能会更深刻地懂得和解释至今在传播性传染病的动物流行病和流行病中很多仍然还不清楚的现象:传染病不典型的,以及完全不易诊断的形式;在吸血中很少能分离出病原体,在血液中特异性抗体出现前用现代诊断方法常常是无法识别的疾病。在试验中,利用吸血节肢动物明显敏感的种类,疾病病原体活跃时菌株感受性弱,或完全缺乏感受性等。

希望在解决上述问题时,能加速掌握更加简单、更加有效的方法,与人类中的传播性疾病作斗争。

第六节　微生物对媒介的感染及它传递病原体的寿命

各种媒介用各种类型的病原微生物感染表现出不同的敏感性。有作者报道过,用两种蜱 *Dermacentor marginatus* 和 *D. pavlovskyi* 很容易感染上布氏菌病的 *melitensis* 型,但 *D. pavlovskyi* 的敏感性更高,而对于布氏菌病的 *bovis* 型则这一种蜱敏感性低。

这两种蜱用 *melitensis* 型感染,在实验室中传给受血者占90%,而用 *bovis* 型则只占30.7%。对于 *Br. bovis* 型作者看不到两种蜱的经卵传递,而用 *Br. melitensis* 则有经卵传递。

有专家曾做过这样的实验,假定有可能存在兔的布氏菌病自然疫源地时,保护大母绵羊群的狗可以由兔感染,因为在没有兔的牧场上,狗是不会患上布氏菌病的。得到这种传染病的狗,在吃病死兔时,就把它传给母绵羊。

有专家调查了大量资料,近7 000只野生动物,20 000多匹蜱,成功地从野生动物中分离出12株布氏菌,从蜱中分离出8株。

媒介在供血者身体上感染病毒成功必须要有一定大小的病毒感染滴定度,或者,换句话说在供血动物的血液中饲养媒介时病毒必须要有感染力。

早期用病毒Tahyna实验感染猪崽,在它们身上饲养 *Aedes vexans*,蚊的感染并未发生。显然,猪崽带有传染的隐性形式,在其血液中有足够的用血细胞凝集的中和着的,抑制的抗体形成。

　　所以,猪并非病毒 Tahyna 在自然界的储存所,因为它在自然界对媒介蚊不可能作为病毒的供血者,也不可能在 *Aedes vexans* 大量孵化出来的疫源地中维持病毒的循环。

　　在媒介体内病毒发生了什么? 这一问题应单独解决每一种病毒,以及它的每一种媒介。

　　在某些情况下,病毒"什么也没有干";在媒介中它没有繁殖,在其口器中(即吸管中)保存了一定时间,经过媒介吸病毒供血者的血后,在后一种用媒介吸健康动物的血时,媒介机械地传递病毒;如果后者保持有自己的感染力,那么获得它的动物就可发病,这种机械传递病原体的例子是鸟类天花。

　　在另一种情况下,从供血动物那里获得的病毒在媒介机体中繁殖。例如,乌干达 S 病毒,随供血者的血一起吸进去,在媒介蚊的机体内随着媒蚊胃中血液的消化而数量减少,在 4~6 天观察被感染过的蚊,室温为 23~30℃,病毒的数量变得最小(病毒滴度下降期),而且在这时媒介蚊在重复吸健康实验动物小白鼠血液时不可能转让病毒。在这期间,病毒穿过胃壁进入蚊的体腔,体腔中充满了体腔液——血淋巴和脊椎动物淋巴。血淋巴洗涤蚊的内部器官,病毒在其中繁殖,而且进入蚊的某些器官,如胸部的唾液腺。在其中仍然进行着病毒的繁殖,而且在蚊体内病毒的总数很快增加,经过 10~12 天达到最大数量。

　　重要的是,在这个过程中,病毒到达昆虫身体的出口,这些出口就是唾液腺及它们的分泌管,它们在蚊的唾液口器上开口。在唾液腺中发生了病毒的积累,而且就在这时蚊对于人和对实验动物成为寄生性,因此,媒介就在自己全部生活中成为寄生性的。关于在蚊媒唾液腺中积累起来的病毒储存,可以作为例子的是美国东部脑炎的病毒:根据专门计算,在媒介蚊的唾液腺中含有能够感染致死上千种以上的小白鼠的病毒数量。

　　在获得病毒的蚊体内,病毒滴定度下降的开始期过渡到其数量增大期,从而使病毒状况稳定,而且一直保持到蚊生命的尽头。

　　因此,病毒在媒介体内似乎进行自己的发育周期,但这一循环的打开需要一定的外部温度(总的讲是相当高的),还要保持一定的期限,其长短在各种病毒中是不一样的。

　　滤过性病毒在普通显微镜一般光线的最大倍数是看不见的,要想见到其分子,只有在放大几千倍的电子显微镜的特殊安装和摄影下才行。因此,在媒介体内仍然看不到病毒状况的变更,病毒是否发育或者繁殖。病毒本身在自然界的存在有各种观点:某些学者认为病毒是某种微生物的退化——衍生物,另一些学者认为是无生命物质和原始生活物质中间某种进化中间产物。

　　蜱传脑炎病毒在节肢媒介机体中的命运,即在硬蜱体中的命运,可在小白鼠的一系列实验中得到答案。

　　被疾病病原体感染过的媒介能传递它多长时间? 在流行病学中这一重要问题是根据各种媒介与疾病的某种病原体的关系来解决的。对各种媒介的一般结论是不好作出的。用来作为回答的材料进行各种实验,但相应范畴的各种结果简直说是不适于人的。实验室的经验必须与自然条件下的观察和验证相结合,也就是说要考虑外部环境因素对传染媒介传递过程的影响。

　　我们来看看有关跳蚤及通过跳蚤传递鼠疫微生物的材料。并非任何前胃具有鼠疫菌栓的跳蚤都能感染动物。用一只跳蚤在一天内可以感染 4 只豚鼠,之后还感染了 11 只动物。因为雌雄跳蚤都能吸血,两性都能传递鼠疫微生物,但雌蚤比雄蚤更易感染鼠疫,它们的比大约是 11:4。

　　被描述的跳蚤有几百种。它们在传递鼠疫微生物方面的意义各不一样,这取决于很多原因:①取决于鼠疫微生物在蚤体内的繁殖强度,它与随跳蚤前胃鼠疫菌栓的增长有关;②取决于被感染跳蚤保存传染性时间的长短;③取决于跳蚤肠道对鼠疫菌自净化的过程;④取决于受感染过的跳蚤叮咬的频率;⑤取决于受感染了的跳蚤生命长短;⑥取决于该种跳蚤的行为;⑦取决于外部条件,如温度,有些种的跳蚤是在温度比较低时传递鼠疫微生物,另外一些种的跳蚤则是在温度较高时传递。除此之外,同一种跳蚤在不同的地理景观带传递鼠疫的意义不一样等。

　　全世界自然感染鼠疫的跳蚤有 180 多种,在我国大约有 63 种,主要媒介 28 种,次要媒介 35 种,在苏联有 40 多个种包括亚种。

　　用媒介传递其他疾病病原体的时间长短(寿命):被疟疾原虫感染的按蚊终身可以传递疟疾,因为它们能重复吸人血。它们的唾液腺不能完全自净疟原虫的孢子虫。

　　虱能终身保存传递斑疹伤寒立克次体。

　　蜱传脑炎病毒能终身保存在蜱媒体内,但在三宿主硬蜱虫媒传递病毒蜱一生只可以传递3次。这种情况取决于蜱的食物状态。

　　蜱传回归热螺旋原虫保存在蜱媒 Ornithodoros papillipes 体内好几年。因为这种蜱可以在变态的各个阶段吸血,某一只蜱在其一生中可以多次向动物、人传递螺旋体原虫。它吸血很快,但实际上对人是不敏感的。

　　带有回归热螺旋体原虫的虱子在其体腔中螺旋体原虫没有向外的自然出口。在吸血时,它并不传递螺旋体,因此,人类被感染了的虱子感染只能是一生一次,在接合口处,即在虱被压碎(压死)于皮肤瘙痒时抓破的地方。

　　白蛉热病毒经过白蛉的经卵传递(子宫内传递)是无须怀疑的,这早已经在实验中给予证明。在西瓦士塔波里很多雌白蛉在白蛉热患者上感染白蛉热病毒。把白蛉带到莫斯科,在此获得白蛉的子代。在18个志愿者身上饲喂40～640只,其中16个志愿者感染上白蛉热。这一代的雌白蛉除了从其母体获得这种疾病的病毒外是不会从其他地方获得的,因为在它们还是卵的时候病毒已在其中繁殖。病毒还可在白蛉的幼虫中保存,但幼虫并未吸过血,这是由从360只白蛉幼虫经过磁滤烛过滤过的乳浊液对两个志愿者感染试验证实了的。在这一试验中白蛉热病毒在白蛉幼虫中停留了9个月。

　　曾在22个志愿者中成功地使5个白蛉感染上白蛉热,所用白蛉是雌白蛉,在排卵前6天及6天以上就在西瓦士塔波里白蛉热患者身上饲养过,尔后带到莫斯科时孵化出来的白蛉。

　　白蛉热病毒在白蛉的幼虫和蛹中越冬,最初的患者是在白蛉羽化飞出后几天开始的,这种昆虫在南方通常是在6月的第二个六日。而有时则是在8月下半月才会有,因此发病直接与大气候和小气候有关,而这种气候在不同年代是有变化的。

　　锥虫的外膜有一层表衣将整个虫体和鞭毛裹住,这是一种可变表面糖蛋白。但裹在外面的这层表衣当锥虫进入舌蝇体内时,这层表衣要脱去而被前循环素替代。这种变化可能是免受舌蝇中肠内的酶系统的作用的一种适应,以及便于锥虫在媒介中肠内选择部位。

第七节　媒介的迁移以及具体的地理地点内消灭被它们所传播的疾病的经验

　　媒介能够完成迁移。可以把迁移分为两种:主动迁移和被动迁移。主动迁移属于那些飞行的吸血的双翅目动物的转移,还有既能起宿主带菌动物,又能起媒介传播作用的哺乳纲中的翼手目(蝙蝠)的飞行。被动迁移则是蜱及其他寄生虫,它们与自己的宿主"挂钩",在宿主动物活动时,寄生虫则会出现在那些完全不适于它生活的地方。例如,从北高加索把有角动物带到列宁格勒。在有角动物上有一种蜱 Hyalomma。但这样的蜱没有任何意义,因为这种蜱在宿主身上吸饱了血离开宿主后不可能在列宁格勒找到它进一步生活的气候条件。类似的情况还有众所周知的候鸟把蜱带到北方。又如,在西尼罗热病毒的传播中,鸟将带毒的蚊带入新区,从而扩大疫区范围。

　　但通过宿主将其体外寄生虫被动迁移,对于疾病的这种媒介,能在该种媒介的分布区内实现,则具有动物流行病学意义和流行病学意义。例如,啮齿动物从一个洞向另一个洞的奔跑窜洞,可以带走它的跳蚤,它带走的跳蚤可以是没有感染的,也可能是已经被感染了鼠疫微生物的。所以,这种过程可以导致没有染蚤的洞染上蚤,或者啮齿动物能在那些早先没有蚤的洞中收罗跳蚤。

在土库明尼亚沙土鼠能患上皮肤利什曼病和蜱传回归热,它们是这些病的供血者,其媒介则是栖息在沙土鼠洞内的白蛉(phlebotomus)和一种蜱 Ornithodoros tartakovskyi。当沙土鼠窜到别的鼠洞时可以使这些病的自然疫源地建立更加完善的镶嵌性。

中亚的荒漠中同一个洞内可以有 3 种疾病:鼠疫、蜱传回归热和一种皮肤利什曼病(东方疖)。这种疫源地称为共轭疫源地(或联合疫源地)。如果在热带荒漠中沙土鼠洞内有这样精细的飞行的吸血双翅目昆虫,如白蛉,那么就有必要探究它们在什么地方,如何完成它们的生活周期。

这一问题的重要性在于制订与白蛉作斗争的具体规划。似乎这一问题尚未完全解决。怎样真实地量出白蛉飞行的距离? 主要是寻找正确的方法。很多学者在中亚地区、外高加索、克里木定点研究发现,白蛉会落到和黏在用蓖麻油浸泡过的旗布上(按 Шахов 制作),在这些地方的开阔处,即能通到白蛉的地方也会有白蛉悬挂着。可以认为它们在洞内或在适于其居住处附近孵化。但如何确定从何地飞来落网的白蛉,以及死在这种隐藏地的白蛉?

采用苯胺粉末白蛉自行染色的方法。在大沙土鼠洞口放上煤油灯玻璃罩比较窄的一端,即宽度逐渐扩大,之后是比较窄的短椭圆筒部分,罩上金属灯头。玻璃外培上土,压紧以便从洞内飞出来的白蛉必经过玻璃腔。玻璃事先撒上苯胺粉末(绿的、红的、蓝的等)。

这种方法在居住人口密的城市,是为了确定在该种条件下,蚊虫可能飞行多远;也在克里木开阔的平原、土库曼的荒漠地区进行这种试验。试验指出,在城市中,白蛉的飞行不超过 25m,而在平原地方它可以飞行 1.2～1.5km 远。在这一过程中,在一定程度上受到是否有风、风力大小影响,因风可以阻挡飞行,反之也可加快飞行。

在这一试验基础上获得的数字是在荒漠和半荒漠中与白蛉斗争中的试验,以及在克里木这样的大城市,如在西瓦士塔玻里,这是有名的白蛉热疫源地,其病原体(病毒)的传递仍然是白蛉。

在所引上述试验的基础上可以认为,在城市中完全可以成窝地消灭白蛉(如病院、宿舍、兵营),在整个城市完全消灭它们就不是那么容易的了。如果白蛉在城市中从其实验放飞地飞行不超过 25m,那么可以有希望消灭它们。在选择好半径为 25m 的地方不会导致白蛉从新地很快飞来,实际上,试验导致在城市的这些点进行与白蛉作分析斗争白蛉热患者明显减少;而在其他点没有进行杀灭白蛉患者与过去差不多。与白蛉作斗争还在伊兰的 Терепане,城市部分靠近火车站。

在土库曼某些地方曾选择了 Мургаба 河岸的水文建筑物。白蛉在这种地方很多。居民必须利用帐子。很多工人患上皮肤利什曼病,医疗点每天有 50 多位患者来看病。在工作组住地半径为 1.2km 范围内为沙所害。浇过氯化昔,在 500 000 个沙土鼠洞浇的。这种短期逼害杀灭洞内宿主(沙土鼠),是利什曼寄生的宿主,在洞里过去有白蛉——即媒介。经过这样一年后,着重指出,试验一次杀灭的结果由专门 3 人小组验收。居民改成利用帐子,因为夜里白蛉由于其数量少了居民无干扰;工人中的新病号未曾发现,而且也不是每天都有患者来医疗点看病。只有 4 个小孩生病,可能他们是在进行过工作以外的某地感染上的,在地区的边缘沙土鼠开始重新盗洞,但在当年这没有任何流行病学意义。

同时,上述情况表明,在皮肤利什曼自然疫源地实验方面存在着无可争辩的杀灭。但能否这样就可以放心了呢? 当然这是事实,但决不能忽视,经过杀灭一年后沙土鼠又开始从边缘迁进来,从未从事工作的荒漠来到已清除过沙土鼠的洞中。如果听任其流,那么这种清除过的地区的进住将继续,经过一年时间皮肤利什曼被消灭的疫源地又会恢复,因此在新的洞中又将繁衍白蛉,在沙土鼠中间还会出现皮肤利什曼病。

所以,只进行一次皮肤利什曼自然疫源地的消灭是不够的,还必须进一步关心该地区清除疾病自然疫源地状况的维持,建立相应的机构,与从边缘进入的鼠作反复的斗争,这比较容易也比较省钱,这比过几年后又重新进行疾病自然疫源地完全回升后的杀灭工作。这一原理应适合于其他自然疫源地性疾病和虫媒性疾病的消灭。

疾病病原体的媒介能够,实行迁移,而且这种迁移,如在白蛉,在每年温暖季节是定期的,每天都在进行着的。必须看到,白蛉夜里从洞里飞出,清晨又飞回洞中,不一定回到它们飞出的洞中,至少是离飞出洞不会太远,而且它们是顺路进去的。在这些洞中,可能生活着健康的沙土鼠,当它们在此停留时,有传染性的白蛉可将皮肤利什曼病传给它们,因此而扩大疾病的整个自然疫源地。

夜里在飞行时,在半荒漠自由地表,有传染性的(当然,也包括健康的)白蛉侵袭虫遇到在荒漠中过夜的人们,并把皮肤利什曼病原体传给这些人。

同样的方式也发生在跳蚤上。在草原上跳蚤生活在黄鼠洞中;这种昆虫同样能(即便不这么规律)像白蛉那样从洞中飞出,也可沿草原地表移动,当然,与飞行几公里的白蛉相比距离是很有限的。但在这种短的路线上蚤可能碰到在草原上过夜的人,吸其血,如蚤已是自然感染,则把鼠疫传给人。

登革热的媒介蚊能带毒迁飞很远,在适合生境传播登革热,人们对其生境研究,可以揭示登革热的流行传播,这已被事实证明。

第八节　某些影响吸血节肢动物传递疾病 病原体的感受性及效率的因素

病原生物地理群落中,病原体、供血者、媒介、受血者之间的全部关系,是不依赖于任何人,或不与人有任何关系的外环境的一定背景中,在生物的进化过程中,以及物种种间关系的进化过程中形成的。环境条件的可变性是自然界中产生相互作用的巨大动力。这种相互作用不论过去还是现在决定着地球上全部生命的自然进化。

在传染病自然疫源地里外环境因素的影响下形成各种条件的综合,在其中产生病原微生物的继代移植(即病原体的培育),有的加强了其毒力特性,有的则相反,降低了其活泼性(有效性)。

在很多病毒,如克立克次体、细菌、真菌、原虫等之间,它们与丰富的节肢动物界的联系是多种多样的。早就有学者指出,有关疾病病原体与其古老宿主——吸血节肢动物的生物学的相互关系对于正确认识传播性疾病的动物流行病学和流行病学的很多复杂情况具有巨大的原则性意义(E.H.巴甫洛夫斯基,1940)。当我们在讨论这一重大问题时,如果不解决这一相互关系问题,要想认识自然界中疾病病原体循环途径和条件是不可能的。因此,有必要开展一系列的研究:阐明疾病病原体通过媒介从供血者宿主动物的感染,以及把病原体传递给受血者宿主动物,或把病原体排出到外环境中去的机制;对病原体在媒介机体(残存、繁殖、死亡等)状况的研究;病原体在媒介机体所处的部位;研究传染病或侵袭病传播病原体能力方面媒介的特异性程度;在寄生虫和宿主,自然生物群落和经济生物群落中,它们之间接触的频率和性质、食物性联系、地理景观气候的季节和年度变化对病原体和媒介之间关系的影响等。在研究中,应该认识到,吸血节肢动物与人和脊椎动物疾病病原体之间,越是古老的相互关系,越是变得更加复杂。

疾病病原体在吸血节肢动物体内的命运取决于外环境(经过宿主机体)物理因素影响,取决于宿主内环境条件多种多样的组合,如宿主的生理状况、年龄、食物性联系和频率、内分泌系统、宿主在某些微小气候停留的条件、胚胎发育条件、遗传特点、发育周期等。这些条件的总体决定着蜱和昆虫——宿主和病原微生物在它们共同存在的各个阶段总的状态。

吸血节肢动物的某一状态可能决定着它对人发病的微生物有不同的易感性。除了宿主如此多样的状态外,疾病病原体也有一些自己的特性(遗传特点、病原性和毒力程度、对各种居住环境因素的稳定性等)。很遗憾,研究人员对于宿主体内能决定感受性不同程度的复杂关系知之甚少。只能在实验中最终解决这些问题,但应尽可能接近自然条件。因为各种吸血节肢动物的正常生理功能是与它们所处的生境中的微小气候的一定条件紧密相连的,首先与温度和湿度条件相联系。因此,微小气候对昆虫和蜱对病原体的易感能力,对它们(病原体)在其宿主中繁殖能力有决定性的影响,如不能用蚊虫在低于 20℃ 传递日本脑炎病毒,也不能低于 10~12℃ 传递蜱传回归热等。

在自然条件下,特别是在干旱气候地区(草原、半荒漠、荒漠),吸血节肢动物非常明显地对所处地区的湿度变化发生反应。在适宜的隐蔽所,不只是完全保证自己的生存,还保证在其身上的寄生微生物继续正常的生活周期。因此在实验室中,要对大多数被研究的外寄生虫仔细观察正常的,不低于 70%~80% 的湿度。90% 的湿度,或更高湿度将导致霉菌大量繁殖,这种霉菌能毁灭宿主,或者对其居住的人类疾病病原体起负面作用。昆虫保持在高湿度条件下就常常会长出真菌。

哪怕这些蜱或昆虫是属于同一个种,甚至属于同一个种群,但绝不是全部利用的蜱和昆虫的每个个体都能经常感染某种传染病。为什么? 这很可能是在同一个种的范围内宿主动物的不同族,它们对疾病病原体易感和不易感加以解释。

吸血节肢动物对病原微生物的感受性程度有种的差别。这可以用立克次体和蜱(Гроховская и др., 1964,1966)、日本脑炎病毒和蚊(Петрищева и др., 1963)、利什曼原虫和白蛉等很多例子加以说明。遗传上固定起来的形态学方面的偏差仍然能够对吸血节肢动物变成病原微生物的宿主和媒介有重大的影响。

根据许多文献报道,可以认为,很多种蜱和昆虫的整个种群是由不少在某种程度上彼此隔离的地区内的小种群组成的。吸血节肢动物居住的不同条件,特别是在彼此隔离的地区内它们的食物来源不同,这些都能导致同一病原体具有不同毒力的一系列菌株的形成。每一地理景观带、景观区都有各种化学元素和微量元素存在,通过食物进入脊椎动物和无脊椎动物的体内。这一重要因素,很有可能决定传染病自然疫源地的强度不同,在当地条件下能从根本上改变自然生物群落成员之间的相互关系。

在吸血节肢动物感染时,很有可能节肢动物肠道渗透性程度对病原体进入血淋巴具有重大意义,经过血淋巴实现病原微生物运输到各个器官的过程。

有人做过这样一个实验,用壁虱性脑炎病毒感染野外捕来的蚊虫和实验室培育的蚊虫(Петрищева и др.,1967),用日本脑炎病毒感染蚊虫(А.А.Смородинцев 等)并不是经常可以获得阳性结果,即使是把昆虫保存在同一最好的条件下结果还是这样。在进一步的实验中,很容易使日本脑炎病毒感染一种甲虫的幼虫,方法是先将细针在有传染物质中蘸一下,然后对甲虫肠道穿刺。这种方法很容易用日本脑炎病毒感染蚊虫的幼虫(*Aë. togoi*)。病毒能保存在后变态过程中,随着转化进入羽化蚊虫。在这种条件中,幼蚊的食物是病鼠高毒力的脑混悬液,不进行肠道穿刺,这样感染的很少。不同年龄的库蚊(*Culex molestus*)的幼虫中,在用感染壁虱脑炎病毒后的病鼠脑混悬液饲喂后,在很多情况下幼虫接受病毒,从而转化到羽化世代。

值得注意的是,在病毒传染时,病毒滴定度的增大和媒介体内毒力程度的增大是温度越高,这种增大越快。对蚊虫讲,日本脑炎和壁虱性脑炎病毒讲,有传染力的蚊虫饲养室的昼夜平均温度不能低于 20℃。更快的传染能力蚊虫则要在 25~30℃ 时才获得。被传染了的蚊虫保持温度升高对病毒是否使其肠道的渗透力降低,及能促使更加顺利植入其唾液腺中的因素,之后蚊虫就成为能传递病毒的了? 除此外,饲养室温度的升高能决定更快地在蚊虫中产生重新吸血的要求,还能更快地消化血液。任何新的吸血都会刺激对人致病的微生物的繁殖。同时,吸血引起卵巢的发育、排卵,很可能病毒也进入了卵中。

也有人认为肠道的渗透性不只在变态过程中变化,发育中的某一期的个体的年龄特点对这种渗透性也有影响。例如,雌蚊(*Aë.togoi*、*Culex pipiens* 和 *Culex tritaeniorhynchus*)的老体对日本脑炎病毒易感性差,而另一种雌蚊(*Culex molestus*)老体与刚羽化的头几天相比对蜱传脑炎病毒完全不反应。Ornithoc 的老体与年轻稚虫个体相比很难感染蜱传回归热。

有这样一些植物病理学家报道认为,媒介发育的早期阶段对病原性病毒易感性强。Развязкина(1962)确定,有一种蚜虫(*Aphrodes bicinetus*)是三叶草 Tritolium 病原病毒的媒介,在成虫阶段不易感,而在稚虫阶段感染强度大。Шаскольскац(1962)研究一种蚜虫稚虫(*Psammotettix striatus*)对冬小麦花叶病病毒的感染几乎是100%,而其成虫又几乎是100%的对该种病毒有抵抗力。Wijers(1958)确定,一种舌蝇 *Glossina palpalis* 只有在飞行时易感锥虫病,在头两天内感染占全体的4%,到第3天则不可能再感染了。有作者认为问题在围食膜,当其在羽化后还是软的时候寄生虫经过它很容易进入,之后一些天,当围食膜逐渐强硬,则会阻止锥虫的迁移。

根据Stohler(1957),蚊虫的围食膜在进食后30h就变硬了,而且成为卵动子 *Pl. gallinaceu* 进入蚊体内 *Aë. aegypti* 就困难了。

各种吸血节肢动物传递病原体的效率可能还取决于穿刺温血动物组织的深度。对于植物病原性病毒媒介昆虫来讲,有关这一问题Bradley(1953)的资料很有意义,它在研究马铃薯病原性病毒进攻组织的条件。如果媒介蚜虫的病毒刺于细胞之内,那么细胞就会有疾病猛烈表现的最好的发育。反之如果蚜虫所带病毒刺在细胞之间的空间处,那么病毒就不会有繁殖的有利条件,疾病表现得就很轻。

对于将传播性传染病的病原体顺利地植入人体或动物体内,显然,吸血节肢动物昆虫或蜱的唾液有不小的意义。当引起一定的炎症反应后,它可能会增加血管壁的穿透性。研究者不只一次发现通过注射器注射的方法将传染病移入较少成功,相比通过自然途径,即通过昆虫吸血或通过带病原病毒实验动物更易感染成功,如在对实验动物感染皮肤利什曼原虫(А.Б.Карапетян,转引自 Петрищева,1967)及其他传染病。

在吸血节肢动物肠道内病原性微生物居住条件,决定着它们成为疾病病原体的保存者和媒介。

吸血节肢动物的胃肠管道是病原微生物停留的第一个地方。肠道内容物经受着最大可能,是属于消化酶的杀菌物质的积极作用(Duncan,1926)。杀菌物质在很多种吸血节肢动物的肠道中发现过,如蝇、波斯软蜱(*Argas persicus*、*O. moubata*),以及其他很多蜱和昆虫。

很显然,并非所有病原微生物都在同一程度上经受肠道杀菌物质和消化物质的作用,也并非吸血节肢动物的每一个体都具有这些物质。事实上,病原微生物中的很多种能相当快地进入血淋巴中。

在昆虫和蜱,血液循环和血淋巴的闭锁循环自由地流经全部器官,同时,病原微生物能进入一定的组织。病原体进入节肢动物身体的防卫性反应通常表现为吞噬形式,在蜱机体中众所周知的有布鲁氏杆菌、立克次体(Боррелий)等。在把人和牛结核病病原体菌株注入东方飞蠊 *Blatta orientalis* 时,所有杆菌在感染后3~5天出现血淋巴的吞噬细胞。但在用鸟结核和鱼结核病病原体菌株感染东方飞蠊时,在头几天及两个月期满,相当多的杆菌有游离的胞外排列,同时还有已被吞噬的细胞,除吞噬作用外,还有被膜状形成,飞蠊对结核病病原体所有类型的保护性反应。吸血节肢动物体内病原微生物可能的被膜形成问题尚未引起足够的重视。

也有报道立克次虱具有被膜(Пшеничнов и др.,1961),它们被血蛋白包围,这保证了它们在粪便中长时间的存在。曾有报道在软蜱蜱传回归热也有形成被膜的可能。

在用(病原微生物)人工感染外寄生虫时,显然有这样一些意义:实验的外寄生虫的吸血发生是在供血者感染时(人工动物感染)。在血液中抗体的出现可以降低,甚至可能排除外寄生虫对传染病病原体的易感(Гроховская,1967)。

在吸血节肢动物中间,对病原微生物不能自然易感的现象还是很多的,而且难以解释。因此,有很多人对于病原微生物在其自然循环中进入死胡同的命运的研究很感兴趣,即在这样的宿主体内,疾病病原体由于没有通到外界环境的出口而遭致灭亡。

在另外一些情况下,疾病病原体的一些媒介对病原微生物讲就是死胡同。在研究森林按蚊(*Anopheles bifurcatus*)及另一些按蚊(*An. hyrcan*、*An. pulcherrimus*)感染三日疟的变形体时,经常可以发现有抵抗力的个体(Петрищва,1967)。但在某些情况下,有人用人血饲喂蚊虫而能得到克服(петрищва,1967)这种蚊虫常常居住在无人烟的地区。当白天在野生哺乳动物的洞穴中可捕获它们,因它们在这些地区不只可以吸到温血动物的血,也可吸到冷血动物的血。很可能,在吸对人疟疾变形体不易感的动物的血时,蚊子仍可获得不易感性。在自然界,这种现象显然在其他一些传染病和侵袭病病原体的媒介中间有更加广泛的分布,因为吸血昆虫和蜱很多种的食物联系是非常广泛的。

还有一些问题尚未得到比较好的解释。

为什么蜱传回归热病原体(*B. sogdianum*)的特异性居住环境是软蜱 *Ornithodoros* 及其他一些种类的机体,而在 *O. laharensis*、*Argas persicus*、*Argas reflexus*,以及其他一些种则又是这一微生物的死胡同呢?相反,鸟类螺旋体病的病原体又能成功地在 *Argas* 蜱中繁殖和保存,而在 *Ornithodoros* 蜱机体中又是死路一条呢?为什么利什曼原虫在一系列昆虫——白蛉 phlebotominae 的发育循环的一个中通过,而又在其他吸血昆虫,以及蜱中遭到灭亡呢?而所有这些体外寄生虫都是同时居住在同一些动物的洞穴中,而这些动物同是这些体外寄生虫的食物来源等。阐明死胡同在自然疫源地动物流行病综合体中的意义,以及它对病原微生物的作用都是很重要的研究任务。在这种情况下,对器官生化组成,对疾病病原体易感和不易感昆虫和蜱的血淋巴的比较对比,将激发起研究者的思路。从生化遗传角度仔细研究病原微生物生活中死胡同这一非常莫明其妙的现象,很可能将使我们进一步去认识一般生物学的规律,在某种程度上,这些规律决定着寄生虫与宿主相互关系的进化道路。

吸血节肢动物通过食物与各类群的动物,以及属于它们的病原微生物,各种各样的接触将导致在脊椎动物中,吸血昆虫和蜱不可避免的混合传染病的分布。毋庸怀疑,这种既在野外自然界中,也在人类居住的地区内出现的现象,在传染病的流行病学中,甚至在病原微生物的进化中都有不小的意义。

В.Н.Беклемишев 等根据能随意地居住在吸血节肢动物机体内的病原微生物的数量和多样性确定了在疾病病原体系统分类地位与媒介之间最古老的相互联系的存在。

毋庸怀疑,寄生虫和宿主系统中的每一成员有其自己的谱系上的复杂的历史。在大生物和微生物共同进化过程中,获得一系列出色的能力,彼此不混淆干扰,而且能对变化着的环境条件进行很快的反应。但它们之间的相互关系还未深刻揭露。这方面的研究是十分诱人的:从中研究者应该在医学、生物学的理论和实践中做出更大的贡献,在解决有关微生物获得病原性和丧夫病原性的有关一般生物学规律上做出更大贡献。

在微生物和节肢动物界中它们古老宿主之间的相互关系的研究对于疾病病原体和它所引起的传染病和侵袭病的一般哲学概念的形成具有巨大的理论意义。

有这样一种意见:利什曼原虫在各种白蛉机体中的命运取决于白蛉的某些形态特点,如食物胃膜的结构、食物胃膜存在于某些种白蛉中。

第九节 自然疫源地性疾病的媒介能转换吗?

有学者认为传播性自然疫源地性疾病的媒介在其自然疫源地的历史发展过程中,媒介的性质是毫无疑问可以改变的。苏联学者 В. М. Жданов 就在各种立克次体病的自然疫源地发展问题中对这一问题作了很好的说明。

日丹诺夫认为在这些疫源地发展的最早阶段、立克次体的宿主是蜱。后来在动物界的进一步进化过程中,本来是立克次体的宿主蜱又成了啮齿动物的体外寄生虫,因而蜱就将所带的立克次体病原体给了啮齿动物,从而使立克次体在其以后的进化道路中越来越成为寄生性的了。

但在之后的进化过程中,产生了分支:一方面,立克次体的早期宿主蜱,继续成为野生的;另一方面,一部分的啮齿动物成了与人共栖的室内性的了。结果就促成了鼠性立克次体病的形成,立克次体病病原体的媒介完全换成了蚤类。之后立克次体病的继续进化导致了一种人类传染病——历史性斑疹伤寒(即普氏立克次体引起的流行性斑疹伤寒)的产生。

从另一个例子也可以看到在自然疫源地的历史进化过程中媒介的变换,即回归热病进化的历史。回归热的自然疫源地早在鼹鼠类啮齿动物出现的时代就已经形成了,当时在同一时期适应于这些小鼠身上的寄生虫是 Ornithodorus 软蜱。

在历史的进化过程中某些蜱就与啮齿动物同时成为与人共栖的室内性质的了,如蜱(Ornithodorus papillipes),而另一些 Ornithodorus,如 O. verrocosus,或更多的是 O. tartakovskyi,则仍然是野生性质的。在以后人为性的疫源地条件下,螺旋体就适应了人体寄生物虱子体内的寄生性的了。从而形成了现在所有的虱性回归热流行病学过程的特点:患者—虱—人。

媒介转换的例子,在其他传染病疫源地进化历史过程中还有蜱传脑炎最古老的媒介是蜱,蚊传脑炎(日本脑炎)在起源上是比较年轻的,日本脑炎(蚊传脑炎)起源于蜱传脑炎。

像鼠疫这样古老的传染病的进化在这方面(媒介转换)也不会是例外的。在鼠疫的自然疫源地中,无论是隐喙蜱或者是硬蜱,都有受鼠疫微生物感染的,这就可以证明。

第十节　保证吸血节肢动物成为疾病病原体的特异性媒介的发育和食性的一些特点

早在 20 世纪 40 年代,就有医学寄生虫学家,根据陆地脊椎动物(包括人类)的传播性疾病媒介、病原体的系统分类位置之间的相互关系的分析,把节肢动物某些群的起源的古老性与各种病原体传递的频率作对照,正确地提出系统上比较古老的群是传递范围比较广的媒介。这一观点使后来人们正确地在一定的分类群的节肢动物中间寻找媒介。

后来一些学者认为上述这种观点只是吸血者与病原体之间系统发生上可能的联系,它未能提出,关于个体发育、形态学、生理学及行为中,哪些特点决定节肢动物中某些分类群的代表可以成为严格的某些(远非所有)陆地脊椎动物疾病病原体代表的特异性媒介问题。

因此,早在 20 世纪 E.H.巴甫洛夫斯基(1947)就提出过的问题,他是这样说的"……在供血者的血液中循环着有毒力的病原体,可以饲养很多吸血昆虫和蜱。病原体随着血液进入吸血昆虫和蜱的体内,但只有进入特异性媒介机体中病原体才能找到进一步生存和循环的可能性。毕竟其他的吸血者对病原体讲是死胡同,在这种死胡同中病原体只能死掉……非常值得细心研究其原因,为什么这么多的吸血昆虫和蜱、病原体进入它们身体后,不会成为媒介……"。引文中所提出的"为什么"的问题,尚无人来解决。后来大家围绕着病原体的特异性(机械传播例外)媒介,并根据 B.H.Беклемишев 列的表格作讨论的内容,有的学者在讨论特异性媒介时还把特异性污染物加进来。关于特异性的标准,主要指的是关于传播性疾病媒介作为节肢动物的特异性及媒介和病原体之间的共生关系的性质,可以下列一些因素表示特异性的标准:①脊椎动物疾病病原体在媒介中的饲养和繁殖(生长);②病原体(或它的微小种群)在节肢动物中通过的生活周期的部分经历(或叫相);③节肢动物作为一个种的病原体的相对无害性,以保障媒介个体感染的播散性质;④具有高效的传递机制,保障宿主形态生理上的独特性;⑤对病原体-媒介这一对有适宜的感染滴度(剂量),这一对的共生关系通常表现出温和的寄生性性质。

这些标准虽然提出来,但肯定有争论。为了讨论问题,只好把对上述标准的争论搁置一边,将这些标准作为表格中包括媒介群在内时病原体有或是没有特异性传递的表示。

为了与 B. H. Беклемишев 资料方便作比较,大体上可以利用通常用目及更小的节肢动物的分类,病原体的分类大群才要求精确。

从表4-1中可以看到,把成虫前和成虫的食物特性和形态发生特点与从各不同分类群中的病原体特异性传递(通过叮咬或特异性污染源途径)的可能性作对照。或许利用大多数参数可以说明媒介机体可以作为被病原体利用的栖息环境的容许的(禁止的)机制,但场面的主要特点显然保存和成为某种目的之助,这是 В.Н.Беклемишев 早在 35 年前就提出的模式。从表中可以得出结论,在成虫期,有完全变态和有围食膜的吸血昆虫不可能是立克次体的媒介。促使成为胞内寄生的立克次体媒介的因素是在发育的全部活动期以血液为食(或者以脊椎动物的液体组织为食,特别重要的是在幼虫期要能获取此类食物)。因此,很可能在这些昆虫如蚤,立克次体在其肠道表皮繁殖。这一因素显然使立克次体可以在胞外繁殖,如 *Rochalimaea quinfana*,在虱 *Pediculus* 肠道中(Балашов,1973),以及 *Coxiella burneti* 在床臭虫中(Дайтер,1961)。在幼虫期,以及在之后的时期与粗俗的微小植物区系相接触是无害的,而且以血液和糖双重食物的成虫也不能将细菌传递给有完全变态的昆虫,很有可能在蛹和成虫具有这种类型的强力的杀菌因素,这早已被 Violle 和 Sautet(1937,1938)在 *Culex pipiens* 的成虫前期观察到了。

表4-1　媒介的分类位置,它们在成虫前期和成虫期的变态和食性的特点,以及将传播性疾病病原体传递给陆地脊椎动物,包括人的能力之间的相互关系(引自 Алексеев,1984)

媒介	全变态(全)、不全变态(不)	有食物围膜 幼虫	有食物围膜 成虫	幼虫的食性 其性质	幼虫的食性 与粗俗的微小植物区系的接触	成虫的食性 血(K)或血和糖(KC)	成虫的食性 在正常温度时血液的消化速度	成虫的食性 肠道中有没有细菌分解病原体(变形菌)	细菌	立克次氏体	螺旋体		芽胞	鞭毛		病毒
Diptera 吸血蝇(采采蝇) Glossinidae	全	+	+	腺体为食	-	K	几小时	+	-死	-	-	-	-	-	+人	-
Tabanidae	全	+	+	肉食性	+	KC	几昼夜	-	-繁	-	-	-	-?	+	+人	-?
Culicidae	全	+	+	滤过物	+	KC	几昼夜	-	-	-	-	-	+人	+实	+人	+人
Ceratopogonidae	全	+	+	碎屑	+	KC	几昼夜	-	-	-	-	-	+	+实	+人	+人
Simuliidae	全	+	+	滤过物	+	KC	几昼夜	-	-	-	-	-	-	+实	+人	+人
Phlebotominae	全	+	+	碎屑	+	KC	几昼夜	-	-	-	-	-	-	+	+人	+人
Aphaniptera	全	+		碎屑或血	+	K	几昼夜	-	+人	+人	-	-	-	+	+	+
Hemipterd, Acarina Anoplura	不	-	-	血	-	K	几小时	+	-死	+人	+人	-?	-	-	-	-
Ixodidae	不	-	-	血	-	K	几周和几个月	-	+人	+人	+人	+人	-	-	-	+人
Argasidae	不	-	-	血	-	K	几周和几个月	-	+	+人	+人	-	-	+实	+	+
Triatomidae	不	-	-	血	-	K	几昼夜	-	-	-	-	-?	+人	-?		-?
Cimicidae	不	-	-	血	-	K	几昼夜	-	-繁	-繁	-	-?	-	-实	-?	+

注:"+人"为该组媒介能将病原体特异性传递给人;"-死"为没有特异性传递病原体可进入这组媒介,甚至在其中繁殖,但最终死亡;"-繁"为没有特异性传递病原体进入这组媒介,可在其中繁殖之后随粪便排出;"-?"为病原体在这组媒介中可能在特异性传递的新开出口;"-实"为实验证实在功能上这组媒介有特异性传递能力

由于幼体吸食腺体或者含血食物,如格罗西尼,虱就缺乏与粗俗的微小植物区系相接触。缺乏双重食物型,成虫在肠道巨细胞中形成维生素菌体,不只是禁止传递细菌,而且使这种昆虫无能力防止繁殖,显然,由于采采蝇和虱肠道中没有或者有发育微弱的杀菌素因素(见表4-1中"-死"),这些因素很可能对互利共生不利。

根据 Васильев 和 Жовтый(1971)、Molyneux(1969)、Strenger(1973)的意见,处于一个极端中间位置的蚤,它们不但有食碎屑,而且食血,Василбев 等(1981)还认为幼虫肠道中有杀菌播种能力,Алексеев、

Бибикова 和 Хрусцелевская(1969,1972)还认为在没有围食膜的吸血成虫中已被证实存在着杀菌素的因素，正如 Ващенок(1982)认为的上述这些特点使蚤成为细菌中的一个病原体唯一的、非常理想的媒介。

蜱传递任何细菌性传染病，与其病原体相反，在其身体中或者缺乏，或者只有微弱的特异性保护因素。各种溶菌酶是禁止因素(Подборонов,1972,1978)。

在臭虫肠道中(在任何情况时，在 Cimicidae)能繁殖，可以长期保存在任何一种细菌中。但由于肠道表皮的特殊结构——微绒毛有双重膜和双层的 Гликокаликс(Чайка,1979)。它们可能是克服了障碍的 *Trypanosoma rangeli* 的特异性媒介，在肠道中繁殖的克氏锥虫(*T. cruzi*)的特异性污染物(Domingues и др.,1982)，可能还有能克服此障碍并在臭虫血淋巴中繁殖的、很多情况中的 *Dipetalogaster maximus*。

螺旋体只可以在有不完全变态，没有围食膜，发育各时期均为吸血，没有巨大屏障，如肠道上皮双层膜和双层的节肢动物中繁殖，其代表为 Rhynchota。Пироплазмид 随着它必要的一相到另一相的转移的发展长期(从稚虫到成虫，表现出能成为病原体转移的形式)被限制在宿主蜱的范围内，即完全不排除虱和臭虫作为宿主的可能性(见表4-1中"-?")。

血孢子虫的传递被限制在具有完全变态，在幼虫饮食丰富，利用微植物区系，成虫饮食类型为双重(血和糖)的吸血双翅目昆虫(Diptera)。未必幼虫的大部分肉食性和温和的(与 Nematocera 相比较而言)牛虻(Brachycera)的蜜腺食性对血孢子虫是严重的障碍。可以提出，在深入研究 споровики 时应该以血液为食，成虫，食物成分的缺乏，细菌中的幼虫得到的，显然禁止 Haemosporina 在其他吸血者中的发育。

在表的左边部分所引的参数，对于解释在吸血节肢动物中鞭毛的发育是被禁止的机制，或是相反，促进的机制，还嫌不足。

非常有兴趣的是，血液的消化过程(几小时)，也就是说，消化酶有非常高的活性，对于感染旧的格罗西尼锥虫是一个很重要的障碍(Harmsen,1973)，禁止虱子和采采蝇传递病毒，可能，由于破坏，或过分快的病毒 Капсид(пеплос)蛋白质的快速变形，这好像发生在热分解酶影响下的病毒。另外的禁止机制可能只与采采蝇和虱的口器官的结构特殊有关，它适于 Филярия 的特别的研究。在其他的吸血节肢动物中，显然，对感染没有相反证言，不论是 Филярия，或是病毒。至今尚未发现由蚋和虻传递病毒可能与它们的消化酶与蛋白质活性非常高有关，虽然它们血液消化的速度总的来讲并不高。根据 Чайка(1982)的资料，按对蛋白(质)和干酪素的酶活性，虱处于第一位，第二位是吸血 Muscidae(刺蝇属在他的实验中未列入)，第三位才是蚋。现有资料显示，具有双重食性的吸血昆虫中，这些昆虫在它们的嗉囊内有糖，通常在吸血时也进入血液(如蚋和虻)，观察到酶的活性稳定增高，随着这种混合物进到中肠。但是这显然不可能完全排除这一组吸血双翅目可能是和很少可能是树病毒的媒介(见表4-1"-?")。这完全可能是蚋在传递病毒的作用——是卡累利热的病原体[见 Вершинский、Льбвов 和 Скворцова 的《自然疫源地性疾病》(1983)一书]，这将在今后得到证实。

臭虫科(Cimicidae)已被确定为燕子当中 Форт-Морган 病毒的特异性媒介(Rush и др.,1980)。因此，确定 Rhynchota 的肠壁并不是树病毒进入臭虫体腔的绝对的障碍，可以期望从 триатоловы 臭虫分离出树病毒。

非常希望，吸血节肢动物几乎不会禁止作为明显的寄生虫——Филярий，病毒相反，自己在吸血者机体中成为共生那样的生活。

讨论这一问题的专家的态度非常明确，他们不奢望无遗漏地完全列举出容许或者不容许病原体在吸血节肢动物中病原体的发育参数，也不奢望完全列举作为决定它们成为特异性媒介的因素，但可以希望上述提供的有关分析，一方面，可以作为更有信心去寻找病原体的某些群的特异性媒介，另一方面，探究病原体-媒介系统内更加有价值的相互关系的机制。

第十一节　某些蜱的主要生态学特点

传播性自然疫源地性疾病,在自然疫源地性疾病中占有相当大的数量。其中蜱传的自然疫源地性疾病所占的比例,可能仅次于蚊传的数量。研究蜱传疾病的自然疫源地性,特别是研究它们的动物流行病,媒介的研究占重要位置,从蜱媒的生态学资料可以看出,媒介在动物流行病中的作用,除有一些共同的、基本的特点外,栖息在不同地区、不同生境中的媒介蜱的生态学还有其地方性的一些不同的特点,这对研究者了解某种自然疫源地性疾病在该地区的具体的动物流行病的规律是至关重要的,不能只依据它们基本的共同特性的规律来制订当地的防除规划。

因此,在这一节里简要地将有关蜱生态学的近期研究向大家介绍。自然疫源地性中传播性疾病的传播媒介可以说包括全部吸血节肢动物、蜱螨、蚊、白蛉、蚤、蠓、蚋、蝇、虱等。在本章这一节中仅介绍蜱类的生态学特点,包括在野外的研究方法,其他吸血节肢动物的主要生态学特点及研究方法,将分散在有关章节中介绍。

一、种群结构

通常描述自然疫源地性疾病、动物流行病中媒介种群结构时,采用的种群结构模式大体包括这样一些有关资料:在生物群落(或者说在生态系)中媒介(主要媒介、次要媒介等)的分布,它们的多度,生命周期各阶段的死亡率,攻击饲养者积极性的季节动态,各种脊椎动物染媒介的遇见率,媒介和与传染病病原体有关的潜在性宿主之间的相互关系。开展这些工作有两个目的:一是弄清动物流行病的有关环节;二是为有效防除提供依据。

目前对寄生系统种群结构特点和寄生系统的功能特点研究得最完整的当推蜱传疏螺旋体病(莱姆疏螺旋体病)和蜱传脑炎(森林脑炎)。这两种病广泛分布于欧亚大陆西起大西洋东到太平洋的森林地带。从西向东在景观和气候背景上主要媒介由蓖麻子硬蜱(*Ixodes ricinus*)转变为全沟蜱(*I. persulcatus*),饲养蜱的脊椎动物的物种组成也有变化,但它们病原体循环的主要特点仍保持着。在分布区的不同部分补充媒介可能是六角硬蜱(*I. hexagonus*)、三角硬蜱(*I. frianguliceps*)、巴甫洛夫斯基硬蜱(*I. pavlovskyi*)、日本硬蜱(*I. nipponensis*)。

硬蜱属的种群结构特别复杂。它的一个世代是由发育的 4 个相(卵、幼虫、稚虫、成虫)组成。同样的,幼虫、稚虫、成虫相又分为饥饿期,吸吮期和吸饱期的个体。发育的每一期又分为单独的半种群,这种单独的半种群占据着它们栖息的小环境,专门应对全部生物的和非生物的环境因素。硬蜱的各个种整个 3 个相进食的总时间不超过 12～15 个昼夜(未性成熟的个体一般 3～6 个昼夜,雌蜱 6～10 个昼夜),蜱的整个寄生生活受到这些时间的制约。发育的所有相的非寄生生活期可以达到几年。

二、生命周期

蜱在自然界生活周期的寿命取决于地方的气候特点,总得讲它们分布的北方地区比南方地区活的时间长得多。吸饱血的个体发育时间的长短不直接受制于温度,因为可能发生光照白天长短的变化、温度节律的变化,蜱的生理年龄的变化等。由于这种变化幅度的存在,蜱残存在越冬时不利条件下,各种年龄阶段饥饿蜱的活动性就会达到同步的程度。

在森林蜱中,由于生活周期依赖于气候条件,为 3～6 年。在饥饿和吸饱血时可以在发育的全部相中冬眠。由于不定期的幅度变化,分布区的南部在有利的条件时发育两年就能完成(Randolph,2004),这是在欧洲南部(分布区的南部)的情况。而在分布区的北部 Балашов Ю.С.在俄罗斯列宁格勒省对 *I. ricinus* 和 *I. pensulcatus* 饥饿时雌蜱的生理年龄和年龄组成的研究中认为,在这种蜱发育的每一相的完成时期需要按两年计算,还观察到发育的 5～6 年的周期,气温低非常明显地延长了发育的速度。

在欧洲南部,森林蜱的成虫在秋—冬—春季时期活动性不会间断,在相当寒冷时则出现短暂活动停止。在欧洲温和气候的西部、中部和东部成虫的活动可以在春天、夏天和秋季,活动性时期春季和秋季的特点是蜱的数量达到最高,而到了夏季数量下降。在俄罗斯的卡累利阿,这已是分布区的北部边缘,成虫只能观察到一次短暂的春—夏活动期。在气候温和的国家,如在英国的林区(Craine et al.,1995)、瑞士(Gigon et al.,2002)、德国林区(Kurtenbach et al.,1995)及欧洲一些国家(Randolph,1995),幼虫和稚虫的活动性(与北方地区的情况完全不同)季节仍然存在,并出现不同程度的春季高峰和秋季高峰。

活动性的季节性是受到卵期、吸饱了的幼虫期、稚虫期及雌虫的形态发生的范围调节的。因此,吸饱了的个体的脱皮大批出现在夏季的后半部和秋季的后半部时期。在活动性的同步化中,饥饿个体不定期的行为范围起重要作用。它受到光周期的监督,还受到种群的部分和脱皮期或冬眠后两者之间活化起来的关系的决定。由于饥饿个体行为的范围,*I. ricinus* 在所有发育期能活到一年多,而已活动起来的蜱的生活期大约只有两个月,这是 Gray(1991)在研究莱姆病时对这种蜱的发育和季节活动性时观察到的。Randolph S.E.在流行病暴发后对这种蜱的生态学观察中也证实了这一现象。

俄罗斯东欧部分及亚洲部分的西伯利亚大森林(原始森林)中的全沟蜱的发育周期为 3~6 年。饥饿的成蜱的活动性开始于春季一开始下雪,一直继续到仲夏。成虫由稚虫变化而来,去年秋季脱换新皮处在秋冬有约束的范围。幼虫和稚虫活动性在整个温暖季节期间,而且就在从卵刚孵出或在第二年夏天的前半段时期脱皮,或越冬后马上脱皮。幼虫和稚虫的活动领域是随意的,而且与洞内白天的长短光周期反应相适应,逃避那些在夏天后半部时期吸饱了的个体的脱皮。吸饱了的雌蜱,秋季产卵,不可能越冬就死掉了。研究者认为饥饿的成蜱行为上的活动范围是有约束的,而且蜱的活动性在秋季是逃避的(Белозеров,1981,1998;Коротков и др.,2001)。

西伯利亚大森林(原始森林)中的蜱,在一年内可能只能完成生活周期中的第一期,要想完成全部生活周期不少于 3 年。如果有部分幼体和稚虫重复越冬,正如遇到寒冷的夏天这种条件时,主要是在分布区的北半部地区,生活周期就可能要延长到 4~6 年。蜱的生活周期的长短,相当程度上不只取决于分布区的不同部分,还取决于哪怕是同一个种群的不同个体。这在《西伯利亚大森林中的蜱》一书中有详细的记述(1985 年版本)。

三、个体生活的时间长短

没有食物还能长时间的生存是饥饿蜱最重要的适应之一。在种群低密度时,遇到寄生和宿主的机会并不大,而在外界环境中靠着长期忍受侵袭阶段而增加机会。在它们栖息地中,限制饥饿蜱生活时间的主要外部因素是温度和湿度。最不能抗低湿的是稚虫,特别是幼虫最不能抗低湿,成虫则最能抗低湿。

在它们的自然栖息地中饥饿个体生活最长的期限对种群讲较为长的中等期限为重要,而在死前不善于遇到宿主是部分蜱。它们决定于主要食物储备(热量)耗尽的时间,这些储备是在发育的前一阶段得来的(Балашов,1998;Randolph,2004)。

在野外实验的条件下,将蓖子蜱放在容器内,有超过 50% 的幼蜱活到 3~6 个月,稚蜱为 5 个月,雌蜱和雄蜱 50% 以上活到 5 个月。全沟蜱成虫的生命在自然界取决于湿热条件,为 1~61 个昼夜。积极活动晚期的个体生活得比早期的个体时间短。从总的追踪蜱的生理老年的指数和自然界中的消亡指数的相关性。成年蜱重复越冬的可能性是没有的,因为在自然界它们在夏季期间由于耗尽食物储备而死亡。

四、年龄结构

饥饿蜱在自然界中生活的期限取决于它们种群的年龄组成。虽然从结束秋季脱皮时起,到死亡短暂的活动性唯一的季节期内,自然种群是由几个世代组成的。吸饱的稚虫变为成虫,秋季脱皮时大约由 3 个不同的核心部分组成,根据之前的发育,它们可能有 3 个年龄,即 2 年、3 年及 4 年的(Uspensky et al.,2006)。

五、饥饿个体的行为

在植物群落上窥伺宿主时期与在土壤表面安静时期的交替是饥饿蜱行为的主要特点之一。刚从卵孵化出来的幼虫,或者是脱换新毛不久的稚虫和成虫有几周活动少的现象,而且在它们接近宿主时缺乏行为反应的综合能力。积极活动起来的个体,爬上植物为了暗中窥伺宿主,它们进行周期性的从植物上面到根部的垂直迁徙,到落叶层或到土壤中。饥饿蜱的垂直迁徙与机体水平衡的恢复必要性有关,是通过吸入水蒸气的方法。在土壤表面它们就静静地恢复机体内的水热平衡,同样是采取吸取大气中的水蒸气的方法。但在潮湿的瑞士林区,为了个体生活,饥饿的蓖子蜱可能有从1~8相的活动性,每一活动长达1~9个昼夜。安静期的长短为1~4个昼夜。在瑞士,饥饿蜱窥伺时间平均占生活的75%,休息占25%,这是Gigon(1985)在瑞士平原上观察到的。在英国,Randolph(2004)是在开放的牧场上,当地气候为比较干燥的小气候,窥伺占其生活时间的30%,而休息占大部分,为70%。

个体在植物群落上窥伺所处的高度,变化相当大,它取决于发育的相、栖息地的水热条件,以及主要饲养者所处活动的地带。蓖子蜱在阔叶林中,大多数成蜱位于土壤表面2~80cm,平均是45cm。稚蜱则处于2~80cm(但平均为30cm),幼蜱则处在2~50cm,这是在瑞士平原上的情况。在远东西伯利亚大森林(原始森林),成年的全沟蜱发现高达75cm,在西伯利亚南部稚蜱集中在4~10cm,而幼蜱仅在5cm的高处。

除了气温和湿度外,光照、白天和黑夜的变化也影响蜱的活动节律。在瑞士林区成体蓖子蜱不论窥伺或垂直活动全天都能见到。在较干旱的森林中,如克拉士雅尔斯克边区,全沟蜱在有太阳的天气观察到在相当降低白天时间而是变成早晨和傍晚。在阴天则具有一个活动高峰,早晨活动低,白天活动高峰值则在午后几小时。

六、宿主的物种组成

蜱的饲喂者可能实际上是与蜱栖息地相接触的全部哺乳动物、某些种鸟类和爬行类。有的蜱是单宿主性的,有的为双宿主,还有三宿主性的(图4-3)。在欧亚大陆对于森林蜱,西伯利亚大森林(原始森林)中有300多种动物作为蜱的宿主,但其中只是不多的一些种在自然疫源地中有重要的动物流行病学意义。幼蜱、稚蜱、成年蜱个体的宿主物种组成存在着相当的区别。蜱的大部分在不多的一些潜在宿主,又叫主要宿主身上取食,这些宿主在蜱的物种分布区的不同部分是变化的。研究发现,不同种的宿主的作用,在蜱的饲喂中可能与它们在病原循环中的意义不相符合(Gern et al.,2002)。

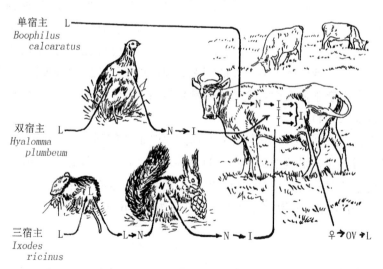

图4-3　媒介的单宿主,双宿主及多宿主性(仿巴米兰采夫,1948)

L.幼虫;N.稚虫;I.成虫;OV.卵

根据 Matuschka F.R.等在欧洲对伯格多弗疏螺旋体病（莱姆病疏螺旋体病）的研究中的重要发现，在蜱的饲养中，各种宿主的作用，对病原体循环中的意义不相适应。在英国开放的牧场，所有雌蜱，超过99%的稚蜱，80%的幼蜱；在森林中，在幼蜱的饲养中，雉鸡和松鼠作用大（Randolph，2004）。在欧洲中部地区的国家中，幼蜱和稚蜱的饲养者是多种啮齿动物和一些食虫类、鸟类。而雌蜱的饲养者都是鹿、兔及其他大型或中形哺乳动物。Окулова（1986）、Korenberg（2002）在俄罗斯对伯格多弗疏螺旋体病（莱姆病）的生态学研究中，在俄罗斯全沟蜱的幼蜱，稚蜱的宿主动物有50多种啮齿动物、食虫类，其中䶄（*Clethrionomys*）及鼩鼱（*Sorex*），很多种兔、松鼠、小型食肉动物、180多种鸟类有重大意义，而雌蜱则寄生在家畜、野生有蹄类、食肉类、兔、松鼠、刺猬。作为蜱的饲养者，病原体的保存者的各种宿主的作用变化很大；但在对它们的流行病学意义的定量评价时比较困难。

七、对宿主的攻击

对于硬蜱，一旦发现宿主动物，就设法固定到它们身上，是蜱生命周期中生死攸关的时刻。蜱用打乱其行为反应的序列措施来保证这一动作。那些处于攻击状态的个体，爬上植物群落，沿着一股特殊的气味慢慢接近宿主，如 CO_2 的浓度增大。幼蜱、稚蜱、成蜱在树上的高度是与主要宿主路过活动的空域相适应的。攻击鼷鼠、鼩鼱这种小动物是沿地面的草层或地表活动，为全沟蜱幼蜱最喜欢寄生的，而地表和树木下层树枝层活动的刺猬则是全沟蜱幼蜱、稚蜱喜攻击的。同样的，这种蜱的幼蜱和稚蜱也进攻松鼠和花鼠，这些宿主则是活动在另一些树层。

蜱水平迁徙的活动则受到限制。在西伯利亚大森林不同类型中，全沟蜱的雌蜱、雄蜱从几天到一个月很少爬出10m远范围，通常都是在半径为 $1\sim2m$ 的范围内活动（Балашов，1958），幼蜱则很少超出半径为0.5m的范围，只有个别的幼蜱爬出半径为1.5m的范围（Левин，1987）。蓖子蜱的水平移动与全沟蜱差不多（Gigon，1985）。

八、食物

未成年蜱的进食过程为 $3\sim6$ 个昼夜，雌蜱为 $6\sim10$ 个昼夜。在这段时间内蜱大量吸血，超过饥饿时雌蜱体重的 $80\sim120$ 倍，稚蜱为 $20\sim30$ 倍，幼蜱为 $15\sim20$ 倍。在整个吸宿主血期间，蜱注入宿主大量的唾液，唾液的组成在整个进食期有所变化（Балашов，1998）。

九、与饲喂者的相互关系

根据 Brossard 和 Wikel 所著《蜱的免疫生物学》一书（2004）中记载的，蜱的进食刺激宿主的各种防御反应，从机械的自净的积极化到各种形式的免疫性。不同宿主获得的抵抗是各种各样的。例如，棕背䶄（*Clefhrionomys glareolus*）的免疫性反对稚蜱和幼蜱进食在蓖子蜱就表现得比林姬鼠、*Apodemus* 要强得多。Лабецка（1990）和 Dizij 等（1995）认为，获得抗蜱的抵抗力可能是大量寄生虫反应的重要因素，而且可以直接作用于获得效应及在吸血时给脊椎动物传递病因。

雌蜱不仅能成为病原体的媒介，还履行增扩的自然贮存宿主的功能。在西欧和中欧分离出5种 *Borrelia* 的基因型，其中分布最广的是 *Borrelia burgdorferiss*、*B. garinii*、*B. afzelli*。在自然界中，成体 *Ixodes ricinus* 的感染率为3%～75%，稚虫则为2%～43%，幼虫为0～11%，这是根据 Hobalek 等（1998）在欧洲的工作报道。

在俄罗斯分布最广的是 *B. ganinii* 和 *B. afzelli*（Балашев，2010）。成体蜱 *I. persulcatus* 的自然感染率为1%～60%，而稚虫，特别是幼虫则相当低，这是 Korenberg 等（2002）在调查俄罗斯莱姆病时的资料。蜱传脑炎病毒对 *I. persulcatus* 的感染率比对 *Borrelia* 要低，通常只在零到几个百分数，而且各地情况都差不多（Коренберг，2008）。

已经确定，蜱受病原感染的某些选择途径。蜱传脑炎和 *Borrelia* 病在媒介种群中病原体的分布不仅有沿发育周期的垂直的传递,而且有在一个世代内个体间的水平传递。在具有足够高病毒症水平的已被感染了的宿主上吸血时蜱获得病原体。

可能还有"被感染的"和"未被感染过的"蜱在一个宿主上同时进食发生病原体集中在血中的时候。在宿主动物种群中吸血分布的群聚型能促进病原体的水平传递(分布)。这种传递途径对蜱传脑炎病毒在疫源地中的循环特别重要。使蜱感染的高水平的病毒症在很多科宿主动物的血液中只能维持很短时间。只有"被感染的"和"未被感染过的"幼蜱和成蜱共同进食才能保证疫源地内被感染个体的反复增大(Labuda and Nuttall,2004)。

在感染顺利的情况下,病原体传递是按发育周期,从幼虫到稚虫,以及从稚虫到成虫。病原的经卵传递是可能的,但在维持蜱传脑炎和 *Borrelia* 病的自然疫源地的意义是不同的,这还是一个争论的问题(Randolph et al.,1995;Danielova et al.,2002;Gern и др.,2002)。

病原通过蜱 *I. ricinos* 和 *I. persulcatus* 传递给脊椎动物是通过被感染的幼虫、稚虫和成虫进食时的传播性实现的。在自然疫源地病原体的循环中有几种蜱和脊椎动物参加。传染病的自然疫源地的维持,是靠宿主与多种主要媒介和多种次要媒介参与保证的。随着生态系的情况,次要媒介又变成主要媒介,反之也一样。

蜱及它们的宿主的个别种类的动物流行病的重要意义是根据它们相互接触的频率、对传染病的感受性、病原体在不同的宿主种类中的各种命运,以及对媒介的各种能力,如硬蜱属(*Ixodes*)中的种常常是蜱传脑炎、*Borrelia* 病及其他传染病综合疫源地的成员,而它们的病原体能够处于媒介的一个个体中(Коренберг,2010)。

十、数量

蜱的数量受很多因素制约,在不同的疫源地都不尽一致。西伯利亚大森林中蜱的繁殖力很高,其中雌蜱排卵数为 1500～3000 个。一个世代的发育期内,大部分后代均死亡。蜱的死亡在整个生活周期都会发生,但在发育的不同阶段死亡程度不一样。蓖子蜱在英国条件中,在达到饥饿成蜱少于 90%～95% 的后代,吸血阶段少于 1% 后代,包括产卵的雌蜱(Randolph et al.,1995)。克拉斯诺亚尔斯克边区的暗针叶林,全沟蜱饥饿成体蜱的数量在越冬后不同年份为 660～1505 个/hm²。其中饲育 6～15 雌蜱,它们一共能产卵 15000～37500 个卵。从这些卵中可产出 7600～32500 幼蜱/hm²。吸血稚蜱数为 8000～25000,从中能产生 8000～23000 个稚蜱。吸血的稚蜱有 1730～2360 个,到冬天到来前能参加换新毛的有 840～2030 成年蜱(Коротков et al.,2001,2002)。

蜱的数量的重要评价是有条件的。蜱在一定地区内的绝对数量,应该包括自由活动的和发育 3 个期间寄生的全部。要进行类似的统计是十分烦琐的。最常见的计算是用某一个发育阶段吸血个体数或饥饿的个体数不同条件时的指数来表示。

最客观的结果,应是在检查地区多次捕捉饥饿蜱个体,对于这种方法 Ковалевский 等(2002)认为虽费事,但接近正确结果,因为靠饥饿的蜱来评价捕蜱小旗上所捕到的蜱,如一次计数能捕到不超过 10% 的个体。方法的误差与相当多一部分饥饿蜱经常处于不反应的情况停在地面而无法计算到它们。

饥饿个体收集的平均数再除以单位面积。在西伯利亚森林的各种类型中全沟蜱成体的密度波动在 1000～10000 个/hm²。例如,在乌拉尔西部,这个指标波动在 200～1400 个/hm²,而在西部萨杨则是 8500～11200 个/hm²,在克拉斯诺亚尔斯克边区是 700～4000 个/hm²,在哈巴罗夫斯克边区是 1000～2200 个/hm²(《西伯利亚森林蜱》,1985)。

对吸血个体的数量在自然界是按丰富度指数和遇见率评价。在俄罗斯西伯利亚森林,在一只䶄(*Clethrionomy*)或一匹鼩鼱(*Sorex*),平均数每只可以同时寄生全沟蜱 3～4 只幼虫和稚虫,而在一只猬和兔可以达到 10 只。在小型哺乳动物寄生的蜱数,可以达到 30～40 只幼虫和稚虫,在蝟身上及兔身上甚至可达到 100～200 个或更多。在斯洛伐克的阔叶林中有 75% 森林蜱的幼蜱和稚蜱在 20% 的棕背䶄和林姬鼠身上吸血(Randolph,2004)。在利用丰富度指数和遇见率来评价蜱的数量时应该考虑主要饲喂者被蜱感染的感染率,以及自然界中宿主自身的总数量。因此,在生态系中计算蜱的丰富度按吸血个体是最正确的。

在蜱的生命周期数量波动最大的是幼蜱,波动最少的则是成蜱。在英国条件中,蓖子蜱数量一年的波动不大。在 4 年观察期间,饥饿幼蜱在计算面积为 $100m^2$ 中曾经约是 1500 个,而稚蜱是 300~700 个,雌蜱为 20~40 个(Randolph,2004)。在俄罗斯全沟蜱在不同年代变化 4~8 倍,甚至更大。蜱数量高的年代常常是在它的宿主——小型哺乳动物数量高峰后几年。

一个生态系统内的自然疫源地中蜱的数量的年度波动表现得比其宿主的数量年度波动要弱。在个别地区发现更加有倾向性的数量变化,与气候因素有关,蜱的稳定数量有利于多年的发育周期、自然种群的年龄组成、主要的和次要的饲喂者物种多度。

可能存在着两个调节蜱的数量的机制。其中一个是与周围环境有关的各种作用,首先是温度和湿度影响自由生活的阶段。众所周知的是饥饿的和吸血的个体在干旱时死亡众多,再者就是森林火灾,或者被水淹没。但是类似的这些情况,死亡蜱的部分与蜱的和饲喂者的种群的总数量没有联系。

另一个机制是对进食阶段的作用及取决于寄生虫的多度。顺利吸血蜱的数量与找到宿主身体的个体总数的关系,是很多因素相互作用的总和,其中,具有首位意义的是宿主"反蜱"反应,从最简单的机械自净到综合的免疫反应。

蜱-媒介种群的模型应评价蜱的数量在生态系中及传染个体的分量,在发育各个阶段的昼夜死亡率及一个阶段的死亡率(窥伺、食物、脱皮的准备,Диапуза),饥饿幼虫,稚虫,个体活性化一时性多度,在窥伺时期饥饿蜱遇到宿主的可能性。很遗憾,充分研究只限于这些种群参数中的为数不多。

蜱 *I. ricinus* 和 *I. persulcatus* 它们是在传染病自然疫源地中种群结构模型提供很好的可能。森林蜱和苔原蜱相当多的生态相似,但它们对环境条件的要求相当不同。详细研究它们的景观及生物学的分配、种群的年龄组成、季节动态、生命周期的特点、与宿主的相互关系及在自然疫源地病原体循环中的作用。

这两个种在欧亚森林地带中是蜱传脑炎和 *Boreelia* 病的主要媒介。蜱由于寿命长,一个世代要 3~6 年,但能保证病原的传递,而且能长期保存病原和增扩。传染性某些选择性途径能保证在一个世代发育的各个阶段之间,以及不同世代在吸血的蜱之间交换。

饥饿蜱个体生命周期相当长,自然疫源地内被感染的个体与宿主动物相遇的机会增大,都能促进在疫源地内病原体的分布。幼蜱和成蜱进食时间的吻合,宿主种群中吸血的幼虫和成虫的群聚分布都能促进被感染了的和"未被感染的"蜱共同进食时病原体的水平方向的分布。

蜱传脑炎和蜱传莱姆病的自然疫源地是复杂的寄生系统,具稳定的时空。蜱传脑炎和莱姆病自然疫源地的稳定性是由蜱、病原体和脊椎动物相互作用的复杂的系统保证的。系统成员之间的很多联系在复制,这就增大了疫源地时空上的稳定性。在自然界中,蜱及其宿主的组合在病原体的循环中起着不同作用,部分病原体由于脊椎动物宿主对病原体无感受性而成为死胡同。

第十二节　媒介对病原体种群特征的影响

作者在本书有关章节中已经明确研究自然疫源地性疾病 3 个生物因素与其环境的关系,是在种群水平研究它们的相互关系。在结束这一章时,介绍一些有关媒介对病原体种群影响的研究资料。比比可娃等首先在这方面做了有成效的工作。

媒介(或者宿主动物)是病原微生物栖息的自然环境。因此,病原微生物——媒介(或宿主动物)系统可以作为描述寄生物的种群与外界环境因素相互关系的一般规律来研究。

生物的特征,是该生物具体的种群在其生活的环境条件下长期历史进化适应中形成的。生物种群和其生活的环境条件的相互关系的系统处于动态平衡之中,它受两个相互矛盾的基本因素所制约。一方面,任何自然界中的环境都处于该环境所特有的经常不断地变化之中,生物机体对于外界环境的这种有规律的变化的适应性有一套适应的机制,即生物具有该环境变化的一定组合的表型适应性反应体系。这种属于非遗传的表型的适应性改变也是有规律的,即表型适应性突变的面貌和广度受到因子型的制约,因子型是物种的特征之一,是在物种生物进化中形成的,为该物种所特有的,是识别物种的标志,是作为一个物种在进化过程中保存下来的。病原微生物在媒介机体,或在媒介机体与常温宿主动物机体之间,或在常温宿主动物机体之间改变着它的栖息场所,这种栖息场所的改变也是在进化过程中形成的,是有规律的。病原体每一次宿主(媒介或动物)的改变,都伴随有病原体表型特征的某些改变。另一方面,任何生物物种种群是异质性的,正是因为这样,生物物种种群才能适应外环境条件的变动,也就是说任何生物种群中,除了正常个体以外,还会有某些特征不同于正常个体的特征的个体。病毒学中称准种,因为种群有突变的功能,所以突变过程是种群中能出现与正常个体不同的个体的最初来源。通常如果病原体的生活条件接近于最适,这时种群的异质性,就可能从一代到新一代都不会越过范围。突变压力能加强种群遗传异质性,但也会受到限制,主要是突变压力遇到了来自自然界的选择稳定型的反作用。因此,有学者认为,物种种群在已适应了的环境中,出现任何突变都不利于种群的生存,因为突变个体的出现破坏了进化过程中形成的生物对该生存环境的适应性,从而突变就会被自然选择淘汰,结果稳定化选择确立了正常个体的优点。这也不是绝对的,一旦生活环境变化剧烈,反而使那些正常个体难以应对新的环境条件而成为很不适应的个体。这时的突变体型反而更能适应新的环境条件,显得比正常个体更具有生命力。这时稳定化选择就让位于前进化选择,从而使新的结构型取代了原有的结构型。整个种群特征就是处在上述两个方面的两种力量相互作用中形成的,即生物个体遗传性突变和外环境作用,突变个体提供选择的材料,而外环境条件起选择因子的作用。

生物物种的进化,是在两种力量相互作用的过程中进行的,即生物的个体遗传性变异和外界环境条件的选择因子作用。外环境是生物进化的动力。

生物机体对外界环境的有规律的变化的适应机制,对那些非虫媒传播病原体的疾病讲,同样是生物种群和它的生活环境条件相互关系处于动态平衡之中,这也是在长期进化过程中形成的,即生物具有该环境变化的一定组合的表型适应性反应,这种非遗传的表型适应性改变也服从于受因子型的制约,即表型的突变广度受到因子型的制约,否则难以保持物种的延续。

突变是每个生物物种种群不可缺少的功能。突变过程是种群中出现与正常个体不同的个体型的最初来源。因此,突变是原发性的,但不是个体遗传性变异的唯一源泉。重组是保证种群变异性的第二种有利因素,它在生物机体与外界环境因素相互关系改变时保证种群的可塑性。重组就是从现有的基因中发生新的基因组合。高等生物中的有性繁殖是重组的重要来源。重组保证高等生物有足够的基因型变异,这就保证种群在没有突变和外来基因流的情况下有足够的可塑性。

早期认为细菌缺乏在个体间发生基因重组的能力。后来已确定,细菌有转化、转导和接合等机制,因此能在基因不完全相同、但有亲缘关系的个体间的现有的基因信息进行重新组合。但细菌与高等生物不同,基因重组事件的概率不高,且参加重组的只限于供体的部分的单倍染色体组。因此,细菌遗传物质的交换反应不像高等生物那样有意义。早有学者指出,细菌的进化的可塑性,首先依赖于突变,重组只有次要意义。突变很容易在单倍体的表型上出现,鉴于细菌高速繁殖,使有利的突变很快在种群中散布起来。

细菌按其参加遗传交换反应的能力来讲,也不是都一样。在不同的细菌中这种能力也表现不一样。专性寄生的(如鼠疫菌)则丧失了性分化现象,而专营无性繁殖(或叫无融合生殖),而无融合生殖是限制重组的一种极端表现。在具有性分化的(如肠道菌)细菌中,重组就不受限制。

媒介机体(或宿主机体)对病原体微生物种群的特征有哪些影响,历来都受到很多学者的重视。总的来讲,传播性疾病的病原体在自然界的疫源地中是按宿主—媒介—宿主的经虫传播途径不间断地循环(在动物病流行期间,则作别论),这是病原体在进化过程中形成的赖以生存的一种条件。

以鼠疫动物病为例,鼠疫菌是按鼠—蚤—鼠的经虫传播途径不间断地循环。20 世纪初就有学者提出,鼠疫菌也像其他传播性疾病的病原体寄生者一样,具有两个宿主类型间有规律的世代交替现象。

正是由于鼠疫菌有许多特征,才使它能在分类位置差别如此大,亲缘关系如此远的两类宿主机体之间不断地循环,既能适应两个宿主处于各种有利条件和不利条件时维持这种循环,将病原体物种保存下来,又可探讨病原体究竟有哪些特征,探讨进化上形成的病原体与媒介机体的相互关系。在 20 世纪 50 年代前尚无专性著作论述此问题,但丰富而零散的这方面的资料早就在苏联和西方鼠防方面的和寄生虫学家等所完成的工作丛书中屡见不鲜了。这里因为涉及专家太多,不能罗列他们的名字。至于从进化上形成的病原体与媒介机体相互关系的观点来分析这一问题的专著最早报道的专家并不多,首先是 Бибикова(1958),特别是 Бибикова 和 Класовекий(1974)。西方对这一问题的研究虽未撰写专著,但在他们研究工作中涉及这一问题最多的学者早期应推 Cher、Meyer、Burrows、Bacon、Cavanaugh、Randall 等一大批专家。鉴于此作者根据此,以及后来不少专家学者对这一问题从各个角度进行探讨的资料作一简要的概述。

媒介动物机体(或宿主动物机体)对病原体微生物种群特征的影响,学者是从三方面作探讨:①病原体微生物改变宿主时引起表型的变异;②病原体微生物种群的稳定因素——媒介动物机体(宿主动物机体)的体内生活条件;③已经改变了特征的病原体微生物在媒介机体(或宿主动物机体)中的产生和积累的可能性。

这种探讨,至今已经五六十年了,问题一步一步地深入研究。

毒力是寄生性微生物的最重要特性,它在传染动因的循环和病原体在自然界中物种保存的综合因素中占据一个重要位置。在自然界寻找病原体,最易识别的是强毒株、弱毒株,甚至无毒株,或致病性强的,致病性弱的,或不致病的等。

如鼠疫菌的高毒力和能形成宿主动物的菌血症,是与病原体的毒力决定体有关的(Burrows)。毒力决定体有 FI 和 VW 抗原,在氯化血红素培养基中形成色素的能力(P^+),在37℃时对钙离子的依赖(Ca^-),以及合成嘌呤的能力(Pu^+)等。FI 和 VW 抗原使鼠疫菌对吞噬作用有抵抗力。Cavanaugh、Randall 进一步明确细菌对吞噬作用具有完全的抗性,还必须同时具有 Fl 抗原和 VW 抗原。

封套抗原,FI 部分抗原,当鼠疫菌在37℃培养时,在菌体周围生长出一层封套物质(或叫类膜样物质)。Baker 称为 Fl 部分。这种物质对小白鼠和豚鼠具有很高的免疫性。有学者曾做过实验证明,FI 含量多的菌苗制品,它的免疫效果就好,反之效果比较差。这种物质可以用印度墨汁-硫堇染色法见到。后来有学者用电子显微镜影像时发现封套抗原菌体成分呈现出高电子密度,而封套物质呈低电子密度,二者有明显差别。

毒力要完全显示,则必须具备所有毒力决定体。经对鼠疫菌毒力和抗原结构及其他特性的关系 Burrows 提出毒力多元性质的理论。这一理论实际是将鼠疫菌的毒力与性状整个综合体联系起来。它不但把 FI 抗原和 VW 抗原的有无、在氯化血红素培养基上形成色素沉着集落的能力(P^+)、对嘌呤的依赖外(Pu^+)来源都列入这样一些性状,定为毒力决定体,还把在37℃时对钙离子的依赖(Ca^-),还有鼠毒素(T^+)、鼠疫菌素(Pg^+)作为毒力特征列入决定体。丢失任何一个决定体,都能使毒力减弱。

病原体的每一次宿主(媒介或动物)改变都伴随有病原体表型特征的某些改变。这是很自然的。因为宿主的改变,即从脊椎动物(鼠类等)到吸血节肢动物,鼠疫菌的生活环境截然不同,一个是恒温动物,一个是变温动物,其生活条件自然分为两个不同的生态期。鼠疫菌自然就有对这两个差别极大的生活环境产生各具不同的适应机制。这样不但能保证鼠疫菌当时的生存,也能改变宿主以后的生存。在常温宿主机体中(即在鼠类机体中)生活时,首先是鼠疫菌有高毒力的特征。在变温媒介节肢动物机体中(即在蚤类等机体中),最重要的是要具有 P^+ 的特征。种群特征是构成其种群的个体是不同质的,这种异质性,鼠疫菌种群也不例外。

正如前面介绍过的,生物个体遗传性变异的源泉是突变。在自然界发现鼠疫菌除了典型菌株外,还能分离到形形色色的非典型菌株:弱毒株、无毒株等。鼠疫病原体在自然条件下不但可以与各疫源地内的主要宿主动物和主要媒介吸血节肢动物相互作用,还可以与疫源地中的其他生物群落的成员相互作用。除此之外,由于变异性过程,主要宿主动物和媒介种群本身,按其对寄生微生物作用的反应性状也是不一样的。此外还有病原体的循环条件,由于宿主动物和媒介昆虫的数量波动,宿主动物种群中免疫个体的积累,以及其他原因,都可能改变。由于在自然条件下很多因素作用的结果,间或也能形成在动物流行病学上非典型菌株存活的有利形势,因此,很多学者便不排除非典型菌株(弱毒的和无毒力的)能在一定条件下对病原体的物种在自然界中的保存上甚至有着积极的意义。为此,在人工培养基的试验中,开展了很多研究。

实验室的研究。病原体的实验种群是在一个关闭系统中,处于一个相当标准化的培养条件下,缺乏外源性基因物质的来源,因此与病原体在自然界中的实际处境显然有所区别。因为开放性的自然种群,必须对付关闭性的、环境条件稳定的实验种群所遇不到的各种因素。在人工营养环境中培养的鼠疫菌,由于人为隔断了外界不利作用的影响,再加上所用鼠疫菌处于人工环境中有一个时间过程(如果是在疫源地分离出就及时做实验可能要稍好一些,但大多是在疫源地分离出后已在人工营养环境中有一段时间了),完全可能让它产生一些在自然条件下会降低生命力的一些因子型变异。

应该肯定,实验种群与自然种群存在着重大差别,但在人工条件下研究鼠疫菌变异的结果,在一定条件下,还是能够应用于分析自然种群在自然环境中变异过程的。运用这种外推法之所以在原则上是可行的,还在于鼠疫菌在人工培养基中的情况,是受它在自然环境中进化过程所形成的因子型和表型特征所决定的。应该认为在试管中试验所得的实验结果是有价值的。它有助于帮助研究者了解自然种群内所发生的突变性变异的情况,有助于说明这种变异的强度,但程度较差。

鼠疫菌在人工培养基中最常见的变异性是毒力的降低,甚至丢失。许多研究工作者的结果都证明,鼠疫菌在人工培养基中丢失毒力合乎它在自然界中生活规律的现象。在毒力丢失的过程中,种群内逐渐积累无毒素的突变体,直到最初的有毒细胞完全消失。最常见的毒力丢失现象与毒力决定体 P^+ 和 VW^+ 的丢失有关。丢失过程的长短,则取决于菌株的特点和细菌培养的条件。

从遗传性上讲,无毒突变体比正常(野生有毒的)型巩固得多。逆转突变(变为野生型)的情况,比从最初有毒型变为无毒性的情况要稀少得多。突变成无毒状态的现象,无疑在自然界中也会发生(自然界中分离到无毒株),但通常无毒细菌被自然选择所淘汰掉。反之,如果无毒细菌很稳定,是否就将发生种群毒力不断降低? 有关这方面的研究学者认为,正常组织由于突变过程经常被破坏,但由于自然选择过程,它又不断地得到恢复(施马尔高赞)。

某些啮齿动物机体是鼠疫菌有毒型的强大选择因素,这是早已知道的。如通过敏感动物传代,是习惯上用来提高和稳定鼠疫菌毒力的最常用的最好方法。

但是蚤体对于鼠疫菌毒力的选择作用,还只是 20 世纪 70 年代才开始研究的 (Хрусчелевская、Бибикова、Осадчая、Мелбников、Класовский 等)。

这些专家以中亚荒漠自然疫源地和家鼠鼠疫的经典媒介蚤 *Xenopsylla gerbilli minax* 和 *X. cheopis* 与通过 *Ct. dolichus* 蚤获的 610A 号菌株,和从中亚荒漠疫源地分离到的 687 号菌株为研究对象。两个菌株都是弱毒的,在皮下感染大量细菌时,才能引起小白鼠和豚鼠的个别死亡。试验是通过薄膜喂血,感染跳蚤,以后每隔 2～3 天,以健康小白鼠喂血,在最适温湿度条件下饲养。*X. cheopis* 观察 75 天,大沙土鼠观察 30 天。从蚤分离出来的 610A 号菌株的次培养物,其中大部分(57%)仍属无毒的,20%能杀死个别的受感染的小白鼠,23%能杀死全部小白鼠。供蚤喂血的小白鼠感染细菌后,再感染同种蚤。整个试验的结果说明实验菌株的毒力,在第一次通过蚤体后就已提高很多。第二次通过蚤体毒力更进一步提高(表4-2)。实验前 610A 号菌株感染小白鼠(对照),并不引起鼠的死亡。两种蚤的实验结果是相同的。

表 4-2　610A 菌株次培养物的毒力比较

610A 菌株的次培养物	感染的剂量（菌数）	感染小白鼠的只数	其中			小白鼠平均存活天数
			死亡	杀死	分离出细菌	
实验前	10^6	6	0	6	0	
	10^5	6	0	6	0	第 15 天杀死
一次通过跳蚤后	10^6	3	3	0	3	4.6
	10^5	3	3	0	3	5.6
	10^4	3	3	0	3	10.0
	10^2	3	0	3	1	第 15 天杀死
二次通过跳蚤后	10^5	6	6	0	6	4.6
	10^4	6	6	0	6	5.3
	10^3	6	6	0	6	5.6
	10^2	6	6	0	6	5.5

以 687 号弱毒株感染大沙土鼠蚤,其结果也是一样的。共感染了 125 个蚤,在一个月内获得 103 个次培养物。跳蚤生活得越长久,有毒的次培养物数量越增加。分别测定菌落毒力,687 号菌株原培养物的 200 个菌落,只有 2 个(1%)是有毒的,而从跳蚤分离出的该菌株次培养物,所有受检的 50 个菌落都是有毒的。

上述试验结果表明,在媒介动物机体中,经历着有毒细菌的积累和无毒细菌的减少。证明鼠疫菌在通过鼠疫的积极性媒介,并在最适温度、湿度条件下饲养这些媒介蚤,能够提高毒力。这种毒力的提高是通过选择那些本来就包含在原来培养物中的少量的有毒细菌的途径。最好应对实验菌株的毒力决定体进行研究,探究这种低毒力与丢失哪些特征有关系。

专家曾提出过一种看法,认为具有 P+ 特征的细菌,比低毒力的、丢失这个决定因子的细菌,在选择过程中更具有优越性。因为这是鼠疫菌毒力提高的原因。这种看法后来在实验中得到证实。

用以前从穆优库姆地区的大沙土鼠分离出的 1435 菌株的 P+ 与 P- 混合种群感染 X. cheopis。1435 株的 P+ 与 P- 细菌是从 Jakson 和 Burrows 氏色素形成的培养基中按菌落分别挑选出来的。P- 细菌除毒力明显低以外,其他特征都保留和 P+ 细菌一样。将等量的 P+ 与 P- 细菌混合,得到混合种群。把细菌悬浮液与脱纤维蛋白的兔血混合后充于小白鼠新剥皮张的尾中,以饲喂跳蚤造成感染。混合液中细菌浓度为每毫升 $2×10^8$ 个。将被研究的悬浮液分别接种于赫金格尔琼脂和 Jakson 和 Burrows 氏培养基上,用以测定活菌数和 P+、P- 的比例。染菌后的 X. cheopis 饲养在 22~24℃ 和 89%~91% 湿度的条件下,每隔 3~4 天以新的小白鼠喂血,间隔不同时间研究跳蚤。

试验结果:P+ 细菌和 P- 细菌都能长期存活于蚤体内,但 P+ 细菌比 P- 细菌更具选择的优越性。其原因可能在于 P+ 细菌在有氯化血红素时能形成致密的团,固着于前胃刚毛间。P- 细菌与氯化血红素不起反应,在前胃中的生长呈疏松状,很易被吸入的血流洗掉。在 P+ 细菌感染的蚤体中,头两天见到 P- 细菌,它可能是因为在准备培养物过程中,在琼脂培养基中产生突变体。之前有学者做过实验,认为在人工培养基中培养的鼠疫菌,很容易丢失 P+ 的特征(Jackson 和 Burrows)。苏联学者的试验也证明,从 P+ 到 P- 的突变现象,不但在人工培养基中出现,而且在敏感的常温宿主动物机体中同样也能发生。并认为这种突变现象也会在蚤体中出现,由于 P- 细菌在蚤体中不断减少,因此发现它们就比较困难。在上述试验中没有确定从 P- 到 P+ 的相反的突变现象,但在文献中已有报道。P- 细菌返回 P+ 是可能的,但比较少见(Burrows 等)。因此,P- 细菌是比 P+ 细菌更加稳定的菌型。

在自然界条件下循环的鼠疫菌正是稳定性较低的 P+ 菌型。这正说明在宿主和媒介机体中,不断淘汰

P⁻菌型和不断积累 P⁺菌型,从而使细菌具有毒力(还有其他毒力决定体),它们是宿主和媒介机体中选择稳定因素作用的结果。在其他学者对两个菌株的 P⁻突变体的实验证明,可以在大沙土鼠蚤(*X. gerbilli cospica*)体中由 P⁻转变为 P⁺。不难解释这一现象,即先产生由 P⁻到 P⁺的突变,然后选择 P⁺细菌。

至于鼠疫菌的其他特征,尤其是毒力决定体在蚤体的生存环境中具有的选择作用,应该进行研究。在前面曾介绍过在试验中 Fl 抗原、VW 抗原两个毒力决定体在蚤机体中对鼠疫菌的生活没有多少重要意义。但有学者对 358 株有毒菌株的 3 个菌型进行了试验,得到不同的结果。这些学者报道,实验菌株丢失 Fl 抗原的突变体,在蚤体中生命力较低,比不丢失 Fl 抗原的原来全价菌型形成菌栓少。既丢失 Fl、又丢失合成鼠毒素能力的菌型,形成菌栓的指标就更低了。这一工作还应对更多菌株进行实验。

媒介机体就是正如上面所介绍的在稳定病原体种群的正常特征上起作用。但是,在一定条件下,媒介也可以起另一方面的作用,它能促进形成具有弱毒力的病原体种群。

病原微生物的毒力变异是物种特征之一。鼠疫也不例外。早在 20 世纪初 Bacof 和 Martin(1914)就认为,家鼠蚤胃中的鼠疫菌,随时间会丢失其原有的毒力和对吞噬作用的抗性。到了后来 Blanc 和 Baltarzard(1946)报道,他们从饥饿的人蚤(*P. irritans*)中分离出具有弱毒的鼠疫菌。从蚤体分离出的菌株只能在实验动物上引起慢性鼠疫。Macchiavello 等(1955)曾记载过,在巴西,当家鼠死后,被鼠疫菌感染的蚤仍留在鼠洞中,其鼠疫菌的毒力在蚤体中迅速降低。在世界各地的鼠疫疫源地中分离出弱毒菌、无毒菌的菌株的报道逐渐多起来。这些事实告诉人们在蚤体中遇到不典型的弱毒株或无毒株的鼠疫菌已经不是稀见的现象了。越来越多的事实说明病原微生物中由毒力变异引起的弱毒株、无毒株不但越来越普遍存在,而且早已为防治这些传染病型制造菌苗提供了保证。

这种现象在自然界中广泛存在,促进了研究鼠疫菌在媒介蚤体中变异性的必要性和可能性。很多学者早在 20 世纪 60 年代就开始研究蚤体中形成弱毒力鼠疫菌的种群(Бибикова и др.,1961,1963,1967,1974)。

实验是采用分布在巴尔哈什湖南部的大沙土鼠中分离到的 1378 号菌株作材料,这一菌株具有高毒力,用它在皮下接种 10^2 个菌对小白鼠和豚鼠都是致死的。在选择实验中用哪种蚤及饲养时,首先考虑不能用积极性媒介蚤,如 *X. cheopis*、*X. gerbilli minax*,因为用这些蚤在最适条件下可能会发生毒力恢复现象,只能选择那些非积极性的蚤,如 *Ct. dolichus*。鼠疫菌在这种蚤体中在不利条件时,最可能出现毒力降低现象。之后,用濒死的小白鼠喂血使蚤感染。将染菌蚤饲养于 10℃、18℃～20℃和 30℃条件下。从染菌后间隔不同时间的蚤体中分离出次培养物,分析其中毒力的变化。随机挑选次培养物测定个别菌落的毒力,这样可以了解鼠疫菌种群在毒力特征上的组成。毒力的指标根据对小白鼠皮下接种 10^4 个菌量作鉴定,用所有实验动物的存活表示细菌丢失毒力,如杀死全部实验动物表示还有毒力,只杀死个别动物说明毒力减弱。所有毒力降低的次培养物,以后都以 10^1～10^8 个菌量在小白鼠上进行测定。每一个菌量用 6 只鼠。所有在实验中死去或杀死的鼠,都经过完全的细菌学研究。而作为对照的原有菌株在 4 年半的大量实验中,未见毒力的改变。

原有菌株和次培养物,除作毒力研究外,还用通用方法进行测定鼠疫噬菌体和假结核菌体的敏感试验、培养形态特征及发酵活性等。

从表 4-3 可以看到整个实验工作的工作量。从 629 个次培养物中详细研究了 155 个,优先选出那些在蚤体中停留时间较长的次培养物,其中发现有毒力降低现象的是 610、1186 及 1293 次培养物。它们的特征如下。

(1)610 次培养物,从 10℃生活 95 天后的 *Ct. dolichus* 蚤分离出。在蚤的胃肠接种于琼脂后,观察到菌落生长的形态不一样,多数是(610)致密的、暗棕色、不具边缘带,但有一部分(610A)的菌落是疏松的,无色素的。

(2)1293 次培养物,从 30℃生活 4 天后的 *Ct. dolichus* 蚤分离出。

(3)1186 次培养物,由 *X. gerbilli minax* 蚤分离出,30℃生存 20 天以后。

表 4-3　研究 1378 鼠疫菌菌株毒力变异试验（按 Бибиков et al.，1974）

蚤　种	蚤数	开始感染率/%	在不同温度下研究蚤数和分离培养物数（个数）					
			10℃		20℃		30℃	
			蚤	培养物	蚤	培养物	蚤	培养物
X. gerbilli minax	916	54	344	117	79	39	331	58
Ct. dolichus	828	48	342	137	7	2	339	109
X. cheopis	558	51	145	53	195	83	60	31
总计	2302		831	307	281	124	790	198

　　将这些结果与原始菌株的结果作比较（表 4-4）说明，只有 610 次培养物的毒力与原始菌株相近，其余次培养（610A 和 1293）都成为无毒力的了，很大菌量也不会引起实验动物死亡。

表 4-4　1378 原始菌株及其次培养物的毒力比较

研究材料	实验动物种类	感染各菌量的实验动物数						感染动物总数	其中死于鼠疫的
		10^3	10^4	10^5	10^6	10^7	$5×10^{10}$		
原始 1378 菌株	小白鼠	—	24	—	—	—	—	24	24
	豚鼠	—	8	—	—	—	—	8	8
次培养物 610	小白鼠	—	12	—	6	—	—	18	18
	豚鼠	—	2	—	2	—	—	4	4
次培养物 610A	小白鼠	—	6	—	69	—	—	75	0
	豚鼠	5	—	—	5	17	13	40	1
次培养物 1186	小白鼠	—	3	6	6	—	—	15	2
	豚鼠	—	—	—	3	3	3	9	0
次培养物 1293	小白鼠	—	3	6	6	—	—	15	0
	豚鼠	—	—	—	3	3	3	9	0

　　同样能见到 1186 次培养物明显的毒力下降现象。通过蚤体后毒力的下降是相当稳定的，无论在以后长期的保存 T 营养丰富的培养基或多次转换中，或在通过实验动物以后，都没有发现有使毒力恢复的现象。
　　通过这种试验，研究者还可以观察到有关原始菌种的种群及其 3 个次培养物种群的个别鼠疫菌细胞对小白鼠毒力的结果，这一观察也是很有意义的（表 4-5）。

表 4-5　1378 菌株及其 3 个次培养物的个别菌落的毒力比较（感染 10^4 菌体）

研究材料	研究的菌落数	其中			种群中有毒细胞/%
		有毒菌落数	弱毒菌落数	无毒菌落数	
原始 1378 菌株	35	34	0	1	3
次培养物 610	45	40	2	3	7
610A	118	0	15	103	87
1186	50	2	20	28	56

注：仿 Хрусцелевская，1963；Хрусцелевская，Бибикова，сусдова，1965

从表4-5可以明显看出,原始菌株的种群组成,就毒力来讲是不一样的,是异质性的,其中尚有3%对小白鼠是无毒的。通过细菌不良的生活条件和蚤类机体后,细菌种群的组成改变了。如表4-5中所示,次培养物610具有7%的无毒细胞。次培养物1186有一半以上对小白鼠是无毒的。40%只能引起部分死亡。而次培养物610A从 *Ct. dolichus* 蚤机体中生活95天以后分离出来,有87%是无毒细菌,其他13%也只能引起3只小白鼠中的一只或两只死亡。

根据原始菌株及其在实验中得到的次培养物的比较,证明鼠疫菌在蚤体中生活后,其种群毒力降低。实验结果说明,蚤体在选择极度弱毒的不典型细菌中的作用。选择方向有利于积聚不典型的细菌,这无疑与媒介种类及其环境条件有关。但这个实验没有从蚤体中获得无毒次培养物测定毒力决定体。因此,这一实验中,蚤体内究竟选择出什么类型的无毒菌,作者认为还应该继续进行研究。

综上所述,蚤的机体,像任何栖息环境一样,不断地对鼠疫菌种群起着选择因子的作用。研究病原体与媒介在这方面的相互关系,我们所介绍的上述有关试验只是研究这种关系的早期的工作。即使如此,前面所介绍的试验,已可以证实,媒介机体(蚤体)参与病原体(鼠疫菌)种群如像毒力这样重要特征的形成过程。媒介机体作为选择因素,对病原体(鼠疫菌)的影响是按两个方向实现的。一个方向是在积极性媒介的机体内,处于最适的环境条件下,进行着选择有毒型的过程。前面介绍的实验证明,在这种条件下,有毒的 P^+ 细菌比无毒的 P^- 细菌有选择上的优越性。至于其他毒力决定体对鼠疫菌在媒介机体内的生存有何意义,尚待研究。另一个方向是在不积极媒介机体内,尤其在不利的环境条件下,可能出现病原体的无毒株和弱毒株种群的形成过程。可以说,向选择不典型鼠疫菌型方面发展的种群变动的具体机制,仍应是进一步研究的问题。

第五章　宿　主

几个术语

在讨论宿主方面的问题时,E.H.巴甫洛夫斯基经常用供血者和受血者这两个术语,但这两个术语在讨论有关疾病自然疫源地性问题中被采用的并不多,甚至可以说很少被采用。作者认为用宿主这一术语是因它概括的内涵比较全面,且一目了然。而将宿主动物分为供血动物和受血动物,只是在讨论,或者说在强调,病原体在宿主动物和媒介之间,或宿主动物和宿主动物之间循环时的具体过程,即媒介在供给它吸血的供血动物身上吸血时,血液中已含有供血动物已被病原体感染了的病原体,媒介吸了这种含有病原体的血又去吸另外一只(或另外一种)动物的血时,把供血动物血中的病原体就传递到后来被吸血的这只(种)动物体内,结果使这只受血动物感染上这种病原体。因此,用供血者、受血者两个术语代替不了宿主这个术语,宿主动物的作用不只是以上这样一种过程的作用,而是多方面的。也有用带菌者表示宿主的,但带菌者可能是宿主动物,也可能是媒介节肢动物,容易混淆。当然,宿主动物和媒介吸血节肢动物都可能是病原体的寄主动物。近来越来越多的事实证明,不少自然疫源地性疾病中,宿主动物也起着传播媒介的作用。

自然疫源地性疾病的疫源地既然是一定地理景观中一定生境中的病原生物群落,那它必然具有生态学中有关生物群落的一些相关规律。1869 年赫克尔(Ernst Haeckel)第一次给生态学下了定义,德国生物学家苗比乌斯(Möbius)在 1880 年就提出生物群落(biotic community)这一术语。他当时主要用这个术语表达海底栖息着这样一些动物(牡蛎和它周围的鱼类、甲壳类、环节动物、棘皮动物等相处在一起成为海洋中的一个有机的集群,他就用 biocenosis 来表示)。之后生态学在研究一些生物群体时,就逐渐引用这一术语。德国人一直用 biocenosis,俄国人则用 Биоценоз。但西方英美学者将生物群落习惯称为生物社会(biotic community)。20 世纪 30 年代 B.H.Сукачев 又将它用 Биогеоценоз,Biogeocenosis 生物地理群落来表示。到 20 世纪 40 年代 E.H.巴甫洛夫斯基在创立疾病的自然疫源地性学说时又将它称为病原生物群落 Патоьиоценоз。而且明确,他的 Патоьиоценоз 相当于 B.H.Сукачев 的生物地理群落(E.H.巴甫洛夫斯基,1964 年第 14 页)。根据俄罗斯的《苏联大百科辞典》,苏联学者把生物地理群落认为是生态系的同义语。我们理解俄罗斯人的 Экосистем 不完全与西方的生态系统(ecosystem 或 ecological system)相同。他们称生态系与生物群落是同义语。分清楚术语的含义,在阅读俄罗斯有关文献时就比较方便。

生物群落是生存在一个特定地区,或自然生境中任何种群的聚集体。它是一个结构单位,是通过种群及个体这样一些成分的代谢而把它联结成为一个功能单位。在生态学中其所以重要,生物群落不是任意的,或者说各个物种各自独立的、散布在一起,而是各个种群有规律的共同相处的有机整体。

群落的重要性还在于它告诉人们,自然界中任何生物的发展是在群落的发展前提下进行的。因此,人们如果要想控制某种生物的最好办法,就是改变群落,如受到蚊虫的危害,要消灭蚊虫,最节约的办法就是改善水生群落。

一个自然群落中的成员,有的数量可能很多,对维持整体的存在都有作用。但数量最多、对群落起控制作用的通常是少数几个种,甚至是一两个种,即群落中的优势种。把优势种移走,会使群落及其环境发生重大变化,而移走一个非优势种,则对群落影响不大,群落受影响少。

优势种的成分是在营养群中起最大生产者的种类,如北方森林中的优势种可能只有 $1\sim2$ 个种,而在南方热带雨林中,则会高达十多个种。

群落与所处的环境有紧密的联系。群落中各个个体和种群的配置情况,主要取决于这些物种的生物学特性和主要地段的生境特点,气候和土壤的特征在群落类型和特征上也起决定性作用。反之群落对生境也起作用。

不同自然地带群落的特征是在它们的气候、地质形态特征影响、历史条件下形成的。由于地球上的温度和降水等环境条件的变化是连续性的、逐渐变化的。因此,地球上自然群落的分布也是连续性的。

划分地球上自然界的自然群落比较复杂,观点、学派很多,系统虽多,但比较通用的是将地球上的自然群落分为下列类型。

(1)森林,高 8m 以上,林冠连续,其中又分:①常绿林、针叶、阔叶;②落叶林、针叶林、阔叶林。

(2)疏林,$2\sim8m$ 的小高位芽植物,比较稀疏。

(3)灌丛,低于 2m 的木本植物。

(4)草地(禾本、薹草),草本占优势,木本缺如或矮态。

(5)草甸,稠密草地、生境湿润、非禾草。

(6)草原,高地上、干旱区的草地:①草甸草原,干草原的边缘地区,类似草甸;②真草原,旱生的干草原,禾草叶片狭,灌木少。

(7)荒漠,植物稀少,裸地较多。

在病原生物群落中,温血动物(哺乳动物及鸟类)占主要而复杂的位置。例如,在传播性疾病疫源地中,温血动物不仅是各个发育阶段蜱的主要寄生宿主及饲养者,没有这些温血动物蜱就不可能生存,而且它们又将病原体传递给蜱。温血动物不仅促使疫源地内病原体的数量增加,还为病原体在自然界中的循环创造了条件。正是通过温血动物的传代,病原体保存了所有的生物学特性。

在自然疫源地中,通常有很多种温血动物,有的自然疫源地中仅有少数温血动物种类起维持自然疫源地存在的作用(如鼠疫自然疫源地中的旱獭自然疫源地),有的则是几个种共同维持(如沙土鼠鼠疫自然疫源地),因此,将鼠疫疫源地中的宿主分为主要的、次要的和偶然的宿主,说明疫源地内不同物种在维持其疫源地中的作用不尽相同。

自然疫源地中的主要宿主温血动物,大多数种类在病原生物群落中数量多,覆盖面大,单位面积的密度高。

温血动物种群生活的特点,如是群居或散居是否数量多而恒定、单位面积密度大小、全年的和季节的活动性、洞穴结构、有无冬眠、相互接触的频度、体外寄生物的情况等都具有动物流行病学意义。不同的生物学特征对温血动物及病原体具有不同的意义。

感受性及敏感性是温血动物对病原体(细菌、立克次体、病毒、原虫)的生物学关系的表现。

病原生物群落(疫源地)中必定存在着 3 个生物因素:温血动物、吸血节肢动物媒介及病原体。它们是生物群落中的成员,区别仅在于不同自然地带中宿主、媒介种类不同。有的自然疫源地性疾病的疫源地中,温血动物还代替着媒介的传播作用。

通常,在传播性传染病中,病原体对温血动物的致病性、生物学侵袭力一般都很高。病原体侵入宿主机体后一般都引起致死性的菌血症(毒血症等血症)。也只有在发生菌(毒)血症的条件下,吸血节肢媒介才可能通过吸血获得病原体,并传递给新的宿主,也只有这样病原体才能维持其种的生存和延续,这是在三者的协同进化过程中形成的。某些病原体的致病性较弱,引起菌(毒)血症的可能性小,易逐渐被淘汰。也有的经过宿主的更换而逐渐恢复的。在传播性传染病中,有的传染病,如蜱传脑炎没有这一特性。蜱传脑炎病原体一般不引起温血宿主动物及媒介死亡,动物感染后也有死亡,但成年动物不死亡,毒血症持续两周后,动物恢复健康。蜱传立克次体病也如此,动物感染后,先出现立克次体血症,之后大都恢复健康。鼠疫及土拉伦菌病则不同,感染动物大部分死亡。因此对土拉伦菌的感受性和敏感性,将所有疫源地内的动物分为三类:感受性、敏感性都高的;高感受性低敏感性的;感受性低的。

第一节　供血者和受血者在自然疫源地性疾病病原体循环过程中的一般意义

研究者提出哺乳动物和鸟类作为供血者和受血者,它们在自然疫源地性疾病病原生物群落的病原体循环过程中,作为保证自然界中疫源地存在时间长短的因素。我们应该承认,这不仅决定供血者和受血者的分类位置(种、族等),还取决于个体方面的情况。把疾病病原体给予其媒介,供血者只可能是处在病原体在其外周血管血液中的时候。从这里它可能通过媒介在吸供血者血时得到。

所以,病原体在供血动物血液中停留时间的长短具有重要意义(如菌血症、病毒血症)。很多病毒是亲神经性的,即它们选择神经组织,由血液通向神经或沿着神经进入中枢神经系统,因而中枢神经系统也会受损害。与此相联系的是,蜱传脑炎的麻痹型、各肌肉系统也会受损害,如肩带、颈等。病毒积累在中枢神经系统,而在血管中消失。同时,病毒在血液中,可以相信在血液血清中出现对该病毒的抗体,其各种滴度被相应的抗体中和。但事情还不仅是血液中病毒存在这一因素。病毒由供血者传给媒介是否可能,还在于血液中病毒的滴定度(效价),即供血者感染病毒的强度。为了简单化,把这称为供血者血液中病毒的数量。

由于明显得过某些自然疫源性疾病或在潜伏型,患者的血液中出现抗体,能对该病新鲜病原体进入机体在一定比例上进行中和。

在传染病受血者机体中形成的抗体保存的时间长短也有重要意义。保存时间的长短在不同受血者是不一样的。如患过蜱传脑炎的患者,终身能在血液中保存对其病毒的抗体。由于这一特点,在此基础上有可能提出某个时期患者所患病的"回忆性"诊断,而当时未能辨别清楚,或当时被称为其他病种。这种患者血液中的血清在试验中能中和蜱传脑炎一定比例的病毒。对于 Burnetii 立克次体时间短暂是这样解释的,他们认为 Q 热在这些动物中表现为轻型病程。

第二节　更换宿主动物对病原体的影响

微生物的变异是微生物的主要生物学特性之一。自然疫源地性疾病病原体也不例外。微生物的变异包括许多方面,就表型的改变而言,有毒力变异、抗原变异等。毒力变异表示毒株或毒型间病原性的差异,致病性的强弱,具体表现为所感染的动物、组织和细胞周围及其引起的症状、死亡率和病变的程度不同。从自然界分离到的毒株、毒力常常不同,某些自然分离株的毒力很弱,在实验室,经讨选育,常可用作疫苗毒株。反之,在自然界也能发现病原体经过宿主的改变,毒力得到增强,原来不致病的变得致病性很强了,从而出现了自然界中病原体因为改变了宿主的宿主诱导变异(host mediated variation)。在这方面比较引人注意的是所谓的温度敏感性突变株,即 ts⁻ 变异株,特别是检测甲型流感病毒不同时期流行株 ts 性状发现,自然界许多 ts 变异株呈现宿主依赖性,即所谓的宿主依赖性温度敏感性突变株(hd-ts)。这些都说明宿主改变对病原体具有影响。

Kosoy(2010)的报道近一步说明自然界确实存在着一些微生物,它们广泛地寄生在野生动物机体之中,包括这些野生动物的体外寄生虫,都是它们的自然宿主,宿主不表现出被疾病感染的症状,可以说这种寄生虫(微生物)与宿主(哺乳动物、吸虫节肢动物)是相安无事地共生。若这种微生物一旦改变了它们平时的寄主(动物及节肢动物)就会引起新的寄主产生一些疾病(对新的寄主产生致病作用)。

最近一些年报道得比较多的是 *Bartonella* 细菌。这种细菌是哺乳动物红细胞和内皮细胞的兼性的细胞内寄生物。不断积累的资料证明，这种细菌适应于很多哺乳动物种类，它们包括啮齿类、食虫类、翼手类、食肉类、有蹄类，以及海洋哺乳动物。有作者分析了这种细菌与这些哺乳动物的相互关系，因而出现了关于这种细菌会顺风转舵的新观点。通常这种细菌寄生在一些哺乳动物种类的体内，作为它的自然宿主，而且不引起宿主动物发病，一旦 *Bartonella* 偶然感染上某些新的宿主哺乳动物包括人，这时 *Bartonella* 就能使这些新的寄主哺乳动物患上一些疾病，而且这些新的哺乳动物就成为 *Bartonella* 细菌的保存宿主了，也就成为人类的某些疾病［如战壕热、猫抓热（cat scratch disease，CSD）、卡瑞恩病（Carrion's disease）、心内膜炎、菌血症、HIV感染者的杆菌性血管瘤（bacillary angiomatosis，BA）等］的病原体了。

Bartonella 细菌在自然界可以通过吸血节肢动物将它从一个动物传递给另一个动物。这种细菌还具有垂直传递的能力。例如，Kosoy（1998）在自然感染的鼠的胎儿和新生不满一个月的幼鼠中分离到 *Bartonella* 病原体。

第三节　爬行动物和鸟类在病毒循环中的意义

对自然疫源性疾病病原体带菌状况的研究主要在哺乳动物和鸟类中进行。类似研究的重要空白是对爬行动物的研究。实际上爬行动物也是蜱的饲养者，而且很可能在疾病自然疫源地内病原体的循环过程中也包括爬行动物。为此，应该研究哪些爬行动物是何种传染病的供血者和受血者。

存在爬行动物作为蜱传脑炎病毒储存的可能这种臆测，蜥蜴、蛇、陆龟（*Testudo graeca*）也是硬蜱的饲养者（*Ixodes ricinus* 等）。需要在实验室内用带病毒蜱进行饲喂试验。例如，捷克斯洛伐克曾有这种报道，（Gresikova-Kohutova and Albrecht，1959）成功地在 3 种蜥蜴（*Lacerta viridis*）皮下注射 10% 的感染过蜱传脑炎病毒的小白鼠的脑悬液，而引起脑炎临床症状。而用作实验的其他蜥蜴则没有引起任何症状。在患病的蜥蜴中，病毒在血液中是在感染后的 6h 和 10 天内出现的。而从患病蜥蜴的脑中分离出病毒则是感染后的第 10～16 天。感染后 6～7 周，在血液中在那些未出现外部症状的蜥蜴中找到病毒中和抗体。

有学者建议应该在远东的黄颌蛇（*Zamenis* 或 *Elaphe*）中进行类似实验，以便解决爬行类作为自然疫源地中蜱传脑炎病毒循环过程中的一个环节的意义这一问题。有必要对各种爬行类用其带病毒的蜱进行饲养的污染实验，包括用蜱的幼虫、稚虫、雌虫，当地蜱传脑炎自然疫源地生物群落组成中的各种爬行动物都应做实验。

Шублаузе 和 Гайдамович（1954）用日本脑炎病毒自然感染麻雀（*Passer*）、雉（*Phasianus*）、鹬（即骨顶鸡）、鹀（*Emberiza*），在日本，根据 Митамуро 的材料，麻雀、碧玉鸟（*Serinus canarius*）、秧鸡（*Porphyrio Paeicephalus*）、燕（*Hirundo*）被视为神鸟，受到特殊庇护。

有些鸟可以作为实验室感染，是蜱传脑炎的自然带菌者，如松鸡、*Tetrastes bonasia*、灰蓝色鸫（*Turdus*）、鹀（*Emberiza rutila*）、鸻（*Sitta*）等。在地面营巢的鸟类是蜱的饲养者，曾在鸫（*Turdus*）的脑组织中分离出蜱传脑炎病毒。

在美国，东方脑脊髓炎病毒的主要供血者和受血者在自然条件下是鸟类，它们是苍鹭（*Ardea*）、雉、麻雀、鸽（*Columba*）等。这一严重的，但很少感染人的疾病的媒介则是蚊（*Theobaldia melanura*），现属 *Culiseta*。

这一疾病的鸟疫源地不只是在自然界，也在村庄里。但这些疫源地长时间对人是没有关系的，因为病毒媒介蚊显然不接近人，但它仍然是这种疾病循环链中的一个环节。

吸饱了麻雀血的蚊进攻马，而把东方脑脊髓炎病毒传递给马。在一般情况下，病马并非蚊的病毒供血者，因为病毒在马的表皮血管的血液中的滴定度（数量）不足以使吸病马血的蚊虫成为病毒的媒介。但这是在一般情况下。而在某些情况下，如果病马血液中的病毒数量很多，至少完全够蚊子吸这匹病马的血，能使自己成为把病毒传给健康马的媒介,甚至最终也会成为传给人的媒介。这样一些在马中传播病毒的蚊则属于 Aëdes 中的不同的几个种,如 Aë. vexans 等。Aëdes 的蚊栖息在北美洲沿大西洋海岸的水塘中,数量很大。

病马由于其表面积大,作为吸血的源泉,因而招来很多蚊虫,从马获得脑脊髓炎病毒,蚊虫 Aëdes 还可进攻人,把这种病的病原体传递给人,使患这种病的患者几乎死一半。

所以,这种病传递给人是按下述途径进行的(图 5-1)。

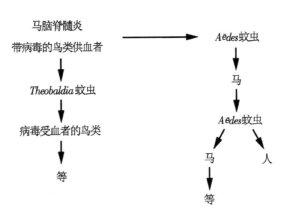

图 5-1　马脑脊髓炎病毒通过蚊媒在马和人之间的传递途径

鸟类在自然界储存和传递自然疫源地性疾病病原体已越来越证明是非常普遍的现象,这些事实说明在一定地理景观一定生境中存在着病原动物群落,其中的很多种动物共同维持着某种自然疫源地性疾病的自然疫源地(各个种所起的作用不尽相同)。Хамаганов 等(1984)在俄罗斯远东赤塔省的几个县(Борзинск、Ононск、Забайкальск、Краснокаменск)(均在外贝加尔东南地区),1973～1980 年,用细菌学、血清学及病毒学方法检查 1942 只鸟,包括约 100 种。其中大部分为沙鹏(Oenanthe isabellina Temminck)(31%)、云雀(Alaoda arvensis g.)(14%)、绿翅鸭(Anas crecca g.)(8%)、蒙古百灵(Melanocorypha mongolica Pallas)(5%)、白眉鸭(Anas querquedola g.)(4%)、麻雀(Passer montanus g.)(3%)。

从鸟体外获得蚤 11 种,其中专性鸟蚤有: Ceratophyllos avicifelli、C. garel、C. gallinae、C. riparius、Frontopsylla kukoshkimi,只占 20%,其他蚤是 C. tesquorum、F. laculen ta ta、F. wagneri、Ctenophyllus hirticrus、Amphalius runatas、Ophthalmopsylla kokushkini,均为鼠蚤。

工作期间在鸟身上还找到 104 只蚤和 34 只虱。五六月外寄生虫寄生率最高,夏天后半期几乎在鸟身上见不到蚤。在 7 个沙鹏巢中、1 个地雀巢、1 个麻雀巢中共收集 510 只蚤。巢中主要蚤类是 C. avicitell(77%),其他蚤是 C. tesquorum、F. lucalenta 和 O. kokoshkini。在鸟巢中和地面上鸟身上发现鼠蚤证明它们之间相互接触,以及在疫源地中病原体交换的可能性。

对捕获鸟类经细菌学检查,发现 1 株土拉伦菌、6 株类丹毒、2 株沙门氏菌。在 Зун-Торей 湖岸捡到的残留鸥尸体中检出 1 株土拉伦菌。在外贝加尔和 Борзинск 沙鹏尸体、麻雀尸体、凤头麦鸡(Vanellus vanellus)和中亚鹭(Buteo buteo)的尸体中检出 Erysipelothrix rhisiapatohiae 菌株。在 Ононск 和 Краснокменск 从沙鹏、凤头麦鸡检出沙门氏菌。当时在当地啮齿动物中有类丹毒、沙门氏菌病两种动物流行病在流行。

通过病毒学检验 164 只鸟,有 4 种雀形目带有树病毒。在角百灵 Eremophila alpesfris Bos 的肝脏和蒙古百灵及朱顶雀(Cardvelis flammea g.)的脑中分离出 3 株 A 组树病毒,以及褐岩鹨(Prunella fulvescens Severtzov)的肝脏中分离出一株 B 组树病毒。在云雀的肝脏中分离出 5 株尚未确定的病毒。

在进行血清学研究中检出日本脑炎、蜱传脑炎、西方马脑脊髓炎和东方马脑脊髓炎的补体结合反应中得到两例阳性结果。一例的滴度为 1∶5,与花脸鸭(Anas formosa Geergi)的血与西方马脑脊髓炎和日本脑炎的抗原。第二例的滴度是班咀鸭(Anser)血与西方马脑脊髓炎的抗原,滴度仍为 1∶5。

上述资料证明,在外贝加尔东南地区的某些鸟类(如残欧、中亚鹭、凤头麦鸡、沙鹏、麻雀等)能加入当地土拉伦菌、类丹毒、沙门氏菌病病原体的循环中。研究证明,A 组和 B 组树病毒在朱顶雀、褐岩鹨、蒙古百灵、角百灵中能带菌。

作为许多种对人有致病性的微生物携带者的鸟类引起了研究者的注意。鸟类与日本脑炎、马脑脊髓膜炎、蜱传脑炎、李斯特菌病、土拉伦菌病、弓形虫病、立克次体病等许多其他的人体和农业动物疾病都有关系。鸟类的意义不仅在于它们是上述疾病病原体的可能宿主,还在于它们是一大群吸血昆虫和蜱——致病性微生物的储存者和媒介——的大量的饲养者。鸟类本身经常被病原体传染,而成为吸它们血的体外寄生虫——蜱和昆虫——的传染来源。

在这种接连不断的病毒传递时,并非所有从带病毒的蚊获得病毒的人必定要患病,还可以观察到人被其他虫媒性疾病的病毒感染,这在前面已介绍过。

在爬行动物,如游蛇龟、蜥蜴、壁虎、变色龙、石龙子中分离出弓形体。鸟类中分离出弓形体的种类更多,如麻雀、乌鸦、鸽松鸡、鸮,以及几种家禽,如鸡、鸭、鹅、火鸡等。

钩端螺旋体病在我国已从 5 种蛙:如黑斑蛙、泽蛙、沼蛙、虎纹蛙、棘胸蛙中分离出上百株的钩体,共 9 个血清型,并证明在某些地区可能起到重要的传染源作用。

21 世纪头 10 年在美国发现若干种鸟类带西尼罗脑炎病毒,并传播该病,鸟类是流感病毒的带毒和传播者已是不争的事实。鸟类还是禽流感许多亚型的带毒者和传播者。

第四节　在感染自然疫源地性疾病的病毒或其他病原体时受血者种和年龄的意义

传染病和侵袭病的受血者的种和年龄具有不小的意义。

成年大白鼠用 0.06mg 的 10% Tahyna 病毒悬浊液感染其脑都不会死亡,而对其当年生小鼠可用中和病毒的抗体制剂感染成年的叙利亚仓鼠,在感染 Tahyna 病毒悬浊液同样剂量后的第 8~9 天死亡。成年的豚鼠、兔 10% Tahyna 的悬浊液两倍、三倍的剂量进行脑内注射表现出抗性,而且它们因此可获得中和病毒的抗体。

从而得出结论,有必要在最年幼的儿童中进行详细深入的研究由莫明其妙的原因引起的热症,这些儿童指的是居住在蚊虫大量滋生的地方,为的是探明 Tahyna 病毒引起的疾病的临床证候。

这一结论的基础是 Tahyna 病毒的抗体是在捷克、匈牙利、阿尔巴尼亚、南斯拉夫、意大利、乌干达的居民的血液中,以及在保加利亚的家畜的血液中发现过。这些抗体是在每年大量蚊虫孵化的地方"随意"收集中的 30%~45% 血清中找到的。

地球上各个地方不断发现新的病毒(树病毒)(арборвцруе),很明显,对它们的详细研究需要时间及相应的有利环境,包括实验室的和自然界的。因此,病毒属于已知的某一组,或属于新的组,不可能在媒介中确定它们存在的时间,特别是在吸血蚊虫中更是如此。得到的是这些新的病毒按地理学原则初步命名,即在首次发现它们的地方命名,如 Tahyna 病毒就是用斯洛伐克东部村镇 Tahyna 命名的,在这个村镇首次找到感染这种病毒的 *Aëdes vexans* 和 *Aë. caspius*。

不止一次地在乌克兰分离出能使小白鼠和其他动物致病的病毒,这种病毒属于研究得比较少的一组病原体,Арборвирусы:Аρб(Аρбор)树,是由节肢动物传递的病毒,而且是在各国引起淋巴细胞性脉络丛脑膜炎疾病的病毒。

在非洲,乌干达西北部,甚至于在几内亚和刚果,于 1959 年早些时候还不知道的农格-农格病,很快就有流行病意义,确诊患者达到 750 000 人,这种病的病毒是从两种疟蚊(*Anopheles funestus* 和 *A.gambiae*)中分离出来的。

有意思的是这两种疟蚊的生物学有区别。在同一小生境中出现的最高数量完全不一样。*A. funestus* 数

量最低的时候是 *A. gambiae* 数量最高的时候。因为两种蚊子都是农格—农格病的传递媒介,而它们种的数量相反的波动导致,这种病的病毒总有媒介在传递着。这是否是人类感染比较多的原因?

有意思的是,对照稳定的相对湿度(在实验室条件下)和变化着的相对湿度(自然界)对 *A. gambiae* 雌蚊的性产物。可以进行试验研究。蚊从蛹蜕变出来是在头一年的 12 月,从 12 月 25 日隔离到第二年的 1 月 26 日,保存在实验室内,相对湿度为 82.4%。一只雌蚊的排卵情况如下。

第一次 1 月 15 日　84 粒卵
第二次 1 月 18 日　212 粒卵
第三次 1 月 20 日　103 粒卵
第四次 1 月 23 日　77 粒卵
　　　合计　476 粒卵

就在当年,1~5 月,外部环境的相对湿度为 30.4%~82.2%,平均为 53.4%。这段时期,雌蚊只排两次卵:

第一次 4 月 16 日 162 粒卵
第二次 5 月 16 日 70 粒卵
死亡 5 月 22 日 232 粒卵

上述两次观察结果的差别非常明显:相对湿度比较适应,而且稳定,所排的卵不但次数多而且排卵总数多。不论排卵次数或排卵总数均比相对湿度不稳定时增加一倍多。

第五节　受血者对病原体种和季节的感受性的差别
(以鼠疫和其他自然疫源地性疾病为例)

通过人工感染动物试验指出,对鼠疫感受性最大的是大仓鼠(*Cricetulus triton*)、巢鼠(*Micromys minutus*);而感受性比较少的则是亚洲林姬鼠(*Apodemus speciosus*)、林姬鼠(*A. sylvaticus*)、田姬鼠(*A. agrarius*)、棕背䶄(*Clethrionomys rufocanus*)、东方田鼠(*Microtus fortis*)。相当高的感受性的还有黑家鼠(*Rattus rattus*)、小家鼠(*Mus musculus*)。褐家鼠(*Rattus norvegicus*)对鼠疫表现出有高的抗性。作者是用在滨海地区分离自西伯利亚旱獭的鼠疫微生物致病菌株。菌株的毒力在试验前做过,皮下感染。

西伯利亚旱獭和长尾黄鼠对鼠疫的感受性有季节变化,从春天开始逐步向秋天下降。它们对鼠疫菌的感受性在醒眠后的 4~5 月最高,黄鼠在醒眠后感染的剂量可少于 20 个菌体,西伯利亚旱獭则为 73 个菌体。而到了秋季西伯利亚旱獭则高达 14 470 个菌体,黄鼠则高达 1225 个菌体。春天,黄鼠像豚鼠那样,可在第 48 个昼夜(即两天两夜)死于鼠疫,夏天则为 2~3 天,而到了秋天个别个体可在第 19 天或第 22 天死亡。

西伯利亚旱獭在夏天个别个体可以慢性出现,而且在体内微生物的致病性(毒力)明显减弱。

达乌尔黄鼠在夏季实验性鼠疫主要以烈性进行,败血症出现得比较早,这并非绝对现象,只是多数是这样,这可解释夏季动物感受性有差别。

动物的不同物种的感受性还在其他自然疫源性疾病中见到。例如,狼 *Canis lupus* 患蜱传脑炎症状典型,而狗 *C. familiaris* 则不会患这种病。

第六节　自然疫源地性疾病病原体受血者哺乳动物
生理状况的年龄和季节变化

机体的生理状况是随年、按季节变化的,可以确信,小黄鼠对磷化锌毒的敏感性有变化。磷化锌是通用的给黄鼠吃的毒饵(作为消灭黄鼠的方法)。从春天开始,到黄鼠开始冬眠期间,它们对这一毒物的敏感性逐渐增强。成年雌鼠通常比成年雄鼠要敏感些,而幼体比成体更敏感。这种变化的原因在于这些动物生理状况的差别。

而机体生理状况的年龄变动具有最重要意义,很多作者都这么认为。

鼠疫的年龄感受性还与季节有联系。例如,年轻的豚鼠感染鼠疫微生物在冬季明显下降,而在夏天则升高。豚鼠在出生1~2天鼠疫病进展很快,而年龄为20~21天的豚鼠及25~29天的豚鼠病程显然拖长。如注射抗鼠疫疫苗,则年轻豚鼠的免疫力相比成年的不太稳定。

头脑迟钝的小白鼠比中年的小白鼠对感染鼠疫来讲更有抵抗力。

并非经常都可以从在其血液中发现有中和病毒抗体的野生动物的脑中分离出蜱传脑炎的病毒。例如,在南斯拉夫的斯洛文尼亚就曾有人报道过。这些作者解释为在1957年的春季有热带炎热,而在南斯拉夫阿尔帕赫捕捉哺乳动物是在1957年的6月底7月初,这时在工作地仍然还有热带炎热。显然,捕捉时间晚了一点,因此在被捕到的哺乳动物的脑中分离不出病毒。但发现在它们的血液中有中和病毒的抗体,按作者的意见,足够证明在斯洛文尼亚有蜱传脑炎的自然疫源地存在,在疫源地内有如捷克斯洛伐克同样规律的病毒循环。这种结论完全可信还在于在啮齿动物机体中中和病毒抗体的组成是病毒进入机体的反映。而在自然条件中这种进入是由有致病的蜱对其自己的饲养者的进攻给予保证的。

蜱多次进攻那些血液中有抗体(免疫血液)的动物。当致病的蜱吸这种血时,在蜱体内的病毒量由于中和作用对活体早些时候获得的病毒进行中和而减少。当致病性蜱吸了有免疫的动物的血时,在后者中就不发展病毒毒性,而且从其奶中也不会把病毒排出。在此资料基础上认为,应该对有蜱传脑炎自然疫源地的牧场范围内的家畜进行接种,因为这种措施将会减少人被蜱传脑炎病毒感染的情况。

机体是否向外面排出病毒,如果是这样又有何流行病学意义?

曾有人阐明,蜱传脑炎病毒通过该病病人随着鼻咽黏液和尿呈不大剂量的排出。这可以用在小白鼠长期继代遗传进行作证明,这就有根据怀疑这一现象的流行病学意义。

在用病毒感染的小白鼠雌鼠中,病毒的不大剂量随尿排出,还可在鼻咽腔中发现。如果把这种鼠与健康小白鼠在一起关养,健康小鼠不会感染,而且对这种病没有免疫力;因此,如此小剂量的排出仍没有动物流行病学意义。

后来,常有关于乳脑炎情况的报道。由于整个家庭成员以未煮沸的山羊乳为食而感染。如果山羊为隐性感染,则其中含有这种病的病毒。在挤这种山羊的乳时病毒则随乳汁从山羊机体内排出,进入人的胃,导致营养感染(经食物)。而在牛中,病毒不会随乳汁排出,人对牛乳的需求不会引起疾病。

即使在随乳脑炎的情况下硬蜱仍然是主导作用的机体。事实上,母山羊怎样获得病毒?只有通过蜱接种的中介作用。从山羊传到人病毒的进一步运动直接通过营养途径,即通过病毒感染的生山羊奶。

患双波脑炎的喂乳妇女,在其乳汁中没有病毒;因此,母亲不可能是吃奶婴儿喂养感染的途径。患者实际上并不向外界排出病毒,在研究蜱传和双波脑炎的流行病学时有重要意义,山羊乳可以是蜱传脑炎的病原,包括其麻痹型。

也有人报道,在苏联的基洛夫省有的县内,蜱传脑炎的发病只是由山羊乳引起。这种病的病毒存在取决于对山羊和牛的补体结合反应的提出。有意思的是,补体结合反应阳性牛比山羊高两倍。牛乳中未见到过乳脑炎,包括饲养这种牛的主人,而牛则是补体结合反应阳性,不但主人,甚至其家庭成员也未见到补体结合反应的阳性现象。所以,无论是直接接触那些体内含有蜱传脑炎病毒的牛的人,还是以这种牛的乳汁为食物的人,都不具有流行病学意义。这种疾病的主要原因是生山羊乳汁。

而在哈巴洛夫斯克边区食物感染蜱传脑炎的情况则有所增加。曾有报道,1957年蜱传脑炎患者总数中通过山羊乳营养感染发病的占2.9%,而在1958年竟高达6.1%。此外还发现,在哈巴洛夫斯克西部与类似病不同之处是乳脑炎呈重症流行,且死亡率高,在进行山羊肌肉和皮下注射从哈巴洛夫斯克边区疫源地中某地捕获的蜱虫分离出来的蜱传脑炎病毒的试验时,既在山羊的血液中,也在其乳汁中发现病毒。在这种乳汁中,以及在健康牛的乳汁中,冬季曾发现血液的隐性混杂。因此,在家畜的乳汁中病毒的发现可以用病毒随着致病血液进入乳汁中加以解释。

但在山羊、绵羊、牛的皮下注射蜱传脑炎病毒,然后在这些动物的乳汁中找到病毒的试验,绝不能与这些动物在自然条件下遭到感染病毒的蜱媒的进攻而使它们感染混为一谈。在 8 只来源于没有蜱传脑炎地方的山羊,从 5 月 20 号将它们放在两块曾是自然疫源地的牧场上牧放一个月(这一疫源地在前年曾有过蜱传脑炎麻痹型流行)。在 11~38 只硬蜱 *Ixodes persulcatus* 吸过血的山羊的乳汁中分离出蜱传脑炎病毒。甚至在吸过山羊血的蜱的后代中也分离出蜱传脑炎病毒。从乳汁中和从 *I. persulcatus* 硬蜱的幼虫(为吸过山羊血雌蜱的子一代)中分离出病毒,其生物学特性是蜱传脑炎病毒的同一标准(同一形)。

第七节　各种受血者对自然疫源地性疾病病原体感染的敏感性

各种受血者对其病原体的敏感性不只是对不同疾病不一样,而且对同一疾病也不一样(图 5-2)。这可以用野外的和实验室的动物试验加以证明,这些动物是用来研究病原体的特性的。现举一些实际例子来说明。

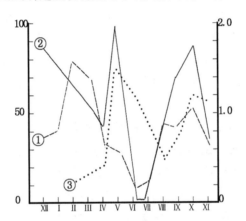

图 5-2　在苏联土库明尼亚的大沙土鼠用鼠疫毒力株
5 亿菌体感染不同月份敏感性的变化

①细菌学证实死于鼠疫的%;②全身化死于鼠疫占死亡数的%;③大沙土鼠的胸腺重量的%(按 Акиев 和 Вологина,1960)

在很多实验的基础上认为 12 种野生动物对布鲁氏菌感染的感受性。而对那些只要皮下注射几十个菌体就能感染的黄鼠 *Citellus pygmaeus* 和 *C. intermedius* 则表现出特别的敏感。布鲁氏菌自己保存在感染过 40~245 天的各种动物的体内,而在黄鼠(*C. intermedius*)甚至为 740 天,在这些期限之后所分离出的微生物保存着毒力。

布鲁氏菌在某些被感染动物中存在的时间长短取决于机体对布鲁氏菌自然净化的期限。大沙土鼠从体内净化这种传染病可在 2~3 个月完成(布鲁氏菌在大沙土鼠的期限类似大白鼠感染布鲁氏菌)。兔也患布鲁氏菌,从其分离出的微生物,与上述相比感染力更大,因为这种微生物的最低感染剂量只要 5 个微生物。

在具体条件中查清自然疫源地性疾病中受血者的感染途径和来源有重要意义。原因可能是多种多样的。例如,里海西北的鼠疫传染病对黄鼠的侵入门户几乎只有皮肤。因此,鼠疫的淋巴型(经媒介蚤感染)占绝对优势。

第八节　多宿主的病原体能传播多种疾病吗
（巴通体菌简介）

一、巴通体菌

巴通体是一群革兰氏阴性、营养条件要求苛刻的、兼性的、哺乳动物红细胞和内皮细胞胞内寄生物。从20世纪80年代再次开始肆虐人类，并表现为新的形式。是多宿主寄生菌传染给人类的多种疾病，是自然疫源地性疾病中少见的。

早在1905年，秘鲁医生Albetto Barton在血液中发现人类巴通体病（*Bartonella* diseaze）Oroya热的致病因子；1919年，Battistini Naguchi等分离该病原体，为纪念Barton将这种微生物命名为杆菌样巴通（*B. bacilliformis*）。

由于巴通体与罗莎利马体（*Rochalimaea*）同属于立克次体目，仅包括杆菌样巴通体一个种。1993年Brenner等根据16S rRNA基因序列同源分析，DNA杂交及G+C含量，将原立克次体中的罗莎利马体属（包括五日热、万森、汉赛和伊丽莎白罗莎利马体属）与巴通体属合并，重新命名为巴通体，并将巴通体从立克次体目移出（Brenner et al.，1993）。1995年，Birtles等根据表型和基因型建议将格拉汉体属与巴通体属合并，根据16S rRNA基因序列种系发生分析，种间同源性大于98%，属变形菌纲、a亚群与其同源性较高的细菌有根癌土壤杆菌和布鲁菌等。近年来，由于分子生物学方法的应用，巴通体由一种衍变为数种，目前巴通体已包括19个种及亚种，目前证明对人类有致病性的巴通体有五日巴通体（*B. quintana*）、汉赛巴通体（*B. henselae*）、伊丽莎白巴通体（*B. elizabethae*）、克氏巴通体（*B. clamidgelae*）和杆菌巴通体（*B. bocilliformis*），随着研究的深入，将会有更多的种被发现。

巴通体长期存在于血液内给菌血症创造了条件，从一种动物通过媒介传递给另一种动物（Cnomel et al.，2009）。越来越多的资料证明，这种细菌对哺乳动物的适应遍及欧、亚、非及美洲大陆。因此有人将其称为哺乳动物的共生体。其他地区（如澳大利亚）尚未有报道，即使这样它已足够成为一种广谱种类；地区广，宿主动物遍及啮齿动物、食虫类、翼手类、食肉类、有蹄类及海洋哺乳动物。20世纪末期和21世纪初期期间，出现一种关于*Bartonella*细菌因为宿主动物的改变出现宿主导向变异现象。通常这种细菌在一定的哺乳动物的机体中，这些哺乳动物是它的天然宿主，而且不引起宿主生病，一旦*Bartonella*细菌感染了其他种哺乳动物，包括人，这种细菌就有能力使新的被感染的物种出现很多疾病，如人类可以出现心脏、肝脏及神经系统等疾病（Koehler，1996；Schwartzman，1996），通常为发热等症状，还可引起人类卡瑞恩病（Carrion's deseacee）、菌血症、战壕热、HIV感染者的杆菌性血管瘤、猫抓热病等。还有专家报道*Bartonella*细菌在自然感染的鼠的胎儿和出生不满一月的乳鼠中分离到，说明*Bartonella*细菌的垂直传播是完全可能的（Kosoy et al.，1998）。

因此，某些种哺乳动物可以作为*Bartonella*的保存宿主，这时这种细菌就被当作人类疾病的病原体了。

Kosoy（2010）对巴通体全球多年在各种哺乳动物中发现，以及各种巴通体间的相互关系及与宿主的相互关系等的资料作了全面的综述，可以看出这一新的细菌性疾病从自然界逐渐向人类居住的居民点侵袭。

事实上已有学者在我国的云南省作过调查（Ying et al.，2002），在*Apodemus*、*Eothenomys*、*Rattus*等鼠类，都可能在越南、印度尼西亚、尼泊尔、中国台湾、泰国等地区的上述鼠类中检出*Bartonella*菌。

人类可能由于寄生有*Bartonella*菌的猫、犬等动物，宠物或在野外接触这些兽类而感染上*Bartonella*病。我国已在浙江省家猫中检出*B. henselae*，抗体阳性平均为34.5%。且各地检出率差别不显著。上海地区的宠物猫*B. henselae*的抗体阳性检出率为20%，猫感染后不表现临床症状，不容易被察觉，成为当地居民点的一种潜在隐患。福建省在鼠中调查发现，151只鼠中有22只分离到巴通体，检出率为14.57%。菌株在啮齿动物和食虫类中检出：褐家鼠（*Rattus narvigeclls*）检出率为8.97%，臭鼩鼱（*Suncus murinus*）检出率为20.55%，资料证明福建省的小型哺乳动物中流行着巴通体病,且有巴通体病的自然疫源地存在。山东省胜利油田野外工作的职工中巴通体病的感染检出率为 12.08%,而居住在城区职工的感染阳性率为 0.47%。已说明胜利油田的野外地区存在着巴通体病的自然疫源地。在距离上述沿海几个城市,远在我国西南边陲的云贵高原的云南省的景洪市、德宏傣族景颇族自治州的潞西县和大理白族自治州三地的 100 名不明原的患者中发现 5 份阳性,其中有两份滴度为 1:3200,说明已被 *B. quintana* 感染过。临床均未被确诊。认为临床医生普遍缺乏对该病的认识。这是一方面。但更重要的是 IgG 抗体,当患者感染后,出现得比较晚,量不会小。IgG 抗体的出现可以考虑患者早已被感染过了,属既往感染。但不管怎样,在云南上述几个地区很可能早已存在着巴通体的自然疫源地,应查清 5 名患者过去去过哪些地方、职业、过去是否发过热病等情况,特别是 5 名患者的所有流行病追查中有是否有共同的一些情况,从而可以初步判断自然疫源地可能存在什么地方。

我国发现的上述几个地区的巴通体病的情况,从东北直到沿海的浙江、福建、上海及胜利油田等地的巴通体均为 *B. henselae*。这在国外均属食肉动物的感染等,特别是猫科动物中流行的病种。而云南省几个地区所查出的 5 名患者为 *B. quintana* 感染。这种巴通体在欧、亚、美三大洲至今所掌握的资料均未见到报道。据报道这种巴通体的宿主是人类。如果没有野外的自然疫源地,不可能会有巴通体在人类间循环存活。是否是亚洲特有的。很可能是当地猫科中的某些种、应调查清楚。

巴通体在自然界中的传播媒介有蚤、白蛉、羊蝇、蚊等。各种巴通体与其哺乳动物各分类群之间的相互关系在 20 世纪和 21 世纪初的 20 年间得到了重视,这方面的报道积累了不少,现介绍如下。

二、巴通体和啮齿动物的关系

大约在 60 年以前美洲最早在一种叫宾夕法尼亚州田鼠(*Microtus pennsylvanicus*)的血液中分离到此病原体。开始将其鉴定为一种立克次体。在 70 多年前,即在 20 世纪 40 年代一个叫贝克的军医企图阐明从加拿大魁北克省一个不大的小岛上捕到小型哺乳动物中的斑疹伤寒的病原体。在 19 世纪初在这小岛上设有检疫站专门应对来自欧洲爱尔兰的移民。因为斑疹伤寒夺走了无数移民的生命而被埋葬在这个小岛上。到了 20 世纪 70 年代才认为贝克的鉴定是一种错误,因为这种病原体能在琼脂培养基上生长,故按其特性近似战壕热的病原体,*Rochalimaea quintana*。后来才将此病原体改为 *Bartonella vinsonii*。到了 20 世纪 90 年代才有计划地开展对这一种微生物的调查。一开始就在美国 15 个州捕捉小型哺乳动物,但检查没有结果。后来用血清学方法对 51 个种的啮齿类、食虫类 1886 只小兽进行调查。结果仅有几只啮齿动物检出近似巴通体的抗原,但滴度都不高,结果没有发表。在进行这项工作的同时,另一些调查也在进行,用比较完善的方法,分离到大量的纯巴通体菌株(Kosoy,1997)。后面的工作是在美国东南几个州的 12 个地区的 279 只啮齿动物(如北卡洛尼那等)中,其中 42% 感染上各种巴通体。感染率最高的是分布较广的白齿仓鼠(*Peromyscus leucopus*)和刺棉仓鼠(*Sigmodon hispidus*)。在被感染的动物中查不到抗原,或者是滴度很低。这种结果与前面提到的那次调查结果差不多一样,但推翻了上述调查的结论:上次认为美国的啮齿动物不是巴通体的贮存宿主。

在白足仓鼠属各种鼠中分离到 *B. vinsonii* 及其近亲亚种 *B.v.* subsp.*arupensis*。在一种棉鼠(*S. hispidus*)中分离到另外 3 种巴通体。在明尼苏达、威士康辛白足仓鼠(*P. leucopus*)中分离到卡洛到那的巴通体。又从仓鼠中分离到同时感染疏螺旋体菌 *Borrelia burgdorfer* 和 *Babesia microti*。这说明白足仓鼠能混合感染。

2000 年以后,在美国西部的几个州:科罗拉多、新墨西哥、亚利桑那,犹他、加利福尼亚、内华达及怀俄明的 15 个属 36 种啮齿动物中查出巴通体,这些啮齿动物中感染率最高的是仓鼠属 *Onyohcmys*(70%)、花鼠属 *Tamias*(64%)。*Peromysus* 中感染 16%(*P. eremicus*)~62%(*P. californicus*)仓鼠。至于森林仓鼠属(*foma*)可达到 40%。其他一些啮齿动物中的感染率稍低:有袋小鼠(*Chaetodipus*)为 2%,野仓鼠(*Reithrodontomys*)为 4%,小家鼠(*Mus musculus*)为 5%。

由松鼠的陆地种类中获得的全部巴通体包括黄鼠属(*Spermophilus*),羚羊黄鼠属(*Ammospermophilus*),草原狗属(*Cynomys*),花鼠属(*Tamias*)。在一定程度上近似的种,如 *B. washoensis*,首次作为心内膜炎的病原体,是在内华达州的一个省巴通的一个患者分离后作了描述,因此这种巴通体的命名由此得来(Kosoy et al.,2003)。巴通体专门从草原狗分离出来的就命名为 *B. washoensis* subsp.*cynomysii*(Bai et al.,2007)。类似这种菌株是从加拿大萨斯喀彻温省的黄鼠分离到的(Jarcline et al.,2005),巴通体 *B. grahamii* 则从田鼠(*Myodes gapperi*)分离到。

南美洲的情况:在秘鲁长时间从当地两种热病(Opona 热和 Beppyra 热)分离出一种病原体 *B. bacilliformis*,是由蚊蚋传播的,巴通体在南美啮齿动物中根据 Birtles 等(1999)的资料比较局限。在耳仓鼠 *Phyllotis* 中分离到的巴通体未被描述,而 *B. elizabethae* 则是从大家鼠中分离到的。

欧洲的情况则是对巴通体的生态学的认识的重要一步,那是从英国某几种森林鼠的血液中分离到的菌株。早期对这种病原体也被鉴定为 *Grahamella*,经过一些年才改称为巴通体:如 *B. grahameii*、*B. taylorii* 及 *B. doshiae*(Birfles et al.,1994,1995)。这几种巴通体,特别是前两种,可以说均分布于英国鼠形啮齿动物的全部背景种中 *Apodemus sylvaticus*、*A. flavicollis*、*Myodes glareolus*、*Micrtus agrestis*,甚至还发现于 *Neomys fodiens* 中,而且感染巴通体的感染率都很高,总的达到62%,之后还在德国的鼩鼠属 *Apodemus* 中分离到 *B. birtlesii*(Bermond et al.,2000)。后来一些年代,不断地在欧洲很多国家,如英国、法国、德国、丹麦、斯洛文尼亚、波兰,以及俄罗斯的欧洲部分。如莫斯科省的南部(Markov et al.,2006;Kirillov et al.,2007),而且获得的巴通体菌株均属于这4种。希腊又有所增加,但大多数还是这3种:*B. grahamii*,*B. birtlesii* 和 *B. doshiae*。

在欧洲一些国家,如法国、德国、西班牙、葡萄牙,与人共栖的大家鼠中分离到的巴通体不同于野生啮齿动物的巴通体,它们属于那些其他国家的大家鼠中分离出来和巴通体:*B. elizabethae*、*B. tribocorum*、*B. rattimassilensis*、*B.phoceensis*。

亚洲国家早期的调查,是在中国西南的云南省调查巴通体(Bai et al.,2002)。在这一地区调查巴通体,验证了一种假设,认为 *B. elizabethae* 首先是从美国马萨诸塞州心脏内膜患者分离到的,巴通体近亲种,即在欧美大家鼠中被描写过的巴通体,应该是巴通体分布非常广泛的代表,明显地表明是与大家鼠属 *Rattus* 有进化上联系。从鼩鼠 *Apodemus* 和绒鼠 *Eothenomys* 分离的巴通体属于巴通体的不同的群。后来在亚洲南部及东南一些国家,如孟加拉国、越南、印度尼西亚、尼泊尔、中国台湾、泰国分离到的巴通体是与大家鼠 *Rattus* 及板齿鼠 *Bandicota* 有联系的巴通体占统治地位。如在孟加拉的达卡,带菌者中的菌株是与 *B. elizabethae*、*B. tribocorum*、*B. rattimassiliensis* 很接近的种,是由 32 只黑家鼠(*R.rattus*),48 只板齿鼠(*B. bengalensis*)(Bai et al.,2007)分离到的。在泰国北部地区大多数分离出来的巴通体都是从 8 种大家鼠 *Rattus* 中和印度板齿鼠(*B.indica*)中分离到的。

至于在亚洲的北部地区则又是另一种情况,如在日本、中国华北、俄罗斯的远东。这些地区被巴通体感染的啮齿动物比较接近欧洲地区的。巴通体明显的是 *B. grahamii* 和 *B. taylorii*,在亚洲北部上述地区的带菌啮齿动物为 *Apodemus*、*Microtos* 及 *Meodes*,如在朝鲜,还从蜱、蚤及小兽中分离到巴通体。巴通体在俄罗斯西伯利亚的硬蜱中,感染率相当高(Rar et al.,2005)。在远东小型哺乳动物中的致病性高(Mediaannikov et al.,2005)。

非洲的情况明显的一个特点是巴通体分布在非洲大陆的啮齿动物中非常局限。首次是在突尼斯从沙土鼠(*Psammomys obesus*)分离到,这种鼠感染巴通体的感染率接近49%,但巴通体尚未确定。比较详细的研究巴通体是在南非,在这里对 10 种小型哺乳动物作了调查,对这 10 种小型哺乳动物 86 只的血液检测,其中 38 只发现巴通体阳性。遗传分析显示,巴通体属于两个群。第一群从大家鼠(*Aethomys namaquensis*)、白腹沙土鼠(*Tatera leucogaster*)及袋大家鼠(*Saccostomus campestris*)分离出的接近 *B. elizabethae*。而从多乳鼠(*Mastomys natalensis*)、斑纹鼠(*Rhabdomys pumilio*)分离到不同于其他已知种的巴通体,显然它属于个别种。

三、哺乳动物的不同分类群中巴通体的情况

形态上样子像巴通体的细菌,几乎是一百多年前在鼹鼠(*Talpa sp.*)血液中的红细胞中发现的。开始将

这种微生物称为 *Grahamella talpae*。后来 Birtles 等(1995)为了统一起见,认为 *Grahamella* 事实上属于 *Bartonella*,并将其 *G. talpae* 改为 *B. talpae*。而另一些专家提出异议,认为这样决定太轻率,现在叫 *B. talpae*,但无原型存在。

到了 21 世纪初,Leakkonen(2000)在研究芬兰拉普兰地区的 3 种鼩鼱的微小寄生虫时,在食虫类中,对巴通体作了首次描述。巴通体在普通鼩鼱(*Sorex araneus*)血液涂片上找到,但在其他种鼩鼱中未能找到。

后来 Hobnberg 等(2003)在瑞士中部乌布萨勒城郊区发现 5 种啮齿动物,而且在其中 3 只普通鼩鼱(*S. araneus*)中找到巴通体。Brag 等(2007)在英格兰西北部 76 只普通鼩鼱中检出巴通体阳性个体 11 只(占 14.5%)。经基因分析,存在着两种亲缘关系的基因型,其中一型与在瑞士鼩鼱中检出的相似。从普通鼩鼱中分离到的巴通体是从丹麦得到的,Engbaek 等(2004)将其定为 *B. birtlesii*。其同一性建立在基因分析基础上。丹麦分离株可能与瑞士株为同一型。因此,在欧洲,巴通体在普遍鼩鼱是很普通的,显然它们是一个种。

在北美洲和南美洲的食虫类中巴通体的分布尚无资料。在热带非洲,如在刚果和坦桑尼亚对小型哺乳动物的调查,巴通体在白齿鼩(*Crocidura*)中未能找到,但在某些亚洲国家,如越南、孟加拉国、泰国,多齿鼩(*Soncus murinus*)的血液中发现巴通体。在好几个地区,从这种小兽获得的所有分离株,都很近似于 *B. elizabethae*,但不同于从大家鼠分离到的分离株。巴通体在 *S. murinus* 的发现很重要,因为这种小兽生活在人类住房附近,而且带有人蚤 *Xemopsylla Cheopis*。

巴通体在翼手类(Chiroptera)的情况,如人类对巴通体在传染性蝙蝠的了解还是不久前的事。开始是 Comcannon 等(2005)在英国苏格兰的西南康华尔调查中发现,60 只蝙蝠中 5 只的血液中发现巴通体,这 5 只蝙蝠属于 4 个种:*Myotis mystacinus*、*M. daubentonii*、*Nyctalus nocluta*、*Pipistrellus* sp.。这 4 种蝙蝠分离到的巴通体是一个种。

在几内亚翼手类中巴通体的分布,几内亚 384 只蝙蝠属 12 个种,是从几内亚不同地方捕到的,从 384 只中 32% 的小兽分离到巴通体,蝙蝠为 *Eidolon helvum*、*Rousettus aegyptiacus*、*Coleura afra*、*Triaenops persicus*、*Hipposiderus commersoni* 及 *Miniopterus* 中几个种。从这些资料的分析中从这些蝙蝠分离到的各种巴通体,有几种蝙蝠是某几种巴通体的宿主,如 3 种新种巴通体是从 *E.helvum* 分离到的。

巴通体 *B. henselae* 的生态学在家养动物中研究得比较好,这在前面已作了简介。这里重点介绍在各种野生猫科发现 *B. henselae* 的一些资料。它证明这种巴通体专门适应猫科(Felidae)中的一些猛兽。巴通体的一些菌株 *B. henselae* 分布在全球的家猫中,还有在家猫和野猫之间的巴通体的交换。

很多野猫,不管是否被关养,都能检出 *B. henselae* 的抗体。Yamamoto 等(1998)在从加利福尼亚所有能查出(包括从野外捕获到的)流行的 *B. henselae* 的抗体。例如,加利福尼亚捕到的美洲豹(*Puma concolor*)中 35% 和红猞猁(*Lynx rufus*)的 53% 检出抗体滴度均为 1:64。又如,在加利福尼亚的 3 个动物园的野猫科中,*B. henselae* 抗体检出的有猎豹(*Acinonyx jubatus*)、豹(*Pantera pardus*)、虎(*P. tigris*)、美洲豹(*P. onca*、*P. leo*)、雪豹(*Uncia uncia*)、煙豹(*Neofelis nebulosa*)、大山貓(*Felis caracal*)、*P. yagouaroundi*、*F. serva*、*F. viverrina*、*F. bengalensis*、*F. silvestris*、*F. nigripcs*、*F. geoffroyi*、*F. wiedii*、*F. chaus*。

能检出 *B. henselae* 抗体的还有佛罗里达的 *P. concolor coryi* 28 只中检出 5 只,得克萨斯的 7 只中检出 2 只。这是 Rotstein 等(2000)在佛罗里达检查的资料。

Molia 等(2004)研究非洲狮(*Panthera leo*)和非洲豹(*Actincnyx jobatus*)时,在这些动物中传染流行时检出巴通体 *B. henselae*。

在加利福尼亚进行的检查证明美洲山犬(*Canis latrans*)感染的巴通体是 *B. vinsonii berkhoffii*,这一亚种首次是 Chang 等(2000)在加利福尼亚的中部海岸地区的一种北美土狼(*Canis latrans*)上检出的。

众所周知,*B. vinsonii berkhoffii* 能致犬发病、包括心内膜炎。另外一种巴通体,很近似 *B. clarridgeiae*,Henn 等(2007)在加利福尼亚的灰狐(*Urccyon cinereoargenteus*)中发现。

根据 Chang 等(2000)、Dehio 等(2001)、Raoult 等(2005)、Maillard 等(2006)对巴通体在野生的和家养的

某些有蹄类中的发现。它曾传染过很多种有蹄类：如加利福尼亚和俄克拉荷马两个州内49%的大角家畜（Bostaurus），西非洲的20%大角家畜，法国的59%的奶牛，加利福尼亚90%的黑尾鹿（Odocileus hemionus），加利福尼亚和俄勒冈两个州的15%的赤鹿（Cervus elaphus）。但在某些有蹄类中的调查，未能取得阳性结果，如对家养的猪，和雪猪（Ovis canadensis）也曾作过调查。

Bermond等（2002）曾在欧洲对反刍动物作过广泛的调查，而且发现了一些新的巴通体。如在法国巴黎南部50km的430头的一群奶牛的血液中分离出的巴通体之一就是牛巴通体（B. bovis），即拉丁语称为牛属（Bovis）。另外一种是从法国南部捕到的欧洲牡鹿的血液中分离出的两株，称为B. capreoli。发生学分析，在B. bovis和B. capreoli之间种的水平上有差别，而且两个种按因子型和表型特点不同于所有其他种的巴通体。因此，从欧洲牡鹿获得的两株分离株细菌细胞有很多鞭毛，但其他所有的巴通体都没有发现有鞭毛的现象，而B. bacilliformis细菌只在一极有鞭毛。

发生学上与B. bovis相似的巴通体，但有一极带鞭毛，众所周知，在这一种被描述前根据两株从犹他州和伊利诺伊州家猫分离出，把它一株曾在大角家畜中发现过，如Breitschwerdt等（2001）在美国北卡罗来纳牛群研究微细菌的抗原中发现感染上B. weissii。由于B. bovis和B. weissii都属于一个种，应该是还按第一次的称呼，这是正式被承认的。但仍余留下二者难解之疑难。第一个解之疑是：怎么样B. bovis能影响各个地方来的猫的机体，同时认为不管是B. bovis，或任何其他对有蹄种类特异性巴通体较晚未能在，不只是猫，而且还有其他非有蹄动物找到。另外一个难解之疑是：为什么从法国分离到的菌株，它可以作为描述B. bovis原型，而无鞭毛，哪怕所有其他从有蹄类分离到的巴通体都具有鞭毛（这是它们最明显的特有的特点）。

根据Dehio等（2001）从野生的獐子的血液中分离出B. shoenbuchensis sp.nov.，Maillard等（2004）从法国家养牛Bos taurus中分离到B. chomelii sp.nov.，Kosoy等（2005）从鼠类中分离到B. melophagi。Dehio等（2001）从德国西南的一公园的欧洲牡鹿的血液中首次获得B. shoenbuchensis。稍晚，这种巴通体从法国牛中分离到（Rolain et al.，2003）。不久前在泰国大角家畜，属于犎牛（又叫瘤牛）（Bos indicus）中分离到巴通体。这种巴通体无疑应属于B. bovis，但又不同于从美国和欧洲分离到的B. bovis（这是S. Boonmar和M. Kosoy未发表的材料）。

有意思的是B. melophagi首次是从羊蝇（Melophagus ovinus）分离到的。这种蝇与羊联系紧密，其外形不太像蝇但是靠吸蝉的血生活。美国新墨西哥州立大学病理学教授F.Kostera研究羊蝇。他注意到，有几个印第安人不明原因的热病，在这些患者中发现巴通体抗体，在发病不久前曾给羊剪羊毛，其中一人谈到曾掐死一只羊蝇。在羊蝇发现巴通体的DNA，而且在这两只羊蝇发现同一细菌培养物。根据一系列的因子型和表型特点，它们近似牡鹿的血液中分离出来的巴通体，但根据某些指标又与巴通体有别。Kosoy等（2004）从小羊分离到一种巴通体Bartonella sp，认为家养牡绵羊可能就是B. melophagi的贮存宿主，而羊蝇则为这种巴通体的媒介。也就在同时，从法国家羊中采到所有羊蝇（20只成虫和10只成虫前阶段），均发现细菌DNA，类似B. melophagi。Halos等（2004）在研究野生和家养反刍动物的巴通体时认为Hlppoboscidae这一属蝇是巴通体Bartonella sp.的潜在的媒介。企图在绵羊的血中分离巴通体未得到结果，专家提出结论，认为巴通体B. melophagi与上述这种昆虫（羊蝇）是共生的，不能感染绵羊。但不久，在美国的新墨西哥州的绵羊血中成功地分离到B. melophagi。认为就是巴通体这一个种，即曾在羊蝇虫发现的这种巴通体。

一些专家认为，在双翅目其他一些寄生在有蹄动物的蝇中发现巴通体DNA：如鹿蝇（Lipoptena cervi），是从法国牡鹿、德国驯鹿及美国马萨诸塞州的白尾鹿，以及法国牛身上的蝇（Hippobosca equine）采到的（Dehio et al.，2004，Halos et al.，2004，Matsumoto et al.，2008）。

有蹄动物感染力如此高，不难预料巴通体可以在这些动物中引起疾病。不久前，研究牛由B. bovis引起的心内膜炎的情况。这种巴通体的DNA在22只动物（患有重症心内膜炎）中有两只的心脏瓣膜中发现。在这两只患病牛的免疫荧光检查抗体（滴度1：640和1：5120）对B.bovis抗原情况（Mailland et al.，2007）。其他一些专家认为巴通体B. bovis长期保存在牛体内（长达7个月）。巴通体这些种的感染力水平与不产子的牛相比,在孕牛中的感染力高得多(Maillard et al.,2006)。

已经看出,巴通体 *B. henselae* 是家野猫科的典型病原体。因此,这种巴通体在海洋哺乳动物中的发现就很出乎意外,如首次在普通海豚(*Phocoena phocoena*),后又在白鲸(*Delphinapterus leucas*)、*Tursiops truncatus*、*Stenella coeruleoalbus* 及灰豚(*Grarnpus griseus*)中发现巴通体(Maggi et al.,2005,2008;Harms et al.,2008)。其他海洋哺乳动物尚不清楚,但可以说巴通体在海洋哺乳动物中的种群中循环着。

四、巴通体的一些生态学问题

巴通体是否有特异性的宿主,根据 Kosoy(2010)的报道,巴通体传染病在世界不同地区的研究,证明这种病原体对啮齿动物的寄生的特异性有明显的差别。英国作者的资料显示,从森林鼠形啮齿动物中分离出3 种巴通体,*Bartonella grahamii*、*B. taylorii*、*B. doshiae* 中的每种巴通体对这些小鼠都没有特异性(Birtles and Harrison,1994)。与其他一些研究者,如 Mapkov 等(2006)在莫斯科郊区、Holmberg 等(2003)在瑞典、Engbaek 等(2004)在丹麦、Knap 等(2007)在斯洛文尼亚、Welc-Faleciak 等(2008)在波兰的玛祖里等欧洲国家所做的调查结论是一致的。但后来又有不同的报道,Telfer 等(2007)在英国作了比较长时间的定点调查,认为巴通体病对某些种啮齿动物有一定的适应,如 *B. taylorii* 和 *B. doshiae* 常在林姬鼠中发现,而 *B. birtallsii* 则常在棕背䶄中发现。

北美的情况又与上述有根本的区别,如 Kosoy 等(1997,2003)在美国南方;Jardine 等(2005)在加拿大的萨斯喀彻温。他们认为,巴通体病对北美的仓鼠属(*Peromyscus*)、林仓鼠属(*Neotoma*)、草原狗属(*Cynomys*)、花鼠属(*Tamias*)、黄鼠属(*Spermophilus*)及其他啮齿类是很典型的。Kosoy 等(2000)用几种野外啮齿动物作实验室感染,如用刺棉仓鼠(*Sigmondon hispidus*)做实验,用野外捕到的这种鼠分离出的菌株感染,菌血症非常明显。同样的结果也从另一种仓鼠(*P. leucopus*)中研究发现。用这种啮齿动物分离出的巴通体菌或 *Peromyscus* 中的近亲种中分离出的巴通体感染则出现菌血症,但如用其他啮齿动物分离的菌株感染,菌血症不出现。

Bartonelia vinsonil subsp. *berkhottii* 是从犬科(家狗、北美山犬、狐)的代表中分离到的。用这种犬科菌株感染猫,则从受感染的动物中分离不到巴通体(Chomel et al.,2009)。

B. shoenbuchensis 也还可能有其他巴通体近亲种被不同种的有蹄动物限制,这种莫明其妙的情况,在两只猫中发现 *B. bovis*,前面已述及。

巴通体传染病在哺乳动物种群中的动态又是怎样的呢?大多数在哺乳动物中研究巴通体病,主要是寻找这种细菌,它们的 DNA 或者抗原是一次性的或者是短时间的。对研究动物流行病动态,曾进行了长时间的对动物进行标记观察,在突尼斯用巴通体感染白昼沙土鼠(*Psammomys obesus*)有明显的季节变化,感染率最高(90%)是 8～9 月(Fichetcalvet et al.,2000)。按这些作者的资料,被巴通体感染了的红细胞的比例随着传染病带菌者的年龄下降。根据 Kosoy 等(2004)的资料,可证实,动物流行病过程的活跃性是从 6 月(被感染动物为49%)到 10 月(95%)。这时,随着年龄,小兽感染率下降,从幼兽的 90%下降到老年组为40%。在比较老的啮齿动物中,菌血症水平明显低。在加拿大萨斯喀彻温研究黄鼠中也得到同样结果(Jardine et al.,2006)。在年幼的黄鼠中被巴通体感染比成年的要频繁,达到两岁的黄鼠中的感染个体有 24%。因此巴通体在年幼动物的血中也是要多得多。类似的被感染的啮齿动物随年龄的变化,也在对森林仓鼠属(*Nectcma*)(Morway et al.,2008)及草原狗(*Cynomys ludovicianus*)(Bai et al.,2008)的种群中多年的巴通体动物流行病的研究中观察到。

在英国 Telfer 等(2007)对英国小型森林啮齿动物中间由各种巴通体感染的动物流行病的季节动态作了观察,结果是,小兽感染 *B. grahamii*、*B. taylorii*、*B. birtlesii* 的高峰是秋季,而感染 *B. doshiae* 的高峰是春季。他们还发现,棕背䶄感染 *B. birtlesii* 水平直接取决于这种小兽的数量,而森林小鼠感染 *B. taylorii* 的指数则与这种啮齿动物晚一些到来的数量有关。

　　再来看巴通体对哺乳动物机体的适应情况。通常有一种观点,哺乳动物中的巴通体传染病,把它解释为动物红细胞长期的细菌持续性溢血症(Chomel et al.,2009)。长时间的菌血症能通过各种吸血节肢动物(蚊、白蛉、虱、蚤、蜱等)将病原体传播性传递。巴通体的大多数种能适应于某些哺乳动物,或在某些哺乳动物的近亲种中长期存在。*B. bovis*、*B. shoenbuchensis* 能感染各种有蹄类,如獐(Dehie et al.,2001),而法国的家养牛则为 *Bos tavrvs*(Maillard,2004)。根据巴通体对传染病自然宿主机体的适应水平无症状,或者具很不明显的病状。但无一例外的是,巴通体传染病对哺乳动物种群生活能力有影响。用从森林小鼠分离的巴通体 *B. birtlesii* 感染小鼠,则导致其再生指标下降:胚胎数减少,胚胎吸卫数增大(Beulocis et al.,2001)。

　　巴通体在哺乳动物中大量的多样化,显然能使动物感染率提高,因为它能使这些微生物逃避对某些菌株的免疫作用。对棉仓鼠多年的标记研究指出,小兽只好成为其生命的长期之间的被巴通体感染的,而且彼此混杂(Kosoy et al.,2004)。在瑞士森林啮齿动物种群中,巴通体的多样化(Ehrenborg et al.,2003),在加拿大理查森黄鼠(Jardine et al.,2006),以及在草原狗(*Cynomys ludovicianus*)(Bal et al.,2008)的种群中巴通体多样化。可以推测巴通体菌正处于它进化的关键阶段。

　　我国近些年,有十多个省市报告猫抓热(cat scratch disease,DSD),均根据临床症状及个别病理变化确定,还未见有血清学检测及病原菌分离的报告。

　　云南省地方病防治所于 2002 年报道,从云南省鼠类分离 *B. elizabethae*、*B. tribocorum* 及 *B. yunamnesis* 3 种菌株。*B. elizabethae* 是 1999 年美国分离到的,*B. tribocorum* 是法国于 1998 年分离到的。*B. yunannesis* 是 2002 年首次在我国分离到的变异株。巴通体寄主分布广泛,几乎遍及全球(澳大利亚尚无报告)。它是哺乳动物红细胞及内皮细胞胞内寄生,长时间的菌血症,能通过各种吸血节肢动物将其在动物间传播性地传递。20 世纪末及 21 世纪初近 20 多年中出现巴通体因宿主改变导致宿主导向变异,即该菌在某些哺乳动物中是天然宿主,一旦宿主改变(包括人类)就能使新宿主动物出现另一种病,且能传给人类,出现心脏、肝脏及神经系统等疾病。在我国的沿海及西南地区已出现人类感染这种疾病。在自然疫源地性疾病中,这种病原体有多宿主且传递给人类多种疾病实属少见,它不像鼠疫菌有多宿主性,但鼠疫菌只传播一种疫病——鼠疫菌病。应对其重视并加以研究。

第六章　人兽病的景观流行病学

第一节　景观流行病学产生的背景

景观流行病学的产生与几个主要的基本条件有关:一个是苏联的自然地理特点;另一个是苏联出现了自然地理(景观)地带学说,再一个是苏联在各个自然地理地带进行了自然疫源地性疾病的调查研究工作。这些是当时的历史实际。

一、苏联的自然地理特点

苏联地处欧洲东部(即通常称的东欧)及西伯利亚,北临北冰洋、西面与西南面靠波罗的海和黑海、东濒太平洋。地形以东半球最大的平原东欧平原为主体,再加上世界最寒冷的平原西伯利亚平原和都兰平原,面积约 200 万 km²,大部分地区海拔在 150m 以下:以东主要是海拔 600m 以上的高原和山地,叶尼塞河和勒拿河之间的中西伯利亚高原是世界最大的高原之一。乌拉尔山脉南北纵贯西部平原的中部。除里海外,南部国境及东部沿海地区群山起伏。平原及低地的面积约占全国总面积的 60%,山地和高原的面积约各占全国总面积的 20%。欧洲部分,有大高加索山脉,厄尔布鲁士山海拔 5642m,是全苏也是欧洲最高峰。亚洲部分分布着西萨彦岭、东萨彦岭及西伯利亚东部及东北部的一些山脉。

森林的覆盖率达 43.9%,面积占 700 多万 km²,东起哈巴罗夫斯克边疆区及滨海边疆区,一直向西,由亚洲走向欧洲的波罗的海海滨边,横贯欧亚。

苏联境内有世界著名的中亚大草原,西起黑海以北,向东沿里海以北,经咸海以北,穿过哈萨克斯坦的北缘到达鄂毕河上游分水岭以西的巴拉巴草原。

境内从西向东横贯着,西起东经 47°~81.5°,北起北纬 37°~49° 的几块沙漠:里海西北的雷恩沙漠,向东向南的外温吉兹-卡拉库姆沙漠,卡拉库姆沙漠,咸海沿岸卡拉库姆沙漠,克勒库姆沙漠,莫英库姆沙漠,直到萨雷耶西克阿特劳沙漠。

苏联有 16% 的领土伸入北极圈内,属寒带气候;80% 的领土属温带气候,只有 4% 的领土属亚热带气候。大部分地区冬季漫长,严寒干燥,夏季短促、温暖,整个冬季平均气温在 0℃ 以下的地区,约占全国面积 90% 以上。维尔霍扬斯克-奥伊米亚康的 1 月平均气温在 -50℃ 以下,奥伊米亚康的绝对最低温度低达 -71℃,被称为北半球的寒极区,仅中亚南部和高加索的河谷平原和克里木地区的气温在 0~8℃;整个夏季平均气温,除东部和南部高山地区外,全国都在 0℃ 以上,仅中亚、高加索、克里木地区在 20℃ 以上,约占全国面积 25%。全国 80% 的地区无霜期不到 180 天。仅中亚南部和高加索河谷平原无霜期可达 210 天。年平均降水量从西部的 750mm 向东向北递减至 200mm,太平洋沿岸可达 1000 多毫米。降水量最多的高加索山脉一带,可达 2000mm 以上,南部沙漠地区不足 100mm。

由此可以看出,苏联境内从伸入北极圈内的永寒带气候,向南冻土带气候、林冻土气候、泰加林气候、中纬度草原气候、中纬度荒漠气候,直到热带荒漠气候。这种纬度变化非常明显,而且从北纬 80℃ 逐渐变化到北纬 40℃,气候从寒变化到热,层次非常明显。

从以上关于苏联境内的地形(平原、山脉、荒漠等)、植被(森林、林草原、草原等)、气候等的资料描述发现,它们不但有沿纬度分布的特点,还有由西向东,基本上沿地球纬度横向平行的走向,且面积都相当大,如森林的分布基本上横贯苏联的欧亚全部国土的极大部分。这些景观要素均与地球纬度东西走向平行分布,在温带地区里只有有大块领土面积的国家(苏联国土面积为 2240km²)中才能看到这些景观要素地带境界的东西走向。这无疑是地理科学中地理景观学说产生的得天独厚的条件。

二、自然地理(景观)地带学说

地球表面积极帮助物质(包括活的和死的)代谢的基本因素是热和水分。球状的地球,垂直位的太阳从不超越热带,太阳光也从不垂直地投射到两极。因此,沿赤道地区比两极地区接受太阳热较多。如纬度为 0°南北附近地区每平方厘米一天中所获得的热量约为 869cal①(指冬季时期),而南纬 70°～90°、北纬 70°～90°这时的热量就已只有零下了。

热在地球表面的分布是随着地球的转动,也就是随着地球转动时地表大气和水而移动。同样体积在温度相等的条件下大陆周围海水携带热的能力比大陆上空气大 3117 倍。可见大洋洋流在地球地表传播热方面的作用是非常大的。但大气带热量流动与海水带热量流动又各有其特点。海水带热量仅对海水水体而言,大气带热量流动,不只在大陆地表带热流动,海水上面的大气同样带热流动,因此水体对陆地的影响就受到限制。它仅对海边陆地地区的气候有影响。

苏联气候学家 Берг Л.С.在 20 世纪 30 年代出过一本《气候与生命(Климат и Жизнь)》,他提出大陆海岸有暖流和寒流不断循环,就会出现海洋的和大陆的气候地带的分布情况。除了暖流和寒流的影响外,还有许多复杂的影响,但越到北方,其他因素的作用几乎被寒流影响取代了,因此在北方就出现了永寒带、冻土带及林冻土带组成的林带。

地球表面的温度、降水及蒸发均具有严格的地带性。

气候学认为热和水分的平均的季节性结合就是平时所谓的气候。因此地球上决定自然地带的分布规律中气候因素起主导作用。任何自然地带中某种景观占该带中的主导地位是和气候中的两个主要因素热和水在地表的条件分不开的(表 6-1)。

表 6-1　不同气候带中热和水分及植被分布关系

气候带	温度/℃		降水量/mm		植物生长期(A)及植被
	最暖月份温度	最冷月份温度	降水量/mm	降水量与并发关系	
永寒带	不超过 0℃	呈固体状(雪)	蒸发量小于降水量	植物不生长	
冻土带	在零度以上 10℃ 以下	200,夏季多	蒸发量接近降水量		
泰加林	10～20	200～600	3～6 月,针叶林		
中纬度阔叶林	15～22	不低于零度(雪)500 以上	10～11,阔叶林		
中纬度草原	24 不低于 19～20	少雪,200～450	8～9,草类(禾科)		
中纬度荒漠	不低于 25～32	冬令短促,200 以下	9～10,稀草及灌木		
地中海气候	24～28	10～13,少雪	200～700	全年,常绿灌木及树林	
亚热带森林	不低于 25	不低于 10	不少于 1000	全年,常绿禾木	
亚热带荒漠	高于 25～30	不低于 10	200 以下	一年内降水少	全年,稀草及灌木
热带林草原	25～28	不低于 18	2500	冬天干燥	全年,草类及疏林,冬季落叶
赤道(热带)雨林	25--27		不少于 1500	全年,稠密湿常绿林	

Берг Л.С.院士认为,西班牙南部,希腊南部及地中海一些岛屿上的战捷木(椰子中的一种)不结果实;非

---

① 1cal=4.184J

洲大陆上凯文斯河及伊利斯河夏天仍然干涸,埃及的农耕地仍在尼罗河泛滥的地方,以上几种情况与2000年前的情况一样,认为地球上最近历史时期(最近3000年)南方的气候没有明显的变化。他认为低纬度的气候较高纬度的气候稳定得多。

因此,Берг Л.С.院士认为全球的地带性规律决定了水平的自然地带(Зона)和垂直的自然带(пояс)亚带。为了方便,习惯上把水平的自然地带简称为自然地带或地带,将垂直的自然带简称为垂直带(пояс)。

气候带的分布走向有相当程度的东西向的特点。尤其在面积广袤的欧亚大陆,自然地理地带东西走向更显得突出。

所谓的自然地理地带广义上指的是地球的陆地上东西走向的地带,如果地球上全是陆地,自然地理地带就会像一个围绕着地球的环。即不间断地一个地带接着另一个地带从两极到赤道分布。

地球上热的放散随着山体的高度增高而大于太阳的辐射。平均高度每升高100m,温度就下降0.5℃。即随着绝对高度的增加温度逐渐下降。从而形成山体一系列的垂直地带,简称垂直带。从全球来看,可以看到下列这样一些垂直带(从山体的底部上升至山体的顶部):热带林带;亚热带林草原带;亚热带林带;地中海带;中纬度荒漠带;中纬度草原带;阔叶林带;针叶林带(相当于泰加林带);阿尔卑斯带(相当于冻土带),已无木本植物;永寒带。

Берг Л.С.在他的《苏联的自然地理(景观)地带》一书第一部分前言(1936年)中,把组成自然地带的区域称为景观,整个自然地带称为景观带,每一个景观带是由一系列典型的自然地区——景观所组成的。有时也称这些地带为自然地带或自然地理学地带。在每个自然地带范围内,由于其气温条件平均相似,在其全境内仍然可以见到各种不同的自然地区(景观),而且有明显特征可以区别出来。这些自然地区(景观)在自然地带内可以以不同的面积大小彼此交替存在,但不会越出这一自然地带范围之外。

景观及属于景观的自然地区不只是水平(纬度)带,还从垂直方向进行研究(即不同海拔的物理变化)。有阶梯的变化,不但在自然地带纬度带中一个跟一个分布着,也在垂直带随海拔一个跟一个分布着。

Берг Л.С.把苏联的景观划分如下:

冻原带

森林带

　　西伯利亚针叶林亚带

　　混交林亚带

远东阔叶林(黑龙江附近)

森林草原带

混交林带

半荒漠带

温带气候的荒漠带

中亚山地带

亚热带

他又单独划分出:

山地高加索,贝加尔附近和外贝加尔

山地克里米亚,西伯利亚东北山地

东卡尔帕特,黑龙江河流山地

乌拉尔山脉,萨哈林岛

阿尔泰,库林斯基岛屿

萨杨,堪察加半岛

图温自治区,北极山地

Берг Л.С.出版了他的《苏联地理自然地带》(Географические зоны Советского Союза,1947;Т.Ⅱ.1952)两卷集。在第一集中给地理景观下了定义:地理景观是地形、气候、水、土壤、植被、动物界以及一定程度的人的活动的特点形成一完整和谐的统一体,并在地表该地带范围内重复出现的对象和现象的综合体或聚群(Берг,1947,第5页)。他认为,景观像是一个高级群落,它将有机体群落(生物群落)和无机体的综合群(地形型别、水的积聚、气候因子及土壤)包括在内。在每一景观中,其成分相互适应,相互影响。生物群落和土壤是景观的复合标志,是它的指示物(indicator)。

第一,景观外形的特征是地植物学的季相。

第二则是人类在现阶段或者历史上对景观原始状态影响下的表现具有重要意义,因为这种影响导致次生变体。在那些自古以来就驯化了自己国土的国家中,如英国,已经没有保存下来的纯粹的自然景观了。

根据景观型别的不同,自然地带能在巨大面积上保持同样性质,如潮湿地带中占主导地位的是森林景观,草原地带中则为草类景观,在林草原带中则为草及森林景观。这是在同一地带中同型景观占主导地位,即到处都分布着森林,或分布着灌木或草类则是平均气候条件引起的。有的地带比较单调,只由一两个景观组成,有的地带比较复杂,是由一系列景观组成。不论单调或复杂,均是一个统一体。

景观的分类有两种单位,一种是区域单位,另一种是类型单位。在这里仅将类型单位作一简要介绍。

最小的类型单位是景相:景观特点,是在整个景相范围内同一种岩石、具有同一种地形、同一种小气候、同一种土壤,以及同一种生物群落,如冲沟的沟底、北向斜坡、南向斜坡等。

比景相高一级的是景区:景区是景观之下比较大的综合体,如冲沟、冲沟之间的分水领、丘陵、丘陵之间的低地等。

比景区高一级的是景观型:如沼泽景观型、草原景观型、荒漠景观型、苔原景观型、人造景观型等。有的景观型不能越出地理带,如泰加林景观型只有草原带有。但有的景观型,如沼泽景观型可以出现在各种地理带中(如出现于泰加林森林中、苔原中、热带雨林中等)。这些景观型构成地理地带(即前述自然地带或地带)。

当时地理学中巨大成就中的一个是确定在地球上景观的存在,景观的划分,作为各个部门的统一(岩石结构、气候、水文、土壤及生物群落等)的综合体。也就是说,对作为地球景观壳的成分的生物群落的认识及分类,能够提出关于疾病自然疫源地的结构、分类和动态的严整观点(Воронов,1984)。

第二节　人兽疾病的景观流行病学简介

一、什么是景观流行病学及它的目的

确定疾病自然疫源地与地理景观,以及由于人类活动引起已经变化了的景观的关系有非常重要的意义。自然就会提到人兽疾病(即人和动物共患疾病)的景观流行病学。景观流行病学主要注意的是,确定在疾病自然疫源地存在的地区内,那些主要的、占优势的植被、地貌的区别。植被、地貌、气候条件共同决定着地理景观中的生物群落。这里说的生物储群落也就是 В.Н.Сукачев 院士的生物地理群落,因为这一概念中既包括了生物群落,也包括了生物群落的储藏所。储藏所反映了地貌上的特征(如炎热沙地荒漠景观,甚至鼠洞等)。

重要的是确定疾病疫源地与自然地理景观和人为景观之间的关系,这种关系能通过肉眼觉察出来。这有什么意义呢?它的意义在于首先能武装流行病学工作者,使他们在自然界用肉眼就能识别景观外貌,从而初步评价这种景观可能会有哪种或哪几种自然疫源地性疾病的疫源地存在。这对于那些即将开发和开始开发的,但没有时间进行系统的调查其中是否有疾病、自然疫源地的存在作出最初步的评价,便于制订开发的规划。这种要求有什么好处呢?能初步确定是否有某种自然疫源地性疾病的疫源地存在,人们就可以采取哪怕是最简单、但确实有实际意义的预防措施,减少不必要的人财的损失。

其次,如果有了景观流行病学的基本知识,人们就可以根据对自然界中景观的调查,初步确定是否有可能在这种景观内存在某种或某几种自然疫源地性疾病的疫源地。也就是为探查自然界中是否存在某种疾病的自然疫源地提供一种手段。例如,在国家开发额济纳旗之前,研究者调查该旗内是否存在某种烈性疾病自然疫源地。事实上这方面的成就是很大的,将在后面介绍。

最后,临床医生会碰到这样一种情况,患者主诉的一些症状,医生听起来似乎不太熟悉,再经过检验,也查不出什么,因此,常常被误诊,或者患者出现的多了,常被认为是一种与他们熟悉的疾病不同的一种"新病",经过后来认真查明病原,有时经过多少年后才作出明确的诊断;或者经过对患者的追查,才联系到患者是在某地区某种环境中逗留过,这才把临床医生、流行病学家及其他专家吸引到这一疾病的综合研究中来。实际指出,一系列"新"的疾病对医生表现为新病,经过综合研究后揭露了这一新病在该区域早已存在,或者存在很久了。在这之前医生把它作为一种独立的病种来诊断,或者干脆作为医学中不知道的疾病处理。这种例子还是不少的,如对斑疹伤寒、弓形虫病、基孔肯雅病,甚至于早期还把蜱传脑炎(森林脑炎)诊断为癫痫处理。

又如,在野外工作的一些调查队,他们的工作有的深入人烟稀少、十分荒僻的自然界中(如森林、草原、荒漠、高寒山区、海边等)。工作人员中有时会出现某种不明显症状,且出现在一定范围的工作人员的群体中,大家说的症状都差不多,但实质上这一小群患者是因为在工作中接触了某种自然疫源地性疾病的病原体,而这种疾病一般都是临床症状比较轻,不几天就恢复痊愈了。实质上当地可能就是有某一种自然疫源地性疾病的疫源地存在。作者在祁连山深山里的某地,就发生过这种现象。

上述几种情况,如追溯诊断就可能会弄清,这些病一般大多不会是从外地带来的,而是早在以前就在当地存在,现在才弄清早在二三十年前就有人患过这种病。

在任何地区内,关于在其中预测是否有某种潜藏的疾病自然疫源地存在,而对其作出流行病学危险性快速评价,可以利用存在的一些标志。

第一类标志是疾病病原体在该地理景观内可能的宿主动物,或媒介吸血节肢动物的查找,以及当地动物,或媒介被疾病病原体自然感染的确定。这当然需要一定的时间,需要进行最起码的综合调查研究。

第二类标志应是用肉眼就能看出当地属于哪一种地理景观[森林的各种类型(原始森林、针叶林、混交林、阔叶林等)、草原、林草原、半荒漠、荒漠等],而且有一定的疾病的景观流行病学的知识。如此,就能初步评估该景观中可能有哪种自然疫源地。因此对有关在其中是否存在人兽病自然疫源地的可能,以景观作为第一标志应是相当快捷的且颇有成果的。例如,蜱传脑炎的发病是在进入阔叶泰加林中的伐木工人和工作人员中发现的;皮肤利什曼乡村型则只有进入半荒漠中才会发现;蜱传螺旋体病则是进入南方山麓地带才能发现等。

所以,一个地方的流行病学意义取决于:①用作居住,或在其中开伐地区内疾病自然疫源地区域的景观特征(泰加林、草原、垦荒地等);②人类与周围自然环境接触的程度和特点;③对进入这些地区的人员作出必要的个人预防保护措施。

二、疾病自然疫源地与地理景观的联系

各种疾病的自然疫源地适应一定的地理景观的资料,使得 E.H.巴甫洛夫斯基能够提出并创立传播性疾病地理景观流行病学的原理。

早在研究传播性疾病自然疫源地存在条件的头些年就已经证明了远东蜱传脑炎的疫源地在远东的原始大森林中。后来又发现蜱传脑炎病的自然疫源地不仅存在于原始森林地区,还可能存在于森林比较少的地区。例如,苏联的古比雪夫州应属于草原地区,那里的森林很少,只有在流经该州的伏尔加河南岸有少许森林。在1952年建立古比雪夫水电站,大批过去未接触过森林的工人来到当地,在蜱传脑炎流行季节受到蜱

的叮咬而感染上了蜱传脑炎,水电站建成后,工人撤走了,于是蜱传脑炎发病也停止了。这非常清楚地说明该地有蜱传脑炎的自然疫源地性存在。大批工人撤走后当地不再有蜱传脑炎病例发现,并不意味着疫源地消失。事实说明蜱传脑炎的自然疫源地在草原地区也存在着。

日本脑炎的疫源地在潮湿的草地地区。蜱传斑疹伤寒的疫源地在草原地区,而利什曼病、蜱传回归热及白蛉热则是炎热的沙漠和半沙漠地区特有的疾病。

苏联还报道,立克次体病马赛热主要传播于苏联的欧洲部分的南部地区,如克里木、黑海、里海沿岸地区及高加索。以前认为北亚蜱传立克次体病仅存在于苏联的远东滨海地区的森林草原地带,但后来在高加索发现这种病。

Q热的地理分布,至今已查明世界上没有一个国家不存在Q热。其地理分布以苏联为例,自1952年分离到Q热立克次体,之后不断在许多地区发现Q热,包括白俄罗斯、乌克兰、克里木、北高加索、格鲁吉亚、阿塞尔拜疆、西伯利亚北部一些省等广大地区。但它的地理景观的依赖性还是可以区分出来的,Q热在苏联境内主要存在于草原地带、森林草原地带、荒漠地带及地带外几种类型的自然疫源地中。

目前已可略述疾病自然疫源地与苏联地理景观的纬度联系的蓝图。苏联占据地球大陆的1/6。如此广大的国土与自然界中各种气候、农业利用相关。

专门的科研机关、部门的研究所,还有专门的鼠防、土拉伦菌防,以及其他机构的防治网都在对疾病自然疫源地的地理分布进行着调查研究。

先大体上把人和动物疾病景观流行病学和这些疾病的自然疫源地的轮廓作一简要的介绍。

从西伯利亚海岸向北的岛屿上观察到狐狸的狂犬病,以及驯鹿(*Rangifer farandus*)狂犬病的次生现象。在苔原有季节性的扰人的小虫。由于很多虫传病毒的发现,这种虫传病毒由库蚊 *Ciilicini* 传播。关于小虫的有害意义问题,在苔原某些地方对其生活进行工作。需要有另外一种途径,来评价飞行吸血双翅目的毒性方面的意义。

完全有可能在蚊中(这是扰人小虫之一种)揭示北方使人致病的树病毒的媒介。那些静悄悄向南方移动的旅鼠,曾经是土拉伦菌病的带菌者,通过传播性蚊虫或是具有水源性。

苔原冻土带和森林苔原冻土带没有明显的过渡边界,不同之处在于森林少,渐渐进入森林(原始森林)带。在这个带内可以见到狂犬病的自然疫源地,再往南有蜱传脑炎疫源地,这种疫源地的最北点可在Hapllm 见到。

针叶原始森林是没有阔叶树木、灌木丛的混合,草本植物覆盖的土壤。原始森林由于其稀疏的特点,没有为蜱传脑炎的媒介硬蜱及饲养这种蜱的饲育者提供生活条件。

所要求的这些条件是由阔叶林和落叶树木混合出现的程度的一些地方形成的,灌木和木质幼林长出并出现土壤的草本覆盖(野火烧过的地方),森林砍伐的地方,这些地方有丰富的哺乳动物区系,即饲育蜱的饲育者,还有蜱自由生活的厚厚地由枯枝落叶组成的地被层,它们是栖息的适宜环境,对于排卵及准备变态的胚胎的发育,以及在媒介蜱变态各期在其饲养者上吸血的适宜环境。

上述环境是蜱传脑炎自然疫源地合适的环境。再往南在苏联远东及其附近的雪松——阔叶林原始森林,这些地区蜱传脑炎疫源地还出现在非常密集的、人很难以涉足的原始森林中,在经济开伐时有伐木,以及其他如探矿、地形测量、筑路工人、不同的工作人员、新移民等深入这些密林(自古以来在进化过程中形成的这种病原生物群落中),他们在蜱传脑炎自然疫源地段承受着攻击的危险。

但并非原始森林中的任何一个地段都有上述危险。因为蜱传脑炎自然疫源地的边界是放散性质的,即没有明显的边界,在森林活地被中蜱的分布多多少少可能确定疫源地的轮廓吗?蜱在活地被中即使活动不大,分布也是不均匀的。蜱的嗅觉发育得相当好,嗅觉引导着饥饿的蜱集中在行人道旁,这些人行道是原始森林中的动物走向水井的小道。

根据 Б.И.帕米兰采夫和 Г.В.谢秋可娃在样地中对蜱分布的数量统计,蜱在小道上是很多的,这种小道是动物和人路过的地方,在小道两边蜱的数量多,随着距离小道的距离越远越少以至于没有蜱,因此,靠近小道密集着蜱的这种地方就叫做微小疫源地,小道两边饥饿的蜱,沿着这些小兽走的小道,它们坐立在草上或者坐立在灌木丛下层,呈一种等待姿态,张开两只前足,前足的倒钩有小窝,内有嗅觉器官。

远东雪松阔叶林的混合的原始森林和阔叶林中隐藏着蜱传脑炎疫源地。

随着对原始森林的开发及开发的程度,蜱传脑炎自然疫源地的存在条件在变化着。在稀疏或已全部砍伐的林地,建立了居住区,而且在该地区还长着草被和灌木丛时就将其作为牧场放牧。这种地方牲畜将蜱聚集起来,尤其是增加了小型啮齿动物的数量,这些都是蜱变态中幼虫的饲喂者,首先啮齿动物被设备完善的建筑物吸引了不少小型啮齿动物,这些啮齿动物是蜱变态幼虫阶段的饲喂者,因为居民点的建立相应出现很多人类的经济活动(菜园、谷堆、草堆、仓库、杂物板房、畜群等)。

在森林景观区域内还能见到其他属于传播性或其他途径传播其病原体的疾病的自然疫源地。

在苏联远东工作期间在为了开辟牧场而伐木的地区进行蜱传脑炎研究时,就在这些原始森林中发现 3 个属的蜱:Ixodes persulcatus(原始森林本来有的),Haemaphysalis 和 Dermacentor silvarvm。它们都能传递传播性蜱传脑炎病毒。Dermacentor 蜱则属于草原小生境中的蜱——它是随着牲畜进入原始森林,以及人带进来的,能在开伐的林中空地找到它的生存条件。是否在原始森林中有这样的地方是自然地带来,而不是人参与的。在犹太自治省(比拉比壤),还可能在远东其他地方 Dermacentor 是蜱传立克次体斑疹伤寒的媒介,当地可能还能找到另一种斑疹伤寒,似乎是日本河流热。对于此,得有一个前提:在蜱 Trombidiidae 动物区系中及立克次体可能的贮存者(Microtus michinoi)的存在,这种田鼠在这方面和日本的(M.montebeloi)相当。

向西,沿阿穆河(黑龙江)上游,沿其河岸,Dermacentor silvarum 和 D. nutlali 更换,这种蜱分布于克拉斯谢雅尔斯克县内贝加尔以西。其南方有蜱传斑疹伤寒的自然疫源地,它是在 1938 年被识别的,经过确定蜱传立克次体病后两年(二马富斑疹伤寒或地中海斑疹热)。在斯瓦斯特波里确定的。此病在苏联是否存在已被实验证实。根据其流行病学和病程及转归,它不同于虱性斑疹伤寒。在克拉斯诺顿于春季军营换防时患这种病。像蜱传脑炎等一些病在苏联是老病,不是新病,目前医生已能诊断。

这种新病在巴尔干半岛与地中海斑疹热相联系,在地中海沿岸能见到。这种病的分布带总的讲西起葡萄牙、摩洛哥,沿海边向东。这个带中间有间断,主要是由于未发现此病,以及在这带内出现无人或少人住的地带部分,未观察到或未能正确诊断相应的疾病。

沿地中海海岸及在克里米亚,立克次体病的媒介是南方狗蜱(Rhipicephalus sanguineus),它们特别适应城市条件,再往东和其他媒介蜱(Dermacentor marginatus、D. pictus、D. nattalli 及 D. silvarum)交换。这种病还在吉尔吉斯、阿尔泰边区遇见过。其媒介是 D. nattlli 是一种生活在杂草草原上的蜱,由它直接传给人。Dermacentor 蜱的特点是幼虫、稚虫在小型啮齿动物上吸血(包括啮齿动物),成蜱攻击大型哺乳动物及人。这些特点决定人体获得斑疹热病原体是按顺序通过在幼虫、稚虫阶段从动物供血者获得立克次体的蜱将立克次体经卵传递,在其病态的性成熟阶段将病原体传给人。

蜱(D. andersoni)属于 Dermacentor 属,它是美国立克次体病的典型的媒介,能引起所谓的岩石山热,死亡率相当高。这种病也应属于具有自然疫源性的疾病。D. andersoni 在苏联动物区系中没有这种蜱。

蜱传斑疹伤寒在沿海边区存在,它在临床上几乎和北亚的蜱传伤寒没有区别。它的主要贮存者和媒介在自然界是两种蜱 D. silvarum 和 Haemaphysalis concinna;两种蜱都在远东鼹和红背鼹的身上取食。在海拔 200m 高的丘陵斜坡,这些坡上有黑龙江菩提树、白杨、榆树、橡树等的疏伐地段,覆盖着各种草本植物,在这些地段放牧,硬碑性成熟阶段就有饲喂者了。

像在克拉斯诺亚尔斯克那样,最常发病的是 5～6 月,而在哈巴罗夫斯克边区则是 6～8 月,所有发病者偶然处于或经常在森林——灌丛多的地方。

另一种立克次体病 Q 热,在上述立克次体病分布的带内,曾在吉尔吉斯发现 Q 热,在吉尔吉斯立克次体布尼特,即 Q 热的病原体曾在乳牛牛犊的胎盘和奶中分离出 Q 热病原体(当时在血内未查出),还从不适于

Q 热的地区捕来的社会田鼠（Microfos socialis），海拔 2730m 高的牧场上采到的 *D. pavlovskyi* 蜱分离出病原体，这说明在吉尔吉斯高海拔地区存在着这种立克次体的自然疫源地。

在森林草原带——比较大的林岛（草原丛林）和近山森林可以保存蜱传脑炎的残存疫源地。

在森林草原有鄂穆斯克出血热疫源地。在这种疫源地内硬蜱及其饲喂者小型啮齿动物可能数量相当低（萧条），因为周期性的干旱，甚至草原带也如此。

在白桦-白杨的森林草原间的草原丛林鄂穆斯出血热森林草原疫源地。*Ixodes persulatus* 种群相当稀疏，在草原丛林深处，不移出这范围到草原性质的小生境中去，而 *Dermacentor pictus* 种群则聚集在草原丛林的边缘，甚至开旷的草甸中。在两种硬蜱萧条时期幼蜱、稚蜱的主要饲喂动物是红背䶂。白桦-白杨的草原丛林是在草甸啮齿动物数量时，在硬蜱 *D. picfus* 占优势时鄂穆斯克出血热病毒的残存小生境。

草原带内有鼠疫、蜱传斑疹伤寒的自然疫源地。再往南就是半荒漠和热带荒漠带，这一带内有鼠疫、蜱传螺旋体病、皮肤利什曼病的自然疫源地。在南方山地有白蛉热、蜱传螺旋体病的自然疫原地，已处于海拔 2400m 的帕米尔高原了。

三、地理景观交汇区的流行病学意义

（一）关于交汇群落

交汇群落〔又称交错群落（ecotone）〕是两个或两个以上的不同生物群落相衔接的过渡地带，如森林和草甸之间、海洋生物群落的软土和硬土之间、高山的湿草草原和干草草原之间等。一般来讲，在交汇群落的生物群落中，具有两相重叠的生物群落中每一个群落的相当数量的种，有时也有交汇群落中特有的种类。常常是不论是种数或者是其中某些种的种群密度在交汇区的群落中，比交汇群落两侧的生物群落中要多。

在交汇群落的边缘，动物有机体的多样性和密度有增大的倾向，这就是众所周知的边缘效应。

任何生物群落并非一形成就不会发生变化，它总是处在当地的环境条件中，因此不可避免地会出现逐渐的变化，甚至变化非常大。由于交汇地带可以很窄，也可能很宽，可能是一个局部的地方（即某一田野和某一森林之间的地带），或某一地区性（即森林和草原之间的过渡）。因此，有学者认为可以识别出三型交汇带（Dau benmire，1968；Smith，1974）。环境条件这样一种突然变化的结果，如土壤类型和土壤排水，就称为突然过渡型。第二型是受某种植物的作用而引起一种明显的过渡，特别是竞争。第三型是两种或更多种的相邻的植物类型的混合。由于变化有时非常大，可以预料到，在两个竞争的生物群落之间会产生紧张带。当观察外表时，不太容易很快看清楚这种过渡带的生物群落之间产生的紧张带。

如果交汇群落占据的区域为不太窄的地段，那么，重叠区可能会找到两个相邻的生物群落中哪一个生物群落中也没有的这样一些栖息地，因而也找不到相邻的生物群落中哪一个生物群落也没有的这样的一些生物。由于发育好的交汇群落的生物群落中可能生活着相邻的生物群落中任何一个生物群落中所特有的生物，甚至只有交汇群落区域才有的种类。不但如此，在交汇群落中动物种群的多样性和密度将会增加（边缘效应）。某些种类对于其居住和正常的生命活动要求两个，甚至更多个结构非常不同的生物群落（如雷鸟）。

在生物群落中主要居住，数量最多的或大部分时间过渡的生物常常被称为"边缘种"。

交汇群落具有参加组成交汇群落的相邻生物群落中缺乏的特有种类。关键是在交汇区产生了它的生态位，因而也才能在交汇区共享资源。

交汇群落的普通类型之一、对人最重要的是森林边缘。森林边缘可确定为森林生物群落和草丛生物群落之间、森林生物群落和灌丛生物群落之间的过渡生物群落。

在交汇群落中动物的密度增大，并非普遍现象。有的生物则是相反的情况，表现在植物最明显，如树木的密度在林边比在林中地区要低。

另外，交汇群落是在人类获得自然的生物群落的地区，大片的森林与大片的草原或林草原存在的地方才有较大的意义。这点对疾病自然疫源地在交汇区出现的意义更大。

（二）地理景观交汇区的流行病学意义

还有一个很有规律的现象，就是在一个类同的地形中，可以见到最单样的固定病原体循环途径。

但在研究两种或3种不同的地理景观衔接交汇的地区时，则会有另一种规律出现。那就是在几种景观衔接交汇的地区，不仅能发现聚集着每个景观的野生动物及它们的吸血节肢动物的动物区系，而且发现在交汇地区也出现野生动物及它们的吸血节肢动物的交汇。因此在这几个不同地理景观混合交汇的情况下，常常可以见到在混合地带可能同时存在每种地理景观独有的动物病自然疫源地。例如，在森林植物和草原交汇地区，常常可能有蜱传斑疹伤寒和蜱传脑炎的自然疫源地同时存在。不同疾病的动物流行病则按照长期历史进化形成的既成规律进行。如在上述交汇区内，在比较干燥和阳光充足的地方，如果春天暖和或骤暖，则蜱传脑炎集中在比较短的初春时间（自4月开始到5月或6月为止）。若在潮湿和用材林的树冠茂密而阴暗的地方生长，春季天气又比较凉爽，流行开始会推迟10～20天，持续2个月到2个半月以上，这时，蜱传脑炎在一定月份内很少有发病上升的趋势。

在交汇区内，各种蜱传热病由于参加病原体传播和循环的媒介是各种各样不同的吸血节肢动物，如硬蜱、蚋蛉、恙螨、蚤类，而它们之中又有每个季节的重要媒介：如早春是硬蜱，夏天是蚋蛉、蚤类；从夏天下半段开始包括秋天则是恙螨，因此从春天到秋天都可以看到流行病在流行。

不同地理景观衔接交汇区的流行病学上的特点甚至可以出现在微小地形衔接的地方。这种微小地形常常出现在灌木丛、潮湿的草地、河川淹没的洼地，常将致密的及稀疏的森林进行切割。因此在被切割的各种各样的微小地形连接的地方，可能同时有蜱传脑炎、蜱传斑疹伤寒、狂犬病、土拉伦菌病、细螺旋体病的自然疫源地。

П.A.彼得里谢娃认为在阿尔泰、乌拉尔，以及其他地区的山区和山麓区，很容易分别出方位（阳光照射）不同的一些山脉山坡上的流行病学情况的差别。因为阳光照射的时间长短、辐射强度不同等，不仅决定两个明显不同的地形出现生物的时间上有差别，还决定了这两种地形的流行病学的意义。

山体北坡的特点是有较长时间的表面积雪，经常比较阴且潮湿，有比较发达的土表，受时间的破坏要少得多；有比较倾斜的坡度，微小地形有较少的不平坦，主要是由前面那些特点而引起。植被比较单调。若主要地形是多样地形，那么硬蜱（Ixodes）就比较多，蜱传脑炎自然疫源地存在的可能性就很大。但如以草原地形为主，那么矩头蜱属（Dermacentor）就比较多，存在着蜱传斑疹伤寒的自然疫源地就较多。

南坡的情况就不同了。它不同于北坡不只是方位不同，还有断裂不平的地势，常多岩石而陡峭。南坡雪化得早而快，使山岩风化和破坏过程加快，这就使南坡多洞穴和地形不平，多呈现凹陷凸出的段丘、裂缝、悬崖等。南坡由于强度不平的地势，植被多样化，而出现森林植物群落和草原植物群落相混的微小地形。由于地形的多样性，这些山坡上可以存在两种自然疫源地，即蜱传斑疹伤寒自然疫源地和蜱传脑炎自然疫源地。

这两种疾病都发生在春季和夏季。而且在南北坡均有这两种病的自然疫源地，虽只是南北坡相隔的距离，但流行病季节在南坡要比北坡早10～15天，不超过30～45天。不同的地理纬度中的南北坡特点又有区别。

在大面积的森林和大面积的杂草或灌木草原相衔接交汇的地方，可以发现那里存在着蜱传脑炎，而且栖息着它的典型的森林硬蜱（Ixodes persulcafus）或者蓖子硬蜱（I. ricinus），还可发现蜱传回归热的疫源地及它们的一种或几种典型的媒介：森林矩头蜱（Dermacentor silvarm）、纳氏矩头蜱（D.nuffalli）及 D. marginatus、D. pietus 等。

在原始森林和积水草地或多岩石的海岸衔接交汇的地方靠东部地区常可发现两种病毒性传播性自然疫源地性疾病的媒介：一种是蜱传脑炎的媒介森林硬蜱（I. persulcatus），另一种是日本脑炎的媒介朝鲜伊蚊（Aedes koreicus）及东乡伊蚊（Ae. togoi）。

在潮湿的草地和灌木草原或杂草草原及山麓草原和沙漠连接交汇的地方，可以发现几种传播性自然疫源地性疾病的自然疫源地，如寄生虫性伤寒、白蛉热、皮肤利什曼病及黑热病的疫源地。

在那些面积比较有限的河川小河的河谷里,它们的流行病学意义不容忽视。由于沿着河谷有生活在各种地形的植物和动物。这里就可能同时存在着立克次体病、蜱传脑炎、出血热、土拉伦菌病及细螺旋体病的疫源地。

在那些相对比较大的河谷地方,由于地形的多样化,地势不平,各种生境提供了多样化的生存条件,因而这里的生物群落就多样化,各种不同的传播性疾病、自然疫源地性疾病同时存在于相近的地方。

地理景观,无论是宏观的或微观的,交汇衔接地带的流行病学意义除了在这种衔接地方能发现多个疾病的自然疫源地外,还发现在这种衔接地方的特别意义是:这里一种疾病的媒介能在另外一种疾病的宿主动物身上吸血,例如,在原始森林和草地或多岩的东部海岸衔接的地方,带有日本脑炎病毒的蚊,能吸原始蜱传脑炎病毒携带者——脊椎动物的血;同时,蜱传脑炎病毒的携带者硬蜱也可能吸日本脑炎病毒携带者——野生动物和鸟类的血;这种结果导致在蜱传回归热和蜱传斑疹伤寒自然疫源地附近,这两种病的病原体能同时在脊椎动物和吸血蜱的体内找到。吸血蜱不仅传播病原体,而且能在将病原体保存在体内许多年。因而就提出两种甚至3种病原体同时在一个脊椎动物体内及在吸血节肢动物体内存在时的命运如何。

(三)地理景观衔接处的鼠疫动物流行病

研究地理景观衔接地方的传播性疾病自然疫源地除了具有理论意义外,还具有很大的实际意义。它告诉人们,这些地理景观衔接的地方可能存在几种传播性疾病的自然疫源地。在选择永久性居民点的安排时,在建设各种建设项目时,都应当避免这样的地区,或者在勘查后对这种地方采取比较严格的地区健康化措施。

俄罗斯多年研究境内天山东北部灰旱獭鼠疫动物流行病,确定其疫区是沿着中国国境形成一条由高山和中山河谷及峡谷组成的带状。比比如夫·得·依认为这一疫区内的生态条件与毗连地区的类似条件相对照有如下特点。

(1)俄罗斯境内天山东北部山区鼠疫自然疫源地位于天山旱獭分布区中央部分,这里有接连不断、相对密集的旱獭栖息,面积相当大。旱獭分布区的山区边缘通常嵌入一些半荒漠的河谷,在被隔离的山体通常为旱獭栖息镶嵌型。

(2)鼠疫自然疫源地内蚤类的物种组成和数量不同于毗连的平安无事的地区。许多年的调查发现在疫源地区域内蚤类皮毛蚤的数量比较低,种的多样性也比外面低,通常 *Pulex irritans* 和 *Ceratophyllus lebedewi* 为优势。比较明显的是 *Rhadinopsyllali ventricosa* 的比例大,是当地鼠疫动物流行病稳定保存的指标。

(3)在自然疫源地个别地段自然条件多样化,它们具有全部景观的特点,这些景观特点是自然疫源地存在的必备条件,这一特点包括疫源地区域中两种栖息地概念组成——一种是对旱獭生活最适宜的栖息地,另一种是某些年份食物条件和隐蔽条件不稳定的条件较差的栖息地。

对于很多具有自然疫源地性疾病的固着来讲,不同景观的衔接处的意义已被一系列研究者具有说服力地指出。在各种栖息地和景观之间的过渡地区明显表现出病原体最经常的传递和长时间的残存的条件,首先是由于该地传染病带菌者和媒界增大了接触。许多研究过天山、外贝加尔地区等地旱獭鼠疫自然疫源地性理论的专家明确指出对鼠疫的固着干草原和湿草原(草甸草原)景观衔接处的意义。许多事实证明这样一些研究者关于动物流行病点对干草原与草甸草原衔接带的适应性,关于这种衔接处维持鼠疫动物病的机制,关于干旱对于动物流行病加剧的意义等。

后来又有不少报道,关于山地疫源地,在那些完全表现不出景观的干草原差异的地区,能稳固地保存着鼠疫动物流行病。为了查清在柯克扎、萨勒扎斯、东阿克塞几条河上游,低草亚高山草甸-荒地,以及其他地方鼠疫动物流行病如此稳定的小疫源地,有必要对它们作出必要的解释。经一系列的调查证明,旱獭有垂直迁移,与个别年份或一年内个别季节的分布上限与生存条件的不利有关。在天山地区旱獭分布的小生境的规律的研究,以及雪被对啮齿动物的影响,甚至提出资料,假设认为,中亚山地疫源地的某些部分,鼠疫动物流行病的景观依赖于寒冷的不适合地点,这种地方也能很好地表现出,景观差异的衔接——不能保证旱獭生活的恒定条件的低草高山草甸景观和对这些啮齿动物生存条件接近最适的草甸草原的斑点景观的衔接。

因此比比可夫对此作出结论,认为在天山鼠疫动物流行病的景观依赖于生存很不稳定的栖息地(干草原或冷的低草高山草甸)与对旱獭生活稳定良好条件的最适的草甸草原栖息地相衔接的地方。也就说在对旱獭明显恶化的食物条件和隐蔽条件惹起的降水不足(干旱)的第一型不适的栖息地和在第二型高山低温过湿的栖息地。在形成周期性的食物条件不稳定的这些栖息地中,食物不足或食物质量不佳的环境,是生长期加快或迟滞造成(低温过湿),甚至草木干萎(干旱),这些使旱獭的活动性增大。小兽从住惯的獭丘离开去寻找好的食物和好的隐蔽条件,导致整个种群明显的不稳定(动荡)。这就形成这样一种事实,最适的居住,通常,成了无主,而非常不喜欢的居住则成为其洞穴的密集者,还经常赶走外来的旱獭。这样一来,也就是说,景观衔接处或景观的差别处,就具备了经常存在和旱獭之间周期地明显的种群内接触的增大,也就成了鼠疫自然疫源地存在的必然的条件。

上面所叙述的情况可以在图6-1中看到天山东北部在景观差异分布的背景上动物流行病点的情况。

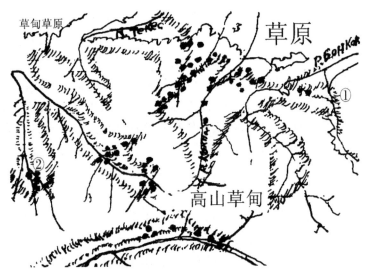

图 6-1　动物流行病点位于天山东北部景观不同的分布
①不同景观的衔接处;②动物流行病点(仿比比可夫,1967)

在山地疫源地中鼠疫固着的基本条件之一是两个地带(干草原和冷草甸)对旱獭不适的地带,它楔入最适带(草甸草原)中。在不适带和最适带的衔接处能看到种群内接触增加。

这种条件的意义既保持在所有疫源地作为一个整体时,又保持在疫源地的组成部分——疫源地性地段和微小疫源地中。

在相当稳定性和微小疫源地保存稳定性不同程度时——整个居住种群,具有疫源地性景观条件,观察不到在个别的一些旱獭洞中或它们的不大的群体中多年保存传染病。在微小疫源地范围内,动物流行病点是移动的,动物流行病好像沿着疫源地地区在"爬行"一样,在动物流行病长期萧条时保存在最适栖息地中,以及沿迁移路线进入这种栖息地。

第三节　景观流行病学的实际意义

正如我们在前面提到的,如果有了景观流行病学的基本知识,就可以根据对自然界中景观的调查、景观的识别,初步评定是否有可能在这种景观内存在某种或某几种自然疫源地性疾病的疫源地。

　　　　识别地理景观最简易的方法是根据地理景观的指示物:植被和土壤,这是在自然界最易识别的,其次就是进一步了解景观内的动物宿主和媒介吸血节肢动物的种类。最后就是在评估后进行病原体的检测。

　　　　正是因为有了景观流行病学的基本知识,而且已经在不同地理景观中证实了不同地理景观中有某种或某几种自然疫源地性疾病的自然疫源地,研究取得了可喜的成就。

　　　　应用景观流行病学知识最早的可以说是东欧国家(Росицкий,1984)。第二次世界大战结束后,东欧国家,首先是捷克斯洛伐克开展了疾病自然疫源地性自然疫源地的调查工作。很快查明了蜱传脑炎在中欧(波兰、捷克斯洛伐克、匈牙利、德国、奥地利、瑞士)。蜱传脑炎曾被认为是苏联西伯利亚边区所独有的一种疾病,但后来在很短的时间内证明了这一疾病也存在于西伯利亚、乌拉尔、卡列里阿、列宁格勒州、白俄罗斯。北欧的芬兰、瑞典、挪威,西欧的法国,南欧的意大利、希腊、阿尔巴尼亚等都有分布。到20世纪50年代相继在我国的长白山和兴安岭,云南的西部及西南部,新疆天山地区的林区报道有蜱传脑炎自然疫源地的存在,甚至有的专家认为在陕西、甘肃、内蒙古的一些林区也可能有此病的自然疫源地。这正如E.H.巴夫洛夫斯基说的:"不管这些地方是何等的多种多样,但是有一点则是共同的,广大的蜱传脑炎的自然疫源地必存在于原始林(森林)的地(理景观)形中,因而也就和它的重要媒介物森林硬蜱(Ixodes persulcatus)的地理上的分布有不可分的关系(1948年,中识本第10页)。巴氏的这一论点是正确的。人们就是根据这种病存在于自然界中是与其独特的景观相依赖的——森林景观。专家也是根据地表上这一指示物——到森林景观中调查。现在看来,在发现此病自然疫源地的森林则是多种多样的,有比较原始的针阔混交林,开伐过的次生针阔混交林、针叶林,开伐中的原始针阔混交林等。既然林型不同,传播媒介自然就与最初在西伯利亚边区发现这种病时的媒介为森林硬蜱不同了。后来证实即使在苏联的版图上,从东部西伯利亚边区起,该地区媒介蜱以森林硬蜱为主,向西,由于林型的变化,媒介已为西欧森林中的蓖子蜱I. ricinus所取代。说明地理因素与气候条件决定着林型的不同,也决定着媒介吸血节肢动物和宿主动物的分布和数量,甚至决定着病原体的变化。

　　　　疾病自然疫源地学说介绍到我国已是新中国成立后的事了。这一学说对我国查清在我国存在的一系列自然疫源地性疾病的自然疫源地起着很大的促进作用。我国各方面的专家根据景观流行病学、疾病的自然疫源地性等的知识先后发现了流行性乙型脑炎、鼠疫、日本血吸虫病、肾综合征出血热、钩端螺旋体病、恙虫病、包虫病、布鲁氏菌病、炭疽、登革热,近期又证实埃博拉出血热、莱姆病、尼帕病毒病、新型克雅氏病等病的存在。

　　　　鉴于荒漠景观中啮齿动物的代表种——大沙土鼠的分布区的最东南界延伸到甘肃省河西走廊。根据景观流行病学的知识和苏联已经证实了的皮肤利什曼病的自然疫源地的报道,研究者在20世纪60年代初期在甘肃省酒泉地区,北靠马鬃山,南接祁连山北坡的戈壁滩的戈壁荒漠黑山湖地区进行皮肤利什曼病的调查。这项工作已有报道(赛书元,1962;王捷,熊光华等)。工作期间共捕获11种动物共770多只(主要为喜马拉雅旱獭、喇嘛仓鼠、子午沙土鼠、大沙土鼠等),仅在319只大沙土鼠中检出带利什曼原虫的阳性动物19只,感染率为5.9%,18只发现于耳涂片,1只发现于肝脏涂片,原虫较大,3.5～6.0μm,胞质内多为一个空泡,也有几个空泡堆集,病变部位多发生于一侧耳尖,耳朵肥厚,尤以边缘为甚,表面有直径2～3mm的糠粒状鳞屑脱落,少数有粟粒大硬结,多呈圆形,一般2～3个连在一起,切开后多有乳汁样黏液体溢出,鼻尖与口部有浅表溃疡的只发现一只。内脏无病变,肝脾不肿大。将阳性大沙土鼠的病变皮肤接种金色地鼠(Cricetulus griseus)获得感染成功,将感染地鼠的脾脏组织接种三恩培养基生长了很多鞭毛体,多呈团状排列,很少呈菊花形。阳性动物在工作地区内分布相当分散,且相距较远,仅6只发现于一个地点,似一个家族。阳性点距居民也较远。阳性鼠的季节多在7～8月,且多为当年生的,只有个别为去年生的。

　　　　工作期间共解剖自然吸血的白蛉511只,其中蒙古白蛉(Phlebofomus sergenti var. mongolensis)297只,自然感染的仅两只,感染率为0.7%,亚力山大白蛉(P. sergenti var. alexander)214只,自然感染只9只,感染率4.21%。两只阳性蒙古白蛉体内的鞭毛体均散布在食道、前胃及中胃。只有一只在后肠中发现;亚历山大白蛉体内的原虫分布除上述部位外,有向前发展趋势,多数到达咽喉,个别到啄部。将两种白蛉共同饲以感染利什曼原虫的地鼠的血液后,经不同天数,分别解剖,结果发现亚历山大人工感染率较高(48.5%),蒙古白蛉低(22.2%)。前者随着吸血时间延长,感染率逐渐升高,之后逐渐降低至消失,似乎这种白蛉体内不适于原虫生长,且鞭毛体曾发现于食道、咽喉及啄部;而后者多停留在中胃,很少向前移动。还观察到前者无明显食物围膜,后者一部分食物围膜在一定时间内,随鞭毛体移出膜外,一部分食物外膜不破裂,直到随胃血消化排出体外。给人一种印象,当地利什曼病传播与亚力山大白蛉关系较为密切。

在几个山洞定期用人工小时观察:发现亚力山大白蛉密度消长,6月下旬开始活动,7月上旬出现高峰,9月上旬后就绝迹。在鼠洞安装捕蛉器定时观察,发现蒙古白蛉的季节消长曲线与亚历山大白蛉相似,均只有一个高峰。初步估计两种白蛉每年只有一个世代。亚历山大白蛉在山麓地带分布较多,而蒙古白蛉分布于荒漠鼠洞周围。

通过整天的观察发现白蛉白天不活动,仅在黄昏或清晨之间活动,午夜最频繁,后半夜活动少,到早晨6~8时又出现一小峰。鼠洞放置捕蛉纸两面均有白蛉被粘上,证明鼠洞常有白蛉飞进飞出。夜里对工作人员叮咬情况较为频繁,工人宿舍捕到的白蛉有吸人血的。

经过流行病学调查,酒泉市以东曾发现过少数黑热病患者,以北的额济纳旗一带最多。河西走廊西部的敦煌有黑热病存在。而工作地区的黑山湖未发现过患者。对当地普查居民也未发现皮肤利什曼病患者。共查访2059人。对在白蛉季节有被白蛉叮咬的21例进行观察,通常叮咬后出现粟粒大小丘疹,因痒被搔破,丘疹周围充血,中央有液体外流,3~5天后自愈。其中6例发展成溃疡,经反复涂片镜检,只证明为双球菌感染,未查到利什曼原虫,涂青霉素软膏后7~9天治愈。故未查到任何患者。说明当地大沙土鼠利什曼病与人关系不大。原虫虫种当时也未解决。

里山湖地区,可以说是大沙土鼠分布区的最东南界。大沙土鼠栖息相当稀散,仅在少数靠近山麓的固定沙丘中栖息,家族群群少,能够调查到的大沙土鼠的洞群彼此距离很远。虽1958年酒钢在当地开发为农田,面积小,1959年开始调查时还容易找到大沙土鼠洞群。但捕打一群就少一群,到1961年基本上不太容易找到大沙土鼠的洞群了。

当地在酒钢成立以前仅是附近农民来此作短时间放牧用地,少受人干扰,但经3年的工作,大沙土鼠已基本上被捕尽。因此,一般自然疫源地性疾病的自然疫源地大多位于主要宿主动物分布区的中间部位,在分布区边缘因宿主种群栖息不稳定,密度较低,已属于不适的栖息地。而且从西边新疆与甘肃接壤地区,大沙土鼠已经栖息得相当稀散,只是兰新铁路修建后沿火车路路基而进入甘肃河西走廊,苏联的动物地理学家早就对中亚地区大沙土鼠沿铁路路基进行迁移进行过报道(Гептнер,1945)。从以上工作的资料给人一种印象,当地缺乏稳定的宿主动物栖息,动物数量普遍偏低,媒介相应也处于数量低的水平,似乎还缺乏形成自然疫源地的基本条件。

类似的工作,专家在新疆继续开展调查,在克拉玛依、石河子均发现皮肤利什曼病的一些病例,当时原虫虫种问题未及时解决。

看来,景观流行病学中提到根据地理景观、景观内的宿主动物和媒介吸血节肢动物来寻找是否其中有某种自然疫源地存在。地理景观只是一个指示物,是否有某种自然疫源地还要由宿主和媒介的情况决定。最终判定病原体,也就五位一体中,每个环节都要具备。甘肃河西走廊黑山湖的疫源地最终没有证实,说明宿主和媒介的数量太少,也构成不了自然疫源地这个问题在有关章节还要加以讨论。

我国除甘肃省河西走廊外,在新疆、宁夏和内蒙古还有大沙土鼠的分布。根据赵飞(2009)的报道,在新疆境内大沙土鼠分布于伊犁谷地与准噶尔盆地,以及哈密盆地和七角井山间盆地等。涉及准噶尔盆地18万km^{2}的梭梭荒漠及准噶尔西部山地山间谷地梭梭-麻黄砾石荒漠。大沙土鼠在这些地区以群居方式形成群落分布,洞群覆盖率为22.5%,洞群平均密度15.9个/hm^2,洞群平均栖息率为70.2%,有鼠洞群平均鼠密度3.1只/洞群,而且是当地的优势种,占总捕获率的72.9%。平均鼠密度34.4只/hm^2。除大沙土鼠外,还有子午沙土鼠、柽柳沙土鼠、红尾沙土鼠、毛蹠跳鼠(三趾跳鼠)等14种啮齿动物。其中子午沙土鼠也是广布种。新疆流行病研究所自在新疆境内成立后,根据新疆的地理景观和宿主动物、媒介的调查,一向非常重视查清大沙土鼠中是否存在鼠疫自然疫源地这一问题。可以说从20世纪50年代开始,一直关注这一问题。根据蒋卫等(2006)的报道,在2005年一次偶然的机会,在准噶尔盆地野外发现自毙大沙土鼠的尸体,从中分离获得鼠疫菌,从而确定了鼠疫自然疫源地的存在——准噶尔盆地大沙土鼠鼠疫自然疫源地。这块鼠疫自然疫源地的发现和确定是鼠防战线的又一盛事。

本 章 小 结

认识,研究,监控和管理传播性疾病及其自然疫源地都应持有景观流行病学的基本观点。

第七章 自然疫源地性疾病的自然疫源地

第一节 自然疫源地

一、疫源地的结构

人类及动物(包括家畜)疾病病原体在自然界中的存在是具有深刻进化历史根源的一种生物学自然现象。在很多情况下,要认识这一生物学现象(即疾病自然疫源地性)必须研究自然疫源地的结构,即研究依赖温血动物(即传染病病原体有决定性的宿主动物)及其传播媒介的分布和生活方式的特点,以及各部分之间的相互影响。阐明疫源地的结构及动态,通常由动物学家进行,因问题本身是它的生态学性质。

疾病病原体作为生物群落成员之一加入病原生物群落中,因此,自然疫源地的区域就是疾病病原体的分布区。它与宿主动物种的分布区有本质上的不同。

疾病病原体的区域,一般讲,并非都是相同的,而是由一些常具镶嵌性质结构的地理景观地段(即生境)所组成。每一个地段中的条件是不同的:有些地段病原体的生存经常能得到保证;而另一些地段中病原体的生存只可能是一时性的;而在第三种地段中病原体的生存只是一种偶然的例外。因这种地段的不同而使疫源地范围内形成一种花边样,花边以复杂的花纹覆盖着全部疫源地。从而产生了疫源地的空间结构,所以由一些个别部分相互影响支持着疫源地的存在。疫源地区域个别部分的不同作用主要由生活在其中动物的不同组成和其生存的不同条件(如小气候、土壤及植被)决定。

对病原体讲,宿主、媒介的各种意义取决于其感受性和敏感性、密度及其稳定性程度、动物的活动性及种群内部的接触频率等生命的全部特点。因此即使是同一个种的种群,因生活在不同生境中,对病原体就起着不同作用,所以疫源地内不同地段在疫源地中有不同意义。

疾病病原体的全部空间,有的称为自然疫源地的共同区(巴甫洛夫斯基),有的称为自然疫源地地带(费牛克)。在很多情况下,自然疫源地可分为疫源性的独立区(或叫独立疫源地),可以相对或完全独立,彼此隔离,互不影响。对一般与大的地理区有关,故可粗糙地采用疫源地类型,如鼠疫的平原的和山区的;土拉伦菌病的森林草原的和森林的。

自然单元还可分为更小的疫源地性地段或中疫源地,是与不同生境相联系的。那乌莫夫则把Ⅰ级、Ⅱ级景观(按比尔格)理解为中疫源地。最后在中疫源地范围内分出基础疫源地,这是小的单位。所有这些划分均与景观-生态概念相吻合。它们的界线是病原体的主要贮藏者宿主和媒介二者的居群分割为种群相符。也就是说在不同的景观-地理区内主要宿主和媒介形成不同的栖居类群。这样,疫源地的类型,或独立疫源地就是占据着地理种群的区域,中疫源地就是占据着个别的生态种群的生境区域。基础疫源地就是生境中的个别部分,或者说就是居住着宿主的不同的基础种群的生境相。

二、基础疫源地

根据许多小型哺乳动物、鸟类在不同的自然地带的分布与地貌生态学的资料,形成关于动物栖居地概念,并将其分为两个基本的栖居类型:密集的(扩散的、棋盘式的)和不均匀的(带状的、岛状的)。

动物病在不同的栖居地的不同性质,首先与动物在不同地貌分布、寄生虫区系特点、不同的活动性及种内种间接触频度有关。

在相似的(或同一色调的)景观中密集栖居类型中,种群(如果对动物适合的景观)密度高,无妨碍的、经常的个体接触导致严重的、广泛散布的动物流行病的迅速发展。诸种因素,如动物流行病、食物的歉收、不利的天气等都能在这种类型中使小兽的死亡加剧而出现小兽数量萧条时间延长,多年无法恢复,如果传染病的病原体不是保存在寿命长的媒介中,如蜱,那就排除了传染病在这一类型中经常存在的可能性。一场动物病流行过后,这一类型就摆脱了传染病。而且这一类型栖居地,不能保证疾病病原体稳定的存在。

在不均匀的栖居类型中,缺乏迅速和广泛传播动物流行病的条件。因为带菌者的不连续分布妨碍传播的迅速展开。这一型栖居地中的小兽的个别群,或微小种群彼此隔离。因此当地进行的动物流行病很少出现猛烈的形式,在传播时要打通复杂的通路,还不一定占据着微小种群。这里数量的稳定性是由生境的镶嵌性促成的。基础种群的多样性,以及每一基础种群在其中所生活的环境条件的多样性,消除了在任何环境改变时全部灭亡的危险性,并保证数量能很快恢复。正因为这样,这型栖居类型中种群数量一般不会降到很低水平。促使当地传染病的病原体根深蒂固。这就成为在不均匀的栖居中啮齿动物移动与密集型不同,这一型的(均匀型)的移动是沿着一定的漫游路线,沿着带状栖居地走动,或由一个岛屿到另一个岛屿。在这些道路上出现动物的集中,在这种集中地动物数量常常是稳定的。最终在这些地方传染病的保存促使许多共栖者(啮齿动物、食虫类及小型兽类等)参加,即多宿主性。在这种镶嵌型景观中主要宿主与共栖者的种类是很多的,多样性的。因此,在不均匀栖居的个别地段就能保证更长期的,而且某些地方是经常的有传染病病原体的保存。传染病在该地就被发现于所谓动物流行病的流行间期,这些地方就是传染病的基础疫源地。在这些基础疫源地中当带菌者数量激增时,病原体会传播到另一些栖居地中。

那乌莫夫在他的15年不间断的野外亲身的观察中获得了上述两种类型。

第一种是依赖于大沙土鼠带状栖居。这种基础疫源地一般位于坳沟(沟壑、山峡、山梁及山谷)汇合的地方,河谷或坳沟及河谷的下游。这些地方在园堆冲积扇及阶地,通常发生沙土鼠集群的聚集。这种地方小兽数量高且稳定。首先在于这是小兽漫游的地方,漫游小兽不断补充当地种群的减少(这是用标记方法调查)。而且漫游小兽把当地的种群维持在一个高的水平。这一型基础疫源地面积不大,很少占据超过$200\sim400hm^2$。

第二种基础疫源地与沙土鼠岛状栖息相联系,有另外一种存在的机制。通常在丰富而多样的植被,且有相当松软的沙土壤,但还不属于流沙,一般是沿河沙地冲积而成,大沙土鼠建造深而复杂的洞穴,能在其中顺利越冬。从冬天起沙土鼠在这里产第一胎小仔,之后,成年雌、雄鼠离开长大的幼鼠,迁到夏天适宜的地段,在这里又产第一到二胎小仔。也有长大的小仔迁到这里。到秋天留在这里的成年及许多幼鼠又迁回到越冬的地方,剩下来留在夏天地方已越过冬的大部分都死亡。这种季节迁移维持着最适宜越冬地的高住洞率,以保证当地小兽和蚤类中传染病的稳定存在。经观察,这种最适宜的越冬和越夏的有利组合所占面积为几千公顷,但所能见到的只占全部栖居地面积的2%~5%(也有达到10%的)。

从外貌上基础疫源地与邻近地段有3个特征可以区别。大沙土鼠在这种疫源地中的集群(洞穴)居住稳定;集群比较大;集群上的植被与邻近的植被,由于小兽的活动性频繁而有明显的区别。总之,一看这种集群就显得陈旧甚至古老。另外,这种大沙土鼠的集群深而多层(通常是3层)。另一个特征是常常在少数几个出口外有明显的清理洞穴而抛出洞外的碎石及土块,其中就很容易发现不同种类的小兽骨骸(即死于洞中的小兽的骨骸)。最后这种集群中蚤的数量大等。

作为长期而稳定保存疾病病原体地方的基础疫源地,在土拉伦菌病、蜱传立克次体病、蜱传脑炎、蚊媒脑炎、皮肤利什曼病、无黄疸性钩端螺旋体病及其他几种疾病的自然疫源地中发现过,可以将它们分为不同的类型。

在疾病自然疫源地的调查中可以指出,它们在基础疫源地之间的联系主要是借助于大面积出现动物流行病大暴发时的散播。通过这种方式,不仅可以维持个别疫源地的存在,而且可以使由于某种原因而熄灭的疫源地当中的一些得以恢复。也就说要善于观察,一方面是广泛传播(或叫泛滥)的动物流行病;另一方面在基础疫源地中动物流行病稳定的(坐落固定的)存在,这就是传染病病原体在自然界中存在的两种生态形式。那乌莫夫把这两种传染病在自然界中的存在形式称为动物流行病(epizootic)和动物地方病(enzootic),这两种形式保证着度过不利的条件。两种形式紧密联系,并且相互作用促使疫源地具持久性。

对鼠疫自然疫源地的调查得出,一方面是大量猛烈和泛滥(即广泛传播的)的动物流行病,而另一方面是相对沉滞的现象,有时这种现象使啮齿动物散在疾病难以追溯其线索——这是作为各种景观的特征。第一种在最典型的形式片状的或棋盘式的啮齿动物栖息中发展,而第二种则是在不均匀的带状或岛状栖息中发展,这种带状或岛状栖息地,其中成为占据着残存的主要小生境的基础种群成员的地方(一般不大)就是基础疫源地。在这种栖息的范围内最有活力,而且仅仅是周期性的,动物流行病在适宜的小生境阶段的期间(季节的或个别年份)发展起来,这些适宜阶段是围绕着基础疫源地的分居阶段(小生境),这里剧烈地流行着疾病,有罗病动物的比例高。这就在疾病的基础疫源地中登记几乎是经常的,这里与传染接触过的小兽比例大(这是通过被动血凝反应得知),动物流行病具有沉滞性质,这种性质对于在沙土鼠集群中染鼠疫蚤类的储藏维持讲是足够的。

在上述这种例子中明显显示着种群分裂,即传染病带菌者成为基础群,这样,分裂开的基础种群相互作用的可能性。在不均匀镶嵌性栖息中,也就是这种分裂保证宿主动物及其共栖者数量稳定,也保证了病原体生存的连续性。因此,小兽由残存小生境迁出,以及部分小兽又返回该地越冬就具有很大意义。而片状栖息不分为基础群,数量不稳定,不可能保证病原体经常生存,但它们由于个体间个别稳定的栖息联系,也在疫源地的生活中起着重要作用。

各种传染病所有的多种多样的基础疫源地可以归纳为 3 个重要类型。

第一型是森林蜱、牧场蜱或洞穴蜱聚集的地方。这样一些蜱的疫源地是与具有适宜的小气候和幼蜱、稚蜱及成蜱等发育阶段期间饲养者足够的种群。土拉伦氏菌病、蜱传立克次体病、蜱传脑炎及螺旋体病等的基础疫源地就属于这一类型。

旱獭的基础疫源地(仿约弗等,1951)A 和 C 高地旱獭洞——每公顷 58 个(A)和 15 个(C);B 潮湿地没有旱獭常住洞,在 AB 之间有一块 550m² 具 30 个活动频繁的栖息洞(换算为每公顷 545 个洞)。在这块 550m² 地区找到旱獭尸体(图 7-1)。

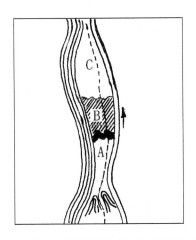

图 7-1　天山—峡谷河流两岸(仿约弗等,1951)

蚊媒脑炎(日本脑炎)的基础疫源地有类似性质,这种疫源地与灌木丛和杂草丛,即与很多鸟类及白天蚊虫营巢、取食、休息的地方有关。这些地方病毒是由蚊传给鸟的。这一类型基础疫源地常常是依恋于不同景观交错衔接的地方。

　　这种情况下,基础疫源地的调查,实质上是作为自然界中病原体真正保存者的节肢媒介(蚊或蜱)的分布和生存条件的研究。

　　第二型基础疫源地是一些传染病,它们的疫源地的病原体的保存者是啮齿动物,而寿命不长的体外寄生虫(蚤及寄生螨)是媒介。这一型疫源地与有利于啮齿动物建造的复杂而深的隐蔽处汇集形成的地方有关(图7-2)。在这些隐蔽处存在着对宿主动物和媒介体外寄生虫有利的小气候,带有不同敏感性的各种动物常去寻找这些隐蔽处,寻找躲避的地方(有时还在这些隐蔽处住相当长时间)(图7-3)。这样,一些共栖者的组成越集中、数量越高,则这些地方附近的种群越是多样化和为数众多。多宿主性是随意性的,但传递的连续性是重要的辅助条件,结果病原体保存在这些地方。传染病主要宿主的数量的稳定性,是通过春夏季,部分小兽迁到附近地段生殖和秋季近冬时其后代又迁回到居住的主要地方。

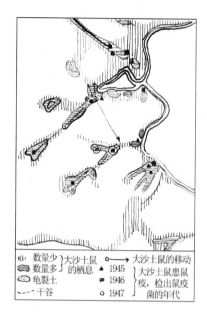

图7-2　在卡拉丘比半岛上鼠疫的基础疫源地,连续3年都出现鼠疫动物流行病(仿恩·帕·那乌莫夫等,1960)

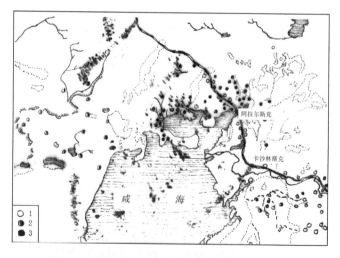

图7-3　咸海东北大沙土鼠聚群上洞内抛出的土

堆中有鼠尸的骨骸残物的地点(仿恩·帕·那乌莫夫等,1960)。1.发现动物流行病的点,其中骨骸没有或很少;
2.未发现动物流行病,骨骸较多;3.既发现动物流行病又有骨骸的点

　　这种基础疫源地的第二型主要发生在迁移的路途中,特别是在这些路途汇集的地方,如河谷的坳沟汇合地,或者在障碍地段,这种障碍地段强迫小兽集聚。小兽住在稳定的洞穴从而保证小兽漫游流入该地。

　　在这型基础疫源地生存的小兽在其范围内移动的意义最大。由于在短暂的时间内家族及独居者直接由一个洞移到另一个洞,结果家族和独居者一般就利用几个洞,成为结合的基础种群。这种不间断的接触就促使在其范围内传染病病原体的散布,保证病原体的繁殖和增大了媒介蚤的集聚储备。

　　第三型基础疫源地为非虫媒传染病,如无黄疸性钩端螺旋体病。这种疫源地是经济田鼠(或其他主要保存者)残存的季节小生境,或者是一系列种类有季节性接触的地方。这种地方的多宿主性保证更可能传递病原体和病原体生存的连续性。显然李斯特菌病、类丹毒的基础疫源地有同样的一些基础条件加以保证。因为这些传染病的病原体有时被发现在外界环境中,所以土壤-植物条件及小气候条件在这一型基础疫源地的分布及依恋方面起着特殊作用。

　　以上是很简短的有关个别传染病基础疫源地存在的事实。说明疾病疫源地中基础疫源地如果不是普遍现象,至少也是广泛存在着的现象。这是十分自然的。因为基础疫源地的存在是在不同景观中动物流行病现象经过不同,首先是其经过有不一致的速度和强度。

　　关于自然疫源地的稳定性问题,巴甫洛夫斯基早在他的著作中就提到疾病自然疫源地的顽固性和持久性。自然界原发性的自然疫源地是长期历史进化长河中形成的一种生物学现象,是一定自然地理景观中一定的病原生物群落相互进化的产物。如果它所处的环境条件没有被改变,它将顽强、持久地保存下去。它的产生和发展本来就与人类无关。处女疫源地或经济疫源地的情况有根本的区别,因为后者是受人类经济活动所支配的。明确这一点,对有关各类型自然疫源地不同稳定性的报道就可能有所理解。业已查明某些草原的鼠疫疫源地是在人类改变地貌的影响下出现变化,甚至消失的。土拉伦菌病的疫源地也出现变化,可以设想疫源地的稳定性与它们的结构直接有关。明确上述基本观点,人类可以通过改变疫源地存在的环境条件从而进行对疫源地的预防,甚至消灭,信心百倍地开展保障人类健康和国家建设的灭源工作。

　　关于基础疫源地的稳定问题,观察证实,基础疫源地保证着整个自然疫源地的稳定性,也保证着没有基础疫源地的地方一般传染病病原体仅仅一时性的存在,像在均匀的草原栖息的黄鼠鼠疫菌一样。如果想到基础疫源地的实质是传染病病原体在其不利的条件下,首先是在首要宿主数量萧条时病原体残存的地方,问题也就清楚了。

　　不同的基础疫源地不同于传染病的大小及机制,不同的稳定性。其中某些随时间熄灭着。因此基础疫源地的数目在动物流行病流行间期有减少的倾向。但熄灭的基础疫源地一般是在广泛散播着大量动物流行病时,而动物流行病又伴随着传染病的温血带菌者数量增长时又能复发。这就看出自然疫源地中动物病病原体固着的及活动的存在方法的相互作用。基础疫源地随着景观的变化而变化。

　　不难看到基础疫源地的存在和减少给以前采用的更加容易,有效,经济对疾病自然疫源地的防治和消灭。成功的条件是要仔细研究疫源地区域,发现这种基础疫源地。

　　全部上述力求指出,在咸海附近,基础疫源地可以是具有一定外部特点的特征,详见表7-1。它们在带状栖息和岛状栖息中,而在沙地和平地平原的接连不断的成片栖息中没有基础疫源地。它们大多与大沙土鼠群聚的聚集相适合,还与大沙土鼠的游牧路线相联系。在群聚地方可以发现从洞里抛出的大量骨头,比同样栖息的其他部分要多。骨头的物种组成指出共同栖居的多度和多种多样。在其中间,洞穴主的骨头占远非第一位。在大沙土鼠群聚的基础疫源地中有丰富的和相对稳定的跳蚤种群。最后,这种群聚在捕打洞主后很快又被外来的沙土鼠住上。

表 7-1　咸海北部鼠疫基础疫源地（仿 H.П.那乌莫夫）

县　　区	基础疫源地的地点（水井、区县等）	疫源地中查明鼠疫菌的季节数	重复查明鼠疫微生物的日期在基础疫源地中（季节、年）	备　　注
咸海北岸		3	Ащекулук	在 1946 年和 1949 年进行过灭鼠工作
	Селеулы	3	1945 年,1946 年,1947 年秋季	
	Кир 河下域	2	1946 年秋,1947 年秋	
	Кобутор	2	1946 年秋,1947 年秋	
咸海西北卡拉库穆	Цеткулук	5	1947 年秋,1948 年夏,1949 年春秋,1950 年秋	
	Якшиклы4	4	1947 年秋,1948 年,1949 年,1952 年秋	1949～1950 年
	Маимак	2	1947 年,1950 年秋	
	Карагуль	3	1947 年秋,1948 年夏,1950 年秋	
	Каидаул	4	1953 年夏,1954 年春夏,1955 年春	
	Разьезда №83	2	1947 年,1950 年秋	
咸海附近卡拉库穆西边缘	Хангурткуль	4	1953 年,1955 年春秋	
	Ст.чумищ	4	1952 年初夏,1953 年春,1954 年初夏秋	1953～1955 年
	Разьезда №92	3	1952 年春,1954 年秋,1955 年秋	
	Ст.камцшлыбаш	3	1953 年秋,1954 年春,1955 年秋	
咸海附近卡拉库穆南边缘	Ст.Маилибащ	6	1947 年、1950 年秋,1951 年春夏,1952 年春,1953 年秋	1949 年,1950 年,1955 年
	Ст.Баихожа	5	1947 年秋,1950 年春,1954 年秋,1956 年春	
	Разьезда №98	6	1950 年秋,1951 年春,1953 年秋,1954 年、1955 年春	1949 年、1950 年、1955 年
咸海附近卡拉库穆东边缘	Старо-каракум ▲ороги	3	1948 年夏,1950 年秋,1956 年夏	灭鼠
	Ново-каракум ▲Дороги	3	1948 年秋,1949 年春,1950 年秋	
	Сухой-Арлк	3	1947 年秋,1948 年春,1949 年春	灭鼠
Дарьялык-Таккн 平原南缘	джусалы-кзыл-Дрла	3	1948 年春,1950 年春秋	1947 年,1948 年,1950 年灭鼠
	Джусалы-кзыл-Орда	3	1947 年秋,1948 年春秋	

　　显然全部这些特点表现出来的数量在个别基础疫源地中可能非常不一样。这可以用这些疫源地的稳定性不一致加以解释。在每一广泛的动物流行病过后数量大量的出现,在动物流行病的间隔期内逐渐消失,其中相当一部分消除很快。只是很少一部分具有长期稳定性。也就是说,这种基础疫源地在综合条件适合时也会成为新的动物流行病发生的地点。广泛的动物流行病的生物学意义在丁熄灭的基础疫源地的恢复。因此可以认为整个疫源地的总的稳定性直接与该疫源地内现有基础疫源地稳定性面貌和程度有关。

　　同时,观察指出,基础疫源地不只会很快地在动物流行病后在数量上缩小,还可以在完全新的地方发生,只要那里有必要的条件。例如,在 Apail bk—Каза инск 火车路沿线大沙土鼠栖居地出现新的基础疫源地。该地区,正如 Варшавский 和 Шилов(1956)指出的那样,1947～1948 年啮齿动物占据该地不久就开始了。

在 1952 年,以及之后在 8 个鼠疫季节期内不同时间不只一次在大沙土鼠中发现几个疫点。

在咸海附近的北部和东部那乌莫夫描述了研究动物流行病的主要结果。由此而得出结论,鼠疫自然疫源地在中亚细亚平原上的特点是鼠疫微生物在自然界存在两个相互变化着的生态类型:动物流行病型——这时微生物进行繁殖并广泛散布,以及地方病传染型——这时微生物只保存在不多的一些地方,也就是保存在基础疫源地中,因为这时对微生物来讲,没有适合繁殖的条件,之所以这样,是由于它的宿主动物的数量低,活动性小,敏感性不足等造成的。基础疫源地与大沙土鼠数量高而稳定的地段相吻合,还与共栖者多的地段相吻合,也就是说基础疫源地有明显的多宿主性质。基础疫源地的稳定性是很不一致的,因为其保证动物流行病成员必须经常接触的机制状况很不一致。

随着时间进程,各种机制的基础疫源地的相当一部分是自己消失的。如果继续似乎会导致自然疫源地的消失。但在下一次动物流行病时,基础疫源地的储存又会恢复。

鼠疫微生物自然界中两种类型中的任何一种都不排除对微生物的保存,而且可能是自然疫源地的存在的基础。草原黄鼠疫源地或高山旱獭疫源地在这种联系方面是非常相似的。但它们中的每一种蕴藏着接触断裂的危险性,蕴藏着局部地方中微生物的消失。这种断裂在荒漠中非常可能,因为当地在疫源性过程中有很多种动物的很多个体参加进来,而动物流行病通常又有猛烈的性质。在这些条件中,微生物在自然生境中存在的两种类型的组成很可能是疫源地稳定性的主要条件。这不只在我们的资料中证明了这种看法,而且在 И.М.Мамонтов 工作中(手稿)也证明了这种看法。持这种看法的还有在美国加利福尼亚疫源地中的观察,他们确定了动物流行病在同一地段反复发生,当地显然经常保存着病原体,这种地段,恰恰就是基础疫源地。

从以上所述,那乌莫夫得出下述有实践意义的结论。

在进行流行病学考察时,必须注意到基础疫源地的存在。考察任务应包括基础疫源地的发现。要求小心研究各地区,积累有关鼠疫微生物在各种地段中常发现的资料。以此目的为出发点,必须注意先后各个地区工作的继承性。基础疫源地的查明比较容易,是在动物流行病开始或结束时,按照在同一地点重复发现微生物的情况进行。根据其重要性,基础疫源地的发现任务应作为寻找猛烈动物流行病是第一位之后的第二位任务,猛烈动物流行的发现大多通过收集地面发现的鼠尸体和啮齿动物洞内外寄生虫进行细菌学检查的方法进行。

动物学调查的程序不局限于获得必要的资料。对啮齿动物数量和外寄生虫数量的观察、变化的预测应考虑地方条件。对咸海附近地区应作出被大沙土鼠栖居聚群的百分比,以及一个聚群中该鼠的平均数。这种观察很适合在连成片的广大地区,而不只在经常观察点上(固定点)。在观察点之前,应该提出更加深入地研究重要生态学问题的任务,特别是动物的活动性和动物的接触问题。主要啮齿动物的查明、制图、栖息的深入研究应作为主要任务,这就要求长期和各种各样的观察。生物制图的方法,必须采用制订当地条件的方法。

最后,必须补充防治措施的重要组织。啮齿动物的杀灭要根据在重要地区全面清扫啮齿动物的原则,应符合从鼠蚤再分离出鼠疫菌的地方,尽净这些地方,抓住时机配合啮齿动物和寄生虫的杀灭。可能时,还要进行基础疫源地的寻找。这种工作最大的防治意义,在于动物流行病浪潮的开始,特别是它结束时。

试验指出,采用类似组织的实践可能。有根据建议,一次或两次对基础疫源地疫源性处理的广泛工作,可以加快疫源地消灭和增强其安全性。

三、鼠疫的基础疫源地,景观的细碎性(亚地带相互更替的镶嵌性)

在咸海边,Н.П.Наумов 及其同事把基础疫源地分为两个类型:带状栖息和岛状栖息。

(1)大沙土鼠的带状栖息,其特点是在几个峡谷汇合的地方,或者牧场末端的干河谷,以及河谷流入海的出口处都有大沙土鼠大量的聚集。在这些地方大沙土鼠的数量相对稳定,而且在数量下降后很快能恢复。长期萧条不存在。大沙土鼠在黏土荒漠密度不大,集群中温血共居者和体外寄生虫多种多样。大沙土鼠的迁移是沿着峡谷和河谷,而且大多向咸海海边迁移。在这一基础疫源地的残骸指数(即啮齿动物可能死于鼠疫的尸骨残骸的有无)高于其他地点几倍。

(2)大沙土鼠的岛状栖息,或复杂栖息的基础疫源地是在沙地附近,或者在龟裂土附近沙地上黑盐木小片林中大沙土鼠栖息的地方。大沙土鼠的迁移,即在龟裂土上被大沙土鼠重复。

基础疫源地(相当于费牛克提出的中疫源地,疫源性地段),按纳乌莫夫的理解,在咸海附近,是这样一些地点,即鼠疫微生物主要带菌者大沙土鼠栖居的一些个别地段。为什么鼠疫病原体长期保存在基础疫源地中,按纳乌莫夫的解释,是因为在基础疫源地任何一年最能保证有感受性的啮齿动物,通过媒介跳蚤与进行不断地联系。他认为要做到这点必须有5个条件。

第一,也是最重要的条件,是大沙土鼠的数量在各种条件中应有一个起码的数量水平。这就说明为什么基础疫源地依恋于大沙土鼠的大的栖居地。

第二,即使是不均匀的栖息,其数量也是相对稳定的。

第三,大沙土鼠有便于迁徙的条件,因为只有这样,才能在不均匀栖息中在迁徙途中大沙土鼠洞群的稳定居住由迁移动物进住空洞才有保证,这种迁移路线在带状和岛状栖息都很明显;大沙土鼠利用洞穴通过对鼠疫有感受性的啮齿动物共栖者,增大了病原体的繁殖机会。

第四,必要的接触频率的条件。

第五,大沙土鼠鼠洞中跳蚤数量的稳定和多度,大沙土鼠鼠洞中跳蚤数量在不同类型中是非常不一样的。

上述每一个接触一般不能保证病原体的保存,只有在它们联合的情况下才能在该地保证微生物不确定地长期存在。这就是为什么稳定的基础疫源地这一现象不是很频繁的。

栖息的聚群比在沙地上具有更加稳定的性质。大沙土鼠鼠洞中的主要共栖者是红尾沙土鼠(*Meriones erythrourus*)和沙黄鼠(*Citellus fulvus*)。这里蚤很多。

很可能,在各种景观类型的边缘基础疫源地是比较稳定的,为解释这些现象还要继续深入研究。蒙古-外贝加尔鼠疫疫源地就属于这一类。

鼠疫基础疫源地的稳定性在咸海附近是不一样的。它主要取决于许多原因的综合。在有利条件存在时鼠疫的基础疫源地就成动物流行病和广泛分布的中心。最典型的是天山-帕米尔高山疫原地,以致几个基础疫源地形成一个中疫源地(图7-4)。

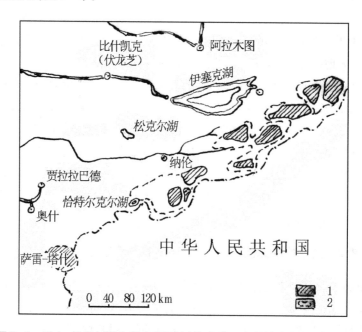

图7-4 天山-帕米尔高山鼠疫疫源地(仿比比可夫和德米特留克等,1960)

1.阿克萨斯克,依什德克-塔拉盖斯克,柯甫帕可—沙热拉斯克中疫源地;2.主要中疫源地中检出鼠疫菌,帕米尔沙热拉斯克县

熄灭的基础疫源地可以复兴,等于在完全新的地方发生新的疫源地(像在阿拉尔斯克-卡萨林斯克铁路

线上出现的那样)。

疾病的自然疫源地从总的来讲,属于一定的地理景观,但广阔的范围,如里海西北部,根据当地自然的鼠疫疫源地存在的特点可以划分为自然亚地带。伊尔金和西部伊尔金附近草原的主要草原景观就掺杂有半荒漠和栽培景观,可能是人为因素:峡谷底、农田、牧场、瓜田等。黑土地的特点则又是比较单调的景观,而且在其中没有像伊尔金和伊尔金附近草原上的黄鼠的迁移那样促使各种啮齿动物之间非常紧密的接触。黑土地沙地和沙化地地段上黄鼠鼠洞的特点是以空洞存在的季节短命性。在6~8月,鼠洞一般被坚实的土栓塞住,这就排除了黄鼠种间的接触,大大减弱了黄鼠种内的接触。

在伊里敏近三角洲地区景观的细碎性如此大,以致各种景观重叠镶嵌,这样就会影响黄鼠动物流行病过程的规律。例如,在黑土地,秋季和冬季寻找鼠疫黄鼠及它们的体外寄生虫通常是徒劳的。而在伊里敏近三角洲地区几乎所有啮齿动物种类活动性都很大,而且彼此经常有交往;除此之外,子午沙土鼠和柽柳沙土鼠在此地形成岛状栖息,与此有关的则是鼠疫微生物的各种循环形式。还有,在黑土地地区鼠疫动物流行病在其出现的动物流行病过程中病程萎靡。鼠疫微生物的循环由于在黄鼠种群中通过跳蚤媒介从一个小兽传给另一个小兽的内部传递减弱而变慢了。

在伊尔金和西部伊尔金附近的草原上,情况又是另一回事,在这一区域内,黄鼠的活动性大,而且明显地观察到黄鼠蚤在空间上的主动和被动迁徙。作为上述特点的结果则是,鼠疫动物流行病以烈性过程迅速暴发,导致黄鼠因败血症而死亡。黄鼠蚤在很大程度上也容易被鼠疫微生物感染,也容易被其他动物传递。因此,在里海西北部,包括伏尔加-顿河分水岭和伏尔加-库穆斯克河间地鼠疫自然疫源地的主要范围可能在很大成分上应加以景观生态的区划,可见图7-5。

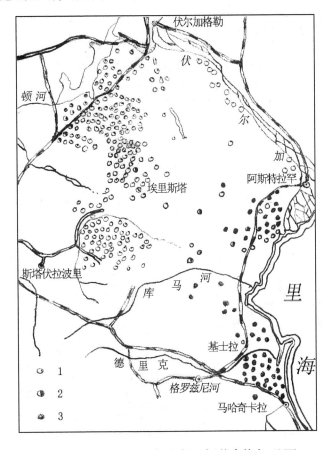

图7-5　里海西北鼠疫自然疫源地(仿舍什金,1957)

动物流行病点:1.1913~1933年;2.1934~1935年;3.1946~1956年(1938~1946年的未标记)
在依尔基尼县内的动物流行病发现点,实际数超过图中标出数

    如果里海西北部,也就是顿河、伏尔加河两河范围内,鼠疫疫源地可能以一定基础区分为 12 个亚地带(图 7-6),那么在咸海附近包括在鼠疫中亚细亚平原自然疫源地,席卷了南部草原、半荒漠和北部荒漠(总共近 400 000km²),正如整个中亚细亚疫源地,具有外部是漫射的边界,实际上它不可能从中央及南部克齐尔库姆和门格什尔克分割开。Наумов 等把它分为 12 个地理地区,这种划分是初步的,内部区域的边界也是非常概略式的。问题在于,疫源地北部区域研究得还很不够,还须进一步研究。鼠疫疫源地划分为地理区的标准是:它们的植物区系和动物区系不同,鼠疫微生物宿主和媒介的物种组成,引起动物流行病的一切动物流行病病程的特征(图 7-7)。东部靠乌拉尔河和西部靠伏尔加河一带,两地鼠疫动物流行病,明显不同。

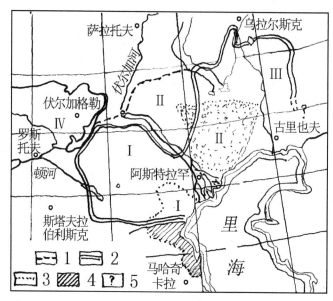

图 7-6　里海附近鼠疫疫源地边界的变化(指北部边界)(仿费牛克,1958)

1. 1918 年边界;2. 在 1930~1935 年疫源地活跃的部分;3. 1958 年调查时的边界;4. 1950~1956 年时疫源地新出现的地区;5. 与中亚疫源地不清楚的联系;Ⅰ. 里海附近西北部疫源地;Ⅱ. 伏尔加河-乌拉尔河间的疫源地;Ⅲ. 乌拉尔河以东的疫源地;Ⅳ. 1912~1929 年存在的近草原的小疫点

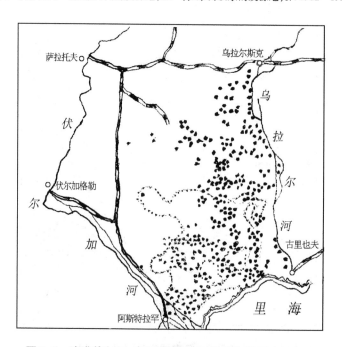

图 7-7　沙漠伏尔加-乌拉尔疫源地(仿卡尔普西吉,1959)

反映 1913~1953 年发现动物流行病的地点

······原有的等高线

以上是作者反复介绍,重视基础疫源地和寻找基础疫源地对于自然地研究的重要性。这就不难理解,E. H.巴甫洛夫斯基把基础疫源地称为自然疫源地存在的基础了。

第二节　自然疫源地的一些主要特点

一、病原体在时间上不断循环过程是自然疫源地存在持续时间的基础

前面已经表示过有关传播性疾病病原体在其自然疫源地内循环的不间断性是决定其自然疫源地存在及其延续时间的主要原因。但在其不间断性循环的过程中按时间可分为每一阶段中的节(或焦点),或者周转,循环;其整个螺旋的交替,是这些节—连串的螺旋式的更替的循环,而且保证疾病疫源地在自然界中的存在。这些节的性质,应看作适应疾病的病原体适于发生于该循环中所有的途径(哪怕是被动的)。这些节是:①病原体感染动物的整个过程;②疾病病原体在供血者血管(病毒血症、菌血症)的停留时间,其数量够感染新媒介;③通过已被病原感染动物成为病原体的供血者的条件;④病原体传递到媒介体内;⑤通过进入媒介达到感染状态;⑥通过已变成感染了的媒介向受血者攻击;⑦受血者被感染而且发病;⑧把被感染而且发病的受血者又当作病原体下一个循环中的供血者。

除上述外,还有某些疾病的病原体可以沿着循环的道路向外界排出,而且在外界还能保留自己的毒力。

这种循环的每一阶段中,其节的点都处于外界环境因素的影响下,包括天气条件、处于该地的媒介栖息生境的微小气候的特点也表现出共同的影响。时间也很重要,即对于在媒介中疾病病原体进行繁殖所需要的时间,或者是要求病原体从媒介出口所达到的形式,都是非常必要的。它们是变温动物,因此,外界环境的温度对变温动物中进行的过程,比之这些过程在温血动物中要更直接。

同样,这一外界环境,通过经常变化着的条件也对有感染能力的媒介的行为产生影响,其中特别对攻击行为、传染的受体产生影响,对受体感染病原体有影响,对受体形成供血者也有影响。

巴氏认为,总的来讲这是一个复杂的条件团,解开这个团,必须将每一自然疫源地性疾病对应于某一自然疫源地性疾病的地理景观带,考虑微小气候和气候在其年变化中的影响,这都是十分必要的。

自然疫源地在这些方面的研究,实质上是生态学性质的任务,如 Audy 等已对一系列疾病进行了这方面的研究。

同时,在已确定自然疫源地性疾病的多样性时,在不断查明新疫源地时,还应考虑地区是非常广泛的。在文献中有关(疾病自然疫源地)自然疫源地中病原体循环的资料还不太多。

E.H.巴甫洛夫斯基认为疾病的自然疫源地,首先依赖于在该地区存在着相应的组成该疫源地的生物群落的地理景观,主要是由下述 3 个范畴组成,也就是说疾病自然疫源地存在的长期性取决于:①通过媒介把病原体从传染源传递给动物——受血者的连续性;②对新鲜的、未感染过的媒介(病原体)通过供血者而形成病原体的受血者;③外部条件的存在。

研究动物流行病特征的目的,不只是阐明在地理景观背景中某一疾病自然疫源地的类型,还有必要考虑人类活动对景观的影响。疾病自然疫源地的类型还与在纬度上超出一种景观范围的疫源地有关。

第一,或多或少反映在地貌上的基础疫源地,这种疫源地至少有占据在其中的生物群落的最小的成员,这些成员对于病原体不间断的循环来讲是非常必要的,这就保证了自然疫源地在时间上的存在。除此之外,微小气候促进疾病病原体的循环。例如,啮齿动物的一个鼠洞是皮肤利什曼病自然疫源地的基础疫源地。

以数量上的特征的确定(微小疫源地)来代替基础疫源地的名称是不合理的,也是不合适的,这种代替没有根据,也没有提出任何数量上的、特征上的指标(目前文献中已出现新名词——中疫源地)。基础疫源地有单个的和复杂的,或者是多层的,即由同一个种的啮齿动物很多相连接的洞道组成(如有很多出口多层的沙土鼠"城"),或者是由与另一个啮齿动物种非常小的洞相连接的洞道组成。

　　按照辩证法的规律,量的变化可以导致新质的出现。但这不表现在自然疫源地的本质上。沙土鼠城的自然变化,影响混合疫源地新质。从洞里抛出洞口的土,类似这种自然状况的变化,使在土上面的行动困难:常常是马失前蹄、汽车都无法行驶等。

　　第二,与上述空间上有限的疫源地类型相反的,则是疾病的扩散疫源地(漫射疫源地),即没有明显的地貌上的边界,如啮齿动物洞穴,或者沙土鼠的洞城,或者鸟类的洞窝。扩散疫源地的例子是阔叶林中的枯枝落叶层,有的森林内枯枝落叶层是相当厚的(如卡累利海峡森林中枯枝落叶层、草本层中栖息着很多 *Ixodes*,无人迹西伯利亚针叶林的蜱传脑炎疫源地、落叶乔木林地被层是硬蜱扩散式的越冬地),黑龙江柴河大青沟针阔混交林的森林地被层是 *Ixodes peculcatus*, *Haemaphysalis yaronicun* 稳定栖居地。

　　这些森林的地被层是蜱吸动物血、又从动物身上落下的最优良的隐被场所,蜱在这种森林地被层中排卵,在幼虫时,它们就伺机潜伏爬在草干上,在路过宿主动物时就会钩到宿主身上,这种宿主动物大多数是在这种扩散疫源地内有窝巢的小型啮齿动物。吸饱血的蜱在干燥的活地被中,幼虫或稚虫停留,准备向下一阶段变化,即幼虫变为稚虫,吸饱血的稚虫变为雌成虫或雄成虫。蜕变的蜱在它们几丁质表皮尚未变硬前,在此地要停留一些时候,吸血蜱可能继续向宿主进攻。

　　疾病自然疫源地根据人类感染条件而有所不同。上面已提到过,人类感染虫媒性疾病只是在有该疾病病原体传播媒介的地方。这也适用于相应的自然疫源地性疾病。但除了这些疾病外,还有人类不只是通过媒介传播获得的病,而且可通过另外一些传播方法获得此病,如土拉伦菌病就有这种特征。确定了这种疾病疫源地的景观类型,按生物群落,它们历史形成的途径,现今存在的条件,表现在动物流行病方面和流行病方面。

　　每一个疫源地类型有其自己的结构,即有其条件的总和:动物供血者,受血者,传染媒介——蜱或吸血昆虫,环境的非生物学因素,它们相互间的关系形式,保证着在这些相互关系与外部环境存在时疾病病原体不断循环,这些相互关系的形式能使病原体在疾病自然疫源地中长期地从供血者传给受血者。

　　土拉伦菌病的自然疫源地分为6种类型:河漫滩-沼泽型,草甸田野型,森林型,草原型,山前小溪型和中亚泛滥型(KOHGBAYKUHT.A.定为河漫滩荒漠型)。这些类型的名称与景观带的称呼不相符,因为这些类型在各个景观带范围内都有。土拉伦菌病疫源地的分型考虑的是具体的生境,因土拉伦菌病疫源地与生境紧密联系着。

　　土拉伦菌病疫源地各种类型(在它们感染人的条件方面)的流行病学意义并非一致。草甸田野型疫源地土拉伦菌病在农村暴发(在潮湿草甸刈草,冬季翻干草堆和麦草堆,之后的打谷和打麦,甚至于冬季暴发水);河漫滩-沼泽型疫源地的特点则是虫媒暴发(媒介——蚊和虻),还有水䶄和麝鼠的猎捕高潮期;山前小溪型疫源地的特点则是夏季洪水暴涨。

　　土拉伦菌病自然疫源地的分型由于不同的学者将疫源地划分为新的类型或亚型而越来越复杂化。不管怎么说,在全部情况中有必要查清那些组成疫源地的动物种类。河漫滩-沼泽型疫源地是由水䶄支持着的,草甸田野型疫源地则是普通田鼠起作用。

二、关于疾病共轭疫源地

　　如果发现疾病共轭的自然疫源地的存在,那么就可能期望人和动物同时有两种病。在实验方法上这种情况具研究的可能性,用两种或几种疾病病原体感染动物,如很多学者曾使豚鼠混合感染 Q 热和布氏菌病的病原体。又如,Victor 等(1955)曾在同时以空气为媒介,同时用猪型布氏菌(*Br.suis*)和 Q 热立克次体感染豚鼠,这种动物在形态上的变化,就比只用布氏菌一种感染时的变化不那样广泛了。按照巴甫洛夫斯基有关寄生群落理论,Q 热(*Rickettsia burneti*)在体内就不可能出现布氏杆菌病,似乎是在一定程度上抑制着布氏杆菌病在它感染的机体上的出现。

　　这些作者指出,在上述混合感染 *R. burneti* 和 *Br. suis* 豚鼠的病程就会偏离只用上述一种疾病的病原体感染时所出现的病程。特别是豚鼠的机体在混合感染时越是在最短时间上使它解脱 *R. burneti* 的感染,那么它越是尽快只感染一种 Q 热立克次体。在同时二重感染,或预先用 Q 热立克次体感染,以及之后对同一动物注射布鲁氏菌,感染布鲁氏菌就较少,在豚鼠机体中病理形态上的变化比两种病分开感染时要表现得差一些。

这种变化在时间因素上有一定意义。当经过一个月进行再感染时,就可以看到非常明显的偏离布鲁氏杆菌病的一般病程:在豚鼠预先感染 Q 热的条件上布氏菌病感染的发展情况明显地落后于对照组动物的发展。同样的,晚些时候发展了对布氏菌病典型的病理形态变化,而它们的逆行发展进行得比对照动物要快。在布氏菌病条件上感染 Q 热时,其临床过程也同样有变化。

就在慢性痢疾伴随的同时存在有虫、原生生物或混合侵袭时能观察到的某种相似的情况。

在患痢疾患者重新收入时,大多数人可以看到有虫、原生生物或混合侵袭,指出这种侵袭影响着慢性型痢疾的形成过程,要求相应的治疗。对于痢疾慢性的和再发的病程,有人认为(Топорков,1961)可能有相应有病的虫,或有病的原生生物,或有病的混合侵袭的存在。

研究者认为痢疾缠绵和再发的原因可能是该患者有肠寄生虫,或者有原虫,或者有混合的侵袭病。

也还有同时用两种非亲缘的噬菌体感染细菌(混合感染)通常能观察相互消除研究:噬菌体中的一种繁殖,而另一种不繁殖。如果用未繁殖的噬菌体感染细菌是在用其作用占优势的噬菌体感染几分钟之前进行的话,那么对受抑制的噬菌体讲为繁殖创造了最适的条件。在用两种亲缘的噬菌体混合感染细菌时就繁殖了两种噬菌体。如果感染的噬菌体亲缘关系不太接近,那么就会观察到不完全的消除。对于相互消除和不完全消除的机制暂时还不清楚(Адамс,1961,стр,204—205)。

在疾病共轭疫源地问题的讨论早期只能提供实验方面的上述一些情况。但后来的不少报道已发现不少疾病共轭疫源地,如登革热与基孔肯雅病、圣路耶脑炎与西尼罗热等病的疫源地,对它们的确定,利于提出及时而有效的防治。

三、自然疫源地性疾病的次生疫源地在自然界的产生

对某些自然疫源地性疾病来讲,由于进入病原体的循环锁链中既有野生哺乳动物参加,又有节肢媒介参加,结果这些疾病的病原体可以从人类经济条件回到自然界。这种现象也属于自然界中疾病次生疫源地的产生的问题。

例如,列宁格勒省的一个县内自然界中的 Q 热疫源地的形成,在该地区 Q 热疫源地与蜱传脑炎疫源地相结合。其首要原因是被 Q 热感染的家畜回到那里。经过一段时间,从居民点捕获的黄喉姬鼠(*Apodenmus flavicollis*)中分离出立克次体菌株,过了一年,又从距村子 100 里[①]左右的地方捕获的野姬鼠(*A. agrarius*)中分离出立克次体菌株。1959 年从蜱(*Ixodes ricinus*)分离出柯克斯氏立克次体,而在 1958 年时,类似的试验还是阴性结果。显然,在那里不论是啮齿动物,还是蜱都已卷入其循环,通过这一循环,在自然界中产生了柯克斯氏立克次体的循环,换句话说,由于野生动物与家畜之间接触,导致新出现 Q 热自然疫源地的形成。经实地调查证实并非是从这一疾病过去就存在着的自然疫源地那里形成的。

对 Q 热疾病来讲,人为因子在其散布中具有很大的意义。这些因子包括全部直接的和间接的活动,如赶家畜,其中有的个体就可能有隐性感染,在卫生不好时饲养家畜,以及农产品(兽毛、棉花),在屠宰场、肉联厂、毛料厂地点工作的工人在原料加工处理时就受到感染等。人类感染上 Q 热是在接触时,而 Q 热病原体能够散布则需要媒介接种的方式才能完成。

四、疾病自然疫源地能散布到新区有多远

这主要取决于作为病原体的供体和受体的动物的活动性,包括哺乳动物奔跑和迁移、鸟类的飞行和迁

---

① 1 里 = 500m

移,以及病原体相应媒介的活动性。

媒介可分为两种类群:①自由而轻便活动的媒介,即飞行昆虫,主要指的是双翅目昆虫(见本章第三、第四节),也有受制于生态条件不自由的飞行昆虫(见本章第五节);②活动受到限制的爬行媒介,主要指的是蜱类等。

(一)哺乳动物的奔跑和迁移

各种哺乳动物沿着它们栖居地范围进行有限的移动具有重要意义。大沙土鼠从一个洞到另外一个洞的奔跑可作为一个例子。啮齿动物的活动性取决于天气条件。在天气好(足够的湿润)、生长有丰茂的植被时,啮齿动物不必去寻找长得比较稀少的饲料植物。因此,它们的活动性缩小了,啮齿动物的生理状况在食物条件好的情况下也得到改善。与此相联系的是,通常只能观察到小的、灶性的动物流行病,而且很少迁移到相邻地段去。有鼠疫的中亚细亚平原自然疫源地的里海附近地区,在比较湿润的年代就是这样。但在某些地方,某些啮齿动物的迁移有很大意义。例如,Г.И.Демина、Е.П.Демин、З.И.щекунова(1961)提到有关加强苏联山地阿尔泰与蒙古西部相邻地区的流行病防治措施,主要是从患鼠疫的西伯利亚旱獭染上鼠疫的蒙古鼠兔有可能从蒙古向苏联境内迁移。

还有些哺乳动物有时进行静悄悄大规模地迁移,众所周知的例子是挪威旅鼠 Lemmus。在它们数量剧增时,数量很大,吃掉很多植物,大群旅鼠开始从它们栖居的地方冻土带向南方迁移。旅鼠可以患上土拉伦菌病,这种北方的啮齿动物静悄悄地迁移可以促使土拉伦菌病扩散,因为在其迁移的终点,旅鼠会遇到当地的动物,即传染病的受体和媒介(虻,Tabanidae)。

猿猴的行为在黄热病的散布上也有不小的意义。黄热病也是一种自然疫源地性疾病。猿猴中的一种夜猴,又叫猫头鹰猴 Aotus(图 7-8)对黄热病病毒很有感受性。在黄热病的流行病学中,在中美洲的哥伦比亚森林中这种猿猴具有很重要的意义。当地作为这种病毒的媒介是一种蚊虫(Haemagogus capricorni)。这种蚊虫滋生在中美洲高大乔木的树冠层中。要捕捉这种蚊虫必须沿高乔木的树干,搭上梯子上到平台,才能收集到。通常从离地面高 25 英尺①起才可以收集到蚊虫,直到 80 英尺,甚至 100 英尺高处都可以进行蚊虫的收集工作。

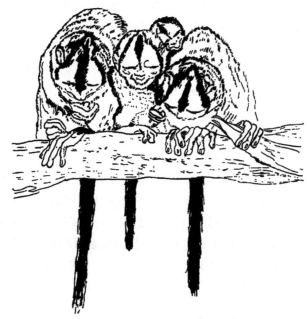

图 7-8　Aotus 猿猴的睡眠状态。图中显示幼体及未成年个体是挤在两只亲体雄猴和雌猴中间(仿 Wright,1981)

----

① 　1 英尺 = 0.3048m

蚊虫和猿猴在当地远离人群栖息在森林里。黄热病的病毒可以通过蚊在猿猴间传递。存在着黄热病高树冠自然疫源地。实验研究指出,蚊虫并非在受染猿猴上感染后马上就可以将病毒传递,而是要由气温条件来决定,也就是要经过一些时间,通常是:当气温为 24~27℃时,要经过 22~24 天,而气温为 30℃时,则只须经过 13~15 天。按 Bates a. Roca Garcia 的报道,并非全部在猿猴身上吸过血的蚊虫都具有感染能力,而仅仅是一部分有这种能力。

这种蚊虫喜欢进攻沿着梯子上到热带森林树冠层的人群,这就说明对这种蚊虫来讲,还存在着某种另外的饲养者,通过它才能把黄热病高层树冠的自然疫源地与地面上黄热病疫源地联系起来。

翼手类的蝙蝠在迁飞中传播疾病的事例越来越多,如 SARS、MERS、埃博拉出血热等。

(二)鸟类的飞行和迁移

鸟类定期飞行可以有其意义,这种飞行在进化过程中产生确定的路线,秋季从北方向南方亚热带和热带飞行,反之在春天又从南方向北方飞行(图 7-9)。本书中已在相应地方提到了鸟类在流行病学方面的重要意义并援引了有关的例子。鸟类确实可以作为很多病毒性传染病的供血者和受血者。有些病毒性疾病具有非常广泛的医学分布,马脑脊髓炎就是一个很好的例子。这种疾病的自然疫源地按其媒介特征常常是鸟类,前面已有述及。这一疾病分布在北美洲大西洋海岸,但在南美也能见到,特别是在巴西。这里自然会提出这样一个问题,这种疾病如此广阔地分布是否是由于感染这种疾病病毒的鸟类的迁飞造成的呢? 禽流感的各亚型就是鸟类传播的。专家认为与全球气候的规律遭到了人类经济活动的破坏,导致鸟类迁飞路线常出现异常有关。

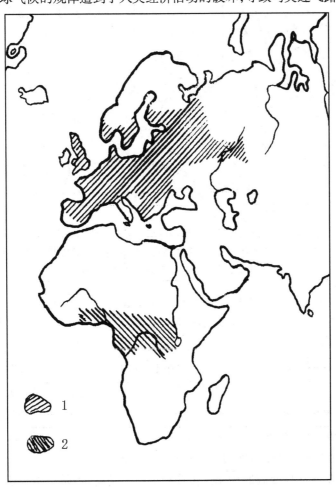

图 7-9　一种柳莺 *Phylloscopus sibilatrix* 的迁移(可能从非洲把蜱和病毒带到欧洲,根据 Hoogstreal 等,1963)

1.越夏地;2.越冬地

五、在特殊条件下通过自然疫源地向人类扩散而产生新的自然疫源地

在自然界是否可以产生疾病新的疫源地? 应从两方面加以识别:①在自然界是否真正产生过疾病新疫源地,这种疫源地过去在地球上没有存在过。②在自然界,在那种区域内发现,过去一直隐藏的疾病疫源地由于社会情况而出现:当研究工作加强时,在自然界已存在隐蔽的疾病疫源地的地区内,新的、无免疫力的居民出现在其中。

应该说:没有人也就没有疾病。例如,在泰加林中铺设道路。在工作的第一年发病只是个别的,而在第二年,由于人群经常接触自然界,发病加强了,第三年,发病率达到高峰;这时开始打扫泰加林中道路两侧,不接触自然界的情况有所变化,随之而来的是发病率开始下降。

在自然界也还有可能有疾病新疫源地从老的、早已存在的疫源地分离出来(图7-10)。这种可能性取决于自然疫源地性疾病病原体、媒介的行为。如图中的蜱(*Ornithodoros papillipes*)在中亚细亚是蜱传回归热病原体的媒介,在外界环境中它并不喜积极迁移,但还存在有它在外界环境中栖居地的其他联系。

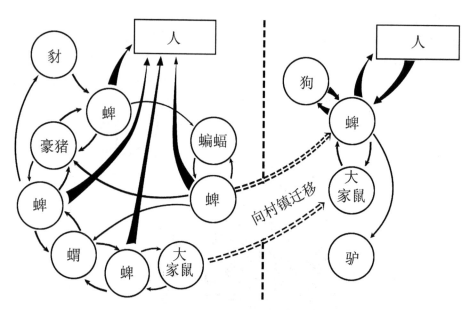

图7-10 蜱传回归热的螺旋体在自然疫源地生境中的循环和由于蜱(*Ornithodoros papillipes*)及其饲养者(在图中为大家鼠)向居民点的迁移,结果将自然疫源地削掉一块带到居民点里来成为人为生境中的疫源地(仿巴甫洛夫斯基,1964)

飞行的双翅目吸血媒介可以离开虫媒性疾病自然疫源地,它们与疫源地有紧密的联系,如在变态过程中,以及在它们性成熟类型的居住地都与疫源地有紧密联系。这里可以举南部荒漠中的白蛉(*Phlebotomus*)与啮齿动物的洞穴的关系为例;白蛉的全部变态都得在鼠洞内进行;在洞内雌白蛉排卵;幼虫的孵化也在洞内完成,幼虫以啮齿动物干燥的粪便为食;幼虫的成蛹,以及白蛉雌雄新一代从卵虫蜕出也在洞内,雌白蛉向洞的主人——啮齿动物进攻,以及向它们的后代进攻均在洞内。某些啮齿动物,如大沙土鼠(*Rhombomys opimus*)、细趾黄鼠(*Spermophilus leptodactylus*),可患皮肤利什曼病。雌白蛉吸这些啮齿动物的血,就会获得皮肤利什曼病的病原体 *Leishmania tropica*;之后,到了夜晚雌白蛉从鼠洞内向外飞出,可以飞离洞1.5km 远。到清晨,它们又返回,或返回到自己原来的洞穴,或飞回到居住有新的宿主的洞穴,然后它们又向新宿主动物进攻,这样雌白蛉就会把皮肤利什曼病的病原体传给新的宿主动物,于是产生了疾病新的基础疫源地。

如果有人在半荒漠中过夜,那么白蛉就会进攻人,而且使人感染上皮肤利什曼病。当半荒漠中出现新的居民点时(如养鸟合作社等),那么白蛉就会聚集在新的、适合于它们生活的居民点周围,而且在这些居民点中定居下来,于是这些新的居民点就会开始出现皮肤利什曼病。

传播性人类疾病疫源地也可能在新的地方，或新的条件中发生，如疟疾。在阿姆河到卡拉库姆沙漠的水渠修建后，随水流疟蚊幼虫被动地流动，在水中毫无妨碍地进行着繁殖的各个阶段。当顺水流到新的地方它们就可进入沙漠的沙土鼠及其他啮齿动物的洞中。当地又是很好的牧羊场所，因此，疟疾就可以把人和牧场上的牲畜作为取食的对象。如果它们是带配子的，即这些人过去患过疟疾，最终成为疟疾寄生物未性成熟的带菌者，即疟原虫的带菌者，那么吸过血的雌疟蚊（Anopheles）就成为人寄生性的，于是在新的地方就出现新发病的患者。

在荒漠中还存在着另外一种疫源地发生的可能性。П.А.Петрщцева在卡拉库姆的调查中确定，在某些地方疟蚊还生活在荒漠的自然界中，它们主要隐藏在水井的水沟中。在这些地方出现人带配子者，等于引进新的因素——疟疾寄生虫，因当地在人未进入之前没有这种寄生虫，故生活在荒漠中的这种雌蚊对于疟疾寄生虫的唾液中存在可以说是无菌的。它们在荒漠中的出现，只有在血液中有疟疾原虫配子的人进入时才会发生。当然，它们进入蚊的胃，因为荒漠夏天的气温适应它们的发育，故在这些按蚊中，寄生虫结束了其有性繁殖的循环，按蚊获得了感染力，这表现在到此地之前的人未曾感染过疟疾，但到了此地后受到当地有感染能力的按蚊的侵袭而染上疟疾。这就可以说由于人们进入新的疟原寄生虫的点而产生了新的疟疾疫源地。疟原寄生虫后来的传递则又可以因为在该地已存在疟原虫得到保证。

疾病新的疫源地还可以由新的动物种来建立，当这些动物代替了过去在此地栖息的动物的时候，就可能发生这种现象，如猪类丹毒（病原体是 Bacillus rhusiopathiae suis）。类丹毒是动物病，具有自然疫源性和人间疫源性，病原体为红斑丹毒丝菌（Erysipelothrix rhusio pathiae Kitt）。长期以来人们一直认为只有家畜，特别是猪，才是类丹毒的传染源。后经研究，特别是经苏联学者的研究，已经阐明，类丹毒亦广泛传播于野生动物之间。证明类丹毒有其自然疫源地性。在苏联已发现 22 种野生哺乳动物自然感染类丹毒，其中有 16 种啮齿动物（如水䶄、普通田鼠、黄鼠、旱獭、野兔等），有 6 种食虫类（如鼹鼠、鼩鼱等）。动物园中的各种哺乳动物及鸟类之间，亦极常见类丹毒。城市中的褐家鼠及小家鼠常携带类丹毒菌。也还有报道指出，各种鱼类和蟹类亦能自然感染类丹毒菌。外界环境中曾不止一次发现类丹毒菌，例如，曾从土壤、河水中分离到类丹毒菌，冬天曾经从具病鼠的麦秆垛的洗出液中分离到类丹毒菌。

在野生动物及家畜间，类丹毒主要经食饵途径传播，亦经小的皮肤伤口传播。动物最常经污染的土壤及污染水感染此病，亦能经吞食病死鼠的尸体感染此病。

有意思的是，在啮齿动物的硬蜱及跳蚤体内，曾不止一次发现类丹毒病原体。在实验室中，类丹毒病原体曾成功地经由 Ceratophyllus anisus 和 Neopsylla pleskei 两种蚤由患病小鼠传给健康小鼠，病原体也曾成功地经过 Stomoxys calcifrans 从患病豚鼠传给了健康豚鼠。还发现自然感染的吸血节肢动物，这些都可推测，类丹毒在自然条件下亦能经过虫媒途径传播。

患类丹毒病的猪，在一定区域内，可以作为鸭感染此病的传染源，如果将鸭带到猪曾停留过的地区，不久鸭就出现厌食、羽毛蓬乱、开始泻肚，经过 3～4 天就死亡。从病死鸭的尸体中检查出猪类丹毒的微生物。

根据所有这些可以提出，疾病病原休在外部环境中保存自己的传染力有相当长时间。因此有关疾病病原体分泌到外界的问题，不管是哪种自然界，以及有关其毒力保存的时间长短问题的研究就具有特别的意义了。

近些年来在动物学文献中有相当多的文章报道了动物分布边界出现各种变化，有的文章描述其专门研究的统计图。动物地理学和生态学调查研究积极深入，越来越多的事实指出动物的分布区界线不稳定，生物学家就会碰到分布区有很大的活动性。

这一问题的理论意义和实践意义用不着解释，但应指出，有关分布区的问题是十分重要的，关于它的界限问题研究者还经常碰到采用简单的形式、不加批评地利用原始资料。

Формозов（1959）早就指出，在很多区系著作和大的综述中，分布区的描述局限在边缘点中，在这些点中有时是曾见到有该种的存在。

对啮齿动物分布区界线波动的观察对于研究一系列虫媒性疾病自然疫源地发生和熄灭的原因和时间具有很大意义。

许多间接资料回顾性的分析能使研究者确信在更新世(上更新世和全新世)俄罗斯欧洲部分的东南,以及在乌克兰一些地区按其长度有着广大的鼠疫自然疫源地。它的存在与当地的荒漠景观和半荒漠景观条件中啮齿动物的栖息相联系,如旱獭和近似现代小黄鼠(*Citellus pygmaeus*)、大黄鼠(*C. major*)和沙黄鼠(*C.fulvus*)的黄鼠,咸海附近的粗尾跳鼠(*Pigerethmus platyurus*)、草原鼠兔(*Ochotona pusilla*)和一系列其他啮齿动物(Виноградов,1937;Аргцропуло и Богачев,1939;Аргцропуло,1941;Громов,1957)。在伏尔加河右岸,至少在伏尔加-顿河分水岭范围内,除了子午沙土鼠(*Meriones meridianus*)、檉柳沙土鼠(*M.tamariscinus*),还有大沙土鼠(*Rhombomys opimus*),其化石残骸曾被Оьоленскцй(1927)在阿斯特拉罕省的Замьяны湖附近发现。大沙土鼠的化石后来还在黑土地带、诺盖依草原的沙地被找到(В.Бабенышева、О.Бочарнцкова和 В.Гусева)。

按鼠疫病原体的传染源啮齿动物相当多样性判断,可以认为,某一时间的鼠疫自然疫源地带有多宿主性的某些特征。

之后,由于气候逐渐变化,荒漠景观和半荒漠景观逐渐草原化,很多种啮齿动物的分布区缩小了,这一结果导致欧洲的鼠疫自然疫源地可能发生了非常严峻的变化。它变成了单宿主性的了。在乌克兰,以及在一系列接近乌克兰的边区鼠疫病原体的主要传染源变成旱獭(*Marmofa bobac*),比黄鼠更加适应高草草原。在伏尔加河右岸鼠疫的主要传染源是小黄鼠,由于高草草原形成,其分布区缩得比现在更窄了。其分布西界显然是Ергень,这里有该种啮齿动物更古老的种群巨大黄鼠,直径达到8~13m(Калабухов и Раевекцй,1936;Мцрнов,1946)。在伏尔加河左岸,疫源地显然按原样为多宿主性,因为当地甚至到现在,除了小黄鼠、沙黄鼠外,子午沙土鼠、檉柳沙土鼠、三趾跳鼠(*Dipus sagitta*)及其他啮齿动物的数量很高。

有一种意见认为草原旱獭可能在过去是欧洲东南鼠疫病原体的主要传染源,Громашевский和Вайнграх(1947)也这样认为,还有Пидопличко(1951)报道,根据档案资料,在乌克兰旱獭鼠疫死亡(在Бердянск),最后一次流行是在1854~1855年。

Самош(1958)认为,在比较乌克兰灰旱獭现在和以前的分布,可以看到这种小兽分布区有相当大的缩小,现存的聚群中种群在减少,造成这种现象的原因是人类对乌克兰荒地的频繁开发和对这种小兽掠夺性的捕杀。

广泛分布于草原的几种啮齿动物分布区的缩小过程,几乎发生在近期。Формозов(1938)指出,黄兔尾鼠(*Lagurus luteus*)的死亡发生在还不到半个世纪前。大沙土鼠在70~80年向东退缩了约200km。Пидопличко(1931)提出,草原鼠兔(*Ochotona pusilla*)在乌克兰的几个地区栖息是150年前的事,而在伏尔加河下域右岸旅行的И.лепехин在1769年时发现其还是很普通常见的啮齿动物。

蒙古人民共和国内大沙土鼠的分布区向南,大沙土鼠在我国的分布可能是历史上相连的,在1960年前在甘肃省的嘉峪关北的黑山湖到小草滩一带,沿低山脚前冲积扇地区还零散地分布着一定数量的小群落,到1961年已全年消失。这里的大沙土鼠很可能是蒙古人民共和国内分布区的最远的南界限了。

如此可见,大沙土鼠在蒙古人民共和国内的分布区的南界,在短短一二年内就退缩了好几百公里。

在草原带宽约100多公里,伸入Ергение和黑土地东部之间,现在子午沙土鼠已完全消失,但在不久之前在当地子午沙土鼠还栖居着,该鼠骨骼残骸可以证明这一点。因此形成伏尔加河右岸子午沙土鼠断裂的分布区,而在Ергение,沿着谷坡沙土鼠栖息则是很普通的。啮齿动物一系列种类(在乌克兰草原地区和俄罗斯19世纪发生的)分布区缩小的原因主要在于人类日渐发展的经济活动影响下景观的改变。这也是19世纪中叶在草原带鼠疫自然疫源性主要因素完全消失的主要原因。

在俄罗斯草原上在17世纪前人口稀少,因此人类对植被和鼠疫主要传染源——旱獭数量的影响是十分微不足道的。众所周知,长时期以来,乌克兰、罗斯托夫省、斯塔夫拉波里斯克边区,以及其他地区广袤的地区是相当荒凉的草原。之后,由于俄罗斯向边区频繁的移民,草原景观在一二百年期间发生了根本的变化。

荒凉草原只保留在接近居民点、道路和谷地附近不大的地段,而草原旱獭几乎全部被消灭,曾几何时的广袤的鼠疫欧洲疫源地缩小到非常狭窄的范围内。Ергние 高地成了其分布区的西界。

虫媒性疾病自然疫源地的大小可以因其主要传染源分布区边界的变化而很快的改变。里海西北附近的鼠疫疫源地可作为例子之一。其病原体的主要宿主一直都是小黄鼠。这块疫源地在相对短的时期内其边界向西部、南部和东部扩大,其原因是小黄鼠分布区边界的变化(图 7-11)。

Г.Я.Пирковский 于 1914 年研究指出,在 20 世纪前,罗斯托夫省、格罗兹尼因省和斯塔伏波里斯克边区的差不多整个东部都没有黄鼠。但在最近的四五十年黄鼠则在当地向西,向南伸入达 300 多公里,新占领的面积有 1000 万 hm^2(СвирДенко,1927;Романова,1936;Бабенышев и др.,1937;Мирнов и др.,1952;Бабенышев,1956)。

毫无疑问,黄鼠在当地分布区的扩大过程直接与农业强化有关,首先是与畜牧业的发展有关。家畜数量明显地增大和放牧对草原掠夺性的无计划的利用导致草原地区大范围内很快荒漠化。草原山谷和小河形成的水路障碍能够阻止黄鼠,但显然只是在不久的时间内,因为随着牲畜放牧面积的增大,势必建造了不少桥梁、堤坝和堰堤,这些小兽很容易越过它们到湖沼的对岸。

黄鼠分布区界线如此迅速的变位对里海西北鼠疫自然疫源地产生了影响。在 1913 年黄鼠中间的鼠疫动物流行病只在罗斯托夫省 Заветный 附近才有记录,而在 1915 年则在很多过去从未发生过鼠疫的地方发生了。结果,在疫源地内几乎完全熄灭鼠防工作,1916~1923 年有关在该地鼠疫的报道没有了。但在 1924 年则总共记录了 34 次动物流行病的点。1925 年黄鼠中的动物流行病在 54 个居民点的附近发生过,其中相当数量为新发生的点,之前没有发生过。在 1929 年和 1930 年(在熄灭后新的动物流行波期)又记录了 170 多个动物流行病点,且大多为新点。在 1933 年鼠疫动物流行病地区向西、向西南发展了约 150 公里。

之后,由于实现大面积全面整治土地,黄鼠的数量下降,黄鼠动物流行病到 1938 年在疫源地的这一部分最终熄灭。

里海西北部疫源地中的鼠疫动物流行病受到卫国战争的完全干扰而呈全面的抑制状态,在 1946 年在黑土地中央部分又开始从啮齿动物中分离出菌株。由于黄鼠分布区逐渐向南方扩大,鼠疫病原体在啮齿动物种群中的循环条件已形成,而且在 1950 年第一次在格罗斯尼省分离出鼠疫菌株。有决定意义的防流行病措施在短时期内也成功地在疫区的这一部分被消灭。

在里海西北地区黄鼠分布区的东边部分边界波动的另一原因是里海水平面高度的波动。

众所周知,从 1929 年开始里海水位下降。这一过程在 1932~1941 年特别快。里海水位低于历史上的 13 世纪,这可以用远离海岸的巴清湾要塞设施作证。还是不久之前,这一设施仍是半没于海水中的遗迹。里海水位最高则是在 18 世纪及 19 世纪初,最低水位则是 13 世纪之后(但仍比现在要高)16 世纪的前半世纪。

由于里海强烈的退化,黄鼠、沙土鼠及一系列啮齿动物分布区向东扩大,使得在伏尔加河三角洲和里海边狭长地带形成了对啮齿动物中间鼠疫动物流行病流行的条件。第一株鼠疫菌在当地是 1924 年分离到的,后米(在 1948~1950 年这一明显的动物流行病高潮期后)则是在 1954 年春季。里海西北部鼠疫疫源地因此向东扩大了 40~50km。在塔吉克斯坦平原啮齿动物中间从 1951 年鼠疫动物流行病的发展无疑地仍是与里海退化有联系。

有趣的是在 60 年代期间,还看到大沙土鼠分布区迅速扩大。该鼠分布区的北边界从前主要在额穆河左岸(Афанаасьев и др.,1953),根据古利耶夫鼠防站观察资料在 1956 年向北移动了 80~100km,而且是沿着古利耶夫—康塔尔契的铁路路基伸展的。大沙土鼠分布区的扩大导致鼠疫疫源地边界的变化,起传染病的传染源作用的仍是该鼠。1956 年第一次在这些新区从大沙土鼠中分离出鼠疫菌株,而当地以前完全见不到大沙土鼠的居住。

在 1940~1958 年 18 年间,前高加索仓鼠(*Mesocricetus raddei*)的分布区也有扩大。其北边的边界,正如 Мирнов(1946)观察到的,在 1940 年移到 Маныч—Гудило 湖南。到 1951 年(Яковлев и др.,1954)前高加索

仓鼠就已经占据了顿河三角洲和顿河流域的北边和西北边,即超过 200km(图 7-11)。结果,顿河三角洲附近形成土拉伦菌病的草原型自然疫源地,其中前高加索仓鼠起着该传染病主要带菌者的作用(Боженко и др.,1955)。

前高加索仓鼠分布区增大的主要原因认为是作物区的扩大。这种仓鼠最喜欢的栖息地点是荒地、森林草原和瓜田,即开荒而出现的小生境。而且罗斯托夫省的东部进行频繁的开荒,可以推测,前高加索仓鼠将继续向开荒地扩大其分布区。

从所引有关资料说明,某些传染病由于啮齿动物分布区的变化,引起疫源地边界发生变化,这说明有必要进行系统的动物地理调查。因为在缺乏深入细致的观察时,还有可能认为啮齿动物中出现动物流行病的袭击,特别是在接近已知它们的分布边界地区。

我国东北旱獭疫源地边界的退缩情况也证明上述论点。

至于虫媒性自然疫源性疾病媒介分布区变化研究得相当少,但它在虫媒性疾病的分布上仍具有重要意义,如森林蜱对森林的依赖、草原蜱对草原的依赖。在上述媒介栖息环境遭到自然的或人为的破坏后,媒介的分布区自然退缩。这是很有流行病学意义的研究。

六、鼠疫疫源地总面积缩小的原因

从 17 世纪起,俄罗斯南部伏尔加河和顿河两河下域间的广大草原上越来越多地遭受着新的、按其意义讲是逐渐增长着的一些因素——草原边区的移民,伴随着荒地的开发利用、新村落的出现、开辟道路、草原平原地表侵蚀、捕杀当地的旱獭,所有上述人类经济活动的结果,致使先前广大的欧洲鼠疫疫源地在面积上出现明显的缩小。由于人类经济活动不断地增长导致过去草原范围景观上的变化,这要花费 100~150 年,在 19 世纪中叶,决定欧洲鼠疫疫源地存在的重要因素已经完全丧失了(Миронов,1959)。

疾病自然疫源地的面积,包括鼠疫在内,起了很大的变化。可以用里海西北部鼠疫自然疫源地边界的反复改变作为例子(图 7-11)。

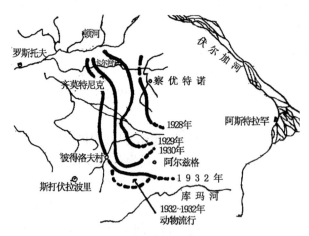

图 7-11　里海西北部鼠疫疫源地动物地方病区域的南界和
西界的变化(1928~1932 年)(仿米洛诺夫,1959)

在 20 世纪初小黄鼠的分布区向西、向南方向扩大,这反映在鼠疫动物流行病的边界上。

根据该追索,已往特征的总和,可以认为,鼠疫疫源地在过去是非常广泛的,占据着南部欧洲的草原,因此,现今里海西北部鼠疫疫源地只不过是残存性质的疫源地,是从原来南部欧洲广阔草原疫源地多宿主类型(旱獭和黄鼠)遗留下来的。里海西北现今的动物区系是由 22 种啮齿动物组成,但在冬亚区中(伊律津、伏尔加河岸、伏尔加沿岸的沙地、依里诺近三角洲亚区、沿里海亚区、库莫玛奈契斯克亚区、黑色土亚区)动物区系有所变化。

啮齿动物中在里海西北部的大多数亚区中数量最多的是小黄鼠(*Citellus pygmaeus*)。它在动物流行病方面是领先的种类。有些地方还灶性聚集着羽尾跳鼠(*Scirtopoda felum*)和社会性田鼠(*Microtus socialis*)。动物区系中的其他种与上述几个种相比数量还是少的,这实际上就降低了它们的动物流行病学意义。

北半球历史上气候曾经是相当潮湿的,这就导致了景观带向南的移动,这种移动一直持续到现今。早在20世纪40年代 Л.С.Бегр 就指出现今苔原向森林带移动,森林带向森林草原带移动,森林草原带向草原带移动,草原带向半荒漠移动,半荒漠向荒漠移动。这当然是在大范围内发生的,而人类的活动,作为一种巨大力量来讲,影响自然界,在一些地方范围内,也会产生显著的结果。

在自然条件改变的总影响下,人类的活动性还会改变各种动物的分布区,这可以解释它们现今的另外一种分布。

所有这些,其实质涉及陆地动物种群的地理学问题,以及研究方法,可从 А.Н.Формозов 主编的《陆地动物种群的地理学及其研究方法》一书中得到全面的了解,该书收集了有关个别一些种群与其生态学有关的生物地图、生物地理制图、在这些种的分布区范围内鸟类和兽类种群的数量和密度的变化、分布区边界的动态、动物地理数量图、在不同的旅点上鸟类迁飞的数量评价等。

其中有关自然疫源性疾病方面的文章报道里海现在的逆行问题,逆行过程对某些动物分布区的影响。Н.П.Мирнов 报道了伏尔加河右岸小黄鼠不同年代分布变化明显的图。А.А.Лавровекий 报道了沙土鼠、小黄鼠在里海西部沿海地区现今分布边界的特点,以及这几种啮齿动物进入阿格拉汗半岛栖居。

由于上述这种变动和引起这种变动的原因,某些传染病自然疫源地的范围也发生了变动,Н.П.Миронов 用俄罗斯东南部鼠疫自然疫源地的变动作为这方面的例子。

在追溯既往一系列间接情况的基础上,Н.П.Миронов 认为,在中第四纪(即更新统)时,在俄罗斯欧洲部分的东南,以及乌克兰的一部分地区,曾经存在过多宿主性的鼠疫自然疫源地,这一疫源地的存在是由于当时在这一地区范围内有旱獭、黄鼠、啼兔和其他种啮齿动物的半荒漠和荒漠景观的存在。

后来气候缓慢的变化,以及由于同时发生了荒漠和半荒漠景观变为草原,很多种啮齿动物的分布区缩小了,这就不得不反映在鼠疫多宿主疫源地变为单宿主疫源地上,其中在动物流行病学方面起主要作用的啮齿动物种类,即鼠疫微生物的主要宿主动物,在乌克兰及其附近的许多地区是旱獭(*Marmota bobac*),而在伏尔加河左岸则是小黄鼠。

代替了半荒漠的高草草原表现出更加适于旱獭的环境,同时,景观的这一变化导致了小黄鼠分布区的缩小。这也相应地反映在疫源地面积大小上。

在里海西北部,动物流行病的强度取定于啮齿动物冬眠后醒眠的时间和醒眠期间的长短。在进入春夏时期,这一过程要延长到一个半月。

黄鼠幼鼠从母洞分居到其他洞是动物流行病散布的原因,也就在这时黄鼠大量死于鼠疫,而且常经它们分离到鼠疫微生物。

疾病自然疫源地对景观的依赖性不只是在景观次亚地带变化的边缘,还在其中央部分,这取决于人类经济活动的特点和强度,它起于某一出发点,取决于后面或之前的情况,导致自然界如此根本的变化,这些变化,首先是很难与引起当时如此变化的开始原因相联系。

第三节　飞行性虫媒自然疫源地性疾病在全球的流行动态

(以黄热病、登革热、基孔肯雅病为例)

一、黄热病、登革热及基孔肯雅病

在自然疫源地性疾病中,有一些疾病,主要指的是一些虫媒性传播的疾病,如黄热病、登革热、基孔肯雅病,甚至于西尼罗热(或叫西尼罗病毒脑炎),它们的流行规律还不太清楚,为此,作者将在下面介绍这几种病在全球的流行情况,而且只局限与少数蚊种有关的情况。

先来看看 20 世纪中发生的一些有关情况。黄热病(yellow fever,YF)是由黄热病病毒(yellow fever virus,YFV)引起,经蚊传播的急性传染病,潜伏期 3～6 天,以高烧、寒战、头痛、背疼、全身肌肉痛、恶心和呕吐、黄疸、衰竭、蛋白尿和出血为特征。尽管它叫黄热病,但大多数黄热病患者并不一定出现黄疸,出现出血和肝损主的多为垂危病。还有致死的。

有记录以来,黄热病曾在欧洲和北美洲传播流行。到了 20 世纪主要在非洲、南美、中美洲的湿热带地区,亚洲地区还未曾有过流行的报道。20 世纪曾有过黄热病死灰复燃的报道。例如,自从 1948 年以来一直没有向世界卫生组织(WHO)报告有黄热病发生。只是到了 1988～1990 年的 3 年期间,报告全世界有 8885 例黄热病发生,其中死亡 2643 例,这数字比估计数低得多,因为轻型患者和报告的病例数远比实际发生的低得多。WHO 估计全世界每年有 200 000 人患黄热病,造成大约 20 000 人死亡。1988～1990 年的大多数患者来自非洲,主要发病的国家为尼日尔、安哥拉、喀麦隆及尼日利亚。在南美的玻利维亚、秘鲁也有发生,但多为森林工人。20 世纪最悲惨的黄热病流行可能是 1940 年发生在苏丹 23 万人口的国家,发病人数为 15 641 人。20 世纪 40 年代初期,在西非和赤道非洲不得不开展大规模免疫预防,4 年期间,在 25 万人中进行了免疫接种。从 1945 年以来,全世界大约有 2 亿人得到免疫。然而自 60 年代开始,许多非洲国家虽对过去患过黄热病的人实行日常的预防免疫措施,但已不再进行黄热病的普遍接种,结果出现了 1993 年 2 月在肯尼亚暴发黄热病,这次在肯尼亚雷弗特谷(Rift Valley)的克雷尔阿山谷地区(Kerio Valley clea)流行中出现了不满 15 岁的人被感染,33 个非洲国家中的 14 个国家受到威胁。以致 WHO 的专家提出"必须迅速采取行动,因为非洲这些地区的人口没有进行过预防免疫,人群都是易感者"(James LeDvc)。这次黄热病暴发是肯尼亚数十年来的首次,其死灰复燃的原因不清楚。这次暴发流行中,尽管有非常安全和有效的预防疫苗,但这种蚊虫传播的疾病仍能使那些未经免疫的人致死。许多受害者死于出现第一症状的一周内,死亡率出奇高,竟达到 50% 以上。

黄热病可以在远离黄热病媒蚊埃及伊蚊(Aedes aegypti)的分布区之外的地区暴发疾病。这是因为这种蚊虫,一旦被病毒感染,能在蚊体内保存把病毒传播给人及动物长达 23 天多。如果这种被感染的蚊虫从美国港口城市,通过轮船带到其他港口,则可向人进攻,从而引起暴发流行。例如,1741 年在西班牙卡的斯港口城市死亡近万人。1824 年在巴塞罗那死亡近 25 000。类似的暴发还在意大利、法国、英国一些港口城市发生过。

上述这种有毒力的媒蚊将黄热病从遥远的美洲带到欧洲一些港口城市来,但有研究者认为未必每次发病都是被感染的蚊虫对人进攻的结果。并认为暴发不可能进一步再扩大到新的地方,理由是黄热病的暴发不可能形成这种疾病的自然疫源地,因为受当地气候因素和动物地理因素所限,因此,暴发在这些港口城市就停止了。

再来看一看有关登革热病的情况。登革热(dengue fever,DF)是由登革病毒(dengue virus,DFNV)引起的一种以发热、肌关节痛、淋巴结肿大和出现皮疹为特征的传染病,主要由埃及伊蚊和白纹伊蚊(Ae. albopictus)传播。登革热病毒属黄病毒科(Flaviviridae)成员,为有包膜的单股正链 RNA 病毒,已被分为 4 个血清型。发病症状除较温和的 DF 外,受登革热病毒感染还可出现高病死率的登革出血热(dengue hemorrhagic fever,DHF)和登革休克综合征(dengue shok syndrome,DSS)。DF、DHF、DSS 广泛流行于全球潮湿热的热带和亚热带森林地区的许多国家,其中东南亚的好几个与我国为邻的国家为重灾区。WHO 报告,当前每年均有大量人口的病例发生,其中患 DF 的最多,1 亿以上,其次为 DHF,也有 50 多万,DSS 算最少的。每年死于登革热病的人数 2～3 万人甚至更高。

登革热是一种古老的疾病,我国公元 610 年(相当于我国隋炀帝时期)的《医学全书》中就有近似 DF 症状疾病的描述。后来时隔 1000 多年后在东南亚国家中印度尼西亚于 1679 年又有发生 DF 的报告。又过了

300多年这一疾病在希腊大暴发,这是20世纪初,即1928年,患病人数96万,死亡1600以上。有专家认为很可能是通过水路将被该病毒感染了的埃及伊蚊带到苏联黑海海岸国家(如罗马尼亚等),而迫使当时苏联政府采取预防措施,对从遭遇登革热肆虐地区来的海船进行卫生防疫监视,并对当地的埃及伊蚊进行预防性杀灭。并认为,通过这些措施成功地阻止了将该病带进格鲁吉亚和阿布哈兹。因为这几个地区的气候条件很适宜传播登革热的媒蚊的生存要求,即气温不低于18℃。

到了1995年登革热在拉美重新肆虐。据1995年泛美卫生组织宣布,1995年墨西哥登革热患者6525人,占美洲登革热人数的5%,另外患出血性登革热的有108人,共死亡16人。该组织认为,拉美国家在控制这种疾病方面几乎倒退了40年,发现患登革热患者几乎达到20万,患可致命的出血性登革热的患者为5500人。该组织还发出警告认为加勒比海地区患登革热的潜在患者估计有2500人。并认为拉美国家登革热患者急增是由于拉美许多国家飓风频繁和暴雨过多,给携带病毒蚊虫的繁殖创造了有利条件。2013年2月巴西登革热已确诊20余万,比去年增大5倍。另外一个原因,专家认为是消除蚊子的计划倒退了,认为现在传播登革热的蚊虫分布状况倒退到20世纪50年代和60年代开展大规模消灭蚊虫运动之前的水平,并认为登革热重新暴发也与居民居住条件发生变化、不加控制的城市化、人口增加和贫困加剧有关。当时登革热发病率高的国家有委内瑞拉(3万例),洪都拉斯(1.6万例),尼加拉瓜(1.1万例)。

20世纪70年代以来,登革热病曾两次在我国的海南省地区暴发流行,病例多达60多万,死亡400余人。在两次流行期间,尽管采取大面积的洒药灭蚊,但登革热疫情屡压屡起。为了从根本上控制疫情,在加拿大国际发展研究中心的资助下,于1991年12月在海南登革热最早暴发地儋州市沿海地带,组织实施"海南岛环境与社区登革热控制研究"科研项目,根据登革热在海岛的流行规律、传播途径与媒介滋生特点和民俗习惯,提出了简单、经济、有效、可行的预防策略和措施。实施中选择儋州市北部沿海埃及伊蚊密度高,过去登革热疫情最严重的5个乡镇11万多人口的地区进行实验研究,并以与之隔海相望的条件类似的3个乡镇8万多人口的地区作对照观察。在实验研究地采取加强社区管理措施,建立健全全市、乡(镇)、村三级管理组织,村民每5户、10户结成小组互帮互查,层层培训有关预防登革热知识,动员民众和基层干部直接参与实践,控制埃及伊蚊的滋生环境,通过多种形式进行健康教育,在村干部、村民、中小学生中广泛宣传三句话:"登革热是由埃及伊蚊传播的"、"埃及伊蚊生长在饮用水缸和室内外的小积水容器里"、"每3～5天刷洗水缸、翻盆倒罐或水缸养鱼,可以控制埃及伊蚊,预防登革热"。经过3年的实践,形成了社区参与、健康教育、环境制约的预防模式,有效地控制了登革热传播媒介埃及伊蚊的滋生环境。最后考察,实验区埃及伊蚊布雷图指数[(bretea index,BI)=阳性容器数/检查户数×100]由实验前的42.38降到3.07,达到了控制登革热流行的蚊媒指标,而对照区埃及伊蚊密度基本未变,布雷图指数仍高达56.0左右。这一项目实施后,海南没有发生一例登革热病例。

到了1996年7月急性传染病登革热在菲律宾肆虐,并向大马尼拉地区蔓延。这一年菲律宾全国已有1615人感染,比头一年(1995年)同期增加了1310人,其中22人死亡。

由于全球变暖、降雨增多,泰国、马来西亚、柬埔寨、新加坡等在2007年均暴发大小不等的登革热疫情。新加坡在这一年报告2868例登革热,2005年同期报告的病例为4580例,为该国暴发最严重的一年。由于出现了新型登革热病毒,后来还会增加病例。

2010年,由于长期一直在亚洲特别是热带地区流行,其感染率创下了历史最高纪录。例如,泰国的发病率达到了5年来的最高峰,1～8月感染病例达到5.7万人,相当于2009年的感染人数近一倍。菲律宾也创下了历史以来的登革热发病率的最高峰,仅前8个月就报道有6.2万人发病,比去年同期增加近90%,其中死亡465人。在越南,登革热的发病人数已达到4.2万,相当于往年7～8月雨季发病人数的60%。

在亚洲,登革热流行的态势越来越严重。有专家指出,近几十年来,登革热发病率大大增加,特别是东南亚及西太平洋地区。尽管登革热历来属于热带疾病,但如今它出现在尼泊尔和不丹这种喜马拉雅山脉国家。随着有些地区的雨季时间变得越来越长,伊蚊猖獗的时期也越来越长,在潮湿热月份这种蚊子会茁壮成长并大量繁殖。我国的台湾省南部地区近些年的流行一直没有断过。

登革热的自然疫源地中的主要宿主动物以哺乳动物灵长类动物为主,如猕猴、恒河猴、长臂猿、黑狒等,以猴—蚊—猴的循环保存在自然界。病毒可在多种蚊中繁殖,如埃及伊蚊、白纹伊蚊及波利尼西亚伊蚊。自然界中以白纹伊蚊为主要媒介。

而城市疫源地则是以人—蚊—人的循环保存。隐性感染者和患病者为主要传染源和宿主。而隐性感染者因人群中比例大而更具重要意义。

鉴于登革热近几十年来在热带地区又有重新暴发大流行之势,如何消灭这种主要由蚊虫(埃及伊蚊虽为传播登革热的主要媒介,但参与传播的蚊种还很多,有些地方蚊种还参与),因此科学家进一步加紧研究关于与蚊虫作斗争的研究,限于篇幅,这里就不再介绍这方面的情况。

最后再来说一点关于蚊媒传播的一种被认为是新病的情况,即基孔肯雅病。

基孔肯雅病毒病(Chikungunya disease,CHIK)是由基孔肯雅病毒(Chikungunya virus,CHIKV)引起,经蚊传播的一种动物病。疾病的病毒在自然界中的宿主动物(主要为灵长类和蝙蝠及鸟类等)——蚊(埃及伊蚊,非洲伊蚊(Ae. africaus)和白纹伊蚊等)中循环,被感染的媒蚊叮咬人时能将病毒传给人。因此,基孔肯雅病毒病是人畜共患的自然疫源地性疾病。人感染后主要为发热、关节疼痛、皮疹、轻度出血等。因患者关节剧烈疼痛被迫采取弯腰姿势,坦桑尼亚南部的尼瓦拉 Newala 地区土著人把弯腰叫"基孔肯雅",故将此病也冠以这一称呼。这种病潜伏期短,几分钟至数小时内即可使关节功能完全丧失。

本病在非洲已有数百年的流行史,因长期与登革热分布区重叠,故本病一直被掩盖,直到 1952～1953 年在坦桑尼亚尼瓦拉的流行中,才首次从严重关节炎患者血液中分离到 CHIKV,1956 年,Ross 从急性患者血液及野外捕获的埃及伊蚊体内分离到病毒,即习惯上称为 Ross 株。

在非洲大陆除炎热的撒哈拉大沙漠外,基本上在其南部,西起塞内加尔河、尼日尔河,紧接着是刚果河流域,再往东已与尼罗河上游的白尼罗河相接,在这一线以南的非洲地区的国家大都有 CHIKV 发现的历史。

这种病在亚洲印度的流行至少已有 200 多年历史。到十八十九世纪时期流行有所扩大。19 世纪中期(50～60 年代)在东南亚的泰国、柬埔寨、越南等国的城镇流行。到 20 世纪期间,如 1962 年在泰国近 7 万人流行,1965 年在印度的马德拉斯邦暴发基孔肯雅病大流行,感染者 40 多万人。在东南亚已形成地方性流行。在老挝、缅甸、斯里兰卡、马来西亚、印度尼西亚、菲律宾等国频繁发生流行,而且出现过几次大流行。1980 年我国先后发现在人和动物的血清中存在 CHIKV 中和抗体,证实在海南、云南的热带和亚热带地区已存在本病的自然疫源地。1990 年,云南省流研所连续从宿主动物和患者体内分离到 CHIKV,并建立了 11 个分泌 CHIKV 单克隆抗体的杂交瘤细胞株。

CHIKV 也曾在北美的大西洋沿岸地区偶有暴发。到了 20 世纪末期在欧洲黑海沿岸,包括高加索和外高加索,曾检查出 CHIKV 的抗体阳性,认为当地已有该病的自然疫源地存在。

经对 CHIKV 在有些地区多次出现流行资料的分析,有专家认为其流行有一定的周期,如在大西洋海岸的塞内加尔多次流行,似有 6 年的周期,而在东南亚地区西至印度,其流行周期认为是 10～20 年。因与登革热病的分布区有重叠,有时很难准确区分。

至今非洲森林中的长尾猴、狒狒(Papio ursinus)、猩猩、红尾猴均为主要宿主动物。绿猴(Cercopithecus aethiopes)、赤猴(Erythrocebus patas)、婴猴(Galago senegalensis)、红臀猴(Ceropithecus pygerythrus)、黑猩猩(Anthropopithercus troglodyte)中检出 CHIKV。在塞内加尔的黄蝙蝠(Scotophilus sp.)中检出抗体。在南非犬吻蝙蝠(Tadarida)和伏翼蝠(Pipistrellus sp.)中接种 CHIKV 后,产生高滴度的病毒血症,均证明这些动物在当地对维持 CHIKV 自然疫源地起重要作用。

非洲及东南亚地区家畜血清中查出 CHIKV 血凝抑制抗体和中和抗体。非洲的某些小型啮齿动物,某些鸟类中已查出病毒血症和抗体。在这些啮齿动物中出现病毒活动后不久,人群基孔肯雅病的流行接踵出现。而且出现过多次大流行。大多认为 CHIKV 的暴发流行与媒蚊和天气气候有关,即潮湿的东南亚热带及亚热天气,非洲的潮湿的热带、亚热带气候有关。

二、媒介的生态学特点影响着疾病的传播和散布

黄热病、登革热及基孔肯雅病毒病这些年在全球出现暴发流行,探究其原因,首先应从它们的宿主动物,或媒介吸血节肢动物的生态学特点中去寻找答案。这 3 种病的媒介均属飞行媒介——蚊虫。下面介绍 Л. А. Ганушкина 等 2008 年报道的一些资料。

吸血双翅目昆虫中分布得最广的群中,蚊虫(双翅目 Diptera,库蚊科 Culicidae)是其中一群。这一科已被描述的有 3500 多种,其中作为疾病病原体的媒介有 100 多种,在温带地区的有 20~25 种。在库蚊亚科 Culicinae,约有 2500 种,数量最多的是 Aedes、Ochlerotatus、Stegoma、Culex 4 个属。具有特别的医学意义的种类,如 Aedes(Stegomyia)aegypti L.和 Aedes(Stegomyia)albopictus Skvse,两种均为出血热——黄热病、登革热、基孔肯雅病毒病等病的树病毒的媒介。

Reinerf J. E.等在 1901 年把 Aedini 族中的亚属 Stegomyia 划出作为一个单独的属 Stegomyia Theob。因此,后来的文献中就出现了诸如 Stegomyia aegypti 和 Stegomyia albopictus。但在本书中,仍用原来的分类,因为 Aedini 族的分类还不十分完善。下面来看一下这两个种的分布情况。

埃及伊蚊[Aedes(Stegomyia)aegypti]最先是由林奈在 1762 年进行描述的,Finley 在 1881~1886 年指出这种蚊是黄热病病原体的传播媒介。这种蚊的栖息分布在西部非洲,数量很大。到了 15 世纪这种蚊随着海船到了葡萄牙和西班牙,从这两个国家蚊虫随海船被带到了美洲的热带和亚热带地区,成为这些地区一些港口城市黄热病流行的原因。这种蚊随着运输工具分布到其他国家,这些国家加入黄热病和登革热病的流行病中。

埃及伊蚊在前亚、东南亚、中国南部、日本的南部边缘地区;在西半球的南美洲、中美洲和北美洲,在欧洲的地中海周边的一些国家见到它们。最近几十年,在欧洲地区的一些国家这种蚊未见到记录。广泛的灭蚊措施,目的在于预防黄热病、登革热,再就是伴随着管道用水,均能消除这种蚊虫,或者将它们的数量压缩到流行病学上没有危险的水平。埃及伊蚊重新出现在之前没有这种蚊虫的地区,或者在一些将它们数量成功降得很低的地方,它们的数量又开始回升,发现在近几十年在一些有热带或亚热带气候的国家,如南美洲、中美洲,美国南方的一些州,东南亚,非洲的一些国家等(Conwey et al.,1974)。现在埃及伊蚊主要分布在北纬 40°和南纬 40°之间的地区,即有热而湿润的气候。在欧洲地区的一些国家埃及伊蚊的重复出现于长时间没有它们之后(自 1953 年)是 2004~2005 年在葡萄牙马德里岛上出现。

黑海沿岸的高加索,首次发现埃及伊蚊,根据 Марциповский(1929)的报道是 1911 年在巴吐木,即北纬 41°发现的。后来根据 Рухадзе(1929)的报道,这种蚊出现在北纬 43°的土阿泊斯北部,甚至在外高加索也发现该种蚊虫,如库塔伊斯、第比利斯、巴库都能见到。在 20 世纪三四十年代采取对这种蚊的杀灭措施,结果在 20 世纪近百年埃及伊蚊的数量出现了明显的下降,在 20 世纪 50~70 年代,这种蚊在上述地区几乎见不到了。

到了 2001~2004 年,在索契曾经发现数量不多的埃及伊蚊的雌蚊,认为是被带到索契港口的,或者是从格鲁吉亚相邻的地区分布过来的。蚊虫是由索契鼠防站的专业人员采到并通过专家鉴定的(Рябова и др.,2005)。

在 2007 年 7~10 月进行的侦察和搜索,明确这种伊蚊已在大索契地区有分布了:如距大索契北边 7.5 km 的塔哥梅村,和距大索契北 45km 的拉萨利弗斯克村,离大索契南 24km 的阿得里勒市,索契北 75km 的土阿泊斯市。曾在古塔乌塔市和苏呼考市(属格鲁吉亚阿布哈兹)发现埃及伊蚊的幼虫,是在一些积有雨水的水池中,而且在房屋内和屋外向人进攻。根据 Юничева 等(2008)的报道,捕到的蚊虫不但有雌蚊,也有雄

蚊,证明该地区已经有埃及伊蚊种群的繁殖。在居民点埃及伊蚊与家蝇(*Musca domestica*)及库蚊(*Culex pipiens*)是典型的与人共栖的了。

埃及伊蚊是与人共栖的种类,但白纹伊蚊(*Ae. albopictus*)则为半与人共栖的种类。Ганушкина 等(2008)及 Дремова 等(2008)对它们的栖息生活作了比较详细的报道。这种蚊虫通常栖息在居民点外,雨季积水的一些水池,成为当地的自然种群进行繁殖。在居民点内一些地方,如积有雨水的小水坑,也可能成为白纹伊蚊繁衍的地方。白纹伊蚊喜欢房屋外的一些小水坑、自然积水的地方、房屋装饰的积水处、陈旧的轮胎盖、人类生活中的设备、塑料空瓶、垃圾场的破旧车厢、积水的破旧屋顶。白纹伊蚊雌蚊喜欢在那些无用的积水的管道中产卵。埃及伊蚊的雌蚊可以在房屋内任何积水的地方产卵,如水族馆、花瓶、瓶子、罐子、沐浴的阴沟、洗脸盆、大小便池、阴暗的角落、挂衣服的地方、有窗帘的地方等。在靠近房屋的任何有水的地方,四周较坚固,甚至蓄水不超过 1～2mm 的小水池都能栖息埃及伊蚊的幼虫。雌性白纹伊蚊攻击人大都在屋外,它们群集在水附近的树丛中。埃及伊蚊雌蚊在屋内、屋外均能攻击人,白天在屋内一些阴暗的地方飞,如晾衣服、挂窗帘、挂衣服等地,或一切遮阴的地方。因此得出结论,由于埃及伊蚊善与人接近,数量大,因此是树病毒最有效的传播媒介。

白纹伊蚊[*Aedes (Stegomyia) albopictus*]在 1895 年 A.Scvse 描写时称为白纹库蚊(*Culex albopictus*),稍后又被归入伊蚊属(*P. Aedes*)并称为白纹伊蚊(*Ae. albopictus*)。现在,正如前述,根据新分类学将这个种叫(*Stegomyia albopictus* 或 *Ae. albopictus*)。从发生学讲,原来栖息在东南亚热带森林中、大洋的一些岛屿上。在这些地区这种蚊虫在居民点及其附近、大农场的住地及森林的深部数量很多。在 20 世纪后半期这种蚊分布到了太平洋的一些岛屿上,而且在最近 20～30 年已出现在大陆不同的一些国家(Gratz,2004)。

根据 Mitchel(1995)、Pifric 等(2006)及 Pluskota 等(2008)这些专家的报道,在欧洲采到这种蚊虫是在1990～1991 年。先在意大利、撒尔吉年、西泽林。1999 年在法国捕到该蚊,稍后在柯尔西克。自 2000 年白纹伊蚊在比利时、契尔诺哥林、瑞士南部及希腊,在 2005 年则在荷兰(温室中发现)及斯洛文尼亚,到了 2006年在波斯尼亚等地,在 2007 年白纹伊蚊在德国发现,接着在大不列颠有这种蚊虫,到了 2010 年到了马尔他岛。Tatem 等(2006)及 Hawley 等(1989)认为自 1985 年在美国的海港,空港起着白纹伊蚊的分布作用。1986～2003 年白纹伊蚊相继在拉丁美洲、非洲的某些国家,甚至在黎巴嫩、叙利亚及以色列被发现。

欧洲疾病预防控制中心(ECDC)在地质情报系统(GIC)的协助下制作了白纹伊蚊的分布图,而且预报这种蚊虫随着气候的逐渐变暖这一过程的未来分布。指出白纹伊蚊分布在大多数地中海周边国家,甚至黑海周边的国家,如高加索都将作为该种蚊虫栖息的潜在地点(欧洲疾病预防控制中心关于白纹伊蚊发展的技术报告,2009)。

这种蚊的生态可塑性幅度非常广。这种蚊能生存在森林中的树洞中,以及人类周围各种水池中。冬季的幅度卵在白天光线缩短到 11h 时,温度下降到 10～11℃。蚊最常栖息条件:年雨量为 450～800mm,1 月的温度为 1～3℃,夏季 15～35℃(Metchel,1995;Wang,1966)。白纹伊蚊至少是 22 种树病毒的媒介,包括登革热、黄热病、基孔肯雅病、圣路易脑炎、西尼罗热(Ганушкина и др.,2008;Hawley et al.,1987)。在有些情况下,黄热病疫源地和登革热疫源中白纹伊蚊换成埃及伊蚊。白纹伊蚊的数量因为在屋内消灭埃及伊蚊而有所增大,但对白纹伊蚊没有多大影响,其成虫大都集中在房屋外面。

两种蚊虫的一些生物学特点:两种蚊虫的卵,其外形无多大区别,两种卵中没有浮子,均呈卵形-椭圆形,卵外表均有明亮的网纹。卵均为发亮的黑色。刚排的卵稍白一点,卵是软的,稍后均变硬、发黑,幼虫孵出之前卵的体积稍有变大。雌蚊排卵于水上的物表,比水面稍深 1～2mm。在干旱时期,卵排出时就有生命力,孵出幼体时是在卵被水淹的时间(Гаинушкин,2008;Дремова и др.,2008;Cristophers,1960)。埃及伊蚊的卵不能经受低温的长时间影响,受冻就易死亡。因此,埃及伊蚊的分布区在俄罗斯与 0℃ 的等温线相符。白纹伊蚊的卵在胚胎初期能忍受低温,故受冻时忍受力幅度大而不易死亡。因此白纹伊蚊的分布界限就比埃及伊蚊更为偏北(Ганушкин и др.,2008;ECDC 的技术报告,2009)。

两种蚊幼虫发育,从 1～4 龄均依赖于水温和食物,全长 5～10 天。成虫之前这几个龄的发育的最适水温是 27～30℃。幼虫不能忍受水的波动、急流,可生存在有水生微生物的水中,对有机物的忍受有限。一旦水面起波浪或者被遮阴,幼虫就沉到水底去了。

三、本节简短的结语

(1)自然疫源地性疾病的流行有流行间期,是病原体与其宿主和媒介在长期进化过程中与其环境相适应形成的,但流行间期规律尚不清楚。

(2)自然疫源地性疾病是动物传染病,要了解其流行动态,可从多方面着手,但其中最主要的是从病原体、媒介及宿主的生态学及环境的密切联系着手研究动物流行病。

(3)自然疫源地性疾病并不可怕,可防可控,关键是了解动物流行病的规律,抓住其中重要环节,能达到标本兼治的预防效果。

(4)2015 年媒体报道近几年在美洲、非洲、亚洲 40 多个国家新出现的寨卡(zika)病毒病。这种病早在 20 世纪 40 年代就在乌干达出现,经过 70 年又新出现。据报道是几种伊蚊:如埃及伊蚊、白纹伊蚊、非洲伊蚊、黄头伊蚊传播宿主动物是恒河猴。很少能是一种蚊传的自然疫源地性的动物病,值得研究确定。这又是新病不断出现的又一证据。

第四节 自然疫源地性疾病病原生物群落的散布

一、西尼罗热的简介

西尼罗热(West Nile fever,WNF)又叫西尼罗脑炎(West Nile encephalitis,WNE),是由黄病毒科黄病毒属的西尼罗病毒病(West Nile virus,WNV)引起的一种急性传染病,因此有的国家也称为西尼罗病毒(West Nile virus disease,WNVD)。西尼罗病毒在 1937 年首次分离于乌干达,13 年后在埃及才分离到第二个菌株。后来不断从人类、鸟类、蚊及蜱中分离出大量毒株,而且地理分布很广,遍及旧大陆。并认识到在自然界鸟类是这种动物病的病毒的主要携带者,病毒是在鸟、蚊之间循环,带毒的蚊可以把病毒传播给动物和人类,是一种自然疫源地性疾病。

人类感染 WNV 的潜伏期大多为 1～6 天,也还有长达半月之久,大多感染并不出现症状或仅出现轻度症状。因此没有把这种病列入人类重要的传染病。早期发现此病时的主要症状是发热、头痛、背痛和周身肌肉疼、有厌食,发热过程为双峰,之后可完全恢复。发热过程中有近半数患者出现皮疹,出疹时间在发热期或发热末期,皮疹为玫瑰样疹或丘疹,多集中在胸部、背部及上肢,消退后不脱屑,全身淋巴结病为常见症状,也有胃肠道症状者,多为恶心、呕吐,少有腹泻,病程约一周后很快康复。儿童症状较轻。老年人易出现神经症状,脑炎症状为死亡。目前尚无治疗西尼罗脑炎的特异性方法。有采用弱毒活疫苗在体内复制,产生与自然感染相免疫的一个方法。采用综合治疗。

到了 20 世纪 60 年代,根据来自不同地区的 WNV 分离株的抗原差异,将其分为两个大群:来自非洲、欧洲(包括苏联)和中东地区的毒株为非洲-中东群;来自印度和远东地区的为印度-远东群。这种分群不可能是绝对的。因为研究证明一个地区分离到的毒株之间明显存在毒株的异质性,因此常常在来自某一地区的毒株中,会检出与众不同的例外株。或称其为当地的变异株。如用单克隆抗体分析,来自非洲马达加斯加的 5 个变异株,其中属非洲-中东群的有 4 个,另一个属印度-远东群。

到了 20 世纪 90 年代,用核酸序列分析技术将来自非洲不同国家的 20 个 WNV 毒株和来自欧洲的 1 个毒株的囊膜蛋白基因片段进行比较,将这些毒株分为 2 个系:Ⅰ系和Ⅱ系。事实证明两个系虽广泛分布于非洲大陆,但也不是在地区上明确分开,也有交错分布的。

根据调查抗原和基因组分析,作为 WNV 主要宿主的许多候鸟在感染后将病毒传播给当地蚊,故起着沿迁徙路线传播病毒的作用。病毒在一些地方因宿主(鸟类和哺乳类中的啮齿目、翼手目、灵长目、节肢动物等)不同而产生不同基因型的地方变异株。

二、西尼罗热病原生物群落在欧亚非的散布

WNV 广泛分布于非洲大陆,最初在尼罗河的源头——青尼罗河(又称西尼罗河)乌干达境内,这里有艾伯特湖、艾德华湖和基伍湖,均在赤道或靠近赤道,气候炎热潮湿,适宜蚊虫滋生。后来,时隔 13 年,即 1950年又在尼罗河下游的埃及发现 WNV 的存在。之后 WNV 不断在非洲大陆的几条主要河流,塞内加尔河、刚果河、白尼罗河,直到南非的奥兰治河出现,基本上覆盖了撒哈拉大沙漠以南,北起埃塞俄比亚,南抵津巴布韦的东非大裂谷以西的尼日利亚、中非、刚果、马达加斯加、南非、莫桑比克、苏丹等。有的地区,如西非、中非一些国家的临床病例较少。各地的人群抗 WNV 的免疫力也不一样。1974 年南非人群抗 WNV 免疫力只占13%~20%,一次暴发 WNV,可导致 55%的人感染。中非地区,患 WNV 的临床特点以肝炎较多,经单克隆抗体和限制性内切核酸消化图谱分析,是因为当地患者、蚊、蜱分离出的毒株与埃及原型毒株和当地鸟类分离株不同。还有通过核苷酸序列分析,中非地区从蚊分离的毒株与东非分离到的一毒株是一个较特殊的群。经分析中非地区 WNV 患者的不同表现形式,可能是由非鸟类传播循环的 WNV 变异株引起的。

与埃及紧邻的亚洲国家,最早报道感染 WNV 的是以色列,早在 20 世纪 50 年代就发现 WNV 的几次流行,每次流行间隔年代不长,且发病率高达 60%以上,可以认为人群缺乏免疫力,疾病扩散到以色列的时间不长。到 1998 年还在流行。又如,在地中海沿岸以色列的阿什杜得(原为 Tel Aviv)的南北地区为 WNV 的主要好发区,因这些地区用于养鱼的沼泽较多。

亚洲潮湿热带地区的一些国家是欧洲地区一些鸟类的越冬地。常有感染 WNV 的报道,如南亚的印度、巴基斯坦的港口城市卡拉奇、往东的泰国、马来西亚、菲律宾等。在上述国家人群的血清中检出中和抗体的阳性率印度 17.8%(134/751)、卡拉奇 54%、泰国和马来西亚均为 41.3%(62/150)、菲律宾 29.8%(62/208),很难作出判断,是否从西向东具有扩大分布的倾向。我国的亚热带和热带地区尚无被 WNV 感染的报道。

沿着地中海东岸向北,进入欧洲,20 世纪 50 年代,捷克动物流行病专家 Б.Росцкий 及其同事在巴尔干半岛的西边一些南欧国家,大都属于多瑙河流域范围内的山地国家,分布在多瑙河的很多分支源头的阿尔巴尼亚、南斯拉夫(即现在的斯洛文尼亚、克罗地区、塞尔维亚和黑山及马其顿)、保加利亚及中欧匈牙利、捷克斯洛伐克(即现在的捷克、斯洛伐克)及波兰地区进行流行病综合考查,在一些健康人群中查出 WNV 抗体,当时被认为是欧洲的新事。疾病的抗体携带者并未发病。显然这一病毒性疾病的自然疫源地已存在于相应的地方,只是对它还未加以揭示。E.H.巴甫洛夫斯基认为西尼罗脑炎的自然疫源地早已隐藏在巴尔干半岛某些地方,人们常与它接触后产生了免疫力而没有发病(巴甫洛夫斯基,1964)。

沿地中海向西的西欧国家,只有 1962 年在法国源于瑞士日内瓦湖的罗讷河进入地中海的入海冲积三角洲 Camargue 地区,该地区种植稻米等作物,WNV 曾发生几次小的流行,到 1964 年后未见报道。

流经中欧许多国家的多瑙河最终在南欧的罗马尼亚流入黑海,1996 年在罗马尼亚暴发了西尼罗热,布加勒斯特市发病人数最多,仅确诊的就 500 多例,死亡率达 10%,一直流行到 1997 年秋后才未检出患者。但1997 年多瑙河上游的捷克也发现有少数病例,未形成流行。

在俄罗斯境内首次从患者分离到西尼罗热病毒是在 1967 年时的伏尔加河口三角洲城市阿斯特拉罕。在 1999 年发生大暴发。根据 Львов(2000)等报道在伏尔加格勒省已出现脑炎症状的患者。Онишенко 等(2000)在研究俄罗斯南部西尼罗热现状及伏尔加河下域自然疫源地传染病时,也提到出现脑炎症状的病例。这些报道是大暴发的病因学已被从患者和死者分离到西尼罗病毒证明了的。

许多专家证明,传染源和西尼罗病毒的贮藏者是鸟类(Альховекий 等,2003;Львов 等,1978)。随

着鸟类的迁飞病毒移动很远的距离,这就使得全世界既在热带地区,也在温带地区暴发疾病。根据 Платонова 等(2003)在伏尔加格勒省的西尼罗热疫源地中对各种生境中蚊类食物特征研究认为,吸鸟类血的,而且喜欢攻击人的,大部分是库蚊属(Culex),是西尼罗病毒的主要传播媒介。Федорова 等(2007)、Hayes 等(2005)认为伊蚊属中的某些种也在病毒传播中起作用。Львов(2008)认为按蚊中的某些种也能传播西尼罗病毒。西尼罗热病毒不只一次从硬蜱,特别是某些钝缘蜱中分离到病毒。Львов 等(1978)在研究俄罗斯南部西尼罗热疫源地的发生后认为,疫源地的发生与在里海附近的一些流域中营巢的鸟类窝巢中栖息的一种钝缘蜱(Ornithodoros coniceps)有关,病毒适应这种蜱。

在自然疫源地中,病毒在迁飞的鸟和蚊虫之间的主要循环过程中与人共栖的某些鸟类和哺乳动物被感染,于是产生次生性疫源地,研究者认为只要出现上述条件就能出现地方性疫源地。

2010 年 7~10 月,在俄罗斯地区伏尔加格勒省发生西尼罗热,记录的发病人数为 410 例,罗斯托夫省 58 例,沃龙涅什省 26 例,还在阿斯特拉罕省、西西伯利亚的契尔雅宾斯克省、卡尔梅克共和国和克拉斯诺达尔斯克边区出现个别病例。

在伏尔加格勒省暴发西尼罗热,1999 年的发病人数,当时记录的官方数字为 380 例,其中死亡 8 例。这一年在阿斯特拉罕西尼罗热大暴发,发病人数为 95 人。后几年 2001 年、2002 年、2004 年、2005 年、2007 年仍在阿斯特拉罕省暴发不大的几次,在伏尔加格勒省 2007 年有较大的暴发(63 例患者)。从 1999~2009 年俄罗斯联邦发病 979 人,其中伏尔加格勒省 529 人。

很多专家,如俄罗斯的 Платонов 等(2006)、美国的 Wang 等,认为气候条件(环境温度、降雨量、总的湿度)影响树病毒的媒介生活周期的各种特点,包括它们的生存力、种群数量、与病毒的关系及抵抗力。毫无问题,在伏尔加格勒省西尼罗热暴发原因之一是 2010 年 7~8 月的反常的炎热。比较自 1999~2010 年年平均(7~8 月)的温度指出,2010 年是近 12 年来最高温度的一年,在分析 1999 年伏尔加格勒省暴发西尼罗热时提出,温和的冬季,媒介能生存,接着出现夏天高温为病毒在媒介蚊中的繁殖创造了有利条件,稍后同样论证也对 2007 年暴发适用。

实际上,1999 年的平均夏天温度(24.4℃)比 2000~2007 年要高,2007 年的温度为 25.4℃,比 2010 年(28.1℃)的要低。也就是说,这些年(1999 年、2007 年、2010 年)在伏尔加格勒省出现西尼罗热的大暴发。

Reisen 等(2006)之前曾模拟过库蚊(Cx. tarsalis),这是美国加利福尼亚州西尼罗热病毒非常活跃的媒介,他们指出,这种蚊受外界环境温度直接影响虫媒传播病毒的效应。

在 2010 年伏尔加格勒省暴发特点是伊蚊属(Aedes)蚊的高数量,这与 5 月大雨有关,形成了很多一时性的水池,同时还使伏尔加格勒省内的一些水道积水,这种现象超过以往任何年。这种被晒的水池水温正适宜蚊的繁殖生存,是最容易使伊蚊数量增大的地方。2010 年,蚊在伏尔加格勒的数量高出多年平均数 10 倍以上,在伏尔加和阿赫杜宾河湾地区高出 20~30 倍。与往年不同,这时伊蚊属(Ae. vexans 例外)大多数种的数量高峰出现在 6 月,在 2010 年,这一属蚊集中在 6~7 月向人进攻。很可能,这一属蚊积极参加到西尼罗热病毒向人传播,似乎很可能它们通常的循环是鸟—蚊—鸟。

Tabachnik(2010)提出,埃及伊蚊(Ae. aegypti)与新的生态灶联系,即其繁殖条件在水中人工储存,改变条件的进化资料。城市化的结果,提高了黄热病、登革热病病毒通过这些媒介的传播水平。

西尼罗热临床表现的分析证明,在 2010 年发病中重症型(脑炎型)的数量比 1999 年暴发时要低。很可能与通常病情比较轻、在 1999 年未作登记有关。

这种结果与 2010 年暴发相比,在 1999 年西尼罗热暴发时死亡率高(10%),2010 年的死亡率为 1.24%。相类似的情况也在美国出现,美国的死亡率在头几年(即 1999~2002 年)达到 15.1%,超过 4.4%。应该看到非神经性的患者有相当数量。这样,在 2010 年 381 例中有 217 例与患中枢神经系统有关。

根据 Borchardt 等(2010)、Lindsey 等(2010)报道美国很多研究的资料,感染西尼罗热的患者有临床症状的只占被感染人群的 1%,至于在俄罗斯联邦真正的感染数字很难说得清。根据 2010 年在伏尔加格勒省为居民的 12.7/10 万;罗斯托夫省为 1.37;沃龙涅什省为 1.10。但应考虑到,根据西尼罗热追溯诊断,用 IFA IgG 阳性结果在俄罗斯联邦地区,过去一些年在 2010 年前患病人数未作登记,这样的地区是萨拉托夫省、沃龙涅什省、加里宁格勒省、新西伯利亚省、伊尔库斯省,斯塔伏拉波尔边区、沿海边区、克拉斯诺亚尔边区、阿尔泰边区、阿迪格共和国、鞑靼斯坦共和国、西西伯利亚共和国及东西伯利亚共和国。

到了 2010 年在俄罗斯扩大了西尼罗热发病的登记。除了之前在伏尔加格勒省出现过的,在伏尔加格勒市及沿伏尔加河的一些城市,以及 2010 年期间南边的 8 个县,患西尼罗热的患者在省内 13 个县均作了登记。包括与沃龙涅什省和萨拉托夫省邻近县。在 2010 年第一次登记的为沃龙涅什省。出乎预料的是在西西伯利亚大平原的西南地区的车里雅宾斯克省竟然出现了西尼罗热发病情况,这一情况是报告中心在血清 IgG 出现的基础上证实的。IgM 的结果是阴性,但 PCR 为阳性结果,根据西尼罗热病毒 DNA 血的血清,证实此地确实存在西尼罗热。西尼罗热病毒,根据 H.C.A.莫斯科维钦娜等(2008)的研究早已在俄罗斯向东逾越托尔契斯河到了巴拉巴草原的托木斯克及其郊区,在托木斯克及郊区的硬蜱中发现西尼罗热病毒及其基因型。

病毒为 II 型基因,自 2004 年已在罗斯托夫省循环了。在伏尔加格勒省区内自 2007 年就存在,是通过对 4 个伏尔加格勒省和 2 个罗斯托夫省的基因型的研究后作出的。

众所周知,人为的和自然的生物群落病毒 I 型占优势(Львов,2008;Прилипов и др.,2001)。因此,在 2010 年发现的在某些地方基因 2 型长期存在,可以说在伏尔加格勒省、罗斯托夫省地区已有稳定的自然疫源地,因此与鸟类迁徙关系不大。第 II 型的基因型之前曾在乌克兰、白俄罗斯发现过(Д.К.Львов,2008)。

三、西尼罗热病原生物群落在北美洲的散布

1999 年,WNV 被发现于美国纽约地区,这是 WNV 在西半球的首次出现。当时被认为是一时性带入,不可能在当地越冬。出乎意外的是,2000 年的夏季再次从当地的一些鸟类和几种蚊中被发现,证明带毒蚊种 1999 年已在纽约地区越冬。对纽约、新泽西及康涅狄格分离到的 1999 年株,证明为 I 系。它们均有很高的同源性(>99.8%),这些毒株与以色列 1998 年分离自一只死鹅的 1 个毒株有高度的同源。这时才意识到新出现流行于美国东北部几个州的 WNV 源于东半球地中海地区。以色列、埃及及南非野鸟的 WNV 抗体阳性率非常高,已证实这些野鸟能长期保持高水平的病毒血症近一个月(图 7-12)。

1999 年在纽约首次暴发,感染人数约 60 余人,并检查了近百只鸟,还检查了 12 匹马,死亡 7 人。2000 年虽经采取措施 WNV 仍在蔓延之势,已随着一些候鸟的飞行路线将地区分布从纽约向南北扩大,北方到了马萨诸塞州;南方到了特拉华州、马里兰州、西弗吉尼亚州及北卡罗来纳州的沿海一带的病鸟中检出 WNV 病毒。似乎在美国的东北一带出现了 WNV 的自然疫源地。

到了 2002 年 WNV 向美国西部蔓延,来势凶猛,有向全国西部横扫之势。根据 Bell 等(2006)WNV 2002~2005 年在北科他州和加拿大马尼托巴省南的马尼托巴湖、温尼伯湖一带到美国境内大分岔红河河谷一带出现 WNV 动物流行病的报道。自 2002 年进入美国北部大草原时起,WNV 大量繁殖。2003~2005 年北科他州、南科他州、内布拉斯加大草原上记录了大量的发病人群,这时美国的中西部很多州已发现 WNV 的报道。虽然这种病对这些地区仍属一种新病,但这一大片北部大草原的生态学似乎为这种病毒病的地方性动物病继续发展提供了最适合的条件。这一报道记述了 WNV 在北科他州东部和明尼苏达州西北部 WNV 最早的自然疫源地的建立。

从 2002 年初夏季到 2005 年秋季的 4 个传播季节调查了这一红河谷大分岔地区的蚊虫,确定了环跗库蚊(Culex tarsalis Coquillett)。2003 年 6~10 月、2004 年 4~7 月、2005 年 5~8 月 3 个传播季节对大分岔地区周围的雀形目鸟类作了抗体调查。2003 年和 2004 年早春捕捉活鸟进行抽血后释放。2004 年秋和 2005 年对捕到的死鸟作尸检,标本还做了酶联免疫吸附试验(ELISA)。这是首次在北部大草原对雀形目的 WNV 血清学检查。共捕获 11 种鸟(277 只)。从表 7-2 可以看出,2003 年血清检出是相对低的。头一份血清阳

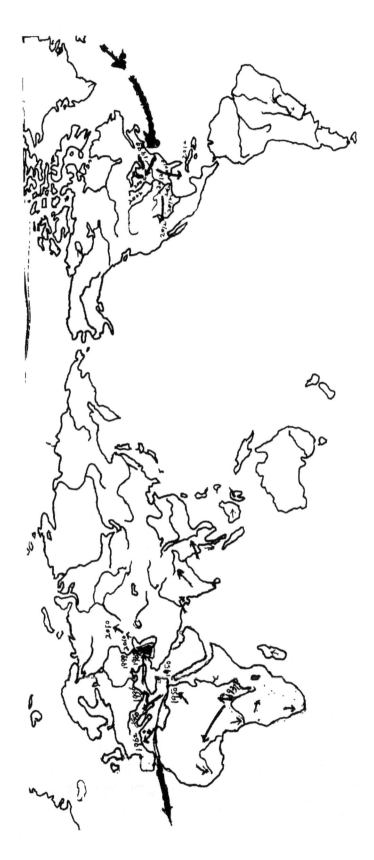

图7-12　西尼罗热在62年间在非洲、欧洲、亚洲及北美洲的散布图

▲最早1937年在非洲乌干达发现西尼罗病毒，→向欧洲、亚洲、北美洲正袭路线

性的鸟是 2003 年 7 月捕获的,这是在环跗库蚊被确定为 WNV 阳性的第四天(Bell et al.,2005)。鸟类最多的血清阳性检出是当年 9 月,这时旅鸟刚离去,媒蚊数量开始下降。在 8 月中下旬媒蚊高峰时间出现血清滞后,雀形鸟类的血清变换。从表 7-2 可看出血清流行率 2004 年和 2005 年明显比 2003 年高。Komar N. Beveroth T.A. 及 Godsey M.S. 等从 2000~2004 年在纽约港一个叫 Staten lsland 小岛上观察美国东部及东南部地区雀形目鸟类的血清变化,所捕获的鸟大多为血清阳性,证明在 2004 年、2005 年雀形目鸟类在鸟巢中大多已被蚊感染了 WNV(如一些番蒲沼泽栖息的鸟)。例如,鹩哥、美国知更鸟、红翅黑雀都在 2003~2004 年血清流行增加,即使 WNV 在 2005 年有所减弱,血清流行仍在雀形目鸟类中维持好长一段时间。

表 7-2　北科他和明尼苏达红河谷中央地区 2003~2005 年
11 种雀形鸟类 WNV 抗体流行表(仿 Bell,2005)

鸟种名		2003 年	2004 年	2005 年
		鸟类具有 WNV 抗体的(数)百分数		
美国乌鸦	*Corvus brachyrhnchos*	—	33(6)	50(6)
美国知更鸟	*Turdis migratorius*	18(17)	50(6)	38(26)
棕头燕八哥	*Molothrus ater*	—	—	17(6)
兰松鸦	*Cganocitta cristata*	50(4)	—	87(8)
黑鹂	*Euphagus cyonocepalus*	—	—	33(3)
鹩哥	*Quiscalus quiscula*	0(11)	71(14)	63(67)
必胜鸟	*Tyrannus tyrannus*	—	—	100(3)
白头鹟	*Stvrnus rulgaris*	—	100(2)	67(3)
灰鹩	*Dumetlla carolinensis*	—	75(4)	—
家麻雀	*Passer domestricus*	20(45)	—	50(2)
红翅黑鸟	*Agelaius phoeniceus*	0(5)	50(20)	63(19)
总计		17.1(82)	57.7(52)	57.3(14.3)

根据北科他在大分岔的一大学生物学部门的 Bell 等(2006),对北科他州、明尼苏达州地区红河谷中部 2002~2005 年 WNV 的全部动物流行病作了较全面的观察,他认为他们在 2002~2005 年一块自然界的环境条件作了实验地,这个地方的环境温度和宿主动物的免疫力对这次来袭的 WNV 的活动性有影响。虽然开初气温较暖,媒介丰富度也较高,但 WNV 在 2002 年进入这一地区时的活动性还比较低,这可以用当时发病人数较少作证明(表 7-3)。这时媒蚊的检出率也很低,雀形目鸟类血清检测也低,所有这些可以确定 2002 年 WNV 刚进入这地区。之所以如此可以推测,既无足够的时间,也还没有一定量的感染的基地来促使其病毒在该地将循环增大。但到了 2003 年就不同了,2003 年是 WNV 在当地大流行的一年,全州人群感染数猛增,以及当地媒蚊种群的最小感染率增高,这时在雀形目中较低的免疫似乎也促进了流行病的发生。到了 2004 年,由于气温较低,媒蚊幼虫延长了发育,成虫出现,树病毒的循环出现了增大,像 2002 年刚进入这一地区时发生的那样(表 7-3)。

表 7-3　西尼罗热病（WNV）进入北科他和明尼苏达红河谷中部
地区头 4 年的动物流行病因素※（仿 Bell et al.,2006）

年　代	最初的传播季节[†]	热量的积累（℃/天）[‡]	媒介的丰富度[§]	北科他州发病例数[♩]	蚊季节的最小感染率[#]	雀形目的血清流行
2002，传入时	92 天（11/Ⅵ—10/区）	1067	230	17	0.0（n=5871）	未检鸟
2003，流行传播	92 天（11/Ⅵ—10/区）	1022	21	617	5.7（n=5432）	17%（n=82）
2004，寒冷	51 天（7/Ⅶ—1/区）	371	9	20	0.0（n=1245）	58%（n=52）
2005，平静?	84 天（20/Ⅵ—11/区	867	29	86	1.3（n=3123）	57%（n=143）

※　北科他
†　捕捉环跗库蚊 Culex farsalis 宿主出现的开始和结束期间的时间
‡　西尼罗病毒在库蚊 Cx. farsalis 中生长的温度国的基础
§　在大分岔地区每晚捕捉蚊 Cx. farsalis 的平均数
♩　北科他保健部门的资料
#　每千只环跗库蚊感染西尼罗病毒数

但在 2004 年当地鸟类种群中,免疫力水平提高,是由于 2003 年出现流行病。这种免疫被带进 2005 年（当时注意到喜迁徙的雀形目一些种能生活几年,而且每年都会飞回到原来的地方繁殖等）。在 2005 年,环境温度、传播的时间长及媒蚊丰富度,所有这些都近与似 2003 年流行病大流行的年代一样。在 2005 年 WNV 活动性的强度似乎不如 2003 年。最大的不同是 2003 年和 2005 年期间雀形目的免疫水平。2005 年时免疫普遍高,似乎可以阻碍另一次流行病,但不能排除 WNV 总的活动性。WNV 在 2005 年的活动性水平（可以作为衡量人群发病数和媒蚊的最小感染率）在流行年代（2003 年）、刚进入的年代（2002 年）及最冷的年代（2004 年）处于中间位置。所以,环境温度使 2004 年期间在红河谷中部地区 WNV 增大最终的成功（或者准确或者失败）。鉴于在贮存者种群之间种群的高水平的免疫力,2005 年期间只能对 WNV 的活跃性有温和的影响。

在 2005 年期间观察到的 WNV 的活动水平将表达在红河谷中部地区自然的平衡将会看到。一个不能确定的问题是,季节性传播如何传播。是每年春季通过受染迁徙鸟类,或者是受风吹从东边来的蚊虫? 或者 WNV 生活在沼泽中越冬,这时蚊虫在其中暂停,只是到了来年的春天才会再出现? 或者二者都可能是正确的,但结论无疑是:2002 年来自北科他的马已患上 WNV 病,而且在 2005 年 5 月又出现马患 WNV 病,这说明北方大草原中的 WNV 的活跃远走在其主要媒蚊 Cx. tarsalis 的第一个夏天孵出的一窝之前。

从 1999 年在美国出现 WNV 病到 2012 年,整整 13 年了。其中 2012 年的 WNV 病疫情况是相当严重的,和 2003 年相比,疫情已显缓和。2003 年的发病人数是 9862 例,因为 WNV 已经跨越了整个美国。到了 2012 年下降为 4531 例,说明人群中已有不少免疫人群。但 2012 年的病例中,病毒对大脑的攻击与往年相比显得更加猛烈。人们担忧 WNV 可能变异成为毒性更大的新变种。这也反证出,WNV 在美国境内,一是处于新的未曾生活过的环境,二是碰到了许多之前未接触过的宿主动物（鸟兽）。产生宿主诱异变异,这完全是可能的。但 2003 年在新墨西哥州、亚利桑那州出现了另一种基因变异体,被称为"西南毒株",产生原因,不外乎上述两种因素（图 7-13）。

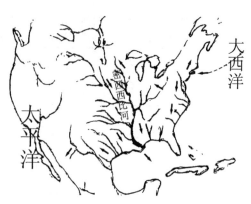

图7-13 1999年一次海运西尼罗病毒的媒蚊被从欧洲黑海一港口,经地中海向大西洋横渡到西半球纽约港口登陆。遂在纽约沿海线海滩苇地落户滋生,之后向美国大陆内地蔓延。到2012年几乎袭击北美。北到加拿大马尼托巴湖,西到加利福尼亚东南,南到加勒比海一些岛国

→ 表示带菌媒蚊在北美的迁移走向

2012年,近70%的病例出现在8个州:得克萨斯、加利福尼亚、路易斯安那、密西西比、伊利诺伊、南达科他、密歇根和俄克拉荷马。这些州大都是分布在密西西比河流域范围内,少数不在密西西比河流域的如加利福尼亚也都在州内与河流有关。这也说明,媒介蚊的生存环境限制了蚊的分布界限,从而限制了动物病流行的范围和强度。

2012年得克萨斯州的达拉斯、沃思堡一带又是疾病暴发的中心地带。美国卫生当局宣布在美国48个州出现了5000多种WNV病例,其中228人死亡。出现病例多的州(为得克萨斯、加利福尼亚、伊利诺伊、密西根等地)。疾控和预防中心已把其中约一半病例列为具有"神经侵入性",意为病毒已进入了脊髓和大脑,并引发了脑炎或其他大脑疾病,这已属于WNV引起的最严重的疾病类型。原因是从休斯敦地区的蚊虫和鸟类身上提取的病毒标本显示了基因变异的迹象。这些都是一种病毒出现在新环境中反复与新宿主接触的结果。

西尼罗病毒的传播媒介主要是库蚊*Culex*蚊虫,其他属也有参与传播的。在欧洲和非洲主要媒介是*Cx. pipiens*、*Cx. univittatus*和*Cx. antennatus*,而在印度则是*Cx. vishni*等。在澳大利亚的Kunjin病毒(WNV的亚型)则是由*Cx. annulirostris*传播。在北美,1999~2003年共发现59种蚊虫,它们的生态学及行为都各有不同,但据CDC提供的资料,这59种蚊中WNV的主要媒介约11种:*Cx.pipiens*,*Cx.tarsalis*,*Cx.restuaus*,*Cx.salinarius*,*Cx. quinquefasciatus*,*Cx. erythrothorax*,*Culeseta melanura*,*Ae. albopictus*,*Ae. vexans*及*Ochlerotatus triseviatus*。但在北美主要还是*Cx. pipiens*,而且是北美的居民点内主要的蚊种,也是主要在鸟类、兽类中吸血的蚊种,在2002年检出WNV大半都出自这种蚊种。南美居民点的蚊则是*Cx. quinquefasciatus*,也是在南美占优势的蚊种。*Cx. tarsalis*则是美国密西西比河流域范围内最常见的蚊种,到了2003年WNV又向整个美国西部蔓延,主要蚊种是*Cx. tarsalis*,而*Cx. pipiens*、*Cx. quiuquefasciatus*、*Cx. restuans*占第二位。*Cx. salinarius*和*Cx. nigripalpus*在其丰富度最多的地区可能又成为主要媒介。在2004年WNV向美国的西部蔓延后*Cx. quinquefasciatus*又成为检出WNV株的大半蚊种,仅次于*Cx. tarsalis*和*Cx. pipiens*。

据CDC的资料,共检213只蚊虫*Cx. pipiens*,其中204只检出WNV,在33只*Cx. restuans*中有30只,106只*Cx. salinarius*中有100只。检查204只*Cx. pipiens*中,190只为鸟血,兽血的只有5只,两栖动物血的只有1只,8只能查出鸟血和兽血。100只*Cx. salinarius*中只有鸟血的有36只,只有兽血的有53只,有鸟兽血的11只。而*Cx. pipiensis*全为鸟血。

非洲地区分离到WNV的蚊种很多,南非的单条库蚊(*Cx.univittatus*)、尖音库蚊骚扰亚种(*Cx. pipiens molestus*)为主要媒介蚊种,除此还有库蚊属(*Culex*)、伊蚊属(*Aedes*)、按蚊属(*Anopheles*)、三带喙库小蚊属(*Mimomyia*)及曼蚊属(*Monsonia*)。

在中非,俄罗斯等地还从 *Ornithodorus* 蜱体内分离到 WNV。

2002～2004 年在康涅狄格州共捕捉 36 种鸟:知更(*Turdus migratorius*)、灰鸫(*Dumettela carolinensis*)、家麻雀(*Passer domestricus*)、白头鹟(*Sturnus rulgaris*)、晨鸽(*Zenaida maeroure*)、黑顶山雀(*Poecile atricapilla*)、鹩哥(*Quiscahus quiscula*)、火鸡(*meleagris gallopavo*)、蜡咀(*Cardinis cardinalis*)、燕雀金翅(*Carpodacus mexicanus*)、燕子(*Hirundo rustica*)、兰松鸦(*Cyanocitta cristata*)、黑鹏(*Euphagus cyanocephalus*)、短咀乌鸦(*Corvus brachyrhynchos*)、鹰(*Accipiter striatus*)、燕八哥(*Molothrus ater*)、鹅(*Branta canadensis*)、林鸫(*Hylocichla musfelina*)、红翅黑雀(*Age laius phoeniceus*)、黄连雀(*Bombycilla cedrorum*)、鹰(*Buteo jamaiensis*)、苍鹭(*Butorides virescens*)、岩鸽(*Columba livia*)、家麻雀(*Melospiza melodia*)、野鹅(*Passtrina cyanea*)、鹪鹩(*Troglodytes aedon*)、京燕(*Empido naxtraillii*)、莺(*Mniotilla varia*)、鸫(*Seiurus noveboracensis*)、鸭(*Aix sponsa*)、草原莺(*Dendroica discolor*)、凫(*Anas platyrhynchos*)、金莺(*Icterus gallbula*)、黑夜冠苍鹭(*Nyctiocorux nyctiocorax*)、兰头俄鸟(*Vireo solitarius*)。其中有 27 种鸟为 *Cx. pipiens* 的宿主,如美国知更鸟占鸟类中的 40.4%,灰鸫占 11.1%,家麻雀占 10.6%。美国乌鸦也是 *Cx. pipiens* 吸血对象。*Cx. salinarius* 的吸血鸟有 13 种。有报道全球有 75 种以上的鸟类可携带 WNV,包括家禽。

对 *Cx. pipiens* 和 *Cx. salinarius* 两种蚊的哺乳动物宿主共检查了 11 种:白尾鹿(*Odocoileus virginianus*)、灰松鼠(*Sciurus carolinensis*)、浣熊(*Procyon lotor*)、人(*Homo sapieus*)、负鼠(*Didelphis virginiana*)、狗(*Canis familiaris*)、猫(*Felis catus*)、东部白尾兔(*Sylvialagus Floridanus*)、马(*Equus caballus*)、臭鼬(*Memphitis memphilis*)及褐家鼠(*Rattus norvegicus*)。这些兽类中作为 *Cx. salinarius* 的宿主有 10 种。白尾鹿经常检到的蚊种是 *Cx. salinarius*,在哺乳动物中占 67.2%,在总检中占 38.7%。吸人血的蚊主要为 *Cx. salinarius* 和 *Cx. pipiens* 两种。

除上述兽类,还从猴、蝙蝠、花栗鼠、草原鼠、骆驼、野山羊、驯鹿,甚至某些动物园内观赏动物中曾分离出 WNV。

根据从非洲大陆直到地中海、黑海、里海等分离到的菌株均属Ⅰ系。分析美国 1996 年在纽约发现的菌株均属Ⅰ系,说明西半球发现的 WNV 菌株源自东半球地中海地区。

现在的问题是,WNV 是如何传到西半球,是鸟类迁徙,或是人群的移动携带,或者是媒蚊的携带。人类受 WNV 的感染毒血症水平很低,作为携带病原体起传染源向异地传播的可能性不大。欧非两大洲之间、欧亚两大洲间特别是欧洲到南亚之间的候鸟迁徙路线,是鸟类季节性迁徙的地区,西尼罗病毒从非洲向欧洲、东南亚的散布通过候鸟是无争的事实。但根据鸟类迁徙路线分析由东半球的地中海、黑海或里海地区的鸟类迁徙而将 WNV 带到西半球的纽约是十分不可能的。因此有报道 WNV 被从东半球传播到西半球的纽约,是通过海运的海船的货舱将地中海或黑海的一些港口被感染的蚊虫传入美国(Онищенко и др.,2011)。现代海运的货舱船大多采用集装箱装运各种各样的货物(包括动物的运输),一旦受染蚊虫能在运输途中有食物保证,被从地中海一带经大西洋运抵纽约港不是不可能的,何况 WNV 能在一些蚊虫体内保存达一个月之久。

西尼罗热在俄罗斯出现的特点中,有一点是和在美国出现时的特点一样,大多出现在城市居民区,即人口较集中地区,如在伏尔加格勒省占 87.2%,罗斯托夫省占 83%,沃龙涅什省为 80%。而且,发病中大量的群体与它们在城市外感染有关(如曾在乡间别墅、野外休闲地停留过)。虽然农村居民与蚊虫有明显的长时间和高度的接触,但在他们中间患病的比例并不高,可以认为,他们的感染是在年幼时发生的,后来形成了有免疫力了。

研究者应该注意到,在非洲西尼罗热的一些老疫源地中在低发病率时发现在年青年龄中种群免疫力的高水平(Львов,2008;Hayes et al.,2005;Lindsey et al.,2010)。这是与这一组年龄组中,其他严重患者经常存在,甚至免疫系统功能弱化有关。在分析 2010 年俄罗斯联邦患者的年龄结构时也证明,发病最高的是 50 岁年龄和更老一些的人(伏尔加格勒省为 53.1%;罗斯托夫省为 55.9%)。另一种情况是在沃龙涅什省发现的情况,这一省发病总数的年龄组,到 50 岁的占 76%。发病最多的为 30～39 岁(25 人中有 9 人)。在西西伯利亚的车尔雅宾斯克省为 75%(4 人中有 3 人),是 11 岁儿童被发病记录的地方。类似的区别可能与西尼罗热新自然疫源地刚形成有关,居民中种群免疫力最活跃的年龄缺乏,或处于低水平。

西尼罗热在全世界的出现有明显的季节性,首先与蚊媒的活动性有关。在俄罗斯是 7~10 月。在 2010 年发病率最高的是 8 月。首例病例在伏尔加格勒省是 7 月 16 日。

关于对西尼罗热的防治问题是很复杂的,因为要做到对传染源及其媒介有影响的可能性的限制,如在伏尔加格勒省栖居着 229 种鸟,其中 227 种在非洲地区、巴基斯坦、印度、地中海越冬。鸦科鸟类(灰鸦、白嘴鸦)及灰蓝鸽是鸟类动物区系的最大群种类和在人为生物群落中西尼罗热病毒传播的主要贮存者。根据鸟类多年的调查资料,病毒抗原在白嘴鸦和灰鸦中被查出的城市有伏尔加格勒、伏尔加河沿岸,以及伏尔加格勒省的 3 个县。地面群体的某些鸟类(鸽、杜鹃)并不参加病毒的携带,但在鸟—病毒—鸟的循环中能够独立地维持动物流行病过程。在伏尔加自然生物群落中查出大鹭鸶 *Carbo haliaeus*、骨顶 *Fulico* sp.及其他几种鸟高的感染率,这些鸟能在动物流行病间期保存病毒。对于这些鸟在后来病毒传播给人中起什么作用还须要继续研究。

Лопатина Ю. В.、Платонова О. Б.、Федорова М. В.等不少专家在伏尔加格勒省西尼罗热疫源地对吸血蚊(Diptera,Culicidae)、吸鸟及人血的蚊种,以及它们夜间的活动情况作了专门的调查,已发表他们的报道(2006 年,2007 年,2008 年)。认为 *Culex pipiens pipiens* L.和 *Culex modestus* 是西尼罗热病毒的主要传播媒介。在 2003 年的研究中,收集了 9182 只雌蚊,属 13 种 6 个属,指出在 6、7 月主要的自然种是伊蚊 *Aedes vexans*(*Meigen*)占 85.4% 和 *Cx. pipiens pipiens* L.占 7.6%,而在 8 月搜集的蚊中 *Cx. pipiens* 占优势,占 87.9%。采到的发现病毒的有 *Cx.pipiens pipiens* 和 *Cx.modestus* 等。此外还有 *Ae. caspius* (*Pallas*)、*Ae. vexans*、*Anopheles messae Falleroni* 向人和鸟吸血。在蚊中找到病毒时,在省内一些县并没有人发病的记录。在 2010 年查出有西尼罗病毒抗原的有 12 个阳性结果,其中伊蚊 8 个,库蚊 2 个,按蚊 2 个,均是在伏尔加格勒省范围内搜集的。

杀虫措施主要是针对消灭库蚊、按蚊。方法就是清理水池子(湖泊、贮水池、不大的河流、河流弯曲易于积水的地段等),要根据媒介生活周期特点,分几个阶段进行。第一阶段(5 月 18 日~27 日)主要消灭按蚊,第二阶段(6 月 29 日~7 月 8 日)主要消灭蚊的幼虫,第三阶段(7 月 27 日~8 月 4 日)主要消灭成虫。至于工作的范围,在伏尔加-阿赫杜宾河滩要消灭伊蚊工作量是很大的,需要相当的资金。8 月 15~23 日在 6 个水池(24.1hm²),其中有 3km 长的地段经常发现西尼罗热发病记录。在进行 *Culex* 和 *Anopheles* 蚊的数量要降到个别个体的要求。但更加困难的是对许多水库的灭蚊措施。因为这些水库有饲养渔业的意义,不可能在大范围内采用灭蚊的化学剂。情况还更复杂,蚊虫在所有有积水大大小小的水池中、乡间别墅里的一些小水坑中、农庄宅旁的地段等都不可能经常使用化学杀虫剂。

因此,2010 年西尼罗热发病的分析证明,在俄罗斯南部某些地方,其发病率在明显增长。同时,即便 6~8 月天气条件相似,发病数还是相当不一样。例如,在西尼罗热老的疫源地(阿斯特拉罕省)只发现个别病例,很可能与病毒型不一样有关。在 2005 年流行病季节血标本血清检测后研究者曾指出,在阿斯特拉罕省是西尼罗热 I 型病毒。除此外,还有这样的报道,2010 年夏天这个省蚊虫数量低。

总的讲,关于树病毒传染病,特别是西尼罗热,很多研究人员存在着一个共同的观点,认为全球气候升温影响这种虫媒性疾病的流行病学。气候变化影响媒介的生活周期,从而导致蚊虫生物学的改变,病毒的分布,以及蚊虫对病毒的传播方法能力。这样能够改变病毒与媒介、病毒与人类或动物机体相互作用的途径。周围环境未来的改变的预测预报和评价要求从分了水平到种群水平确定这些复杂机制的全部因素,以便提供制订更有成效的预防措施的依据。

四、欧亚非三大洲众多鸟类频繁的南北迁飞给西尼罗病毒的散布创造了有利条件

鸟类在自然界的动物流行病中的意义,主要在于它们不但是某些自然疫源地性疾病病原体的储存宿主,或是某些自然疫源地性病传播媒介的体外寄生的寄主,还是某些自然疫源地性疾病病原体的传播者,这主要与鸟类的生态习性中的某些特征有关,其中与鸟类的迁徙关系最大。

鸟类的迁徙在研究自然疫源地性疾病中占有一定的意义。早在 20 世纪 60 年代,苏联的鸟类学家就在研究鸟类在自然疫源地性疾病中的作用(Исаков и др.,1968)。经多年的研究,将欧洲、亚洲及非洲两大陆鸟类迁徙的路线分为 5 个区域(图 7-14)。这证明西尼罗病毒可以通过多种鸟或鸟携带被感染的多种蚊散布到欧洲及亚洲地区。

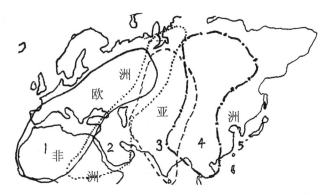

图 7-14　欧亚非三大洲鸟类迁徙路线的划分(仿 Исаков и др.,1968)

1. 欧洲—黑海/地中海;2. 西伯利亚西部—里海/尼罗河;3. 西伯利亚/哈萨克—巴基斯坦/印度;
4. 西伯利亚东部—西藏/恒河;5. 黑龙江—中国

鸟类的迁徙习性是在它们长期历史进化过程中形成的。由于各种鸟类自身的生理特征、生态特征的不同,各种鸟类所生存的环境条件不尽相同,因此这种主观和客观的特殊性形成了各种迁徙习性的鸟类,这个过程当然也包括了当今各种鸟类仍在接受上述主观和客观因素的影响,也就是说当今鸟类仍处在进化过程中。

在一段观察时期内,同一种鸟类能够改变其对迁徙的关系,候鸟变成漂泊鸟、漂泊鸟变成留鸟的事例就说明严格按地区分留鸟、漂泊鸟和候鸟是不可能的。因此,在通常易于区分鸟类的迁徙习性基础上,要注意上述鸟类迁徙习性的可变性。这也不奇怪,留鸟、漂泊鸟、候鸟和迷鸟之间逐渐过渡的存在证明外部生存环境因素(气候、食物、敌害、栖息地的变化等),如连年的暴风雪不但可改变某种鸟在不同地区种群的迁徙习性,甚至改变了它们的分布。

云南省昆明市自 1985 年秋季以来,每年冬天都有上万只红嘴鸥(*Larus ridibondus*)在市区内的翠湖公园、盘龙江等地觅食活动,形成昆明的特色风景。

红嘴鸥来自西伯利亚,从贝加尔湖穿越俄罗斯和整个中国来到昆明过冬,之后再集体返回。1987~2006 年红嘴鸥到达和离开昆明滇池的日期分别是 10 月 3 日~11 月 3 日和翌年的 3 月 18 日~4 月 18 日,停留(177±9)天,在滇池停留(32±11)天后进入城区,而不进入城区(34±21)天后才离开滇池。

红嘴鸥是我国南部地区冬季最常见的鸥类。在东部沿海一些南方城市过冬,进入城区的公园水体和河流地段觅食,受到人们的保护和投食指引。

20 世纪 80 年代昆明未出现过红嘴鸥,1985 年出现在昆明,据称是受东部沿海严峻的入冬前寒流的影响,而将越冬路线改变到了云贵高原的昆明。说明越冬迁移路线受环境条件的变化进行了改变。

我们还可以再举银鸥的例子。

银鸥(*Larus argentatus* Pontoppidan)多半为迁徙鸟(比其他种类的鸥迁徙性强),仅少数是过冬于北海和波罗的海地区。大多数的鸥向南方迁徙相当远,直到热带非洲。同时个别种群和种族还有下列差异:营巢于西部的鸥,顺着法国、西班牙和葡萄牙沿岸飞移,向地中海西部及非洲西部的水区直达尼日利亚。仅少数例外,它们仍留在北海地区。营巢于东部地区(瑞典、芬兰和俄罗斯西北部)的鸟类中只有少数保留在波罗的海和北海沿岸。但绝大多数的迁徙鸟都是由北向南迁徙,并穿过大陆与水区(如里海、黑海、地中海等),没有显著的联系。有些鸟飞过里海后,落到地中海东部,也有沿地中海飞行到法国的罗讷河的入海地区,还有的飞到埃及,沿尼罗河流域到非洲中部的维多利亚湖和刚果河流域的中游,这些地方都是西尼罗病毒及其寄生蚊虫的最适栖息地区。

因此,西尼罗河热病毒自1937年在乌干达被发现后,1950年就在埃及出现,20世纪50年代又散布到了地中海北岸的巴尔干半岛的许多国家,在60年代又散布到俄罗斯南部的伏尔加河下域的不少人口集中的一些城市,而且在上述这些地方已扎根落户,形成西尼罗热的自然疫源地不是没有道理的,其中最主要的是在欧亚非三洲之间有许多迁徙鸟类由南向北,由北向南,冬去春来,频繁活动,为西尼罗热这种通过媒蚊和鸟带菌创造了散布的有利条件,一旦温带地区的气候条件适宜媒蚊和西尼罗热病毒生存,就更容易促使西尼罗热病毒的散布了。

五、新区多种地方鸟类的感染为西尼罗病原生物群落的落户提供了有利条件

WNV新发现的地方,几乎所有实验感染的75种鸟类都可产生病毒血症(野生鸟类、鸡和鸽均有)。病毒能在鸟类之间直接传播。通常鸟类感染后很少发生脑炎和死亡,但近些年,特别是在美国东北部流行期间发现大量的乌鸦死亡,过去在其他地方发生WNV流行时,尚未发现过WNV引起鸟类自然感染而死亡的现象。更有甚者,鸟类不仅出现脑部病变,而且出现多种组织病变。有病毒血症的鸟是人感染的主要传染源。特别是喜欢在农田、居民点、交通要道与人接近的乌鸦更为明显。乌鸦对WNV高度敏感,而且是最常见的带菌者。因此,美国将乌类死亡,特别是乌鸦的死亡作为WNV地理扩张的指征。从乌鸦生态学中具有的某些特点来看,这种鸟在散布和扩大它所能携带的病原体的分布方面确实起很大作用。

鸦科(Corvidae)中某些种类的种内结构,早就受到研究者重视,且研究得比较好,特别是秃鼻乌鸦、白嘴鸦(*Corvus frugilegus*、*C. woodfordi* 等)的群体营巢的研究。通常这种鸦群体的营巢地与相连接的取食区相连,而且仅为当地鸟类所利用(即这种鸦的基础种群)。不会发生隔离,而是连成一个整体,在这种群体营巢区的边缘,邻近的群体采食区会互相重叠。所以是研究动物聚群(aggregation)的对象。在幼鸟孵出后,各个群体营巢区的鸦就汇集上百只,甚至上千只,特别在那些大河的河谷、食物丰富的地方、农田、村镇,甚至城市,种群特别大。例如,Munro J. H. B.曾在英国苏格兰爱丁堡附近弗斯湾北的洛西安地区的冬季作了详细的观察。这种群体共同在一起过夜,即相当拥挤的群。这时,除了白嘴鸦外,还有渡鸦(*C. corax*)、唐鸦(*C. monedula*)及其他鸟类。有时,会将很大地区范围内的鸦汇集在一起,这时进行不同种群水平的个体间的个体交换。这种交换既与普通群、过夜群相联系,又与季节性迁飞有联系,在迁飞过程中群又可以分成一些地方的留鸟,还可以重新在迁飞途中组合新的群体(图7-15)。

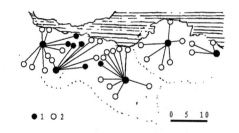

●1　○2　　　　　0 5 10

图7-15　白嘴鸦冬季联合各个群体营巢地的地点(1),可以作为
当地基础种群(2)联合的例子(仿Munro,1948)

单独营巢的普通老鸦(*Corvus corne cornix* 等)在幼鸦飞出后,可以组成7~15只的群,很少超过20~25只,这是由附近的营巢的一些鸦组成的。在这种群体中可以从行为上区分出它们属于不同的窝。在发生更大的群体时,在迁飞途中这种群还保持着相对独立性,可将这种群视为种群的分割。

迁飞的北方乌鸦,在季节迁飞中又可以组成成百上千的群,到其越冬地,它又会成为一些地方种群,这时组成的群在很多地方与当地的留鸦混合组成群。而且形成一些种群内的联系和不同定型的行为,如叫声的特点、一些信号,阻碍种群分组的分离,使种群彼此隔离,显然,不排除已形成为单身的个体对陌生的群。这种群的情况,作者曾参加过那乌莫夫组织在俄罗斯莫斯科列宁山上对乌鸦冬季越冬的动态观察。

在入秋时期,定居的种群,大多只是相对小的群,主要由一窝雏鸦组成,相当数量的这种群由孤独一只形成。从 10 月逐渐从北方飞来的鸟,可以从其行为区别出来,如爱叽叽喳喳叫的、惊慌失措的神态等。到了 11~12 月末期,大的群分成一些小群,其中大多在采食区和栖息地之间来回迁飞。这段时期,地方上的鸦的小群继续占据其领地,似过着定居生活。在群的大小缩减时,这种小群的群数有所增大。这可以用飞来的群分成部分合成来解释,还可用已定下的鸦和飞来的鸦中部分混合加以解释。当然,要严格的对这种情况证实,应该说只好通过标记鸟类的方法,但很可能上述这种群的组成中有很多杂七杂八的个体。这在哈萨克斯坦里海附近,很容易观察到,因为那里是秋季乌鸦栖居地,冬季到来,很容易区别北方飞来的灰乌鸦。

从上述资料中,可以使研究者建立这样一些概念:一旦某种自然疫源地性疾病的病原体感染了鸦科这一类的鸟,特别像在蚊—鸟之间传播病毒的西尼罗病时,因为鸦科中很多种鸟喜欢在居民点、居民点附近的农田、公路两旁的行道树等栖息和采食等。这为疾病病原体在这些鸟的群聚中间传播,在鸦科鸟与其他善与人接近的鸟类之间的传播创造了条件。西尼罗热近十多年来的情况已足够说明这一问题,加上鸦科鸟类,不但经常在当地鸦科鸟类中频繁交换,还经常与外地飞来的鸦科鸟类进行种群、聚群的交换,必然加重了疾病病原体在当地流行环节的复杂性和长期性,并给疾病的防除带来更多的麻烦。

六、西尼罗热病原生物群落散布的前景

动物种群栖息空间的变动,不论是种群的扩散,或种群的侵袭,也不论是主动的,或被动的,在近代研究动物流行病自然疫源地的空间变动时,作为讨论的内容。这种变动的结果,主要与动物种群在空间动态中,是否找到适宜它们生存的生物群落中的生态位,哪怕动物种群的空间位置的变动,是被动的变化(或迁徙)。

全球的地表,被一个广大的植被覆盖着,植被的组成取决于当地的气候、降水量和土壤等环境因子。植物群落与被其支持的动物群落,共同组成生物群落。动物群落的种类是多种多样的(植物群落也一样),受到一些因素的制约,如生物群落中初级生产的水平、资源的季节适合性、植物区系的世代交替(heterogeneity)、基质的性质及植物结构的多样性等。种的多样性产生生态位的概念(Grinell,1917)。生态位(niche)可看作为一个种所有生态要求的总和。它包括食物、空间和避难所及所能接受的物理条件。生态位基本的定义是 n-dimensional hypervolume,其轴记述不同的环境变化。可以说被种群占据的这一体积就是容许种无限生存下去的体积。在自然界被种所占的实际的生态位可以比这要小,可以称为"实际生态位(realized niche)。生态位的宽度可因种的不同而不 一样。例如,杂食性的姬鼠(*Apodemus sylvaticus*),其分布范围非常大,从爱尔兰到喜马拉雅、从北欧到阿拉伯,几乎遍及整个旧大陆,这种广泛分布的小型啮齿动物喜欢落叶林和森林边缘,在广泛的栖息地内被发现,从英国的草地、田野到中东亚高山,到我国的是广生态位的种,而狭生态位的种的栖息地和分布是相当受限制的。很多种哺乳动物,至少在它们生活中的部分是为了共同分享一个共同资源(食物资源、空间资源)而使生态位重叠起来,说明食物和空间的利用是非常复杂的。在物种多样性的生物群落中动物的活动性时间是物种的一种适应性。在那些好几个具有相似生态位要求的种,共同在一起的地方,活动时间的分离提供了生态位的分离。当分享共同资源时,最大的时间利用可以作为种的特异性。也可能出现两种之间的竞争,当它们利用同一共同资源,而这些资源对它们协同要求不充分的时候。其中更重要的资源是生活的空间、食物、生产地方(site)及避难所,这种竞争可能是暂时的,如在食物供给短暂时期。迁徙是一种生态位的空间和时间上的改变,其结果是动物能在一年内不同时间利用不同

场所(蝙蝠、鲸鱼、有蹄类最具代表性)。生态位的大小有季节变化,导致对生态位的定量描述,进行多维分析,如用判别函数分析。

西尼罗病毒的寄主是一些不同种的蚊虫和一些哺乳动物和鸟类甚至灵长类等结成共生体,在生物群落中占据所适应的生态位。上面介绍的近60多年西尼罗热的媒介蚊虫,因温带气候条件的异常变化,早在20世纪50年代就已出现,由热带草原向温带草原的移动。由寄生蚊虫(甚至鸟类宿主)将这一病原生物群落移到新的地区,如巴尔干半岛的西部一些国家(巴甫洛夫斯基,1964)、多瑙河流域一些国家、东欧的乌克兰、俄罗斯南部的伏尔加河近里海的一大片地区,建立了新的西尼罗热的自然疫源地(Онищенко и др.,2000),甚至移到西西伯利亚的大平原。1999年一次偶然的机会,海船货仓将带菌的媒蚊通过里海、地中海、大西洋运送到美国东海岸的纽约港口,媒蚊在纽约沿海沼泽地安家落户,第二年就移动到美加交界的大草原,而且认为西尼罗病毒在此安家非常适应,并认为在这片大草原上已建立了新的西尼罗热的自然疫源地,即西尼罗病毒、媒蚊、宿主动物三位一体中的媒蚊、宿主动物,已由这片大草原中的动物物种取代,而且西尼罗病毒由于不断移动,改变了媒介和宿主而产生宿主诱导变异,其毒力比它在原发地乌干达热带草原强得多,乃至美国人称其为最严重的疾病类型。

现在的问题是,西尼罗病毒到了新的地方后,虽然很适应,但与影响生物进化速度的生物因素和环境因素不能决然分开,也不容忽视,西尼罗病毒,或者说西尼罗热的病原生物群落能否在新区落地生根,还应当从生物与环境的结合方面考虑。即应从这一病原生物群落对环境的适合度(fitness)和选择压力(selection pressure)两因素考虑。

所谓适合度不完全与适者生存概念相同。仅仅因适应而能生存对进化还是不够的,还应当有繁衍后代的能力,才能一代一代发展下去,因而不同变异的个体间,它们的生存、生殖和繁衍后代的能力是不一样的,所谓适合度指的是一个生物(或种群)能够生存,并把它的基因传给下一代的相对能力。有人认为,类型越高等,进化速度越快,正可以用适合度的大小来解释。因此,有核的真核细胞之所以比原核细胞进化快,正因为真核细胞有细胞核,它的遗传机能比原核细胞发达。真核细胞的生殖方式比没有形成细胞核的、只能靠细胞分裂繁殖后代的原核细胞变异和发展要快。

西尼罗热进入新的地区,特别是由原发地热带草原进入温带,其病原生物群落均要受到自然选择的作用。自然选择对每一个生物经常起作用,使生物与环境的关系不断得到调整。所谓选择压力指的就是自然选择在若干世代中使群体内遗传组成发生改变的效能。选择压力大,后代个体能存活的可能性就小,存活下来的个体数就少;反之,个体存数活就多。因此,生态学家认为,后代存活的个体数与亲代个体之间有一个比值,大于1,说明存活数大于亲代数,这样的群体发展趋势就大;如果小于1,则种群发展就是缩小的趋势,因此,用选择压力可以判断某一种群的兴衰趋向。

严格来讲,西尼罗病毒,不管是被鸟类携带或人类经济活动运载,将其共生体媒蚊带到新的区域,对当地的生态系统(生物群落)实质是一种侵袭。是否通过在新区生物群落与新来的病原生物群落协同进化,这取决于很多因素。首先是新环境的稳定性,如果新环境容易多变,则在新环境内安营扎寨的病原生物群落的适合度应该比较大,就易适合。鉴于西尼罗病毒的宿主(蚊和鸟类)在新环境中均属已适应当地的物种,取代了西尼罗病毒在原发生地的宿主。所以环境变化对新生的病原生物群落影响不大。影响比较大的因素是西尼罗热在新区出现后,给当地的人类造成巨大灾难。自1999年西尼罗病毒被带进美国后,出现过两次西尼罗热大流行的高潮,一次是2003年,另一次是2012年,发病人数48个州为5000人,死亡228人。人类自然要采取反击,采取预防措施。但这一次西尼罗热侵袭北美(美国、部分加拿大及加勒比海某些岛屿),一是面积大,而且大多集中在人群密度比较大的地区;二是带毒的蚊、鸟类及兽类(包括好几个目)的栖息生境多,从沼泽、树林、平原、草丛、河滩灌丛,直到一些鸟类的鸟巢等均属滋生和取食场所。不像1929年,法国的驱逐舰把非洲的冈比亚按蚊带到南美洲的巴西港口,在港口城市沿岸落户于沼泽苇地,在一些城镇引起疟疾流行,10年后引起巴西疟疾大流行。人们花了3年时间,动用3000多人把这种蚊虫彻底消灭,遏制了这些城镇的疟疾。这种措施之所以见效,主要还在于疟疾的媒介蚊种比较单纯,滋生地比较集中,在当地生态系统中仅有蚊虫占据的生态位,而西尼罗热的病原生物群落涉及多种蚊种和多种宿主动物(多种鸟类,甚至家禽,哺乳动物中的啮齿目、翼手目、有蹄目、灵长目甚至一些家畜等),网络比较复杂。西尼罗热到了北美占据的栖息生境种类繁多,其中地理自然环境差别大等因素,给防治西尼罗病造成很大困难。因此,西尼罗病是否最终能在北美洲扎根落户不是没有条件的。2015 年 8 月媒体报道,西尼罗热在 2015 年在美国的中西部又出现肆虐并扩大分布区,说明当地自然条件容易使西尼罗热适应并扎根当地。

自然疫源地性疾病的自然疫源地的散布,如鼠疫病在 18 世纪末和几乎整个 19 世纪里,就是通过航海运输,使染疫家鼠随着来往的船只侵入欧、亚、非及南北美洲重大港口城市。由于当时带鼠疫菌的宿主动物为大家鼠,主要是褐家鼠(*Rattus norvegicus*)及当地城市中的黑家鼠(*Rattus rattus*)。

家鼠带菌侵入港口城市,引起港口城市中发生鼠间鼠疫流行。由于当时正值资本主义发展的上升期间,有条件采取比较有效的灭鼠灭蚤的措施,才能使从 1871 年最初从我国西南的云南及缅甸一带暴发的鼠疫流行途经亚洲、欧洲(个别国家)、非洲、南美洲及北美洲时(1939 年)才停息。而且没有使鼠疫动物病在所经过的港口城市的当地啮齿动物中间安家落户,使该城市成为鼠疫病的疫源地。其中最主要的是与鼠疫菌的寄主蚤或鼠的生态学特点有关。港口城市家鼠的寄生蚤为 *Xenopsylla Cheopis*。这种蚤要求的环境条件是 20%～25℃的温度和 60%～70%的相对湿度。大多数港口城市不具备这种环境条件。

但在非洲情况有些不同,由于非洲有的城市经济条件滞后,采取的灭鼠灭蚤的措施不得力,拖延了鼠疫病在城市中流行的时间,以致使城市中流行的鼠间鼠疫向城市郊区扩散,把鼠疫菌带入郊区鼠类中,而使鼠疫病在这些城市附近的自然界落地生根。当然这一问题还有争论。有的学者主张,这些城市附近的野外存在的鼠疫疫源地,是早就在当地存在的鼠疫自然疫源地了,不是外来的。实际上这些学者的主张,也不是没有根据的。有关鼠疫最可靠的报道是属于纪元前 1 世纪,这时期腺鼠疫的死亡率很高,曾在非洲最北部,即沿地中海的利比亚、埃及及邻近埃及的亚洲的叙利亚猖獗一时。公元 1 世纪时期大陆之间的交往还不具备把亚洲东南,或者南亚的鼠疫带到非洲地中海沿岸的国家。

综上所述,研究者根据自然疫源地是虫媒传染病进化中的一个必经现象,因而自然疫源地是十分顽固和持久的一种生物学现象。决定疫源地存在的久暂与否的因素是:媒介生活史周期的长短,媒介的量,世代交替的频度,能够传播病原体的阶段的长短,对不良外界环境的抵抗力,媒介物获得病原体的来源(即动物贮存宿主,或供血者和受血者)是否存在,并且是否容易接触到,在该病自然疫源地的生物群中足以影响病原体循环的各种外界环境因素。这些因素使西尼罗热病毒在时间上,在当地不断循环过程,促成其自然疫源地能在当地持续存在下去。而上述的西尼罗热的病原生物群落的空间的变化,或者说西尼罗热病原生物群落的散布已完全具备这些因素,因此它散布到新区后扎根,应该说不是没有可能的。而不属于自然疫源地性疾病的疟疾则不具备上述这些因素,而纯属一种单种的侵袭,哪怕是与疟原虫结为共生体的冈比亚按蚊带菌散布的可能性也不能与自然疫源地性疾病西尼罗热的散布相比了。

第五节　非洲锥虫病自然疫源地的特点

非洲锥虫病(African trypanosomosis,又叫昏睡病 lethargy)广泛分布在热带非洲,其分布区北起北纬 14°,南抵南纬 29°,它与其传播媒介舌蝇(*Glossina*)的分布区相吻合,占地 1000 万 km² 以上(Hoare,1961)。在这广阔的地理空间,包括撒哈拉沙漠以南的几十个国家中已证实面积大小不等的近 200 多个自然疫源地。昏睡病有两型:慢性(或叫轻型),其病原体为布氏锥虫冈比亚亚种;急性(或叫重型),其病原体为布氏锥虫罗得西亚亚种。这两亚种形态上不易区别,在致病性方面可以说罗得西亚亚种比冈比亚亚种要强。除此区别外,与纯属家畜病——那加拿病的布氏锥虫指名亚种没有不同。昏睡病病程长短取决于不同的病原体。急性型(*T.b.rhodesiense*)可长达几周,而慢性型(*T.b.ganbianse*)可长达几年(图7-16,图7-17)。

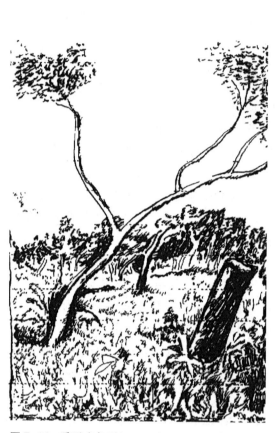

图7-16　昏睡病急型(*T. b. rhodesiense*)的媒介,刺舌蝇(*Glossina morsitans*)的栖息生境。稀树草原(仿 Gaschen)

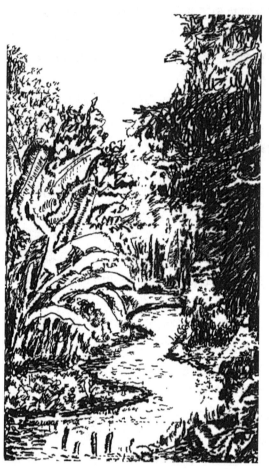

图7-17　昏睡病轻型(*T. b. gambiense*)的媒介,须舌蝇(*Glossina palpalis*)的栖息生境。河流的沿岸地带(仿 Gaschen)的栖息生境

　　昏睡病病原体的贮存宿主比较复杂,因为在每一疫源地中不论是舌蝇,或者野生哺乳动物均能为布氏锥虫3个亚种的带菌者。故20世纪50年代,如果在野生动物中发现锥虫,而当地未发现昏睡患者,就将其鉴定为布氏锥虫指名亚种(*T. b. brucei*),如果当地有昏睡患者,那就将它鉴定为布氏锥虫罗得西亚亚种。在疫源地内昏睡病慢性型时,采取的鉴定办法是区别 *T. b. brucei* 和 *T. b. gambiense* 的毒力大小。

　　研究人员后来才逐渐弄清,非洲昏睡病病原体的贮存动物的意义在急性型和慢性型是不一样的。昏睡病这两型各有其自己的传播媒介:即刺舌蝇群 morsitans 和须舌蝇群 palpalis,它们各自有自己特殊的生态要求,包括栖息生境及各自的食物要求都不相同。早在20世纪40年代 C. F. M. Swynnerton 就开始对舌蝇生态学进行研究,从而积累了阐明昏睡病大量的流行病学资料。全部舌蝇生存要求的条件还是有一些共同之处,如均喜欢阴暗的生存条件,均不能忍受40℃以上的高温,均生活在树林和灌丛之间。它们繁衍在阴暗的环境,均喜欢在松湿的土壤中产卵孵幼。因此将具有类似上述特点的这种植物群落称为"舌蝇地带(fly belts)",媒介就在这种地带内进行整个生命活动。飞向开阔地也是很短暂时间,通常飞不远,不超800m远去寻食,飞行主要靠视觉行动。但如果是为了寻找供血动物,它们可能被动地溜出范围。

昏睡病两种类型的媒介生态学具有下述特点。

刺舌蝇(*Glossina morsitans*)是罗德西亚锥虫病的主要媒介。它生活在非洲大陆撒哈拉沙漠以南的北纬14°到南纬29°之间的热带地区。南北以白尼罗河上域的艾伯特湖、坦噶尼喀湖及卢安瓜湖直到马卡迪卡盐沼地带一线,将热带非洲划分为东非和西非,在这范围内有分散的小丛林的森林稀树草原、林草原地带。这个地带中某些植物群落是这种蝇及刺舌蝇的近亲种类的栖息生境(图7-16)。这种地理景观区域内有一些有蹄类动物,特别是羚羊。羚羊就是这些吸血节肢动物的食物源泉。

在刺舌蝇和野生有蹄类动物之间建立起来的食物联系,是通过实验分析这些蝇所吸的血的血液证明了的,而且是通过沉淀反应加以证明了的(Weitz)。

专家通过用这种反应进一步确定了在上述地理范围内,这些吸血昆虫专门吸取这种动物的血液。除此之外,早就证明,在这种蝇 morsitans 群的分布区内羚羊自然感染布氏锥虫病,而且是罗德西亚锥虫病。后来还证明人可以从羚羊感染罗德西亚锥虫病。在和津巴布韦(罗德西亚)的一些地方全体居民从昏睡病急型的地方性地带撤离疏散,再不准入住这些地方病区。当地居民有时进入这些地方就被感染上了罗德西亚锥虫病。因为这些地区只有蝇能从被感染的羚羊获得病原体而成为传染源,后来一直只是一种假说,被用在自然条件下从南非林羚羊(*Tragelaphus scriptus*)分离出来的锥虫给加纳的志愿者接种试验得到了证实(Heish等)。在志愿者血内出现典型的罗德西亚锥虫,患病时出现了昏睡病急型的一切早期症状,但在传染9周得到了治愈。从这一事实应该得出结论,昏睡病这一型是典型的人兽疾病,它在其自然疫源地内是不依赖人存在的,是在羚羊作为供血者、传播媒介,羚羊作为授血者之间循环的,而且在地方病病区内病原体的循环将人也卷进去了,而且这时人成为供血者和受血者。

在哺乳动物中间,除南非林羚和麋羚(*Alcelaphus buselaphus*)为主要贮存宿主外,还在狮(*Panthera leo*)、鬣犬(*Crocutacrocota*)、小苇羚(*Redunca*)、绵羊、长颈鹿中发现,因此罗得西亚亚种的宿主范围较广。家畜中只有牛为带菌动物,而且认为东非人感染昏睡病时牛是主要传染源。带虫的牛可将病传播到原先没有东非锥虫病、但分布有舌蝇的地区,形成新的疫源地(或叫疫区)。

在东非人感染昏睡病是因为进入疫源地中被感染上锥虫病的舌蝇叮咬而发病的。疫源地是由布氏锥虫罗得西亚亚种、刺舌蝇、南非林羚和麋羚形成的。

昏睡病的轻型的媒介则是须舌蝇(*Glossina palpalis*)及近亲的一些种,这些舌蝇生活在西非一些河岸、湖边的树木和灌丛的阴暗处,形成了近河岸的森林走廊地带,而且从不离开水,或者只沿河岸寻食(图7-17)。在近河岸地带 G. palpalis 的特点是哺乳动物区系相当贫乏,但与居民区联系密切,从而与媒介发生接触是在取水时、洗衣服时,甚至停靠岸边的小船,或钓鱼时。就在这些情况时,palpalis 蝇攻击人类,蝇的主要食物来源是爬行动物,特别是鳄鱼(Hoare)。palpalis 蝇的生境特点迫使人们考虑,由布氏锥虫冈比亚亚种引起的疾病是人类病,这时病原体主要从人传给人,即人—舌蝇—人的方式维持流行,也有可能还有家畜动物,如猪、绵羊、狗可以作为传染的贮存者。后来还发现有水羚羊(*Kobus*)、麝羚(*Celaphus buselaghus*)等。

第六节　旋毛虫病的自然疫源地

旋毛虫病,又叫旋毛线虫病(trichinellosis),是一种世界性分布的动物病,在自然界旋毛虫(*Trichinella spiralis*)可以感染150多种动物,且感染的方式又是通过食肉感染,早在1846～1860年发现猪肉中有旋毛虫,并证实人食用感染旋毛虫的猪肉而患此病。因此揭示了旋毛虫病成为动物—动物,动物—人间持久循环的一种自然疫源地性疾病,具有自然疫源性及人间疫源性。

旋毛虫病在我国最早是 Manson 在厦门猪体中发现的。之后秦耀庭等分别在东北的犬、猫体中发现有旋毛虫,鼠类中发现旋毛虫是1939年唐仲璋在福建检出的。新中国成立后,很多学者相继报道在贵阳、武汉、黑龙江、西藏、云南、河南、湖北、吉林等的家猫、熊、人体的旋毛虫病例及局部地区有流行。

对于旋毛虫种的发现，以及诸多学者对这种线虫差不多有150多年的研究，目前已经可以肯定旋毛虫不再只是一个种。早在20世纪80年代，苏联的专家对旋毛虫的分类提出旋毛虫属（Trichinella）至少存在着3个种：Trichinella spiralis、T. nativa、T. nelson。后经用同工酶分析，不同地区、不同宿主分离到的旋毛虫同工酶谱存在着差异。经用对旋毛虫基因重组序列及核糖体 DNA（rDNA）序列进行分析，同时对各地来的分离株，用27种同工酶对比分析，确定8个基因库（T.s、T.na、T.ne、T.britovi、T.pozio、T.5、T.6、T.8）。并确定 T.s 宿主为家畜型（猪体），为世界分布；T.p 主要对鸟类适应且无包束基因型；T.br.仅在古北区温带的犬科食肉动物，而 T.br 与 T.na 非常近似，是从 T.ne 分化出来的。其他几种基因库的宿主均为野生动物。8个基因库旋毛虫之间存在着生殖隔离现象。

我国科技工作者对国内已收集到的旋毛虫分离株进行了系统的鉴定分析，结果是，现有的猪分离株（T. spiralis）与国际标准虫株（T. spiralis）的种间生物学特性相符。两株犬分离株和一株猫分离株则与国际标准虫株 T. nativa 的种间生物学特性相符。我国还有6个分离株 T. spiralis lss535（YN 云南猪分离株）、T. spiralis lss534（HN 猪分离株）、T. spiralis lss533（黑龙江猪分离株）、T. nativa lss531（CQ 长春犬分离株）、T. nativa lss530（HQ 哈尔滨猫犬分离株）及 T. nativa lss532（CAT 哈尔滨猪分离株），同种不同分离株间，可能因地理条件的差异而存在着株间细小的差异，但都获得了国际标准虫种的认证和编码，为今后的科研工作奠定了坚实基础。我国上述虫株的地理分布也都逐渐明确：T. spiralis 呈全国性分布，而 T.nativa 主要分布在东北地区。

我国的人体旋毛虫病，主要分布在云南、河南、湖北、西藏、广西、四川、吉林、辽宁、黑龙江、内蒙古、江西等地。据1996年中国统计年鉴估计，我国约有2000万人感染旋毛虫（刘明远，1998）。

旋毛虫病是一种世界性疾病，呈全球分布，其中北美发病率特高。除南极洲没有发病报告外，其余六大洲大陆及岛屿均有发病病例。造成上述这种广泛分布的重要原因之一是旋毛虫病的自然宿主十分广泛，几乎所有哺乳动物、一些鸟类、爬虫类、两栖、鱼类均可感染旋毛虫。过去认为食草动物可能是例外，不感染旋毛虫，但食草动物为了补充营养，特别是哺乳期，食草动物要补充一些动物营养。因此，这就造成旋毛虫在自然界的循环圈非常巨大。旋毛虫可以在野生动物之间形成错综复杂的循环，可以在野生动物和家畜间无间断地循环，在家畜动物间循环，以及野生动物与人、人与家畜间循环。森林与田间、田间与乡镇、乡镇与城市间都有割不断的联系等。但最根本的是野生动物之间的循环是这一疾病形成全球广泛流行的原因。除此之外，旋毛虫还可进行垂直感染，即母体感染胎儿，成型的胎儿就可检出旋毛虫。

作者在这里简要介绍自然界中旋毛虫的循环途径，应该说，各不同地理景观内都可查出该地理景观中特有的动物间旋毛虫循环的途径。这是消灭旋毛虫病的方法，关键还在于消灭病原、切断传播途径、加强易感动物的保护。

在详细研究一些非虫媒传播性人体疾病的流行病学后，它们中的很多疾病都属于具有自然疫源地性的疾病，如狂犬病、细螺旋体病、布鲁氏菌病等。这些疾病病原体的贮存者是野生动物。某些蠕虫病也应列入人体和家畜自然疫源地性疾病群里。

旋毛虫病是人体和家畜（猪、猫和犬）典型的自然疫源地性肠虫病的疾病。旋毛虫病的主要贮存者大部分都是野生哺乳动物，因为吞食带有这种线虫的幼虫阶段的肉而发生感染。与哺乳动物的其他目相比食肉目感染旋毛虫病的比例很高，在某些种可达到百分之几十。旋毛虫的主要宿主应该首推野猪，因为它什么都吃。

食肉动物之所以感染上旋毛虫病主要是一种动物吞食另一些动物。食肉动物不但能感染上旋毛虫病，而且很严重，如伶鼬、白鼬能成为貂、鸡貂及其他食肉动物的猎捕对象而貂、鸡貂等又是狐、浣熊、獾、野猪等的猎捕对象，还可能是狼的捕食对象。猞猁狲、狼、熊实际上没有敌人，它们传播旋毛虫病给别的动物只能在它们死后才能实现。兽尸经常不但被食肉兽（熊、狼、狐、浣熊等）吞食，被野猪吞食，还被某些啮齿动物、食虫哺乳动物吞食。如此，这种动物的食物性的相互联系保证着自然界中旋毛虫的分布（图7-18）。

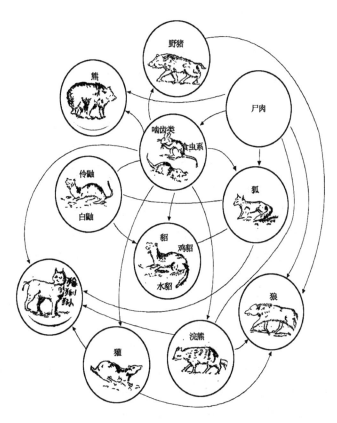

图 7-18　旋毛虫病森林地带自然疫源地中的分布(仿 Ю.А.Березанцев)

食肉兽作为旋毛虫的宿主动物虽已研究得比较好,但苏联军事医学科学院的学者们提出问题:最终还不能确定旋毛虫的宿主动物是否只有食肉兽;这些食肉兽在自然界是否能保证旋毛虫的循环。这些问题之所以引起怀疑,在于这种侵袭病在动物中间存在, 这些动物以尸肉为食也有例外,如白鼬、伶鼬等是不食这些动物的。因而就提出这样一种意见:啮齿动物和食虫动物是旋毛虫在自然界中循环链条中的一环。啮齿动物是所有食肉兽的食物,对狐及很多种动物鼠形啮齿动物是主要食物。

在自然界中,啮齿动物和食虫动物被旋毛虫病感染的报道相当多。在哺乳动物的食虫类中众所周知的有猬(*Erinacheus*)、小鼩鼱(*Sorex minutus*)、普通鼩鼱(*S.araneus kytop*)、鼹鼠(*Talpa europea*)、鼩鼱(*S.macropygmeus*)。

还在自然界发现步行虫、金花虫的肠道中有旋毛虫的肉。在一种蝇(*Lucilia caesar*)的幼虫肠道中发现旋毛虫的幼虫。在蜣螂(*Geotrupes stercorosus*)的肠道中也发现过旋毛虫。

在一些食肉动物的咀嚼肌中发现旋毛虫,1g 咀嚼肌中能有 20～90 条旋毛虫的幼虫。有的猪、狗一次能吞下不少于 50 条旋毛虫幼虫,鼠形鼠一次能吞下不少于 6 条旋毛虫幼虫。为了要让旋毛虫,通过尸蝇来感染动物就要吞食大量尸肉,少量的是不容易感染上的。

但经专门对鼹鼠感染旋毛虫的实验,最终结论是鼹鼠在旋毛虫的散布中无大意义,前面提到的在鼹鼠中发现旋毛虫幼虫属于一种少见现象。

在食虫类中对旋毛虫的散布意义最大的应是鼩鼱,且在自然界中为常见现象。

鼩鼱(*S. vulgaris*)(可以传播旋毛虫)的敌害有很多动物,猬、欧鼹、猫、鼬、水獭、白鼬、伶鼬等食肉动物。

对从自然界捕获的啮齿动物的旋毛虫病也有一些报道。例如,H.Rubli 早期报道过瑞士有一人吃了南美水獭(*Myocasfor coypus*)做的灌肠而染上了旋毛虫病。在波兰的一种巢鼠(*Micromys minutus*)中发现旋毛虫病。在俄罗斯伏尔加河的三角洲地区的水䶄(*Arvicola terrestris*)中发现旋毛虫病。从印度一种松鼠中检出旋毛虫病。在白俄罗斯的 441 只小家鼠中检出 7 只染有旋毛虫病,58 只黄喉姬鼠(*Apodemus flavicollis*)检出 3

只感染旋毛虫病。在俄罗斯哈尔可夫省 17 只野鼷鼠中检出 2 只染有旋毛虫病。

在阿拉斯加的调查工作中,在不少啮齿动物中检出旋毛虫:53 只雪兔(*Lepus americanus*)中检出 2 只,129 只长尾黄鼠(*Citellus undulatus*)中检出 1 只,113 只水獭(*Ondatra zibethica*)中检出 1 只,29 只海狸(*Castor canadensis*)中检出 1 只。这些资料证明旋毛虫病在啮齿动物中是一种普遍现象。

认真研究大家鼠和小家鼠在维持旋毛虫病与人共栖疫源地时的意义发现,这种与人共栖的疫源地是在猪、猫、狗和与人共栖的啮齿动物参加下才能存在。很多研究工作发现,大家鼠和小家鼠的大量感染出现在屠宰场、废物处理厂和农贸市场,这些地方大家鼠有进入被旋毛虫感染了的肉食储放地的途径。因此,旋毛虫病在啮齿动物中的散布还取决于其他动物,首先是猪。一些与人共栖的啮齿动物没有哺乳动物中的一些种类参加进来,要维持旋毛虫病是不可能的。因此,在啮齿动物中间的旋毛虫病的自然疫源地随时都与任何某种感染源有关。这种情况不光指的是与人共栖的啮齿类,也同样指旋毛虫病的自然疫源地。在自然界中捕到的啮齿动物中有旋毛虫病的少,可能被感染的小兽都集中到被旋毛虫病感染了的动物尸体附近去了(即集中到有尸体的地方去了)。有报道,在 17 只捕自草堆的野鼷鼠中只找到 2 只有旋毛虫病的,因为草堆附近有猎人打死的狼的尸体,是猎人落下的。

有的报道捕获 8 只黄喉姬鼠(*Apodemus flavicollis*)、28 只棕背䶄(*Clethrionomys glareorus*),是捕自当地有旋毛虫感染过的棕背䶄尸体。发现其中一只已被旋毛虫病感染了。在调查的其他地方检查了 48 只棕背䶄均为阴性结果。棕背䶄的肉明显出现旋毛虫强度侵袭的幼虫,只能见到具旋毛虫病的尸体被吃过的现象。在这块地方曾进行过鼹鼠和啮齿动物的调查,之前几年曾对当地的狼、山猫、狐、浣熊进行旋毛虫病调查。

所有鼠形啮齿动物都需要动物性食物,甚至无脊椎动物和脊椎动物。动物尸体显然在各种啮齿动物中的食物中具有很大意义,正因此,旋毛虫染上后的就成为食物的一种来源了。旋毛虫的幼虫在肌肉中对低温很能忍受,因此被侵袭的尸体能长时间在寒冷时作为感染的源头。

因此,啮齿动物和某些食虫类(如鼩鼱)是旋毛虫病自然疫源地中旋毛虫循环链条的环节之一。即使在鼠形啮齿动物被旋毛虫感染不是很严重的时候,由于鼠形啮齿动物被食肉兽大量消耗,因此食肉兽也能感染上旋毛虫病。

旋毛虫病的自然疫源地是由于很多种动物的参加形成的,它取决于代表某一地理景观中的生物群落的成员。为了阐明旋毛虫病的分布途径,必须研究哺乳动物之间的食物性的相互关系。

第七节　蠕虫病的自然疫源地

自然疫源地性疾病中真正的人兽共患病只占一部分,最典型的人兽共患病是皮肤利什曼病,血吸虫病。再有就是一些寄生虫病。下面介绍蠕虫病(helminthiasis)。近些年伊·斯·里金娜等在全俄罗斯地区对蠕虫病作了全面研究,概括了一些重要问题。

作者在前面几次提到 E. H. 巴甫洛夫斯基特别强调,在与自然疫源地性疾病的斗争实践中,也就是在对自然疫源地性疾病实行预防措施时,必须首先对自然界中这些疾病的疫源地结构作认真的研究,哪怕是这种结构已被人类的经济活动改变。下面将介绍几种自然疫源地性的寄生虫病的预防中,近些年的一些研究情况。

目前,已证实,在我国有 50 余种自然疫源地性疾病,其中寄生虫病就有 15 种,占 1/3 强。

根据文献,在 15 种寄生虫病中,除个别是近些年才证实存在的,其他大多数早在新中国成立之前就已开展了对它们的调查研究,如日本血吸虫病、内脏利什曼病(即黑热病)等,只是在新中国成立后,由于党和政府的重视,对这些病的科研工作、预防工作等取得了很大成绩。新中国成立后,还开始了新的疾病的研究,其中值得提出的是 20 世纪 60 年代开始对皮肤利什曼病的调查,作者与专家在甘肃省河西走廊对大沙土鼠的皮肤利什曼病作过调查(赛书元,1962;王捷等,1964)。专家后来继续在新疆调查皮肤利什曼病,发现在石河子、克拉玛依等地有感染该病的患者,病原体的病种当时尚未得到解决。

我国寄生虫病的疫源地及自然疫源地的研究也取得了可喜的成就,如对日本血吸虫病、内脏利什曼病疫源地的分型,细粒棘球绦虫、多房棘球绦虫及棘球蚴的循环方式。其中从青海省高原鼠兔(*Ocotona curzoniae*)(又叫黑唇鼠兔)、岩羊(*Pseudoisnayaur Hodgson*,1833)及藏原羚(*Procapra Picticaada Hodgson*,1946)中查出感染棘球蚴,感染率分别为71.4%、6.4%及6.6%。势必要污染当地的牧场草地,在牧场上牧放家畜通过吃被棘球蚴污染的草地的草而被感染,从而形成了青海在黑唇鼠兔分布区内的疫源地。上述成就为进一步开展我国寄生虫病的自然疫源地性的研究工作奠定了坚实的基础。

这里将简要介绍苏联及现在俄罗斯对蠕虫病自然疫源地性传统的研究近况。

蠕虫病是动物病。很多研究已确定,一系列属于人类的蠕虫种类一直循环在自然界里,可以通过许多野生动物传递给人,使人患病。

通过对蠕虫的生物学和生态学方面的研究和知识的积累,E.H.巴甫洛夫斯创立的人类疾病自然疫源地性学说时,早就把蠕虫病包括在其中(Павловский,1948,1964)。早期对蠕虫病(包括很多侵袭病)的自然疫源地性的性质不为人所共知。更不要说,它们之间的联系,就连人也包括到在一定区域内形成的寄生系统中来的途径和性质都不知道,更不要说这种寄生系统在各种蠕虫病中的多样性了。因此研究不同地区、不同蠕虫病的寄生系统就知道了这一寄生系统的多样性(包括它们的流行病学、动物流行病学的特点也是具有多样性的)。

1976年、1979年世界卫生组织(WHO)专家委员会两次给动物病下的定义是:动物病指的是它们的病原体可以由脊椎动物传递给人类的疾病。根据这一定义,将病原体的生活周期也相应地划分为4个动物病群。

(1)直接的动物病,其病原体或者是在脊椎动物之间传递(可以直接,也可通过食物链),或者是通过机械的媒介传递[蠕虫病中属于这一群的是旋毛虫病(trichinellosis)]。

(2)循环的动物病,在这一类动物病中,病原体的发育完成,要求一种以上的脊椎动物参加进来[水胞绦虫病、棘球绦虫病(Echinococosis)]。

(3)后(meta)动物病,通过脊椎动物在外环境中传递病原体,寄生虫的幼虫在外环境中进入,它的发育及繁殖是在无脊椎动物体内完成[如血吸虫病(*Shisfokomos*)、姜片吸虫病(*Fasciolos*)等]。

(4)食腐动物病,其病原体的部分发育是在外环境中进行的,从此传递给脊椎动物宿主(如 larva migrans 现象)。

承认上述划分的合理性时,还需承认不仅所有蠕虫病均属于动物病,而且只要它的病原体在发育过程中的一个阶段是寄生在人,或寄生在其他脊椎动物宿主中,均属动物病。

在属于动物病的蠕虫病中有相当部分是具有自然疫源地性的疾病,在苏联已被列入自然疫源地性蠕虫病的有:旋毛虫病(trichinellosis),单室棘球绦虫病和多室棘球绦虫病(echinococosis),鸥裂头绦虫病(diphyllobiothri 或 dibiothricephalidae),后睾吸虫病(opishorchis),并殖吸虫病(paragonimiosis)。这些侵袭病中的大多数的自然寄生系统是和与人共栖的系统并存,而且在有些情况时,还占据在同一个区域里,但二者的起源是不同的,自然寄生系统是在长期进化历史过程中形成的,而与人共栖的寄生系统则是在人类居民点出现后形成的,因此它是次生的,是由自然疫源地产生出来的,但存在与自然疫源地相联系着的与人共栖的疫源地。这种联系在有些情况下是单向的,即其病原体通常是从自然疫源地进入与人共栖的疫源地。但常常是双向的,这时,两个疫源地的病原体就成为互有来往的了。

因此,就有专家将蠕虫病的疫源地分为三类:自然疫源地、与人共栖的疫源地及混合疫源地(Боев,1971;Лейкина,1984)。

(1)与人共栖的疫源地,侵袭病的传递是在家畜、与人共栖动物、农业动物、人类之间进行的。人类感染直接来自动物,也可能经过外环境的成分、寄生虫繁衍阶段或者食物链的联系。

(2)自然疫源地,侵袭病的传递在野生动物之间进行。人类在这种疫源地中被感染大多是直接与受染动物的接触(剥皮、修整、制作兽皮),或者饮自然界中水池的水、吃野生的草及果实,它们正当病原体幼虫阶段传递的。这种传递正是单室和多室水胞绦虫病疫源地的特点。在旋毛虫病、后睾吸虫病、鸥裂头绦虫病、并殖吸虫病的疫源地中,人类是将被感染了的动物的身体组织作为食物时感染的。

(3)混合疫源地,侵袭病的传递,既可在野生动物,也可能在与人共栖动物之间产生。这一类疫源地可能存在着不同的变体。其中之一,是自然的和与人共栖的寄生系统平行存在于同一个地区内,病原体的循环,既可以在它们中间每个内部,也可能在大家中间。例如,旋毛虫病的混合疫源地这种变体,在克拉斯诺达尔斯克就有,它的病原体在家猪、狗、家鼠及野生食肉动物、食虫动物、啮齿动物中间循环。人感染是通过食被蠕虫感染的野生动物及家猪的肉。混合疫源地的变体还可以从其他蠕虫病中看到,如阿穆尔省的北方,除狼和麋鹿(Cervus alces)之间有单室水胞绦虫病循环外,还确定狗由麋鹿或家养食草动物感染相当严重,当地居民受感染的比例相当大,如猎捕野狼时感染,以及与狗的接触(Кикоть,1980)。混合疫源地的另一变体也可在多室水胞绦虫病(又叫水胞绦虫病)中看到。例如,在雅库钦中央区,当地蠕虫病广泛分布于人间和动物间,病原体的终结宿主是狐和狗,人与这些动物接触感染(Мартыненко и др.,1983)。

显然,蠕虫病的混合疫源地也还有另一种变体,侵袭病的传染源只是野生动物,中间宿主则是与人共栖的动物,如在阿穆尔省的个别地区及泰梅斯克自治区,单室的传递,水胞绦虫病一方面可以发生在狼,另一方面可能发生在食草动物和全食动物,甚至还可能是反向的关系,单室水胞绦虫病的主要终结宿主是狗,而中间宿主则是麋鹿和野生驯鹿。

在特别的变体中,专家划分出混合疫源地,其中侵袭病的传染源除了动物,就是人。这种类型的疫源地的特点是蠕虫病,其疫源地除了脊椎动物,人就是病原体的终结宿主了。混合疫源地还有后睾吸虫病、鸥裂头绦虫病及并殖吸虫病,在类似的疫源地中,终结宿主的感染,包括人,是吃了附加宿主(鱼、虾、蟹)组织的结果(图7-19)。

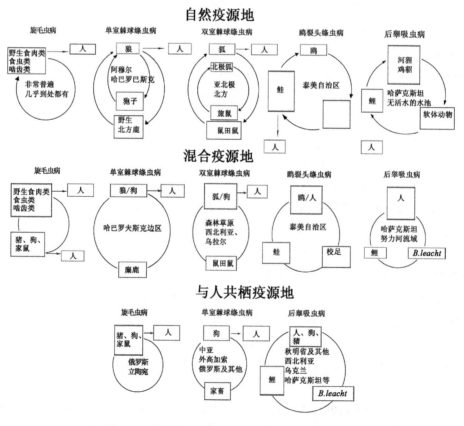

图7-19　蠕虫病疫源地的类型(仿 E.C.Лейкина)

蠕形动物疫源地的所有类型是复杂的寄生系统。这一系统,通常不少于 3 个环节(寄生虫—终极宿主—中间宿主),也有一些为 4 个环节(寄生虫—终极宿主—附加宿主—中间宿主),甚至于还有 5 个环节(寄生虫—终极宿主—中间宿主—附加宿主—保存宿主)。在蠕虫自然疫源地中,3 个环节系统的侵袭病是水胞绦虫病(单个或多个室的)及旋毛虫病,4 个环节系统的及 5 个环节系统的是鸥裂头绦虫病、后睾吸虫病、并殖吸虫病。

蠕虫病寄生系统的复杂性还取决于蠕虫在大多数情况下是多发展中心来的生物,它们既能适应于性成熟的,特别是幼虫阶段的适应于广泛的宿主范围。其中旋毛虫病最为突出,它能适应各种生物群落,进而形成侵袭病的疫源地。从图 7-19 可看出蠕虫病疫源地有不同的类型其病原体发育周期。

蠕虫病自然疫源地各种类型的流行病学意义是不一样的,既是个别地方经济、社会、文化发展的结果,又是人类因子作用改变着的自然作用的结果。其中起重要作用的是动物、植物的驯化,它们是一系列蠕虫病的潜在宿主[如麝鼠(*Ondatra zibethicus*)在西伯利亚地区是水胞绦虫病的中间宿主],农业、工业新开发的地区、渔业发展、扩大了国家和爱好者狩猎,工业动物综合体的建立等都能扩大范围。如不久前,虽然在野生动物中间旋毛虫病的分布扩大了,人类感染主要还是在与人共栖疫源地内人对猪肉和油脂的食物要求造成的。近些年,养猪业迁到工业基地,使猪的数量稳定,明显缩小了流浪猪的地区范围,包括在居民点外,由于进行一系列保健措施,旋毛虫病与人共栖疫源地明显减少。在居民中间,这种侵袭病的分布,当前,猎捕野生动物中被击毙的动物肉起着重要作用(熊,野猪等),食物需求不经兽医卫生检定。旋毛虫病自然疫源地的意外潜力非常大,是由于在野生动物中侵袭病的高度紧张性和松弛性。同时,人与这种疫源地的接触带有非常偶然性的性质,这就促成了旋毛虫病在人间分布的特殊形式,它是以个别暴发的形式出现的。

多室水胞绦虫病的自然疫源地和混合疫源地(其病原体不能在与人共栖的生物群落中循环)在居民感染这种蠕虫病中起重要作用,这种病是西伯利亚、乌拉尔、远东居民边区病理学研究的重要因素之一。这既取决于这种疫源地的高意外潜力性,又取决于与人频繁的接触。单室水胞绦虫病是苏联重要的与人共栖的水胞绦虫病,其病原体循环在家养食果动物和农业动物中间。个别不大的这种病的自然疫源地只是在不久前才在阿穆省(Кикоть,1980)及泰梅尔(Клебановский,1978)发现,但当时认为对于这些地区这种侵袭病的流行病学研究得还不够。

至于后睾吸虫病的流行病学意义,由于这种病的疫源地离人比较远,再加上人与疫源地接触比较少。根据 E. F. Сияоров 在哈萨克斯坦 1983 年的资料,后睾吸虫病在哈萨克斯坦只在那些无排污水的水池中发现,正像在其他水系流域疫源地,或者是与人共栖疫源地,或者是混合疫源地那样。根据 Обгольц(1982)的资料,在泰梅尔半岛个别水池集中了鸥后睾吸虫病的自然疫源地流行病学的重要性不大的原因。但在这种蠕虫病混合疫源地中,海鸥作为重要传染源,在使这种病的流行病学情况复杂化上起着重要作用。

蠕虫自然疫源地的特征中一个非常重要的问题是人类将这种传染病向疫源地范围外散布。对于蠕虫病中这样一些自然疫源地,如旋毛虫病、单室和多室水胞绦虫病,从它们的病原体讲,人类是它们生物学上的死胡同,直接参加侵袭病的传递,不会带出疫源地范围。正如上述所发现,这种疫源地只可能由于经济活动为它们的新的自然疫源地和混合疫源地的建立提供有利条件。与这种情况相反的是在后睾吸虫病自然疫源地中,人类感染可能是新的与人共栖疫源地、混合疫源地形成的原因,因为人是后睾吸虫病的终极宿主,因此,也是侵袭病的主要传染源。在鸥裂头绦虫病自然疫源地和混合疫源地中,人把侵袭病向外带出的作用不大。除了鸥之外,人也是裂头绦虫病的终极宿主,在潜在感染和积极感染中要比鸥逊色一些。除此之外,这种寄生在人体的 Аентеца 的卵也具有较弱的生活能力(Клебановский,1978)。

蠕虫病自然疫源地的特点,寄生系统的多数性,卷入病原体循环的脊椎动物和无脊椎动物宿主的范围,甚至侵袭病传递给人的途径的多样化,都决定着这些疾病的防治措施综合体的差异。

对于后睾吸虫病讲,整个防治措施的综合体应该放在与人共栖疫源地的健康化上,因为自然疫源地由于流行病学意义的局限,不需要进行专门的净化措施,而且现今对于"纯粹的"鸥裂头绦虫病自然疫源地也应该是这样。但在混合疫源地中则有必要进行全面的医疗防治措施,而且裂头绦虫病与人共栖疫源地的健康化的措施共同进行,因为裂头绦虫联系广泛(这种蠕虫病的自然疫源地和混合疫源地当地是没有的)。

由于旋毛虫病自然疫源地的净化实际上是不可能的,但它在侵袭病的散布中在人群中非常大,与这种病的斗争的主要方向应是预防从野生动物传递给人,卫生宣传工作,感染危险的预告——狩猎季节开始前,出外旅游及在野外注意事项等。后睾吸虫病自然疫源地和混合疫源地居民感染的预防中卫生宣传也起很大作用。但在这种情况下,应与其他保健措施一起进行。

在水胞绦虫病、旋毛虫病及其他自然疫源性蠕虫病的防治中,应该建立专门的,目的在于感染高危水平的外来者的免疫的特异性的建立。这是一个非常复杂和重要的问题,要求严肃深入研究,按专家的观点是最优先实施的一种措施,尤其在那些有蠕虫病自然疫源地的地区。这一任务在制订综合措施关于后睾吸虫病和水胞绦虫病问题的科研研究计划中应加说明。

第八节　疾病自然疫源地结构及其动态

一、自然疫源地的结构和动态(以鼠疫为例)

疾病自然疫源地的结构和动态是研究和认识自然疫源地的重要问题之一。巴氏甚至认为要有效地控制和防治自然疫源地性疾病及其自然疫源地必须弄清自然疫源地的结构。在自然疫源地性疾病中对这一问题研究得最多的应是鼠疫、土拉伦菌、蜱传脑炎、利什曼原虫病等。其中讨论时间最长的是鼠疫,几乎争论了近半个世纪。作者认为,这一问题在争论单宿主和多宿主问题的过程中,对持有单宿主观点的作者过分地坚持,因此,事实证明这种过分的坚持对鼠疫自然疫源地的研究并没有起到促进作用,反而起到阻碍作用,延误了对鼠疫自然疫源地是一个病原生物群落的深入了解。事实已经很清楚,至今所有发现的疾病的自然疫源地,可以说很难找到单宿主的自然疫源地,即使当时在争论中也还有专家认为旱獭鼠疫自然疫源地应属唯一仅有的一个例子。但事实不是这样。在高寒山区的旱獭鼠疫自然疫源地于争论初期早已有专家提到硬蜱在鼠疫菌的保菌作用值得重视。而事实方面,高寒山区旱獭鼠疫疫源地中的鼠疫动物病也脱离不开病原生物群落的基本范畴。在这个问题上行动最早的应推伊尔库斯克鼠疫防治研究所的一些专家。他们率先开始在鼠疫自然疫源地所在地区对哺乳动物、鸟类等动物的物种组成及动态进行调查。看来这是正确之举。近些年已出现要治理鼠疫疫源地,光靠杀鼠效果不能令人满意的观点。那怎么办?看来又要回到疫源地是三位一体的理解好,还是五位一体的理解好。在本书的第二章中已作了某些看法的评论。将疫源地理解为五位一体比较符合实际。五位一体中包括了环境。对疫源地的控制和防治,要把环境这一环节纳入考虑范围,甚至是应考虑的重要方面。作者将在这一节中介绍近些年鼠疫防治工作中,不论是自然环境因素(气候等)的变化,或是人类有目的、有步骤的力所能及地改变环境面貌,使宿主动物的栖息环境受害而缩小分布区,甚至使疫源地改变面貌而缩小疫源地,甚至消灭疫源地。这很可能是一条比较经济、省力省事,甚至彻底根除疫源地的途径。

上面所说,与在疫源地内出现动物流行病时需要采取的必要的保护性措施的先期预防和紧急预防的综合性预防措施不矛盾。

下面将介绍关于单宿主还是多宿主的争论的一点历史资料。先来回忆一下赫·依·卡拉布霍夫在他的鼠疫自然疫源地结构和动态中的一些论述。

E. H.巴甫洛夫斯基在探讨有关虫媒性疾病自然疫源地性一般学说时,引入了单宿主(一个种动物)和多宿主(很多种动物)疫源地的概念。在后来一些年,开始应用于鼠疫不同的疫源地。在1949年卡拉布霍夫提出关于各种带菌者混合栖居中的多宿主疫源地中紧密复合的论点,从而强调这种复合是疫源地性的重要因素。

拉尔开始是赞同这一观点的。但后来与费道洛夫认为，卡拉布霍夫的观点不正确。认为苏联境内根本不存在任何多宿主疫源地，甚至于在整个地球上也不存在多宿主疫源地。拉尔还一直认为鼠防实践证实，鼠疫自然疫源地具有非常明显的单宿主性质，只要一种主要的（经常的）带菌者的消灭就会导致鼠疫地方性兽疫迅速的停止。他举外贝加尔（西伯利亚旱獭）以前的疫源地为例。

早期认为鼠疫的单宿主性自然疫源地是天山高山，阿尔泰旱獭是当地鼠疫传染病的主要保存者，即使有时也还有其他啮齿动物卷入动物流行病（约弗，1949；拉尔，1948；比比可夫等，1957）。在里海西北广大区域内一种啮齿动物——小黄鼠（*Citellus pygmaus*）维持着鼠疫传染病（卡拉布霍夫，1929，1932，1949；卡拉布霍夫及拉耶夫，1934，1936；金克尔1940；米洛诺夫，1945，1957），即使像下面将要指出的那样，但这一地方性兽疫地带中的一部分显然是多宿主性的疫源地。伏尔加-乌拉尔荒漠中也是单宿主性疫源地，其主要保存者是子午沙土鼠（*Meriones meridianus*），而在中亚平原上其主要保存者则为大沙土鼠（*Rhombomys opimus*）。有关其他疫源地鼠疫地方性兽疫的保存为多宿主，即传染病的保存不是在一种啮齿动物中，而是在几种啮齿动物的机体中，即传染病的传染源中的意见是卡拉布霍夫第一次提出的（1949年）。

卡拉布霍夫还提出，伏尔加-乌拉尔荒漠是多宿主性疫源地，根据一些人的意见，当地鼠疫传染病的保存者是子午沙土鼠和小黄鼠，同时另外两个例子，曾在卡拉布霍夫论述中研究过，并指出那是没有争议的。这两个多宿主性疫源地，显然，包括外贝加尔疫源地。根据伏·伏·库切鲁克（1945）和尤尔钦松（1946）的资料，认为当地主要传染源西伯利亚旱獭（*Marmota sibirica*）的密度相当稀疏，导致黄鼠、田鼠和鸣声鼠在维持鼠疫疫源性的比例增大。有的作者还详细地研究指出，蒙古人民共和国西北部鼠疫自然疫源地仅适合于旱獭、黄鼠和鸣声鼠这几种啮齿动物混杂栖息。

卡拉布霍夫提到在1941～1943年北美的疫源地中，当时差不多1/4鼠疫微生物菌株不是从某些人认为的美国鼠疫传染病主要传染源的冬眠啮齿动物（黄鼠、旱獭、花鼠）中分离得来的，而是从另外一些啮齿动物中分离出来的。他还援引如卡特曼（1958）的研究，在加利福尼亚，在这一典型的"黄鼠"疫源地中，在黄鼠被消灭后，维持鼠疫自然疫源地的只有加利福尼亚田鼠（*Microtus californicus*）。

在俄罗斯阿斯特拉罕省伏尔加河右岸的苇塘亚地带，在1948年，黄鼠动物流行病停止后，在1951年唯一的散在的鼠疫病是沙土鼠，在1954年则为跳鼠（*Dipus*），显然，鼠疫自然疫源性的维持，仍然是与鼠疫传染病在当地混杂栖住的几种啮齿动物种群中循环有关。而苇塘亚地带不是伏尔加河下域整个疫源地中一些小地段中的一个，而是一块面积约为2万km²（200km×100km）的广阔区域，那里散布着几十个居民点，而且自1948～1954年，在那里分离出来50株鼠疫微生物，其中13株黄鼠，7株沙土鼠，3株大跳鼠，11株小家鼠，16株是从几种蚤分离出来的。

对于鼠疫自然疫源性的发生和维持讲，啮齿动物混杂栖居的意义在Пегрищва（1955）的观点中找到了权威的确证，彼得里谢娃认为在各种景观-生态地带交汇的衔接地带中，传染病带菌者和媒介的物种数量常常是比交会带中各个地带要多，对虫媒性疾病自然疫源地长时间存在的条件也最适合。

不但如此，根据达尔文学说关于有机体变异规律性的基本原理，应该认为，鼠疫微生物只适应于一种啮齿动物，或者说，是与鼠疫的某些自然疫源地的单宿主性现象相联系的狭专化，应将它们的形成看作第二步，是地球鼠疫地带边缘的特征。在阿斯特拉罕省右岸黄鼠分离出来的，中亚山地疫源地旱獭分离出来的鼠疫株的"专化"，以及在西外高加索田鼠分离出来的菌株均是这样的。

在中亚、蒙古和东外高加索，在鼠疫自然疫源地主要的广阔区域中，鼠疫微生物这一"专化"，显然，或者干脆不发生，或者表现不到这种程度。例如，1042号和403号菌株分离于大沙土鼠和红尾沙土鼠，它能引起即时的菌血症，像在小黄鼠或子午沙土鼠中引起的那样。

特别应该看到的是，有的专家还执拗地不想承认一个重要的进化特点，即基于传播性传染病自然疫源地理论的特点，那就是关于疫源地动态的原理，关于一些带菌者可能被另一些带菌者代替的原理。在不否认几乎所有自然疫源地存在着鼠疫的次要带菌者的不可争论的事实时，这些作者断然排除在维持鼠疫疫源性上次要带菌者变为主要带菌者的可能性,反之,主要带菌者变为次要带菌者。他们显然认为,在某些疫源地中,主要带菌者"永远"是旱獭和黄鼠。

同时,显而易见的是,啮齿动物能进入冬眠是由于温带的哺乳动物的生存条件在相对不久前恶化,在第四纪初期出现气温降低。有关动物冬眠的专著中指出,显然旱獭和黄鼠获得传染病,或者是由不冬眠的祖先得来的,或者是在较晚时期卷入鼠疫传染病分布的循环中,在草原地带和荒漠地带中不进行冬眠的啮齿动物之间相互接触产生的时候,从冬眠啮齿动物分离得来的鼠疫微生物有大量的脂肪,其新的生化特点是能消化甘油,同时,在从不冬眠的啮齿动物中,如南亚和非洲从沙土鼠和大家鼠分离得到的鼠疫微生物,则不具有这种特点。

有专家曾经也提到类似的观点,认为鼠疫成为啮齿动物的疾病,开始是在沙土鼠的种群中,后来才转到冬眠的种类——黄鼠和旱獭。

对鼠疫传染病带菌者——"主要"宿主的更替问题在鼠疫自然疫源地中显然是不存在的,这可根据如下例子判断,卡尔特曼等(1958)关于在加利福尼亚疫源地中黄鼠被田鼠"替换"的有趣资料,以及加穆尼夫(1958)关于在中国东北早先动物流行病只包括黄鼠区域里发生过多宿主性的黄鼠-大家鼠鼠疫疫源地看来,完全没有注意到在自然疫源地中由于人类活动的影响而发生的变化,这种变化不导致疫源地在杀灭或挤走草原或荒漠啮齿动物,如黄鼠、旱獭或沙土鼠,之后的消灭,而是把所谓的次要宿主变为主要宿主。如上面引述过的加利福尼亚和中国东北的情况中。还应该提到,鼠疫地方性兽疫疫源地在阿尔明尼亚的田鼠,这种田鼠也是与这种啮齿动物由于人类活动,沿着牧场和农田而广泛分居有关。

有意思的是,不正确地阐明印度鼠疫古典疫源地的资料,即便 Baltazard 等(1958)确定,在印度东北地区之一,鼠疫地方性兽疫是在沙土鼠(*Tatera indica Hardw*)维持的,但在印度,在半个多世纪期间,在鼠疫的研究不断地发现鼠疫的大量动物流行病是大家鼠,这种鼠是人间鼠疫大暴发的传染源。显然,既是当地次要宿主——大家鼠变为主要宿主,也是谈及有关这些重要事实时缺乏说明主张理论上的脆弱。

在下面一段话中关于鼠疫自然疫源地的绝无仅有的单宿主性断言的基础是错误的,他们说在一区域内动物的共同存在从属于一些复杂的保护习惯,不会使它们与主要带菌者过多紧密的接触(第34页)。显然 Раллъ 和 Федоров 忽视的不只是生物群落学的基本资料,即在生物群落中各种动物的紧密联系,还忽视寄生虫学家关于啮齿动物主要种类和次要种类存在着通过跳蚤的频繁的种间交换,从而设想,同一个种的跳蚤在各种啮齿动物上发现是它们在各个寄主经常栖息例外结果。此外,被各种啮齿动物拜访同一些鼠洞已进行过直接观察也推翻了的这种基本论点。

关于鼠疫自然疫源地的绝无仅有的单宿主性的新理论还可以根据后来拉尔在他的《鼠疫动物流行病讲义》一书中承认存在多宿主疫源地来加以判断。

在结束对此问题的讨论时,卡拉布霍夫认为,鼠疫地方性兽疫问题,正如虫媒性疾病自然疫源地性学说的其他部分的问题那样,巴甫洛夫斯基(1946)强调过对各种疫源地的区别、形成途径的不同,缺乏深刻分析,缺乏对自然疫源地在其中的生物群落非常不一致的动态方向和动态速度,特别是由于人类对生物群落重大作用的观点,是不可能解决的。

在苏联鼠疫疫源地研究中,有关宿主性问题,经辩论后认为对多数疫源地是多宿主性的。无疑,对外贝加尔湖地区、中亚、哈萨克斯坦平原中这样一些疫源地,有充分理由认为是多宿主性的(拉夫罗夫斯基,瓦里沙弗斯基1970;布尔基洛夫等,1984)。

高加索山前地带和高加索山地主要宿主种类的啮齿动物空间结构和种群密度所发生的本质改变说明,其与强化的农业经济(如扩大耕地面积、改良土壤化学等)及干旱气候有关。在近50年对小黄鼠栖息地人为因素的影响尤为明显。里海西北鼠疫疫源地即是如此。在这些疫源地中啮齿动物栖息面积缩小了1/4,而东南地区的疫源地(如北高加索)则缩小了四倍。在疫源地多年实施上述措施,其结果表明,比直接消灭啮齿动物有效果得多。小黄鼠迁居于基础疫源地,它们的面积由0.1~R1公顷组成,并彼此孤立。

小黄鼠的疫源地只保存在依尔基亚赫,恰在35年后中断,该地黄鼠的带状栖息与小山谷发生鼠疫动物流行病相适应。近些年的情况表明,黄鼠的消灭是抑制动物流行病发生的途径。

里海西北地区的东南地段上一直坚持动物流行病的调查,最后一次分离出鼠疫菌是1954年。之后的动物流行病的情况可用下列数字加以评价。在1961～1970年10年间在德尔斯珂河和库马河间、喀斯雅尔斯克等草原、巴热干沙地共捕获248 174只小黄鼠,1805只子午沙土鼠,262 812只鼠形啮齿动物,2 583 037只蚤,509 552只蜱,对这些鼠蚤进行细菌检验均为阴性,说明全部山地景观疫源地中没有发现鼠疫。

到了1979年在疫源地东南地区发现子午沙土鼠自毙鼠尸,从中分离出鼠疫菌(伊留辛等,1983)。后来在1979～1984年与里海疫源地相邻的伏尔加三角洲到阿格拉罕半岛的这一相连的一片地区,从啮齿动物及其体外寄生虫分离到403株鼠疫菌,是从小黄鼠、子午沙土鼠、柽柳沙土鼠、灰仓鼠、家鼠、林姬鼠、田鼠、小跳鼠、普通田鼠及白齿鼩鼱10种哺乳动物检出的鼠疫菌。按这10种体内检出的鼠疫菌数的多少排列顺序如下:子午沙土鼠87株(占49.4%),家鼠36株(占20.4%),柽柳沙土鼠24株(占13.6%),灰仓鼠11株(6.2%),小黄鼠11株(6.2%),其他鼠7株(4.2%)。由蚤分离出224株鼠疫菌,绝大多数为 *Nosopsyllas lae-viceps*(占65.6%)。这种蚤不仅寄生于本宿主沙土鼠体,还寄生于其他鼠体——灰仓鼠和社会性田鼠体外。从 *N. mokrzeckyi* 分离出的菌株占"蚤"株的21.9%。这种蚤采自子午沙土鼠、家鼠、田鼠、灰仓鼠及鼩鼱。23株(10.3%)黄鼠蚤(*Citellophylus tesquorum*、*Neopsylla setosa*、*Frontopsylla semura Wagnet*)是从黄鼠洞穴、子午沙土鼠、灰仓鼠身上采到的。其余的22%为 *Xenopsylla conformis*、*Neopsylla hebes*、*Ophehalmopsylla volgensis*、*Rhadinopsylla cedesfis*。从这些蚤分离的菌株属同一种鼠疫菌。从小黄鼠身上采到的蜱(*Rhipicephalus schulzei*)中分离出3株鼠疫菌。

通过上述所获资料,专家得出如下结论。

小黄鼠作为鼠疫宿主的作用已不是最重要的了。黄鼠本身优势种地位已丧失,但未造成鼠疫疫源地的熄灭或衰退。鼠疫病原体可以固定在次要宿主种群中,它们将是那里的主要保存者。因此,认为可以完全接受赫鲁采里夫斯基(1969)提出的建议,认为小黄鼠不属于主要宿主范畴。但根据动物流行病学意义,它已处在主要宿主和次要宿主与捕充宿主之间的过渡地位。

在一定条件下,能承担主要宿主的作用,保证自然疫源地的存在,并在暴发动物流行病时保存细菌。少数种类只是在动物流行病剧烈蔓延时期参与动物流行过程。其本身的生物学特性不能保证长期维持病原体或将病原体偶然传给其他的啮齿动物(如地鼠、田鼠及林山鼠等)。

从这些资料可以看出,小黄鼠被确定为宿主事实上是没有历史意义的。鼠疫菌维持并生存于其他啮齿动物种类中,彼此多半是用局部联系并由一定的生活小区(如杂草丛、灌溉渠岸)杂草丛外沙地边沿群落组成,由于啮齿动物间的密切接触,不难设想,感染鼠疫的蚤不仅采集于自己特有的寄主,而且采集于其他啮齿动物。扩大了寄主范围是细菌继续生存的重要因素。如果一种啮齿动物处于下降期(残存),其他种则不一定下降,这在自然界是经常发生的。在里海西北的疫源地曾多次发生过主要宿主的更替。在最新世,它们可能是草原旱獭。马里耶夫氏用充分的论证推测,从最新世后期到全新世中期,传染的维持是大沙土鼠,从全新世中期到后期,鼠疫的主要宿主转向沙鼠属(*Meriones*)。从全新世后期到现代"接力"是小黄鼠承担。目前出现的宿主的交替就是见证。这个作用由小沙鼠和鼠形啮齿动物来代替。

如果按照穆·尤·拉尔和费道洛夫(1960)关于鼠疫疫源地多宿主的概念,期待消除疫源性的存在,就得排除这样或那样的携带者的联系。但到目前为止,病原体依然存在,时而在一种啮齿动物中出现,时而又在其他种啮齿动物中出现。

里海西北部疫源地存在着多宿主性早已为卡拉布霍夫(1961)所证实,而且参与动物流行病的任何一种啮齿动物,既没有高的数量(两种沙鼠数量平均每公顷不超过5只,而鼠形啮齿动物每百夹日不超过15%),而且未必在广阔的领域内密集分布。不管小兽的密度低,或是分散栖息。在39年(1946～1985)内,鼠疫动物流行病发生过21次,表明自然疫源地的存在需要大的地域和啮齿动物稳定的高数量。毕竟这些因素对动物流行病的发展是必需的。

　　这种类似情况早在20世纪70年代就有专家指出(塔拉索夫穆·德等,1978),在前高加索草原型土拉伦菌自然疫源地中的动物流行病的萧条时期,一种啮齿动物遭受残存,而另一些种啮齿对它不感到,这在自然界中是常见的。

　　多宿主现象在高加索其他鼠疫自然疫源地也存在。关于确定达格斯坦山地疫源地的证据还暂时不好说。由于研究还不够,但可以推测,那里的主要宿主除了普通田鼠之外还有灰仓鼠,它们能贮藏饲料、建较深的洞穴、高的繁殖率、特殊的生活方式、可不经受激烈的数量波动,在种群中长时间保存鼠疫菌。有的专家在调查1980年兽类的数量每百夹日为3.4%(最高为12%)时,灰田鼠感染鼠疫的百分数为1.9%,阳性血清为9。在1977~1979年啮齿动物平均数量在部分疫区捕获的灰仓鼠为55.6%,而普通田鼠为22.2%。1960年这些指标分别为64.4%和9.6%。在这四年中从普通田鼠分离出22株鼠疫菌,而从灰仓鼠中分离出7株鼠疫菌。

　　在外高加索的中部阿拉克西凹地(伊朗-库尔德斯坦鼠疫疫源地)作为鼠疫自然疫源地,鼠疫的携带者靠3种沙鼠——维氏沙土鼠、波斯沙土鼠及小沙土鼠(Bartazard,1960)。对论证多宿主性的认识更有充分根据。

　　在外高加索的山前平原疫源地是相对多宿主疫源地。因为它们中间在一些年代除红尾沙土鼠(优势种)参与动物流行病外,还有其他啮齿动物(小跳鼠、社会田鼠、灰仓鼠及家鼠)参与。根据它们在生物群落中的位置和生态特性,只能属于补充宿主范畴。

　　在高加索有两个疫源地——中高加索疫源地和外高加索高山疫源地是多宿主性的。开始除高山黄鼠外,没有其他宿主,在黄鼠、林姬鼠栖息的地方有感染鼠疫的机会,但在维持动物流行病过程中它们不具有任何作用,因为主要宿主的分布区少数宿主和偶然宿主本身非常少。

　　至于在外高加索高山疫源地,在27年中,从啮齿动物中分离到2406株鼠疫菌,其中普通田鼠为369株,占98.4%。这就是最有说服力的证明。社会性田鼠、雪䶄、水䶄、林姬鼠、家鼠、外高加索仓鼠、灰仓鼠、林睡鼠、伶鼬、小鼩鼱在整个动物流行病期间,只是个别分离出鼠疫菌,均属偶然宿主。

　　所有上述资料,使专家得出一些结论。认为在高加索鼠疫疫源地中,从黄鼠到沙土鼠分离到的鼠疫菌株,根据已知特性,除毒力外,均属于一个亚种。可见鼠疫菌能生存的机体不仅是在系统发育中适应的那些啮齿动物,而且在其他啮齿动物和小型哺乳动物中也能生存。因此,不只沙土鼠,啮齿动物(如家鼠、田鼠、灰仓鼠)在疫源地中也能成为鼠疫菌的宿主。在主要种类不景气或消失的情况下,细菌由一种啮齿动物种群转向另一种群。

　　因此,自卡拉布霍夫发表他关于多宿主观点以来,已积累了许多新的事实,如美国加利福尼亚在消灭鼠疫的宿主动物黄鼠后,疫源地的宿主动物就转向加利福尼亚田鼠;苏联国内的外贝加尔东南鼠疫自然疫源地中,当蒙古旱獭(Marmota sibirica)密度降低后,达乌利亚黄鼠变为数量上占第一位,成为疫源地中的主要宿主。这可以从在该疫源地中前后不同时期分离出鼠疫菌作为根据:1911~1952年外贝加尔疫源地共发生63次动物流行病,但都比较沉滞,少有暴发流行。从1911年起的35年中在该疫源地分离出148株鼠疫菌,其分布为:蒙古旱獭77株,达乌利亚黄鼠21株,布氏田鼠10株,达乌利亚鼠兔9株,狭颅田鼠7株,艾鼬3株,五趾跳鼠2株,旱獭蚤8株,黄鼠蚤6株,其他蚤4株,蜱1株。在该疫源地大面积灭獭,动物流行病明显受到遏制,自1947起疫区内未发现动物流行病。但自1966年又重新发现疫区内有动物流行病,又开始系统查源,4年内(即到1970年)在疫区内又检出140株鼠疫菌,但这时的菌株分布起了变化:达乌利亚黄鼠34株,达乌利亚黄鼠蚤83株,达乌利亚鼠兔2株,香鼬1株,草蜱稚虫2株,其他鼠及兔形目蚤18株。很明显达乌利亚黄鼠已成为该疫源地的主要宿主了。

　　鼠疫自然疫源地的发生、形成和熄灭过程不可能只是一种简单的模式。正像生物群落在自然界中发育的途径和速度不同那样,在各种环境条件中鼠疫自然疫源地不仅宿主动物和媒介节肢动物的物种组成可能不同,而且维持自然疫源地性的机制也不尽相同。在目前研究的水平情况下,可以认为在天山高山旱獭疫源地及蒙古旱獭疫源地最明显。天山高山疫源地是典型的单宿主疫源地(包括恩·帕·那乌莫夫也是这种观点),而在蒙古阿拉套疫源地性的维持显然主要与几种啮齿动物混合栖居的存在有关,因而它成了多宿主性的(约弗,1949;丘古诺夫,1959;尼基皮洛夫等,1959)。

再来看看在另一种鼠疫自然疫源地的情况,勤·阿·布尔基洛夫等(1982)总结了咸海地区30年(1950~1979年)间对多种啮齿动物的调查数据。30年间共检40种动物150万只。感染鼠疫菌的有17种近3400多只。在39.5万只动物中具有鼠疫特异性抗体的有1.5万只,属21个种,资料证明,卷入动物鼠疫流行的哺乳动物多达25种。还未涉及其他哺乳动物种类和鸟类种类。

单宿主论的主张确实越来越明显不符合疫源地是一定地理景观中的病原生物群落的思想。不难设想,那种认为疫源地只靠主要宿主才能维持自然疫源地的存在,脱离了这一生物学现象的进化历史的实际。作者认为包括今天认为对天山高山旱獭鼠疫自然疫源地是无可非议,是单宿主疫源地的形成,也绝对不能离开这一宿主所生存的生物群落成员,而自己一个种在形成和维持鼠疫自然疫源地性的。

阿·依·加特洛夫已经指出,无论任何一块疫源地,每年对已确认的主要宿主进行动物流行病学调查时仍受传统的"单宿主"概念的束缚,对其他哺乳动物的调查往往不够重视,检查的范围也不大。显然这对揭示二次性宿主的作用很不利。认为要准确判断哪些动物参与动物鼠疫流行,必须扩大检验对象的范围。对于我国的所有鼠疫自然疫源地,谁也不可能说,鼠疫菌只是从一种宿主动物分离的。

鼠疫,正如其他自然疫源地性疾病,是动物病,动物传染病,至今还不能说对它们已经研究得或懂得很好。作者在本书别的地方曾说过,目前对自然界中的动物传染病还知之甚少。也许很多年以后,才认识到目前对自然界动物传染病传染的规律还知之甚少。解决的办法是只有到自然界中再研究它们。研究人员对自然界中的鼠疫的真正认识也还不到150年,在过去长期进化历史中的认识,更是不知道。上面谈的只是近100多年的历史。不管怎么说,上述变化绝对不会溢出鼠疫菌的分布区之外。

二、疫源地结构动态的原因初探

这是一个很复杂的问题,目前很难说得得体。肤浅的理解,可能是几个方面的因素起作用。一个是病原体的宿主转变。病原体的宿主转变与其毒力的变异有关,与宿主动物数量水平及其稳定性有关;与啮齿动物宿主种类空间结构和种群密度所发生的本质变化有关;强化的农业经济的持续进行,如扩大耕地面积、改良土壤、化学化等措施。再一个是气候条件。采取既改变环境条件,又影响生物群落的空间结构的持续的综合性措施。

我国在东北松辽平原对达乌利亚黄鼠鼠疫的防治就是一个活生生的现例。要达到对达乌利亚黄鼠鼠疫的防治目的,必须旗帜鲜明地提出"消灭主要储存宿主、持续降低鼠的密度"。消灭黄鼠,必须治表还要治里,不仅仅是灭鼠,灭鼠只是其中一个环节,更重要的是破坏黄鼠的生存环境,采取综合措施,彻底改变黄鼠生存环境,压缩、分隔宿主的栖息环境(包括开垦农田、建设水利水网、植树造林、农牧并举等一整套综合措施,不断灭鼠、改变生物群落的根本面貌等),直到根本消灭疫源。

我国在蒙古旱獭分布区内现在采取的一整套保獭灭疫增加农牧业人员收入进行有计划、有组织、有领导的猎獭措施,已多年未检出鼠疫菌,这也是一种灭源措施。

三、扩大研究病原生物群落中宿主范围

为了准确判断病原生物群落中的成员在动物流行病中的作用,过去那种对几种宿主的作用过分简单化,不够全面,如对鼠疫动物流行病中鸟类的作用不够十分重视。过去认为鸟类的体温高,不适于携带鼠疫菌,即把鸟类排除在宿主动物之外。实际上,以鼠疫动物流行病来讲,鸟类不但是许多蚤、蜱及蚋蛉等体外寄生虫的饲养者,还是许多蚤、蜱、蚋蛉等体外寄生虫的传播者。至于说鸟类在其他一些自然疫源地性疾病中的作用那就更大了。因此应该重视鸟类在鼠疫动物病及其疫源地性的研究的分量。

（1）1962 年在甘肃省会宁县刘寨地区出现人间鼠疫疫情，很快扩大到宁夏地区的红羊地区，最后确定是一种新的宿主动物引起的鼠疫疫源地中鼠疫动物病暴发。不久我国北方防治鼠疫领导小组办公室在兰州召开鼠防工作会议大会上，首次将其认定为阿拉善黄鼠鼠疫自然疫源地，以区别于我国北方松辽平原的达乌尔黄鼠鼠疫自然疫源地。根据奥格涅夫、福尔摩佐夫、邦尼可夫的形态、生态和头骨描述将黑窑洞的标本定为阿拉善黄鼠（*Citellus alaschanicus* Büchner, 1888），是一个独立的种，不是达乌尔的亚种。后来沃洛错夫等（1969）用染色体，奥洛夫等（1975）用分类学；尼可尔斯基（1979）用黄鼠的叫声等的研究，均认为阿拉善黄鼠是独立的种。亲缘关系与小黄鼠较近，但叫声的频率变调决然不同，认为很可能是由两个种如此巨大的地理上的距离造成的。对于阿拉善黄鼠的叫声，野外工作的人员均能区别。

刘寨（甘肃省）-红羊（宁夏）这块自然疫源地面积不大。在疫源地确定后研究人员几次在其中进行工作。为了查清疫源地附近的鼠间情况，在屈吴山北麓复兴的北庄直到双铺（当时叫黄桥）扩大查源，均未查出阳性菌。在工作期间开展了鸟类传播鼠疫媒介的调查，在大量送检啮齿动物的同时开展鸟类工作，对调查地区 4～9 月，鸟类在不同生境中的分布、生态习性、数量等，见表 7-4。为了以疫区为中心，扩大查源，从靖远县的万人坟到定西西巩驿，陇西马营湾直到兰州西固，均检验了大量的黄鼠。

（2）甘肃省甘南地区在夏河、碌曲两个疫点周围扩大查源。东起合作美武的新寺，新寺再往东就是朗木寺，与四川阿坝若尔盖相邻。由美武向西经合作到尕海、玛艾，直到科才。科才与青海泽库、同仁疫区相邻。

表 7-4　靖远县北庄地区鸟类带蚤的调查表

鸟　类	检查鸟数		其中染蚤鸟数		其中染蜱鸟数		共得蚤数	蚤种名※								共得蜱数
	春IV	夏VVIII	春IV	夏VVIII	春IV	夏VVIII		阿巴盖新蚤	升额蚤边膨亚种	升额蚤灰旱獭亚种	额蚤	斜尖角叶蚤	禽角叶蚤欧亚种	角叶蚤	方形黄鼠蚤蒙古亚种	
红隼（*Falco tinnunculus*）	3	1	2	—	—	—	7	—	—	—	—	6	—	1	—	—
石鸡（*Alectoris graeca*）	4	6	—	1	—	—	1	—	—	—	—	1	—	—	—	—
斑翅山鹑（*Perdix dauurica*）	—	2	—	1	—	—	1	—	—	—	—	1	—	—	—	—
岩鸽（*Columba rupestris*）	4	106	2	32	1	—	110	1	—	2	1	67	—	38	1	1
小鸮（*Athene noctua*）	—	2	—	1	—	1	2	1	—	—	—	1	—	—	—	1
小沙白灵（*Calandrella rufescens*）	14	21	1	1	—	—	2	—	—	—	—	—	1	—	—	1
短趾沙白灵（*Calandrella cinerea*）	19	2	1	1	—	—	2	—	—	—	—	—	—	—	2	—
蒙古百灵（*Melanocorypha mongolica*）	1	3	1	1	—	—	1	—	—	—	—	1	—	—	—	—
角百灵（*Eremophila alpestris*）	7	10	—	1	—	—	19	—	—	—	—	19	—	—	—	—
水鹨（*Anfhos spinoleffa*）	1	—	—	1	—	—	1	—	—	—	—	1	—	—	—	—
喜鹊（*Pica pica*）	8	7	—	2	—	—	2	—	—	—	—	—	—	2	—	—
褐背地鸦（*Podoces humilis*）	4	31	1	4	—	4	15	—	—	—	—	12	2	1	—	13
红嘴山鸦（*Pyrrhocorax pyrrhocarax*）	3	11	2	2	—	—	14	—	—	—	—	12	—	2	—	—
赭红尾鸲（*Phoenicurus oehruros*）	10	16	—	1	—	3	3	—	—	—	—	—	—	—	—	4
树麻雀（*Passer montanus*）	83	47	16	13	6	8	42	—	—	1	—	21	5	8	7	29
石雀（*Petronia petronia*）	4	24	—	10	1	7	24	—	—	—	—	21	—	—	3	27
灰眉岩鹀（*Emberiga cia*）	2	8	—	—	—	—	8	—	—	—	—	8	—	—	—	—
总计　17 种鸟	162	297	28	70	8		253	1	9	3	1	161	8	54	16	75

4～8 月共检查 17 种 459 只鸟,采到 8 种蚤及蜱。

鸟类	检查鸟数 IV	V/VII	VII/IX	其中染蚤鸟数 IV	V/VII	VII/IX	共得蚤数	蚤种名※ 二齿新蚤	无规新蚤	前额蚤灰旱獭亚种	爷形盖蚤	端园盖蚤	扇形盖蚤	曲扎角叶蚤	斜尖角叶蚤	禽角叶蚤欧亚亚种	角叶蚤	长须山蚤	得蜱(蚋蜱)数
(Milvus korschun)	—	2	3	—	1/	1/	12	—	—	4	2	—	—	3	—	—	3	—	—
高原山鹑(Perdix hodgsonia)	—	3	—	—	—/2			—	—	—	—	—	—	—	—	—	—	—	6
普通燕鸥(Sterna hirundo)	—	1	1	—	—	1/	1	—	—	1	—	—	—	—	—	—	—	—	—
岩鸽(Columba rupestris)	2	4	4	—	1/		1	—	—	—	—	—	—	1	—	—	—	—	—
小鸮(Athene noctua)	1	2	4	1/1	1/3	—	206	—	—	—	—	202	1	2	—	—	1	—	36(1)
蚁裂(Junx torguilla)	—	2	—	—	1/		2	—	—	2	—	—	—	—	—	—	—	—	—
大斑啄木鸟(Dendrocopos majar)	—	—	1	—	—	1/	2	—	—	—	—	—	—	—	2	—	—	—	—
角百灵(Eremophila alpestris)	16	8	6	2/	—	—	3	—	—	2	—	—	—	1	—	—	—	—	—
小云雀(Alauda gulgula)	4	39	8	1/	6/	—	10	—	—	1	—	—	—	5	—	—	4	—	—
平原鹨(Anthus compestris)	—	1	1	—	1/		8	—	—	6	—	—	—	2	—	—	—	—	—
粉红胸鹨(A. roseatus)	2	6	11	—	1/1		3	—	—	—	—	—	—	2	—	—	1	—	2
山鹨(A. syl-vanus)	—	5		—	2/		2	—	—	—	—	—	—	—	—	—	2	—	—
黄头鹡鸰(Motacilla citreola)	—	14	—	—	1/1	—	1	—	—	1	—	—	—	—	—	—	—	—	1
喜鹊(Pica pica)	—	1	1	—	1/—		1	—	—	—	—	—	—	1	—	—	—	—	—
褐背地鸦(Podoces humilis)	9	54	67	4/—	23/9	40/3	416	1	—	110	1	—	—	277	1	5	20	1	31(10)
寒鸦(Corvus monedula)	—	4	—	—	1/—		1	—	—	—	—	—	—	—	—	—	1	—	—
赭红尾鸲(Phoenicurus ochruras)	5	19	14	—	1/2	1/	2	—	—	—	—	—	—	—	—	—	2	—	2(1)
红尾鸲(Phoenicurus sp.)	—	2	—	—	—/1			—	—	—	—	—	—	—	—	—	—	—	34(34)
棕背鸫(Turdus kesslevi)	5	1	—	3/	1/		9	—	—	—	—	—	—	—	1	—	3	5	—
栗背奇鹛(Heteroscopus annectens)	—	2	—	—	1/		4	—	—	—	2	—	—	—	—	—	1	1	—
黄腹柳莺(Phylloscopus affinis)	2	4		—	1/		1	—	—	—	—	—	—	1	—	—	—	—	—

续表

鸟　类	检查鸟数			其中染蚤鸟数			共得蚤数	蚤种名*											得蜱(蚨蛉)数
	IV	V/VII	VII/IX	IV	V/VII	VII/IX		二齿新蚤	无规新蚤	前额蚤灰旱獭亚种	爷形盖蚤	端园盖蚤	扇形盖蚤	曲扎角叶蚤	斜尖角叶蚤	禽角叶蚤欧亚亚种	角叶蚤	长须山蚤	
花彩雀莺(Leptopocile sophiae)	—	1	—	—	1/—	—	1	—	—	—	—	—	1	—	—	—	—	—	—
树麻雀(Passer montanus)	5	29	57	1/—	11/—	11/12	48	—	1	2	—	—	—	12	—	5	28	—	13
石雀(Petronia petronia)	—	12	15	—	2/—	5/—	12	—	—	5	—	—	—	7	—	1	3	—	—
白斑翅雪雀(Montifrinqilla nivalis)	4	6	—	1/—	3/—	—	9	—	—	2	1	—	1	3	2	—	—	—	—
白腰雪雀(M. faczanowskii)	4	8	—	3/—	7/—	—	78	—	—	50	—	—	—	26	—	—	2	—	—
棕颈雪雀(M. ruficollis)	9	5	—	2/—	2/—	—	20	—	—	11	—	—	—	9	—	—	—	—	—
高山岭岭雀(Leucostiete brandfi)	22	3	—	1/1	1/—	—	4	—	—	3	—	—	1	—	—	—	—	—	2
漠雀(Rhodopchys githagineus)	—	1	—	—	1/—	—	3	—	—	—	—	—	—	1	—	—	2	—	—
红眉朱雀(Carpodacus pulcherrimus)	—	3	—	—	2/—	—	2	—	—	—	—	—	—	—	—	—	1	1	—
朱雀(Carpodacus sp.)	—	16	—	—	2/1	—		—	—	—	—	—	—	—	—	—	—	—	1
白翅拟蜡嘴雀(Myserobas carnipes)	—	3	—	—	1/—	—	1	—	—	—	—	—	—	—	—	—	—	1	—
白头鹀(Emberiza leucocephalos)	—	13	—	—	3/—	—	7	—	—	—	—	—	4	—	—	—	3	—	—
灰眉岩鹀(E. cia)	—	13	5	—	4/—	—/1	10	—	—	2	—	—	1	5	—	—	2	—	1
总计　34 种鸟	88	262	189				880	1	1	199	5	203	17	351	3	17	82	1	144(46)

4～9 月检查 34 种鸟共 350 只,采到 15 种蚤,144 只蜱及 46 只蚨蛉。所采所得的蚤种名录(不包括巢蚤,按当时的分类)如下。

阿巴盖新蚤	(Neopsylla abagaitui)
无规新蚤	(N. mana)
二齿新蚤	(N. bidentatiformis)
升额蚤边膨亚种	(Frotopsylla (Frontopsylla) elata botis)
前额蚤灰旱獭亚种	(F. (Orfrontia) frontalis baibacina)
额蚤	(F. sp.)
斧形盖蚤	(Callopsylla dolabris)
端园盖蚤	(C. (Call.) kozlovi)

扇形盖蚤	（*C.*（*Oreneus*）*rhipisodes*）
曲扎角叶蚤	（*Ceratophyllus chutsaensis*）
斜尖角叶蚤	（*C.dimi Mikulin*）
禽角叶蚤欧亚亚种	（*C.gallinae tribulis*）
角叶蚤	（*C.sp.*）
方形黄鼠蚤蒙古亚种	（*Citellophilus tesquorum mongolicus*
长须山蚤	（*Oropsylla silantiewi*）
秃鹫	（*Aegypius monachus*）（1）
兀鹫	（*Gyps fulvus*）（1）
须兀鹫	（*Gypaetus barbafus*）（1）
红隼	（*Falco tinnuvnculus*）（2）
高原山鹑	（*Perdix hodgsonia*）（3）
环颈雉	（*Phasianus colchicus*）（2）
红脚鹬	（*Tringa totanus*）（1）
白腰草鹬	（*T. ochropus*）（1）
林鹬	（*T. glareola*）（3）
矶鹬	（*T. hupoloucos*）（2）
鹬	（*Tringa* sp.）（3）
孤沙锥	（*Capella nemoricola*）（1）
长趾滨鹬	（*Calidris subminuta*）（1）
长脚滨鹬	（*C. femminckii*）（3）
鹦嘴鹬	（*Ibidorhyncha stuthersii*）（1）
棕头鸥	（*Larus brunnice phalus*）（2）
大杜鹃	（*Cuculus canorus*）（9）
戴胜	（*Upupa epops*）（14）
绿啄木鸟	（*Picus canus*）（2）
短趾沙百灵	（*Calandrella cinerea*）（6）

靖远未检到蚤的鸟类名录（22 种,86 只）

大鵟	（*Buteo hemilasius*）（1）
猎隼	（*Falco cherrug*）（1）
白腰草鹬	（*Tringa echropus*）（3）
大杜鹃	（*Cuculus canorus*）（3）
戴胜	（*Upupa epops*）（3）
凤头百灵	（*Galerida cristerta*）（23）
白鹡鸰	（*Motacilla alba*）（8）
灰鹡鸰	（*M. cinerea*）（1）
黄头鹡鸰	（*M. cifrecola*）（2）
红尾伯劳	（*Lanius cristatus*）（4）
长嘴百灵	（*Melanocorypha maxina*）（12）
家燕	（*Hirrunda rustica*）（2）
金腰燕	（*H. dancrica*）（4）

田鹨	（*Authus novaseelandiae*）（4）
白鹡鸰	（*Mofacilla alba*）（29）
长尾灰伯劳	（*Lanius sphenocercus*）（2）
棕背伯劳	（*L. schach*）（2）
红嘴山鸦	（*Pyrrhocorax pyrrhocorax*）（2）
阿拉善白尾鸲	（*Phoenicurus alaschanicus*）（1）
白喉红尾鸲	（*P. schisficeps*）（1）
北红尾鸲	（*P. aurcreus*）（1）
白顶溪鸲	（*Choiparris leuecephalas*）（15）
短翅鸲	（*Hodysonius phoenicuroides*）（1）
黑喉石䳭	（*Saxicola torqata*）（16）
沙䳭	（*Oenanthe isabellina*）（2）
山噪鹛	（*Garrulax daridi*）（2）
柳莺	（*Phyllossopus* sp.）（6）
金翅雀	（*Carduelis sinica*）（4）
普通朱雀	（*Carpodacus erythrinus*）（16）
小鹀	（*Emberiza pusilla*）（1）
寒鸦	（*Corvus monedula*）（6）
褐岩鹨	（*Prunella fulvescens*）（1）
贺兰山红尾鸲	（*Phoenicurcus alaschanicus*）（1）
白顶鸲	（*O. hispanica*）（13）
白背矶鸫	（*Monticola saxatilis*）（3）
姬鹟	（*Muscicopa sibirica*）（1）
红斑翅旋壁雀	（*Tichodroma murain*）（1）
黑喉雪雀	（*Montifringilla davidiana*）（2）
漠雀	（*Phodopechy githaginaus*）（4）
大朱雀	（*Carpodocus rubicilla*）（3）

※捕获鸟的只数。

1962～1966年先后在甘南、靖远的查源过程中共检查鸟类1745只102种，染蚤鸟类44种，计296只，得蚤1218只；染蜱鸟类15种，计64只，得蜱224只（其中蚧蜱46只），同时收集鸟巢的巢蚤等，可见表7-4。

长时期以来鼠防工作中对鸟类工作的重视仅限于从鸟类检出并检验外寄生虫。对鸟类在疫区的种类组成，季节的、生境的种类组成的变化，栖息地，采食地，采食行为等生态学重视不够。作者在查源工作中承担鸟类工作的仅一工作人员（田树林）。

作为自然疫源地性疾病的研究，鸟类在动物流行病的病原体的携带、传递的作用越来越明显。上面仅将所获资料中的一部分作介绍，留给后人作参考。

本 章 小 结

一、传播性疾病自然疫源地性是巴氏学说的核心。曾在文献中看到有的专家把自然疫源地说成是巴氏学说的核心，而且认为，自然疫源地是靠病原体循环形成。媒介、宿主动物已不是自然疫源地的组成部分了。

只承认疫源地中病原体的单独作用,那病原体是如何在疫源地中循环及疾病的传播是如何进行的? 让我们用巴氏辞世前一年写的专著中的一段话:"全部资料形成这样一个概念,传播性疾病自然疫源地存在时间的长久(稳定性)在于被疫源地占据的生境的性质和疫源地中生物群落决定其组成包括:①供血动物;②媒介;③受血动物;④处在有毒力的病原体;⑤在外部环境因素影响下,病原体从一个动物向另一个动物无阻挡的循环。打个比喻,传播性疾病自然疫源地的存在,是在一定的地理景观背景条件下决定五位一体的不间断的相互作用决定的"(巴氏,1964,55页)。

二、自然疫源地性疾病的自然疫源地的分布是长期历史进化产生的。因此,这种分布是古老的、顽固的和稳定的。不可能有重大的变化,这是自然疫源地性学说问世以来,对过去发现的和后来发现的各种疾病的自然疫源地的分布论证了的。在有关章节中还会讨论这一稳定性的机理,完全符合 Ch.达尔文对自然界中物种分布的论点。

本章中涉及有的自然疫源地分布地区的变化,是在其分布区稳定的基础上,由于自然环境条件比较大的变化,或者由于人类经济活动而产生分布界限的小范围的变动(减小或缩小或扩大),甚至产生和消灭。

那些具有飞行性媒介或飞行性宿主动物可以带菌在其原分布区范围外扩散或侵袭到新区,也不是随意的,必须当环境条件有比较大的变化时,才能实现向新区的扩散或侵袭。而且新区里的环境条件(宿主动物和媒介吸血节肢动物)有条件接纳从外地迁徙来或扩散来的病原生物群落一些主要成分的生活和物种延续。(西尼罗热病的扩散很远)。

同属飞行媒介的非洲锥虫病媒介舌蝇的生态要求十分严格,只能分布在舌蝇地带,因此非洲锥虫病的自然疫源地的扩散就受到严格的限制,地球上仅在非洲北起北纬 14°,南抵南纬 29° 的占地 $1000km^2$ 的舌蝇分布区内存在。白蛉热、皮肤利什曼病、内脏利什曼病亦应属于这种情况。

那些不能飞行的媒介如蜱传脑炎中的蜱、鼠疫病中的蚤,它们的自然疫源地的分布就受到宿主动物、媒介蚤及病原体分布的限制,基本上自然疫源地的扩散受到很大限制,可以说其分布是十分稳定的。

在对自然疫源地研究中,自然疫源地的结构是重点。随着时间的变化,自然疫源地的结构通过自然因素或人为因素的影响,是会出现变化的,如疫源地中重要宿主动物的变化、疫源地面积的变化等。要分析产生这种变化的原因,以及变化对疫源地的影响等。

扩大宿主动物的调查不是随意的,可调查,也可不调查。作者认为应该调查。病原体在病原生物群落中,不可能只和主要宿主打交道。一旦动物病出现流行,病原生物群落中的成员都将遭到不同程度的伤害,这种伤害不可能只由主要宿主承担,如果是这样,主要宿主很可能在长期进化过程中被病原体消除,结果病原体本身也被清除了。病原生物群落中的成员共同与病原体作对,减轻主要宿主动物的负担和消耗病原体。这种情况也是病原生物群落所有成员在进化过程中形成的。掌握这些,就会对病原生群落中宿主动物变动规律有所了解。同时,在杀灭中供选择对象作参考。这一问题的机理是很复杂的。

第八章 某些自然疫源地性疾病

第一节 鼠疫自然疫源地研究近况

一、鼠疫自然疫源地性研究的进展

这一节简要地介绍近50多年鼠疫研究的一些动态,有些写于其他章。

人类对鼠疫的认识,严格讲是始于1894年,法国人耶尔森在香港第三次鼠疫大流行期间,从人类鼠疫尸体里发现了鼠疫菌(*Bacterium pestis*)并作了记录,耶尔森从当地家鼠尸体内亦检出这种病原体;1898年发表了Simond的报道,报道成功地获得通过跳蚤传播鼠疫病的信服论据,奠定了跳蚤在鼠疫流行病学的意义。紧接着在我国和印度出现鼠疫动物病并做了很多调查工作,形成了当时以我国流行病学家伍连德教授为首的一批专家,认为人类间鼠疫是家鼠—蚤—家鼠链在人间传播鼠疫菌的观点,即伍连德提出的三位一体的鼠疫菌循环图式。这代表西方许多流行病学家当时的一致看法,这种观点一直到了1924年,当伍连德亲自考查了俄罗斯的野外工作后,才开始放弃。原俄罗斯时期,得·克·查巴洛特奈1899年就在哈尔滨一次国际鼠疫会议上,提出他关于鼠疫微生物的保存者是野外的啮齿动物及其体外寄外生虫,但这种观点受到了伍连德的断然否定。

到了1911年查巴洛特奈等,在外贝加尔地区从捕到的患上鼠疫动物病的蒙古旱獭的病死体内分离到鼠疫菌,以及1912年查氏在阿斯特拉罕小黄鼠体内分离到鼠疫菌,才开始确定人类感染鼠疫的真正元凶,是自然界中的啮齿动物及其体外寄生蚤,即啮齿动物—蚤—啮齿动物的鼠疫菌在自然界中循环的锁链模式。这时还没有自然疫源地这个术语。

到了1914年,Bacot A.W.和Matin C. J.在研究鼠疫传播机制过程中,成功地揭示了在蚤类存在着鼠疫微生物传递的特殊机制。他们成功地解释了鼠疫菌通过跳蚤叮咬传播现象的病理生理基础。因为这种机制是与繁殖的微生物积累在蚤的前胃形成"菌栓"有关。之前,因为存在着由昆虫传播疾病的机制,因而早期也将跳蚤传播鼠疫进行类推,认为是①昆虫有传染性的唾液可以进入被叮咬的伤口;②微生物通过跳蚤口器污染部分的机械传播;③由于节肢动物排便,细菌可以通过皮肤受伤(如擦伤、搔破)而进入;④被小兽吃掉染疫的跳蚤。但经Bacot和Matin的试验,跳蚤传播鼠疫用上述四步类推是不符合实际的。他们揭开了其非常特殊的跳蚤传播鼠疫的特异性方法,是由于繁殖了的鼠疫菌的聚集堵塞,使跳蚤消化道发生梗阻(栓塞),由于跳蚤前胃形成细菌栓塞,结果发生了呕吐动作,在呕吐时通过刺物把微生物喷到被跳蚤吸血的宿主的血液中。后来认为不形成菌栓的蚤也可以传播鼠疫病原体,但不是主流。

关于鼠疫菌的分类问题。最早期都认为鼠疫微生物的所有菌株都是同一的。但对从各个疫区分离到的菌如何命名,即对鼠疫菌的变异性的命名一直存在分歧。

早期在研究鼠疫菌和假结核菌发酵甘油的能力时,A. A.贝索诺娃和S. Ф.柯诺瓦洛娃就认为鼠疫菌在这一特征上可分为两组:发酵甘油的和不发酵甘油的。贝索诺娃在1928年时将它们称为两个不同的变种。到1930年时柯诺瓦洛娃还把各种能将硝酸盐还原为亚硝酸盐的菌株合并为这一特征,这些特点确实比较稳定。

究竟是叫变种好,还是叫亚种好,对此研究人员也争论过。他们认为应该对鼠疫菌在不同地理景观分离到的菌株的变异性加以说明。通常在动植物的分类中制定了具有不同分布区的亚种概念。在亚种边界可以无阻碍地进行杂交,从而得到过渡性的杂种。亚种是一个物种的地理上的形式。因此在动植物学中"变种"这一术语用得较少。因为变种指的是离开共同类型的任何一种非地理上的偏离。

有的专家认为在病原微生物的分类中很难提到"地理亚种",他们的理由是,对病原体来讲,包括鼠疫菌在内,环境最终不是地理环境,而是宿主动物的机体和媒介机体。因此,运用到微生物来讲,更适合说变种,比说亚种好。

1938 年拜尔林阿·勒和波彦可夫·阿·克建议叫甘油阳性变种和甘油阴性变种的大陆株和海洋株。因为甘油阳性大陆株首先大多数分离自亚洲大陆腹地,而甘油阴性海洋株是在亚洲边缘地区和热带岛屿和半岛发现的。我国在吉林省的黄鼠疫区内发现甘油阳性菌株和甘油阴性菌株(二者距离不到 100m)。他们认为不分解甘油的菌株通常是与大家鼠相联系的,而分解甘油的菌株则是与冬眠啮齿动物相联系的。也有反对这种解释的如古巴里夫和依万诺夫斯基,认为是代谢类型不同形成的。但多数学者支持屠曼斯基伏·穆的假说。

在讨论鼠疫菌变种问题时不少专家学者,如林斯卡娅·格·恩、伍连德、Devignat R.、Chun J.等,他们对鼠疫菌这两种形式的历史和进一步的变化进行了不同的推测。最早研究的是 Devignat(1951),他不是把鼠疫菌划分为两个变种,而是划分为 3 个变种,他称为古老变种、中世纪变种和东方变种。前两种发酵甘油,后一种不发酵甘油,3 种的硝化作用也不一样。他还提出鼠疫菌的古老变种有其中亚发源,中世纪变种则是在 14 世纪形成的,而东方变种不发酵甘油是发生于印度和东南亚,而且是通过大家鼠沿全球港口散布。屠曼斯基伏·穆(1951,1957,1958)认为这是一种机械的伪历史的分类,因此提出了鼠疫变种与自然疫源地中一定的宿主有发生学上的联系,提出把它们改名为旱獭变种(古老变种)、黄鼠变种(中世纪变种)和大家鼠变种(东方变种)(拉尔,1965,134 页)。这种划分一直被引用。

实际情况并非像上述那样绝对,实际情况说明上述情况只是一种相对情况。首先,发酵甘油的菌株并非只与冬眠的宿主有联系,它还几乎与整个沙土鼠分布区内数量很多的沙土鼠有联系;其次,全部从野栖啮齿动物分离到的加利福尼亚、南美洲,甚至南非的菌株大都表现为甘油阴性。最后,1949~1950 年在亚洲大陆的腹地——卡拉库玛西部,利维娜·阿·阿及费牛克柏·克(1959)从大沙土鼠中分离到 99 株甘油阳性株,30 株甘油阴性株;在几内亚同一个地区分离出两种变种的菌株;在刚果从大家鼠和人分离到 26 株表现为甘油阳性(Devignat and Barren,1951)。对于这些情况,即在不属于该地带的变种的出现,西方作者倾向于用后来从外地带进来加以解释。因此有专家就提出看法,认为一种形式可转化为另一种形式(古巴耶夫,伊万诺夫斯基),甚至有专家认为在一次动物流行病过程中存在着这种转变的可能性(利维娜,1960)。

后来在阿塞拜疆,从啮齿动物和蚤分离出的鼠疫菌,有专家认为对 *B. pestis* 变种的存在,是该菌对各种宿主动物和对各种地理景观的适应性的一种表现。例如,280 株鼠疫菌中,1 株为大家鼠,23 株为旱獭,256 株为黄鼠变种。但更有甚者居住在同一个洞穴中的沙土鼠分离出来的不同变异株,有时有些菌株多达 54 株,不好放在任何分类位置,即按它们是否酵解鼠李糖。

因此,如果要对上述情况作出结论:变种的分类及选择特点,要求新的、更加完善的方法。

20 世纪 60 年代以后,不少专家成功地利用鼠疫菌的一些特性作为鼠疫菌分类研究。由各个鼠疫自然疫源地分离到的、具有一定独特性状的菌株,是进一步开展鼠疫菌种内分类系统的基础。应该注意到,鼠疫菌的分布与特定的自然疫源地地理景观条件的密切联系,鼠疫自然疫源地大多彼此有较大的距离,环境条件有时差别较大,环境是异质性的,环境是生物进化的动力。鼠疫菌空间分布的这些特点,导致形成病原体的相当明显的地理差异,差异就是特点。不能否认病原体与传染病宿主环节的机体的进化联系。甚至还要考虑与媒介机体的联系。根据前面介绍关于病原体与甘油关系的这种多样性。在今后研究中,处理好发现某一疫源地出现的不典型特性的菌株,这几乎已成为一种规律了。遗传与变异中发生偏离是正常现象。自然选择的稳定性形式是限制变异的出现,在环境条件变动中生物是要进化的。再就是要坚持病原生物是处在一定地理条件中的生物群落中,它除了与主要宿主和媒介相互接触、相互作用,还可以与疫源地中的其他生物群落成员相互联系、相互作用,如病毒性病原体,它不但与宿主细胞紧密相连,它还可能与植物细胞相连。因此在自然条件下很多因素作用而出现的不典型菌株具有必然性。

综上所述,至今鼠疫菌的分类问题尚未解决。因而出现一种过渡时期的现象。一些专家是建立在 Yersinia pestis 的生物化学性质基础上的方案,有一群按照属于啮齿动物命名,它们首先从这些啮齿动物分离到:大家鼠的、旱獭的、黄鼠的、沙土鼠的、田鼠的及鼠兔的(屠曼斯基,1958;利维,1960;阿依基穆巴耶夫等,1987)。另一种分类建立在从过去苏联和蒙古自然疫源地中循环着的鼠疫菌株的遗传表现型的数值分析构成的 6 个亚种:Yersinia pestis subsp. pestis;Y. pestis subsp. altaica;Y. pestis hissarica;Y. pestis subsp. caucasica;Y. pestis subsp. ulegeica;Y. pestis subsp talassica(见俄罗斯伊尔库斯克鼠防研究所,阿巴林·格·帕等 1989;《高加索里海附近,中亚细亚及西北利亚鼠疫自然疫源地》一书,2004)。根据后一种分类的命名,鼠疫病原微生物分类命名还待深入研究。

在近 120 年对鼠疫动物病的研究历程中尚未解决的问题,或者说还存在争论的问题还真不少,鼠疫病原的分类问题只有众多问题中的一个。作者将在下面尽力将其列出。

争论得比较早的当属欧亚大陆非热带地区以外的鼠疫自然疫源地的发生问题,如美洲大陆中北美的鼠疫自然疫源地是当地干旱荒漠自然地理景观中的动物生物群落在鼠疫菌最早散布时产生的,还是由外地家鼠带到美洲北美大陆后才产生的?这个问题至少尚未解决。

后来又出现关于鼠疫菌的古发生问题,有的认为旱獭最初接受了鼠疫菌,传给后起之秀黄鼠,之后才传给沙土鼠。坚持这种观点的代表人物是尤·穆·拉尔(1956,1958,1965)。持反对意见的依·赫·苏尔坦那耶夫(1960)及优·优·库切鲁克(1965)等认为草原景观相对比较年青。鼠疫病原体发生的时间和地区,最可能是在渐新世和中新世,鼠疫菌的故乡可能是欧亚和北美。拉尔的文章国内已被释登于鼠疫丛刊,但应介绍他在 1965 年的观点。而库切鲁克及苏尔坦那耶夫的文章国内我没有机会看到是否被释登刊物介绍。可能与文章太长有关。库切鲁克的《鼠疫的古发生与啮齿动物区系历史联系问题》,1965 年刊登在福尔摩佐夫主编的《啮齿动物的动物区系和生态学》第七期。这是一种不定期的专刊,专登论文内容较长的文章。库切鲁克的这篇文章在 16 开的专刊上登了 84 面。我们已将其译为中文。

关于鼠疫自然疫源地的宿主和媒介问题。实质就是关于单宿主疫源地或多宿主疫源地,单媒介疫源地或多媒介疫源地问题。这在其他有关章节已作了一些讨论。有的专家根据,并非所有啮齿动物对鼠疫的感受性,在长期维持鼠疫菌在自然界动物流行病中,都有同样的意义。提出有主要宿主,它对该自然疫源地讲是最特异性的;次要宿主,它们很少卷入动物流行病中,但在一定情况下,能使动物流行病暴发,特别是在大发生的年代,或者它们向居民点迁入的时期。自然疫源地的宿主性,取决于宿主种类的数量和分布广度。拉尔主张鼠疫的每一个疫源地都是单宿主的,认为在进化的现阶段不可能存在对该疫源地讲不是单一的和稳定的宿主。但这种观点未能得到广泛的共识(卡里莫娃·特·优,尼尔诺夫·伏·穆;波波夫·伏·帕,2010)。根据拉甫洛夫斯基和瓦沙伏斯基(1970)的意见,不仅是在进化历史方面,而且在现实情况下,应该容许单宿主自然疫源地和多宿主自然疫源地的存在。因此疫源地的宿主性问题最终未得到解决,还需要补充具体情况的研究。关于媒介性亦同样如此。

从 20 世纪 70 年代苏联开始实行鼠疫自然疫源地的登记制对所获资料进行统一收集、保存和整理。所有鼠防站都配备地形图(1:100 000 比例)和空中摄影图。基层县负责情报的最小单位,县的面积为 85～100km²。鼠疫自然疫源地动物流行病活动的监控从 1983 年实现至今已 30 多年。

正是因为开展了上述对鼠疫自然疫源地详细的研究,获得了有关疫源地范围内按照疫源地类型,各种疫源地受到自然的、人为的因素的影响,动物流行病动态等有价值的资料,才能够开展彼得里谢娃(1972 年)制定的有关疾病自然疫源地性学说某些理论性和实际原理的远景科研规划。

苏联及现在的俄罗斯一直坚持:非热带的欧亚洲大陆的例子,认为鼠疫自然疫源地是与干旱景观相联系的,并强调其特点是一定的气候指标(年平均降雨总量不少于300～R350mm,水热系数少于0.6)。鼠疫的主要带菌者啮齿动物的居住者(伏·伏·库切鲁克,1965),已按库切鲁克(1959,1960,1972)提出的,疾病自然疫源地是类型性的、地方性的分类统一模式。这个模式已被登木贝尔德等写于《蒙古鼠疫自然疫源地的某些特点》和《中亚鼠疫疫源地的区划》两本书中;尼洛诺夫等写在《非洲鼠疫》等书中;卡里莫娃和尼洛诺夫合著的《古北区鼠疫自然疫源地》一书中运用。同时根据库切鲁克(1972)和洛特什尔德(1978)二人提出的制定和研究鼠疫动物流行病空间结构和自然疫源地形态学的理论和方法进行工作。一些专家强调了临时性的鼠疫疫源地活动性的预报等工作。

进一步确定,人类经济活动,既可以导致已存在的鼠疫自然疫源地的熄灭,又可以导致新的自然疫源地的产生(洛特什尔德,萨塔特金,1980;阿·依·基穆巴耶夫等,1987)。

对于越南发现鼠疫疫源地的震动等。

因而20世纪80年代中期已经积累的大量自相矛盾的资料,致使一些专家提出对鼠疫自然疫源地性的构想提出修正。他们得出结论,在自然疫源地内,鼠疫病原体的传播性(过去释为虫媒性)传递不能保证动物流行病的发展,不能保证致病性微生物在自然界中的生存(有人认为残存)。

从经典立场出发,不能解释某些客观事实,如①单独检到被感染的啮齿动物及其蚤;②在多年的动物流行病流行间期后疫源地内的很多点动物流行病几乎同时复活(董心齐等也报道过我国云南省临沧地区几乎同时在很多点出现鼠疫动物病);③动物流行病发生和宿主、媒介的数量水平之间没有联系;④鼠疫自然疫源地"健康化"通过杀灭啮齿动物及媒介蚤的工作并不成功(加特洛夫,1999)。

全体医务人员和学者的努力,使得鼠疫发病在全世界半个多世纪并未下降(图8-1)。

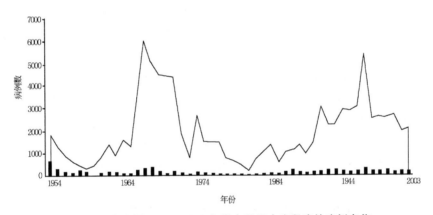

图8-1　全世界1954～2003年半个世纪内患鼠疫的病例变化

WHO流行病记录周报,2004;黑柱(死于鼠疫病人数),曲线(鼠疫患病人数)

多数自然疫源地的地方性动物流行病区域内长期没有鼠疫动物流行病,这也是全体研究人员承认的事实。

对于上面最后两条,即鼠疫病在全世界半个多世纪并未下降和长期疫源地内未出现鼠疫动物流行病。下降要作具体分析,如在长期坚持鼠疫防治的国家(我认为主要是俄罗斯、中国和蒙古),鼠疫发病的病例与20世纪上半世纪相比,大大减少,流行形式已不再出现,散发病例没有断过;至于在大多数国家没有长期坚持进行鼠防工作,甚至根本就对鼠疫动物病未作或无力作鼠防工作的国家,鼠疫病在人群中出现从未断过要加区别。不加区别只看WHO登记的人数而对制出的鼠疫病发病图表作评论,未免有偏颇之嫌,这是第一。近三四十年世界性鼠疫疫区,鼠疫动物病表现出相对平静也是事实,因此有专家认为世界鼠疫病处于流行间期。第二,多数自然疫源地内长期没有出现动物流行病。这是好,还是不好。老实可能主要指的俄罗斯和中国这一类长期与鼠疫动物作斗争的国家。鼠疫动物病长期不出现,除了自然环境的变化(天气条件等),难道与我们几十年的与鼠疫抗争的工作一点关系都没有吗? 我说大有关系。至于说到经多年大面积的杀鼠灭蚤,鼠疫疫源地内的鼠疫动物病受到一定程度的抑制,难道能否定吗?多数疫源地动物流行病长期不出现(实际在一些死角仍有保存),难道不是我们工作所追求的目的吗?我们认为这个问题很复杂,鼠疫动物病有流行间期,环境条件的变化,杀灭工作还有不足之处,疫源地受到人类近代化农业措施的影响在缩小,宿主更替等,正是21世纪一代人肩负的责任,包括鼠疫在流行间期潜藏在土壤系中,它将怎样复苏等问题,还很任重道远。

对于解释在动物病流行间期曾经提出的很多假说,我们在本书动物流行病及动物病一章已作介绍,这里就不再重复。

这里只介绍20世纪60年代,在伊朗库尔得斯坦鼠疫自然疫源地研究的法国和伊朗研究专家发表了鼠疫自然疫源地存在着两个生态阶段的看法:寄生的和土壤的(Baltazard,1964)。根据这一假说,出现了"地下生出来的鼠疫(telluric plague)"的说法。这一假说的主要论点是,在鼠疫动物流行病流行间期鼠疫病原体可能保存在啮齿动物洞穴的土壤中。他们做了实验,证明鼠疫病原体在无菌土壤中保存毒力可长达16个月,在有菌土壤中保存毒力7个月(Mollaret,1963;Baltazard,1964)。

之后,苏联的一些学者也开始这方面的工作。他们在土壤保存和传递鼠疫菌的实验中指出,土壤中低温时鼠疫菌能保存5~8年,在自然界中就短了。有报道在动物流行病后3年内未查出鼠疫菌,在大沙土鼠洞内土壤中则能分离出鼠疫菌(萨吉穆比可夫等,1988;里特温,2003;布林尼娃等,2005)。有在伏尔加-乌拉尔草原疫源地中实验发现鼠疫菌的L-型有可能与土壤细菌呈共生,之后返祖遗传成典型形式。还有认为伊尔森菌被阿米巴吞食,而且可能在阿米巴体内繁殖,以及发现单独有生命力的 Y. pestis 菌呈孢束状保存在阿米巴中且多年忍受各种不利条件,还能被风吹很远。

阿尼西莫夫(2002)提出关于鼠疫病原体在周围环境中保存的两种途径的可能观点:形成细菌的极微细胞向简单营养状过渡的,存在于编码蛋白的,一定的连贯性的质粒PYC结构中。还有一种说法,鼠疫菌可能在植物中存在(里弗库斯优等,1990)。根据这些作者的意见,认为某些荒漠植物含有糖和胺酸全部综合体,这是鼠疫菌生活必需的。在2000年实验证实 Y. pestis EV 株的过渡可能在凤仙花(Impatiens walleriona)的茎柄中,通过根浸入微生物的混悬液中(里弗库斯及波契卡里夫,2000)。虽然鼠疫微生物从土壤进入植物的直接证实还没有,对近亲的细菌 Yersinia pseudotuberculosis 假结核菌,类似资料已获得(里特温伏,1991;舒斯特洛娃赫穆等,1992)。还有专家认为,在鼠疫自然疫源地中,鼠疫菌主要起带菌的作用,他们认为,这些带菌动物属于食绿色植物的啮齿类(黄鼠、旱獭、大沙土鼠、田鼠、鼠兔等),很少是食混合食物的啮齿动物(沙土鼠属 Meriones)(里特温等,1998)。

关于动物流行病流行间期还有一个问题也在讨论范围之内。那就是刺激(或推动)鼠疫病原体,对从隐藏状态过渡到在动物间暴发疾病的因素,进行查明。对这个问题有几种看法:①太阳系活动性的波动,未知的宇宙因素,水文的变化,生物群落条件的变化;②动物疾病再出现是自然环境的地质化学条件的影响、微生物隐蔽的病原特性重新活跃起来等。

不少专家认为鼠疫属于食动物的腐食菌病。有的专家因此提出新的构想,将鼠疫菌的生活图式列为下列方式:

土壤—植物(?)—啮齿动物—蚤—啮齿动物—土壤

按照里特温的这种图式,鼠疫病原体的存在有"机体以外"阶段的存在,并能解决以前未能解决的一些契机:①长时间动物流行病流行间期;②在大面积上动物流行病同时复苏。卡里莫娃等(2010)认为,即使获得了一定的结果,证实新构想的正确性,但仍存在很多不清楚的契机。

上述事实,虽经长时间研究,鼠疫动物流行病和流行病仍存在许多未解决的问题。应改进方法,包括分子生物学方法,扩大关于疾病自然疫源地性的看法,应帮助回答这些问题,在研究疾病自然疫源地性,包括鼠疫论证新的观点。

作者高兴地看到,我国的专家根据我国鼠疫疫情资料和对我国鼠疫自然疫源地生态地理景观的考察,建立反应鼠疫生态地理景观特征,对我国鼠疫自然疫源地进行分型。首先将我国的鼠疫菌划分为古典生物型(即旱獭黄鼠型),中世纪生物型(即沙土鼠型),东方生物型(即黄胸鼠型)及田鼠生物型(即趋同进化型)。在对宿主动物生物学特征研究基础上明确我国的鼠疫疫区内宿主种群组成包括两大纲(哺乳纲和鸟纲),八个目,17 个科共 86 个种。特别在鼠疫媒介生物学中明确,鼠疫媒介是鼠疫生物群落不可或缺的成员,失去媒介的联系及其在生物群落中的生态作用。鼠疫生物群落自然环节将中断和解体,鼠疫自然疫源地将不复存在。根据疫源地的生态地理、病原的基因组构成、宿主及媒介将我国鼠疫自然疫源地分为 12 型 19 亚型,掌控其生物学基本规律。特别在第八部分,可以说基本上总结了我国近 60 年的鼠防成就,其中特别强调人类活动是影响鼠疫自然疫源地的重要因素。上述这些观点无疑是对我国鼠疫研究 60 年的成就的肯定,也为我国承前启后再上一个台阶开展鼠疫防治研究奠定了坚实基础(方喜业等 I—Ⅷ,2011,2012,2013)。

二、亚热带针阔混交林齐氏姬鼠、大绒鼠鼠疫自然疫源地

在 20 世纪六七十年代,我国的鼠防工作者为全世界鼠疫自然疫源地名录中增添了 3 种之前未发现过的自然疫源地,它们是 60 年代在甘肃省会宁地区发现的阿拉善黄鼠鼠疫自然疫源地(中共北办 1963 年 11 月在兰州召开北方的鼠疫工作会议大会上宣读了这一发现)。70 年代青海地方病所发现在四川石渠县俄多玛地区存在青海田鼠鼠疫自然疫源地。最值得庆幸的是 1974 年云南省在剑川县内发现常绿阔叶林的齐氏姬鼠、大绒鼠鼠疫自然疫源地,值得介绍。

在 20 世纪期间,我国鼠疫病调查科研工作重大成就之一,是 1974 年在我国云南省剑川县沙溪乡山区发现,在云南亚热带常绿阔叶林的滇西纵谷中存在着由欧亚大陆生态位物种齐氏姬鼠(*Apodemus chevrieri*)、大绒鼠(*Eothenomys miletus*)鼠疫自然疫源地(赵永龄和刘振华,1988)。2005 年在云南省丽江市玉龙县黄山镇南溪村鹿子自然村地区确定了又一块齐氏姬鼠、大绒鼠鼠疫自然疫源地(董兴齐等,2009)。这是与云南省早些年代确定的黄胸鼠鼠疫疫源地截然不同的鼠疫自然疫源地(雷崇熙,1987)。黄胸鼠鼠疫疫源地是家鼠鼠疫疫源地,而剑川、玉龙的这两块疫源地是野鼠鼠疫自然疫源地。按传统的学说,家鼠鼠疫疫源地是派生的、二次性的,它的存在只有野鼠鼠疫疫源地的存在才能得以维持,而野鼠鼠疫自然疫源地则是当地地理景观中一定的生物群落在长期进化历史过程中,不需要靠人类的经济活动而独立形成的。自巴氏自然疫源地性学说介绍到我国后,我国的专家早就盼望寻找云南是否有鼠疫自然疫源地。这一愿望终于实现了,可以告慰那些为我国鼠疫事业贡献了一生的先辈了。

传统习惯认为,野鼠鼠疫自然疫源地只能是在欧亚洲大陆非热带干旱景观中,其特点是一定的气候指标:指的是年平均降雨量不少于 300～350mm,水热系数少于 0.6,以及鼠疫主要带菌者——啮齿动物居住者(库切鲁克,1965;卡里莫娃,尼洛诺夫,波波夫,2010)。可参考表 8-1。

表 8-1　欧亚大陆非热带干旱景观与亚热带常绿阔叶林潮湿景观对比

自然疫源地景观类	海拔	年平均气温/℃	年降水量/mm
欧亚大陆非热带干旱景观		—	300～350
亚洲亚热带常绿阔叶林景观	坝区海拔 1000～2500	11	866
	山地海拔 2500～3000	9.5	1030
	高山海拔 3000～4000	6.5	1160

剑川县沙溪乡的大绒鼠鼠疫自然疫源地,作者有幸于 1975 年在专家黄坚华的陪同下,到疫源地现场作了短暂的考查。作者到现场考查后,深有体会。对于鼠疫自然疫源地所处的环境,不能因袭北方自然环境的概念。南方人口众多、居民点密集,人类对自然界的开发较早,云南元谋人,就在附近生活了。因此大约在更新世晚期,约 1700 万年前,人类利用自然界的痕迹到处易见。在较为潮湿的亚热带,正如南美洲等地,照样

可以产生适于鼠疫菌在其中生存的、当地的野鼠病原生物群落(姬鼠、绒鼠、狐、豹猫、果子狸等)(黄坚华，1992)。正如鼠疫菌能在当地家鼠病原生物群落生存是一样的道理。我国的鼠防工作者将云南省的自然环境分为山区和坝区是十分正确的。在两个区域内存在着对动物来讲不同的栖息生境(其中包括居民点、农田等)。

云南省地方病防治所科研人员的工作非常到位，他们对这两块疫源地进行了大量的求证工作，如有的专家说自 1974 年确定剑川县沙溪鼠疫自然疫源地后坚持 10 年调查(雷崇熙，1987)，查明一些基本情况。自 1982 年以来在剑川外围洱源、云龙、丽江及兰坪等县运用鼠疫血凝和反相血凝试验在鼠类中检出鼠疫血凝 F1 抗体或 F1 抗原，并运用放射免疫沉淀试验在鹤庆、漾濞两县的狗血清中查出鼠疫 F1 抗体。而且又在剑川、洱源、云龙、丽江、兰坪五县的调查发现疫点 37 个，疫源地面积约 1600km^2。37 个疫点均分布在长江上游第一大湾石鼓的南边一片区域内，海拔为 2100～3500m 的针阔混交林中，鼠疫动物病的流行主要在老君山(海拔 4280m)、鹅颈山(海拔 2930m)及石钟山(海拔 3830m)3 个山群之间(杨煌，1987)。鹿子村(海拔 3182～3484m)。

两块自然疫源地的自然条件，即鹿子村周围的自然条件与剑川县沙溪自然疫源地的基本一致，鼠疫动物病被发现的分布地的地形、地貌也极为近似(宋志忠，2008)。

因此玉龙鹿子村自然疫源地和剑川沙溪自然疫源地条件相似，地理区域、宿主种类组成及媒介种类组成多种多样的构成类似。专家把两块自然疫源地同属于同一类型的鼠疫自然疫源地。但两块自然疫源地被没有鼠疫分布的宽阔谷地分隔，而且两块自然疫源地的鼠疫菌的特征有明显的区别，从而把两块疫源地属于相对独立的鼠疫疫源地。从玉龙疫源地分离出的鼠疫菌其特征为酵解麦芽糖，与青藏高原型鼠疫菌一致，与剑川疫源地所属的滇西纵谷型不同，各种分子生物学特征也显示介于两型之间。

剑川疫源地没有人类发病，与这块疫源地内没有传播鼠疫给人的主要媒介印鼠客蚤有关。玉龙县也未发现印鼠客蚤，但玉龙县已出现了人类发病的现象。

经分析该疫源地与毗邻疫源地的关系：如从历次沙溪长乐村人间鼠疫流行获得菌株的继代移植推测，当地人间鼠疫流行很可能是该疫源地动物间鼠疫流行，经菌株生化、质粒类型分析家野鼠鼠疫菌的亲缘关系，认为沙溪菌株可能是云南家鼠鼠疫菌进化中的祖先。分析与旱獭疫源地的关系又得出结论，认为与云南毗邻地区旱獭中未发现旱獭鼠疫由西北传入云南，从而认为剑川疫源地与北方的旱獭疫源地及南方的家鼠疫源相互隔离而独立发展的时间已相当长远。再加上前面对玉龙县鹿子村疫源地的各方面的分析，初步明确剑川沙溪鼠疫疫源地、玉龙鹿子村鼠疫疫源地既是同一类型的鼠疫自然疫源地，又因鼠疫菌的特征有明显区别，将它们定为是相对独立的两块鼠疫自然疫源地。应该说是有区别的。在今后多年的观察后会有结论。

这里介绍北方喜马拉雅旱獭的一点零碎资料。从分类学角度，根据现代的看法，喜马拉雅旱獭有两个亚种：在分布区北部及西部的一个亚种 *Marmota himalayana himalayana* Hodgson(1841)，另一个亚种 *M. h. robusta* Miln Edwards(1870)则分布在分布区的南部和东南部(关于旱獭的分类问题在本书的另一章节将有介绍)。后一个亚种的分布范围应是东起我国四川省阿坝地区的若尔盖地区向北进入甘肃省的合作，不会超过美武新寺。向西经四川省甘孜进入理塘、稻城、乡城、得荣进入云南的德钦，西藏的察隅、墨脱，喜马拉雅山南坡，进入尼泊尔的北方雪线一带呈面积较小的小块分布(尼可尔斯基·阿·阿和福尔摩佐夫·恩·阿，2005)。在这从东向西的一条带状形的亚种分布区内，由于缺乏传播鼠疫菌的一些因素，如未发现谢氏山蚤、斧形丽蚤，故这一亚种与鼠疫菌没有联系。故上述云南的这块野鼠鼠疫自然疫源地与北方喜马拉雅鼠疫自然疫源地似乎隔了一个生态障碍。可见第 10 章第一节关于此问题的论述。

第二节　土拉伦菌病

对人和动物的很多有致病作用的细菌，在不同时间可以在外部环境中找到，而且在同样情况下它可以是人类感染的直接源泉。在这方面最有意思的就是土拉伦菌。

除与古老疾病,如鼠疫的斗争成功外,早期,席卷村庄,并很快传播开,无疑取得成功的,就是曾在与年青的疾病土拉伦菌病(又叫似鼠疫的淋巴结肿大病)的防治斗争中取得的。为了理解和评价这一成就,应该先讲一讲有关与这一疾病的某些一般的知识,哪怕之前已多次提到过。土拉伦菌病作为一种疾病首次在美国被作为一种疾病分类单位是在 1910～1911 年,Mc Coy,1911,Chapin,1912 年在加利福尼亚的地松鼠 *Citillus beecheyi* 中分离到病原体。是由发现该菌的地方名土拉伦取名的。之后在研究分离出的微生物时 Chapin 也患上此病,而且在 1910 年就已发现犹他州农场主患上此病,是由于鹿蝇引起的热症 Francis 从其腺肿的脓血中分离出的微生物,就是从黄鼠中分离出来的土拉伦菌。这种传染病的传染源是野兔,病原体的媒介是虻(*Tabanus bovinus*)。这种病在美国广为分布。自 1936 年起的 20 年内共发现患者 20 980 例。在北半球土拉伦菌病(包括苏联在内)。在 1926 年 C.B.苏沃洛夫、A.A.沃里费里茨和沃隆可夫(1928 年)在苏联已报道过此病。因此很快引起医生、动物学、寄生虫学专家的重视。到 1960 年苏联已经有 1300 多位科学工作者从事土拉伦菌病的科研工作。

在苏联土拉伦菌病的研究工作伴随着整个土拉伦菌防治机关网的建立和发展;这些机构的工作人员和医务工作者,25 年来科研和实际工作使土拉伦菌病的发病减少了,在后来 9 年(1951～1959 年)与之前的 6 年(1945～1950 年)相比平均减少 21 倍(Олсуфьев,1959,418 页)。

由于确定建立追索诊断的可能性显示,土拉伦菌病在美国按其实质不是新病,患上土拉伦菌病死亡情况属于 1904 年和 1907 年。当时这种病对医生讲还是新的,医生有可能识别这种病只是 20 世纪 30 年代初的事(使我们想起在苏联阐明蜱传脑炎为新病那样)。

土拉伦菌病按其传染源的多种多样,动物供血者、受血者和其病原体的媒介种类之多,甚至按分布之广泛,涉及一系列的地理景观带,以及各带中包括各种类型的自然疫源地,是一种"美妙"的疾病。

Francis(1937)在美国区分人感染土拉伦菌病各种条件时,感染发生最多的是在剥狩猎获得的野兔皮时、清洁整理野兔的皮张时、在制作各种野味佳肴时等。上述情况 Francis 认为感染上土拉伦菌病的有 1500 多种,被蜱叮咬感染此病的有 100 多种,被虻叮咬感染的也有几十病例,与绵羊接触而感染也不少,还有在实验室感染的等。

在苏联查明土拉伦菌病自然疫源地,因而把它列入自然疫源地性疾病这一大组中。

在总结多年苏联研究人员的很多著作中,查明了在苏联土拉伦菌病自然疫源地的地理学的主要特点,查明了在自然界保证病原体循环的脊椎动物和无脊椎动物的主要种类(即保证土拉伦菌自然疫源地存在的连续性)、确定动物流行病过程的规律性、筹划净化自然疫源地等。重要成就是土拉伦菌病自然疫源地类型的生物群落学、动物流行病学、流行病学资料分类的制定,这些有助于对流行病预测的区分,传染病疫源地内系统措施的制定(土拉伦菌病,1960 年)。

一、土拉伦菌病暴发的性质

将暴发分为:①传播性的,人得到 *B.tolarense* 是通过媒介中介——硬蜱、虻、蚊;②工艺性质的,与水䶎(*Arvicola amphibius*)、麝鼠(*Fiber zibethicus*)的狩猎有关;③狩猎和饮食(猎野兔和对野兔利用);④水的,感染是通过被水䶎污染了的小河及其他开放性水池中的水,以及通过被小家鼠、普通田鼠污染的水坑;⑤农田型的,在草堆、麦秆堆中栖息着普通田鼠、小鼠,特别在鼠灾之年;⑥生活(家庭住宅);⑦食品方面的,食品被患土拉伦菌病的小家鼠污染了;⑧产业、制造业、农产品制作、各种肉类的储存加工等;⑨战壕的,或挖战壕(战争年代)。

根据暴发的原因,各种人群遭病,不取决于性别和年龄,患者哪怕近在周围也不会传给健康的人。

二、传播性暴发土拉伦菌病

蜱和虻是其媒介。在那些附近有蚊、虻的地方,或者在人易受被(动物)感染的硬蜱攻击的牧场上,易传播性暴发,如在广义上的休耕地。

　　土拉伦菌病传播性的暴发主要在附近有蚊、虻栖身的地方,或者牧场有人易受已被感染的蜱攻击的地方,如广义上的休耕地、河漫滩、大河支流的河床(岸边),这些地方栖息着患者水䶄,最常见的是刈草场、脱谷场、菜园工作时,土壤改良的技术操作的地方,泥浆采掘地、捕鱼场地、洪水泛滥的地方。其中发病最高的是冬季脱谷粒堆的地方(图8-2)。

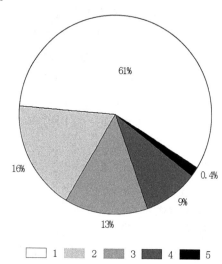

图8-2　莫斯科省南部根据感染条件和传递途径土拉伦菌感染人的发病分布

1.冬季脱谷粒堆;2.其他农活;3.水;4.其他条件;5.蜱和双翅目

　　传播性暴发的时间只是在自然界有相应的媒介为吸血而向人进攻的时期,也就是天气暖和的时候。每年是何月份要看地方所处的纬度来定。一般是6～7月开始,10月初结束。

　　土拉伦菌病在苏联地区,人被感染只是个别的(不像在美国)。苏联的媒介是 *Dermacentor pictus*、*D. mar-ginatus*、*Ixodes ricinus* 及 *Rhipicephalus rossicus*。而且感染多在当地有饥饿的蜱的地方,多在进入森林采伐的地方,或者森林里的空旷地进行牧放牲畜的地方。

　　土拉伦菌病在传播性暴发时,任何人都可以患病,与年龄、职业无关。只要进入有蚊和虻飞行着向人进攻,蚊虻之中又有被自然感染的个体的地方就易被感染得病。事实是,这种情况出现毕竟是少数,但如是反复和长期逗留这种地方(因有工作),那遇到和受到已被感染蜱的攻击的机会就要增大好几倍,因此土拉伦菌病个别的传播性发病可能增加一定程度的大量性质,即可能成为农业工作中职业性和季节性暴发。

　　土拉伦病原体通过它的媒介传递有差别,取决于是否明显地限制它们接受食物的次数,即取决于供血者的血或媒介多次吸血。在这方面,硬蜱确实与吸血蚊和虻不同。硬蜱是在幼虫阶段、稚虫阶段和性成熟阶段一次吸血(一连几天)。吸饱血的6条腿的幼虫,经过一段时间蜕变成8条腿的稚虫,失去繁殖孔。稚虫吸住任何哺乳动物,通常是小型动物,吸它们的血,过一段时间变为雄性个体或雌性个体(它们在一生中吸3次血),吸第3次血。

　　蚊在幼虫期是生活在水中,当在水池表层捕食(小生物、细菌)之后变为蛹(稚虫),它们在此阶段不进食,然后孵出有翅的雄性个体,变成吸血的了;而雌性个体经过几次向人或向动物攻击并吸血。

　　媒介取食方法的区别取决于自己,疾病病原体传递的形式不在于病原体是什么(病毒、细菌、原虫等)。

　　因此,硬蜱幼虫吸饱血可以传递血液中含有的病原体,只限于后面的吸血,即变成稚虫时。吸饱了被感染过的血,稚虫就传递相应的病原体,这时变为雌性个体。

　　蜱吸它们血的宿主范围是很大的,因此宿主利用取食及病原体的传递的连贯性是多种多样的,关于此,可以从图8-3看出土拉伦菌病传递的模式,按媒介蜱种 *Dermacentor pictus* 的变化途径,增加了它们的生物学特点,其幼虫、稚虫吸小型动物,雌虫则在大型动物及人中吸血。

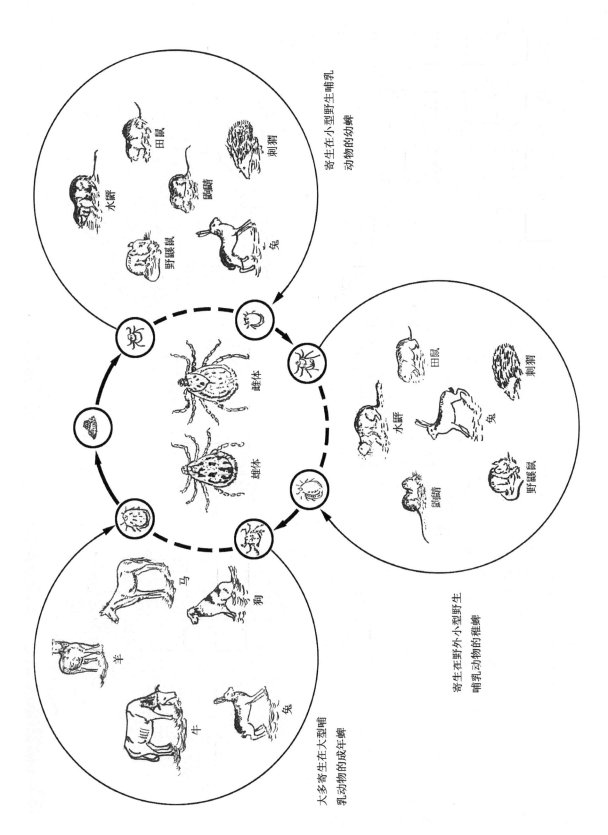

图8-3　土拉伦菌病原体的供血者、传播媒介及受血者（仿奥苏菲耶夫）

患者不可能是疾病病原体通过媒介蜱 *Dermacentor* 传给健康的人的传染源,因为对于人的血液,媒介 *Dermacentor* 只可能在成虫时期吸一次血。*Dermacentor* 的幼虫和稚虫在供血动物上取食和感染它们,已被感染的稚虫出现脱皮后的雌蜱可以把病原体传给大型动物或传给人。可能有这样的情况,啮齿动物由于吃了处于传染阶段的蜱,作为传染源被动传递的方法,巴氏认为未曾看到有。

如果正在吸血的雌蜱 *Dermacentor*,在变态过程中感染,那么在自然疫源地中土拉伦菌循环过程中,它们就成了死胡同,因为通过蜱的经卵传递,大多数作者认为并不存在,吸饱血的雌蜱没有第二次吸血。

此外还发现,某些属,在土拉伦菌方面的周期性,即在媒介蜱 *Dermacentor pictus*,像其他硬蜱那样,是自然界中长期的真正保存者,可以将一次动物流行病和另一次动物流行病分开。按 В.Г.彼得洛夫的意见,成年蜱 *D. marginatus* 保存它原有毒力长达 7~10 年。

按照 *D. pictus* 变态过程,这种蜱繁殖土拉伦菌,进行的是不等的过程。在吸饱血的幼蜱向稚蜱蜕变时,微生物量有所下降,在吸饱血的稚蜱时微生物量又有所增加,在稚蜱准备要变成雄成蜱时,微生物量又下降,只是下降程度少一些,但到成了雌成蜱时,微生物量有很大增加(图 8-4)。

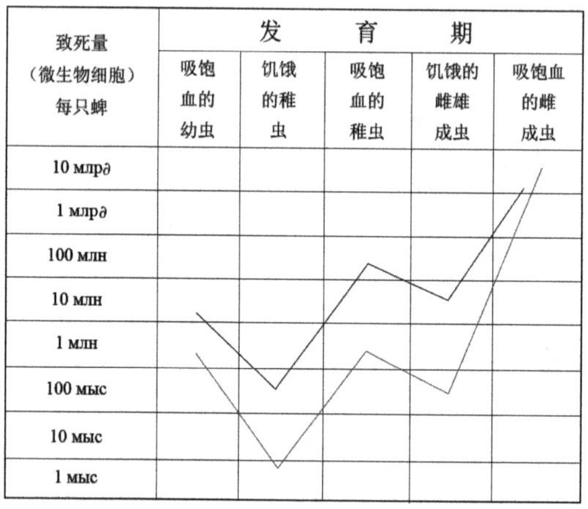

致死量 (微生物细胞) 每只蜱	发　育　期				
	吸饱血的幼虫	饥饿的稚虫	吸饱血的稚虫	饥饿的雌雄成虫	吸饱血的雌成虫
10 млрд					
1 млрд					
100 млн					
10 млн					
1 млн					
100 мыс					
10 мыс					
1 мыс					

图 8-4　土拉伦菌在蜱 *Dermacentor pictus* 变态过程中的繁殖

虚线为实验一组,实验二组

(仿 Олсуфбев и Руднева,1960)

土拉伦菌病的暴发,还可见下面的其他类型。传播土拉伦菌,经常是机械式地传播,即用被污染了的吸管式的吻,在取食于病水䶄和病家兔感染后两昼夜范围内。

必须强调,在自然界找到自然感染土拉伦菌的虻,是在有人患上土拉伦菌病的地方。研究发现自然感染的虻是虻(*Chrysops relictus*)和虻(*Chrysozona pluvialis*)两种。

虻在苏联境内分布非常广泛,从苔原到荒漠,从低地到阿尔卑斯高山草甸。在原始森林和森林带栖息的虻最多,特别是沼泽地,在南方虻在河漫滩、河流被水淹的草原(伏尔加·顿河、第聂伯河等大河),以及里海、咸海、湖泊的低海岸边。

虻的有害作用的程度在各年不同,特别是在苏联北方,完全取决于天气情况。它们在炎热干燥的夏天繁殖;在这种天气,虻特别难缠,雌虻难以忍受地向动物攻击,向人攻击,都为了吸血。虻有能划破对方皮肤的口器。在刺入表皮时虻悄悄将卷如管状的唾液腺注入小伤口,这时有一种刺激感觉时就吸血。在多次向动物进攻后,动物则用一切办法驱赶虻,影响吃草,影响牲畜干农活,虻每次能吸 200mg 血,被驱赶的虻又会飞向其他动物,甚至人。中断吸血,在传播炭疽菌方面有很大意义。实际上完全是一种机械传播。Олсуфьев Н.Г.发现,虻进攻那些死于炭疽的动物的尸体(马和其他)。在动物刚死不久其外周血管中有很多炭疽菌。吸过死于炭疽动物血的虻,其喙被菌芽胞污染,能保持五六天,吞到胃里,两昼夜被排出的粪便带出。

И.А.波契斯基观察到,虻常常为了满足渴求,飞进森林到水池表面去吸水。此外,虻还会去吸潮湿的土壤,甚至吸死于炭疽的动物的脓血,因此,虻的口器的污染也是炭疽传播的原因。吸血对虻讲是不可缺的,因为靠着它们所吸血中的这些物质,雌虻中的卵才能成熟。雌虻平均排 400～600 个卵,也有一些相当多产的虻种,能排卵达到上千个。

在苏联,南方气候因素对虻的影响在很多年都比较一致,因此,虻的生命活动多多少少每一年都差不多。在北方则是另外一回事。

三、土拉伦菌病的自然疫源地分型及其分布

(一)土拉伦菌病自然疫源地的分型

苏联土拉伦菌病自然疫源地分布的图式所讲的疫源地,应适合于各种景观,因而导致必须确定与景观带的那一部分相联系的类型。

疫源地的这种分型不只是具有理论意义,它对与土拉伦菌病作斗争中如何区别疫源地性质,防治措施的提出,以及确定有关预测预报中关于流行病和动物流行病的发展的可能性具有重要意义。

区分自然疫源地还需要阐明它们的结构,找出决定疫源地情况的主要的成分。

土拉伦菌病疫源地类型还与一系列著作有关,甚至有个别的书中(如 Максимов《原苏联土拉伦菌病的自然疫源地》)。对于疫源地的分型,不同作者,在不同的标准基础上进行分类。在这一点上统一的标准是没有的。不可能考虑各种观点,研究者只能在生境具体特点的有根据的基础上,而且是在苏联与其自然疫源地区域上生境有联系上来确定。

Н.Г.Олсуфьев 和 Т.Н.Дунаева 认为最正确的划分土拉伦菌病自然疫源地不少于 6 种主要的类型:河滩-沼泽型;湿草地-田野型;森林型;草原(山谷)型;山前-溪流型;泰加林(河滩-荒漠 Г.А.Кондрашкин)型。显然,疫源地的这种类型可以在各种景观带中见到。上述分类可能会使今后疫源地新的类型的进一步研究复杂化,还可使在已确定疫源地类型,按疫源地结构特点划分为变体时复杂化。Е.Н.巴甫洛夫斯基曾提出过划分为小的疫源地是相对的,将它们称为土拉伦菌病的微小疫源地。因为在景观带中,疫源地散布时,疫源地边界的准确性划分时被忽视了。因此 Е.Н.巴甫洛夫斯基认为,基础疫源地的划分是在疫源地的自然界的性质基础上的———一些被限制住了的基础疫源地,如洞穴、裂缝、动物和鸟的巢,与没有外部边界的散放型自然疫源地,如冻土带松叶阔叶林的枯枝落叶层不同,在这个层面里居住着蜱传脑炎的媒介蜱。是否用微小疫源地来代替基础疫源地的概念呢(还出现过中疫源地)? 它要求某种量的指标的确定,巢鼠的窝、豪猪的洞刨得有 10～12m,甚至更深的,是基础疫源地,像这些逻辑上未必就把它应用到一般的微小疫源地概念上。沙土鼠的洞群,很难称它为微小疫源地,把它归为复杂类型也可以,并不抵触疾病基础自然疫源地的基本定义。

(二)土拉伦菌病自然疫源地的类型

在不同的地理景观地区,本病的传染源,病原体在自然界的循环途径,以及人们感染本病的各种条件不相同,因此根据苏联境内生物群落的特点,动物流行病及流行病学特征,对自然疫源地作如下分型。

1)湿草地——田野型　这一型大多位于苏联欧洲部分的中央地带,在森林和北部森林地带中存在这一型疫源地。疫源地生物群落中的主要成员是田鼠,是土拉伦微生物首要的传染源,媒介蜱为 *Ixodes ricinus*。

在森林带的湿草地-田野型疫源地砍伐森林搬运到森林带时,对田鼠讲农作物堆草堆、谷垛成了它们新的栖息生境时,以及更换草堆和谷垛时农活都易感染上土拉伦菌病。

2)草原——峡谷型　长有灌丛的峡谷和山凹地区大多比较潮湿,易于聚集小型兽类和蜱。这一型疫源地按其不同的生物群落中的主要种类是多宿主的疫源地。田鼠、仓鼠、野兔、小家鼠等,以及多媒介性质的: *Dermacentor marginafus* 为主要媒介,*Rhipicephalus rossicus*、*Ixodes lagori* 等硬蜱较少,还可能 Dermanyssidae 的动物流行病中还有小家鼠参加,这就促使家屋、农田、水井坑凹等的土拉伦菌病暴发。草原型疫源地大多在苏联的欧洲部分的南面地区。

在阔叶林和混交林的南部,划分出土拉伦菌病的森林类型。当地生物群落的主要成分是棕背鼩(*Clethrionomys glareolus*,林姬鼠 *Apodemus*)、野兔,可能还有其他动物。媒介是 *Ixodes ricinus* 和洞穴蜱(*I. trianguliceps*)。人类感染土拉伦菌病主要在猎野兔时期,以及在采集食物时(特别是欧洲西部,如捷克)。

3)河漫滩–沼泽型　不同于上述几种类型之处是位于河漫滩、河流的三角洲,在这些地区,未被洪水淹没的高地。苏联一些大的河流流过一些宽广的景观带,又将土拉伦菌病这一地区的疫源地划成一些地带之间的河岸地区的沼泽化地区和湖泊地带。土拉伦菌病的主要传染源是具有高感受性和敏感性的水鼩(*Arvicola terrestris*)。结果,这些疫源地是多宿主疫源地,多媒介疫源地,即土拉伦菌的保存者,它们是在不同地区中的 *Dermacentor*、*Ixodes* 及 *Rhipicephalus* 等属中的一些蜱,可能还有 *Dermanyssidae*。

4)山前–溪流型　它们大多属于西伯利亚、吉尔吉斯、高加索等地的前山地区。这一型疫源地的存在是靠水鼩引起动物流行病,还有与水鼩在一起栖息的普通田鼠,以及其他沿溪河的共栖者(即前述的第二组动物)。微生物的媒介,最典型的是 *Ixodes apronophorus*,还有与其常在一起的几种 *Dermacentor*,以及有的地方还会遇到 *Haemaphysalis*。就在这一型疫源地,夏季涨水暴发土拉伦菌病,因为小河水已被污染过,结果使水鼩被土拉伦菌感染。

5)泰加林型　多位于中亚接近河流地区,河岸生长有泰加林(即低矮的树及灌丛),如楚河中域(吉尔吉斯)、伊犁河下域、АмуДары 下域、Сыр–Дарьи 三角洲。这些疫源地都是荒漠。土拉伦菌病通常在沙兔(*Lepus tolai*)、怪柳沙土鼠、麝鼠等中出现。曾从媒介蜱 *Rhipicephalus pumilio* 中分离出土拉伦菌。

四、土拉伦菌病按景观带的分布

土拉伦菌病的自然疫源地类型之所以如此多种多样,主要是这种病在苏联境内几乎所有平野的景观带内都能存在(西伯利亚及北方的苔原带、森林带、森林草原带、草原带及荒漠带),有些地方还可能伸入山区里;当然土拉伦菌病最常见的还是森林草原、草原阔叶林中的某些部分、河漫滩、河流三角洲、湖沼的边缘、沼泽地。在上述这些景观中土拉伦菌病自然疫源地所遇到的是镶嵌形的,是那些相当于小生境(station)和生境(biotope)的地方。

这种疾病被发现在几十种野生动物中间。而且确定它是通过很多种吸血媒介传播的(虱、蚤、蚊、虻、蜱等)。蜱、虱、蚊、蚤起的作用较小。蜱(硬蜱、几种蚖蜱)的媒介作用最大,菌在它们体内大量繁殖和长期保存。病原体还发现于非吸血的无脊椎动物(如毛翅目、甲壳纲、软体动物等)。所有土拉伦菌自然应被列入传播性疾病。水鼩在人类发病中是最重要的传染源。还有 *Arvicola terrestris*。

土拉伦菌病的世界分布,在美洲大陆,美国除了一个州外,其他各州都有发现,包括阿拉斯加州。之后在加拿大、墨西哥、委内瑞拉相继被发现。土拉伦菌在欧洲大陆分布于法国、比利时、瑞士、意大利、奥地利、德国、瑞典、芬兰、挪威、波兰、捷克、罗马尼亚、匈牙利、南斯拉夫、希腊,在亚洲则在土耳其、日本及朝鲜北部均有发现。我国 1957 年 4 月,内蒙古自治区鼠防所在通辽县西南的冯全屯从自毙黄鼠(*Citellus dauricus*)分离中到土拉伦菌,Н.Г.Олсуфеев 认为我国的东北存在着土拉伦菌病的自然疫源地,甚至于新疆维吾尔自治区也可能存在该病的自然疫源地(图8–5)。

根据苏联的经验,要查清土拉伦菌病的分布,首先要使广大医务人员认识土拉伦菌病,了解其临床、诊断、治疗、流行病学等。1926 年当 С.В.Суворов、А.А.Вольферц 和 М.М.Воронкова 在调查伏尔加三角洲(阿斯特拉罕附近)的患者时,首次分离出土拉伦菌。大多数苏联学者认为,苏联过去也存在本病,仅是被诊断为别的疾病而已。如在 1917 年以前的俄罗斯文献中,曾记载过在阿斯特拉罕附近发生过一次疾病暴发(1877 年),当时被诊断为怪型鼠疫 *Pestis ambulans*,而今许多学者都把这次疾病看成土拉伦菌病。本病在南半球至今还尚未有报道(图8–5)。

土拉伦菌病主要传播于森林草原地带,其次为草原地带及森林地带,根据我国自然地带的分析,土拉伦菌病极可能存在于两个地区:一是我国东北的吉林、黑龙江和内蒙古,二是新疆。因而根据地理景观及流行

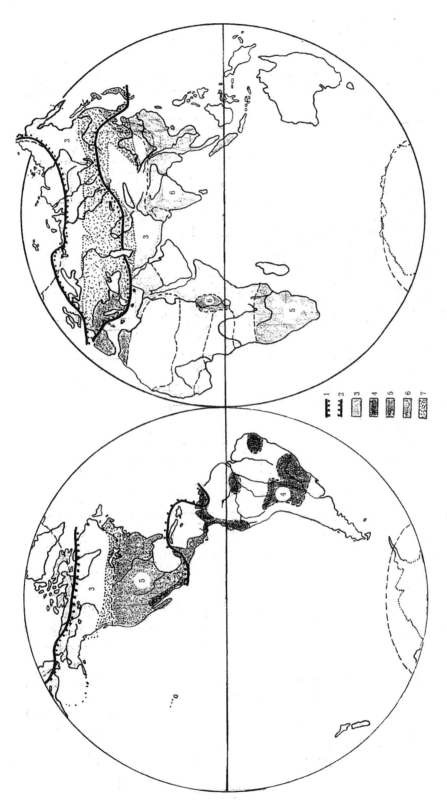

图8-5　土拉伦菌病自然疫源地的分布区（仿奥苏菲耶夫，1964）

1.北界；2.南界；3.*Lepus*；4.*Synilagus*；5.*Orystolagus*及*Prondagus*；6.*Caprolagus*；7.*Dermacenter*（仿波米兰采夫，Arthur等）

病学知识在土拉伦菌病可能存在的地区进行广泛深入的调查,以便尽早确定本病自然疫源地存在与否的问题。

五、土拉伦菌病在苏联的分布

该病在苏联境内的自然疫源地非常广泛,从苏联西部国境(科拉半岛、卡累利、爱沙尼亚、拉脱维亚、加里宁格勒省、白俄罗斯、乌克兰、摩尔达维亚)到东部的雅库次克、哈巴罗夫斯克边区。土拉伦菌病疫源地的北界到达北极圈,个别地区已超出北极圈(如科拉半岛、叶尼塞河上的伊加尔卡、伯朝拉海湾的纳里场——马尔),而南界直到克里米亚、外高加索,以及中亚的几个加盟共和国(图8-6)。

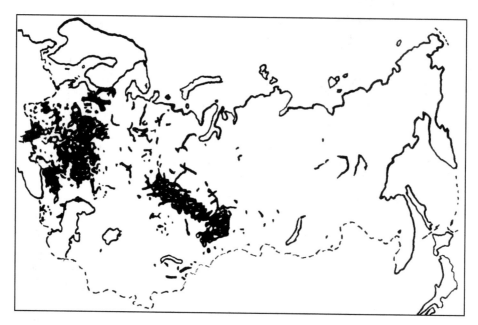

图8-6　土拉伦菌病在苏联时期的分布(仿奥尔苏菲耶夫,1963)

如在北部至考斯基半岛、伯绍拉河下域、叶尼塞河的伊加尔卡市、勒纳河的日干斯克市,南部至克里木、外高加索、土库曼尼亚的塔沙乌兹省及哈萨克斯坦南部。在这广袤的领域内不同的地理景观,对土拉伦菌病的自然疫源地具有不同的意义。最适于本病疫源地存在的地理景观,是森林草原、草原及部分阔叶林。在这些地理景观内,特别是在上述地理景观内的河漫滩地、三角洲、湖边、沼泽地区存在着土拉伦菌病的自然疫源地。

在土拉伦菌病的分布范围内没有全面连成一片的分布。它的自然疫源地在苏联的分布成为明显的两大片,其中一片在苏联的欧洲部分,包括其西北部、中央部、南方及东南地区。另一片则远离在西西伯利亚,包括西西伯利亚低地、阿尔泰山前地区、库兹涅茨阿拉套。在上述两大片之间有相当大的空间(从伏尔加到乌拉尔山麓),在这空间内土拉伦菌病疫源地分散在不大的地区。疫源地向南向北沿着大的河谷,或山前(如外高加索、哈萨克斯坦的东南)伸延。土拉伦菌病东西伯利亚自然疫源地,由于尚未研究,发现的地方还不多。

土拉伦菌病地理学的研究指出,这种传染病不同于其他自然疫源地性疾病,它无例外地被发现于苏联范围内的平原景观地带,其中包括苔原冻土带、森林带、森林草原带、草原带及荒漠带,个别地区还伸入山区。上述列举的各带,对土拉伦菌病自然疫源地的存在的意义不是相等的。对土拉伦菌病最适的地带,无疑是森林-草原带、草原带,还有部分的阔叶森林,包括其中的河漫滩、河流三角洲、淡水湖泊岸边。苔原冻土带、西伯利亚针叶林和荒漠,以及高山显然是没有土拉伦菌病的自然疫源地,在它们中间,疫源地可能有隐域分布,但大多是沿河谷景观。应该认为土拉伦菌病可能随着个别地区经济开展而将森林草原动物带入西伯利亚针叶林景观地区中来(如森林砍伐区、湿草甸等)。

在苏联境内,在大量调查研究资料的基础上,可以将土拉伦菌病自然疫源地划分为 6 种类型:河漫滩-沼泽型;草甸-田野型;森林型;草原型(草原上低谷型);前山-溪流型;吐加依林(中亚地区河漫滩-荒漠型)。

从上述分型中可以看出,疫源地类型的名称并非它们所处的地理景观带的同义语。在挑选名称时必须考虑具体的生境,即考虑与传染病疫源地有联系的生境。也有些学者认为传染病自然疫源地应根据传染病主要传染源(主要宿主)啮齿动物的名称来称呼(Карпов и Попов,1955;Максимов,1946)。如果这样称呼,就会出现大家鼠疫源地、田鼠疫源地、小鼠疫源地等,但由于这种称呼显然把现象的实质紧缩得太多了,因而是不可取的。Карпов(1955)甚至把自然疫源地类型中的一种类型称为水的疫源地,这显然不能被采纳。

草甸-农田型疫源地,以及森林型疫源地,都是与苏联欧洲部分的森林草原带和森林带相衔接,可能在西西伯利亚森林草原部分中也有。草原(草原上的低谷型)型还分散于苏联欧洲部分的南部和东南部地区。山前-溪流型包括阿尔泰、库兹尼兹阿拉套,西部萨阳和天山东部的山前地区,还可在高加索北部(迈科普),甚至在外高加索(阿尔明尼亚)。河漫滩-沼泽型则广泛分布于苏联境内各地的湖泊岸边,荒漠、高山范围内的例外。最后,土加依林型则分布于荒漠带中的河谷。

第三节　禽　流　感

禽流感(avina influenza)是一种动物病,是一种自然疫源地性疾病。其病原体是禽流感病毒(avian influenza virus,AIV),属甲型流感病毒。禽流感是流感中的一种。H(H1~H17)、N(N1~N9)已构成 135 种亚型,也有说已有 140 余种。且已在水禽中分离到。禽流感性病毒致病力有高低之分。高致病性禽流感(HPAI)对禽、动物及人均能致病。

虽然禽流感主要感染禽类,但感染的鸡、鸭等也可传染猪等哺乳动物(猪对人、哺乳动物和禽类流感的病毒均敏感,因此猪可以充当基因混合器,使各种亚型的人流感病毒和禽流感病毒,以及其他动物流感病毒在猪体内发生基因重组,在新亚型的出现中起关键作用),该类病毒在猪中进行重组再传给人,引起人类的流行性感冒。

禽流感病毒几乎能感染所有家禽和野生鸟类(鸡、火鸡、珍珠鸡、野鸡、鹌鹑、鹧鸪、燕鸥、鸽、鸭及鹅)。病禽和病鸟是主要传染源。病毒主要通过病禽的各种分泌物、排泄物和尸体等污染水源和饲料等,经呼吸道、消化道或伤口传染。禽流感病毒亚型众多,各亚型之间缺乏有效的交叉保护,给预防工作带来很大困难。

2003 年 12 月至 2004 年 3 月,禽流感相继在日本、韩国、越南、泰国和中国等国家发生,出现了人类感染禽流感病毒的病例,我国共发生 H5N1 型禽流感病例 11 例,死亡 8 人。

一、禽流感还得从流感说起

20 世纪曾经出现过 3 次世界性的疫病大流行,即 1918~1920 年的"西班牙流感",1957~1958 年的"亚洲流感",以及 1968~1969 年的"香港流感"。流行期均为一两年。据说西班牙流感造成全世界 4000 万人(有说 5000 万人)死亡。仅在日本就约有 39 万人丧命。当时,日本的死亡人数出现了 3 次高峰,分别是 1918 年 1 月、1919 年 2 月和 1920 年 1 月前后。当一波疫情稍有缓解时,另一波又接踵而至。虽然流行的原因并不完全清楚,但是一般认为是病毒基因变异造成的。有时夏季趋于平息,而冬季又再次流行。有时又像亚洲流感那样,在炎热的时候也还流行。

专家最担心的是暴发类似 1918 年"西班牙流感"那样规模的"甲流"大流行。他们预测,根据以往大流行的规律,整个大流行期为 18~24 个月,由一波接一波的感染高峰迅速蔓延开来;一个社区至少遭到两波传染高峰的袭击,每波持续约两周,每两个高峰间隔三四个月;全国将有 35%～40% 的人感染"甲流"病毒,局部地区出现学校关闭、公司关门、商业服务中断、公共交通瘫痪的局面。西班牙流感病毒致死率高达 10%以上。

至于"甲流"大流行会导致多少人死亡,专家认为,主要取决于大流行暴发前"甲流"病毒是否变异,多少人接种"甲流"疫苗,以及"甲流"疫苗的效果如何。从以往的规律看,"甲流"病毒在大流行之前变异的可能性依然存在,而"甲流"疫苗的实际效果要到大流行暴发后才能验证。

1918 年"西班牙"流感大流行后很多年,科学家都没有找到致病的原因,直到 1930 年,美国人肖普从症状类似的猪的呼吸道中分离到猪流感病毒,英国人史密斯才得到启发,于 1933 年在患者体内找到 H1N1 流感病毒,至此才锁定了 1918 年"西班牙流感"的元凶。但也有流行病学家认为,猪体内的 H1N1 亚型流感病毒是由人传染的,并在猪中保留下来。

又有说人类历史上经历过 4 次流感大流行,除了 1918 年大流感外,其他几次也都与猪流感有着千丝万缕的关系。

有专家甚至认为 1957 年"亚洲流感"和 1968 年"香港流感"的流行株产生的机制很可能是禽流感病毒和人流感病毒经历了猪体内的重组过程,然后由猪传给人,导致流感的大流行,引发了 1977 年俄罗斯流感的毒株与 20 世纪 50 年代流行的 H1N1 亚型流感病毒株非常相似,此流行株很可能 20 多年来一直作为流感病毒"储存器"在猪体内存在,并最终由猪传给人,引发了大流行。这些都是科学家的猜想,却没有确凿证明。而这次墨西哥和美国暴发了甲型 H1N1 流感病毒,感染人并导致人死亡,则是第一次确切地表明猪流感病毒具备感染人并在人群中传播的能力。

这次"甲流病毒",从基因序列看,它与已知的猪流感病毒非常接近,同源性在 90% 以上,应属于猪流感病毒。在墨西哥猪群中尚未检测到这种新病毒在猪群中传播,反而是首先出现在人群中,并不断蔓延,因此有专家认为可能来自人。

我国有的专家认为新病毒可能来自猪,而不是人。猪的呼吸道上皮细胞具有人流感病毒和禽流感病毒的受体,是禽、猪、人流感病毒共同的易感宿主,是流感病毒通过基因重组产生新流行毒株的"混合器"和古老的流感病毒长期存在的"储存器"。

这次甲流已知最早病例是 2009 年 2 月 15 日前后,在墨西哥的韦拉克鲁斯州拉格格里村。

基因分析表明,可能早在当年 1 月 12 日前后就有人感染了这种病毒。中国香港、英国、美国的专家对甲型 H1N1 流感病毒分析认为,病毒上一代共同的"祖先",很可能 6～11 个月之前就已出现了。而且最早首发地是美国。因为,从历史上看,猪流感最初就发生在美国西部和北部的猪群中,20 世纪 70 年代才通过猪种杂交传入欧洲,之后又传到亚洲,我国大陆直到 1991 年才首次在猪群中分离出猪流感病毒。习惯上因猪流感不是世界动物卫生组织(OIE)规定报告的动物疫情。因此,全球动物感染情况的分布尚不清楚。WHO 公布的猪流感被认为是美国地方病。事实上,北美洲、南美洲、欧洲(包括英国、瑞典和意大利)、非洲(肯尼亚)和东亚部分国家(包括中国和日本)都曾发生过猪之间的猪流感暴发。并且也报道过人感染上猪流感的病例。其中 1976 年美国新泽西州迪克斯堡新兵营中发生猪流感的暴发,导致 200 多人发病,造成一人死亡,这次猪流感病毒一个月后销声匿迹。而实际上,自 1976 年以来,美国几乎每年均有猪流感病例,甚至病死例。美国一些宰猪场工作人员调查,至少 20% 的人有猪流感病毒抗体。美国疾病防控中心负责人也同意这种观点。认为这次甲流暴发根源似乎应是在美国和墨西哥,其他地区的大部分病例都是由于旅行传染。大约 90% 的美国病例都是在美国本土发生的,与到墨西哥旅行无关。

人类有可能同时感冒两次。因为至少有 5 种不同的病毒科能够引发感冒,而每一个病毒科又包含几十种乃至几百种不同的病毒株或病毒型。人类一旦感染了其中某一种病毒,由于人类身体里并没有任何事前就已有的机制来阻止其他病毒进入体内,人体免疫系统是很有针对性的,如果人体由于某种病毒进入体内而产生抗体,一旦面对另一种病毒侵入时,只能提供有限的保护甚至无法提供保护,哪怕后来侵犯人体的这种病毒与之前侵犯过人体的病毒来自同一个病毒科。

尽管现在下结论说甲流病毒来源于猪还未作最后定论,因暂时还有不同说法。但加强对猪流感的监控已刻不容缓。

据联合国粮食及农业组织的数据,近些年,全球猪数量飙升。由30年前的不到7.5亿头增加到约10亿头。肉制品需求加大,猪和其他家畜、家禽的饲养也带来了卫生和环境方面的巨大挑战。尤其是在没有得到仔细监管的地区。

东南亚一些地区一直被国外流感专家认为是流感病毒大流行株的发源地。其中一个主要原因是:当地农村主要种稻米,农民习惯光脚下田,稻田又是鸭与猪经常出没的地方,再加上当地农村居住拥挤,常常是人、猪和鸭同屋居住,这样易造成人和动物流感病毒间发生基因重配,形成新亚型毒株。

通常认为,流感病毒具有严格的宿主特异性,禽和人流感病毒间不易发生相互传播,但猪在流感病毒大流行株的起源中起着重要作用,它是人与禽流感病毒间发生基因重配的主要场所。因此猪流感病毒的影响不只在兽医传染病学的意义,更在于其深远的公共卫生意义。

猪流感不同于禽流感,习惯上猪流感不属于必须向国际当局通报的动物疾病之列,因为这是猪身上十分常见的疾病,历来都把它作为单纯的养殖业问题对待。通过这次甲流疫情,WHO已在考虑对全球动物重大疾病监测体系进行修改,把猪流感纳入监测范围。

甲流与季节性流感不同之点如下。

通过在美国境内和南半球地区的近4个多月的跟踪观察和调研结果,这次"甲流"在以下几个方面不同于季节性流感。

一、"甲流"不受季节影响,极有可能成为一种全天候疾病。时至8月,美国已进入盛夏,这时,美国境内的流感,99%是"甲流";但在此时已进入冬季的南半球,则出现"甲流"和季节性流感同时流行的严峻形势。

二、抵抗"甲流"病毒,青少年免疫力最低,50岁特别是65岁以上老人免疫力最高;而抵抗季节流感病毒,老人和儿童免疫力最低,青壮年免疫力最高。但老年人一旦感染"甲流"病毒,死亡病例则高于其他年龄组,这是因为老年人大多有慢性病。

三、在鼠、猴等动物身上的最新试验证明,"甲流"病毒对肺的破坏比较厉害,极易导致肺炎;而季节性流感病毒只损害咽喉和扁桃体。

四、纽约地区,2009年5月和6月的统计数据显示,"甲流"传染率为7%～10%,季节性流感传染率5%～20%;迄今因"甲流"而住院患者死亡率,仍低于因季节性流感而住院患者的死亡率。

五、迄今尚未发现真正意义上的"甲流"病毒变异并传染的案例。虽然已经发现3例"甲流"病毒抗药性病例(用"达菲"治疗无效),但这3例均为孤立现象,没有传染开来,而且这3例"甲流"患者可以用另一种抗病毒药治疗。

美国为了应对"甲流"方面的诸多不确定因素和问题,有可能从南半球"甲流"发展趋势中找到部分答案。因为当前正值南半球的冬季,是各种流感病毒在那里传播的高峰期。南半球发生的一切,3个月后将在北半球的美国重演。

首先,"甲流"病毒是否同季节性流感病毒"同流合污",杂交出毒性更强、更致命的新型病毒并传播开来,以及南半球采取的应对措施及经验。

其次,"甲流"疫苗的效果如何,它有哪些副作用和过敏反应,美国急需这方面的大量临床数据。因为在美国疫苗接种有很大阻力,如孕妇担心给胎儿留下后遗症,学生家长也不愿意给孩子接种"甲流"疫苗。而南半球由于疫情急迫居民必然率先接种"甲流"疫苗。

最后,美国想早一点知道世界卫生组织倡导的一些防"甲流"措施在南半球实施的经验及效果。

无论是禽流感、猪流感,还是人流感,这些病毒都由8个基因片段组成。其中同源的部分可以互相交换,而变得面目全非,使人们的免疫系统不能招架。

　　这次的"甲流"H1N1病毒,有6个基因片段来自猪流感病毒,1个来自禽流感病毒,1个来自人流感病毒。这样组合的流感病毒使人不可思议,以至于有专家认为它很可能是从实验室泄露出来的人造物种。当然,这种组合形式的病毒,也不是稀罕的,在1998年,科学家就从美国的北卡罗来纳州的猪群中发现了这种三重重组病毒变种,这种变种病毒造成的猪流感曾经使美国的猪农们吃尽了苦头。只是这种病毒只能感染猪,对人无害,因此未曾引起足够的重视。但在2008年秋季,这种病毒再次变异,获得了入侵人类的能力,不知为什么,科学家未能检测出这一新变种,直到2009年春天墨西哥流感大面积暴发,人类才领教了它的厉害。

　　有趣的是,已经在北美流行多年的猪流感病毒最初竟然是来自人,它们是1918年西班牙流感病毒的后代,由此可见,流感病毒不同变种之间的杂交能发生在人、禽、畜密切接触的地方。因此传统的饲养业的饲养方式,家庭混合的养殖方式是非常危险的。

　　到了9月,有专家说,甲型流感在猪身上隐藏了10多年了。也就是说,新的甲型H1N1流感至少在猪身上传播了10年而未被人们发现,直到其转移至人体中,因此对猪和人都需要监测。专家认为,分子检测表明猪流感病毒在从猪传播到人时,发生了突变式转移,这一过程似乎是在最近发生的。他们从事用分子钟追踪病毒认为这种病毒很可能在猪身上传播了10多年而未受到人们的注意。当它转移至人体时,可能已传播了数月之久而未被人们察觉。从而反思到甲型流感的监测工作还有待改进。现在还难以确定人类首次感染甲型流感的地方,因为医生几乎不会因为患者感冒而对其进行化验分析,更不会对病毒进行基因排序。如果对人类进行更多的监测,可能会提前一两个月发现这种新的病毒株。

　　直到4月,研究人员才从加利福尼亚州的两个孩子身上鉴定出这种新的H1N1病毒株。当时,甲型流感已在墨西哥和美国传播了几个月。自那以来,研究人员还在猪群中发现了这种病毒。就像人一样,猪也经常感冒。它们通常会被隔离,直至恢复健康,而后才被宰杀食用。

　　专家认为,这种新的病毒株具有一些类似于禽类的基因排序,但它是在很久以前从禽类转移至猪身上的。当它转移至人类身上时,其基因迅速发生了改变。并认为它们在人体内的变异速度大约是在猪身上变异速度的1.5倍。

　　专家认为时至2009年9月,正在广泛传播的H1N1型病毒还未发生变异,这对正准备全球免疫接种工作的医生和制药公司而言是一大安慰。但专家认为这种病毒最终仍会发生变异。

　　一份由欧洲委员会下属的健康委员会提交给欧洲委员会的报告草案称,"由于夸大流感暴发的威胁,世界卫生组织(WHO)和其他公共卫生组织已失去公众的信任"。"公信力的下降在未来对公众可能很危险",当下次流感暴发时,很多人可能不再完全相信WHO和其他公共卫生组织提出的建议。他们可能拒绝接种疫苗,这可能使他们的健康和生命受到威胁。

　　提出这种报告的根据,可能是认为"在英国,预计流感将导致的死亡数与实际死亡人数之间的差距很大"。报告称:"英国卫生部门最初宣布预计将有6.5万人死于流感。2010年初,英国卫生部又将预计死亡人数调整至1000人。但事实是,截至2010年1月,英国感染流感死亡约360人。"并称"这些专家建议的中立性值得怀疑,到目前为止,WHO还未提供有力的证据反驳这些指控,也没有公布相关的利益机构"。

　　根据报道,不受H5N1禽流感影响的野鸭可以将该病毒传播到很远的地方。通过追踪针尾鸭行迹的卫星图像表明,这些针尾鸭从日本一片受到禽流感影响的湿地出发,飞到俄罗斯安家。研究虽未证明针尾鸭携带了该病毒,但这种鸭子在感染H5N1禽流感时并没有表现出不良反应。

　　自2003年以来,H5N1禽流感一直在亚洲和中东地区传播,偶尔也在欧洲暴发。人类很少感染这种病毒,一旦感染,致死率颇高:世界卫生组织记录了493例病例,其中有292例的死亡病例。

　　H5N1禽流感杀死了大批没有免疫力的家禽,使饲养场遭受重创。专家担心,H5N1禽流感可能会殃及人类,且后果比甲型H1N1流感糟糕得多。

　　在传播这一病毒的到底是野鸭、家禽抑或二者都是的问题上,专家的意见不一。有报告描述将卫星信号发射器系在 92 只针尾鸭身上,经过几个月后,发现在日本的湿地里,有一些已死去,还有一些奄奄一息的天鹅感染了 H5N1 病毒。有 10 只针尾鸭曾经和感染了 H5N1 病毒的天鹅在一片湿地待过。之后,一些针尾鸭飞行了约 2000 多英里(1 英里=1.609 344km)到了俄罗斯的东部安家。

鸟类能通过口腔和粪便传播流感病毒。有专家认为,感染了病毒但没有生病的野鸟或在生病前排完病毒的野鸟可能是导致 H5N1 病毒四处传播的原因之一。有些科学家一直在用阿拉斯加的野鸟做实验,认为,H5N1 病毒可能从亚洲经阿拉斯加进入美洲。至今还尚未在美洲大陆的鸟类或人身上发现高致病性 H5N1 病毒。

这种情况值得进一步观察研究。但至少说明阿拉斯加到亚洲的日本湿地,再由日本湿地到西伯利亚地区,这是一条迁飞鸟类的途径。不难设想,由日本湿地也可以通往朝鲜半岛,由朝鲜半岛向我国山东半岛、渤海湾沿岸形成鸟类迁飞的另一途径。

流感病毒不断引起流感流行,主要是病毒抗原容易发生变异所致。流感病毒,尤以甲型为主,极易变异往往造成暴发、流行或大流行。自 20 世纪以来已有 5 次世界性大流行的记载,分别发生于 1900 年、1918 年、1957 年、1968 年和 1977 年,其中以 1918 年的一次流行最为严重,死亡人数达 2000 万之多。我国从 1953~1976 年已有 12 次中等或中等以上的流感流行,每次流行均由甲型流感病毒所引起。进入 20 世纪 80 年代以后流感的疫情以散发或小暴发为主,没有明显的流行发生。

甲型流感病毒变异是常见的自然现象,主要是血凝素(H)和神经氨酸酶(N)的变异。血凝素有 H1、H2、H3,以往所指的 H0 和 Hswl 已认为是 H1 的变异,而神经氨酸酶(N)仅有 N1、N2,有时只有一种抗原发生变异,有时两种抗原同时发生变异。例如,1946~1957 年的甲型流行株为(H1N1),1957~1968 年的流行株为(H2N2)。1968 年 7 月香港发生一次流感流行是由(H3N2)毒株引起,自 1972 年以来历次流感流行均由甲型(H3N2)所致,与以往的流行株相比,抗原特性仅有细微的变化,但均属(H3N2)株。自 1976 年以来旧株(H1N1)又起,称为俄国株,在年轻人中引起流行,据美国 CDC 的报道,甲型(H1N1)送检标本的阳性率 1977~1978 年为 28%,1978~1979 年高达 98%,1983~1984 年为 50%,1984~1985 年和 1985~1986 年则为 0,至 1986~1987 年又上升为 99.3%,1987~1988 年为 8%,其抗原性变异幅度的大小,直接影响流感流行的规模。甲型流感病毒的变异,是由于两株不同毒株同时感染一单个细胞。流感病毒抗原性变异有两种形式:抗原性转换(antigenic shift,或认为抗原性转变)和抗原性漂移(antigenic drift,或认为抗原性漂流)。

抗原性转换:指的是变异幅度大,形成新亚型即新毒株的 HA 和 NA 与前次流行株不同,是质变。由于人群失去原有的免疫力,往往引起较大的流行或世界流行。抗原转换的主要原因可能与基因重组关系密切。如两株不同亚型的甲型流感病毒感染同一宿主细胞时,它们分节段的基因之间可以发生基因重组合,从而导致基因编码的相应蛋白质抗原性的改变,产生新的亚型,这是造成流感大流行的重要原因,如甲型的 H1N1 株、H2N2 株和 H3N2 株。这种基因重配,产生基因重配株的情况,我国科学家也在国际上首次发现于乙型流感病毒,因而引起大流行。

抗原性漂移:指的是变异幅度小,仍保持原来的血凝素和神经氨酸酶,属于量变。分子病毒学研究发现,其变异原因是 HA 或 NA 发生点突变,经过人群免疫压力的选择而产生。小变异往往引起中小型流行。例如,1968 年以来的 H_3N_2 流行株:A/香港/68、A/英国/72、A/查尔默斯港/73、A/苏格兰/74、A/维多利亚/75、A/得克萨斯/77、A/曼谷/79、A/菲律宾/82、A/密西西比/85、A/列宁格勒/86 等;国内有 A/京科/68、A/粤防/72、A/穗防/74、A/四川/87、A/上海/87 等。

流感病毒不断引起流感流行,主要是病毒抗原(病毒颗粒的表面有两种,形态不一,长度为 10~20mm)的糖蛋白突起,即血凝素(hemagglutinnin,HA 或 H)和神经氨酸酶(neuraminidase,NA 或 N)均具有抗原性。HA 及 NA 易于发生变异,而且变异是各自独立的。它们的抗原特异性是流感病毒亚型划分的基础。而型的划分则是根据病毒核蛋白(NP)的抗原特性不同,流感病毒分成甲(A)、乙(B)和丙(C)3 个型。甲型流感病毒先按其宿主来源分开,然后,根据血凝素和神经氨酸酶抗原特性不同又分成若干亚型。甲型流感病毒可感染人类及不同种类的动物,包括鸟、马、猪及海洋哺乳动物(如海豹、鲸鱼等),以及禽鸟类,而乙型和丙型流感病毒主要是人类流感的致病原。亚型的划分是根据基因分析和琼脂免疫双扩散的结果。WHO 于 1980 年公布的流感病毒命名原则如下:型别/宿主/分离地点/病毒株序号/分离年代(HA 的亚型和 NA 的亚型。例如,A/eqvine/Prague/56(H7N7),意即甲型流感病毒/宿主为马(如是人,这项可少略)/在布拉格分离/时间为 1956 年 1 月/亚型为 H7N7。

二、禽流感的流行态势

(一)人类发现禽流感小史

简要地介绍自禽流感首次发现后,在全球不断发现禽流感不同亚型的一些特点。

1878 年意大利发生禽流感是最早的禽流感记录。曾有 1968 年在中国香港出现过禽流感 H3N2 亚型之说。但在 1983 年的 4 月在北美五大湖之滨的美国宾夕法尼亚的野鸟中发现禽流感 H5N2 亚型的禽流感病毒,开始病毒株的毒力属低毒力,死亡率低于 10%,但在野鸟流行到 10 月病毒株发生毒力变异,死亡率一下增大到 80%,认为病毒株发生了抗原漂移。

1992 年在我国华南地区发现 H9 亚型。1994 年才在北京鸭分离到 H9N2 亚型病毒株。这时京津地区的养鸡场尚未出现禽流感。经过 6 年后,在 1998 年才在河北、京津地区的鸡群中广泛流行,认为都是从 1994 年分离株进化来的,而且呈现出具有气溶胶呼吸性传播的强毒特点。因此它的传播率大大提高。

1996 年在广东地区的禽类中发现 H5N1 亚型禽流感病毒。直到 1997 年 8 月在香港,禽流感病毒 N5N1 亚型传给了一个与宠物鸡相接触的小孩,首次证实人类也会感染禽流感病毒 H5N1 亚型,实验证明毒株全部基因没有变化,也证明这种高效病株不一定要经过中介猪就能直接传染人。毒株分析显示,H5N1 可能属基因重配病毒,因它有广东 1996 年分离株的 H,其他基因组片段来自 H6N1 或 H9N2 亚型。因为 1997 年底经检测香港家禽市场的活禽带 H5N1 的活禽占 20%,而带 H9N2 的活禽只占 5%,说明 H5N1 亚型已发生变异,出现 H5、H7 高致病性的特点。在 1997 年香港已发现 H9N2 的血清学差异的 3 个群,其中对鸡不发病,但出现症状,有明显的呼吸道感染,从而使蛋的产量下降。3 个群中有一个 H9N2 株对鸡的致死率高达 80%,对养鸡业威胁大。

1999 年在香港发现 H9N2 亚型病毒能直接传染人,但开始症状过轻。经过 H9N2 株的分析与沙特、伊朗的中东禽源株很近似。很可能是源自中东。而且很近似 1997 年香港分离自鹌鹑(Coturnix coturnix)。人和鹌鹑的 H9N2 株与 1997 年在香港人和鸡分离到的 H5N1 株有相同的基因组。就在这个时期,从屠宰场中无症状的"健康"猪分离到 H9N2,与 1997 年在香港的鸭中的分离株相同。

2003 年在荷兰发现 H7N7 亚型禽流感病毒,属于高致病性毒株,一名兽医在被感染后死亡。

2004 年 1 月,高致病性禽流感病毒在东南亚多国(越南、韩国、泰国等)严重暴发、我国大陆、台湾均有发生。

在 2005 年期间,曾在 *Nature*、*Science* 等刊物上登载有关禽流感的报道。

在这些报道中,特别要提及的是,关于我国青海湖候鸟暴发 H5N2 禽流感的研究报告。报告中提到前后共检验了超过 10 万个样本。认为禽流感 H5N2 在 1997 年出现全球首宗人类感染后,在我国和东南亚各地,持续出现不同程度的禽流感暴发。禽流感 H5N1 一直没有消失过,在东南亚成为当地的风土病(原文写的是 endemic,也就是自然疫源地性学说中的地方病)。并认为 H5N1 在这里生根了,因为它在这里找到它最适的土壤,很难消失(eradicate)。2005 年的 4 月,青海湖是数以十万只候鸟的重要栖息地,因此人批候鸟感染 H5N1 禽流感而死亡 6000 多只。

这一报道还指出,青海湖候鸟身上发现的 H5N1 病毒,在全数 8 组基因排序中,有 3 组跟前年在汕头禽鸟身上找到的病毒基因几乎相同,其余 5 组基因则跟去年在中国南部发现的病毒基因相似,均同属 H5N1-Z 基因型禽流感。

更离奇的是,青海湖感染的候鸟是来自中国南部,而禽流感在候鸟之间暴发,引发几千只候鸟死亡,其余的候鸟全部带毒,飞越喜马拉雅山脉,到印度北部(可能是恒河流域)过冬时,引发另一轮禽流感暴发。当候鸟再飞去耶路撒冷时,那里是来自欧亚非三大洲候鸟的飞行通道交汇点,每年春天有120亿只候鸟飞行通过,因此该作者担心禽流感病毒会随着候鸟,扩散到欧洲或南下到欧洲(应是非洲),最终令禽流感病毒遍及大半个地球。

类似上述推论,我国的专家在 Science 也有相同推论。即青海湖候鸟暴发禽流感会危及世界其他地方。

我们说的离奇主要指青海湖的候鸟是从我国南部飞去的。青海湖位于东经100°,北纬37°,而我国南部大体位于东经110°~120°、北纬20°~25°,候鸟在秋季或春季不可能从东经110°~120°向西北飞到青海湖,这是一条离奇的迁徙路线。

有意思的是上述推论的前一位作者在 2004 年的 Nature 上还发表其研究结果,认为多年来,H5N1 病毒亚型在南中国的水禽之间,持续演变:由 1999 年的一种演变为 2000 年的两种;到 2001 年,再变异为 6 种;2002 年有些种消失,但再变异出新的 6 种;2003 年经过自然淘汰只留下 3 种;到 2004 年,其中一种 H5N1 亚型病毒取得遗传上的优势。并认为是 H5N1-Z 基因型高致病禽流感,就是导致东南亚及南中国持续暴发,继而导致大量家禽死亡,甚至感染人类的品种。由 2003 年到 2005 年 6 月,全球有 108 人证实染病。越南就占了 87 例,其中 39 人死亡。并认为,像这样的病毒有上述这样的变化,传播范围这么广,传播时间这么长,在病毒中尚没有第三个。其机制应加以研究。

2006 年在美国发现 H3N2 亚型禽流感病毒。2014 年在南极发现企鹅携带未知的 H10N2 亚型禽流感病毒。

(二)禽流感近期的流行

2006 年 1 月 10 日,香港新界大埔锦山村居民发现一只俗称猪屎喳的鹊鸲(Copsychus saularis),感染了 H5N1,这是香港发现的第一只感染 H5N1 的野鸟。推断为从带有病毒的候鸟那里传染。居住在深圳的居民,从内地走私入港的一只鸡突然死亡,证实死鸡为 H5N1 病毒感染致死。

死亡的雀鸟随后在香港各地陆续出现。多只鹊鸲和喜鹊[Eurasian magpie(pica pica)]尸体,都带有病毒,而且染病野鸟亦逐步由新界地区转移到人口密集的市区,显示病毒已经向香港各区扩散。在 1997 年,禽流感曾突袭香港,上百万只家禽被烧杀,令香港损失惨重。因此,禽流感案例出现后,香港特区政府及香港人民都显示出更强的警惕性。香港特区政府及时采取各方面的应对新一波禽流感到来的措施。由于鸡是禽流感病毒入侵的高危家禽,香港特区政府 8 月刊登宪报修订《公众卫生条例》和《废物处置条例》。新法从 2 月 13 日生效,不准市民散养任何家禽,否则均属违法,将处以重罚。这些活家禽包括鸡、鸭、鹅、鸽和鹌鹑,已注射疫苗的宠物鸟不在内。原本主要在亚洲地区的禽流感于 2 月上旬已经向西扩散到欧洲国家,保加利亚、罗马尼亚、阿塞拜疆、意大利、希腊。

2 月中旬报道,禽流感传到非洲,这意味着这种禽流感已正式失控。通过很多候鸟的迁移路线,专家早就预测禽流感会传播到非洲。但预测一种疾病与预防一种疫病不是一回事。迄今对付禽流感的方法(大规模注射疫苗和扑杀)无一能够防止野生鸟类在全球范围内传播 H5N1 病毒。除了西伯利亚和印度尼西亚之外,禽流感目前已传至意大利、希腊、保加利亚和阿塞拜疆。禽流感在非洲导致鸟类死亡的现状可能要持续好几个月,并有可能无法控制。法国也在北部索姆河口发现两只死鸭。法国决定加强对禽流感病毒监控系统,并考虑扩大其家禽限养范围。由于尼日利亚出现 H5N1 高致病性禽流感,法国是欧盟家禽养殖第一大国,为了预防可能出现的动物流行病,法国 96 个省中有 58 个省限养家禽,甚至做好采取更大范围的限养措施。政府下令:所有家禽和家养鸟类必须圈养。2 月中旬由于伊朗是野禽的过冬之地,伊朗和奥地利已证实在野天鹅身上感染了致命性禽流感。伊朗的邻国伊拉克、阿塞拜疆和土耳其已有暴发了禽流感的报告。罗马尼亚有欧洲最大的湿地,也是野禽迁移的主要路线,因此这时的罗马尼亚已发现了感染 H5N1 型禽流感的新病例。随着迁徙的鸟类在非洲过冬后返回欧洲,禽流感很快将会在欧洲蔓延。2 月中已证实德国国内两只死天鹅感染了致命性 H5N1 型禽流感病毒。而且在波罗的海的吕根岛发现的死天鹅进行"快速检测"呈阳性反应。德国于 2 月 17 日在全国范围内实行家禽圈养,禁止露天放养的日期从原来 3 月 1 日开始,提前到 2 月 20 日(图 8-7)。

专家认为,携带禽流感病毒的候鸟对欧洲家禽只造成有限的威胁。亚洲和非洲的鸡、鸭、鹅一般在露天或农田饲养。而欧盟国家大多在宽敞而封闭的笼舍里饲养家禽。候鸟不会与这些工业化养殖场的家禽接触。最大的潜在传播源在池塘、湖泊或沼泽地。病毒可能通过多种渠道传播,病毒在脱离禽类之后,可以在排泄物和水中保持活性数日。但是,病毒同样可能保持活性的另一途径是直接接触,通过它们的鼻腔液体及体液,通过喙或鼻子接触。鸭子和鹅喜欢群居,一群数以千计。它们一起吃食,晚上栖息时,喜欢一起待在水中,所以它们的接触非常密切。欧洲尤其是欧洲北部的许多野鹅、野鸭和野天鹅飞到非洲过冬。人们担心,它们在非洲期间是否感染了 H5N1 型禽流感病毒。这种病毒可以对其他鸟类造成致命打击,对人类也很危险。一名权威的鸟类迁徙专家认为,蔓延到波罗的海的禽流感让专家困惑不解,因为当时出现的一些现象不符合候鸟迁徙的传统路线。应该说在 2 月中旬后的下个月将从非洲飞回欧洲,很多专家担心,它们会把致命的 H5N1 型禽流感病毒带回来。但这种病毒这时(从欧洲南部)蔓延到波罗的海的现象非常奇怪,本来预计这种病毒要到 3 月初才会蔓延到德国北部。政府早前希望通过候鸟迁徙路线的研究帮助判断禽流感如何蔓延,但是,由于远到德国北部 2 月就发现禽流感,事态发展已经让人有点不知所措。本来认为了解候鸟的飞行路线,帮助有关机构做好准备迎接有可能暴发的禽流感。然而事实确实出乎预料,传统上候鸟 3 月返回欧洲,2 月欧洲北部就发现了禽流感,使对下一个发生禽流感的地方无法预测。由此专家对此解释认为,我们正在预测禽流感的蔓延方向,但我们更需要知道受感染候鸟的迁徙路线。认为禽流感令人吃惊的蔓延原因之一,可能是今冬低温天气袭击俄罗斯和欧洲大部分地区,迫使一些候鸟暂时飞到南方,然后不久就提早返回到北方。

科学家们担心 H5N1 型禽流感病毒自从 2003 年以来已经感染了 268 人,并使 161 人死亡(死亡率为 60.1%),如果它在人类中传染力增强,就会成为蔓延范围极广的疾病。

自 2006 年中以来,禽流感时隔半年再袭欧洲。2007 年 1 月 29 日报道,匈牙利东南部养鹅场出现禽流感疫情,经证实确实是 H5N1 病毒病例。因此匈牙利在东南部扑杀了该养鹅场全部 9400 只鹅。

到了 2008 年 1 月,科学家发现禽类携带的流感病毒是如何转移到人类身上的。流感病毒有多种毒株,但只有少数几种能顺利跨越从动物到人类的物种障碍。被称为 H1 和 H3 的毒株最为常见,因为这两种毒株在攻击上呼吸系统的细胞时特别有效。相比之下,H5 病毒的变种通常只存在于野生或家养禽类体内。但人类一旦感染上 H5 病毒,往往导致致命的结果,原因在于人类的免疫系统无法识别和对付这种异样的病原体。例如,近 5 年来被确诊的 348 例人类感染 H5N1 禽流感病例中,死亡 216 人(62%)。这种跨越的可能性取决于该种病毒表面的血凝素与人类呼吸道多糖受体结合的能力。人类呼吸系统细胞中有 a2—6 类多糖受体,但禽类呼吸系统细胞中则是 a2—3 类多糖受体。因此科学家担心病毒的基因开关,让病毒可以与人类而非禽类的多糖受体相结合,从而使病毒能顺利跨越从动物到人类的物种障碍成为可能。也还有专家认为决定病毒是否能感染人类的重要因素,是人类肺部细胞多糖受体的形状。通常人类 a2—6 类多糖受体分为伞形和圆锥形。认为流感病毒要感染人类,必须同伞形多糖受体结合。不管怎样,科学家是在努力发现识别,可能具备攻击人类呼吸系统能力的毒株,更好地监测禽流感病毒,更好地实行对付禽流感及季节性流感的措施。因为全世界每年大约有 50 万人死于季节性流感,季节性流感的毒株相比以前的毒株略有变异。但应该注意,导致大面积流行病的病毒,在基因上是全新的,免疫系统和疫苗无法识别。

到 2008 年的 2 月,人感染高致病性禽流感(H5N1)的病例,正在以亚洲为中心扩大。印度尼西亚因感染禽流感致死人数已超过百人,家庭成员间也出现人传人的病例,显然新型禽流感悄悄袭来,可能是一种变异的新型禽流感病毒,人更加容易感染禽流感病毒,它正在不断变异。我国 2 月报告的 3 例人感染高致病性禽流感确诊病例,全部死亡。这时间埃及一个 8 岁孩子患禽流感而死亡,至此,埃及已共发生禽流感 47 起,其中死亡 20 人。我国汕头一接触过死鸡并吃了鸡。但汕头禽流感患者密切接触都没有感染禽流感，所以这个病例只是禽传给人，而没有任何人传人的迹象。有专家认为，因为禽流感病毒往往是在有人流感时才产生变种，一个区域如同时有禽流感和人流感，危险性会增大。6 月 21 日报道，欧洲捷克的东波西米亚地区近日暴发的 H5N1 型禽流感病毒的污染源是疫点附近水塘的草丛。野鸟的粪便污染了附近水塘的草丛，从而导致接触这些草丛的家禽染上了禽流感病毒。

正当人们打算把禽流感从 2009 年中需要担心的事件清单中删除时，致命的禽流感 H5N1 病毒又在香港出现，从而再次警告人们，这一病毒在人际间传播的威胁并没有消除。正如联合国粮食及农业组织所说，在印度尼西亚、中国部分地区、越南、埃及和其他住宅后院喂养家禽的国家，H5N1 病毒似乎仍然顽固，因为这种喂养方式比商业化养鸡场更难管理。虽然禽流感病毒十分常见，但像 H5N1 这样能使所有鸡群和 63% 被感染人群致命的病毒品种则是十分罕见的。科学家目前对 H5N1 将如何进化知之甚少。

自 2009 年 1 月 6～19 日，北京、山西、山东及湖南已各发生 1 例人禽流感病例，其中北京、山东、湖南 3 个患者死亡。冬、春季是禽流感的高发季节。

禽流感一旦传给猪其后果是严重的。有专家认为 H5N1 型禽流感病毒可能正在进化生成在哺乳动物之间传播的能力。他们认为，早在 2005 年，印度尼西亚的猪就已经感染了这种病毒。并认为这是一系列可怕的连锁反应中的一步，这种连锁反应可导致疾病在人类中的传播和大流行。

通常认为感染 H5N1 型禽流感病毒的人死亡率是 60%。但是，绝大多数感染病例都是因为直接接触了病禽，人类之间似乎还无法相互传播。但情况是会变化的，病毒获得在人类之间传播的能力也是可能发生的，即猪受到感染，因为猪在生物化学性上与人类有很多相似之处。例如，2005～2007 年，一些专家对印度尼西亚的猪感染 H5N1 病毒的情况，在这段时间禽流感流行最严重，这时他们检测了 700 头猪，发现其中有7.4% 的猪都带有 H5N1 病毒，当然猪感染上了禽流感 H5N1 病毒并非首次，但这次的检出结果只有 52 头猪感染上禽流感，发人深省。而且发现这些猪携带的病毒都与引起附近禽流感暴发的 H5N1 病毒极为相似，这说明病毒是由禽类传染给猪的。但猪仅有 52 头被感染，说明这种病毒还不能在猪之间畅通无阻地传播。另一个发现是被感染的猪没有出现发病症状，这使人很难及时发现猪被禽流感感染上了。但事实并不是那样。H5N1 病毒在猪体内发生变化，如在一头猪身上发现的病毒已经具备了与猪和人鼻中存在的一种分子相结合的能力，正是病毒的这种变化使它可以在人类中间传播了。因此提醒人们，一旦禽流感流行严重就应该密切关注猪流感的变化。

到 2010 年 11 月香港发现 7 年来首宗人类确诊感染 H5N1 型禽流感病例。港大完成病毒基因排序，化验确定属雀鸟的禽流感病毒，并非新的病毒，不属于基因改变或变种，即不属于新的病毒。患者的治疗是用"特敏福"和"乐感清"医治也作了反证，并非受新病毒的感染。但在这一年的 12 月，在日本的岛根县发生高致病性禽流感，杀了 23 000 多只鸡。

2011 年 1 月 25 日日本从 4 只鸡检出 H5N1 型禽流感病毒。2012 年的 12 月 21 日香港一个鸡批发市场发现禽流感，将该市场的 17 000 只鸡屠杀。长沙湾市场是香港唯一的中转批发市场。香港的其他鸡市场未发现禽流感。国内至今也未发现禽流感。以上是自 2006 年起禽流感的流行动态。

三、禽流感病毒新亚型在我国的出现

自 2013 年 3～5 月不到 3 个月在我国出现了禽流感病毒的几个新亚型。

(一)H7N9 亚型

2013 年 3 月 31 日媒体报道，我国已有两人死于此前从未传给人类的一种禽流感。这是一种新亚型禽流感病毒 H7N9。正如前面介绍的情况：流感是由流感病毒引起的一种急性呼吸道传染病。流感病毒分为甲(A)、乙(B)及丙(C)三型。其中甲型流感病毒已分出 135 个亚型。H7N9 亚型禽流感病毒是其中一个亚型，既往仅在禽类间发现，未曾发现过在人间感染。

据报道,两人死于禽流感发生在上海市。一名为男性 87 岁,今年 2 月 19 日发病,3 月 4 日抢救无效死亡;另一例男性 27 岁,今年 2 月 27 日发病,3 月 10 日抢救无效死亡。此二人生前从未接触过。但有报道二人为父子关系。

之后陆续在江苏省南京市、宿迁市的沭阳、苏州市的吴江、安徽省的涂州市确诊感染禽流感病毒 H7N9 亚型的患者。到 4 月已达到 10 例;4 月 8 日全国已增到 21 例;4 月 30 日已增至 128 例。涉及地方有上海、江苏、浙江、安徽、河南、山东、北京、福建及台湾。到 5 月 8 日共发病 132 人,死亡 36 人(占 27.3%)。但主要集中在江苏、浙江。

发病症状均有发热、头晕、咳嗽、咳痰,有胸痛胸闷、气喘等。呈呼吸道感染,发展为肺炎,合并呼吸道综合征、感染性休克,甚至多器官功能衰竭等。

有报告 3 月 29 日分离到 3 株 H7N9 禽流感病毒,由于病毒外壳是 H7N9 株,内部是 H7N9 株,认为是两种或 3 种禽流感病毒的变异。何时何地发生变异并不知道。

病患非常分散,没有接触史,也有报道首次发病是家父子三人后老父和小儿抢救无效死亡。与病患密切接触的人群未发现有受到感染发病的。患者多有与湿货市场接触史,没有接触过湿货市场的比例也不低(WHO 资料)。

这期间认为 H7N9 似乎正在中国的猪和人口密集区域传播,这让病毒有可能更加适应哺乳动物之间的传播,并有可能与人流感和猪流感病毒发生重配。但从早期监测未发现猪感染 H7N9 型禽流感病毒。对生猪养殖场和屠宰场的血清学样品均为阴性。

发病从 2 月 19 日出现,3 月开始增多,但主要集中在 4 月。至 5 月 8 日未再出现病例。专家认为与气温升高有关。

从 5 月 8 日起,平静了 3 个月。这一年是 8 月 7 日立秋。8 月 9 号广东省惠东县一名鱼类产品贩卖人被确诊为感染禽流感病毒 H7N9 亚型,13 日抢救无效死亡。

12 月 3 日,香港确诊当地首宗人类感染禽流感病毒 H7N9 亚型。之后,在深圳、惠州、东莞、阳江发现病例。进入 2014 年,浙江、江苏、广东、北京、杭州、上海等地一直断断续续地有患者出现。直到 2014 年立夏后,即 5 月 9 日在吉林省还发现一例 H7N9 亚型禽流感病例。

从 2013 年的 8 月至 2014 年立夏,把它与第一波(即 2013 年 3~5 月)相比,出现一些特点:①2014 年 1 月 6 日在珠海活禽市场外环境查出一例 H7N9 禽流感核酸阳性,但养禽场尚未检出。②曾报道过,H7 和 H5N1 的相关研究显示禽流感病毒具有人传人的能力。但这次出现六宗家庭病例,属有限人传人。并认为可能像 H5N1 容易在有遗传联系的个体间传播,因此不太可能出现人群中持续人传人的多代传染;但在 2014 年 3 月 18 日,香港确诊一个 5 个月的婴儿患上禽流感病毒 H7N9 亚型的病例。③认为 2014 年人感染 H7N9 型禽流感比 2013 年第一波要严重一些。④第二波(即 2013 年 8 月至 2014 年 6 月),病例大部分以广东为重灾区。由广东省肇庆的怀集向北到湖南省永州市江水县,再向北到岳阳市。浙江、福建及江西三省的病例相对较少。广东省又集中在惠东、惠州、深圳、珠海、佛山、东莞、肇庆、阳江、香港这一片地区。似乎这一片地区内有存在传染的疫源地。⑤如果真已形成疫源地,似乎要与一条古老的候鸟迁徙路线相联系。距今 1339 年时王勃在《滕王阁序》,距今 971 年时范仲淹在《渔家傲》就提到这条由北方外蒙古至湖南衡阳境内的回雁峰候鸟迁徙路线。使研究者想到广东禽流感病毒 H7N9 亚型是候鸟从北方带到南方来的。时至 2014 年立夏时北方吉林省还发现这一亚型的病例。这证明不是在我国南方时发生变异而形成 H7N9 这条候鸟迁徙路线,可参照本书中图 7-14。在这条候鸟迁徙路线的南北两边,这时期正是亚洲流感兴风作浪的时期。北方俄罗斯因极寒天气流感发病上升,这次从患者体内分离到的病毒其 N9 与之前在韩国发现的野鸟分离出的 H7N9 病毒更为接近,而且韩国疫情扩散,日本形势严峻,在制定对策,2014 年 4 月 13 日日本九州岛熊本县多良木町还在两只死鸡中检出 H5 禽流感病毒;南方越南首例患者已死亡,泰国、缅甸均受到流感威胁。我国东起浙江、福建、广东直至缅甸、越南及泰国是冬候鸟由北方飞来越冬的主要地带。使研究者不得不考虑这次疫情很可能是北方飞来的候鸟起传播作用所致,并在当地感染了某种家禽。

值得研究者思考,今春在我国沿海城市(即从北京到广州)出现 H7N9 后所进行的一些调查研究工作。这次禽流感病毒 H7N9 型的出现,实为始料不及。但经过一系列及时而有效的工作后,未出现病毒 H7N9 型的变异而在人间迅速的传播。我们认为,已认识到 H7N9 的感染与家禽市场密切相关,大部分 H7N9 患者都在家禽市场接触过活鸡与其他活家禽,他们要么是菜市场工作人员,要么是去那里买东西的人。并在上海市和其他地方关闭了活鸡市场,以遏制这种疾病的传播。这些措施应该说都是必不可少的。但对于亚洲和非洲的鸡、鸭、鹅一般在露天或农田饲养,而欧盟国家大多在宽敞而封闭的笼舍里饲养家禽,候鸟不会与这些工业化养殖场的家禽接触。上面介绍欧洲地区在 2006 年 2 月暴发的禽流感 H5N1,在自然界中检出的阳性野鸟大多为天鹅,到过欧洲地区的人们可能都还会记得,天鹅在欧洲,包括西欧的英伦三岛地区,与人的关系很密切,好多景点的水面上很容易见到优哉游哉的天鹅,纯属自由散养的,人们只要供给它食物。但家禽的饲养通常均为笼养,特别是大型的养殖场,工业化水平高,养殖禽类数量大,不容许散养,也无法散养。而我国目前私家饲养或私家的养殖场的工业化水平低,有的甚至还袭用猪、禽、鱼塘式的饲养方法,这种私家饲养规模不可能大,各种措施不一定符合要求。这种饲养方式,早在 2006 年的 *Emerging Infectiou Diseases* 第 12 卷第 4 期上 Songserm 等的两篇文章中加以批评过。这些作者认为,家鸭(还有活鸡)传染上 H5N1 不会发生在大的禽业场,因为那里的卫生条件均能保持,而主要发生在个体户。同时,禽流感最大的潜在传播源(传染源)在池塘、湖泊或沼泽地。病毒可能通过多种渠道传播,病毒在脱离禽类之后,可以在排泄物和水中保持活性数日。病毒保持活性的另一传播途径是直接接触,如通过鼻腔液及体液、通过啄或鼻部接触。鸭、鹅喜群居,一起吃食,晚间栖息时,喜欢共同待在水中,因此彼此接触非常密切。

再一个因素是,我国沿海省份距离日本、韩国、菲律宾等很近,特别是日本、韩国。根据日本 1979～1985 年 4 个冬季时期对鸭和天鹅越冬时流感病毒检出率为 0.5%～9%,一年和一年不一样,但比在美国冬季鸭中检出率高,都证明在日本的海鸟中整年内流感病毒不断,并持久存在。H7 病毒型曾在韩国分离出。

到 6 月 24 日香港《南华早报》网站报道,香港大学研究人员对绝大多数禽流感患者的数据进行分析。自禽流感 H7N9 亚型在 3 个月前出现以来,共导致 132 人感染,入院治疗 123 人,39 人死亡。这意味着感染 H7N9 禽流感的严重性介于 H1N1 猪流感和 H5N1 禽流感之间。

综合 2009 年暴发的 H1N1 猪流感疫情,研究人员估计,H7N9 病毒的总体死亡率为 0.16%～2.8%。入院治疗的 H7N9 患者的死亡率为 36%。与之相比,中国 H1N1 猪流感入院患者的死亡率为 5%～20%,H5N1 患者的死亡率为 65%。

香港大学公共卫生中心主任梁卓伟教授认为 1/3 的入院死亡率并不是一个小数目。当疫情重新出现时,研究者认为或许仍然需要扑杀禽类并关闭禽类市场,这些措施不应当放松。

他们警告说,虽然现在 H7N9 病毒的感染出现暂时的缓解,但监察部门不应当放松警惕,因为病毒或许在秋天重新出现。人们认为这种病毒是由鸟类传播给人类的。而且人们担心,这种病毒可能会演变为人与人之间的传播。

(二)H6N1 亚型

根据我国台湾省疾病管制局,今年(2013 年)5 月 8 日凌晨一位女性在 5 月 5 日出现发烧、咳嗽、头痛、肌肉酸痛症状,并住进医院治疗,经 X 线检测显示出有轻微肺炎,用流感抗病毒药物治疗之后稍有好转,到 5 月 20 日报道时患者已经康复出院。经详细了解,这位轻微肺炎患者的呼吸道检体分泌出无法次分型的一种 A 型流感病毒,经过进一步检测发现了 H6N1 型禽流感病毒。患者住台湾中部 20 岁,在早餐店工作,从未离开台湾,也没有相关禽鸟接触史。

这位患者的密切接触者大概是 36 人,其中有 4 个人有类似症状,经过检测都没有发现携带 H6N1 型禽流感病毒。

据了解,这种 H6N1 感染是普遍存在于家禽之间的低病源类的禽流感病毒,全球未曾发现人类感染这种亚型病毒。这次由病患分离出的这种病毒序列属于禽源性,与本土的家禽 H6N1 病毒的病毒株最为接近,为此,台湾农政单位在患者的家周围 1km 内,两家养殖场采集样品进行检测,结果没有检测出 H6N1 型禽流感病毒。

台湾方面加强禽流感尤其是禽场的管理,卫生方面也表示呼吁预防禽流感的病毒感染,如一些禽畜类的相关工作人员做好个人防护,避免与禽畜类动物不必要的接触,勤洗手,食用完全煮熟的蛋类或肉类,降低感染风险。

这一病例的发病并不奇怪。根据由病患分离出的病毒序列属于禽源性,而且与本土的家禽 H6N1 病毒的病毒株最为接近,这实质上等于初步找到了发病的传染源。

(三)H10N8 亚型

2013 年 12 月 18 日江西省南昌市市医院收治的一女性患者,73 岁患禽流感病毒 H10N8 亚型而死亡,患者曾到过活禽市场,有活禽经营市场暴露史,密切接触者未出现异常。之后再没有发现新增病例。

(四)H5N6 亚型

2014 年 6 月,已经是立夏的第二天,四川省南充市一名 49 岁男性被确诊为重症肺炎,在其咽拭子标本中,检测出禽流感病毒 H5N6 核酸阳性,抢救无效死亡,死者曾与死家禽(不明种类)接触过。H5N6 亚型已经在德国、瑞士、美国及中国台湾的鸭和野鸭中检出过,是低致病性的。但这次在四川南充检出的已是高致病性的了。很可能病毒由野生水禽转换到居民点附近的某种家禽时产生了宿主变换的诱导变异,或宿主选择。

以上四亚型禽流感病毒,以 H7N9 亚型流行面积遍及我国的华东、华南及部分华中,甚至涉及华北及东北。时间从 2013 年 3 月到 2015 年 2 月,还在不断流行。除 2015 年 1 月在新疆发现 10 例 H7N9 外,地区基本上没有扩大。其他三型仅属非常散在的个别病例,从地区上讲远离 H7N9 流行的地区,且 3 个地区相距甚远,时间上也相距大。四亚型禽流感病毒在我国出现给人们一种印象是分别由候鸟迁飞带来的。

根据英国《新科学家》周刊,有专家认为 1999 年在香港发现的 H9N2 是导致我国迄今出现的几种危险禽流感病毒 H5N1、H7N9、H10N8,可能还有 H6N1 亚型的产生,R.Weberste 认为 H9N2 是中国禽流感的元凶。H9N2 原是鸭群中的一种肠道感染,却演化成了鸡群中的一种温和的呼吸道病毒,并在欧亚大陆传播。但在这段时期,我国未见检出 H9N2 的报告,认为当宿主感染了多种流感病毒时,病毒亚型的基因就会交换。而 H5N1、H7N9、H10N8 都从 H9N2 那里获得了部分或全部的"内部"基因。在中国众多禽类中的鸡和鹌鹑可能是 H7N9 型禽流感病毒的来源。并认为最早有关人类感染 H7N9 亚型的报道来自中国。他们还据 WHO 称,已知人类感染源自与禽类直接或间接接触。大多基因来自一种在中国存在多年的禽类病毒,有两种基因很可能来自一种野鸟。他们做了一些实验,认为从人体分离自中国的 H7N9 病毒在鹌鹑和鸡体内复制得很好。同时认为没有一种禽类物种在感染 H7N9 病毒下生病,这使要想在鸟类中发现这种病毒变得困难得多。因此支持我国活禽市场可能就是疫情暴发的来源,并认为关闭活禽市场是很正确的。

禽流感病毒 H7N9 亚型在我国相当大范围地区肆虐了近两个年度。鸡和鹌鹑是否就是病原体选择下的保菌宿主,抑或是其他物种?它从什么地方来,又是如何来的,这些问题至今也还处于猜测阶段。有学者认为它最初还是通过从北方来的候鸟带来的。其他几种亚型又是如何出现?研究者倾向于是露过候鸟带来的。近些年因气候反常,鸟类及其他飞行动物的常规飞行线路被搅乱,除传统飞行路线外,出现一些非传统的飞行路线。通常旅鸟迁徙每年所携带亚型,常常是一年与另一年不同,一次飞行路线与另一次飞行路线有异。

也有的专家认为青海湖鸟类中的禽流感病毒 H5N1 亚型暴发是鸟类从中国南部带到青海湖后发生的,又是根据什么等问题是应该解决的。

禽流感病毒的易感动物在本节前面已作过介绍,包括鸡、火鸡、珠鸡、野鸡、鹌鹑、鹧鸪、燕鸥、鸽、鸭、鹅及许多野鸟。禽流感病毒致病力差异很大,有的毒株的发病率高,但死亡率较低,高致病力株只是少数。故有很多为低到中等毒力株。禽流感的传染源主要是病禽,病毒主要通过病禽的各种排泄物、分泌物及尸体等污染饮水、饲料,从而通过消化道或伤口传染。病毒在病禽的所有组织和血液中。急性病鸡的血液具有极高的传染性。病禽的各组织有高滴度的病毒,而且可随眼、鼻分泌物及粪便排出体外,呼吸道及消化道是主要的感染途径。我国专家郭元吉等从鸭饮过的 186 份水标本分离到 58 株甲型流感病毒,同时指出鸭类中除经粪便—水—口途径外,还可通过口—水—口途径传播。还有从病禽卵中分离出禽流感的报道。有报道野鸟也能传播本病。

凭家禽畜的表现很难识别是否为病禽畜。因为由禽流感引起的疾病,随家禽的品种、年龄、性别、有无并发症及毒株毒力强弱,均因条件不同,发病症状差异特大。发病时有的有症状,病禽通常是精神萎靡迟钝,不活动、食欲减退、消瘦、产卵减少及轻重不等的呼吸道症状:咳嗽、喷嚏、发呼噜声、流泪、羽毛松乱、身体紧缩,甚至出现水肿、下痢等。也有的禽发病迅速,突然死亡。总之有没有症状,什么症状,症状轻重是变化多端、多种多样的,以及神经症状,共济失调。

有的禽类发病有特殊症状,如鸭主要症状是眼眶下窦肿胀,窦中有分泌物或干酪样渗出物等。

有了上述这些知识,一般能及早识别病禽畜,以便做好预防措施,减少人类受危害。

四、病毒在自然界中的保存

甲流病毒传染很多种动物,包括人类、猪、马、海洋哺乳动物及鸟类(野鸟和家禽)。甲流系统发生的研究认为病毒基因有一种特殊物种的系统,认为物种之间的传递之所以流行是靠一些动物种类维持的。它们还显示,水鸟是其他种类的所有流感病毒之源(图 8-7)。

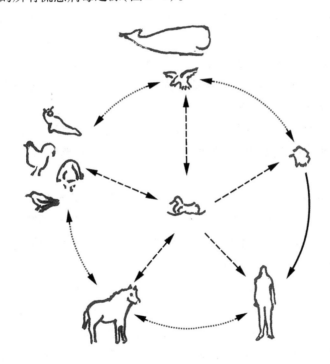

图 8-7　甲流病毒的贮存者,野生海鸟是鸟兽中所有流感病毒的原始贮存者
(仿 Webster et al.,1978)

流感病毒的传播曾在猪和人之间作了证实(实线)。大量的证据证明在野鸭和其他种之间传播,
而且这里 5 个不同的宿主群是基于大量不同的流感病毒的 NP5 的系统发育分析的

根据 Slemons(1974)及其他研究者对美国加利福尼亚暴发家禽中的 Newcastle 病的广泛的监视,可以从鸟类中分离到非致病的甲流病毒。Alexander(1986)报道,在这之后从野鸟、笼养鸟、家养鸭、鸡、火鸡中分离到流感病毒,并导致到处都是无致病性的鸟流感病毒的出现,特别是在水鸟中。再后来甲流病毒的所有不同

亚型(H1～H14,N1～N9)就一直在水鸟中没有断过,尤其是在那些旅鸟中尤为明显。Hinshaw V.S.、Webster R.G.等1980年在加拿大各种水禽中研究正黏病毒和副黏病毒时观察到这种情况。

当时发现水鸟中的病症与甲流病毒有关,感染了相当多的水鸟都是当时的毒株所致。甲流的大多数毒株是完全没有症状的:但其中少数株合并感染中枢神经系统,在一周后出现死亡。后来的病毒包括少数 H5 和 H7 亚型,如 A/FPV/Dutch/27(H7N9)及 A/鸡/宾夕法尼亚/1370/83(H5N2)。

Webster 等(1978)报道,在野鸟中流感病毒优先复制肠道菌丝,无病症,呈高浓缩于粪中排出(每克感染卵 $10^{8.7}50\%$)。均说明水禽能有效地传播病毒,即通过水中的粪便,每年在加拿大的湖泊有大量的易感幼鸭,很多鸟就是被排入水中的病毒感染的。这就可以解释为什么加拿大鸭被感染的数量相当高,特别是幼鸭。被粪便传播是对鸭传染的一种方式,当它们迁徙路过一个地区时就将病毒扩散到迁飞途中休息地的家养和野生鸟类。

Webster 等(1992)认为,禽流感无毒株性质在鸭类中的感染,可以作为病毒对这种宿主适应长达几个世纪,从而创造了这样一个宿主,使这一病毒能长期存在下来。这种推测使鸭类在流感病毒的博物学中占据一个重要的、唯一的地位。鸟类起源的流感病毒涉及哺乳动物,如海豹(Webster et al.,1981)、鲸(Halvorson et al.,1983)、猪(Scholtissek et al.,1983)及禽类中,特别是在火鸡中在欧洲的流感暴发。

Hinshaw 等(1980)在 1976～1989 年在北美加拿大野鸭研究后提出:①在迁移前的集中时期,幼鸟中已感染流感病毒的百分比比较高(20%);②鸟中没有感染的症状;③流感病毒多种亚型是地方性动物病性质的。这些研究,以及在其他地区的研究,建立了 14 个 HA 中的 13 个亚型,以及所有 9 个已知的 NA 亚型都保持在野鸭中,至今 HB 亚型曾从海边鸟类和鸥中分离到。

北半球的野鸭中,流感病毒主要在八九月。幼鸟感染,正如它们在加拿大集合地集中时那样,是一些打头阵、准备迁移的鸟,这时,30%的鸟在当年已孵化且排出流感病毒。在野鸭中,一年的流感流行病是无症状的,但感染了大部分幼鸟。在从加拿大向南迁飞期间,鸟还继续排出病毒,到 11 月时已到达密西西比。据 Webster 等(1976)和 Stallknecht 等(1990)飞到美国路易斯安那密西西比河三角洲排出的频率降到 1.6%～2%。到了 12 月到路易斯安那已降到 0.4%。当这些野鸭在春季迁徙后又返回加拿大的采样的标本的检出率为 0.25%,这已足够指出,流感病毒是由野鸭带回加拿大的。流感的某些亚型在其迁徙的固定路线中是占优势的,但 Hinshaw 等(1985)认为这种优势在北美的观察中一次迁徙路线与另一次迁徙路线是不一样的,一年与另一年也是不一样的。

日本 Otsuki K.、Tsubokura M.等在日本西部从 1979～1980 年、1980～1982 年、1982～1983 年、1984～1985 年 4 个冬季系统地对鸭和天鹅越冬时流感病毒检出率为 0.5%～9%。同时认为病毒的检出一年和一年不一样,但比在美国冬季野鸭中的检出率高。这些都提高了海鸟中整年内流感病毒不断且持久的观点。优势亚型一年不同于另一年,正如在北美野鸭中观察的一样。

流感病毒和很多 HA 和 NA 亚型从世界各地分离出,包括俄罗斯(Lvov and Zhdanov,1987)、南中国(Shortridge et al.,1977)、西欧(Alexander,1982;Sinnecker et al.,1983;Stunzer et al.,1980)、以色列(Lipkinde et al.,1987)及澳大利亚(Downie and Laver,1973)。说明禽类流感病毒的基因库遍及全世界。后来进行系统的研究结果指出,在欧亚和澳大利亚的流感病毒的起源上,严格地说,是从北美来的(Donis et al.,1989;Gorman et al.,1990)。因此,根据 Webster 等(1992)的推测,这是因为鸟类被限制在每个半球的候鸟飞行的固定路线上造成的。这些研究说明,流感病毒的进化受到物理障碍的影响而阻挡了它们宿主的混杂。

流感病毒也曾从海岸的一些鸟类中零星地分离到,如鸥、燕鸥、鹭(海鸥)、海鸠和矶鹬(Becker,1966;Hinshaw et al.,1982)。在美国东部沿海的特拉华州的 Delaware 港湾对鸥及海岸鸟类的系统研究显示,甲流病毒在春季五六月流行占到 30%,而在秋季九十月流行占到 8%(Kawaoka et al.,1988),曾分离到不同的 HA 和 NA 亚型,包括 H13。在这些鸟中占主要位置亚型和在鸭中的有所不同(图 8-8A)。H3 和 H6 病毒在鸭中流行:但只有少量的 H3 和 H6 病毒曾在沿岸鸟及鸥中分离到。对照从沿岸鸟及鸥分离到的占优势的病毒亚型(H4、H9、H11及H13)出现的只是鸭病毒中的一小部分。虽不像HA亚型那么明显,占优势的NA亚型在鸭(N2、N6及N8)中不同于沿岸鸟中,其中N6和N9则为流行的亚型(图8-8B)。这些病毒在鸡和鸭中是无病原性的。但从南非燕鸥中分离到的原始的H5N3对禽则是高致病性的。北京鸭与沿岸鸟类和鸥的实验性感染,则只有沿岸鸟类和鸡的半数有可能在鸭中复制。这种研究建立了,在沿岸鸟类和鸥中流感病毒基因库的建立是不同于在鸭中建立的。

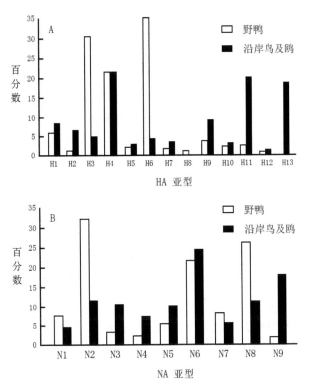

图8-8　甲流病毒HA和NA亚型在野鸭和沿岸鸟及鸥中的分布(百分数)

　　A. HA的分布。14个HA亚型在鸭、沿岸鸟及鸥中的分布是不平均的:H3H4和H6在鸭中最流行,而H4H9、H11及H6在沿岸鸟及鸥中最流行。H8在鸭中很少流行,未曾在鸥中分离过。H13只在鸥中分离过,H14是新亚型,未曾从鸭中分离到。B. NA的分布。所有NA亚型都在鸭、沿岸鸟、鸥中分离到。N2、N6及N8亚型在野鸭中最流行,而N6、N9则在沿岸鸟和鸥中最流行。野鸭的数量曾监测过13年(1978～1990年),在加拿大的阿伯达省进行。而沿岸鸟及鸥则监测过5年(1986～1990年),是在美国的特拉华湾和相邻的海岸(仿Webster,1978)

　　流感病毒群曾被从家禽中分离出来。其中病毒的第一组包括H5和H7亚型,而且是高毒力的,因为实验中100%的死亡。这些病毒被认为是引起家禽的动因,后来,Schafer作为流感病毒识别(Schafer,1955)。其他的毒力都比较小,曾有很多HA亚型,在实验中不引起死亡。在这两组病毒之间毒力的不同的决定因素是HA对细胞蛋白酶的感受性,它将其分为HA1和HA2(Webster et al.,1978)。疾病症状在变,且伴随着细菌感染。高致病病毒,在鸡和土绶鸡的典型症状包括产蛋减少、呼吸症状、静脉窦炎、流泪、皮肤苍白症、头和颜面水肿、肉垂、羽毛混乱、神经错乱。

　　鸟类病毒毒力来源于海鸟,因为研究者不知道别的保菌者。但使人相信流感病毒曾被猪传给火鸡也是可信的。流感病毒在如纽约、迈阿密这样的大城市中的活鸡市场可能是这些病毒的直接来源地。流感病毒起源上与1983～1984年在宾夕法尼亚发生的那些病毒关系紧密〔即A/chicken/Pennsyluania/1370/83(H5N2)〕,是从这些市场的鸟中分离出来的,这些鸟是在宾夕法尼亚从家禽农场来到根除病毒后好几年的市场上来的。

　　流感病毒很少从雀形目鸟类中分离出来;但在1986年在澳大利亚暴发高致病性H7N7的研究中,白头翁和麻雀对感染有感受性,很可能是海鸟流感病毒扩散的。流感病毒还从其他鸟类中分离到,包括宠物鸟,这些宠物鸟不论在外观上被感染,或者是死鸟。至于这些鸟自流感病毒流行于这些鸟中受限制的。它们在病毒的进化和维持上的作用还不知道。

上述研究证实了甲流病毒在海鸟有大量的保菌者。所有流行的哺乳动物甲流病毒可能来自海鸟的证据指出,在自然界中存在着未来哺乳动物流感病毒的流感基因库。

五、禽流感的自然疫源地在哪里

曾有专家报道过,认为禽流感病毒在全世界的家养和野生鸟类中均可分离到,流感病毒的各种亚型均可在水鸟中分离到,野生水禽是公认的自然疫源。禽类流感病毒的基因库虽遍及全世界,实际应为传染源。现在的问题是禽流感病毒真正的自然疫源地究竟在哪里。

根据上一部分(即本节中的四)所引病毒在自然界中的保存的资料,作者倾向于支持下述一些问题的观点:水鸟是所有流感病毒之源。甲流病毒的所有不同亚型(H1～H14,N1 到 N9)就一直在水鸟中没有断过,尤其在那些旅鸟中尤为明显。Hinshaw 等(1980)在加拿大各种水禽中研究正黏病毒和负黏病毒时观察到。在野鸟中流感毒优先复制肠道菌丝,引起无病症但呈高浓缩的粪便,将其排出于水中,水禽有效地在传播病毒就是通过水中粪便,每年加拿大的湖泊有大量的易感幼鸭,它们后来在迁徙路途中的休息地将病毒又传给当地家养和野生鸟类。Webster 等(1992)认为禽流感病毒株性质适应鸭类长达几个世纪保存下来。这种鸟起源的病毒还涉及其他一些哺乳动物,但加拿大湖沼中的鸭类占据着一个重要的、唯一的地位。在从加拿大向南迁飞期间,鸟还继续排出病毒,从八九月在加拿大起飞沿密西西比河流域向南,到第二年春季又迁徙返回加拿大。在迁飞中流感的某些亚型占优势。每次迁飞来回路线(中的优势亚型)一次与另一次不同(即一年与另一年不同)。这种情况与 Otsuki K.Tsubokura 等在 1979～1985 年 4 个冬季在日本西部系统地对鸭和天鹅越冬时均能检出流感病毒(检出率在 0.5%～9%),比在美国冬季检出率高,但一年与另一年不一样。说明海鸟中整年内流感病毒不断且持久的观点。与北美情况一样,野鸭中优势亚型一年不同于另一年。

研究者支持欧亚和澳大利亚的流感病毒的起源是从北美来的根据还可从历史上看出,人类几次流感的大暴发中第一次,即 1918 年发生在西班牙的流感大暴发,追根到底还是从北美发生的;后来在墨西哥发生的猪流感的流行追根到底是源自美国的加利福尼亚等都说明流感的暴发流行均源自北美。

北美洲的加拿大和美国北方具备对野鸟生存的许多有利条件,从美国北部五大湖中的密歇根湖开始向西北方向走去的苏必利尔湖,进入加拿大的伍兹湖、马尼托巴湖、温尼泊湖、大奴湖直到大熊湖,不但湖沼众多,水草丰富,饲料不缺,而且气候十分适于水鸟生存。因此这一大块地区中众多的野鸟是禽流感病毒生存的最适基因库。多少个世纪保存着众多禽流感的病毒及其亚型。欧亚大陆的北方,就缺乏这些条件。罗马尼亚有一点湿地,但非常有限,气候不如北美。

到了越冬向南迁飞时,向南是一条多少个世纪形成的迁飞路线,另外或可向西,经阿拉斯加这条候鸟迁飞的路线与日本、西西伯利亚、朝鲜半岛横向联系起来。

候鸟迁飞虽有传统形成的一些路线,但候鸟迁飞的路线主要取决于气候等因素,也是常常改变着的。

欧亚大陆北方的自然条件对禽类越冬讲就远不如北美洲大陆北方的自然条件优越,欧亚大陆的北方像加拿大那样沼泽地从北纬 50°～70°均大面积是没有的。北美不但地区广,而且气候不太严寒,水草丰富,水禽栖息地类型多样化。而欧亚大陆严厉气候的西伯利亚,除贝加尔湖一带外水禽适于栖息越冬的面积没有北美洲地方广,水草条件更是少得多。到了西伯利亚到芬兰湾的北方水禽越冬条件更不能与北美洲大陆北方相比,到了挪威海、冰岛一线冬天基本上没有水禽越冬地。作者于 1982 年参加中国科学院对英国自然保护区的考查,看到北欧的极圈确实没有鸟类越冬的场所。故北欧很多水禽都到地中海以南直到南亚地区或非洲越冬。西伯利亚的许多水鸟大多向南亚地区迁飞越冬。

所以北美洲大陆的广大北方的水草丰富的沼泽地才是禽流感病毒适于长时间滋生的地方,在这里与水禽形成了禽流感的自然疫源地。这进一步说明疾病自然疫源地五位一体中环境因素不能忽视。

六、流感病毒永久存在于海鸟中的机制

有一个令人信服的根据是甲流病毒的所有 14 个亚型是永久存在于世界海鸟种群中的,特别是在鸭、沿岸鸟类及鸥中;没有根据认为流感病毒在个别的动物中能持续长时间的存在。这就指出,有些机制已进展成为在海鸟种类中维持流感病毒:本节将介绍这种可能性的有关论述。

在海鸟种群中流感病毒的维持,不同于在人类中流感病毒的维持,是大量有感受性的雏鸟每年春季孵出后传入的。每年秋季流感病毒在雏鸭中流行之后,它不像留下来的很多未被感染的那样。大量感染的鸟可能对再感染各种优势流感亚型有免疫。这可能影响每年,特别是在每年候鸟飞行的固定路线中占优势的亚型的改变。

研究者很有可能曾假设世界海鸟种群中流感病毒的永久性。以下将进行讨论。

(1)海鸟种类中不断的循环。这一信息讨论上述假设,每一流感病毒亚型能维持在北美野鸭种群中。这种流感病毒低水平的察觉是通过在北美和日本冬季月份,及察觉病毒在鸭作为它们返回加拿大于繁殖季节开始时以支持这一见解。

(2)不同的鸟类种类之间的循环。流感病毒春季在沿岸鸟类中流行,秋季在野鸭中流行,在那里可能在中间种类传递。大约有一半流感病毒是从鸥和沿岸鸟类中分离出来的,将在实验中感染鸭:但在加拿大阿尔伯达省,八九月在鸭中流感病毒流行,但在沿海鸟类和鸥中未表现出任何流感。

(3)在水和冰中保存。当野鸭在八九月出现时,流感病毒无须浓缩就能从湖水中分离到。很可能流感病毒冻成冰或者在湖水中到春天再感染鸭。在冬季和春季湖水的试验至今未能察觉流感病毒。流感病毒在水中的传染性取决于试验株、盐咸度、pH 及水温,在 17℃ 时有的株保持传染性长达 207 天,而在 4℃ 时它们保持传染性更长时间,流感病毒在水中,当无鸭时能提高其保存的可能性。

(4)在个别动物中的保存。虽然在某些鸭中病毒可以从消化道流出长达 2～4 周,但无证据证明是否这种流出继续发生。这有可能使流感病毒保存在一起或呈基因体形式,如在人和低等动物基因物质的形式。对于流感病毒是否能保存在鸭的组织中,至今还无解释机制,基因扩增聚合链反应常用于确定流感病毒试验中对鸭的感染。目前尚无充分的试验证据,流感病毒能产生保存感染性于细胞培养中,这就使这种情况仍然为无法懂得。有少量证据证明保存动物的感染,虽然有流感病毒从未能免疫的动物流出,包括无毛小鼠。但也有证据证明流感病毒 H3N2 从人类种群中消失后能保存在猪中。但有些 H3N2 株最可能从最近传染 H3N2 鸟甲流病毒得到。

(5)在亚热带和热带地区继续循环。关于在热带和亚热带地区,人类流感病毒全年均能分离到的报道有所增加,而在温带气候,流感是一种冬季疾病,而且病毒也常在夏季月份分离到。流感病毒全年能从香港家鸭中分离到。虽然,在热带对野鸭、沿岸鸟流感病毒未作监视,但可能必须考虑流感病毒久存的中心是在全球的热带。鸭、沿岸鸟和鸥在春季迁移时将病毒从热带传到温带。争论反对的理由是热带流行中心是野鸟聚集的高密区,但在全球这些地区尚未发现过。

同时,最有说服力的材料支持第一种抉择,即有流感病毒的不断的循环在野鸭中呈一种低水平觉察到的病毒,这时鸟类是在亚热带在它们越冬的场所。

研究者在讨论自然疫源地的结构性时曾讨论过基础疫源地的地方性。它是可以消失的,但是此起彼伏的。候鸟从越冬地把病原体带回北美繁殖地,哪怕在返回繁殖只有 0.2% 的检出率,它确是维持了病原体在繁殖地和越冬地之间永久的循环。

七、流感病毒有没有流行中心

研究者认为流行中心与自然疫源地是两种截然不同的现象。流行中心是人类经济活动造成的,是可以改变的。而自然疫源地是自然界一定地理景观中特定的生物群落在长期进化历史过程中形成的。地理景观

在人类经济活动的驱动下也是可以有变化的,但变化的幅度不会太大,短时期的自然因素(气候等)的变化可使变化幅度加大,但出现率不会多。而人类经济活动与生产水平、科技条件有关,可以短时间见效。

有学者根据流感病毒的亚洲、香港和俄罗斯的大流行株在中国的历史记录和出现,认为大约自1850年起,大多数人类流感源于中国。但1989年A.W.Crosby又认为1918年的流感大流行源于美国中部堪萨斯州的一个军营,然后由美国军队将其带到欧洲。

但Shortridge(1982)将南中国作为一个流感流行中心的可能性。因为流感在中国不像在温带或亚北极地区,这些地区人间流感是在冬季。而中国的热带和亚热带地区一年四季都可发生流感。Guo等(1983)在中国的流感生态学一文中认为甲流的各亚型在中国的鸭中流行,而且冬季也频繁在鸭中发生。甚至有的专家认为流感的各个亚型全年都出现而且有一个夏季的高峰(Shortridge,1982)。在中国和南亚的一些地区H1N1和H3N2亚型流感病毒全年在猪中流行。作者的意见是应扩大到整个南半球,这种情况不局限在中国南方。

上述这些研究表明,流感病毒在中国的人、猪、海鸟中发生。在全球的其他一些热带和亚热带地区如何呢? 生态学研究显示流感病毒在这些种类中的发生在所有国家已经做了实验:这些国家包括温带的和热带的。在温带气候流感在人、猪是冬季疾病,在没有自由飞翔的海鸟时通常都会发生。全球热带和亚热带地区,包括东南亚(包括南中国)、印度(包括巴基斯坦、孟加拉国)、中非及中美。如果考虑在这些国家的人、猪和鸭的分布,就会知道,人口最多的是印度和中国,较少的为中非,最少的是中美洲。而猪的数量最大在中国,少一些的在印度、中美洲和中非洲气候温和的国家。野鸭和家鸭在世界的分布,由于水面积的有效性的巨大变化,除了南极外,所有其他地区都有流行。家鸭的数量最大在中国,较少的是在其他地区,但海鸟迁移通过或越冬于热带和亚热带地区。

宗教习惯也可影响到流感是否可在该地区发生。猪是全球的家养动物,但也受到一些范围的影响,如宗教、社会习惯及气候。猪是伊斯兰教、犹太教限制的蛋白质来源,认为猪是一种很脏的动物是印度的习惯,印度有80%的人口吃蔬菜。猪可以起到流感种间传播的一个重要作用,他们在某些国家可能是一个限制因素,这可以解释为什么流感病毒不会在所有热带地区发生。这些考虑不会离开中国作为流感病毒在人、猪和鸭中循环的一个地区,这就为在流感病毒中间进行种间传播和基因交换提供了机会。

虽然上述这些关于世界流感大流行起源地区的考虑是有趣的,但它们仅只是推测。只有在南中国出现详细的证据存在大流感病。流感病毒常在种间传播的流行病学的研究尚未进行,这是应该重视的。还有一些不知道的生态学特征,如空气的污染、遗传学上感受性、宿主范围及地方习惯,都影响着流感病毒的出现。

过去这些年从我国、菌株量的增加已包括WHO一年菌苗的推荐。在1990～1991年流感季节WHO推荐亚洲来源的3种菌苗,包括A/Shanghai(H3N2)、A/台湾/86(H1N1)及B/Yamagata 16/89,可能存在,南中国是流感病毒的流行和大流行的流行中心。

进一步研究流感在南亚必须确定是否在这地区存在着流行中心,是否它是一个包含菌苗株的重要来源。

这里所谓的流行中心,通常指的是都始于东南亚暖和的地区,这样,病原体对人是新的或者是之前没有遇见过的流感亚型(如H7N9)。

在很多农场,特别是私家的饲养场,由于设备简陋和习惯将鸭、鹅直接与牝鸡、猪及其他家养动物饲养在一起,这促进了粪耕途径传递病原体,能引起家禽和猪的动物流行病,这就发生了人兽或者很快发生流感的与人共栖的疫源地,这在很多大城市的菜市场、湿货市场发生过(如在纽约、中国香港及上海等),这与欧洲散养时发生动物流行病本质上是一样的,是可控的,只要改善经营饲养条件(笼养)就能杜绝家养动物与旅鸟的联系和感染。包括流行中心形势改观,甚至消失。

但流行中心的消失不等于带菌候鸟到了南方越冬后,在返回北方繁殖地时,不会将病毒再带回繁殖地,而中断这种循环。

第四节　冠状病毒病(非典型肺炎)

一、中国发生的 SARS(非典)

严重急性呼吸综合征(severe acute respiratory syndrome,SARS)是一种急性呼吸道传染病,SARS 冠状病毒是 SARS 的病原体。首次病例于 2002 年 11 月 16 日在我国广东省佛山市被发现,并迅速在全世界形成流行。又称这种病为非典型肺炎(简称非典)。

冠状病毒(coronavirius)又叫日冕病毒。据文献记载冠状病毒科(Coronaviridae)只感染脊椎动物。冠状病毒科有两属,一属为隆病毒属 Torovirus,可感染有蹄动物,还可感染肉食动物中的鼬科动物。另一属就是冠状病毒属。冠状病毒的自然宿主范围很广,从鸟类、哺乳类到人类。有报道称,动物的年龄、遗传因素、感染途径和病毒株等都可能对冠状病毒的感染有所影响。

SARS 是一种动物病已无可非议,鉴于目前对主要宿主动物尚未判定,故对这种病的自然疫源地性尚不清楚。而 SARS 冠状病毒属于冠状病毒科,但不是人类已知的冠状病毒的突变株,而是一种新的冠状病毒种,其形态与普通冠状病毒基本一致。在电镜下病毒颗粒呈球形,直径 60～220nm,包膜表面有向四周伸出的突起,形似日冕或花冠,核衣壳螺形对称、核酸为单股正链 RNA,全长约 29.7kb,编码 20 多个蛋白质,除编码 RNA 聚合酶外,编码的主要结构蛋白是 N.S.M.E.等蛋白。

SARS 冠状病毒的传染源为患者,发病前后传染性最强。以近距离飞沫经呼吸道传播为主,也可通过接触患者呼吸道分泌物经口、鼻和眼传播,也不排除粪、口等其他途径的传播。该病在密闭的环境中易于传播,有家庭及医院显著聚集现象。人对 SARS 冠状病毒无天然免疫力,故人群普遍易感,青壮年发病率高。流行季节主要在冬春季。

我国于 2003 年 4 月 8 日将此病定为法定传染病,并采取果断防范措施,使该病在几个月内被控制。

关于 SARS 的动物源性问题,WHO 的专家对 900 例 SARS 病例进行分析。结果是 5%属于食品商人或厨师,这些人群在普通肺炎患者中所占比例小于 1%。专家攻关小组在野生动物果子狸、獾、貉、猴、蝙蝠及蛇等样品中检到与 SARS 病毒基因序列完全一致的冠状病毒。我国广东省 13 个市的 SARS 首发病例的流行病学分析显示,与动物接触比较多的厨师发病比较集中,在 635 名动物市场从业人员中的 SARS—COV(SARS 冠状毒)的感染率高达 16.7%,明显高于对照组蔬菜从业人员的 0.7%。

我国专家王鸣等为了了解广州市某野生动物市场携带 SARS—COV 的动态,预测 2004～2005 年冬季当地发生动物源性 SARS 的危险性。在 SARS 发病相关月份采集该市场动物的肛拭子和咽拭子标本。用实时荧光聚合酶链反应初筛,用 RT-PCR 和序列分析方法核实。2004 年 1 月 5 日在清除野生动物行动前采集到的 31 份标本(赤狐 5 只、猫 20 只、黄毛鼠 6 只),共检出 8 只阳性,占 25.8%(赤狐 3 只、猫 4 只、黄毛鼠 1 只)。在 2004 年 1 月 20 日采到 119 份标本(兔 6 只、猫 13 只、原鸡 46 只、斑嘴鸭 13 只、灰雁 10 只、鹧鸪 31 只),其中 1 只灰雁为阳性。2004 年 2～11 月采集 102 号标本(灰雁 14 只、猫 3 只、兔 5 只、斑嘴鸭 9 只、鹧鸪 2 只、雉鸡 8 只、鸽 6 只、黄麂 9 只、山猪 19 只、黄毛鼠 16 只、犬 5 只、水貂 1 只、山羊 3 只及绿孔雀 2 只),只在 4 月采到的一只山猪检出阳性。结论是:和 SARS 流行或出现散发病例的 2005 年 5 月,2004 年 1 月 5 日某野生动物市场动物 SARS—COV 的 RT—PCR 检出情况相比,显然 2004 年 1～12 月某市场野生动物携带 SARS—COV 的比例显著降低了。11～12 月采集的 12 只果子狸样本 RT-PCR 检出也为阴性。并提出 2004～2005 年冬季发生动物源性的危险性很低。

2005 年 10 月 9 日,英国《观察家报》发表题为《警告:蝙蝠可能会严重损害健康》,作者是罗宾·麦凯。他一开始就以"科学家们发现一种出人意料但极其不详的新的全球威胁:蝙蝠。"消息倒是不新,没有中国香港袁国勇发表的时间早,袁教授说的也是蝙蝠,对全球威胁倒是新的。他的论点主要是:①他们发现菊头蝠

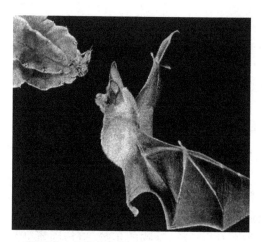

图 8-9　中华菊头蝠(*Rhinolophus sinicus*)

(图 8-9)是两年前(2003 年)在亚洲暴发的导致几百人死亡的严重急性呼吸道综合征(非典)的致病源。这是蝙蝠被第三次与最近流行的致命性传染病联系到一起。此前与蝙蝠联系到一起的暴发性流行病包括 10 年前在澳大利亚曾导致数人死亡的亨德拉热,以及 1998 年曾导致马来西亚和新加坡 100 多人死亡的立白热。而且许多生物学家怀疑,是蝙蝠导致了埃博拉热和马尔堡热的暴发流行。②蝙蝠所携带的病毒会感染另一物种(一般为家畜),通过家畜,人类会受到感染。蝙蝠能在大范围内传播病原体。它的寿命长达 50 年,为病毒提供稳定的栖身之所;它们群居在洞穴和建筑屋内(作者注:在洞穴中越冬,开春常侵入居民点的建筑物中,夏天常侵袭果园等),并在这些地方传播疾病;蝙蝠在寻找食物时一天可飞行 15 英里。蝙蝠成了出色的传播媒介,携带和传播疾病。③研究人员曾经以为中国农贸市场销售的果子狸是 2003 年非典的元凶,后来中国香港和澳大利亚的研究人员认为菊头蝠才是真正祸首。④经研究所有 3 个品种的菊头蝠携带了引起非典的 SL-COV 冠状病毒,而且蝙蝠携带的病毒类型与在人体内发现的病毒类型十分相似。⑤菊头蝠和果子狸在中国市场销售,可作为非典传播途径。市场上许多动物近距离与人混杂,从而将病原体从一个物种传到另一个物种。⑥传统野地已被开垦成农田,蝙蝠便闯入了人类和牲畜活动的区域。作者认为关键是第④条。

2003 年的春天,那场突如其来的非典,那惊心动魄的场景,人们是不会忘记的。

但非典的来源至今仍是个谜。近有媒体报道:"果子狸含冤十年,蝙蝠才是 SARS 病毒的元凶"。将它说成是 2005 年有关学者发表的研究成果,但学术界至今仍无定论。

香港大学袁国勇教授研究小组怀疑野生蝙蝠才是 SARS 病毒的源头宿主,即一种名叫中华菊头蝠的蝙蝠。此成果发表在 9 月 27 日《美国国家科学院院报》上。而中国科学院武汉病毒研究所石正丽研究员和中国科学院动物研究所张树义研究员等联合澳大利亚学者组成研究小组也将 SARS 病毒的宿主集中在蝙蝠身上,并将其成果于 2005 年 9 月刊登在《科学》杂志上。对于上述两份研究成果,在 2003 年为世界写出第一份非典现场流行病学报告的,现为广东省疾控中心首席专家,传染病预防控制所所长,在防控禽流感、甲流、手足口病等重大疫情中发挥重要作用的何剑峰对上述研究成果直率地说:这不是新的研究成果。并直言,对于这个研究成果,学术界没有定论。蝙蝠身上携带的 SARS 病毒与人体的病毒还是有较大的差异的,而果子狸携带的病毒同源性高很多,有可能是从蝙蝠传到果子狸身上,发生了变异再传给人,但缺乏充分证据。

而且认为,病毒源头研究一定要有客观证据,不能只是假设。目前较多人认为,病毒来自野生动物市场,或是果子狸、猫、蛇、山猪、黄猄、兔、山鸡等,也可能包括蝙蝠。不过具体是什么还未查清楚,所以研究者还不清楚非典从哪里来,又是如何消失。

当问到研究的难度为什么如此大时,他接着说,这涉及病毒与宿主的关系,两者是共存的。如果宿主是人,前提是必先让人活着,可以生病但不能死,因为一旦人死了,病毒也死了,病毒消失了就没有现场,它们一旦"不表演",研究者就很难找到规律。而非典致死率很高,达到了 10%,若不救治病死率则更高,这给研究带来很大困难。

目前活病毒处于比较尴尬的状态。研究认为,除了宿主问题,对保存这种病毒的实验室要求很高,需要生物安全防护三级实验室,简称 P3 实验室,符合条件的很少,国内只有一两家。再加上从生物安全角度考虑,活病毒研究基本处于停滞状态。虽还有别的研究途径,其实 SARS 的研究方法很多,目前关于 SARS 的研究文章都是从基因、蛋白质结构、酶的调节等角度出发的。但这些年,没有再发现 SARS 疫情,所以有关研究推进难度很大,需要全球科学界一起继续努力。

根据上面所引资料,科学家对 SARS 的主要宿主问题还未统一。这在科学研究中是常有的正常现象。

另外疾病的研究中对于宿主问题短时间内未能解决,也是常有的现象。1918 年西班牙流感大流行之后很多年,科学家都没有找到致病的原因,直到 1930 年,即过了 12 年,得到启发,才在 1933 年在患者体内找到了 H1N1 流感病毒,至此才锁定了西班牙流感的元凶。

二、中东发生的 MARS(MERS)

2013 年 2 月 18 日报道英国在 2 月已发现 3 例新型冠状病毒感染的病例。

MARS 是 2012 年发生在中东地区沙特的一种中东呼吸综合征冠状病毒病(Meddle Eastern acut respiratory sydrome,MARS,最近又将其缩写为 MERS)。

2012 年 2 月在沙特阿拉伯王国西海岸最大城市吉达的一个 60 岁男性患上了严重的肺炎,医生无法识别致病菌,后经将标本送荷兰鹿特丹伊拉斯姆斯医学中心确认感染原是科学界和医学界闻所未闻的一种新型冠状病毒。

同年 9 月沙特卫生部宣布在 3 个患者身上再次发现这一种病毒,造成 2 人死亡,遂引起了人们的重视。就在这 1 月英国卫生防护局向世界 WHO 报告,一名在英国就医、曾到过沙特的卡达尔男性患者携带一种新型冠状病毒,经研究人员对比从那名沙特死者肺部组织提取的病毒样本和卡塔尔男性患者的病毒样本,发现两种病毒相似为 99.5%。

2013 年 5 月 23 日 WHO 正式将最近暴发的新型冠状病毒感染命名为"中东呼吸综合征冠状病毒(MARS)。"至 2013 年 6 月 4 日 WHO 已经收到全球通报的感染病例为 53 例,其中 30 例死亡。而沙特一国的感染病例为 39 例,死亡 24 例,占 61.5%。

到 2013 年 6 月 5 日,继早先确诊的 3 例病例后,地处欧洲大陆的意大利又发现了至少 10 人感染了类似 MARS 的病毒。而这个自去年横空出世的新型冠状病毒,已呈现扩散之势,在中东及欧洲陆续出现被感染者,而且超过 50% 的死亡率。一种如幽灵般的新型冠状病毒越过千山万水,引起了人们的恐慌,它已影响到了中东国家包括沙特阿拉伯、卡塔尔、约旦及阿联酋。法国、德国、英国、意大利及突尼斯亦有病例报告,这些病例和中东国家有直接或间接的关系。

一年多的时间,发生 53 例病例,按照全球流行的标准,这个数字并不大,但问题在于,这种病的死亡率高达 55%,几乎和埃博拉病毒一样致命。

冠状病毒科的两属正如上面所介绍的那样只感染脊椎动物,对人、哺乳动物和鸟类都能造成呼吸和肠胃道感染。这次的新型冠状病毒的基因组与上面介绍的 SARS 冠状病毒密切相关,如说有特点,那就是更能致命。SARS 冠状病毒只感染人体中极少数的细胞系,但这种新型冠状病毒则能感染人体中的多种细胞系,且能迅速杀死细胞。

据沙特卫生部门所言,感染这种新型冠状病毒的患者最初的症状主要是发热、咳嗽,与感冒很近似,故很难鉴别诊断,必须通过专门的实验室检测才能确诊,因此沙特医院对任何有上述症状的疑似患者严格把关,且在确诊前进行隔离检查。

这次在沙特发生这种疾病,发病最多的是伊哈塞省,因此这个市的法赫德国王医院和穆萨医院是这次新型冠状病毒发病的"重灾区"。2013 年在沙特发现的绝大多数感染和死亡病例都是在这两家医院中,两家医院有 WHO 的专家进住。

到 2013 年 6 月,尚未有报道有关新型冠状病毒人传人的传播途径,尚未有科学准确的确定。目前按一般冠状病毒传播途径,即直接的吸入患者咳嗽时或打喷嚏时的飞沫传播,经过触摸患者皮肤表面或沾染了病毒的物体表面后又触碰自己的口和鼻的间接传播。

沙特医院内,也发生两名医护人员因防护措施不当被病毒感染,引发了人们对于病毒人际传播的担忧。但 WHO 有关人员认为至今没有证据显示新型冠状病毒能够"在社区间普遍传播",然而最令人担忧的是"多个国家出现不同的聚集性感染病例……越来越支持这一新型冠状病毒能够在密切接触情况下人传人的假说"。

至今还未出现对于这种新型冠状病毒在沙特出现的流行学和传染源的有关调查的信息。

最早的发病病例的发生时间是 2012 年的 2 月。是否与鸟类季节性迁飞污染了当地有关脊椎动物有关，或者哺乳动物中有迁飞能力的种类在由染疫的源头地点将此病毒带到沙特，如在沙特传播给当地的一些骆驼，能否在当地扎根详见第七章有关论述，这些猜测还是要等待科学的调查。在中国出现的 SARS 与在沙特发现的 MARS 之间究竟有没有关系都还是一个未知数。

2013 年 12 月 2 日报道，阿联酋发现一例新型冠状病毒感染病例。根据上面的资料，MARS 的发病季节并不集中，但地区比较集中。

第五节 埃博拉出血热

埃博拉出血热(Ebola haemorrhagic fever, EBHF)是由埃博拉病毒(Ebala virus, EBV)引起的一种传染性急性出血性疾病。这种病毒的传染性、病死率都非常高。

1976 年在苏丹南部和刚果共和国(原扎伊尔)西北部首次暴发人的严重出血热，600 人发病，死亡 430余人。从两个国家的患者获得了病毒。由于首发患者是在刚果北部的埃博拉河附近，故命名为埃博拉病毒。病毒由比利时科学家彼得·皮奥特等发现。

埃博拉病毒在形态上与马尔堡病毒(Marburg virus, MBV)相似，形态呈多样性，可见杆状、丝状"L"形，病毒粒子长度差异大，平均 1.000~1200nm。

EBV 单股和非常段 RNA 能在人、猴、多种哺乳动物细胞中增殖。病毒接种后 6~7 天出现细胞病变，表现为细胞圆化、皱缩、胞内可见包涵体、形态多样，可能是病毒的核蛋白。

人感染，潜伏期 2~21 天，一般为 5~12 天，主要症状有头痛、发热、腹泻、肌肉痛、关节痛。皮肤出现丘疹，多数患者严重出血，主要是胃肠道和肺咯血。

根据以往在非洲热带雨林附近的几个国家埃博拉出血热流行时采到的病毒株，对这些株进行血清学分析，埃博拉病毒存在着不同的抗原型，按种系发生方法发现 4 个型：埃博拉-苏丹型(EBV-S，有两个地方分离株)，埃博拉-扎伊尔型(EBV-2，有 6 个地方发离株)，埃博拉-来斯顿型(EBV-R，有 4 个地方分离株)，埃博拉-科特迪瓦型(EBV-C，有一个地方分离株)。这四型的病毒毒力不同。扎伊尔毒力最强，人感染后病死率高达 88%。但二代、三代病死率明显下降。说明一旦病毒在人—人传代后，毒力开始弱化。其次是苏丹型，对人毒力较弱，病后可恢复；来斯顿型对非人灵长类有致死性，但人感染后，无症状，只表现为抗体阳性。埃博拉病毒的特异性强，各型间有共同抗原，有各自特异性抗原。至今在埃博拉病毒、马尔堡病毒及其他出血性病毒之间无交叉反应。各地方株之间均有抗原差异，同源抗体的滴度大于异源抗体滴度。病毒抗原能刺激机体产生补体结合抗体和中和抗体。

通常认为埃博拉病毒变异性强。毒力可发生变化，有时变弱，有时增强，且易于传播，这种看法也因核苷酸序列分析不支持，未博得众多的认同。

多次在相同地点、不同时间分离到的毒株的同源性达 97.9%，两次流行虽在同一个地理位置，但两次流行间隔了 20 多年，还有这样高的同源性，说明病毒特异性相当保守。不同型的核苷酸构成差异大(34%~43%)，但同型的基因组相对稳定，遗传特性很少发生变化。正如上述，很多专家认为病毒虽常出现变异，但也不是毫无阻力地随意变异。

媒体报道美国埃利卡·奥尔曼，萨非尔等在 2013 年发现，这种埃博拉病毒的蛋白质呈二聚体形式存在，而不是过去认为的单体型(或单分子形式)，其 VP40 蛋白可明显见到。这种病毒的生命周期可概括为：它四处漂流，找到一个细胞，扎进去，对所有蛋白质进行复制，之后，将其组装成新病毒，并将其释放出去。有意思的是埃博拉病毒中的蛋白质,在病毒组装的各个阶段,一直在改变形状,直至扩展并传播给其他细胞,这一过程,以前未注意到,这些学者发现有使 A、B、C 结构。他们知道,抑制 A、B、C 结构的药物就能杀死埃博拉病毒。因此,防治这种疾病是完全有希望的。

埃博拉出血热最早于 1976 年在苏丹近赤道的西部省和扎伊尔(现在的刚果共和国)发生。到 2003 年共发生比较大的 4 次流行。曾在肯尼亚(1980 年)、加蓬(1994 年、1995 年、1996 年、2002 年)乌干达(2000年)、科特迪瓦(1994 年、1995 年)等非洲许多国家发生散发、暴发和流行的报道。在泰国、英国、美国、加拿大等国也有本病的血清学证据。2013 年 9 月刚果热带雨林边沿一村民捕获一匹猴,全家用来改善生活将其烹调后食用,遂全家 13 口人全发病死亡。2014 年在几内亚流行埃博拉出血热,是西非历史上首次出现大规模暴发。主要在乌干达、刚果、加蓬、苏丹、科特迪瓦、南非、几内亚、利比里亚、塞拉利昂等非洲国家流行。2月在几内亚首次发现并很快形成大规模暴发,到 6 月 WHO 发布已在西非蔓延 90 例,死亡 49 例。8 月 WHO又发布确诊、疑似及可能被传染为 2615 例,死亡 2400 例,致死率为 91.8%。9 月刚果已死亡 39 人。尼日利亚已死亡 7 人。9 月中旬埃博拉出血热疫情已造成 2500 人丧生,在几内亚、利比里亚、塞拉利昂、尼日利亚等西非国家蔓延的埃博拉疫情已造成 2461 人死亡,另有刚果(金)蔓延的疫情已造成 39 人死亡,总数已达到 2500 人。WHO 报道,埃博拉出血热在澳大利亚、瑞士已发现 1 例疑似。9 月 22 日,WHO 发布最新数据,埃博拉出血热至少使 5357 人被感染,2630 人被夺去生命,疫情主要在利比里亚(1459 人死亡)、几内亚(601人死亡)、塞拉利昂(562 人死亡),此外还有西非的尼日利亚(8 人死亡),以及中部非洲的刚果(金)(40 人死亡),塞内加尔发现 1 例,但已被治好。到 9 月 23 日发病人数为 5843 例,2803 例死亡。10 月 1 日 WHO 发布,埃博拉出血热疫情重灾区几内亚、利比里亚、塞拉利昂已累计发现确诊、疑似及可能感染病例为 7157 例,死亡 3330 例。这三国 3 天新增 2800 病例。10 月 12 日埃博拉出血热的发病人数已到 8800 多人,死亡数已到 4000 人。如再不加强改进人群预防措施,将严重失控。利比里亚赴美国探亲,在美国发病,医治无效,已死亡。对死者曾进行护理的护士已经发病并被确诊。在西非的两名神父回到西班牙后,均被确诊为埃博拉出血热,均医治无效死亡,帮着科理后事的一名护士,也被确诊,且病情危重。巴西、挪威等国均有患者发现等。到 2015 年 2 月 7 日 WHO 发布几内亚、塞拉利昂、利比里亚重灾区的病例数是 22 525 人,死亡 9004 人。流行还未熄灭。

法国《解放报》网站报道埃博拉出血热自 1976 年首次发现以来,这次在西非等非洲国家是最严重的一次暴发。并认为,尽管如此,人们对埃博拉出血热的袭来不必过于担心,原因主要有 3 个:其一,埃博拉出血热只在一定条件下才会传染,与流感、麻疹病毒不同,埃博拉病毒主要通过与受感染者的体液(血液、粪便、呕吐物、唾液、泪液、精液等)直接接触的方式传播,同时也可以通过患者或病死者污染过的所有什物(针、床单、服装等)传播,虽对医护人员非常危险,但对于没有与患者接触的人,传染风险为零。此外,这种病毒传染期也有时间限制,只是当患者出现症状后,才具传染性。人们担心埃博拉病毒出现变异。专家认为变异不会改变传染方式。维那·雷纳尔认为,通过变异出现通过呼吸道传播的亚种机会微乎其微。其二,埃博拉病毒能致命,但可以治愈。WHO 虽预测,今年埃博拉出血热患者可能有 2 万,须谨慎对待。疯牛病曾预计死亡达数万,实际迄今只死亡几百人。已展开各种研究攻克埃博拉病毒病,如用流感作为对抗埃博拉的预防。其三,医疗体制不健全的国家才会遭大损失,发达国家有能力阻止蔓延。大量树木被砍伐,导致那些带有各种病毒的野生动物与村民直接接触,将此病在人群扩散。

人们关心埃博拉出血热暴发的进展,因而有很多专家发表了自己的看法。

美国《趣味科学》刊登蕾切尔雷特那提出的,埃博拉病毒在西非造成史无前例的灾难性疫情,如果变成空气传播,会不会带来毁灭性灾难? 有传染专家表示担心埃博拉病毒可能获得通过空气传播的能力,但认为不可能发生,并认为变成空气传播,它就不会有目前的病毒株厉害。如果变异成空气传播,可能很快传播到全球的每个地方。美国食品药品监督管理局前副局长 Scott,戈培利希说,让人类身染重病的 23 种病毒中无一已知地发生改变传播方式的变异。变异当然是随机的。但没有证据证明与埃博拉病毒同属一个家族的其他丝状病毒通过变异进行人际传染。问题还在争论。

流行病学方面的资料显示,本病应属野生动物的一种传染病,传播性极强。自然宿主动物早就认为是生存在非洲和亚洲的热带雨林中的一些动物。基于现有证据,认为果蝠(*Rousettus aegyptiasus*、*Egyptian rousete*)可能就是埃博拉病毒的自然保菌动物。在非洲热带雨林中,带毒的这种蝙蝠采摘果实时,污染了果实,猴粪再采摘同类果实时将病传给猴类,猴再到居住在热带雨林附近的村庄或农田而将病毒传给住民,或住民进入雨林狩猎猴类发生感染传播。

对本病的流行病学资料表明,本病几个世纪前即流行于中非热带雨林地区及东南非热带大草原,尚未发现任何可能将病毒传入植物传播给家养动物或节肢动物媒介。

埃博拉出血热是一种自然疫源地性动物间的传染病。目前认为埃博拉病毒的自然疫源地主要在非洲大陆。但1989年10月由菲律宾运往美国的100只猴子在美国发生了感染后发病;另外泰国也有埃博拉病毒感染血清学的证据,提示东南亚可能有该病毒的自然疫源地。

埃博拉病毒属于生物安全4级病原,一旦发现疑似此病,应引起重视。所有涉及病源工作,如解剖、病料采集、病毒分离及鉴定均在P4级实验室进行。国际生物武器公约已将其定为潜在致死性生物战剂。

目前针对本病,没有有效的治疗方法和预防疫苗。因此,做好个人防护尤为重要。重中之重应严格收治患者,进行严格的管控,同时禁止在野外接触有关野生动物、禁止采摘野果等。只要遵行严格的预防措施,埃博拉出血热是可防的。10月13日,英国《卫报》报道,这次疫情的处置,出现严重的失误。

以上是根据媒体对非典、埃博拉出血热报道作的肤浅介绍,很难深入。

近50年期间,被发现的自然疫源地性疾病,出现了一些重大的动态趋势,值得重视。

首先,早期发现的很多自然疫源地性疾病的自然疫源地,大多是远离人类居住,人烟稠密的居民点,分布于人烟稀少的荒漠、半荒漠、草原、山地草原、广袤的水网系统、原始的大森林等地理景观中;地方性特别明显;其中的动物流行病的季节性也很明显;动物流行病的宿主动物大多为当地的动物;传播媒介主要是昆虫纲、蜘蛛纲中的一些吸血节肢动物;病原体的毒力一般不是太强,人类对这些病有防范的知识,人类不到自然疫源地内,一般不会被传染上疾病等。而近50年,特别是近来的20～30年,"新出现"或"再次出现"的一些自然疫源地性疾病,最明显的一些特点是越来越接近人烟稠密的城市,地理景观的特点不是太明显,地方性也不太明显;其中的动物流行病的宿主动物远非当地的动物;传播媒介已超出昆虫纲、蜘蛛纲,而是被哺乳纲中的翼手目(蝙蝠)、偶蹄目(骆驼)、灵长目(猴)、食肉目(果子狸)等,以及鸟纲中的许多种水鸟及家禽所取代。这些动物有的不但起着宿主动物带菌的作用,还起着媒介传播的作用。更有甚者有些疾病是通过接触传播,患者污染了的什物、病房患者使用过的一切、运载尸体及病兽病禽的工具(车辆箱笼等)等,无一不能被健康人沾染。这里指的还不是烈性传染病中通过呼吸道的空气气溶胶的传播。多数疾病的病原体,病毒的毒力及传染性都比较强或极强。有的病的病毒容易出现变异(如禽流感),也有的病毒的特异性比较保守。

上述情况的出现,主要是与全球气候变暖有关。许多野生生物(动物、植物、微生物)的栖息生境发生变化,引起野生生物栖息分布的调整。特别是一些活动性较大的动物(带菌的飞行昆虫、鸟类、会飞的哺乳动物等)改变传统的活动路线,从而新的地区新区的野生动物,象养动物(包括家禽)接触之前接触过的病体。有的地区持续大量砍伐森林扰乱局部地区动物栖息与某些疾病的暴发也不无关系。新区新病的出现,很可能还要持续一些年。2014年是自有记录以来近80年地球气候最热的一年就是根据。

当然,地球的形成和生命现象的出现,是共同进化的,而且已有若干亿年的历史了。所以这种因地球气候变暖,而引起对生物栖息的扰动,对带菌动物的影响还受野生动物的各种生态特点的制约,同时从其他地区带到新区来的病原体要想在新区落地生根,也并非易事,也要受到很多制约因素的限制(包括病原体本身的遗传与变异的能力、寄生动物的感受及敏感性等的制约)(见第三章、第七章、第十三章、第十四章有关论述。)

　　新病的出现,给防治这些疾病带来很多问题。在防治自然疫源地性疾病的有关章节中,已经反复提出过,一旦疾病在人群中出现流行,个人及人群的预防是最头等重要的。必须坚决果断,抓住这一环节。目的是防止疾病在人群中蔓延和失控,否则疾病在人群中的流行趋势就将像大水冲开水库的堤坝,溃决成灾,难以收拾,损失将无法估计。我国在非典袭来时采取果断措施,将病患果断不漏地及时集中,医护人员的严格操作,对广大群众的宣传教育,杜绝那些人群中的、扰乱民心的毫无根据的谣言传播,科学宣传疾病能防能治、预防疾病的科学知识等措施,避免了疫情的失控,缩短了疾病的流行过程。尼日利亚遏制埃博拉疫情的成功,就是及时诊断和果敢决定将疫情之源,首发患者严格隔离,积极联系接触者,并将其集中到隔离区这进行严格管控。这次西非在 10 月底发病人数飙升超过两万人,死亡数到 9000 多人,与开始未能管控好传染病大有关系。

第九章　动物流行病学简介

第一节　动物流行病学的定义及主要内容

一、动物流行病学的定义

动物流行病学(epizootiology)是一门讨论动物流行病暴发的性质和暴发的原因的科学,是控制动物的一种疾病或病原发生的全部因素。动物流行病(epizootic)指的是一种在同一个时间侵犯某种动物的很多动物的疾病暴发。动物流行病是动物病发展过程的具体表现,包括动物发病率的开始到结束的整个高涨波。在动物流行病时,发生连续不断的感染的链,同时有受染动物的积累和地区上患病动物的分布。动物流行病过程是动物病特异的时间、空间的分布。取决于寄生系统的功能特点、寄生系统特有的病原体的传递机制,还取决于人类活动的影响。

任何动物流行病的流行过程是由接连不断的动物流行病周期形成的。每一周期包括保存阶段和病原体(循环于)动物流行病分布的阶段。病原体循环的任何一个链(动物流行病链)不可避免地在时空上受限制,原则上是要终结的(或熄灭的)。

某些自然疫源地性疾病病原体的菌株分离的可能性,总的讲,其目的在于确定自然疫源地中捕到的供血者的自然感染率,或者在寻找自然疫源地时,带有季节性的特征。例如,在春夏季有规律地从黄鼠及体蚤窝巢中检到的蚤中分离出鼠疫微生物。而秋冬季在黄鼠蚤中分离到鼠疫菌则是个别情况。

又如,在1932~1934年秋冬季时从小家鼠分离到鼠疫微生物菌株,因为这时期正是小家鼠大繁殖的季节。而在其他年代从小家鼠分离到鼠疫微生物只是个别情况。在土库曼皮肤利什曼自然疫源地中,大沙土鼠感染皮肤利什曼病也是有月份的变化(图9-1)。

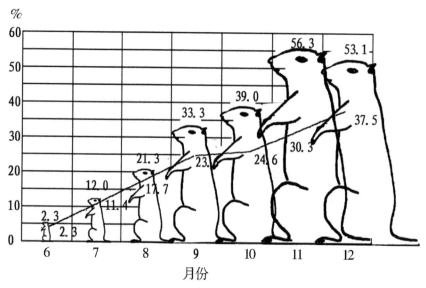

图 9-1　大沙土鼠感染皮肤利什曼病的季节动态(土库曼)

(仿恩·依·拉德舍夫和阿·依·克留可娃)

　　作者可以有足够的理由认为,皮肤利什曼病寄生于大沙土鼠和白蛉的这一动物的动物流行病,如果说这种病原体也像鼠疫那样有流行病间期,一旦动物病又在大沙土鼠和白蛉中流行起来,其流行规律,即大沙土鼠皮肤利什曼动物病的流行规律,其季节动态,不会与图中介绍的流行的季节动态有太大的出入。因此,多年了解的对大沙土鼠皮肤利什曼动物病的一些基本规律,一直是在防治大沙土鼠皮肤利什曼动物病所采取措施的最基本的根据。

　　传染病的流行过程。传染病在人群(动物群)中发生、传播和终止的过程,即传染病流行过程。具体地说,流行过程是指病原体从已受染者体内排出,经一定传播途径,侵入易感人群(或动物群)而形成新的传染,并不断发生、发展,直至终止的过程。

二、主要内容

　　(1)传染源。传染源是指体内有病原体滋生繁殖,并能排出体外的人或动物。

　　以动物为传染源传播疾病称为动物源性传染病。有些动物本身发病,如鼠疫、狂犬病、布氏杆菌病等;有些动物本身不发病,仅作为病原体的携带者,如流行性乙型脑炎、地方性斑疹伤寒、恙虫病。

　　(2)传播途径。传播途径是指病原体由受染者排出后,再侵入易感人体(或动物)所通过的途径。各种传染病的传播途径不一,同一种传染病也可能有一种以上的传播途径。传播途径有6种:①空气飞沫传播及尘埃传播。指所有呼吸道传染病,如麻疹、猩红热等。②经水传播。主要指肠道传染病。若干人畜共患的传染病、寄生虫病也可经水传播,如钩端螺旋体病、血吸虫病等。③经食物传播。所有肠道传染病和许多肠道寄生虫病都可经被污染食物而传播。若干呼吸道传染病和人畜共患传染病,如布氏杆菌病、炭疽也可经食物传播。④接触传播。可分直接接触(如狂犬病等)和间接接触(主要为肠道传染病)。⑤生物媒介(节肢动物)传播。蚊、蝇、虱、蚤、蜱、白蛉、恙虫等均可作为传播媒介。它们在传播病原体时,只起机械携带传递作用,但更常见的是通过它们吸血活动而起传播作用,病原体在它们体内可繁殖,甚至完成其生活周期中的某一阶段。越来越多的事实证明鸟类、哺乳动物中的一些种类也起着传播媒介作用,本书有关章节将作介绍。⑥土壤传播。有些肠道寄生虫虫卵(如蛔虫、钩虫等)须在土壤中发育至一定阶段,成为感染期蚴,经口或皮肤才能引起感染。有些细菌的芽胞可长期保存在土壤中,破损皮肤受这种被污染的土壤沾染后则可受染。

　　(3)易感人群。所谓易感人群是指缺乏特异性免疫的人群。人群(动物群)作为一个整体,对某种传染病易于感受的程度即人群(动物群)易感性。人群(动物群)的易感性取决于构成该人群中每个个体的免疫水平。

　　构成流行过程的3个基本环节的存在,仅仅创造了流行条件,并不等于流行已形成;只有在自然因素(尤其动物流行病)和社会因素这些外界环境条件的影响下,促使3个环节相互连接,流行才可能发生。

三、影响流行过程的因素

　　(1)自然因素。指地理和气候因素。某些传染病(如血吸虫病、丝虫病等),以及大多数自然疫源地性疾病(如钩端螺旋体病、蜱传脑炎等)有较严格的地区性和季节性。

　　(2)社会因素。社会因素对传染病的发生、流行有着决定的作用。对于自然疫源地性疾病的发生、流行,大多数学者认为不受社会因素的影响,因为自然疫源地性疾病是在一定的地理景观条件中病原体、宿主动物和媒介长期历史中通过食物联系进化形成的,人患某种自然疫源地性疾病只是进入疫源地中才感染上,因而自然疫源地性疾病在自然界中的发生、流行与人类社会因素无关。但社会因素与人群中自然疫源地性疾病流行的发生和管理有关。例如,新中国成立后正确贯彻执行党的卫生工作方针,大力开展除害灭病工作,短时期内,许多烈性疾病如霍乱、鼠疫和天花等很快得到控制和扑灭,说明不同的社会制度对传染病的发生、流行起着重要作用。

　　(3)传染病的流行形式。传染病的流行形式有3个特征:①在发病数量上的表现按传染病流行过程的强度可分为散发、暴发、流行和大流行。②在发病地区上的表现有地方性和外来性。③在发病时间上的表现为不少传染病的发病率每年有一定的季节性。

  在动物流行病发展的不同阶段中微生物的毒力是有变化的。例如,鼠疫在动物流行病的急性时期鼠疫微生物株的毒力很强。随着啮齿动物中慢性型的出现,具有强毒力的菌株数明显下降,而具有中等毒力和弱毒力的菌株数增大(图9-2)。

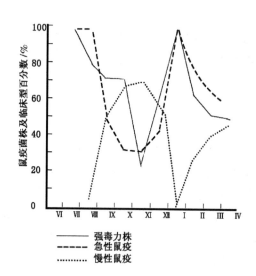

图 9-2 在红尾沙土鼠中分离到的鼠疫菌株的毒力与啮齿动物中传染过程的性质的依赖关系

  动物流行病流行时期,主要在其熄灭时,可以在自然界分离出鼠疫微生物的弱毒株,在其细胞组成中,还可以发现强毒个体。在土尔明尼亚西部分离到的菌株,按其细胞组成是不一致的,还包含具有各种毒力的个体,以及具有对鼠李糖和甘油发酵性质不同的个体(图9-3)。

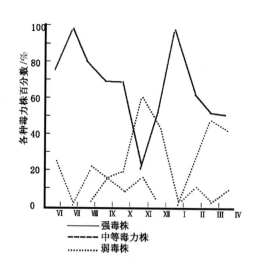

图 9-3 在动物流行病发展不同阶段从红尾沙土鼠中分离到的鼠疫微生物株毒力的动态

  毒力作为病原体的一种生物学特性明显地与鼠疫微生物各种发酵系统有联系,因此,毒力的下降有时伴随着一系列的生物化学特性的变化:鼠李糖积极的发酵、分解甘油能力的丧失。

  经过对已有资料的分析,可以看到,在自然界动物流行病熄灭时鼠疫微生物发展的两个主要途径:①在那些在疾病过程中形成对鼠疫有免疫的啮齿动物机体中,鼠疫微生物通常是要死亡的,但死亡显然是由急性,或通过某种中间时间,在其中微生物的毒力下降;②同时,鼠疫传染病的病原体长时间可以在局部地区慢性型发病的啮齿动物机体中保存强的毒力;机体的保护力,受某些不利因素影响而减弱时,可以有全身化过程,而在相应的条件——啮齿动物中间,动物流行病有可能发展。

在自然界中阐明动物流行病流行过程中鼠疫病原体变异性的特征,以及阐明在实验室条件下保存于培养基上其特性的稳定性,对于研究鼠疫自然疫源性的规律性具有重大意义。

研究了采自中亚平原和山区鼠疫自然疫源地不同地区不同对象的材料。许多专家分别报道他们曾在中亚平原和山区分离出的鼠疫微生物菌株具有明显的多形态的菌落。在动物流行病熄灭时期于啮齿动物罗病呈缠绵状局部形式时从沙土鼠分离出的菌株出现非典型菌落形占有优势。在沙土鼠动物流行病急性期分离出的微生物菌落,甚至从旱獭和蚤分离出的菌落是比较典型的。菌落的不典型形态的形成是与在自然界噬菌体的出现和长期在人工培养基上保存有关系。

根据有发酵甘油的能力,从平原和山地疫源地得来的菌株是甘油阳性菌株。平原得来的菌株中,会碰到个别菌株对发酵甘油阻滞 11～26 天。但这种发酵阻滞并不与毒力下降相吻合。

在评价鼠疫微生物毒力时,还可以发现,从山地得来的大多数菌株(即从旱獭和它们的蚤分离出的菌株)当在自然界中分离出时,都具有强的毒力,而且将它们接种到人工培养基上能稳定保存。从动物流行病急性期获得的大沙土鼠刚分离出的菌株,在大多数情况下具有强毒力。而在动物流行病熄灭期分离到的菌株常常是具有低的原发性毒力,而在保存时这种毒力下降很快。这些菌株,如果长期在人工培养基保存毒力,将导致在实验动物中疾病的缓慢形式。必须看到,同样从大沙土鼠有时会分离出具有低原发性毒力的菌株,不管动物流行病过程的性质如何,显然,这是与沙土鼠抗性个体不利作用和自生噬菌体的出现有关。

动物流行病的周期表现为动物流行病流行过程从一个猛烈高峰到另一个高峰期。常常把动物流行病分为下列几个期:增长、峰及下降、动物流行病间期。分季节周期和多年周期,还需要研究病原体传递周期。即病原体从一个被感染的个体向另一个传递的全部连续不断的阶段。其特征是平均的寿命期和传递系数(感染个体的平均数)。

动物病流行的特点基本上可以分为两大类,第一类流行的特点是疾病发生比较急,流行进展快,有大量动物患病并死亡,疾病的流行曲线表现为很快就出现高峰,之后开始下降,有的骤降,有的下降后又有所升高,但不如第一个峰高,最后渐渐停息,如鼠疫、土拉伦菌病。第二类流行特点是疾病发生比较慢,流行曲线慢慢升高,并持续一段时间,表现得流行过程比较牵延,流行曲线渐渐下降直到停息,患病的动物最终恢复健康,如钩端螺旋体病、立克次体病。这一类动物患病虽不死亡,但大多数个体的抵抗力降低,行动缓慢,易受各种食肉动物的捕食,因而当地种群数逐渐减少。

病原体是病原生物群落中的成员。动物流行病是疫源地内物种种间关系的外在表现。它包括宿主动物与媒介及病原体三者之间的关系。

动物流行病的强度(或叫猛烈性)指的是病原体传递的频率、分布的广度。在一定时间段,病原体在单位面积上传递的数和受害面积范围的大小可以作为强度的指标。

要始终注意动物流行病的空间结构,即在疫源地的某一地区被感染动物的范围,尽可能制图表示(从万分之一到十万分之一图)。

动物流行病的三位一体,即病原体、带菌动物和媒介(如果是传播性疾病),它们之间的相互关系,数量上的消长变化与邻近地区的对照资料。伏·恩·别克里米舍夫(1970)在其《比较寄生虫学的生物群落学基础》一书中认为:动物流行病的过程是寄生性三位一体成员的种群的相互作用的过程,在某种程度上,取决于它们的数量、生物学组成和生理学状况的变化。在俄罗斯西伯利亚图温地区鼠疫自然疫源地的主要宿主动物是长尾黄鼠(*Citellus undulatus* Pallas 1778),它的生命活动决定着动物流行病过程的特点(奥列可娃等,1984)。啮齿动物对鼠疫传染病敏感性的季节动态(拉甫多尼卡斯,1985),动物流行病过程的季节性,一年的暖和季节加强和降温季节便减弱很大程度上是与蚤的生理状况相联系的。

黄鼠蚤天山亚种的菌栓形成和感染能力的频率有季节的变化(约弗,1931;巴桑诺夫等,1991;巴桑诺夫等,2004)。

四、与有关学科的关系

当今这门学科的发展越来越显示出它与生态学的关系,有些学者干脆说生态学是研究动物流行病的基础。这种说法有它的道理。但应该明确,动物流行病学研究的内容、方法等都不能用生态学代替。

而实际上动物流行病学是一门比较古老的独立的学科,因为人类最早发现的动物病是与家畜中发生的动物传染病有关的。因此,动物流行病学与兽医学关系密切,但它毕竟不是兽医学,两门学科研究的对象截然不同,前者是研究野生动物病,而后者的研究对象是家畜动物病。实际生活中也出现二者的交叉,如兽医学习惯已承担了动物园中观赏动物疾病的防治和人类宠物的防治。

至今所能见到的动物流行病学的专著,或者说教科书,据作者知道的只有1952年苏联出版的穆·斯·冈努什金编著的《普通动物流行病学》,1954年又再版发行过。这本书是按病种编写的,没有总论。到1979年,依·阿·巴库存洛夫,特利契雅可夫(主编)编著了一本《普通动物流行病学》手册。

至于按单个病种出版过的动物流行病的书那就相当多了,而且同种病,有不同作者编写。动物流行病学部分,大多散在以疾病种类为书名的专著中,早期的可以列举的这种专著如利什曼病、蜱传脑炎、土拉伦菌病、Q热、布鲁氏菌病、弓形虫病、立克次体病、鸟热病、鼠疫、烈性浆液性脑炎、卡氏肺囊虫病、腐蚀菌病等。

苏联还不定期地出版一些内容包括多种自然疫源地性疾病的著作,它们还习惯出版各专业研究机构的不定期著作。据作者所知道的这方面的情况,可以毫不夸张地说,苏联(甚至后来的俄罗斯)所出版的自然疫源地性疾病的专著,以及对自然疫源地性疾病研究的广度和深度,至今可能没有国家与它相比。

我们有这样一种看法,当今世界,自然疫源地性疾病对人类的威胁越来越明显,依·恩·巴甫洛夫斯基创立的疾病自然疫源地性学说越来越受到各国的重视,从这个学说诞生后不久,WHO就向苏联提出请求在苏联为WHO举办学习班。于是在1960年在莫斯科为一些西方国家举办自然疫源地性学说度讲习班,并到第比利斯作实地考察。1962年、1963年在列宁格勒举办学习班。多年来多次邀请专家到WHO参与有关的讨论会,举办专家座谈等形式介绍研究工作。

由于在全球开展有关研究,WHO认为有必要创办有关的国际期刊,以便刊登传染病自然疫源地性问题的有关方面的研究成果,遂在2001年创办了《虫媒及动物病》(*Borne and Zoonotic Disease*,VBZD)期刊;2009年创办了《蜱及蜱传病》(*Ticks and Tick-Borne Disease*,TTBD)期刊。这些说明了WHO一直用各种方式支持在全球开展疾病自然疫源地性的科学研究。当然有关国家在开展这项工作时,还结合自己国家的传统习惯,但实质上是按疾病自然疫源地性学说的基本原则在开展工作。正是因为有上述情况,疾病自然疫源地性的研究工作越来越深入,也不断提出一些新问题,如有的疾病在自然界的检出,常常是只检出单株;有的疾病经过多年的间断,突然大面积地暴发等。这一学说正处于方兴未艾的时期,它为动物流行病学提供了更坚实的基础。

动物流行病学虽说是一门古老的学科,但它形成今天这样一门现代化科学时间不长,早在19世纪初期最伟大的化学家、生物学家和医生巴斯德(Pasteur,1822~1895)最先探明了微生物致病的原因,他第一个找到了降伏令人生畏的狂犬病的办法,用减毒的炭疽病菌和鸡霍乱病菌使绵羊和鸡获得免疫成功等,这些成就使巴斯德享有微生物学鼻祖的盛誉。稍后一段时期出现了征服传染病的科赫(Koch,1843~1910)。在和传染病斗争的过程中科赫做出了决定性贡献,拯救了千万人的生命。科赫走遍许多国家和地区,分别考察并研究了鼠疫、麻风病、霍乱、疟疾、口蹄疫及黑热病等绝症,提出了许多有效防治措施,大大降低了这些从远古到100多年前给人类带来沉重灾难的瘟疫的发病率和死亡率。是这样一些伟大的科学先驱,为动物流行病学奠定了坚实的基础。因此,动物流行病学研究的目的是控制动物流行病或找出病原发生的原因,为防治措施提供科学依据,保障人类的生命和国家的建设服务。

医学动物学(西方又叫医学生态学)是研究温血动物(鸟兽)作为病原体,或致病性病原体(病毒、细菌、立克次体、原虫等)的宿主动物及媒及吸血节肢动物的一门边缘科学(那乌莫夫,1959)。它的研究目的是要弄清温血动物在自然界中保存传播性疾病病原体的意义。因此它研究的主要任务为:①各种传播性疾病宿主动物和媒介动物的物种组成,物种的生态特点和在维持自然疫源地中所起的作用;②疫源地性中动物学(生态学)要素,疫源地所处的地理景观类型;病原体在病原生物群落中的循环途径,病原体的动态(不同季节不同年代)和宿主动物的数量,与环境条件变化的关系等,保证病原体繁殖的宿主之间的接触;宿主动物和媒介生活周期,宿主动物对传染的感受性及敏感性的发病机制,保证与疾病病原体接触的宿主的稳定数量及活动性等;③研究防治的有效措施。

医学动物学侧重研究疫源地的结构、性质,而动物流行病则侧重研究动物病流行过程的发生、发展及结局对疫源地的影响。二者研究的内容、方法、目的是不同的。

动物流行病学与兽医学的关系密切还反映在穆·斯·冈努什金编写的,至今我们仅能找到的这门科学的专著,在于这本书中,主要还是写家畜传染病的流行病学。其中的鼠疫部分未提及其自然疫源地性问题。但这本书中所运用的这门科学的一些术语,大多被人们一直沿用下来,当然这本书的出世距今已整60年了,其中一些术语的含义随着科学技术的突飞猛进,早已发生了一定变化。作者在后面适当的地方会提出与大家讨论。

有关动物流行病学的世界文献中有过一些术语,作者作简要介绍,将不无裨益。当然对这些术语的理解虽尚有分歧,但基本上已被大多数学者接受和使用。动物流行病学中的一些术语是从流行病学中借用过来的,如 epizootic 指的是一种或几种动物的大多数发病于同一时期。如果在地球的大范围内动物之间某种传染性动物病在静悄悄地发病,就叫动物病大流行 panzootic。如果这种传染病强调它稳定扎根于某地的事实则称为地方性动物病 enzootic。西方或能见到另一术语,如 hyperenzootic,曾有人用它来描述南非的卡拉哈迪荒漠中猛烈的动物流行病。1928 年葡萄牙大瘟疫 R.Jorge 开始用"peste selvatique"表示森林鼠疫,或野鼠鼠疫,于是在文献中出现了一些变形,如用"peste rural"描述阿根廷的农村鼠疫,之后西方英美就一直称"sylvatic plague",到 1954 年 R.Politzer 称人间鼠疫为"Demic plague"。关于鼠疫病中还用"host"表示宿主,也有用"reser voirs"代替"host",用"carriers"或"vectors"表达媒介。这些大都是 20 世纪学者采用过和采用着的术语。

在动物流行病的研究报道中,还经常在谈到某种动物病时,提到该病的生态学。动物病中的生态学,指的是该病的传染源、传播途径、病原体在不同环境中的生存,以及被病原体污染的物体的流行病学意义,疾病的储存或储存宿主动物,吸血节肢动物的种类及分布等内容。

对动物流行病与自然疫源地性的理解和运用也是有分歧的。有的学者认为自然疫源地性是动物流行病的同义语。他们的根据是,认为耶·恩·巴甫洛夫斯基在他所有著作中基本上见不到他采用动物流行病这一术语。他在 1946 年第一次正式发表他的学说时所用的标题是《人类传播性疾病自然疫源地性学说》,文中未采用动物流行病学术语。到了 1964 年,即在他辞世前不久,他用专著形式发表,用的标题是《传播性疾病的自然疫源地性》,副标题为《与人兽疾病的景观流行病学有关的传播性疾病的自然疫源地性》。在这本谢世之作的序言中,他写道:"敬告读者,本书是人类传播性疾病自然疫源地性学说,以详细的形式的首次尝试……"。在这本专著中他也没有采用动物流行病这一术语。而是在第一章中用疾病自然疫源地性学说的基本原理,紧接着后面 3 章分别为:病原体、媒介及供血者和受血者即宿主。因此,有些学者就认为动物流行病学和自然疫源地性是同义语,如恩·格·奥尔苏非耶夫和特恩·杜那耶娃合著的《土拉伦菌病》一书中的一章标题为《土拉伦菌病的动物流行病学(自然疫源地性)》(1960 年,第 136 页)。而有的学者认为这两个术语是两种概念,如与上述《土拉伦菌病》一书几乎同时出版了伏·伏费牛克和伏·恩·费道洛夫主编的一本专著,书名为《土库明尼亚鼠疫的自然疫源地性和动物流行病学》(1960 年)。尤·穆·拉尔(1964)写的《鼠疫的自然疫源地性和动物流行病学》一书;1980 年勒·帕·兹米娜和尤·阿·依萨可夫主编的《旱獭》,副标题为《生物群落的实践意义》一书中由伏·伏·库切鲁克和德·依·比比可夫负责写一章中,有一节标题为《旱獭鼠疫自然疫源地性和动物流行病学的主要特点》。研究者认为自然疫源地性是自然界中的一种生物现象,是多少专家学者在野外工作中揭露出来并由依·恩·巴甫洛夫斯基将其概括出来的,它主要表示:这种生物学现象是疾病病原体在自然界的野生动物(脊椎动物和吸血节肢动物)之间循环着的现象,在一定条件下可以通过各种途径将疾病传递给人。对疾病的自然疫源地性的揭露是人类对自然界认识的一大进步,它将使人类更明确千百年来困惑着人们的许多传染病在自然界存在的根源和可以采取有效措施与这些危害人类的自然界的这种现象作有效的斗争。而动物流行病则是认识自然界许多动物病流行的具体过程,人们将对这种过程产生的原因等问题进行探索,从而使人类更有成效地与这些疾病作斗争。所以这两个术语的含义是不同的,是有区别的。

疾病的自然疫源地性学说又是另一个术语。与上述两个定义截然不同。这一学说是依·恩·巴甫洛夫斯基创立的,从 1939 年第一次提出这一学说的基本思想,到 1946 年以学说正式提出,经过 10 多年许多专家和学者对各种不同的自然疫源地性疾病的潜心研究,给这一学说注入了许多新鲜的血液。在他辞世前又出版了《传播性疾病的自然疫源地性》一书。这一学说是建立在动物流行病学丰富的资料基础上的,是对其一种高度的概括形式。动物流行病过程是这样一种机制,这种机制支持脑炎、鼠疫、土拉伦菌等几十种疾病的具体的疫源地。整个学说包括寄生群落、历史、地球上疫源地的地理学、地理景观流行病学等诸方面更为广泛的范围。因此,这一学说所涉及的,不只是影响疫源地命运的自然因素,还有社会的流行病学因素。上述中的很多问题是彼此相联系的。应该以不同的侧面看待这一学说,特别是应从动物流行病学的观点去看待,以及从有关疫源地性学说立场去看待。这样,才会理解为什么依·恩·巴甫洛夫斯基的主要著作中总是不采用动物流行病学这个术语。

综上所述,动物流行病学是研究 3 个分类位置相距很远的生物因素之间的生物学,或者说是生态学的相互关系,病原体(微生物)、媒介(吸血节肢动物为无脊椎动物)、宿主(脊椎动物)。3 个因素都不是以个体参与作用,三者均以其生活在疫源地中的具体的种群参与作用,因此动物流行病的研究是在群落水平上进行,也就是在研究病原生物群落的相互关系。

非传播性疾病的动物流行病学,虽没有无脊椎媒介动物参加,但病原体种群与宿主种群的关系也是一个很复杂的群落关系。因为病原微生物在自然疫源地中的生存,或者说在自然疫源地中的循环不是少数一两个宿主之间的关系。至今所发现的自然疫源地性疾病的动物流行病,基本上都是多宿主性的,主要是鸟类、哺乳类,有的还有爬行类。现在已有一种说法,在自然疫源地性疾病中,有些自然疫源地性疾病的宿主已经涉及很多门类的动物,已超越了脊椎动物门,如有的腐食菌病的宿主范围已涉及从原生动物门一直到鱼类。这当然只是一种观点,还需要做很多工作。究竟如何正确而合理地揭露自界之谜,说实在的,动物流行病的研究任务还是十分繁重的,可以说任重道远,在这一章中所谈到的这门学科的内容,也许今后证明是十分粗浅的。

我国开展自然疫源地性疾病中的动物流行病的研究已近一个世纪,取得了可喜的成就,为预防提供了有力的支持,特别是对一些寄生虫病更是如此。对其他自然疫源地性疾也开展了深入细致的研究工作,相比较,鼠疫等开展得更突出,基本上查清了我国的鼠疫病自然疫源地,并在其中进行了大量有成效的科研工作,还不断查出新的疫源地,为我国继续开展鼠疫病的防治科研积累了紧实的基础。

作者将在本书其他章节讨论目前国内外研究现状和存在的问题,动物流行病方面要做的工作,大都属野外工作(包括不同的自然景观和城市景观)工作量大,而且大多为各种专业人员的集体劳动。

五、动物流行病发生的因素

(一)感受性和敏感性

人们对于病原体的认识也是逐步深化的。

通常认为,毒力是寄生性微生物有机体的最重要的特性,它在保证传染动因的循环和病原体在自然界中种的保存因素综合体中占着重要位置。毒力在动物流行病流行过程中起重要作用,是保证致病微生能够进行寄生生活方式的重要特征。

不同种的寄生性细菌的致病力(毒力)程度是不同的。在有的情况下,寄生物引起相当轻的、不致命的传染过程;而在另一些情况下,寄生物的特异性作用,通常对宿主动物是致命的。

毒力的性质是寄生物长期历史进化结果形成的,是病原体与其他生物有机体相适应的表现。

对某些寄生性有机体讲,宿主动物的死亡是完成寄生物生物学循环的必需条件。例如,属于"致命的"寄生物是旋毛虫或者某些蠕虫,其发育循环只有在宿主死亡的条件下才得以接通其循环。又如,在细菌界寄生物中皮肤炭疽的病原体可属于这一组,当宿主死亡后病原体才能积极地将孢子播种于牧场上。

在很多情况下,寄生物的致命作用被视为继发性的(或者说是附带的、次要的),对寄生物讲甚至可以认为是不良现象。因此,这时就可以把致病力看作继发性因素,这一因素是寄生物在宿主机体中固着和繁殖的结果。

在动物流行病发生流行的整个过程中,都与病原体侵入参加流行过程中的动物体内有不可缺的联系。表现在动物对病原体的感受性和敏感性。微生物的毒力这一概念不能与巨生物的感受性分开。动物流行病的发生和发展基本上取决于两个因素:动物对病原体的感受性和传染的敏感性。

感受性与动物种的特征有关,因此它是种的特征。说明物种机体感染某种疾病的能力,取决于动物体内为发生传染过程必须侵入的微生物量,所以感受性常用能引起动物感染上微生物的量来表示。注射最合理的量,取决于感染类型。

敏感性也是种的特征,对传染是否敏感,也就是动物体对传染病的反应。说明对传染过程反应的轻重,对于能引起动物死亡的传染病,敏感性取决于能保证所有动物致死所需要的病原体的量。

感受性和传染的敏感性有个体差异,但它是种内范围的个体差异,不会超出作为种的特征范围的。例如,普通田鼠对土拉伦菌的感受性是一个菌体,敏感性亦是一个菌体,由于有个体差异,敏感性可到3个或5个菌体。又如,家鼠对土拉伦菌的感受性是一个菌体,而敏感性则是10 000~100 000个菌体。

各种动物对一定的微生物的感受性及敏感性是恒定的,不同的个体虽存在个体差,但个体差不会超出作为物种特征的范围。例如,虽然普通田鼠及家鼠对土拉伦菌的敏感性各有一定的变动范围,但普通田鼠及家鼠二者之间对土拉伦菌的敏感性是截然不同的。

对于某些不能引起动物死亡的微生物,应采用别的方法测定敏感性,方法更复杂一些。

参与动物流行病的小兽对疾病的感受性及敏感性有季节性的、年龄的变化。反映在它们在不同年代、不同季节、不同的生活节律都有变化(图9-4,图9-5)。

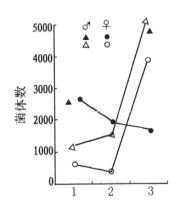

图9-4　老年黄鼠在不同的物候时期对鼠疫抵抗力的波动情况

1.黄鼠冬眠后出洞时期;2.幼鼠分居时期;3.老黄鼠开始入眠

下面将介绍研究得最好的有关疫源地内各种小兽对鼠疫,土拉伦菌病的感受性和敏感性的研究。

土拉伦菌对许多哺乳动物都有致病性。但致病性对各种动物不都是一致的。Олсуфьев 等(1954)和

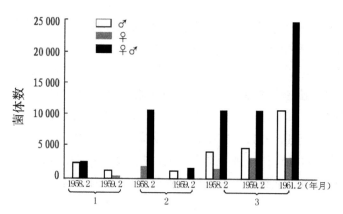

图 9-5　老年黄鼠和幼年黄鼠在不同年代对鼠疫的抵抗力的比较

1. 黄鼠冬眠后出洞时期;2. 幼鼠分居时期;3. 老黄鼠开始入眠

Дунаева(1955)将苏联动物区系中与土拉伦菌病有关系的大约 60 种哺乳动物划分为 3 组。

第一组是对本病最易感且传染敏感性是最高的一些种类。其中包括所有的田鼠和几乎所有的小鼠及姬鼠(野姬鼠例外),如小白鼠、水䶄、野兔、仓鼠、沙土鼠、小家鼠、鼩鼱及其他某些啮齿类动物及食虫类动物(主要属于森林的种类)。在采用高毒力的土拉伦菌菌株时,这些动物的个体只要在皮下注射一个菌细胞(一个微生物剂量,根据标准比浊度)就可以使之感染并引起传染的全身化,从而在短期内死亡。一般于 6～10 天死亡,更晚者较少,内部器官及血液为严重污染。慢性的疾病与恢复健康在感染这样的菌株时一般是没有的。这些种类通常是土拉伦菌病自然疫源地中的主要带菌者。

第二组是对本病的敏感性不高的种类(黑线姬鼠、黄鼠、沟鼠、刺猬、松鼠、伶鼬、河狸、香鼠等)。对于这些动物,最小的完全致死量(DCLM)不低于 10 个菌体,通常为 10 亿个菌体。但这组动物对本病的感受性较高,只用一个菌体的剂量就可使它们感染,感染后它们亦发生传染,通常感染之后出现慢性甚至无症状的疾病,实质器官及血液仅为中等量的微生物污染,经 3～6 天后,内脏器官的微生物逐渐肃清,临床上恢复健康后可能有带菌情况。它们对再感染具有强固的免疫力。按这两位学者的意见,它们的作用不大,因为它们不能保证吸血传播者的受染。

第三组是对土拉伦菌感受性小而且实际上是不敏感的种类,如一些食肉动物猫、狐、鼬(Vulpes、Felis、Canis、Potorius、Procyonoides)等,即使以大量菌体感染,疾病亦无明显的临床症状,只有在感染千百万菌体的大剂量时才发生死亡,但这在实际上的可能性是很小的。这些种类不参与土拉伦菌病病原体在自然界中的循环,它们对这些病原体来说不过是死胡同。大多数的食肉类动物都属于这样的种类。

有学者把上述这种分组看作寄生物(病原体)与宿主(动物)相互作用的生态型(那乌莫夫,1959)。上述 3 个组,分别形成 3 个生态型:急性病原性的,相对病原性的及无病原性的。近似的这种关系形式很显然也可以在其他传染病的自然疫源地中遇见。但必须明确这种关系绝对不会是一模一样的。因为传染病的发病机转首先取决于病原体的性能;但在不同的传染病自然疫源地内某些共同点无疑是存在着的,而且宿主动物的分类的普通生物特点也是类似的。例如,在鼠疫动物病传染时,冬眠的啮齿动物(黄鼠、旱獭)在醒眠后的活跃状态下对鼠疫菌的敏感性是很高的,因而通常很快死于全身化的败血症状,但随着积蓄脂肪期间,特别是在蛰眠中就不出现临床症状,这种潜在的传染一般可以保持到醒眠时才会趋于恶化。

上述所谓第一组的动物,并非对所有传染病都起着主要储存宿主的作用。大多数鼠疫的主要贮存者(家鼠、沙土鼠、黄鼠、旱獭等)显然应属于第二组的动物,而对鼠疫有强烈感受性又有特别高的传染敏感性的种类(小家鼠、跳鼠、柽柳沙土鼠等)在疫源地中所起的作用是从属的,它们只在主要宿主动物的疫病流行的年代才被卷入兽疫中来。这些种类虽然能促进传染的繁殖和广泛的散布,但不能经常保持病原体。在草原和山区的鼠疫疫源地中,有冬眠现象的黄鼠和旱獭都是主要带菌者,而它们的敏感性不仅随着季节变化,而且就是在兽疫过程中也有明显的变化。

自然疫源地性疾病疫源地中主要带菌者性质的生物学在不同的传染病是不可能完全相同的,而是有差异的。鼠疫和土拉伦菌病疫源地中主要带菌者的性质存在着差异。土拉伦菌的真正储存者无论在欧亚大陆还是北美大陆都是那些能够长期(数年甚至更长)保存传染性的牧场蜱和洞穴蜱类。在这种情况下,蜱类赖以生存的啮齿类动物病流行只是为病原体的大量繁殖提供机会。病原体在小兽体内大量繁殖自然就给疫源地区内的蜱感染上土拉伦菌提供了机会,其中的一些被感染的个体就可能把土拉伦菌保存到下一次啮齿动物数量增大的时期。从这种意义上讲,啮齿类只是作为供土拉伦菌定期繁殖的一种必要的、特殊的、不可少的"培养基"而已,是在该生物群落的进化历史过程中形成的。

在鼠疫疫源地内则又是另外一种情况。鼠疫在自然疫源地内其病原体鼠疫菌的真正贮存者通常是生存期限较长的啮齿动物(旱獭、黄鼠、家鼠等),其中的一些种类(如旱獭能活长达八九年)能长期保存传染性,而且能在不同期间使慢性过程急性化。作为第一组的动物能充分保证蚤类感染因而在这里也有着重要的意义。作为鼠疫传播者的蚤类几乎寿命都短。通常不能保证病原体的长期保存,而某些硬蜱在保存和传播鼠疫菌中的作用一直未得到证实。但在某些寒冷的鼠疫疫源地中,因这里的蚤类的寿命较长,故能在自然界中起着主要贮存者的作用。

这里应该提到,鼠疫和土拉伦菌病有一个共同特点,即急性兽疫是这种疾病存在于自然界中的一个特征,这种急性兽疫在高敏感动物群体中发展时就成为大量感染传播媒介的一种手段,传染要从染疫动物转到健康动物也只能依靠这些媒介才能实现。这种情况导致选择最具毒力的菌株,同时也说明这两种传染病为何共同具有强烈的动物病的流行性。

在自然疫源地性疾病中,还有一些疾病它们以数量稳定、个体寿命长的吸血节肢动物为传染的真正贮存者,在这些疾病的疫源地中,各种关系可能类似于土拉伦菌病。但在经常发生经卵传递病原体的病毒性及立克次体病这样一些传染病中,其主要温血宿主动物的疾病往往是非急性的,出现毒血症的时间短暂,且大多为继发性的,同时还不一定以死亡为终局。可以设想,由于病原体传递可能性的增加,减少了必须通过猛烈的动物流行病过程作为感染传播媒介的手段。

(二)接触

疾病的自然疫源地中动物流行病3个成员在长期历史进化过程中形成起来的生物学特点,通过食物性联系保证疫源地内主要参加者之间的接触,如果没有这种接触,出现任何危害的地段很快会在当地消沉下去,最终动物病就会在当地消失。

所谓接触,不应了解为简单地彼此接近,而是相互之间的作用。有了这种相互之间的作用,才能产生相互之间的影响,也才能保证病原体的传递。

接触可分为直接和间接的两种。直接的接触指的是啮齿动物(即参与动物流行病的小兽,特别是带菌动物)由于利用共同的掩蔽处(窝巢、洞穴等),以及共同在地面上取食、交配、殴斗、吃尸体、窜入带有体外寄生节肢动物的鼠洞等一系列日常生活中的活动引起它们之间的相互接近。包括能够游离出洞穴窝巢的,以及有能力侵袭动物身上的体外寄生媒介动物。间接的接触在动物流行病中是非常常见的,这种间接的接触可以通过比较复杂的途径实现,如通过猛禽、四足兽(主要是食肉动物)。这些动物可以把受感染的媒介节肢动物、死于动物传染病的动物尸体带到各个地方去。

接触所产生的流行病学上的意义也是五花八门的,但其中最具流行病学意义的是那些有传递效率的接触。例如,鼠疫的传递,在绝大多数情况下,是那些被感染了鼠疫又产生了菌栓的蚤的叮咬实现的。所以在发生鼠疫时若没有体外寄生蚤的参与,即使最紧密的接触(肺鼠疫除外)也只有次要意义。患肺鼠疫并处于病程的最后阶段的小兽,通过空气传递传染病是十分可能的。

动物流行病中的接触具有直接的传带性质,即使动物传染病(如鼠疫、旋毛虫病等)很快传递相当的距离,而不需要中间媒介,或者从一个对象向第二个对象,再由第二个对象向第三个对象接力棒式的传递等。这种传带式的例子可以举受染的大家鼠(在海船上或铁路上的运输中),或被染疫蚤类感染的啮齿动物被猛禽带着飞越。

　　蚕食同类在动物流行病中的意义曾被不少学者强调过。有学者认为蚕食同类是鼠疫动物流行病传递的重要方法之一。实际上，很多食草动物，包括啮齿动物，在感到矿物质盐类不足时，可以吃自己的同族的尸体，甚至袭击小兽，从其伤口吸血。因此早在1934年就有学者报道，沙土鼠和跳鼠之间正是用这种方法散布鼠疫。这种现象后来有学者在实验室中加以验证。用不带蚤的有病动物和不带蚤的健康动物、用不带蚤的健康动物和死于鼠疫病的动物尸体共同养在一起，很少导致传染。对此的解释是，吞食时由于唾液和消化液的强烈杀菌作用很少导致传染。因此蚕食同类在动物流行病流行中的意义很可能是局限的。

　　研究者应该看到，一场剧烈的动物流行病发生后，在自然界中死亡啮齿动物尸体很快被食肉动物和食尸动物（猛禽、四足食肉类哺乳动物和食尸的蝇幼虫、多种甲虫、蚁等）清理掉。在沙地上放置的沙土鼠尸体很快被狐、猫头鹰及其他食肉动物吃掉85%（拉尔，1939）。跳鼠的尸体也会很快被吃掉（费牛克等，1937）。在草原上黄鼠尸体同样能很快被其他动物吃掉。子午沙土鼠、红尾沙土鼠蚕食同类的现象也有报道。至于自然死亡的或在鼠夹上被捕获的啮齿动物尸体被沙土鼠、褐家鼠吃掉的事是常见到的，尤其在干旱的气候条件下，或者完全缺乏绿色植物的条件下容易出现这种蚕食同类的情况。

　　因此，在自然界，"尸体背景"不是很大的，因为在生物群落中能很快或完全被食肉动物清理掉。

　　生态学家早在20世纪初就报道，对有些啮齿动物（如黄鼠等），居民点附近的农业活动，大牲畜的频繁活动给这些鼠类创造了良好环境。

　　动物流行病的发生和发展无疑是与动物间的接触的频度有关系。也就是说动物之间接触的频度（频率）起促进作用。接触频度取决于两个因素：动物的密度和动物的活动性（个体的寻食、分居、求偶、避敌及迁移活动等）。

　　在动物的几个不同的集居地内，在环境条件有利的年代，由于动物的密度增高，故动物就可能在广大地区内的渐趋均匀分布。

　　鼠疫动物病有几个好发地区。好发地区为水土肥沃适、宜栽培种植的农作物区和居民点比较集中的地区。四周的山谷野鼠、食肉兽易被吸引到此觅食，从而形成按农作物季节性地流窜到这里，以致鼠类在此接触，因而就成为鼠疫动物病的好发点（赵永龄和刘振华，1988）。最关键的是要监测宿主动物大面积上的数量动态（甚至于应该细心观察宿主动物的一些生理方面的变化，不能只注意数量，有时数量很难觉察）。

　　动物的密度是不同自然疫源地区内动物流行病流行强度差异的一个重要因素。但对保持疾病的流行，不仅动物的密度有意义，而密度比较恒定的意义比那些在临时或短期集中地（冬季的草堆中）的意义尤为重要（图9-6）。

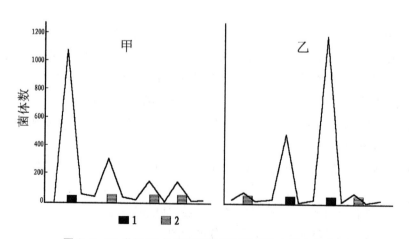

图9-6　20世纪50年代后期在俄罗斯都拉省的森林草原

（甲）和草原上（乙）普通田鼠的数量波动与该鼠在冬季农田的草堆中土拉伦菌病的流行的关系。
在动物流行病泛滥时捕到的田鼠数量高峰（1），而在那些局部地区动物流行病不大的峰（2）

（三）生理条件

有些动物流行病的发生、发展与动物机体的生理状况有关，如鼠疫。而另一些动物流行病的发生、发展与动物机体状况无关。处于活动期的啮齿动物，感染鼠疫后，大部分都死亡。但对于进入冬眠状态的动物，情况就完全不同了。冬眠动物氧的消耗量减少，心跳几乎停止，在这种情况下，动物体内的鼠疫菌或者死亡，或者与动物一同度过冬眠，也就是处于一种隐性感染。后一种情况如土拉伦菌病，疾病流行的发生与发展，与动物机体状况无关，其中一类动物，感染土拉伦菌病后，不论处于冬眠期或活动期，动物必然死亡。

不同年龄的动物对疾病的敏感性亦不同，通常年幼动物一般都易于感染疾病。

传染病和侵袭病受感染者的年龄有不小的意义。长时间习惯将 Tahyna 病毒对大白鼠的感染作病原体对受感染动物有年龄区别的实验。用 0.06mg 的 10% 的 Tahyna 病毒悬浊液感染成年大白鼠的脑都不会引起其死亡。而对当年生小鼠只需用中和病毒的抗体制剂就能使其感染。类似的实验不但有年龄的区别，还有物种的区别。例如，用 Tahyna 病毒悬浊液同样剂量感染成年的叙利亚仓鼠后的第 8～9 天死亡，但同样用于成年的豚鼠、兔，用 10% Tahyna 悬浊液加倍，甚至三倍剂量进行脑内注射，却出现抗性，并获得中和病毒的抗体。西尼罗热病毒在不同的地理环境中对当地居民的感染，被感染的居民的情况大有悬殊。主要是有年龄差别。

1. 体重、体长资料的收集和应用

许多野外生态学的调查指南（或方法）中对捕获动物的体重和体长的资料收集多有重视不够和认识不足之嫌。多数研究哺乳动物和鸟类的野外工作的专业人员总把测量捕获动物的身长和称量它们的体重看作仅是为了弄清它们的分类位置，如果从事动物流行病学的专业人员只停留在这种认识层面，那是很不够的。对于从事医学动物的动物流行病学工作者来讲，对捕获动物的外测量、称体重的资料收集工作对在疫区内认识和识别动物流行病是非常必要的。防疫机构需要对自身进行的某种疾病疫区内的宿主动物的身长和体重的基本资料有所掌握。有了某种疾病疫区内宿主动物的本底资料，一旦出现异常情况，就能使研究者对疫区内的动物流行病的动态有所察觉。如果平时没有（即没有出现动物流行病时）收集宿主动物的体重和身长的正常值，即使在动物间已经出现动物流行病，而且已经影响到动物的体重和身长，研究者也不一定会察觉宿主动物的体重、身长有了变化是动物流行病已出现流行的征兆。有了正常值，一旦出现异常情况，就能及时发现动物流行病已经在流行着了，但分布在不同海拔的同种两栖动物的身长、体重有差异（马德三，1983）。

2. 动物的肥满度

对宿主动物小兽在其生活的各个时期的肥满度（又叫肥育度）的研究是探究小兽动物流行病过程的一个重要方面。因为小兽过冬之前是否具备有利的身体条件，来年的繁殖强度、越冬后的小兽对各种传染病病原体的感受性和敏感性的程度都与小兽的肥满度有关，见图 9-7。很可能在上述几个方面，小兽的性别、种群的年龄组成都与肥满度存在着一定的联系。弄清楚这方面的一些可能的规律无疑对动物流行病的预测具有实践的和理论的意义。这种预测至今还主要局限在建立种群密度指标上和宿主动物数量动态特点上。

早期开展鼠疫宿主动物的肥满度是在苏联西伯利亚和远东鼠防研究所对达乌尔黄鼠进行的。采用的方法是用最简便的方法，即用身长和体重的比求肥满指数。后来苏联东南（萨拉托夫）微生物学和地方病学国家科学研究所对小黄鼠的肥满度研究则采用化学萃取小动物全身脂肪含量的绝对指标求肥满指数。这种方法能揭示具有自然疫源地性的某些传染病的动物流行病学中的一系列问题。研究者认为采用小兽脂肪含量的绝对指标得到的肥满度能够积累小兽数量动态预报更实用的重要资料，对小兽在不同的地理地段的生态条件中种群的生活力程度作比较评价。还可能是在小兽对某些致病性微生物的感受性和敏感性的程度和肥满度程度之间更有前途的阐明。有学者用这种方法研究过西伯利亚旱獭在入蛰冬眠前感染蛔虫感染率和

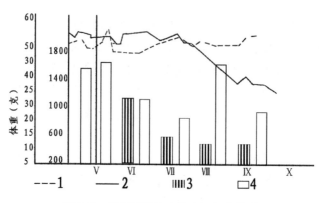

图 9-7　根田鼠雄性个体患细螺旋体病

1. 健康的；2. 体重变化,患病雄性个体；3. 健康雄性个体；4. 体长的变化

脂肪储备的关系。

这种方法有如下一些优点。

(1)确定用小兽体重和身长得来的肥满系数和小兽脂肪绝对含量指数之间完全符合。

(2)小兽(小黄鼠)雄性在其生活的全部时期,从醒眠开始和入蛰期结束,与雌性相比,肥满度都是雄的大。雄体脂肪最少是在追逐时期。之后雄体的脂肪量逐渐增大,到入蛰前达到最大。雄体的脂肪绝对数在不同期有变化,为 2.7～161.8g,或脂肪总重量中 2.0%～46.2%。肥满系数也与这种变化相符合。

雄体脂肪量在其生活的各个生物学循环中为 3.0～78.4g,或者波动在总体重的 2.1%～30.1%,而肥满系数则被动在 0.59～1.31。

年幼的小兽(小黄鼠)入蛰前(8 月份)已达到 150～210g,而这期间的肥满系数相当于 0.97～1.05。

(3)小兽(黄鼠)全部生活期间,在它们全部成年个体和性生活组遇到的个体,肥满度有明显的个体差别。从同一个地方捕获的小兽的肥满度,在不同年代,根据某些环境条件有相当的变化。

(四)动物的生存条件

宿主动物的生存条件对其种群的动物流行病的发展起着巨大的影响,而且能确定该动物流行病在某一地区是否存在,而在另一地区又不可能存在,同时还能确定动物流行病的流行强度、流行季节及流行的周期性。例如,湖泊的水文节律对宿主动物种群中动物流行病发展的影响。

Максимов 和 Абашкин(1975)研究俄罗斯西伯利亚省巴拉巴和北库龙达地区麝鼹的动物流行病时认为,湖泊和沼泽的水位每年都在变动着,有的年代水位较高,而有的年代几乎是干涸的,这种情况严重地影响着麝鼹种群中土拉伦菌病等传染病的发展。这种影响的性质也是各式各样的。

在巴拉巴湖沼低地不同水位时,麝鼹的数量不一样,这都会在有传染病时影响动物流行病的强度。在这期间疫源地生物群落的其他成员,即作为麝鼹的病原体的传染源和媒介的数量也随着出现明显的波动。特别注意到在有水的不同年代吸血节肢昆虫的多度也是不同的。所有这些对自然界各种传染病病原体的发展和分布具有影响。

动物流行病发生取决于湖泊水平状况的变化。为此将麝鼹种群中大量动物流行病发展的时间与湖泊蓄灌状况资料作为对照(表 9-1)。这一对照指出,在中部巴拉巴种群和西部巴拉巴种群中被动物流行病包围的湖泊的最小数量从大的湖泊中水位最高的年代观察到。在乌宾斯克种群这种观察是在 1960～1961 年,即在这个湖水位稳定的最高记录时期。而在洽诺夫斯克和巴干斯克种群则是在 1961～1962 年,即在洽诺湖最高水位后两年。

表 9-1　麝生态种群数量变化和传染病病死记录(仿马克西莫夫)

种群	狩猎季节	1957~1958年	1958~1959年	1959~1960年	1960~1961年	1961~1962年	1962~1963年	1963~1964年	1964~1965年	1965~1966年	1966~1967年	1967~1968年	1968~1970年
东部巴拉巴	15/1	18/0	15/0	76/11	100/4	65/8	59/0	59/0	26/2	21/0	9/1	0/0	27
乌宾斯克	25/3	37/0	30/0	100/14	52/10	30/0	30/0	27/0	18/0	22/1	19/0	0.3/0	28
中央巴拉巴	30/0	55/3	71/0	100/4	98/53	23/38	23/2	26/0	28/2	18/2	11/2	0.5/0	106
西部巴拉巴	68/14	85/38	76/11	76/68	100/122	65/31	40/24	56/2	54/6	39/9	30/2	6/3	330
契诺夫斯克	90/4	26/1	37/0	63/1	100/57	8/64	6/0	20/0	30/1	11/21	5/1	0/0	150
巴冈斯克	57/0	15/0	28/0	62/1	100/2	35/55	23/12	29/0	20/0	12/0	5/2	0/1	72
下卡拉苏斯克	1/0	14/0	4/0	52/1	22/0	41/0	41/0	100/1	31/1	13/0	4/2	0/0	3
上卡拉苏斯克	5/0	21/0	48/0	74/1	100/0	73/0	47/0	32/0	5/0	6/0	5/1	0/0	1
契巴克林斯克	12/0	35/0	42/0	100/2	76/5	76/4	44/0	94/0	55/0	45/0	27/0	50/0	11
总　计	21/22	38/42	49/11	86/100	100/253	37/200	26/38	37/2	32/12	23/33	17/11	1/4	728

注:分子是与1957~1970年最大数相比的百分比。分母是拾到病死麝的湖沼数

如果认为沼泽和比较小的湖泊比大水库开始干得早(Абашкин,1972),那么完全可以解释某些规律:以巴拉巴麝鼠种群中第三动物流行病的发生就与沼泽和比较小的湖泊的干涸相吻合。在1947~1949年动物流行病的发展也发生在湖泊干涸和冻结的条件下,如从1948年开始的那样。沼泽变浅会迫使小兽离开沼泽而迁到水比较深的湖泊中去。在60年代出现过频繁的干涸,不只是沼泽,还有湖泊,这就更加强化了麝鼠迁移的积极性,迫使它们寻找新的居住地,离开干涸的湖泊。这不能不促使传染病的散布,而且扩大了被动物流行病笼罩的地区。

例如,库宾斯克区狩猎人于1961~1962年冬季及1962年春天发现动物流行病流行期间麝鼠有过大的活动性。整个冬季麝鼠都在走动着,这在以前没有发现过,其尸体在春季芦苇塘中到处都可见到,甚至在农村都可见到麝鼠。

1962~1963年在干草堆下都可找到麝鼠,如在达达尔斯克县。在1963年8月在卡拉苏斯克县的特洛伊兹和索洛奇在林之间的大路上见到麝鼠,这条大路距湖泊约6km。

所引资料可以证明麝鼠还死于湖泊的冰冻。

在动物流行病大流行时,湖泊的干涸会导致麝鼠也到小河沟里居住。这种现象在20世纪50年代初和60年代都观察到。由于干涸,狩猎麝鼠受到很大影响,因其居住面积大大缩小。在50年代连续3年干涸,麝鼠的居住面积减了30%,沼泽完全失去居住意义,而这时麝鼠迁居到小河沟中(Максимов等,1966)。

麝鼠迁居到小河中或迁到还保存有适宜麝鼠生活的湖泊中去,不仅增强了小兽的活动性,还促使它们集中。在这种时候,传染病发展得特别迅速(Максимов等,1966;Корш,1966)。

将麝鼠普遍死亡发生的日期与居住环境干涸的开始作比较指出,干旱是在这一种动物种群中促使动物流行病大流行发展的因素之一。在麝鼠居住地干涸时期动物流行病流行得最猛烈。因此,水库的水文状况对动物流行病的出现的影响是经过种群行为的改变,关于此 Наумов(1967)写道:"由于干旱对动物流行病分布的影响,因此也增大了啮齿动物的活动性"。

在湖泊中有水的时期,麝鼠的居住地增大了,甚至有传染病的大量传染源存在时,动物流行病只在局部发生,这时只局限于麝鼠的个别家族或湖泊的个别地段。盛满水的低地湖沼数量的增多经得起动物流行病的发展。可由这段时期麝鼠分散加以解释:居住地增大了。

动物流行病的发生和发展取决于宿主动物的数量水平和它们的种群密度。

从巴拉巴和北库鲁德麝鼠数量动态资料的对比可以看到,在这种动物驯化期间频繁的动物流行病并非在动物的每一数量高潮时都可见到(图9-8)。如图中可见,在1946～1947年、1959～1962年和1964～1966年在数量高潮时见到过猛烈的动物流行病,在1954～1956年麝鼠数量达到相当高水平时,确没有发生动物流行病。

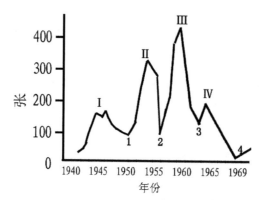

图9-8　1940～1969年巴拉巴和北库鲁德麝鼠皮张收购动态

Ⅰ～Ⅳ. 麝鼠数量高峰期;1～4. 低潮期

所以,麝鼠在巴拉巴数量水平高还不足于在种群中发生和发展大量的动物流行病。

所讨论的问题也还有另外的观点:动物种群中要在什么密度下才能发生传染病死亡呢? 关于此问题,在文献中存在着两种观点。Бергер(1945)认为,在麝鼠中动物流行病的出现直接依赖其种群密度。种群密度导致麝鼠之间接触增大,而且可以预先确定动物流行病到来的日期。另外,Лаворов(1957)写道,麝鼠疾病的发生与其种群密度无关;在具有低密度的湖泊中观察到死亡,同时在麝鼠居住比较密的水库中的生存条件比较好。对于这种观点 А.И.Янушвин 在1937年麝鼠动物流行病时曾观察到。

很多事实支持后一种观点。在20世纪50年代契昂湖麝鼠数量高时,小兽的密度非常大。在1953年在契昂湖一个狩猎者可以捕捉2000只麝鼠,它超过后来在1960～1961年数量最高的捕获量,而在这时在该湖发生麝鼠的传染病流行。在中巴拉巴种群(库比雪夫麝鼠农庄)1953年1hm² 湖面捕捉的麝鼠为1.43头,而在60年代,之前发生过动物流行病,捕获量达不到1hm² 一头。

这些材料提到,在巴拉巴条件下,小兽密度大,如一般数量水平,不一定会导致动物流行病的发展。死动物发生不可缺少的条件是麝鼠种群中有土拉伦菌或鄂木斯克出血热病原体。在有传染病时麝鼠中间的死亡在数量低时,以及在麝鼠中等散布时,符合对麝鼠不利的条件时,都可以见到。狩猎分散配置图和麝鼠死动物疫源地的结合在各个狩猎季节都可作为上述明显的例证(图9-8)。

Ю.Н.Климов 麝鼠专家把注意力转到在麝鼠密度低及栖息散布低时的条件中传染病发展的可能性,他认为传染与水途发生有关。在小兽头数低的条件下小兽相互传染起不少作用,根据 Ю.Н.Климов,显然接触途径,特别是在春季,这时正是发情追逐时期,小兽相互伤害。

根据麝鼠数量,动物流行病发展有各种变体。在巴拉巴地区在1961～1962年动物流行病有明显的频繁高峰,导致麝鼠在后一年皮张剧烈下降。但在这种条件下动物流行病并未停止,而且涉及很多湖泊,导致小兽皮张的进一步减少。在1963～1964年麝鼠数量低水平时受动物流行病传染的湖泊数剧烈下降。

另一例子是在日得温区动物流行病的发展途径。猛烈的动物流行病发生在麝鼠数量高水平时,而且时间很短。麝鼠大量死亡时,动物流行病同时也随小兽数量下降明显地减少。

麝鼠数量普遍下降在两种情况下不会发生,但在该种动物中间死亡完全停止,它在后来的年代在动物数量下降时还会继续流行(如在1966～1967年)。在一些地区麝鼠种群中在动物流行病间隔期间经常有土拉伦菌和鄂木斯克热的记载,其例子已在前面有所记述(Косова,1970),这是上述结论的很好证明。

　　在存在传染病时,在麝鼠中间动物的死亡在麝鼠数量高和密度大时流行特别强烈。这种例子在契昂湖,乌宾斯克湖于1961～1962年动物流行病有发生。在契易湖麝鼠数量在1962年由于动物流行病减少了约92%。动物流行病强大猛烈流行在狩猎不景气的条件下在当地也观察到,这时小兽密度达到高水平。在按时全面捕打小兽的群中,大量死于疾病的并未发现。如在乌宾斯克湖,麝鼠数量在1961年由于动物流行病缩小了48%。当地狩猎在第二年并未停止。

　　小兽栖居密度小时不会引起传染病广泛流行,因动物流行病局限于一个或少数几个小屋,之后,熄灭了,它们没有可能扩大自己的活动范围(Корш,Равуомикас,1965)。

　　也还有在麝鼠中间动物流行病的发展是依赖于它们所居住的湖泊的密度多少而定的模式。例如,Корш(1966)写道:随着小兽密度的增加,动物流行病成为局限头数增长的严重的原因。每年地区动物流行病也许在这些湖泊发生,或者另外一些湖泊发生,于狩猎开始,导致几乎整个麝鼠群的死亡,根据他的观察,一般发生猛烈的、溢出其范围的动物流行病。这是与紧附于这些疾病自然疫源地湖泊的土拉伦菌或鄂木斯克热,抑或二者病原体循环的复苏有关。它们伴随着大量死亡,长达1～3个季度,造成麝鼠在大范围内数量明显下降。

　　我们并不否认П.В.Корш描写的动物流行病的发展进程。

　　为了较好地阐明有关动物流行病发生和分布的生态学条件问题,应该谈一谈这些过程的机制。这一问题分两个方面:第一,传染病带入麝鼠种群问题;第二,传染病在种群中的循环问题。可以认为,传染病被带到麝鼠种群中来是由于麝鼠个别个体从外部感染。这时在水池中只是个别个体死亡,或者死亡的只是在该家族中接触的个体。这可以说是存在着很窄小的地区性动物流行病。这种现象在麝鼠种群中不存在被迫迁移的情况下,即种群的特征——家族部分的稳定(安全)——未遭到破坏的时候(Страутман,1963;Абащкин,1966)。

　　在麝鼠种群中传染病带入情况的数量,因此,类似的局部动物流行病的发生只取决于土拉伦主要带菌者大量性(集团性)(水鮃),它们进入麝鼠种群中的可能性。如在水满的1937年和1946年动物流行病就是这样发展的。在容量增长的年代,在麝鼠数量继续增长时,种群的保护机制被被迫迁移出现的结果,导致麝鼠种群内部不须往外经常带来传染病也会循环。如在小湖干涸时,1948年和1949年,发生的干涸动物流行病,以及之后在1961～1962年发生也是这样。

　　(五)与病原生物群落中其他动物的关系

　　在进行哺乳动物生态学研究,特别是食肉哺乳动物生态学研究时,通常都是从正面来看待这个问题,把这些兽类作为草原上的卫生员看待,在有些情况下还把这些兽类看作烈性传染病的宿主——啮齿动物数量的调剂者。

　　从预防医学角度研究食肉哺乳动物时,更应研究它们的寄生虫动物区系及它们的生物学,因此,研究食肉哺乳动物就自然研究了这些动物的正反两方面的作用。

　　吸血节肢动物在自然界是许多动物病积极的传播者。在自然界这些寄生虫进行着从一些动物向另一些动物的传递,这种传递会使传染病更加广泛的散布。从这方面讲动物本身的活动性,以及它们之间彼此的接触就具有很大的动物流行病学意义。

　　苏联的鼠疫防治研究机构正是从上述观点出发,他们对存在着鼠疫自然疫源地地区里的哺乳动物,特别是食肉哺乳动物的动物区系,以及它们的体外寄生蚤的动物区系及它们的生物学都作了专门的调查研究,将这些工作列为他们研究所的工作项目。下面只介绍苏联伊尔库兹克国家西伯利亚和远东鼠防研究所所进行的一些研究结果。

　　依·帕·布里木等曾在外贝加尔湖区域内鼠疫自然疫源地存在的区域内收集了区域内有关哺乳动物、食肉动物及其寄生蚤类的动物区系的有关资料。

　　费契索夫和赫鲁斯采里夫斯等多年一直在外贝加尔东南地区进行资料的收集。该地区一共栖息着40

种哺乳动物,其中食虫目 4 种,翼手目 4 种,食肉目 9 种,啮齿目 21 种,有蹄类 2 种。

在外贝加尔东南地区数最最多的食肉哺乳动物是草原鸡貂(Putoris eversmanni),香鼬(Mustela altaica),沙狐(Vulpes corsac)。狼(Canis lupus)和狐(Vulpes vulpes)在此区域稍少一些,但是很常见。其他一些种如伶鼬(Mustela nivalis)、西伯利亚鼬(Mustela sibirica)、狗獾(Meles leptorchyn)、羊猞狸[Felis(Otocolobus)manul]数量就比较少。在该地鼠疫自然疫源地的生物群落中前 5 种占据主要地位。对这几种食肉哺乳动物的动物流行病学的作用他们都做了必要的调查研究。

在确定某种哺乳动物动物流行病学上的作用时,众所周知的,它与其他种哺乳动物接触的形式和程度具有头等意义。这其中食肉哺乳动物与啮齿动物的接触就更为重要。

在外贝加尔疫源地中几乎到处都分布着下述的 8 种啮齿动物,达乌尔鼠兔(Ochotona daurica)、西伯利亚旱獭(Marmota sibirica)、达乌尔黄鼠(Citellus dcauricus)、跳鼠(Allactaga saltatorius)、普通仓鼠(Cricetulus barabensis)、Phodopus sonarus、布氏田鼠[Microtus(Lasopodomys)brandti]、狭颅田鼠(Stenocranius gregalis)。在每年没有下雪的季节,食肉动物与这些啮齿动物有很明显的接触。在该烈性传染病的疫源地内食肉动物还与一些数量较少的啮齿动物接触,如兔(Lepus tolai)、阿尔泰鼠兔(Ochotona alpina)、褐家鼠(Rattus norvegicus)、小田鼠(Microtus minutus)、Microtus ungvrens、Microtus mich、Microtus mongolicus。在病源生物群落中,除主要宿主、次要宿主、偶然宿主外其他动物都起着疏散病原体,阻止病原体的作用,使病原体不能毫无阻挡地猖狂散布。

动物流行病还可能波及附近的易感动物。下述就是一个例子。

1937~1938 年在俄罗斯伏尔加-阿赫杜宾河漫滩(约 1000km² 面积),费牛克等认为这次的动物流行病有两条应该确认:第一,小家鼠鼠疫的季节性是晚秋;第二,小家鼠类鼠疫动物流行病作为一种独立现象的发展和这些小鼠数量的高水平之间存在着联系。

这次小家鼠鼠疫紧邻伏尔加-乌拉尔鼠疫独立疫源地。春天大水泛滥,小家鼠栖息的地盘大大缩减,这时小家鼠仅集中在没有被水淹的小岗地区,河漫滩其他地区小家鼠栖息的很少,也不可能在这些地区繁殖,随着 1937~1938 年动物流行病的熄灭及大水泛滥对小家鼠高数量的杀灭,以及 1938 年夏天的灭鼠措施,鼠疫在这些地区再没有出现。

因此,1937~1938 年动物流行病的研究可以在实践方面的一些重要的一般结论。鼠形啮齿动物流行病的危险性不只是在鼠疫主要宿主的栖息地它们的数量出现增长时。大量繁殖还可能隐藏着威胁在这样一种情况下,即发生在没有鼠疫主要宿主占据的生境内,但是它是处于鼠疫动物病范围内,或处于与鼠疫动物病经常的疫源地邻接的地区内。这时,由于相互的接触,鼠疫病原体可以进入小型鼠啮齿动物种群中来,从而引起动物流行病。当然在评价与小型啮齿动物大量繁殖有联系的具体情况的流行病学预测时,应该考虑是哪些种的数量在增长,是在什么样的生境中数量增长,产生的这些啮齿动物种类与鼠疫主要宿主有什么的联系。

我国新疆地区曾发生过农牧区小家鼠数量大暴发,可能由于当时附近没有燃火材料。根据蒋卫(2006)、赵飞(2009)报道,一次偶然的机会,于 2005 年在新疆准噶尔盆地发现鼠疫自然疫源地。大沙土鼠为储存宿主。这种鼠在新疆境内的分布区主要在准噶尔盆地,即库尔班通古特大沙漠边沿的克拉玛依、乌苏、老沙湾、莫索湾、马桥、奇台、三塘湖、将军庙、沙丘河、琐琐泉、三个泉、下马崖及夏子街一线的环形地带,大沙漠中心也有分布,只是数量少一些。除准噶尔盆地外,还分布于伊犁谷地;北疆额敏谷地,布克谷地近准噶尔盆地边沿也有分布;东疆哈密盆地,七角井到大南湖戈壁一带;南疆塔里木盆地东南若羌县到库姆塔沙漠与甘肃河西走廊西段相连。因此大沙土鼠在新疆的分布区广,虽数量各地有别,但与居栖在农牧区的小家鼠有接触。

根据黄志光等(2011)报道,3 年(2007~2009)在新疆准噶尔盆地西北缘的克拉玛依地区及周边地区,每年捕获的鼠类中(491 只),查出血清阳性 5 份,4 只大沙土鼠和 1 只子午沙土鼠,阳性滴度分别为 1:64、1:

256、1∶16、1∶16 和 1∶8。说明盆地中有鼠疫动物病正在流行。根据捕获鼠类地区为大农业,白碱滩,养殖基地及白碱滩均为新近开发的地段或靠近开发区边缘,人员活动较为频繁,且所捕获地区鼠类中除大沙土鼠、子午沙土鼠外尚有红尾沙土鼠、柽柳沙土鼠、毛脚跳鼠、小五趾跳鼠、灰仓鼠、小家鼠、褐家鼠及经济田鼠。这些鼠中有对鼠疫动物病易感的种类,值得重视并加强监测,以防意外。

（六）动物流行病与环境的关系

另一种观点是西方的,特别是美国流行病学家支持的观点,他们把人的生活规律带到动物的环境中,或者把动物的生活规律带到人的环境中来。

动物流行病学与流行病学之间的联系环节是广义的地理环境。在这种情况下,环境只是疾病的根源,不会决定地方病过程的发展和进程。因此,и.и.伊尔金提醒注意,在西伯利亚东部大森林中森林脑炎流行发展的原因只能是在 1930 年之后;或者说土拉伦菌病在苏联西北暴发只能是在 1942 年后,其原因并非是地理环境有什么变化,而是大量的人群开发冻土地区,战争出现在列宁格勒及其附近地区。最明显的例子,可以说是 1910 年满洲里暴发鼠疫流行病,并非当年附近的西伯利亚旱獭栖息地的环境有什么特殊,只是因为当地旱獭种群中有鼠疫动物病在流行,只不过是遇上大量的对旱獭动物病没有经验、不懂得防备的捕獭人群的拥入而在人群中暴发鼠疫流行病,开始又没有得到及时的防疫措施而染成后来的大流行。这几个例子也说明纯是社会因素造成的大流行。

随着对鼠疫动物流行病研究的逐渐深入,鼠疫动物流行病学所关心的范围已经不只是简单的自然条件的特征,而是逐步涉及动物对鼠疫的感受性,病理和临床,甚至于动物流行病的五位一体,通过媒介在特定环境中保存病原体的特征,动物流行病过程的不同类型的相互关系,其动力及很多条件等。动物流行病问题中,很多要通过实验室(或叫实验动物流行病学)。动物流行病并非直观的学科。例如,在研究病原体由动物传给人的形式、途径上,在肃清鼠疫自然传染源上,都是流行病学的可靠助手。不依靠动物流行病学方面的知识,流行病学是不可能根除这些传染源的。

流行病学首先是与社会性有关的科学,起源于社会生活的需要和规律,而动物流行病学其主要的概念和范畴是与动物种群,与它们群体的规律有联系。

因此动物流行病与动物生态学紧密结合,种群生活是其特殊的对象,而并非简单的机体与环境的相互关系,因为全部生物学学科明确地与这些问题有关。这在 C.C.Шварц 的《当代动物生态学的原则与方法》(1960 年)中阐述得非常清楚。

换句话说,动物流行病学研究的是在自然条件下病原体、宿主和媒介种群之间的生态学联系,目的在于阐明这种联系,为的是人类的保健利益,这里所说的是传播性动物病。这并不排除,研究组成种群的个别个体,因其最终目的也是为了深入了解全部规律。

（七）动物流行病发生、发展及熄灭的条件

epizootiology 一词有两个意义。第一个是定义,什么是动物流行病学。第二个意义则是强调动物流行病学的主要任务,是研究动物的一种疾病或病原菌发生的支配因素的总和。例如,在西半球出现(即在美国)西尼罗病毒病时,专家在进行动物流行病后发表的文章中用 epizootiology 来综述当时的西罗尼病毒病动物流行病的概况,其中包括时间、传播季节(首次出现媒蚊 Culex taisalis 和最后出现时间)、热量积累(西尼罗病毒在蚊中生长的温度为 14.3℃ 的天数)、调查地区每晚捕蚊器捕到的蚊数(即媒蚊的丰富度)、当地的发病人数、每 1000 只蚊中含有被西尼罗热病毒感染的蚊数(即最小感染率 MIR)、雀形目的血清检查结果(Bell et al.,2006)。

动物流行病发生、发展和熄灭取决于很多因素,有自身的条件和外在环境的条件,绝非单一因素就能引起动物病的流行,如无黄疸性钩端螺旋体病大多发生大于春天湖水泛滥、经济田鼠大多集中到占面积不大的、1%~2% 的基本疫源地中,顿时面积不大的地区鼠密度增大,接触频繁,于是动物流行病剧烈性增大,从而扩大了动物流行病地区,八九月达到高潮,这时动物流行病已发展到了全区。分析其原因究竟是活动性加大,抑或是数量剧增,或者是接触频繁,甚至于是因为春天湖水泛滥引起这场动物流行病暴发? 应该说都有关系,但也不能说只是拥挤造成,或接触加大造成。因此,在调查一次动物流行病流行时,应尽可能地细心了解,尽可能地收集有关情况,最后再作认真的分析,确定产生原因的主次。每年春季洪水泛滥这个前提不能忽视,它提供动物病易发生流行的时间,至于洪水泛滥时期是否出现鼠类向高地集中、密度是否增大等,就须进行实地调查,才能评估是否会有动物流行病暴发的可能。

因此,上面提出动物流行病发生、发展的因素是多项的,这是应该清楚的。

(八)动物流行病发生的动力

尤·穆·拉尔把发生鼠疫时动物流行病过程的动力和条件概括为下列几个方面的问题。

动物流行病学家应该把实验性观察和自然因素结合在一起,才能得出正确评价。

动物流行病疫源地得以维持的主要条件是传染病从一个对象(啮齿动物、蚤)向另一个对象的经常转移,鼠疫宿主动物和媒介的移动就是这一过程的要素,即动力。这一过程可以有不同的速度,可以迁延,甚至于长时间的停止,但不破坏其总的连续性。

宿主动物和媒介的移动在空间上从属于复杂的生物学关系。这种走动可以发生在一个被感染的点(一个鼠洞或一群鼠洞),也可以向这个点的方向走动。如果没有这种永动机,任何被感染的地段的边界就无法在该地凝固,那就导致鼠疫自己消亡。

上述原理在任何情况下都适用于任何传染病的动物流行病过程。但对鼠疫讲,更具有说明力。鼠疫属于一种积极的、非常有侵略性的传染病,在宿主血液中寄生生活是鼠疫微生物存在的主要的和基本的形式。传染病的传递定期长时间停止,超过被感染的啮齿动物和蚤的生命期,就导致鼠疫病原体的死亡,也导致动物流行病在该地区停止,如果该地区不再流入新的燃火材料,也就是该地区再没有温血动物和蚤作为食物源泉。在现阶段认识的水平,其他非温血动物的意义则只具有假说的性质。

鼠疫病原体长期保存在它通常病原形式于土壤、水或其他基质的不可能性可以认为是一证明它非常窄的适应性,这种微生物只对一定的环境适应。正如伏·恩·费道洛夫等(1955)所说,鼠疫微生物在不属于它的环境中保有存的情况,对其鼠疫的自然感染毫无意义。

上述对自然界动物流行病过程,或对地方性动物病的论点应该说是有争论的,特别是土壤保菌被揭示出来以后。有关这一问题,在别的章节还有讨论。

鼠疫病原体在某些时候可以保存在(繁殖着的)蚤的食道中,或感受性差的啮齿动物机体中,患上迁延型的。但是这种动物流行病间期有它的范围,相当短,比实验时还短,因为宿主和媒介的生命在自然界中是受无数的偶然为转移的,其死亡率非常高。如果按照病原体的这一时期的结束就找不到它的新的基础,鼠疫就进入死胡同。

野外动物流行病重要任务之一是分析微弱和动物流行病的更新,正如地方性动物病。

与鼠疫及其他自然疫源地性疾病一样,动物间土拉伦菌病传播过程的动力就是对本病敏感的啮齿动物的数量及其活动力,以及节肢动物的数量及其活动力。节肢动物保证动物有必要程度的接触,从而发生动物病流行。动物之间疾病传播过程发生在具体的外界环境中,后者对其起着直接或间接的影响。只有当鼠类数量众多时,动物间才发生土拉伦菌病。对于在不同季节及动物中本病流行程度不一致时,土拉伦菌毒力的变动范围如何,应当进行研究。

土拉伦菌病沿着某一地区传播时,其传播情况能因季节不同、鼠的数量变化而有所不同。在不同类型的疫源地,动物间发生土拉伦菌病的季节及疾病传播的规模各有不同,这是因为众多的对本病敏感的鼠类的生态特点及传播途径的特点不同。

每一个猛烈的动物流行(或叫大流行)病都有它发展的开始和各个阶段。这些阶段都是一个总的流行过程,它们是不可分的。只不过是改变其猛烈的程度,但它们彼此一个连接着一个,也就是从一个阶段到另一个阶段有个动物病的流行间期而已。

　　上述这种描述动物流行病的进程,把它们划分为阶段或期早已为穆·斯·岗努什金(1954)在其《动物流行病学》一书中所用。因此,在20世纪40年代И.С.Тинкер就采用这种概念来划分黄鼠鼠疫动物流行病。

　　鼠疫自然疫源地中鼠疫动物病或流行病是存在着流行过程(或称变动)的。

　　在疫源地内有的地块流行严重,频繁接触时间长,有的地块流行时间短,流行不频繁。有的地块很少发现鼠疫动物流行病,有的地块甚至根本不发生鼠疫动物病。这种在鼠疫自然疫源地内,鼠疫存在变动的不平衡现象是一个普遍现象。

　　所谓鼠疫自然疫源地结构研究,就是鼠疫自然疫源地内,鼠疫动物病存在变动的不平衡现象及其机理。

　　病原体和媒介蚤体的共生的全面分析是深入认识传播机制——鼠疫动物流行过程的主要原动力之一和必要前提。这里说的共生,是按照De Bary(1879)首次的定义,共生包括各种有机体在一起共同栖居的全部形式,不管是互利共生,或者对抗共生。

六、动物流行病流行间期

　　什么叫流行间期,人们认识是不同的。尤·穆·拉尔认为在久远以前形成的动物流行病间期的概念,那时认为鼠疫的积极的显露被不明外部力量引起病原体的不积极的状态替换着。随着时间的流逝,这种概念陈旧了。但在文献中,有时所指的是动物流行病之外自然界中某种不清楚的病原体的保存机制。这就是动物流行病间期这一词的直接意义。如果所指的是鼠疫微生物在疫源地一个地段完全消失与它从外面(即另一地段)再度回到该地段之前这一期间讲,那么有望将它称为动物流行病间期,但是,是有条件的。但如果说的是在一个地段内动物流行病的不积极性的交替,那么动物流行病间期术语就未必能说明事实的实质。

　　尤其正确的是,在活动性小的地理疫源地内,病原体可以长期缺乏猛烈的动物流行病。并以M.Baltazard在伊朗库尔德斯坦地段内长达12年之久的研究作为例证。当地12年内没有发生动物流行病大暴发的任何先兆,而动物流行病经常呈相对剧烈形式危害着小聚群的沙土鼠(小亚细亚沙土鼠和维诺格拉道夫沙土鼠),通常在波斯沙土鼠种群中呈缓慢地流行着。

　　另一个研究得好的疫源地是土库曼西部,阿塞拜疆的动物流行病大暴发很少发生,10~12年一次,每次都与宿主动物不正常的高度繁殖、蚤类繁殖和生活条件适宜有关(宿主数量大当然就能促成这种繁殖)。

　　显然,拉尔的上述看法是很难令人接受的,他上面说的只有鼠疫菌在该地消失了才能叫流行间期。他在另一处还说,疫源地中鼠疫菌真的消失了疫源地也就不存在了。

　　正因为他对流行间期有如此的看法,他就认为动物流行病的大规模性(或群性)及性质可以用各种不同的术语表示,沉滞的、剧烈的、活跃的、广泛的、地区性的等,根据情况判断。以鼠疫为例。通常将分离出来的微生物数除以被研究的啮齿动物数(或蚤数)作为客观指标。但这种资料通常收集的不只是在动物流行病分布区内,还包括了分布区以外的,而且后来很难与分布区有联系(可能这一面积没有边界,只有收集资料的个别的点才有边界),还把相对的特征弄复杂化了。例如,菌株通常不是从个别蚤的个体分离而来,而是从20~50个甚至更多的蚤作为一批(或一组)分离出来的(而不是按宿主体外检蚤以宿主作为一个批号),因此很难说清蚤的感染程度。在动物流行病过程的研究中,应考虑这样一些情况,根据可能制订的范围大小严格遵守。

　　患病动物和微生物之间的矛盾是完全存在的,这还是主要形式。动物流行病可能有散在的形式,或大量的性质,正如有的学者所说的那样:像炭火一样勉强燃着,或燃烧得如火如荼。但这是过程的剧烈性的变化,而不是一般理解的质的变化。微生物和宿主之间有传染性的关系才是动物流行病这些质的重要之一。它不依赖于卷入其中的动物数量。这些相互关系并不保证动物流行病没有流行现象。可以说并非存在着两种不同质的阶段,而是存在着动物地方病的两种状况——啮齿动物间泛滥的烈性动物流行病和散在的发病。

　　动物流行病过程,正如其他现象那样是多质的。它表现为对其他现象是相比较而言的。从动物流行病学观点来看,其最根本的属性之一是全部五位一体,规律性地遇到一起,这一基础上的连续性。在这方面它与流行病过程相似。如果把病原体作为一个物种存在于相当大的地区内,自然是不间断的(连续性的)。当然动物流行病过程和流行病过程有本质上的区别。拉尔认为,从有关鼠疫的一般学说观点出发,自然疫源地性是动物流行病过程的主要属性。确切地讲,自然疫源地性是自然疫源地性疾病动物流行病过程的主要属性。这意味着过程不只是连续性的、不间断的,还在一定的地理条件中,即疫源地的边界在变化着。如果这一边界未曾有,那疫源地性的概念就没有了。为什么?因为动物流行病过程的连续性,一时性地在宿主体内,或在媒介体内(流行着)找到鼠疫微生物的经常间断。但如果在疫源地生活中进入哪怕是一秒,在这一秒内微生物没有在宿主体内,也没有在媒介体内,就足够使自然疫源地消失。

因此,动物流行病和流行现象是两种本质不同的现象(拉尔尤·穆)。认为每当病原从啮齿动物体内移动到蚤体内一次,就产生一次质的交替;这些交替的顺序性、频率都受到统计学上规律支配。但如果研究者考察这一过程的异质性应用于所有疫源地的存在上,那么,用散在患病的时期来替换大量动物流行病的时期,既不改变某一质,也不改变另一质,因为既未停止疫源地性,也未使自然界病原体的保存间断,因此,应认为无论任何动物流行病间期,最起码不是定期的,它超过被感染蚤的生命平均日期,实际上,由于它们不可避免地会遇到宿主,因此这间期是很短的。

作者之所以把拉尔关于鼠疫动物流行病是否存在着鼠疫动物流行病流行间期作了介绍,显然他的上述看法并未得到大家的共识,但确实存在着,认为间期就是疫源地中已不存在鼠疫病原体,所以才会认为疫源地内再出现鼠疫动物病是鸟类从附近邻边的疫源地中把鼠疫菌带进来,本来已熄灭的疫源地又开始鼠疫动物病的重新流行。

对动物流行病流行间期虽有上述一些看法,但多数专家是承认有流行间期的,而且只是研究者的技术不能将间期中疫源地内的鼠疫菌检测出来,于是出现很多解释流行间期的观点,提出各种不同的解释,大都是基于他们亲身多年参加鼠疫防治研究的专家,现将这些观点作简要介绍。

正如尤·穆·拉尔所说有关鼠疫动物病流行间期问题讨论的领军专家是穆·依·里维。里维在1985年发表他的总结性文章。他认为用所有已知的方法检查不出动物流行病流行间期时的鼠疫菌。将这段时间叫流行间期是不恰当的,理由是目前尚不能证明此间期没有动物病在流行,因缺乏决定性的事实根据。他将人们提出对动物病流行间期的解释归纳为3种,在每一种中又有一些小的分歧。

(1)动物病流行过程的迁延说。早些时候,人们认为鼠疫自然疫源地存在于主要宿主动物和吸血节肢动物数量多并且稳定的广阔区域内。在某些自然疫源地内根本不存在动物病流行的间期,而是动物病呈现出一种不间断的发生。鼠疫动物病在这样的疫源地区域内以游移性方式存在着。

另一种说法是鼠疫动物病在急性动物病流行地点,可以残留在个别栖息染疫动物的洞穴,它们可能使另一些动物受染,但动物流行病过程不具有急性特征。也就是鼠疫动物病并没有熄灭,而是呈一种微燃形式存在。这种微燃式的疫点的锁链可以伸延到下一次急性动物病流行的暴发。在自然界中曾发现过"微燃性"疫点,或可称它们为微小疫源地。但这种说法并没有解释鼠疫在动物病流行间期如何维持其不熄灭的机理。这种说法之所以受到普遍重视,主要是人们公认鼠疫动物病流行强度有明显的变动,即鼠疫动物病流行过程的强度和速度可以降至众所周知的动物病流行间期出现的程度。

也有一些学者将注意力集中到鼠疫菌的次要宿主身上,认为它们是鼠疫动物病流行间期鼠疫菌的可能保存宿主。这种说法并未获得多少人支持。

再一种说法是鼠疫菌在流行间期保存在越冬蚤或其他吸血节肢动物体内。

(2)鼠疫菌特性暂时改变说。这种说法是假定鼠疫菌有表型变异,或遗传性变异的可能。这些变异可以导致鼠疫菌基本形态、培养性状及其致病性的丧失。通常在动物病流行末期鼠疫菌株常表现为致病性降低,形态也呈非典型性的变化。

有作者认为上述变化可以假定由噬菌体诱导出这种变异,这种变异可导致鼠疫菌的腐物寄生化。然而事实证明鼠疫菌转变为腐物寄生型是困难的,更难找到由腐物寄生型反转为具有典型的毒力型的证据。而且在其他细菌中尚未发现过与此类似的现象。

鼠疫菌由典型转变为 L 型的假说引起了重视,因为这种现象在其他细菌中也存在过,有些学者的资料证明 L 型鼠疫菌可保持致病性而且可以恢复为典型的鼠疫菌。

(3)假定动物病流行过程有规律的中断　①营掘洞活动的啮齿动物可以从埋藏在地下死于鼠疫的人和动物骨骼那里感染鼠疫。这种假定必须以动物病流行过程中有一定的中断为前提。伊朗库尔德斯坦的动物流行过程的分析,产生了洞土中可以保存鼠疫菌的见解,而且实验室实验也未否定这一可能性。在含有疫蚤尸体及其排泄物的土壤(沙土)中保存鼠疫菌的可能性已被实验研究证实。实验还证明,疫蚤排泄物能保存具有活力的鼠疫菌长达数月之久,但很难说这就是保证存在动物病流行间期的机制。②鼠疫菌保存于非生物体内。③鼠疫菌借助鸟类从一块自然疫源地传入另一块自然疫源地。

穆·依·里维对上述观点发表了他的看法。

长期以来认为,在啮齿动物血液中充满鼠疫菌时,即出现败血症时跳蚤才感染鼠疫。然而,某些啮齿动物的败血症期十分短暂,大部分跳蚤未必来得及在这时获得鼠疫菌。同时具有抗性的动物种又不常死于鼠疫,有时它们并不出现濒死败血症。他在 1989 年认为,对疫鼠血液所进行的详细的动态检查证明,除了濒死败血症外,还出现传染性菌血症,或生前菌血症。与濒死败血症不同,传染菌血症可出现于大部分染疫动物,血液中繁殖的菌量虽不那样多,但按跳蚤吸入的血量计算,对感染跳蚤还是足够的。传染性菌血症恰恰只有在本疫源地主要宿主感染本疫源地菌株时才能表现出来,这是传染性菌血症最有意思的性质。鼠疫菌与其生物宿主的同源性特征被认为是鼠疫菌传播的适应性和反射性虫媒机制。根据用不同品系的菌株感染的各种啮齿动物的传染性菌血症的研究结果,曾提出鼠疫变种分类。这一分类迄今尚无大的改变。此外,给动物进行人工接种非它所固有的菌株,只要移植几十代,便导致鼠疫菌特征(包括菌血症特点)的某些改变。

研究者认为前高加索子午沙土鼠与伏尔加-乌拉尔河间地区的子午沙土鼠的杂交试验及对后代的分析表明,它们具有明显不同的遗传本质,伏尔加-乌拉尔鼠疫自然疫源地主要宿主——伏尔加-乌拉尔河间地区子午沙土鼠具有明显的抗性是自然选择的结果,是出现鼠疫动物病的决定性因素。

已经证明,鼠疫菌能够在某些种蚤体内较好地生活下来,而且其生存的适温也是跳蚤生活的适温。在食道与胃之间由于鼠疫菌繁殖而形成菌栓的频率,在不同蚤种有所不同,这取决于它们温血宿主的生活条件。在寒冷的山地疫源地内,当蚤类处于低温时,其菌栓形成率最高,而在气候温暖的荒漠疫源地,则处于高温时其菌栓率最高。因此认为跳蚤对鼠疫菌来说是一个特殊的过滤器,因为只有能在含有氯化血红素的培养基上形成色素的鼠疫菌才能形成菌栓。

啮齿动物—蚤—病原体寄生性三环节不是一个简单的概念,而是一个表示动物病流行过程中不同种生物密切相联的统一体的术语。这一统一体建立在三联体每一成员的遗传特性之上。

由于大规模动物流行病学调查,已知在苏联境内存在着 10 多处鼠疫自然疫源地。每一疫源地均有其特征性的寄生三环节。自然疫源地尚有其他一些特点。研究证明,每种沙土鼠、田鼠或旱獭都有它自己的独立疫源地。乌拉尔河湾洼地自然疫源地的发现是可借鉴的。此疫源地主要宿主为柽柳沙土鼠,此种动物栖息于整个里海北部。

每一块独立自然疫源地内起主要宿主作用的啮齿动物都是单一性的。根据上述事实推断,鼠疫作为啮齿动物传染病,远在各种沙土鼠出现之前就已产生,其后寄生性三环节的进化与沙土鼠本身的进化同时出现。鼠疫自然疫源地存在于沙土鼠生存条件最佳、个体数量最多且稳定的一些区域和景观内。沙土鼠物种的形成和分化可能就发生在这些区域里。

近年又在普遍田鼠和松田鼠(*Microtus gregalis* 或者改为 *M.carruthersi*)中发现新的田鼠型鼠疫自然疫源地。所分得菌株特点的研究表明它属于田鼠变种。此外还发现此病原体适应性变异的某些次要差异。这就说明,不同种田鼠在它们的进化分化过程中,鼠疫菌特性的协调进化就已经发生了。

上述事实证明,鼠疫的寄生性三环节显示出在三环节各成员遗传器官内巩固下来的相互适应特点。用所显示出来的相互适应特点,最易于解释"微燃性"疫点说。相反,他对有的专家提出的关于非生物保菌说,只能是假定鼠疫动物病只是作为一个物种的病原体生命中的一个事件,而细菌的生存则由存在于动物流行锁链成员之外的另一些机制所保证。这种假说难以解释包括鼠疫菌在内的相互适应特点。

应当指出,对某些自然疫源地来说,根本不存在动物病流行间期问题,因为动物地方病通过以不同速度不间断的动物病流行而得以保存(如中亚平原疫源地北部荒漠的广大区域及外高加索山地疫源地)。在动物病监察中发现存在长期间断的那些自然疫源地,这种间断可能是表面现象。因所用的动物流行病学调查方法不够敏感。但不能否定客观上具有促使长期间断条件的自然疫源地和介中疫源地存在。这表明在生物体内检不出鼠疫菌的中断期,非生物方式保菌说是正确的,尽管对此假说尚无直接证据,而且有些间接证据资料还与此说相矛盾。不管学术争论最终结果如何,这一假说对提高现有的认识是一个促进。

"微燃性"疫点(即微小疫源地)说是值得十分注意的一种假说。鼠疫长期留存在对疾病有耐受性的动物体内的可能性问题已被提到重要地位。鼠疫菌在免疫动物和跳蚤体内可出现表型变异这一般说的补充论据,它支持用现行方法检不出鼠疫菌期间,生物体保菌的学说。

对迄今已提出的鼠疫动物病流行间期本质假说的讨论得出的结论是,其中任何一种假说目前都没有决定性的直接的可靠证据。因此需要在这方面组织和进行进一步研究。首先必须于动物病流行间期在温血宿主与变温宿主体内寻找鼠疫菌,因为只有出现阳性结果才是"微燃性"疫点的可靠的直接证据(阴性结果也不能排除一般说)。需要使用新的更有效的手段于以前曾出现过动物病流行的地段,在对疾病具耐受性的动物中寻找鼠疫菌。

有学者对土壤保菌提出质疑。格·格·斯维里沃夫等(1984)采用从巴尔喀什疫区分离到的 F_1 含量较少的鼠疫菌,在 1974~1981 年进行鼠疫菌自然条件下模拟保存试验,结果仅在 2~2.5 年,个别洞穴检出鼠疫菌,鼠疫很少能长期存留,其保存时间与疫源地中动物流行病的间隔时间也不一致。从而对非流行年代公认的鼠疫保存方式提出质疑。

早在 20 世纪 70 年代就有学者对历史疫区鼠疫动物病出现长达 8 年的静息期(长达 50 多年多次从蚤和啮齿动物分离到鼠疫菌,后来竟长达 8 年未发现染疫蚤和染疫啮齿动物)开展广泛的生态学研究,企图确定过去长达 50 年鼠疫在野生啮齿动物持续存在的根本原因和变化,解释 8 年静息期,采用的研究方法就是通过①对啮齿动物对鼠疫的敏感性试验及②对该历史疫区地区内小型哺乳动物种群抗鼠疫抗体的血清学检查。

实验室也能观察到吸血节肢动物对这种致病性微生物的弱毒株完全不感受,或很少感受。

在自然界有这样一型鼠疫,染疫啮齿动物缺乏症状,用通常细菌学检查常常是阴性结果,但若将这种动物的脏器做实验,结果是阳性,这种鼠疫早已在苏联东南的自然疫源地中记述过。在南非、加利福尼亚州的工作也曾报道过,不久前 Outes 在南美阿根廷,以及 Baltazard 和 Mofid 在伊朗记述过。对这型鼠疫不同地被命名为"汗伏性"或"隐性"鼠疫。苏联的学者认为之所以出现这种情况,是因为染疫啮齿动物受到了不利的外界环境影响,认为这时它们可能发生菌血症,而且易于使跳蚤感染,从而成为一种工具长期保存鼠疫病。

Pollitzer 认为这种隐性鼠疫很可能正处在感染的最初阶段,也可能是处在感染的恢复过程。Pollitzer 认为冬眠啮齿动物在冬眠过程中病原体在侵入处,或在局部淋巴结处感染成为局部化,到了来年春季动物醒眠后就会发展成为全身化。因此,在非冬眠啮齿动物中存在的"隐性"鼠疫尚需进一步弄清。流行病出现流行间期已为大家的共识。究竟应该如何理解动物病流行间期这个术语。

动物流行病间期,根据《传染病的自然疫源地性——主要术语和概念》(伏·伏·库切鲁克,毕·洛兹基,1984,12 页)指的是一种时间间隔,在这个时间间隔期内,在自然疫源地地区内没有进行着病原体有规律的传递。按这种解释至少有下述几点:第一,疾病的病原体还存在于自然疫源地内;第二,它停止流行,没有进行传递了。作者认为,这种对动物流行病间期的解释符合生物学、生态学原则。第三,没有说病原体自身是否还会在这段间期有变化(如形态、生物学特性、生化、病原性等)。

对上述情况帕·阿·彼德里谢娃(1967)的看法是:"自然界中发生着疾病病原体从一个宿主接力棒式传递给另一个宿主。但普通生物学规律对高致病性病原体的分布设置了许多障碍。对宿主及生活在其中的微生物讲,是对其周围环境经常改变着的条件而产生变异和适应的永恒规律,是致病性微生物毒力减弱,甚至完全被抑制的一种经常作用着的现象。是什么因素控制着微生物的这种能力,使它们在某些条件下对温血动物是致命性的,而在另一些条件下则不起作用,而且对冷血吸血节肢动物几乎经常不起作用。如果没有对微生物毒力特性减弱的障碍,如吸血节肢动物的大量群体只在高毒力状态时才带菌的话(偶尔也会有),那么,在地球上,脊椎动物的物种组成的保存就遭到破坏了,甚至杀人性命的微生物的带菌者本身也就因为没有食物来源再继续繁衍后代了。

实验室有这样的菌株,保存在对它们讲是特异性的节肢动物或脊椎动物中,在饲养时,常处于敏感或相对不敏感动物的一些病原体。这不能理解为是自然界中的真实情况。自然界不可能具备实验室如此稳定一致的条件。

在不降低温血动物对病原体产生变异性的影响下,作者倾向于疾病病原体的变异性在很大程度上是现在吸血节肢动物,或者饲养它们的宿主动物的体内。这可能是由饲养者、昆虫和蜱,在其中生活的外部环境条件部分的更替促成的。在个体生活期间,节肢动物的很多个体可以吸吮爬行类、鸟类和各种哺乳动物(从小型啮齿动物到大型有蹄类)的血液。研究者至今还不知道吸血节肢动物的内环境在随着某些微量元素的有无,随着食物改变时接受的保护性抗体的有无,或者其他因素,是怎样变化的。这一问题,对一些外寄生虫具有特别意义。例如,它们的变态过程中有一部分的生命活动是在水中进行的(如蚊虫的幼虫、蠓的幼虫、蚋的幼虫等),或者是以土壤中,或窝巢中分解着的腐殖质为食的(如白蛉的幼虫、蚤的幼虫、恙虫的稚虫和成虫阶段)。

同样,为什么在自然界中检出的有关疾病病原体天然宿主的吸血节肢动物只是捕捉到的大数量中的很少一部分? 在蜱传脑炎疫源地中不超过5%的蜱检出病原体,很少有20%。病原体长期保存在媒介或宿主动物中,甚至外环境中,呈多年的消失,例如,蜱传脑炎为4年,蜱传斑疹伤寒为4~5年,蜱传回归热为20多年。黄热病5~10年,登革热14年以上,辛德毕斯病毒病7年,基孔肯雅病毒病6年及10~20年,圣路易脑炎1933年以来发生41次,1975年大发生一次。又如,1977年流行的H1N1流感毒株与1950年的流感毒株很接近。这种毒株有长达27年的流行间期。专家认为它肯定不可能潜藏在人群中流行。如果它一直存在人群中,那人群会产生免疫力,就不可能暴发1977年由该病毒引起的流感大流行。如果再联系到许多自然疫源地性疾病的人间流行病学的表现形式,有些疾病多为散发,有些疾病出现流行,有的则暴发流行,或暴发大流行,就不难看出野生动物的动物流行病存在流行病熄灭和流行病再出现的流行间期。对各种疾病的流行间期时间的长短尚未找出规律,目前所知的这一流行间期的时间长短不一。

越来越多的资料报道自然疫源地性疾病的动物病流行间期是普遍存在的,为大家所承认的现象,现在的问题是如何对它进行认识。至今还未看到讨论这一问题的报道。

自然界动物流行病的流行强度有强烈的阶段,也有沉滞的阶段,还有熄灭的阶段,是动物病存在于自然界长期进化过程中3种生物因素(病原体、媒介、宿主)协同进化的结果。目前已基本可以确定在动物流行病的流行间期,病原体保存在外部环境中(如Q热、立克次体病、土拉伦菌病),保存在媒体或以胞囊形态保存在水生原生动物中(如蜱传脑炎、单核细胞埃立克体病、硬蜱螺旋体病及其硬蜱传疾病、鼠疫、假结核菌病),保存在长期饥饿的软蜱中(软蜱疏螺旋体病),保存在原生生物的芽胞、胞囊、呈孢子状(如炭疽、弓形虫病)。

另有一些疾病尚未得到最终证实:保存在脊椎动物宿主中,可能暂时丢失传染性,只有再进入传递过程时,才能恢复传染性(如狂犬病、肾综合征出血热及一系列蜱、蚊传树病毒病、鼠疫、土拉伦菌病),也有的保存在病原体上传变异种群的过程中,特别是其变体,这时对宿主表现为无毒力或弱毒力(如土拉伦菌病),还有 L 变态菌,成为无性繁殖形式(如疏螺旋体病),有的保存在外部环境成为原生动物的胞束,甚至返祖成为藻类(霍乱、鼠疫、假结核菌病、李斯特菌病、沙门氏菌病及一些腐食菌病。以上这些形式都可能停止在某一阶段中。

动物病流行间期的机制应该说虽有很多假说,但真正提出有论据的解释估计还为时太早。包括有的专家对动物流行病流行间期后是怎样又恢复流行提出一些假说,如太阳黑子、未知宇宙因素、水文变化、生物群落条件的变化等,但都未得到证实,只停留在假说阶段。

实验证明,蚤可以使 $P^- \to P^+$,但 P^- 的稳定性比 P^+ 更强。由此可以推测,进入土壤的鼠疫菌,不但毒力下降,其他诸如新陈代谢水平都可能下降。而在流行间期呈多年的几十年地潜伏在土壤生态系中,一旦有某种机制的条件出现,又会由土壤生态系进到陆地病原生物群落的生态系中来,而且通过蚤又将毒力提高。

七、鼠疫病原体在自然界中的循环

在几乎所有鼠疫自然疫源地中经常能分离出病原体的弱毒株和无毒株,这已是众所周知的事。而且已经认识到这些非典型菌株的发生和鼠疫动物流行病的意义是鼠疫微生物学和动物流行病学中最迫切解决的问题。认识这一问题,有一个过程。关于无毒株和弱毒株在动物流行病学中的重要意义,早期存在分歧。有的学者断然否定无毒株和弱毒株的任何一点的重要意义,并将其看作传染的死胡同(尤·穆·拉尔,1965,第 127 页)。然而也有另一种观点,认为这种菌株在动物流行病的流行间期在病原体的保存机制中起很重要的作用。首先表明这一观点的是俄罗斯伊尔库斯克鼠防所的伏·阿·克拉敏斯基在 1961 年该所出版的研究报告,第一辑,11~14 页,专门谈鼠疫微生物弱毒株在动物流行病中的意义及发生的机制。之后又有一些专家如赫·穆·赫鲁斯采利弗斯卡娅和伏·阿·比比可娃(1965)等。他们认为应该解决非典型菌株动物流行病学意义的问题,以及细菌的某种菌株能引起动物特异性疾病时能用毒力来加以表示。分离出如此多的细菌无毒株证明它们在啮齿动物种群(即宿主动物)中循环。这些无毒株完全缺乏部分 I(FI)抗原。

曾轰动一时的伏·依·塔拉索夫等(1966)用 EV 株接种蒙古鼠兔之后显著提高毒力。毒力的返祖现象是与毒力决定体 P^+ 的获得有关。

这些工作,即关于无毒株和弱毒株命运问题的研究,直接关系到在动物流行病流行间期中病原体的保存,这是动物流行病学中的一个重要问题。因为丧失了毒力又能恢复的实验资料是支持无毒菌株对动物流行病有重要意义的有力论据。同时启发人们提出鼠疫微生物可能用改变了的非典型形状生存下来的假说,也启发专家关于病原体由一个动物流行病高峰忍受到另一个高峰的机制的推测是同样重大的问题。

这时期,有的专家已经考虑到鼠疫动物病的宿主性问题,如认为鼠疫病原体在自然界的条件下不但可以与主要宿主和媒介相互作用,还可以与鼠疫疫源地中其他生物群落的成员相互作用。除此之外,发现这样一种病原体(无毒株)在动物流行病流行间期的问题,是需要重视和进行研究的重要课题。

20 世纪 60 年代,在伊朗库尔得斯坦鼠疫自然疫源地研究的法国和伊朗的研究者发表了他们关于鼠疫病原体存在着两个生态相(phase):寄生相和土壤相(Mallaref,1963;Baltzard,1964),他们提出,在动物流行病流行间期,鼠疫病原体可能保存在啮齿动物洞穴的土壤中的观点。经他们的试验,鼠疫菌在无菌土壤中能保存长达 16 个月,在有菌土壤中保存毒力 7 个月。

到了 1978 年苏联开始大量报道对于鼠疫菌土壤保菌问题研究的成果,有野外的和实验性的。

萨谢桦可夫等(1987)在莫伊恩库姆斯克独立疫源地进行探讨鼠疫动物病流行间期从大沙土鼠洞的内容物中分离鼠疫病原体的研究。工作地区为疫情持久地段,于 1983~1984 年鼠疫动物病流行间期挖掘了 15 个经 1981~1982 年证实有鼠疫流行的群落。

1984 年秋取自第 13 号群落大沙土鼠冬季巢穴内容物的悬浮液感染一只鼠,于第 7 天死亡,具有鼠疫病理解剖学变化特征,并从鼠体中分离出鼠疫菌,预先将悬浮液于 4～6℃,在赫金格尔肉汤中培养 30 天。用含有鸡卵黄的混合液感染动物。

调查发现一个 1981 年夏季曾记载为最后一次鼠疫动物病流行的群落样方,当时样方中央发现 9 个大沙土鼠群落,包括从其宿主和寄生蚤分离出鼠疫菌的 13 号群落,从这些群落捕获的大沙土鼠及其蚤共分离出 13 株鼠疫菌。所有鼠疫流行群落均有鼠栖息,这些群落是分布相当密集的群体,构成了一块约 10hm² 面积的微小疫源地。1984 年春,对 13 号群落调查时,该群落无鼠栖息。从 1984 年秋,大沙土鼠的数量已恢复,有鼠栖息,并从这个群落捕获了 3 只大沙土鼠。在挖掘洞穴时未发现蚤。从冬季巢穴中分离出鼠疫菌。巢穴深度为 1.20～1.30m。冬季巢穴中的铺垫物陈旧而腐朽。冬季巢穴无蚤、只有陈旧腐朽的铺垫物证明,该群落长时间无鼠栖息,现有的鼠是不久前才进入的。

为了验证在 13 号群落毗邻的地带有无被感染的动物和寄生蚤,于半径 1.5km 的范围内对啮齿动物及其蚤进行了全面搜捕,但未检出鼠疫菌和血清学阳性的鼠。

从大沙土鼠洞穴内容物分离出的鼠疫菌,其生物学特性是中亚沙漠疫源地流行的鼠疫典型种。这一典型的鼠疫菌在培养基上长出的 91.70% 的菌落为有色素菌落(P^+),8.3% 为无色素菌落(P^-)。生长因子的需求局限于 4 种氨基酸:半胱氨酸、苏氨酸、蛋氨酸和苯丙氨酸。菌株主要为钙依赖性株(Ca^-)占 99.2%,非钙依赖性(Ca^+)占 0.82%。菌株为非嘌呤依赖株(Pu^+),并能产毒素。链霉菌最小抑菌浓度为 3.12mg/ml,四环素为 1.56mg/ml,单霉素为 6.25mg/ml,菌体中 FI 含量较低。在 RPGA 反应中与抗体红细胞诊断液的最小中和剂量为 $2.5×10^3$ 万个菌体。

菌株对实验和野生动物具有很强毒力。所有被感染的大白鼠和豚鼠皆因鼠疫而死亡。由感染量为 10^3 个菌到 10^5 个菌而死亡的大沙土鼠各两只,10^7 个菌死亡的 7 只,10^9 个菌死亡 8 只。死亡动物的病理解剖学特点是鼠疫菌感染典型特征。

用由 13 号群落大沙土鼠洞穴内容物和一个相邻群落洞穴内容物制备的悬液作 PHAT 检查。获得 5 份阳性结果。2 份为繁殖巢穴内容物样品,其滴度为 1:320,冬季巢穴样品一份滴度为 1:80,2 份为 1:320。RPGA 反应均为阴性。

因而,可认为在鼠疫动物病流行间期,即从该群落分离出鼠疫菌 3 年后,又从大沙土鼠洞穴的内容物中分离出鼠疫病原体证据确凿,而且菌株生物学特性是典型的,对实验和野生动物有很强毒力。结果证明鼠疫菌可长期在啮齿动物洞穴中生存的可能性。可见,鼠疫动物病流行间期,土壤保菌的意义。

一些地段鼠疫稳固地保持着,萨谢桦可夫等调查的地区就是这种地段中的一个。看来,啮齿动物的洞穴中,有鼠疫病原体长期存活的适宜条件,这点可解释在一些地段为何鼠疫动物病反复出现。

还可以认为,当啮齿动物迁息于陈旧无鼠栖息而土壤中有鼠疫菌的洞穴时,可在挖洞时被感染,当然在动物鼠疫流行中啮齿动物及其体外寄生蚤的数量起着很大作用。又如,阿·依·捷莫沙耶娃等 1978 年关于土壤保存和传递鼠疫微生物的实验研究报告。在土壤中,低温时鼠疫微生物能保存 5～8 年,而在自然界保存的时间就很短了。这些报道中,有涉及实验系列中显示鼠疫病原体的 L-型可能与土壤细菌呈共生,后来返祖遗传成为典型形式的;有涉及鼠疫病原体在阿米巴体内繁殖的可能;有涉及单独的具有生命力的鼠疫菌呈胞束状保存在阿米巴中。还有的试验,鼠疫微生物能居住在土壤纤毛虫的身体中等。更有甚者,有专家认为,鼠疫微生物可能在植物中存在着,他们认为,在鼠疫自然疫源地中鼠疫菌的主要带菌者,如黄鼠、旱獭、大沙土鼠、田鼠及鼠兔等均为食绿色植物的种类,很少是那些食混合食物的,如沙土鼠属,而荒漠绿色植物中所含的糖胺酸是鼠疫微生物必需的营养物质。

鉴于上述一些新的情况,有些专家把鼠疫病归于食动物的腐食菌病,从而否定鼠疫是专性寄生病,进而提出新的构想,将鼠疫微生物的生活图式划分为(里特温,2003):土壤—植物(?)—啮齿动物—蚤—啮齿动物—土壤,并认为这种图式的优点是包括了非寄生的阶段,即能生活在外环境中的部分。这就解决了一些目前不能解决的问题。例如,突然在大面积地区几乎是同一时间暴发很多鼠疫动物病,我国云南省临沧地区也发生过(马永康等,1989;董心齐等,1995)。这种看法,把问题简单化。事实上,关于鼠疫微生物的腐生性已非今日才发现的问题。早在20世纪50年代优·穆·拉尔就在高加索及外高加索鼠防所1956年出版的第一辑论文集中就提出鼠疫菌有原始的腐食菌的祖先,腐食菌有3个发展阶段:①腐食生物阶段;②半腐食和偶然寄生在啮齿动物有病的和较弱的个体的黏膜上;③专门的寄生虫阶段,即通过蚤从有病啮齿动物向健康啮齿动物传递的阶段。关于这一问题大多数的专家并没有异议,基本上未出现争论。但在他这篇关于鼠疫自然疫源地的古发生的文章可是遭到很多专家的反对。有关鼠疫自然疫源地的古发生将在另一章中作介绍。

鼠疫菌的古发生最早是在潮湿热带的潮沼地区出现的,鼠疫菌的古老祖先出现后,从中分化出假结核菌,从此彼此分道扬镳。因此鼠疫菌和假结核菌是近亲的微生物,它们的亲缘关系首先被一系列相同特性所证实,它们在遗传学上近似性的重要证据是对它们的核糖核酸的核苷酸成分的比较资料。实际上鼠疫菌能变为与啮齿动物的假结核菌不易区别的菌型,这是证明鼠疫菌微生物和假结核菌微生物非常近似的信服论据之一。鼠疫菌病原体变异性的这一形式,即不易与假结核病原体区别的这种病原体的变体形式的发生,正确地应认为是返祖遗传现象。近些年根据比兹鲁可夫的试验,认为可用半乳糖激活酶的高低来鉴别多年来难以鉴别的鼠疫菌和假结核菌。

因此20世纪七八十年代在鼠疫自然疫源地分布区范围内的啮齿动物宿主洞穴的潮湿垫基层中及在水生生态系统中发现鼠疫菌的生存就不会是新颖的事了。

认识鼠疫菌的历史并不长,也只有100多年。最早对鼠疫菌在自然界的循环途径是伍连德提出的家鼠鼠疫的模式:家鼠—蚤—家鼠。后来在自然界确证鼠疫菌在鼠疫自然疫源地中循环的模式变为大家能接受的模式:啮齿动物—蚤—啮齿动物。根据这一模式而展开对鼠疫动物流行病的防治研究已进行了行之有效的工作(从1899年开始),几乎占整个20世纪。参照在上面刚谈到的鼠疫病原体在自然界中循环的图式,最好把鼠疫菌寄生和非寄生分开。作者将现在鼠疫菌在自然界中循环的知识,用图表示(图9-9)。

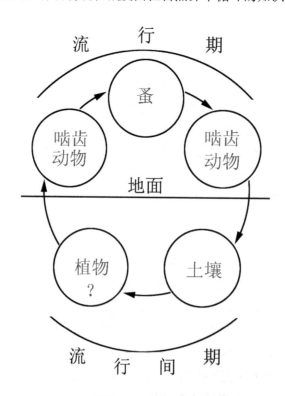

图9-9 鼠疫菌在自然界中循环的模式

用这种循环模式来表示鼠疫菌在自然界中存在的真实事实。图式明确表示鼠疫菌在自然界中生存于两个生态相:寄生相(地面上的,鼠疫动物病流行时期的)和土壤相(鼠疫动物病流行间期的)。用这一图式表示鼠疫菌是因为循环于两种环境中的流行病学意义是不同的。但土壤相并非发现时才有的现象,而是鼠疫菌的原有特点,只是发现得晚一些罢了,认识上明确这点是必要的。

作者认为里特温提出的循环模式的最大缺点是把鼠疫病原体循环的两个生态相放在一个水平上,不符合实际。实际情况是鼠疫病原体处于寄生于常温宿主(鼠类)机体和节肢动物(蚤)宿主机体中,与处于土壤或植物中是截然不同的两种环境。鼠疫病原体处于这两种环境中的生活方式必定是截然不同的。这无须详言。另外鼠疫病原体处于两个截然不同的环境中,与人的关系也截然有别。流行期的鼠疫菌容易使人感染,而流行间期的鼠疫菌不太容易使人感染。至今还未看到病原体在流行间期能使人群发生疾病流行的报道。应该在鼠疫病原体循环图上将寄生相(流行相)与土壤相(流行间期)两个层次明确分开。再一个因素是,分成了上下两个层次。地面层次与近100年来对鼠疫动物病研究中所取得的大大小小的全部斗争成果有关,这些成果必须无条件保留。地面上层次的循环仍然是啮齿动物—蚤—啮齿动物。这一循环锁链是不会变的。由此得出,对鼠疫动物病的预防措施也应该不会受土壤保菌等的发现而影响,相反的只能加强和更臻完善。

应该承认,鼠疫菌的土壤,水中水生物的保菌的发现,是深入认识鼠疫菌的重要一步,成绩应该肯定。下一步是如何研究,揭开它保存的一些机理,究竟有多大的流行病学意义。关于这些问题,已在第三章作了一些讨论。

八、病原体侵犯动物机体后感染过程

在认识动物发生动物病的侵袭之前,如果对病原体侵犯动物机体后它在受感染动物机体内的感染过程有初步的了解,无疑对认识、深入理解啮齿动物的比较病理学是十分重要的,为此,作者提供了用啮齿动物进行土拉伦菌的感染(图9-10,图9-11)。这两个图例对从事动物流行病工作的人们至关重要。

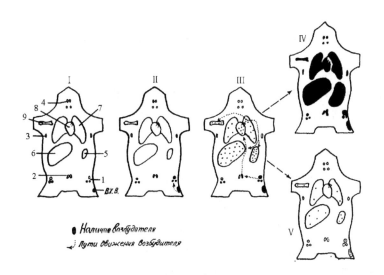

图9-10　土拉伦菌病传染过程的相实验

Ⅰ. 适应;Ⅱ. 局部感染;Ⅲ. 感染的灶性分布和血液分布;Ⅳ. 出现脓毒症;Ⅴ. 传染熄灭。BX.B.感染的入口;1. 腹股沟淋巴结;2. 泛化开始于淋巴结;3. 腋下淋巴结;4. 颌下和颈淋巴结;5. 脾;6. 肝;7. 肺;8. 心;9. 骨髓;10. 病菌存在的部位;→病原体在体内活动的路径

图9-10主要强调传染的过程,从下肢被病原体侵入后一直发展到出现脓毒症,最终传染熄灭。

图9-11主要强调在临床传染过程中,如果侵入的剂量不同感染过程出现变化与时间的关系,但最终均以死亡为转归。

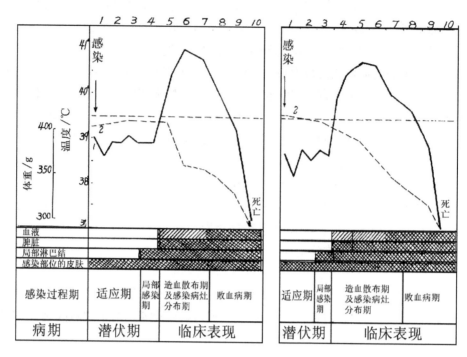

图 9-11　用豚鼠作土拉伦菌病临床传染过程观察

皮内注射 1 个菌体(甲)与 10 个菌体的对照,细菌在器官和组织中的分布,感染开始↓,1.2～10 天数,粗线代表体温在注射菌体之后的变化,细虚线代表体重在注射菌体之后的变化。

在自然疫源地性疾病中的动物病研究得最早,研究得最好的不多,土拉伦菌病、鼠疫、细螺旋体病等算是比较好的,其中鼠疫较好,在本节中只介绍某些啮齿动物鼠疫病学中比较重要的一些问题。在这之前需要了解啮齿动物感染鼠疫时的一般特征

第二节　动物流行病与动物数量的关系

关于动物流行病是不是啮齿动物数量的调节因素。野生动物的种群中动物流行病的广泛分布,特别是在啮齿动物种群中,至于动物流行病在野生动物,特别是在啮齿动物种群的数量波动中的作用生态学家的评价则是非常不同的。

有些作者认为动物流行病是鼠形啮齿动物大量出现萧条的主要原因(伏·斯·维纳格拉道夫、恩·И·卡拉布霍夫、阿·恩·福尔摩佐夫等)。有的甚至认为动物流行病是这些小兽数量调节的重要或主要因素,是它们的密度自动调节的手段(斯·阿·谢维尔错夫)。

另一些则持相反的观点,他们把动物流行病放在从属地位,认为动物流行病的发生与数量没有关系(帕·阿·斯维里琴柯、依·雅·波良可夫、斯·格·彼格里曼)。

斯·阿·谢维尔错夫的主要观点可以归纳为 3 条:①每一个种的数量达到临界(或危险)密度时,动物流行病是不可避免的;②动物流行病是一种灾难,它可以稀疏动物数量,使动物流行病不能进一步的发展下去;③上述两个过程相互作用,而且能决定数量被动的节律,特别是小型啮齿动物表现尤为明显,能使达到动物流行病时的密度每 3～4 年出现一次。

作者也可将依·雅·波良可夫的观点归纳为 3 条:①鼠形啮齿动物种群中经常有病毒、细菌带菌者;②动物流行病啮齿动物生存条件改变的结果,发生在啮齿动物新陈代谢强度减弱时期。在最适条件生存的种群,即在能使小兽进行繁殖的最适条件时,动物流行病熄灭了;③相互接触,结果数量对动物流行病的发展没多少意义。

在上面引述了两种截然对立的观点,不但在苏联是这样,全世界也是上述两种对立的观点,一直争论不休,包括在讨论造成动物种群数量动态的原因的争论中,出了不少专著。事实上参加这些争论中的专家,真正亲身参加动物流行病研究的不是太多(多为从事与农业害兽作斗争的研究的),他们并没有掌握被验证过的事实。

在苏联许多传播性疾病的自然疫源地顺利调查提供可能来评价各种传染病中动物流行病在啮齿动物数量调节中意义。苏联医学科学院咖马利流行病学微生物学研究所的寄生虫学和医学动物学部在 20 世纪五六十年代在这方面开展很多自然疫源地性疾病的动物流行病学的研究。

应该指出,绝不能谈抽象的动物流行病。每一种传染性疾病,它们是在一定的环境条件中病原体与大生物相互作用的结果,以动物流行病流行过程作为它们时空上的存在形式。动物流行病学过程的特点,首先取决于污染源的传递机制,这种污染源的传递机制代表每一种传染病性质。著名人类传染病学家伏·穆·日丹诺夫的这一备受当代同仁欢迎的观点道出了动物流行病学的真实含义:每一种微生物的特征是它的致病性(侵袭性和有毒性),通过一些途径传播,对外环境的稳定性等。不同种的动物对不同的疾病有不同的感受性和传染的敏感性。个体或种群的生理状况在整体上能够对它们传染的抵抗力有很大影响。所有这些迫使研究者在研究动物流行病及其在对每一种传染病的研究中对不同的啮齿动物数量调节中的作用。

为了下面叙述方便,有必要再强调关于动物流行病这一术语的含义。由某种微生物(细菌的、病毒的、原虫的等)引起的啮齿动物的传染性疾病的任何大量的分布,并不取决于是否这种病会使带菌宿主动物遭到致命的结局(死亡),或者这种病不会引起带菌宿主动物的死亡。换句话说,是研究某种微生物引起带菌宿主动物发病后从开始到熄灭的整个流行过程中的相继感染动物形成的链,染疫动物的多少及染疫动物分布范围等的时空现象。因此,理解自然界动物流行病,必须要有一个基本概念。任何动物病的出现它所占据的面积是很局限的,动物流行病绝不可能同时在整个自然疫源地范围内出现,即使同时在很多点暴发,这些点的总面积与疫原地面积相比,仍然是很局限的,更不能与发生动物流行病的宿主动物的分布区的面积相比。

下面举一些分析各种传染病时动物流行病的一些规律。

土拉伦菌病是一种烈性传染病。在流行期间分离到的菌株其特点是强毒株。土拉伦菌菌株的毒力特点:皮下注射微生物剂量,按标准 10 个菌体或以上均引起小白鼠、小鼠及其他对该病高敏感的动物全体死亡。感染最小剂量在绝大多数情况下都能杀死动物。微生物如此高的侵袭力非常限制小兽的年龄、季节等的感受性和敏感性的波动。在啮齿动物中间土拉伦菌病的分布机制是非常不一样的:吸血的体外寄生虫(特别是硬蜱)、食物性的、水、蚕食同类的。

强烈的动物流行病,伴随着大量的鼠尸,主要在冬季啮齿动物集中的地方,即所谓的隐蔽小生境(麦秆堆、谷仓等)。而在开阔小生境动物流行病的发展中鼠尸则非常少见。

春季啮齿动物间的动物流行病的停息和夏季没有啮齿动物间的动物流行病可以用土拉伦菌病的微生物在外界环境正温度(零度上)时不能长久生存作解释。冬季从麦秆及尿粪污染的种子及动物尸体分离出来的微生物也只能活几个月,像夏天时一样是活不长的。

冬季动物流行病广泛地分布在麦秆堆、草堆,通常这时期这些地方啮齿动物的数量非常大,且对土拉伦菌病有高的敏感性(普通田鼠、水䶄、小家鼠及其他鼠形类)。S 到冬季动物流行病发展的情况是众所知悉的。这种现象是用冬季田鼠在麦秆堆和草堆数量高加以解释的。最猛烈的和破坏性的动物流行病是对田鼠生存最适宜的隐蔽小生境(未脱粒的草堆),在这些草堆中田鼠的数量之所以高是草堆中田鼠的繁殖一直不断地进行。

在所有情况中,麦秆堆和草堆中动物流行病对开阔小生境中啮齿动物数量波动的多年总的性质没有改变。如 1937 年/1938 年的冬季在苏联中部一系列的县区中观察到猛烈的草堆动物流行病。到了 1938 年的夏天,不论是被动物流行病感染了的县,或者是在这些被感染的县邻近的县,都同样出现了鼠形啮齿动物数量暴发的多年高峰(尼基皮洛夫,1949)。同样的现象也在乌克兰的一些县中,出现了1948年冬季鼠类大繁殖。

还有恩·依·克拉多赫维尔(1953)报道,在城市环境条件下多年流行的土拉伦菌病的动物流行病,没有减少苏联中部地区中一些不大的城市中的小家鼠任何明的数量。优·阿·苗斯尼可夫等(1953)长期追踪了冬季泛滥时土拉伦菌动物流行病对普通田鼠数量的影响后得出下列结论:①动物流行病对啮齿动物数量下降性质没有明显的影响。啮齿动物数量下降既发生于动物流行病危害的地区,也发生在没发生过动物流行病的县。②动物流行病的作用只限于啮齿动物的一部分,只是减缓了数量增大。明显地降低啮齿动物数量的动物流行病还未见到过。

类似上述的调研工作苏联医科院流研所医学动物室的恩·格·奥勒苏菲耶夫、穆·阿·鲁宾娜、特·赫·杜那耶娃及帕·恩·格拉哥里娃等都详细地对某些地区冬季动物流行病,在苏联中部地区作过研究。他们的观察指出,麦秆堆中及草堆中能明显缩减小兽数量的冬季土拉伦菌动物流行病,对整个地区中啮齿动物数量变化的总过程没有明显的影响。对冬季泛滥的土拉伦菌动物流行病对啮齿动物数量的影响也作了追踪观察,也证明与毗连的那些没有动物流行病发生的县相比,它不影响啮齿动物数量波动的总进程。

啮齿动物的巴斯德菌病。这种疾病的病原体属于一种共生体,其致病性只是在一定条件下才出现。伏·伏·库切鲁克、特·恩·杜娜耶娃、伏·帕·赫鲁斯采里夫斯基和伏·阿·留辛等在1948~1951年对这种动物病的流行病作过研究。传染病的分布显然是点状分布。其动物流行病特点是,在数量高峰时,几乎是100%的患病,但对动物无害。病情严重时,就会出现大量的鼠尸,有严格的季节性,当啮齿动物生存处于不利的时期,还能同时占很大空间。

布氏田鼠死于巴斯德菌病大都为越冬体弱的,故每年早春可见到尸体,与小兽数量无关(图9-12)。在动物流行病最厉害时的年代,小兽尸体特多,这时小兽的密度只相当于发病前的37%~57%,但仍超出数量低的年代很多。因此,在发生动物流行病时,小兽死于传染的终止与密度稀少无关;哪怕是在动物流行病流行最猛烈时期的地段中动物流行病也不会对田鼠的数量有灾难性的影响。在巴斯德菌病流行猛烈时期,小兽死亡也只占种群的平均10%。死亡率接近60%。仅在很个别的面积不大的地段。按区域讲,巴氏杆菌和传染病分布,毫无问题与数量有关,但主要意义并不直接使田鼠数量增大,而是在数量增加背景时,不因地段(小生境)出现密度的均匀。这种情况能减弱传染病接力棒式的传递,消除其分布的障碍,使得地区有小数量小兽的存在,在这种地区接触和相互感染几乎是不可能的。

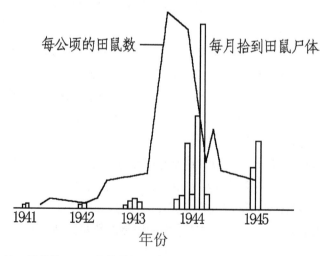

图9-12　季节性死于巴斯德菌病及布氏田鼠在1941~1945年期的数量变化

田鼠不同性别组对这种传染病是不一样的。冬季及早春月份死亡的大多为雌田鼠,从繁殖开始雄田鼠的死亡有相当的增大。幼鼠对这种病的抵抗力有所提高,即使患病也是呈慢性的,不会出现死亡的结局。雌田鼠冬季大部分死亡,破坏了后来种群中的性比关系,这就相当程度上降低了繁殖力。

在田鼠种群中这种传染病的广泛分布,动物流行病的加剧,伴随着小兽相当数量的死亡,使大家承认,巴斯德菌病是决定田鼠死亡强度的主要因素。但巴斯德菌病的动物流行病不是决定田鼠数量动态的唯一因素或主要因素,在引起这种小兽数量波动的综合因素中,动物流行病占一定位置。

链球菌传染病。这种传染病对啮齿动物种群的作用,按其整个进程很近似巴斯德菌病。但对这种病的研究事实上还很局限,只有一些零星片段的报道。根据穆·帕·帕克洛夫斯卡娅(1935)的报道,链球菌传染病在冬季大量的动物流行病条件中平均死亡的小家鼠达到25%。在实验条件下与链球菌病密切接触以及与蚕食同类的链球菌,小家鼠的死亡率也只达到20%。还有研究者在北高加索发现,那里的林姬鼠种群在其数量高峰时广泛地存在着链球菌传染病,能达到种群中的10%。

无黄疸性钩端螺旋体病。伏·伏·阿南英,依·伏·卡拉舍娃在20世纪50年代,详细地研究这一疾病的动物流行病时指出,本病在经济田鼠整年都在流行。动物流行病的强度有规律地按季节变化;强烈流行与繁殖期相符合。动物流行病的强烈性的季节变化完全反映经济田鼠数量的季节过程。在一年秋季的八九月田鼠数量高峰期是动物流行病最发展的时期。这个时期,在疫源地范围内被感染的小兽可达到种群中的50%,在个别年份还会比这个比例高得多,而且成年鼠几乎全被感染。随着数量的季节性下降动物流行病的强度也随之减弱。田鼠中这种传染病有共同的性质;病原体在全身化期之后则局限到肾脏。病程很长,在个别情况下可以牵延小兽的终生。死亡结局,在小兽通常是患过病的个体有稳定的免疫力。患病小兽一定时期后体重减轻,行动迟缓,比健康小兽死亡快。猛禽叼走的大多为病鼠。

传染病有几种方式传递,但水—食物途径是主要的。动物流行病的强烈性取决于沼泽化的土壤,小兽的数量及每年温暖季节的降下量。无黄疸性钩端螺旋体病的自然疫源地大多是狭窄范围的生境,并不取决于该地方的地理景观。因此无黄疸性钩端螺旋体病的动物流行病对小兽多年的数量变化过程影响,不管区域面积多大都不起作用。

甚至于在其疫源地范围内,无黄疸性钩端螺旋体病都不是传染病的主要带菌者田鼠小兽数量多年变动的主要原因。同时,无黄疸性钩端螺旋体动物流行病对小兽在秋冬季时期死亡速度、繁殖期数量增大强度都有一些影响,其影响的细节还须进一步研究。

啮齿动物的类丹毒(猪丹毒)病。这是一种农村啮齿动物中季节性比较严格的传染病。根据奥·格·奥勒苏菲耶夫、特·恩·杜娜耶娃、穆·帕·德里辛柯、勒·伏·洛得基维契等在20世纪50年代的研究,这种病多年来都是六七月发病,到9月末就结束。在受本病感染的地区,在间歇期(即冬季)曾调查了13 500只小兽均未检查出患病个体。在动物流行病的季灰色田鼠的感染率波动于1~10,而在水䶄达到37,在城市条件下褐家鼠及小家鼠中全年都能检出患病,特别是7~9月。

某种啮齿动物对类丹毒不同的感染率不是取决于对类丹毒的敏感性,而是小兽所居小生境分布的特点及生活方式。类丹毒的病原体能长时间保存在地面中,在碱性反应时,显然,甚至在土壤中进行繁殖。啮齿动物经常是经过土壤感染此病。感染既可通过口腔,有时还可通过皮肤。

这种传染病的特点是大多数感染的小兽无恶性症状。感染后绝大多数都不会致死。甚至对类丹毒最敏感的一些啮齿动物(普通田鼠、水䶄)在皮下注射最大剂量,从10万~100万菌体死亡。在野外很少发现鼠尸,只有在环境条件不利的时候才会有。成体幼体感染没有多少区别。不管是在疾病猛烈时期,或者在小兽患病后恢复时期均经常随尿排出传染病的病原体,带菌现象可能是长时间的。

研究了病区采自猛禽巢中的416只小兽,没有分离出类丹毒的病原体。显然,患病小兽在患病期间很少活动,都躲在洞内,因此猛禽难以捕获它们。

从图9-13可以看出,动物流行病的过程并不取决于啮齿动物数量的季节动态,甚至完全缺乏小兽丰富度和不同年代动物流行病强度之间的联系。因此这一事实与通常认为动物流行病的发展只在动物高数量的年代发生的观点相反(奥勒苏菲耶夫等,1951)。

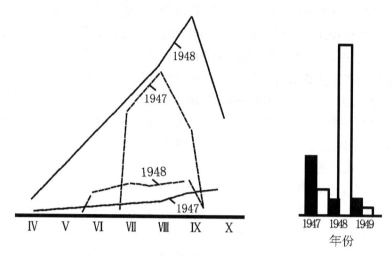

图 9-13　不同年代类丹毒动物流行病强度和田鼠的数量
（按奥勒苏菲耶夫和杜娜耶娃，1951）

实线为田鼠数量，虚线为感染的百分数。实柱为当月小兽感染的百分数，空柱为 9 月联合公顷的小兽数量

　　类丹毒动物流行病发病是与小型啮齿动物繁殖强度时期相符合的，动物流行病也是随着小兽繁殖结束而结束的。

　　动物流行病不同年代的强度，显然取决于动物流行病出现的季节的湿度。从表 9-2 中可以看出，动物流行病在地区内不同地段首先起决定性作用的不是小兽的数量，而是栖息地的湿度。

表 9-2　某大河河湾地区不同水塘中水鼩感染类丹毒的强度与岸边淤泥程度、种群密度的关系
（仿特·恩·杜娜耶娃等，1953）

项目	岸边淤泥的程度	100 个夹日捕获的大家鼠数	调查的大家鼠数	分离出的菌株	阳性标本的百分数/%	分离出菌株占被研究鼠的百分比/%
某河河岸……	+++	19.4	67	6	46	8.9
湖甲…………	++	22～28	49	1	5	2.0
湖乙…………	+	14～23	135	3	12.4	2.2
湖丙…………	－	24.2	59	－	－	－

　　上述专家经过对类丹毒动物流行病的研究得出下述结论：类丹毒病对啮齿动物的数量的波动影响有限。

　　包洛夫病（荒漠的烈性坏死型皮肤利什曼病）是一种季节性传染病，是由一个啮齿动物通过白蛉传给另一个啮齿动物的。动物流行病的季节长，不少于 9 个月（从 3 月末到 12 月初）。动物流行病的强度取决于白蛉飞行的强度和个别的小兽患病时间的长短。动物流行病流行强度的明显波动在动物流行病季节时期不同时间尚未发现。传染病过程的时间长短在大沙土鼠、红尾沙土鼠和子午沙土鼠中平均不少于 3 个月（大沙土鼠为 7.5 个月，红尾沙土鼠、子午沙土鼠为 6～8 个月）。在动物流行病季节小兽患病率相当高。在大沙土鼠按某些小生境患病率可达到 35%～68%，个别情况全部鼠都患病。红尾沙土鼠天然患病率达到 9%～26%，而子午沙土鼠则为 3%～7%。

　　大沙土鼠，以及其他种，传染过程都在皮肤部位，毛覆盖部位少见，短毛便于白蛉吸血（如耳轮、鼻尖、眼睑部）。传染具有地方性。全身化患皮肤利什曼，不论在自然界，或者是实验室均未见到过。大沙土鼠患病显然反映出小兽并未感到有什么不自然，它们的繁殖特性，小兽幼鼠也没有受到什么影响。这种传染病对各种沙土鼠的数量波动没有影响。

动物流行病对啮齿动物数量的作用是非常多种多样的。除了引起小兽死亡外,动物流行病还引起小兽繁殖特点的改变,如性周期的变动、胚胎数的吸收、小产等。不同年龄、不同性别的小兽有不一样的传染的敏感性和相互接触频繁度。这些情况导致在动物流行病时期不同年龄组的选择性死亡及不同年龄组不同性别个体正常关系的破坏。结果明显地改变了小兽繁殖的性质。在动物流行病流行期间有病的小兽胆小、畏缩、呆滞、行动迟缓,这就提高了肉食动物将它们猎捕掉的效率。

有一种观点认为动物流行病发生的原因是小兽中新陈代谢降低,但在很多传染病中并未得到证实。持这种观点的专家认为,在种群处于促使其繁殖的适宜条件时,动物流行病绝对会导致种群密度熄灭,在这方面,土拉伦菌病有这种情况,但与事实和伤害不符,因这与原苏维埃保健掌握的实际不符。

原苏维埃预防流行病的机关在消灭特别危险的传染病的某些疫源地中的辉煌成就是基于人为地将啮齿动物数量加以减少。啮齿动物杀灭可以减少现行流行病的危害,遏制动物流行病,或者将其局限在地区分布的范围内,在维持已知的生存条件时,还可以完全消灭动物流行病,即消灭疫源地。

在一系列情况下,啮齿动物的繁殖,以及与繁殖有关的接触的增大、数量的增大都会导致动物流行病明显加强。这种情况在子午沙土鼠的鼠疫(费道洛夫,1944)、无黄疸性钩端螺旋体病中的经济田鼠(阿南英和卡拉舍娃,1954)及土拉伦菌病动物流行病中都可见到。

对大多数的传染病,特别是对人危险的传染病,它们的动物流行病从地区上讲分布广,这些病的流行强度直接与啮齿动物的数量相联系。

同时,在大多数情况下,发生动物流行病时期,对动物流行病发展的性质,以及熄灭的时间起主要作用的不是数量,而是其他条件,如接触的强度、特异性媒介的存在、病原体在外部存在的可能性等。

大多数传染病的动物流行病的发生和发展必需的条件总数中,啮齿动物的数量是最容易被人觉察出来的一个特点,因此预防流行病机关在实际工作利用这一特点来识别疫源地内是否有动物流行病出现或存在的可能。

伏·伏·库切鲁克认为,斯·阿·谢维尔诺夫(1941)把啮齿动物数量的自动监测作为能引起动物流行病中起作用的模式,在自然界中并不存在。

没有一种传染病,离开其他死亡因素的作用而能够将啮齿动物种群缩减到通常已是数量萧条时期的密度水平。在所有情况中,只要研究者稍许细心追踪啮齿动物在其数量大的年代之后的数量缩减的性质,就会发现动物流行病不可能是小兽死亡的唯一或主要因素。有很多观察,在啮齿动物数量大的年代后的数量缩减无须动物流行病的参加,这既涉及啮齿动物数量的小的高潮,也涉及大的高潮。

厉害的传染病不可能在短期内席卷一个无间断的大的区域。通常,传染病在局限地段整个"易燃材料"烧光,由于啮齿动物种群的镶嵌性和花边(或叫网状)性而表现得不可能由"易燃材料"烧着后很快向四方辐射蔓延,而是在局部地段烧光后熄灭。因此,厉害的传染病不可能缩减大面积上啮齿动物的数量。

共生体群中的微生物在啮齿动物数量足够时能分布到广大区域中,使疾病成为无害化形式,或者成为带菌者。由于外部条件的作用可以发生传染病同一时间激化加剧,这时伴随着大量的死亡和啮齿动物在大面积上的数量的明显紧缩。在这种情况下,动物流行病的起始和结束都不是啮齿动物的直接作用,因此传染病的这种变体并不具备斯·阿·谢维尔曹夫的那种自动调节图案是没有的。

啮齿动物数量波动是由综合因素引起的,而且有的时期是由繁殖及决定繁殖的因素起主导作用,在另一种情况下则由死亡强度引起。所谓死亡强度在一系列情况下,是决定啮齿动物春季种群开始繁殖的起始的大小。当年数量高峰在同等程度决定于繁殖及繁殖的强度,以及初始种群的大小。

在动物流行病死亡率因素中,毫无疑问,占重要位置。它们不决定数量波动性质,但能在与死亡的其他因素的相互作用中能够是缩紧啮齿动物数量的主要因素中的一个因素。

以上可以归纳为几条结论:①各种微生物引起的动物流行病按其发展以及对啮齿动物种群影响的特点是相当不同的,至于说到对啮齿动物数量影响的共同特性的某种抽象的动物流行病是没有的。②在所有其他同等条件时动物流行病发生的可能性取决于数量水平,对每一具体的配置的特异性:温血宿主和致病性寄生虫。对很多动物流行病的发展在很大程度上接触的频度和形式有意义,存在的特异性媒介,使致病性微生物长期存在外界环境中条件的存在等。③对一系列传染病讲没有见过啮齿动物正在强度繁殖着的种群中不顾啮齿动物的种群密度动物流行病的熄灭。多年积累的有关这一问题的事实与依·雅·波良可夫的理论相矛盾。④斯·阿·谢维尔诺夫提出的通过动物流行病的作用啮齿动物数量的自动调节的情况在自然界并不存在。⑤啮齿动物大量的死亡因素中动物流行病无疑占一定位置。它不能决定数量动态的总性质,只能在与其他死亡因素的相互作用中,在一系列情况时,是啮齿动物数量减缩的主要原因中的一个。

下面再来看看与动物流行病相比较的一些对自然界疾病宿主动物数量有影响的因素。

首先要提到的是降水和干旱。通常某一地区出现的降水和干旱的面积总是比某种动物病出现流行的面积要大,降水多或降水少,通常都会引起一些小型兽类,鼠形动物的居住环境(洞穴)出现恶化,而遭到灭顶之灾。我国北方农村说的:大暑小暑灌死老鼠。一些动物病流行范围,一般都不会太大,有的仅限于田野的一些草堆、麦垛等(如土拉伦菌),或者是植被长得比较好的不大的一片草地(如鼠疫),或者是硬碑比较集中的地方(如蜱传脑炎),或者是雨水泛滥区的地势高的面积不大的鼠密集集中地(如无黄疸性钩端螺旋体病),而干旱或降水发生的洪灾的出现有时面积较大,如 2011 年泰国洪灾,2012 年美国导致玉米减产的持续干旱,它类似 1930 年、1950 年美国因尘暴干旱。另外还将提到食肉动物对动物病宿主动物数量的影响。动物流行病的流行不是每年都在一个地方出现,加上各种动物病的流行有流行间期,而食肉动物则遍及宿主动物的整个分布区内,且猎捕小兽的猎捕率无大的变化。食肉动物包括哺乳动物中的食肉目、鸟类中的猛禽等,它们一年四季对猎物的猎捕对宿主小兽的数量影响是很大的。以鼠疫中的旱獭为例。旱獭栖息地地区终年出现的食肉动物,如各种鼬、狼、狐等,甚至狗熊、多种猛禽,经常在旱獭栖息地中偷猎旱獭。每年幼獭刚出洞期间,没有防护经验的幼獭被食肉动物猎捕的数量就很大。肉食动物猎捕宿主动物,不只是猎捕有病的,还猎捕健康的。

综上所述,宿主动物在其分布区内的数量靠有限的动物病流行区(疫源地)动物的死亡调节是非常有限的,甚至是微不足道的。

最后有必要对鼠疫动物流行病是否能在啮齿动物中起宿主作用的物种的数量动态的问题作简要介绍。

鼠疫动物流行病的发生长期被认为是由于在自然疫源地内的啮齿动物,主要指的是鼠疫病原体的宿主动物,以及其媒介的数量增大,导致接触频繁,则可以发生鼠疫,于是鼠疫动物流行病就可以使鼠类的数量得到遏制,自然界又恢复生态平衡。前面列举的几种自然疫源地性疾病已说明动物流行病在宿主、媒介分布区内出现的动物流行病的面积是有限的,动物病流行的各种形式都是短时间的,受影响的啮齿动物(包括宿主动物种类在内)只是其中一小部分,大部分鼠不会因一场鼠疫动物流行病而死亡。因此,几十年从事鼠疫病防治工作的专家越来越认识到鼠疫动物流行病的发生和宿主动物及媒介蚤的数量水平之间没有联系(阿·依·加特洛夫,1999;特·优·卡列莫娃等,2010)。这种观点并非少数专家之见,而是苏联(包括后来俄罗斯)专家们对他们多年从事自然疫源地性疾病进行全面总结的一些论点。从实际情况也可以看出,如山地旱獭鼠疫病的发生,有时小到只限于一个家族;对于甘肃会宁黑窑洞的阿拉山黄鼠鼠疫的流行人们也没有觉察到当地的鼠类的数量在当时有明显的数量骤增现象。

动物的数量动态在生态学中是个争论了 100 多年的问题,应该说起主要影响作用的是气候、饲料基地(植被)和食肉类的数量等综合因素。

第三节　动物流行病的研究方法举例

动物流行病的研究方法有很多种,这里仅举其中少数几种。

用放射性同位素的方法进行动物流行病流行过程因素的模式试验来研究鼠疫的传播。有学者根据他们对啮齿动物使蚤类感染,并将其携带到邻近洞的过程分析得出结论,认为动物流行病"如同油点一样"向四周扩散,散布的速度不大。以个别传染即便是伸出去 1~2km 计算,其扩散速度为每月 1km,一个夏季为3~5km。

而另一些学者(Н.П.那乌莫夫等)则用血清学的方法对咸海北部荒漠低洼地带鼠疫动物流行病的分布和移动进行研究,探讨动物流行病的传播途径和蔓延速度。认为动物流行病即使在系统健康化处理过的地区内(在主要的基础疫源地内经过反复杀鼠灭蚤,重要地段已无鼠疫菌了。不仅用细菌学方法,且经详细的血清学方法都证实其已消失)。但在其边界上鼠蚤中的感染依然存在。在若干年内详细观察可以看到,系统健康化工作一旦停止以后,在大沙土鼠的数量恢复到原状时,动物流行病又继续传播、蔓延。同时,在健康化以后通过动物流行病初次感染到的地方(即流行的最前沿)和已经流行过相当时间的地方来确定啮齿类种群组成的某些差异。这样可以探究动物流行病蔓延的途径和速度。这种蔓延在最密的大沙土鼠栖息地内才能实现,总之它具有共同的性质,在大面积上(长度在 200km 以上)就可清楚地看出来。它以幼鼠分居(分散)这一传播方式可以解释这一现象,通常它向各个方向进行辐射。因为动物流行病从沿着整个南部边界上保存下来的疫源地那里开始蔓延,其远距离移动在这种传播形式下必定成为北边的主要共同性质。幼年大沙土鼠不到一个月的过程就能跑出了 12~18km。另一些学者(Дятлов 等)根据在东卡拉库姆鼠疫动物流行病的传播也获得了类似的资料。

至于在不同的景观内和大沙土鼠栖息地中,中间动物流行病蔓延和传播的可能性及特征还需要弄清楚。

上述提出的问题,有一般生物学意义,又具有重要意义,尤其在解决鼠疫疫源地健康化的任务中更显得重要。

下面将介绍开展动物流行病的诸多方法中的两种。均应用同位素对宿主动物和媒介作标记。探讨病兽的迁移而传播动物病。

一、钩端螺旋体病的传播调查

钩端螺旋体(钩体)在 20 世纪 80 年代归属于钩体科,包括致病性的或叫寄生性的,或问号钩体(*Leptospira interrogans*)和非致病性钩体或叫腐生性钩体,或双曲钩体(*Leptospira biflexa*)。后者主要发现于地表淡水,呈腐生生活,也有在海水中发现,对实验动物无毒性。但在实际工作中发现虽属双曲钩体的菌株,但它也是寄生性的。特别是后来发现短小钩体已属兼具有寄生性和腐生性钩体的特性(Hovind-Hougen,1981)。过去曾报道过一种叫伊利尼细螺丝体,其表型特征与双钩体相似,而它的 DNA 碱基组成、血清学特性、形态学与其他钩体不同(Fripathy,1965)。基于上述这些情况把钩体分为两个属,成立钩体科(Leptospiraceae)。直到 1994 年出版《伯杰氏系统细菌学手册》(第九版)取消钩体科,将所有经鉴定的细菌分为 1~35群,螺旋体排在第一群,并划分为 8 个属,其中的疏螺旋体属(*Borrelia*)、细丝体属(*Leptonema*)、钩端螺旋体属(*Leptospira*)及密螺旋体属(*Treponema*)有致病性。

钩体是一种独特的、形态生理和进化等都与其他细菌迥然不同的微生物。如问号钩体主要感染自然界的哺乳动物(最常见的是鼠类),且常在水中和泥中生存,宿主非常广泛。还可以感染常见的家畜(猪、牛、犬)。时曼华、于恩庶(2000 年)报道我国已从 67 种动物分离出钩体,包括哺乳动物、鸟类、爬行动物、两栖动物、鱼类、蛛形网蜱螨目(一种),其中 34 种钩体宿主动物为我国首先发现。

钩体可在动物体内存活多年,也可在外环境中性或碱性水体中存活好几个月,在水中和土壤中游离生活的钩体随时遇上宿主,都可使人和动物感染,形成一个非常危险的循环,所以是一个具有庞大群体,迅速繁殖,并能飞速旋转运动循环,保证钩体种属的延续。

Yasuda 等(1987)认为问号钩体属有较多的血清群和血清型。钩体的分子生物学研究进展很快,20 世纪末以来钩体的基因型、基因组和新基因的克隆等方面均已开始得到阐明并进入应用。诸多的血清群和血清型间的遗传基因差异采用表型特征（16℃生长；8-氮鸟嘌呤和二氨基嘌呤生长反应、硫酸铜反应、酯酶活性）和分子遗传特性（DNA G+Cmol%、DNA 亲缘关系、羟基磷灰石、液相分子杂交法）对 46 株参考株进行钩体分类。后又与 Ramadas 等（1992）建议将钩体分为 17 个基因种：Leptospira15 个，加上 Leptonema 和 Turneria 各一个。新的钩体不断被发现。

钩体属于原核生物（procaryote），结构简单，无核膜，但有核区，不存在粒线体、高尔基体、内质网等的细胞器，但钩体外膜，内鞭毛体，菌体非常复杂，须用电镜观察才能根据其中超微结构进行分类。

伯氏疏螺旋体（*Borrelia burgdorferi*，又叫 lyme desease spirochaete）的染色体为线性，这在细菌中是仅有的。含线性染色体和环状质粒两种形式，因此全线性质粒是疏螺旋体的特征，这是原核生物中唯一带有线性质粒的细菌属。这种线性质粒 54kb（文献中报道的 49kb 质粒），是最大的线性质粒。环状质粒 32kb。线性质粒具有编码主要外膜蛋白 OspA 和 OspB 的操纵子 OspAB，这一操纵子内含 *OspA* 和 *OspB* 基因。而线性质粒 38kb，具有编码外膜蛋白 D（OspD）的基因。环状质粒 32kb，携带编码外膜蛋白 OspE、OspF 相关蛋白的基因，至于环状质粒 26kb，携带编码外膜蛋白 C（OspC）及参加嘌呤合成（GryA）的重要基因。

不同地理地区和不同生物学来源的伯氏疏螺旋体，其蛋白质谱具有多样性。我国学者也证实中国境内分离出的菌株主要蛋白有高度多态性和独特的构成模式。

田鼠型疫源地在湖泊、河流岸边低洼地带。该地区内宿主动物根田鼠分布不均匀。近湖泊地带密度较高，随着离湖泊的距离越远，密度越低。

有学者曾用标记啮齿动物的方法对其进行了 8 个月到一年的观察。结果说明，动物间动物流行病持续了 8～9 个月。啮齿动物得病后一般不死亡，只是活动性降低了，因此很容易被野生捕食动物捕食。动物病流行期间，该地区 80% 的啮齿动物都得了钩端螺旋体病。动物之间通过胃肠道及性器官感染。

根田鼠的感染率与年龄有关。1 岁田鼠的感染率为 100%，4～5 个月的田鼠感染率为 60%～70%，1～3 个月的田鼠感染率只有 10%～20%。因此，啮齿动物间疾病的流行强度取决于成年田鼠在该地区种群中所占的百分比，后者还决定着来年鼠间发生流行病的可能性。

有学者用标记流放啮齿动物的方法，在疫区内详细地观察了动物流行病流行强度的动态。观察是在 4 个时期进行的（图 9-14）。

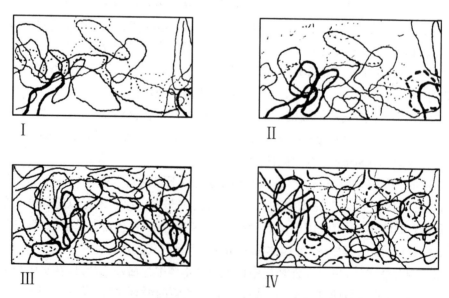

I　　　　　　　　　　　Ⅱ

Ⅲ　　　　　　　　　　　Ⅳ

图 9-14　不同月份健康鼠与患钩端螺旋体病病鼠的接触情况（仿阿南英·卡拉舍娃）

I．4 月 24 日至 5 月 10 日；Ⅱ．5 月 11 日至 6 月 1 日；Ⅲ．6 月 20 日至 6 月 30 日；Ⅳ．7 月 20 日至 8 月 30 日。
粗线代表病鼠，细线代表健康鼠，实线代表雄鼠，虚线代表雌鼠的活动范围（图 9-15）

在春季(4月),实验观察区内共有根田鼠26只,其中病鼠两只。于不同时期用捕鼠器捕捉标记动物的方法,测得根田鼠的个体活动范围。到夏季开始观察,病鼠已增到5只。感染途径是雄鼠经交尾传给雌鼠的。雄鼠传给雄鼠则是通过胃肠道等感染方式。到夏季中期进行第三次观察,一对病鼠又感染了两对田鼠,三只雄鼠又感染了两对田鼠,第四次的观察是夏季末期(7月30日至8月30日)。这期间由于鼠类的繁殖,小区内的田鼠已增到100多只,病鼠已达到20多只。为了观察钩端螺旋体病在疫区内的详细流行情况,作者采用对田鼠示踪流放的方法进行观察。观察的方法是划定1~2hm²的样地面积,在其中放置100~200只捕鼠笼,笼距前后为10m。观察一定时期后,可移动至邻近地区继续观察。捕到鼠剪切耳缘作为标记,之后释放回原地,经一定时间再在样地内进行捕鼠。

根田鼠一般分布于湖泊边缘地区(图9-15,图9-16,图9-17)数量增大时,它们的活动范围也扩大了。因与离湖边较远的普通田鼠有频繁的接触,从而将疾病传给了普通田鼠,因此,在普通田鼠种群中间亦发生了钩端螺旋体病的流行。

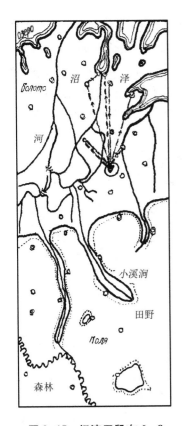

图9-15　经济田鼠在6~9
月的活动方向

◎实验场地
○释放标记鼠的地点
——鼠迁徙路线
(仿阿南英·卡拉舍娃)

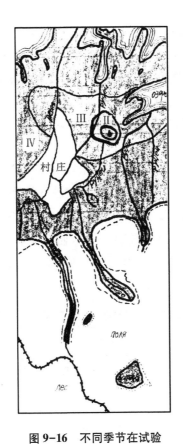

图9-16　不同季节在试验
地区动物流行病的分布

Ⅰ.涨大水之前(4月);Ⅱ.涨大水期间;
Ⅲ.六七月;Ⅳ.八九月(仿阿南英·卡拉舍娃)

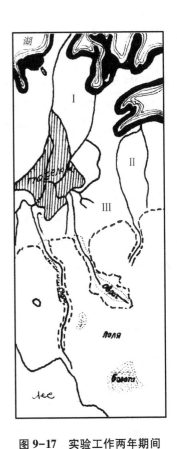

图9-17　实验工作两年期间
在实验现场不同动物
流行病的不同强度

60%及以上的被感染小兽
Ⅰ.40%~50%;Ⅱ.30%~40%;
Ⅲ.5%~10%(仿阿南英·卡拉舍娃)

春季时期,河水未泛滥时,田鼠集居于湖泊边缘地区,所占面积一般不超过2%,但在春季河水泛滥时期,田鼠被迫集中在少数地势比较高的个别岛屿样的小高地上,这时田鼠所占面积大约只有0.5%,这时小高地上田鼠密度相对比平时要高,相互接触也比平时频繁多了,从而导致在水退后田鼠种群开始发生疾病流行,波及地区可达到20%,严重时可达到50%。

从此可以看出,研究自然疫源地变动的规律有很重要的意义,它可以使研究者在疫源地所占面积最小的时候采取对宿主动物进行杀灭的措施,花费最小的人力物力,获得最大的比较彻底的消灭疫源地的效果。苏联就是在某些地区采用这种方法,通过在春季河水泛滥时期在岛屿样高地消灭田鼠的方法,从而控制了甚至消灭了该地区钩端螺旋体病。

具体方法是在该疫源地布设胡萝卜磷化锌毒饵,每只鼠剂量6mg,每隔3～5m撒下一把毒饵,这种方法可在短期内消灭疾病的自然疫源地。

二、喜马拉雅旱獭的活动性和迁移性

研究生物群落中与种内和种间接触问题有关的宿主动物的活动性与迁移性是研究动物流行病中的一个重要问题。作者对喜马拉雅旱獭的这一问题,曾作过一些研究,屈指一算距编写这本书的时间已是整40年前的工作了。鉴于至今还未见到对喜马拉雅旱獭进行过这一问题的报道,作者认为向大家介绍,还是有参考价值的。

调查工作从1973～1975年在祁连山北坡东段某地进行。工作地区属高山草甸草原的下部、海拔2800～3200m。植被群落主要由薹草(*Carex stenopholla*)、蒿草(*Cobresia* sp.)、蓼(*Polygolum viviparum*)、禾草、藏异燕麦(*Helictotrichon tibeticum*)、早熟禾(Poa annua)、红狐茅(*Festuca* sp.)、落草(*Koeleria* sp.)和杂草类等软草组成。旱獭主要分布于河谷地带的山地阳坡草原和丘陵缓坡草原,丘陵阴坡及半阳坡则较少,阶地更少,沼泽草甸,阴坡山柳、金腊梅灌丛均基本上无旱獭栖息。

（一）活动性和迁移

（1）标记流放：1973年在丘陵缓坡草原、河谷岸阶地分别选定有代表性的面积为8hm²、2.4hm²、3.6hm²,彼此相距3～4km的3个样地内,将所捕获旱獭进行外测量、称体重、切趾编号,最后用毛皮氨酚染料染色标记,于原洞就地释放。然后定期追踪观察。1973～1975年在样地四周逐步向外扩大进行捕獭,凡重捕的标记獭,经查明号数、称体重、外测量,于重捕洞就地释放。3年来共标记旱獭85只。绘制样地图,图上注明洞群分布。凡重捕獭,在样地图上标出移动位置、距离及时间。工作期间共捕获1178只獭（表9-3）。

表9-3　工作期间共捕获旱獭的情况

类型	1973年		1974年		1975年		共捕获
	只数	比例/%	只数	比例/%	只数	比例/%	
幼獭	10	25.00	54	24.00	253	30.56	
半成獭	7	17.50	44	19.56	103	12.44	不包括标记獭
成獭	23	57.50	127	56.44	472	57.00	
小计	40		225		828		1093

（2）定点标记观察：在与阶地相连的半阴坡脚,选定面积为4hm²的样地作每月一次、每次连续3天旱獭地面活动性和行为等的观察。先测量绘制样地图,然后捕打样地内旱獭,将所捕獭进行切趾编号并用毛皮氨酚染料在身上染色并编号。经过两周后,开始观察。在样地一侧根据地形及植被建立一个观察的瞭望台,台顶小屋封闭,早晚进入观察,上下台用梯子。每天观察时间从早上7点到晚上8点。记录旱獭地面全部活动行为。每隔1h记录气温、气湿天气及地面旱獭数,并绘入图内。

（3）同位素示踪标记：选用P³²标记旱獭。体外蚤用内标记方法（舒拉布拉等,1961）。分别选用面积为

5.95hm² 和 4.55hm² 样地,彼此距离 3km。在 1 号样地内的两个旱獭家族中标记 3 只旱獭,2 号样地内 1 个家族中标记 1 只旱獭。均作腹部皮下注射稀释为 0.5mCi①/mL 的 P³²。经过 5 天,以释放洞为圆心,分别以 100m、200m、400m 等半径向外扩散进行洞干探蚤,之后在样地周围捕獭。从洞干和獭体捡到的蚤,全部进行射线自动曝光显影。全部结果标记在图上。

(二)结果与讨论

(1)旱獭的活动性。旱獭于 3 月中下旬出蛰。这时地面还覆盖着积雪,只有小块积雪少的阳坡被太阳晒得积雪融化。这时日均温为-3℃。蒙古旱獭(*Marmota sibica*)大批出蛰时与化雪过程密切相关,哪里化雪快,地面露出越早哪里的旱獭出蛰就早。与作者观察一致。喜马拉雅旱獭出蛰的时间长达 15 天左右,种群的大部分能出蛰完毕。出蛰后最初几天,一般不怎么进食,活动也少,仅在离冬眠洞不远的地区活动就回到洞内。之后活动性渐增,到六七月时,出洞在地面时间最长可达 12～13h。早上,4 月在 9 点,五六月在 7 点,八九月在 8 点就出洞活动。日活动高峰 4 月呈单峰型、高峰在 12～16 点,其余月份均在 8～9 点和 16～17 点各有一个地面活动高峰。每日两个活动高峰间并非全部旱獭都不活动,幼獭中午一般不入洞,但成体獭中午入洞的较多;少数在洞口附近休息。红旱獭(*M. caudata*)每天有 15% 的不出洞(基兹罗,伏·阿·等,1964)。关于喜马拉雅旱獭每天不出洞的百分比虽未具体观察,但在全部观察期间,确能证实每天并非全部旱獭都同时出洞,总有一部分不出洞。

从表 9-4 可看出活动最高的月份是 7 月,最少的月份为 4 月。7 月之所以最高,主要是当年生幼獭大部分已到地面活动,同时,当年参加繁殖的雌成獭已结束繁殖,致使到地面活动的獭数一下增加一倍多。

表 9-4　喜马拉雅旱獭每天地面活动数的季节变化

月份	IV	V	VI	VII	VIII	IX
日均温/℃	11.47	14.70	14.00	14.40	—	7.57
旱獭地面活动最多/只	71	93	93	156	—	71

旱獭的活动受气温影响较大。这在灰旱獭(*M. baibacina*)、草原旱獭(*M.babac*)(兹穆娜,1953)、喜马拉雅旱獭(方喜业,1957)均有报道。看来旱獭的出蛰、入蛰及地面活动与天气情况关系密切,尤其是气温的变化最明显,其中日均温的变化与旱獭的活动性变化非常吻合(图 9-18)。不但如此,每天旱獭的出洞、入洞的时间与日出(青海省鼠防所,1963)有关。一般是太阳照射到旱獭栖息洞口附近不需半小时旱獭就会出洞。

旱獭的活动与黄鼠不同。黄鼠中午一般都入洞,而旱獭中午有不入洞的,这时多在洞口休息,这主要在于它们对热的耐受性不同,与长时间住在较深洞穴有关。

每天旱獭的地面活动,上午休息时间比下午多。下午觅食时间比上午多且频繁,很少休息,特别是快入洞前一段时间,几乎全部时间都在觅食。这与黄鼠相似,可能与冬眠的生理代谢有关,在入眠以前积极需要提高新陈代谢水平、积肥满度及储蓄脂肪有关。与黄鼠不同,黄鼠在盛夏期间的傍晚还不入洞,而在地面上频繁地跳起来捕捉傍晚飞行的小甲虫,旱獭则见不到这种现象。

旱獭除了积极肥育外,还在入冬前进行频繁地衔草入洞,大部分成獭和半成獭都参加这一活动,幼獭则很少见到。

10 月中旬就已有入蛰的,10 月底入蛰基本结束。有牧民反映,冬天有个别旱獭可以醒眠并出洞,作者对此未作进一步证实。旱獭的个体活动范围因季节不同而有异。6 月最大,4 月、9 月最小。雄獭大于雌獭。成体獭大于幼獭(图 9-19)。

喜马拉雅旱獭的活动范围有明显的家族活动领域。领域是由家族成员的活动小区集合而成,可以占据

———
① 1Ci=3.7×10⁸Bq

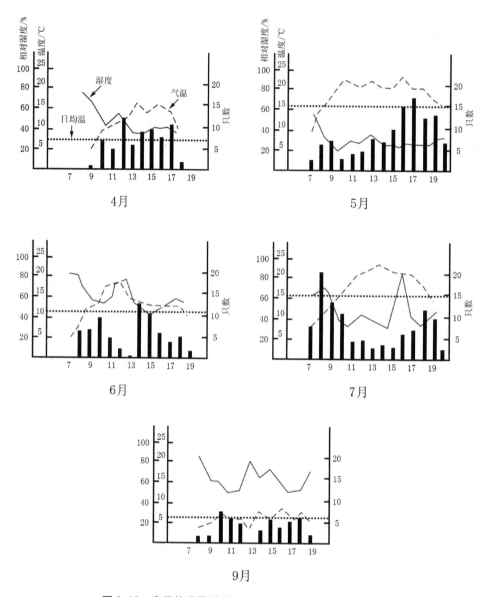

图9-18　喜马拉雅旱獭地面活动与天气关系的季节变化

数量不等的洞群。在草原植被茂盛时可由明显的跑道网罗看出。家族领域的大小受地形、栖息型影响。在河谷阶地旱獭多沿山坡的底部或靠近山坡的阶地上栖息分布,因而整个阶地呈条状分布。这里家族领域面积小($1\sim2hm^2$),其中洞群就少,甚至只占据两个洞系的。而在丘陵缓坡比较开阔和平坦的地形上,情况就不一样了,这里的旱獭栖息分布比较均匀,呈棋盘式栖息。因此这里的家族领域就大(由几十公顷至100公顷以上),包括的洞系多,甚至有10多个洞系,而且洞系的最大距离可达几百米。

　　家族成员利用领域内的洞系情况是没有固定的洞穴,而是在其领域范围内经常在夏季洞系中轮换着居住。如对相对距离约53m的两个洞系的家族成员一雌一雄各一幼体的观察,发现早上它们从A洞系出洞,晚上回到A洞系过夜,第二天早上从A洞系出来,晚上却回到B洞系居住。第三天从B洞系出来,晚上又回到B洞系。这种频繁的更替洞系有其生物学意义。首先可以降低居住洞内体外寄生蚤的繁殖速度,抑制蚤的数量。

　　所谓的旱獭家族,是旱獭个体的偶然聚合(塔拉索夫,1961;别林雅耶夫等,1965),因而家族成员是相对稳定的,但如果家族一旦形成,就具有家族活动的领域性,由于领域是由个体活动小区组成,而个体的活动小区又受食物地盘的变化而变化不定,因而家族的领域也是相对稳定的。喜马拉雅旱獭的家族领域一经形成

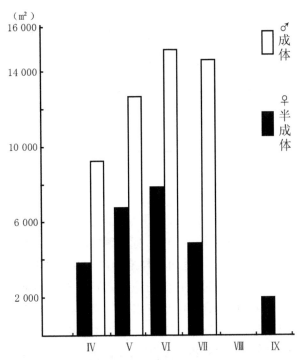

图9-19　喜马拉雅旱獭不同性别、年龄活动范围大小的季节变化

很少发现相邻家族间的个体在一起觅食和接触交往。一般来讲,一个家族的个体进入另一家族的活动领域常发生殴斗并把进入的陌生者驱逐出去。至少这种现象在成体獭表现比较明显。个别个体表现极为突出。例如,作者样地中No122半成体獭曾多次主动攻击和驱赶其他家族的一些成员,这种保护自己领域的行为在天山旱獭也曾有报道(王思博等,1963;比比可夫,1967)。

　　(2)旱獭的迁移性(移动性)。动物的移动,作为一种生态机制,是把分居的个体联成一个完整的种群。借助于移动为适应变化着的环境条件而重新配置种群。Udvardy认为动物用各种方法寻求适宜的栖息地或小生境(niche)。因此,种群的个体经常离开其原来居留的地方移动到新居留地散布(Whynne-Edwards,1962;Kendeigh,1974;Michener and Michener,1977)应看作种群的一种特性。对于旱獭的移动作者意见不一,有的认为旱獭由于对其洞穴的依赖性强,是一种定居的动物(奥格尼夫,1947),而另一些作者(尼基皮诺夫,1950;兹穆娜,1953;比比可夫,1962)认为旱獭有移动现象。比比可夫将旱獭移动分为种群内的(定期的)和迁出的(不定期的)两种。作者认为移动不但存在,而且是该种动物种群的重要特性。由于旱獭是一种活动性相对比较稳定的穴居动物,在物种的发展过程中形成起来的种群内个体经常不断进行重新配置,可防止近亲交配,提高种群的繁殖强度,特别是适应变化着的环境条件,如食物资源的变坏、栖息地和植被的破坏、气候的恶变等,将迫使动物由一个地区迁到另一个地区,即由原来比较适应的地区迁向不太适应的地区(Kendiegh,1974),这是一种适应机制。喜马拉雅旱獭的这种适应能力表现得比较明显,可从下述情况得到证明(表9-5)。

表9-5　标记旱獭释放后重捕记录

重捕时间	重捕时距原释放洞的距离/m										小计
	原洞	10～50	51～100	101～200	201～300	301～400	501～600	701～800	1000～2000	2001～3000	
标记释放后第三年捕到的獭数	1	—	2	5[(1)]	3	—	1	1	2	1*	16
标记释放后第二年捕到的獭数	2	1*	5	1*	—	1	—	—	1*	—	11

续表

重捕时间	重捕时距原释放洞的距离/m										小计
	原洞	10～50	51～100	101～200	201～300	301～400	501～600	701～800	1000～2000	2001～3000	
标记释放后当年捕到的獭数	1	4	1	2	—	—	—	—	—	—	8
小计	4	5	8	8	3	1	1	1	3	1	35

＊为第二次重捕的獭数

（1）为其中一只为第二次重捕獭数

1973～1974 年共标记 85 只旱獭。经 3 年观察,在原标记洞附近重捕的 30 只,重捕率为 35.29%。3 年在标记样地及其周围 1500hm² 范围内共捕旱獭 1093 只,标记獭的回收率为 2.7%(即每捕打 100 只旱獭中有 2.7 只为标记獭)。还有 64.71% 的标记獭在样地内及样地周围 1500hm² 中 3 年内未能将其捕到。其中幼獭、半成獭、成獭都可能有部分死亡(因标记时捕打受伤易感染),一部分由捕打技术性未能收回,但后两种的分量不会太大,因此在未收回的 64.71% 标记獭中,有相当一部分是向外迁出。迁出的距离还不近(至少有 3～5km² 远)。Michener G R 和 Michener D R(1977)认为很多越冬的松鼠科动物的种群特点之一是连续几年个体的回收率很低。作者的回收率占 35.29%,超过 1/3 以上。与天山旱獭相比(帕克洛夫斯基和沙吉洛夫,1962)为 35.2%：1.68%(该作者的资料是标记 418 只獭,第二年又标记 58 只獭,共标记 476 只獭。仅在第二年回收到 8 只,第三年再没有回收到)。而我们标记 85 只,第二年回收率占 13.0%,高达天山旱獭 6 倍多。

从表 9-7 可看出,3 年内在原标记释放样地内旱獭的移动情况。重捕獭大部分(80%)都属家族活动领域内的移动,移动距离在 10～300m。在 300m 以外的占 20% 左右(移动距离在 400～3000m)。整个旱獭种群内移动,在原释放样地的家族范围内占 15%～20%。迁出的(包括未捕到的标记獭)占 30%～40%。可以看出喜马拉雅旱獭的迁移活动能力较强。

种群内家族领域范围内的移动是旱獭移动的基本方式(包括醒眠后由冬眠洞迁到夏季洞,繁殖季节雌成獭中参加繁殖个体的迁到产仔洞,或其他成员迁到产仔洞附近等)。这种移动的特点是距离短,但频繁。作者在固定样地内的观察最为明显。

1973 年在面积为 4hm² 的固定样地中观察旱獭地面活动的行为。7 月样地内共标记了 3 个家族的 11 只旱獭,其中成獭 4 只,其余均为半成獭和幼獭。经过两周后,于 7 月下旬观察时,样地内只能见到两只(187、188 号),见不到其他标记獭。9 月观察时仍能见到 187、188 号,但 9 月又见到 189 号,到 1974 年 4 月,在样地内观察时,见不到去年的标记獭,只得又在样地内重新标记 6 只旱獭。这时只发现 1973 年被标记过的 123 号,而洞群内住满了新迁来的旱獭。经一周后观察,6 只新标记的只能见到 3 只(即 123、188、108 号)。经一周后,观察样地内旱獭活动性只能见到 5 只标记獭(是 4 月标记留下的 3 只和 123、188 号)。到 6 月 5 只还在,到 7 月又新标记 6 只,加上原来标记过的 5 只,样地内这时共有标记獭 12 只。经过两周后,于 7 月观察时,只能见到 5 只。而这 5 只中的两只是 1973 年标记过的 115、116 号(即一个家族内的 1 只雄成獭和 1 只雄幼獭)此时又回来了,而 5 只中本月标记的只有 3 只(123 为雌獭,108 雌幼獭,188 为雄半成獭)。有意思的是,到 8 月观察时全部标记獭一只也未见到。到 9 月先后标记的獭只见到 2 只(即 7 月标记的一只雌成獭和一只幼獭)。而从 4～7 月经常能见到的是 122、123、108 号,这一样地的观察证明旱獭栖息在家族洞系内很不稳定,家族成员的迁出迁入比较频繁,能长期留下的旱獭个体为数不多。那乌莫夫(1975)认为,旱獭的家族在保存主要核心成员的前提下,每年都由于死亡,或迁出在变动着,而补充的新成员主要是外来的幼獭。Svendsen(1974)报道黄腹旱獭(*M. flaviventris* Audubon & Bachman)虽为群居性的,但一年内成獭中能维持群居性的只有 75%,而 16% 则以附随体形式生活,即离开群体迁到栖居地边缘以单独或成员很少的孤独方式生活,另外还有 80% 是路过的。Armitage 和 Downhower(1974)也报道过黄腹旱獭种群中,附随体的旱獭比起群居性的是短暂的居留獭,全部成体群居獭雄体和41%成体雌獭是从其他地方补充来的,全部附随体成体獭都是从其他地方补充来的。这都说明旱獭的种群在其家族栖息地内的动态特点,即旱獭家族中相当一部分成员经常处于变动状态。

喜马拉雅旱獭种群中各年龄组的移动情况可从表9-6中看出,留居原家族活动领域及其附近的以成体獭的比例最高,半成獭次之,幼獭最少,而可能迁出的年龄组以半成獭最大,其次是幼獭,迁出较少的为成体獭。如何解释这一差别。Kendeigh(1974)认为,种的散布主要是由尚未性成熟的这一阶段的个体完成,并认为小型哺乳动物中,成年个体一旦选择了居住巢穴,就很少离开。也证明旱獭家族成员变动(迁出、死亡引起)主要由外来幼獭补充(那乌莫夫,1976)。喜马拉雅旱獭种群内的配置变动情况也符合上述观察结果。

表9-6　喜马拉雅旱獭各年龄组移动情况

年龄组	标记旱獭数/只	3年内的移动情况					
		留居原地的		可能死亡的		可能迁出外面的	
		只数	比例/%	只数	比例/%	只数	比例/%
幼獭	18	3	16.67	5	27.78	10	55.56
半成獭	16	5	31.25	1	6.25	10	62.50
成体獭	51	22	43.14	4	7.84	25	49.02
合计	85	30	35.29	10	11.76	45	52.94

喜马拉雅旱獭的迁移性活动除种群内家族领域范围内的移动外,确有向外迁出的现象。文献中报道旱獭能迁出15km远(比比可夫,1962)。喜马拉雅旱獭的移动距离,据不少牧民讲,一次能迁5～6华里(1华里=500m)远的并不稀罕。且说旱獭远迁大多数是逃避疫病。作者在祁连山、甘南都亲眼见过旱獭在草原上奔跑不停的现象,有一次在肃南,正是上午阳光灿烂,一匹体型较大的旱獭向草原的下方一直跑跑停停,约15min,估计至少跑了3km远,野外工作的同志都看着它跑,有说不只3km。在甘南美武也见过一次类似长跑的旱獭。Kendeigr(1974)认为,动物的散布一般是很缓慢的,在个体一生中只能完成相对不多的这种远距离移动(图9-20)。

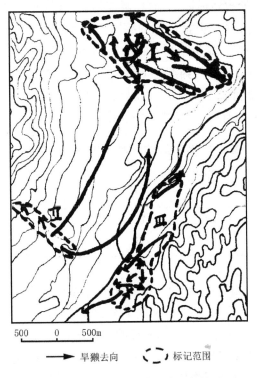

500　　0　　500m

→旱獭去向　　⌇标记范围

图9-20　喜马拉雅旱獭的迁徙路线

～河流,→迁徙方向及迁徙路线,Ⅰ,Ⅱ,Ⅲ样方号关于旱獭移动的速度和迁出的距离,除了参考上面的资料外,还专门用同位素标记旱獭的体外寄生蚤的方法加以观察。从表9-7可以看出,14天时间旱獭可以把蚤传播到470m远的地方,29天就可以传播到522m远。还可看出,在35天内,旱獭基本上在522m范围内活动。

表9-7　喜马拉雅旱獭移动情况

标记獭号	标记后在不同时间不同距离发现标记獭/m				
	1天	14天	18天	29天	35天
PO、PO2	原洞口	470	340	224~439	18~430
PO3		398	295	309~522	79~504

根据这一活动范围可以推测出旱獭家族活动领域的大体范围在100hm²左右。由于观察是在缓坡草原上进行,可以有理由认为缓坡草原的旱獭家族活动领域比阶地要大(图9-20)。兹穆娜(1953)认为,河谷地形旱獭的活动领域基本上是彼此隔离的,领域与领域间没有重叠。而在草原地形领域常常有接连和重叠。作者在河谷阶地的观察证明这一点,而在缓坡草原的领域也很可能有重叠。以标记后不同时间不同距离采到的标记蚤来推算旱獭在缓坡的领域大小可能偏大。但从动物流行病学角度出发,这种推算是可行的,也是必需的。因为这一距离的出现究竟是通过旱獭一次传播出去,还是旱獭以接力棒形式将蚤体传出去,需作进一步确定。但可以推想两种情况都可能存在,从长距离看,后一种方式,可以接力棒方式传播蚤类是主要的。

旱獭传播蚤的速度与旱獭及其体外蚤的密度有关。从表9-8可见,由于旱獭密度、旱獭的生态特点、活动性的强弱、蚤指数、染蚤率都与散布有关。一号样地内旱獭的蚤数约是二号样地的3倍,发现标记蚤的百分率是7.2%,因此这一样地内蚤的散布比较强。也说明一号样地内旱獭种群的接触比较频繁,活动性大。在家族活动领域内移动快。二号样地发现标记蚤的百分率比一号样地差不多低2.5倍,这一方面与标记的旱獭数量少有关,另一方面样地内蚤指数过低,反映出9月旱獭间的接触程度已比7月减弱。但与别林加耶夫同时期天山旱獭的观察结果相比,喜马拉雅旱獭对蚤的传播速度比天山旱獭要快。别林加耶夫经标记旱獭后36天才在距原释放洞360m处检到标记蚤,而作者在标记14天就传播出470m远。从表9-4可以看出,丘陵缓坡旱獭在其活动性最高的月份其活动性的范围比较大,可达63~88hm²,71~101hm²。比阶地大30~50倍。还可看出一个月内,被同位素标记污染的旱獭,不论6月、9月,被污染的旱獭都达到一倍左右。被污染的蚤在一个月内,在该栖息地内能占到蚤的7.2%。随着季节不同、旱獭的活动性不同、蚤指数不同,情况在变化。到9月被污染的蚤就下降到1.4%。蚤被污染的季节变化与旱獭鼠疫在旱獭一次生活季节中的动物流行病的过程,即高峰在六七月,从7月就开始下降,9月为低潮的变化完全符合。

表9-8　喜马拉雅旱獭种群内体外蚤的扩散

样地号	时间	体蚤指数	标记獭数	捕獭数		检蚤		标记蚤占比/%
				总数	标记的	总数	标记的	
一	4—7/四	4.61	3	18	6	83	6	7.2
二	13—19/区	1.21	1	33	2	140	2	1.4

旱獭间鼠疫动物流行病的流行过程中,蚤的作用是重要的已毋庸讨论。但鸟蚤的作用如何,尚有争论,有被低估之嫌。从作者的资料看,7月探洞422个(主要探主洞),得蚤7只,其中鸟蚤4只(*Ceratophyllus breviproyectus*)。4只鸟蚤中的1只已被标记。这一事实证明这种鸟蚤是吸食旱獭血时,被旱獭血中的P³²标记了的。如果机械地就事论事4只中1只被标记,应占25%。那意义就大,是无须争论的。但在鸟中被标记上说明鸟蚤在旱獭鼠疫动物流行病中的传播作用不能轻易低估,应该重视在旱獭鼠疫动物流行病中的鸟类调查工作。

在旱獭疫源地中,某些食肉动物(鼬、獾、狐、熊、狼及猛禽等)是旱獭的敌害。例如,艾鼬常常只身进入獭洞为捕食旱獭而与旱獭搏斗,鼬猛扑向旱獭,两前脚抓住旱獭,两后脚很容易将旱獭腹部抓破,十分残忍,作者在笼内观察过。而在调查工作中捕获的艾鼬胃容物中常见到旱獭的骨骼碎片及毛。肉食动物在旱獭鼠疫动物流行病的作用,反映它们出现在旱獭栖息地内的季节和数量。一般当幼獭初次出洞时,守候在旱獭洞口的鼬就多,如6月。如果有鼠疫动物流行病流行,这时正是流行高峰期。1974共捕获14只艾鼬(*Mustella eversmanni*)。从7月捕到的一只艾鼬身上检得一只被同位素标记的蚤(*Ceratophyllus dolabris*)。证明上面提到的艾鼬在旱獭栖息地内与旱獭的接触频繁,起着宿主传播蚤的作用,再次说明疫源地及其附近食肉动物在病原生物群落中的位置不容忽视。

关于旱獭迁移的时间,这是一个比较重要的问题。作者未作专门观察。特别是迁移最频繁的月份值得研究。至于旱獭迁移的去向,大多数学者认为,既可由山地草原向高山草甸草原方向迁移,也可从高山草甸草原向山地草原方向迁移(邦尼可夫,1954;那乌莫夫,1954;塔拉索夫,1958;比比可夫,1962)。喜马拉雅旱獭的迁移去向看来也具同样能力。从图9-20可见,这种迁移去向基本上根据当地地形、地势特点及散布的阻限(动物的密度等)而定,沿河谷两岸向上向下移动。在移动过程中还会遇到不宽的河流及还适于栖息的河漫滩水位较高的灌丛、陡壁悬崖的河岸等。

从表9-6可看出,标记后的旱獭,经过两年,即标记后的第三年,留在原地(即样方内的不分年龄)还有近36%未迁走,但迁走离开样方的约为64%。说明约1/3留在原地,迁出的占2/3。从年龄来讲,留在原地的成獭约占43%,离开原地的占57%。离开的还是占多数。留在原地的幼獭最少,大部分都迁出,半成獭留原地的也只占1/3左右,近2/3都迁走。作者所得到的资料,与其他一些学者对不同旱獭的调查结果基本相符合。迁出补充其他家族的大多为幼獭和半成獭,留守原地的是成年獭,即成体獭在分布区内基本上居住稳定。这种情况是长期进化历史过程中,为维持物种的稳定而形成的生物学特性。幼獭及半成獭大多向外迁出参与别的家族,这对于该物种的基因流、信息流等的交换是有利的,它能使物种对变化着的生存环境的适应更具活力,对物种的进化更有利。离开原家族虽有利于物种的进化,但毕竟是危险的,会有死亡;而留在原家族则是为了保障物种的生存必须留下。

综上所述,以及作者在1962～1978年,在祁连山北坡及甘南地区,对喜马拉雅旱獭鼠疫动物流行病的观察提出下述看法。

(1)旱獭在栖息地环境中的分布和数量基本上是稳定的,没有沙土鼠大面积上大起大落的特点。

(2)旱獭鼠疫动物流行病基本上呈家族性质在小范围地区流行。蔓延几个沟口涉及多个家族的(肃北石硔城)、多年缠绵的(夏河福地沟),以及由于西部祁连山较东部祁连山干旱而出现肃北鹰嘴山至阿克塞阿尔金山一带的周期性游动情况。

〔注:以上是作者1978年代表单位课题组参加宋平在主持中共甘肃省委工作时,为响应邓小平同志科学是生产力,提倡重视科学,尊重科学,而在全国省一级率先在甘肃召开"甘肃省科学大会"以表彰新中国成立以来为甘肃的发展进行的科学大总结,并表彰了各行各业的科技队伍,为召开"全国科学大会"而准备的一次盛举。本部分是被表彰获奖的科学论文《喜马拉雅旱獭的活动性、迁移性及数量动态——探讨旱獭鼠疫动物病的某些问题》一文中的一部分,作者也被表彰先进科学工作者称号。除作者外,郑涛、李锡璋等十余同志均为课题组成员。〕

三、汉坦图拉病毒对田鼠的感染

肾综合征出血热(hemorrhagic fever with renal syndrome,HFRS)疫源地分布在全球80多个国家及地区。其发生、发展显然和自然环境密切相关。其致病因子病原体也并非孤立存在,其生存和繁殖依赖一定的环境条件,传播有其规律。

正如我国专家指出,肾综合征出血热具有:多种类型的疫源地和疫区;多种型别的病原体;种类繁多的宿主动物;多种不同的传播途径的特点。导致难以有效控制和消灭(宋干,2000)。

这里简要介绍俄罗斯在图拉省开展被汉坦图拉病毒感染的研究。

俄罗斯人称为汉坦图拉伦病毒。有的又称为 puumala 、hantana,同样能引起人的严重疾病,肾综合征出血热,广泛分布于俄罗斯欧洲部分及远东地区。1994 年首次在图拉省的普通田鼠和欧洲田鼠中发现这种病毒。后来弄清这种病毒在这两种田鼠中是不同的变体。这种病毒在北美田鼠中分离出(Plyusnin and Morzunov,2001)。图拉省在俄罗斯中部森林草原景观,这一对姐妹田鼠栖息在沼泽、田野、河岸、森林的有稻草麦穗的农田中。

根据米海依洛娃·特·维等 2008 年报道,今简介如下:在全部调查期间普通田鼠和东欧田鼠被感染的个体的比例是相当高的,存在着种间的差异,但指数表现不明显($P>0.05$)。在两个种的种群中被感染的部分按季节讲波动不大,但血清学检出的小兽(抗体)在全年内遇见的比活跃的病毒带菌(抗原)者高出 2～3 倍(表 9-9)。

表 9-9　普通田鼠和东欧田鼠被感染部分的季节变化(2002～2004 年的平均指数)

季节	普通田鼠			东欧田鼠		
	个体总数	个体数/%		个体总数	个体数/%	
		带抗体的	带抗原的		带抗体的	带抗原的
春	34	26.5	50.0	29	23.8	58.7
夏	31	22.6	64.5	9	17.5	65.0
秋	61	34.4	57.4	16	35.1	57.1
冬	44	18.2	40.9	56	23.0	46.0
总	170	26.5	52.9	110	25.7	54.6

被感染的个体与田鼠的总量紧密相关(普通田鼠的 $r=0.986$,$P=0.000$,$n=12$;东欧田鼠的 $r=0.968$,$P=0.000$,$n=12$)(图 9-21)。在统计的 12 个周期间被感染的个体和全部种群整个数量波动范围同样无差别(147 和 155%为普通田鼠,129 和 124%为东欧田鼠)。

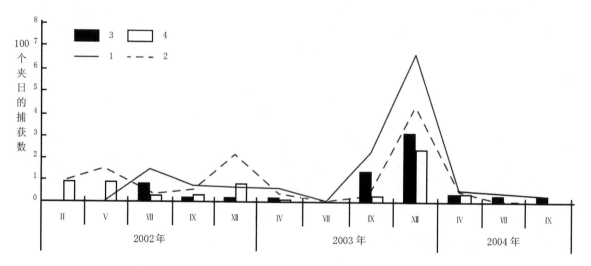

图 9-21　图拉省 2002～2004 年普通田鼠和东欧田鼠的数量(1、2)
和被感染了的普通田鼠和东欧田鼠的数量(3、4)

1、3. 普通田鼠;2、4. 东欧田鼠

两种田鼠的感染性出现重大的差别。性成熟的个体中血清学阳性的比例比性未成熟中的血清学阳性的比例高：普通田鼠为 65.2% 和 40.7%，而在东欧田鼠则为 68.8% 和 42.2%，二者相关，($x^2 = 7.62 \sim 10.17, P = 0.001 \sim 0.006$)。

讨论：所获得的资料指出，在俄罗斯中段森林草原地带的人类农田景观中，大部分区域内能同时遇到普通田鼠和东欧田鼠，但两种在数量上不一样。普通田鼠在这里为广栖种，而且占统治地位（粮谷和多年生草播种），沿湖沼岸边和绿化造林地段分布。这与分布区内其他部分在相邻地带内对这两个双生种观察的作者的意见相符。东欧田鼠在温暖季节喜食植被的杂草，当地密度未达到大的程度。总的讲，在调查地区，这种田鼠数量相对少，而且常遇见与普通田鼠伴随在一起。应强调本次调查未证实 M.rossiaemeridionalis 喜与人共栖靠近，因为在其分布区的其他地区还发现这种情况（Карасева и др.，1990；1994，Кучерук и Карасева，1992）。

最有意思的是发现这两种鼠喜欢利用掩蔽的田野生境。M.rossiaemeridionalis 冬季拥挤在一起，像 M.arvalis 那样拥挤在禾稼堆、干草堆、麦秆堆中，捕到的较少。在本研究工作地区普通田鼠居住在割草和收获庄稼的地方，先进入草堆、麦秆堆，冬季则在干草堆中具明显地点优势（图 9-21）。

汉坦病毒与温血宿主的相互关系研究得最好的是棕背鼠（Clethrionomys glareolus）和普马拉病毒（Puumala virus，PUUV）。这种病毒在田鼠体内循环于田鼠的整个生命期内，对宿主的生活能力不产生影响，Респираторио，不需节肢媒介参加。有根据认为，类似的联系也存在于这一两个成员的寄生的其他成对之中。同时，在种群水平上，病毒与温血带菌者的相互关系可能是相当多种多样的，在很多方面取决于后者的生态学特点。

在普通田鼠和东欧田鼠的种群中，感染汉坦病毒的个体成分，按本研究所收集的资料，在汉坦病毒 Puumala 的森林疫源地中最活跃的当中的棕背鼠要高两倍。这种感染率如此之高（达 30% 个体带抗原），在俄罗斯中部地区其他区域中普通田鼠中见过。除此之外，在灰田鼠中这一指标在时间上变化小，因此，带病毒的带毒者的数量主要决定小兽总的数量。在棕背鼠森林疫源地中，相反，见到汉坦病毒传染病动物流行病过程明显的季节和年度周期性，经常不直接与啮齿动物本身的丰富度有关。为了查明这一差别的原因，有必要补充汉坦病毒在田鼠群 M.arvalis 种群中循环的性质方面的资料。同时，在性成熟个体之间病毒带菌者大部分，正如在灰田鼠中看到的那样，这种特点也在棕背鼠中的性质一样。显然，这种联系与感染（Респрираторний）的同一途径相联系的，其可能性是在支配时直接接触时加大了。

根据现在的观点（Plyusnin and Morzunov，2001），汉坦病毒及其宿主（主要是鼠科 Muridae 和田鼠科 Cricetidae 中的啮齿动物）走过共同进化的长远路程。病毒的个别因子型之间的种系发生的联系反映在它们的温血带菌者之间。当前，已知的 20 个汉坦病毒中大多灵敏种的特性，也就是说有可能自然宿主中的一个就是维持疫源地的，在疫源地中该病毒在循环着。通常，Apodemus、Clethrionomys、Peromyscus 这几属中分类上关系很近的些种遗传上被视为同一和血清学上有区别的汉坦病毒的变异。因此，从普通生物学观点，最有兴趣的是普通田鼠双生种对汉坦病毒 Tola 感受性的比较，这可以根据它们在交感地带的传染性的程度判别。

因此，所获结果证实已形成关于普通田鼠和东欧田鼠在生态学有重大区别的观点，特别明显表现在它们共同栖居的地方。同时，在这两种田鼠种群中循环的汉坦病毒的同一性，对它们相同的感受性间接证明（M.arvalis 和 M.rossiaemeridionalis）发生的共同性。对于上述见解证实还须进一步研究汉坦病毒与其温血宿主的进化联系，特别是病毒 Tula 与双生种普通田鼠的相互关系。

结论：所获结果支持普通田鼠和东欧田鼠生态存在重大区别的观点，特别是它们混合栖息的地方表现明显。循环在这两种田鼠中的汉坦病毒相同，对两种田鼠感性相似，说明两种田鼠起源相同。有必要进一步研究汉坦病毒与温血宿主的进化关系及 Tula 病毒与双生种的关系。

本 章 小 结

  这一章未涉及自然界中已被证实能传染人类的脊椎动物病发生流行的预测预报这一重要问题,只讨论了引起动物病流行是多方面的综合因素。是否运用这些因素就可以对动物病流行的发生作出预测预报? 20世纪早期有不少专家在这方面作了一些尝试,结果是不成功的。有的专家根据自己多年在野外积累的工作经验对动物病流行的发生作了一些估测,也是不成功的。因此,有关动物病发生流行的预测预报的文献就越来越少见。21 世纪,有专家对不久前才侵袭到美国的西尼罗热在美国流行的因素(气候、居民点人口密度等)作了分析,企图对其流行的发生作出预测预报,结论认为是无法预测(Tabachnik,2010)。为什么难以预测,我们认为三个生物学因素与环境之间的生物的和非生物的相互关系在进化过程中形成的疾病的自然疫源地性是多种综合因素促成的,其中很多因素难以量化,导致至今数学尚未在研究这些动物病的流行病学领域中发挥作用。

第十章　欧亚大陆非热带地区外的亚洲及非洲鼠疫自然疫源地

第一节　鼠疫病病原体的分布

鼠疫动物病的研究,不仅在苏联时期,而且在全世界范围内,应该说是所有自然疫源地性疾病中被研究得最早、最好的病种之中的一个,被研究的地区之广(除澳大利亚区),参加研究的人员之多,时间之长,都是首屈一指的。究其原因可能与某些因素有关:首先它是一种烈性传染病,长期肆虐人类生命健康。19 世纪末才发现了鼠疫病病原体,之后不久弄清鼠疫病病病原体在自然界是以鼠—蚤—鼠模式循环着,人被受染的蚤叮咬而得病。不少国家的专家开展对鼠疫动物病的潜心研究,取得丰硕的成果。在这一章将介绍欧亚大陆非热带地区外的亚洲及非洲的鼠疫自然疫源地。

鼠疫自然疫源地出现在地球上,并非是只要有各种啮齿动物栖息分布的地区都可以出现。在高纬度的冻土带、温带的森林带及一些孤立的森林地带、北半球的草原等地区是没有鼠疫的。甚至,更重要的是那些众所周知的鼠疫主要带菌的啮齿动物所栖息的整个分布区内,并非都是鼠疫菌固着的地区。至今已明确,形成鼠疫自然疫源地的地区,只限于疾病自然疫源地性 3 个主要生物因素(病原体、媒介、宿主——即受纳病原体的动物)共同是某一自然地理地带中一定生境中的病原生物群落中。甚至一些著名的从事鼠疫研究的专家说过,即使在一个地区只有一种动物能够成为鼠疫的主要带菌者,甚至由外地又传入了此疫病,也不足以引起此地产生稳定的鼠疫自然疫源地(В.Н.费道罗夫、И.И.拉哥金、Б.К.费牛克,1955)。这当然是强调自然疫源地是传播性传染病进化中的一个必然现象,因而就产生了一个关于疫源地存在的顽固性和持久性的重要问题。决定疫源地存在久暂与否的因素是:媒介物生活史周期的长短、媒介物的量、世代交替的频度、能够传播病原体的阶段的长短、对不良的外界环境的抵抗力、媒介物获得病原体的来源(即动物贮存宿主)是否存在,并且是否容易接触到,在该病自然疫源地的病原生物群落中足以影响病原体循环的各种外界环境的因素包括长期被忽视的病原体近亲种的共同进化因素。还应当承认,人类的无意识的和有意识的活动对于扩大或消灭疫源地来说也具有巨大的影响。

地球上存在的疾病的自然疫源地通常都是很古老的,是长期自然界中进化的一种生物学现象。古生物学已证实,在古第三纪时期(即始新世),约 5000 万年前,啮齿动物即已存在,就在这一时期出现了几乎全部的现代昆虫各科的代表,在波罗的海琥珀的渐新世产地中已有许多蚊科(Culicidae)、蚋科(Simuliidae)的代表,以及 17 种蝶蝇科(Psychodidae),而其中就有白蛉(Phlebotomus)的存在。对于这些吸血昆虫的营养来源,当时已不成问题,因为在第三纪时已经可以说全部各纲的陆地脊椎动物代表存在,至于到了以后出现人类时,人类本身就是吸血昆虫的一个营养来源。现已有根据地认为,鼠疫菌在它相当长远前就开始进化的过程中,到了这时已成为一种寄生物——特殊疾病的病原体,当时已存在与现代蚤类无大区别的蚤类。这些完全可以说明,当时已出现构成鼠疫动物病的 3 个主要生物学条件。根据资料这时期的鼠疫菌已经是具有致病性的微生物了。

鼠疫动物病在地球上只固着在这样一些地方,鼠疫菌主要的带菌动物在其很广大的面积上栖息,且相当的稠密,相互间有着接触,在一定气候条件下在带菌动物体表及其特有的巢穴里可存在大量的蚤。这是第一。

　　鼠疫动物病的自然疫源地为什么分布在地球上一些主要大陆上,为什么这些分布距离数千公里的自然疫源地保持它固有的3个主要生物因素,但具体内容又各不尽相同等。这只能从自然界这一生物现象的进化中寻找答案。这是第二个问题,下述作一些讨论。

　　不同物种的种群在其生态系内的相互作用既有竞争(competitive),也有共同进化(coevolution),还有共存(symbiosis)3种形式。

　　在生态系中的不同物种的种群如果是在食物链的同一层次各自为了获得自己所需要的有限资源(食物、营养)及生存空间,这时(特别在繁殖期间,或者生态系统遭到巨大破坏后时期等)的相互关系常常表现为竞争。如果是处于食物链的上下层面之间,那它们的关系则是一种相互依存、相互制约的竞争关系。然而,在自然界中的实际情况,应该说,整个生态系内或者说整个生物群落内的物种间的关系是另外一种关系,因为物种的进化是在生态系(生物群落中)物种的相互关系中进化的。自然界中不存在单独的一个物种孤立的物种进化。在生物群落(或生态系)中的物种的进化受到系统内其他相关物种的制约及环境条件的制约。因此在生态系生物群落中物种的进化必然表现为它与其他生态关系相关的物种及环境条件的相互关联、协调,保持着一种动态平衡,而非始终动荡不定的共同进化关系。赫琴逊(Hotchinson G.E.,1965)将这种物种间的共同进化称为"生态的舞台,进化的表演"。自然界生物群落中存在着竞争,竞争也是进化中的一种形式之一。但更存在着普遍的广泛的共同进化。只要留心观察,自然界中的生态系(生物群落)中到处都能观察到自然界共同进化的结果。鼠疫病原体经过漫长的进化,到了啮齿动物和一些重要昆虫(包括蚤)出现后形成的三位一体的这种自然界中的生物学现象,应是共同进化的结果,特别是在地球地表的一些主要自然地理地带中均能出现鼠疫动物病自然疫源地三大主要生物要素的共生体(即自然疫源地),这种共生体在地球地表不是任何地方都可以出现的,它们只出现在适合它们生存的环境条件中,即干旱和半干旱的。在欧亚大陆的非热带地区表现最为明显。

　　因此,人们就会在地球地表相似的生态系(生物群落)内相似的生境中很容易观察到相似的生物群落(或可称为并行生物群落),它们有相似的物种组成、大体近似的种数、丰富度、食物链或食物网的结构及生态关系,甚至上述这些方面所占据的生境面积大小和可供利用的资源状况相适应。由于生态系(生物群落)内物种之间存在着共同进化,从而形成生态系(生物群落)内各物种的共存状态。鼠疫自然疫源地内,即病原生物群落内各物种是共存的,形成一定的数量比例,从而构成该生物群落中各种不同水平的食物链,进而形成该生物群内的复杂的食物网。C. R. Darwin 在他的《物种起源》一书中是这样写的:"世界就整体而言,以及就其主要部分而言,其所栖居的脊椎动物区系在个体数量和适应结构上都是恒定的。无论是世界或任何其主要部分,都不会在一个时期充满过量的生物,而在另一时期却空荡无物。除短暂时期外,总有植食性动物、肉食性动物、大个体及小个体的种类,以及各种微小的适应变异。它们互为一定的数量比例。现在的区系表现出同样的平衡,每一个大陆都有其与该大陆面积和气候呈比例的动物区系,而每个区系都有植食和肉食动物的比例组成,这不可能是偶然的。"自然界中被一个生物群落支持的脊椎动物种类的数目受几个因素决定,它们包括初级生产的水平(以生产食物的量决定)、资源的季节适合性、植物区系的世代交替(heterogenity)、植物结构的多样性、基底的性质、群落的历史等。物种的多样性导致生态位(niche)的概念。

　　生态位是生态系内的一个空间,这个空间不能简单地理解为物理空间,是某种生物的具体种群具有的生物学特性(生物学的、生理学的、行为等综合特征)。生态位可以看作一个种的所有生态要求的总和,它包括食物、空间和避难所能接近的物理条件和该种群所处的物理环境相互共同决定的空间,因此这种空间是多向型的。有的学者称其为 n 维超体积的,其轴记述不同的环境变化。例如,生活在同一空间,实现资源共享、空间共享,还包括由某种因素引起病原生物群落中主要宿主和媒介的替换。

　　地球上各大自然地理地带中的鼠疫自然疫源地中病原生物群落在得到稳定的存在,除存在并行生物群落外,在各自然疫源地中的宿主动物、媒介蚤均有明显的不同,但填补到这三大生物因素中的各个物种,也就是填补到各并行生物群落中生态位的物种,均必须是符合当地鼠疫菌对寄生宿主动物、媒介蚤的生物学特性的要求。这应该是所有鼠疫自然疫源地的共同特性。

介绍欧亚大陆非热带地区以外的疫源地之前,有必要提到相对独立性。因为研究者对这一问题有不同的观点。例如,Baltazard 和 Bahmanyar(1960)认为全世界鼠疫自然疫源地只能分为 3 个疫源地:欧亚疫源地(从地中海到蒙古),非洲疫源地和亚洲疫源地。这种未提出划分原则的分法未必能同意。因为在远古时具有共同发生根源的鼠疫疫源地,在当代成为彼此相对独立的疫源地。疫源地的这一独立性是从地理区域性质的独立中划分出来的。在个别疫源地之间(甚至彼此位置很近)动物流行病接触如此稀少,以至于可以说,它们之间彼此是隔离的,如完全独立的中亚山区鼠疫疫源地,是独立于中亚平原(荒漠)疫源地的。在北美和南美疫源地之间,甚至北非与南非疫源地之间是没有联系的。

在喜马拉雅旱獭物种分布区的南部边沿地带(东起甘肃的美武和四川阿坝的若尔盖向西经过云南省的德钦,再进入西藏一直到尼泊尔),这一地带内栖息着喜马拉雅旱獭的另一亚种(Громов и др.,1965)。这个亚种的体外寄生虫中没有传播鼠疫的主要蚤种——谢氏山蚤和斧形丽蚤两种蚤。因此在这条带状地区内鼠疫菌不能生存。就是说这条带状地区内没有鼠疫自然疫源地。它对鼠疫菌的分布起着屏障作用。这就形成了高山草甸草原自然地理景观中的喜马拉雅旱獭鼠疫自然疫源地,云南亚热带针阔混交林自然地理景观中的齐氏姬鼠、大绒鼠鼠疫自然疫源地,是各自独立的。这两种各自独立的自然疫源地不仅是地理上的独立,还有许多各自的特性,是截然不同的两种类型。当然在本书中说的独立,不是毫无任何联系的绝对独立,是有一些联系的,因此是相对的独立。

第二节　鼠疫病病原体分布的屏障假说

鼠疫病病原体在全球各大陆分布的稳定性问题,除上述的一些分析外,还有另一种观点,如为何每一块鼠疫自然疫源地的分布如此稳定。目前已发现的每块鼠疫自然疫源地的分布范围基本上没有多大变化。鼠疫自然疫源地大体上可分为两类:一类是鼠疫菌的分布区占据主要宿主动物分布区内的面积比较大,这一类主要是旱獭鼠疫疫源地,另一类则是像阿拉善黄鼠、青海田鼠疫源地的面积占主要宿主动物分布区内的面积相当小。但两类的分布区的稳定性均是相当明显的。除了环境受到自然的或人类经济活动影响而出现疫源地面积有所缩小或扩大,但这种缩小或扩大也是相当有限的。

探究上述疫区分布的稳定性。在本书的起源与进化一章中已介绍了几种自然疫源地性疾病的情况。总的讲,既然是分析病原体分布区的稳定性,那自然要从病原体的起源与进化加以讨论,特别是与病原体起源和进化关系十分密切的近亲种的起源和进化进行讨论。本书中,有好几种疾病已涉及这一问题。这是鼠疫疫源地稳定性要讨论的第三个问题。

最早就发现鼠疫菌和假结核菌是近亲的微生物。它们的亲缘关系首先被一系列的相同特征所证实。由于特点的变异性,长期以来尚无一种试验在区分这两种菌上有任何绝对意义。鼠疫微生物和假性结核微生物在遗传学上的近似性的重要证据是对它们的核糖核酸(DNA)的核苷酸成分的比较研究上。证明这两种微生物的 DNA 均为弱 AT 型,即腺嘌呤(A)和胸腺嘌呤(T)在量方面均超过乌尿嘌呤(Γ)和胞核嘧啶(Ц)。其特异性指数 $\frac{A+T}{Γ+Ц}$ 的大小鼠疫菌为 $1.08\sim1.13$,假结核菌则为 $1.03\sim1.10$。证明鼠疫菌能变为与啮齿动物的假结核菌实际上不太容易区别的菌型,这一现象多年后才被公认。大家公认鼠疫菌这一病原体的变异性的这一形式的真实性。这一现象的遗传学机制和生物学本质长期未得到解释,这里所要强调的是不能把鼠疫菌变异性的这一形式理解为进化论中物种形成中的遗传与变异,这并不是一种等同的意义。鼠疫菌的变体的发生情况,更正确地应认为是返祖遗传现象。假结核菌比鼠疫菌古老(比比可娃等,1974)。

鼠疫病原体和假结核菌病原体近似如此之大,正如 Surgalia(1965)认为的那样,研究其中一种(是认识另一种)的必备的先决条件。因此有些学者在研究病原体和媒介相互关系时,在有些情况下要利用鼠疫细菌和假结核菌在这方面的比较研究。直到 20 世纪 70 年代末,有专家认为可用半乳糖激活酶活性的高低来区别鼠疫菌和假结核菌(图 10-1)。

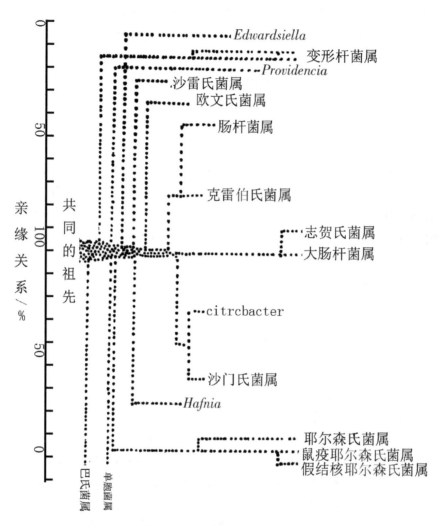

图 10-1　巴氏菌属的亲缘关系(仿阿隆索等,1978)

同时也有专家利用 DNA 和 G+C(鸟嘌呤+胞嘧啶)含量测定法将世界很多地方的标本进行比较,认为鼠疫菌和假结核菌在分子水平上无显著差别,认为鼠疫菌为假结核菌的一个亚种 Yersinia pseudotoberculosis pestis。但俄罗斯的学者至今仍坚持鼠疫菌为一个独立的种。他们认为鼠疫菌的抗原结构比假结核菌复杂得多。

Alonso 等(1985)在关于鼠疫和其他耶尔森氏菌病的竞争时写到,自 19 世纪末,开始对由于假结核耶尔森氏菌引起的感染已有认识(Malassez and Vignal,1883)。自 1960 年(Mollanet)以来,由小肠结肠炎耶尔森氏菌引起的感染与由假结核耶尔森氏菌引起的感染已能进行鉴别诊断。近代的耶尔森氏菌病与早期鼠疫大流行共存的问题目前还不能确定,临床上对耶尔森氏菌病的诊断较难与其他肠道疾病区别开来。但目前的情况是细菌学的技术,以及科学的发展能提供可靠的鼠疫和其他耶尔森氏菌病各自分布的流行病学资料。根据 Mollanet 及其同事在 WHO 小肠结肠炎耶尔森氏菌协作中心,法国国立耶尔森氏菌病、巴氏杆菌病和土拉伦菌病参考中心所收集的资料,WHO 完成了鼠疫分布图。看来鼠疫的分布区域和其他耶尔森氏菌病分布区域是明显分开的(图 10-2)。小肠结肠耶尔森氏菌引起的传染病的流行大都发生在欧洲和美洲的东北部

（即第二次世界鼠疫大流行时的主要鼠疫疫源地地区和鼠疫从未蔓延的一些国家）。

1975 年伊朗巴斯德研究所的鼠疫调查队和美国疾病控制中心在塞内加尔、摩洛哥、肯尼亚、孟加拉国等地进行监测发现，或者只有鼠疫存在，或者鼠疫和肠道耶尔森氏菌病两者都不存在。因此 Alonso 等认为是否可提出这样一种假设：鼠疫的消灭与否是依弱致病性耶尔森氏菌属感染的扩散程度为转移。这种假设是建立在对鼠疫菌和假结核菌交叉免疫的认识基础上，甚至适用于人类菌苗接种（Rowland，1912）和小肠结肠炎耶尔森氏菌和鼠疫菌交叉免疫基础上（Alonso et al.，1978），以及分类学研究（Belcovier et al.，1980）的结果上。从表 10-1 可看出鼠疫菌、假结核耶尔森氏菌和小肠结肠炎耶尔森氏菌的主要关系。从表可看出鼠疫耶尔森氏菌和假结核耶尔森氏菌在脱氧核糖核酸（DNA）关系上是非常接近的。从种系发生的观点看，可以将它们看作一个种。一旦感染了假结核耶尔森氏菌可以引起对鼠疫耶尔森氏菌的体液免疫和细胞介导免疫（Wake et al.，1979）。事实上，假结核耶尔森氏菌慢性感染可以诱导网状内皮系统长期非特异（炎症）活性化作用。

表 10-1　耶尔森氏菌属细菌生态学、流行病学和病理生理学型式

分类学	鼠疫耶尔森氏菌	假结核耶尔森氏菌肠杆菌科	小肠结肠炎耶尔森氏菌
脱氧核糖核酸摩尔百分含量 G+C%	46	46.5	48.5
脱氧核糖核酸与鼠疫耶尔森氏菌的密切关系	97	88	43
毒力无性系共有 40~47MDa 质粒	+	+	+
主要储存宿主	野生啮齿动物及土壤		
地理分布	特殊疫源地	普遍存在	普遍存在
明显病理变化	周围淋巴结炎	肠系膜淋巴结炎	回肠末端炎症
靶细胞	对淋巴组织有亲和性	能在巨噬细胞内生存和增殖	

但小肠结肠炎耶尔森氏菌与鼠疫耶尔森氏菌的关系不明显（表 10-1）。有人也证明它们有明显的交叉抗原性（Banben and Eylan，1976）。为此 Alonso 等进行了一系列的试验，在小白鼠中观察鼠疫耶尔森氏菌与小肠结肠炎耶尔森氏菌交叉免疫力的诱导，以及表达程度的条件（Alonso et al.，1978，1980，1981）。试验结果归纳为下列几个方面：小肠结肠炎耶尔森氏菌对小白鼠毒性低，早期细菌增殖不超过 3 天，之后便迅速成为消失期；小白鼠在两天内自然康复；在康复期，用攻毒试验或迟发型超敏反应（DTH）能查出特异性自体免疫和抗鼠疫免疫；对鼠疫的获得性抵抗力，不能通过免疫血清转移，但可通过淋巴细胞转移。

因此 Alonso 等认为有毒力的鼠疫耶尔森氏菌、假结核耶尔森氏菌和小肠结肠炎耶尔森氏菌有一些共同的质粒，这是一个很重要的参数。质粒在毒力上的作用是明显的，因为自然丧失质粒的突变株其毒力较含有质粒的要弱。至于这些质粒在交叉免疫上起什么作用尚不清楚。为了检查编码质粒蛋白质的免疫原性，还做了一些实验。

Alonso 等认为小肠结肠炎耶尔森氏菌和假结核耶尔森氏菌在全世界哺乳动物中广泛传播（Mollaret，1963），这很可能会起到防止鼠疫菌从稳固疫源地向外扩散的有效屏障作用。

在本书的起源与进化一章中介绍病原体的分布，不但受到宿主动物的生态生理条件的限制。如环境条件中的气温气湿、食物资源等因素的限制，自然也是对寄生在宿主体内的鼠疫菌分布的限制。根据上面介绍的病原体自身还在进化过程中受到近亲种分布的限制，由此看来不但病原体的宿主动物如啮齿动物及其体内寄生的病原体，它们的分布范围是受限的，分布的障碍也是存在着的，这种障碍阻碍动物（包括病原体）从一个地方自由地移动到另一个地方则是绝对的，从而保证了疫源地的稳定性。

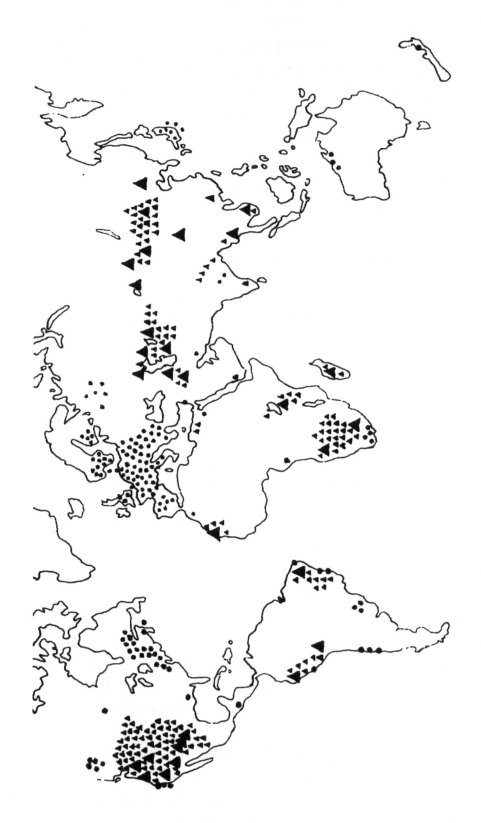

图10-2 鼠疫菌和其他耶尔森氏菌病的分布

▲已知鼠疫疫源地 ▲可能有鼠疫的地区 ●其他耶尔森氏菌病地区（仿莫立特等，1985）

第三节　一些概念

通过介绍动物地理学中的一些概念,从而加深理解作为鼠疫自然疫源地中的动物群落,是形成自然疫源地性疾病自然疫源地性的三大生物学因素之一的地理分布中各自的特点。某个种的地理分布范围,可能是静止的,或者它是可以变动的,并适当地研究便于或阻碍这种范围变动的广泛存在的生态环境或物理环境。哺乳动物的现代分布主要在第三纪期间,啮齿动物最早可追溯到第三纪的始新世,但是个别少数种类,大多数是在渐新世尤其是中新世和最新世较多。地球表面结构的变更、气候、植被,以及哺乳动物在这期间的自身进化,将使研究者对研究历史动物学进而对鼠疫自然疫源地的产生、散布有更加全面的认识。

一、动物地理区

1876 年华莱士(Wallace)把世界大陆划分为 6 个地理区(图 10-3)。这一划分的基础是下述准则:在一个区域内动物区系有明显的同一性,使它和其他区的动物区系分开。虽然有关哺乳动物分布的知识在过去一个多世纪以来有很大的进展(Corbet and Hill,1980),但华莱士所提出的区划仍然是对这一群动物的地理分布进行研究时的有用资料。正因为这样,认识到它的局限性,以及不可避免地在地图上所划的线,不必要有其在生物学的真实性等,是很重要的(Delany,1985)。作者的这一忠告,对理解将介绍的其他几个概念,是同样重要的。

	新北区	新热带区	埃塞俄比亚区	东洋区	澳大利亚区
古北区	61.3	38.5	69.2	71.8	48.6
新北区		77.4	38.7	48.4	32.3
新热带区		23	23.9	34.1	24.3
埃塞俄比亚区				78.0	48.6
东洋区					56.8

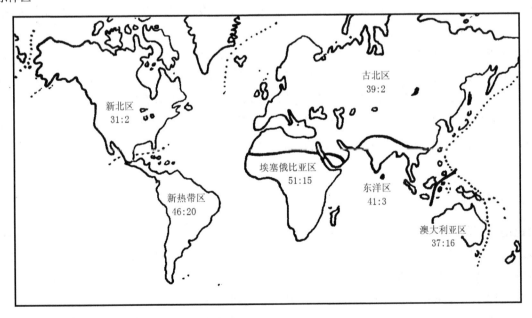

图 10-3　世界动物地理区及其在科学水平上的相似性指数(仿 Delany,1985)

相似性指数＝100C/N,C 为两个区中共有的科,N 是比较小的动物区系中的科数。在每个区中标出总数和特有科数

1) 古北区　这是最大的一个区,包括全部欧洲、大部分亚洲及北部非洲,主要是温带,虽向北伸展到极地,向南伸展到撒哈拉大沙漠的亚热带。有广泛的环境条件。这个区通过印度亚大陆北部的山麓断层与东洋区分开。动物区系相当丰富。共有 39 科。有两个科为本区的固有动物,即睡鼠科(沙漠睡鼠)和大熊猫科(熊猫)。翼手类、食虫类、啮齿类、食肉类和偶蹄类都是很好的代表。

2) 新北区　包括北美洲,与前一区一样也主要为温带。北部也伸展到极地,而南部进入墨西哥的亚热带。生境变化多,地形复杂。有两个科,即山海獭科(山海獭)和叉角羚羊科(叉角羚羊)是固有动物。灵长类(人除外)缺如。蝙蝠及啮齿动物变化大。食肉类、食虫类、偶蹄类也有很好代表。属于世界有限分布的类群是负鼠(Didelphidae)、犰狳(Daoypodidae)。

3) 新热带区　包括从南美洲、中美洲到墨西哥。在墨西哥与新北区接壤。区内大部分土地为热带草原和森林覆盖。向南一直伸延到安第斯山的寒冷气候带、高山苔原和山地森林,因此区内栖息地较为丰富,区内科的数量居第二位,有 20 个固有种,比其他任何一区固有种都多。其中有袋类中(Colacolos 鼩负鼠)、贫齿类(食蚁兽、三趾树懒),灵长类中新世界猴有两种,啮齿类中有 10 种,后一类包括一种栗鼠、刺鼠和天竺鼠。偶蹄动物中有骆马、比古那和野猪,但比较少。

4) 埃塞俄比亚区　这一区北起阿特拉斯山脉向南直到非洲的最南端。包括阿拉伯半岛的南半部和马达加斯加岛。区内有炎热的沙漠、热带雨林、稀树草原和高山。它们各具有其植被的复杂变化。有 51 科,为六区之首。15 个地方科中有金色田鼠(Chrysochloridae)、Fenroccidae,狐猿(Lemuridae lndriifae)、土豚(Cryeteroridae)、长颈鹿(Grilaffidae)。啮齿类 6 个科,蝙蝠仅一科。最特别的是有栖息于稀树草原上的多种多样的有蹄类。马达加斯加岛上有其自己独特的动物区系,岛上 57 属中有 40 个地方属,102 种中地方种占 83种。区内有两个地方科:麝猫(Viverricula)和丛林猪(Potamochoerus)可能是被人引入。区内 12 属灵长类的代表有狐猿和马达加斯加狐猿(Daubendonia)。Tenrecs 为食虫类中唯一的两种。食肉类中的代表是一大群独特的麝香猫。啮齿类中有地方亚科。蝙蝠比大陆多一半以上的种类。马达加斯加岛上动物区系不仅独特,还与大陆不同,如没有有蹄类、猫和狗、豪猪、睡鼠、兔及猴子。

5) 东洋区　这一区包括喜马拉雅山脉起的亚洲南部,其东南直到中国海岸。在婆罗洲、苏拉威西巴厘和琅波克岛之间。包括华莱士线东北的一些岛屿。这个区包括热带低地雨林的广大地区。有 3 个地方科,即飞狐猿(Cynocephalidou)、麝(Moschidae)和一种蝙蝠(Czaseonyclesidae)。与其他区有类似之处,如本区有Lorisidae、Ponqidae、Manida Elephantidae 和 Rhinocecsotidae,埃塞俄比亚区也有。东洋区的优势是森林种类多,而没有非洲那样多的有蹄类。

6) 澳大利亚区　包括澳大利亚及其沿海岸的岛屿,以及东印度群岛一直到华莱士线。幅员广大的澳大利亚大陆有很大的地形变化。气候从亚热带到热带,年降水量的变化各地不一。各种变化多端的栖息地的范围被单孔类和有袋类所占据,所有这些代表是本区的地方种。本区也有有胎盘类。除后来被人引进的外,在区内已有好几属蝙蝠和啮齿动物。联结澳大利亚区和东洋区的一些岛屿的动物区系组成,已出现一种逐渐过渡的现象。属澳大利亚地区内的某些岛屿有胎盘类中广泛分布的种数量大。在大陆上有相当数量的地方化现象。

二、分布的障碍

在讨论南美洲的鼠疫自然疫源地中主要宿主动物时,自然会提出这样的问题,为什么在古北区和新北区,甚至埃塞俄比亚区中的一些主要宿主啮齿动物,如旱獭、黄鼠和沙土鼠在新热带区(南美洲大陆)都没有它们的位置而换成豚鼠及其他种类?

从动物地理学中分布的障碍理论大体上可以得到上述问题的解释。

哺乳动物在地球陆地上的分布不是没有障碍和阻力的,动物自身的生态生理条件、生物的和非生物的环境条件、地球地表的地质变迁等都制约着动物在地球陆地上的进化和散布。

　　现在有理由来提出那些限制和容许在两个地方之间动物区系交换的情况和环境。动物区系之间交换的途径有 3 种(Smpson,1965)。

　　第一,分布的障碍包括物理的或生态的,这是少数的。所以渐渐地散布能克服小的限制。沿着一条路线相互交换,可能是非选择性的,而且可以允许从两个源头向两个方向移动。欧亚大陆就是容许移动的大块地区。鼠疫自然疫源地的几种主要宿主,旱獭、黄鼠及沙土鼠在欧亚大陆的南部大块地区内,以及埃塞俄比亚的北部相连的撒哈拉北部及阿拉伯半岛北部地区内的移动最为明显。

　　第二,是当地有限制动物区系之间的交换的可能性存在。当地有障碍或滤漏(filter)。这样的地方是两个大陆有衔接的地方,可能通过一个狭窄的、覆盖着特别的植被类型的大陆通道。只有适应于这种植被类型的那些种才能从一个地区移向另一个地区,如南北美洲之间的巴拿马地峡(图 10-4)。在其最狭部分有雨林,结果向两个方向有选择的渗透。南北美洲动物区系当前的组成,不但受到现代接触的(两大陆)影响,也受到早期第三纪接触的影响,以及气候条件和植被条件可能没有像今天这样不接触的影响。

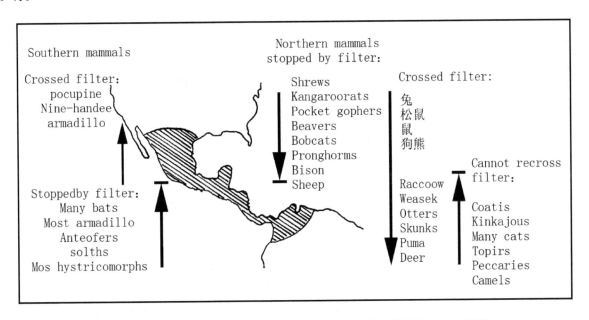

图 10-4　中美洲作为哺乳动物从北向南分布的一个滤漏障碍(Smpson,1965)

　　第三,是冲越路线。这种冲越路线的途径中的障碍是很大的。在冲越路线中,一定有一个胜利者,而且是胜利者的机会,在动物分布中,在爱琴海发现有这种情况,当地障碍是很大的。但这些种利用跳跃,借助一些方法,从大陆到小岛,或从小岛到小岛。在东印度的动物区系中有很好的描述(图10-4)。例如,有袋类起源于澳大利亚,属的数量向西递减。有胎盘类,包括啮齿动物和蝙蝠则向东递减。当然这种情况是复杂的。因为岛屿上的陆地范围不同。大的岛屿有维持更多样化的动物区系。很多有胎盘类动物区系起源于东南亚。而婆罗洲则是典型的亚洲,自然不可能有有袋类,而且有胎盘类的属比苏拉威西岛要多。这样一些岛上的动物区系的考察强调了在钩划群岛离开动物地理区有意义的线性就比较困难。在图 10-5 中的岛屿,除了婆罗洲,都属澳大利亚范围,华莱士线穿过苏拉威西的西边。事实在苏拉威西与亚洲亲缘关系比较密切,即使它有有袋类的一属(Phalangae)。在华莱士线两侧都有东印度狐猴的出现,说明华莱士线并非一条自然的分界。

　　前面把重点放在两大地理区之间分布的障碍(限制)上。细心地研究发现,在同一个大陆上也存在着生态障碍。最好的例子是非洲大陆。非洲雨林像一条连续的带子,从西海岸直到东非 Rwenzori 山区。再向东,则有一系列有一定隔离的森林小块,当地气候、土地条件都合适。在这些森林中有些覆盖着大片地区的

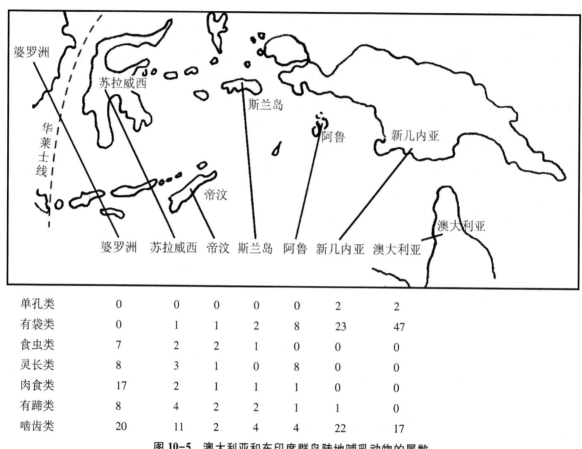

	婆罗洲	苏拉威西	帝汶	斯兰岛	阿鲁	新几内亚	澳大利亚
单孔类	0	0	0	0	0	2	2
有袋类	0	1	1	2	8	23	47
食虫类	7	2	2	1	0	0	0
灵长类	8	3	1	0	8	0	0
肉食类	17	2	1	1	1	0	0
有蹄类	8	4	2	2	1	1	0
啮齿类	20	11	2	4	4	22	17

图 10-5　澳大利亚和东印度群岛陆地哺乳动物的属数
（仿 Lovric and Hill,1954；Corbert and Hill,1980）

森林,有相当高的树冠,虽然其植物区系与西部不同,但它为森林动物提供了一个合适的栖息生境。过去,东部的这些森林林块和主要森林之间,可能有森林把它们成起来,因此,不必考虑现代的分布是它们之间有跳跃的基础。因此近代在一个大陆真正的大的分布障碍则是介于草原和稀树草原之间,而且这些障碍真正阻止森林种类的活动(图 10-6)。如果相互之间交换成为可能,那么这些森林的动物区系彼此之间的相似应比它们现在的要更接近一些。

三、物种的多度

物种在地球陆地上的分布是不均匀的,它取决于物种的进化,它们的生理生态,特别是食性、食物资源、气候、海拔、种间关系等一系列因素,通过疫情及进化选择基本上固定下来而出现当今的分布格局。

一个地区内种的数目常常反映维持它的地方的多样性和植被的丰富性,作者把欧洲动物区系与亚洲(部分)和非洲、新热带区的相比,见表 10-2。可以看出在热带,种的丰富性比较大。由表还可以看出,在所有地区蝙蝠、啮齿类和肉食动物起很重要的作用。扎伊尔的动物区系丰富性必须考虑海拔(高到 5100m)和气候的宽广幅度因素。这些条件提供了相当广的森林和草原植被。赞比亚大部分地方覆盖着木本稀树草原,而马来西亚则是低地和山地森林。温带欧洲尽管有广阔的土地范围及多种多样的植被和地区,支持着适度的动物区系。但在法国、瑞士(它只考虑13%的土地)64%的动物区系被代表。

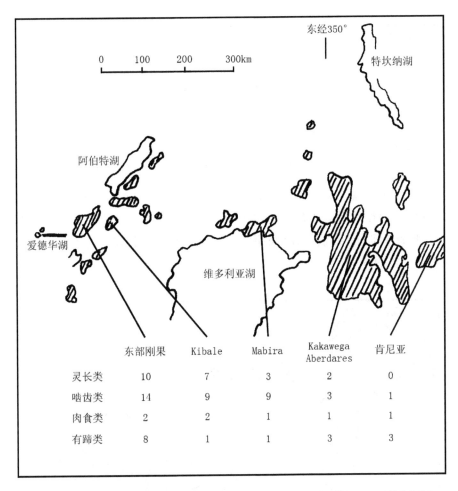

	东部刚果	Kibale	Mabira	Kakawega Aberdares	肯尼亚
灵长类	10	7	3	2	0
啮齿类	14	9	9	3	1
肉食类	2	2	1	1	1
有蹄类	8	1	1	3	3

图 10-6　东非各类型大森林中森林动物种类的种数,这些动物区系可能起源于东部刚果森林,向东发展时种数逐渐减少(仿 Misonne,1963)

表 10-2　陆地哺乳动物的种数

地区	法国和瑞士	欧洲	马来亚	赞比亚	扎伊尔	非洲大陆	新热带区
有袋类(Marsvpialia)	—	—	—	—	—	—	60
食虫类(Insecfivora)	14	17	7	16	49	95	10
皮翼类(Dermopfera)	—	—	—	—	—	—	—
翼手类(Chiropfera)	26	31	81	55	116	175	222
灵长类(Primafes)	—	1*	13	7	32	51	42
食肉类(Canivora)	14	24	30	28	36	66	47
贫齿类(Edenfafa)	—	—	—	—	—	—	26
鳞甲类(Pholidafa)	—	—	1	2	3	4	—
兔形类(Lagomorpha)	3	3	—	4	2	13	2
啮齿类(Rodenfia)	23**	40**	54	63	95	212	378
管齿类(Tabulidenfafa)	—	—	—	1	1	1	—
蹄兔类(Hyracoidea)	—	—	—	2	5	10	—
长鼻类(Proboscidea)	—	—	1	1	1	1	—

续表

地区	法国和瑞士	欧洲	马来亚	赞比亚	扎伊尔	非洲大陆	新热带区
奇蹄类(Arissodactyla)	1	1	3	2	3	7	3
偶蹄类(Arfiodactyla)	7***	13***	9	28	42	87	17
总数	88	138	200	208	385	722	807

* 其中的北非及 Gibralfa 猿(*Maccaca sylvanus*)可能是由外地输入的

** 不包括灰松鼠(*Sciurus carolinansis*)和海狸鼠(*Myocastor coypus*)

*** 不包括输入欧洲的种鹿:*Hydopotesinermis*、*Muntiacus muntiak*、*Sika nippon* 及 *Odocoilevs virginianus*

上述情况,在一个大陆上也能发现。例如,在北部中部美洲,总的讲,从北向南动物种数在增加(图10-7)。极区有30~40种,而热带则超过140种,还有更明显的,在北美美国的东部的阿巴拉切山(Appalachians 或 Rochieo),有很多种动物。在西部独特地形易于育种。种的数目在半岛上少。所以总的讲,比较温暖的气候比温带能容纳更多的种。

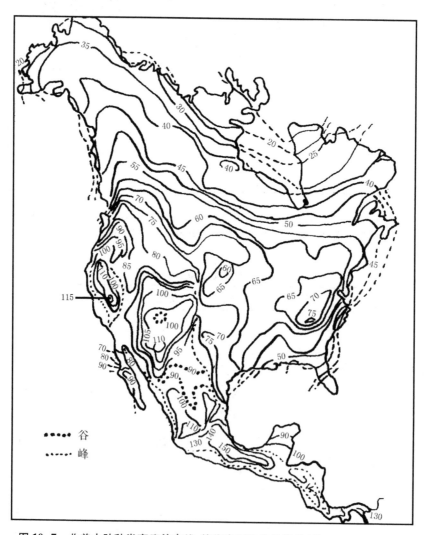

图 10-7 北美大陆种类密度等高线,锋代表迅速变化的线(仿 Simpson,1964)

对于海拔(垂直分布)和种丰富度之间的关系,曾在非洲西部 Rwenzori 的啮齿动物中被研究过(Delany,1972)。在这一山地的基部是低地森林和稀树草原,当它们上升时就有山地森林、艾利克灌丛,最后是非洲的高山植物,直至 5000m 以上的高峰的演替。啮齿动物的物种数量从基部海拔 700m 的 35 种下降到 4400m

的 3 种,到了 4700m 时就没有啮齿动物了(图 10-8)。在山上共有 46 种,而在山脚却只有 11 种,这已是海拔 1100m。所以,随着 Rwenzori 山汇的出现,在 1000m 和 2500m 之间新的种类迅速增加,在低地水平以上种的多度按 24% 增加。

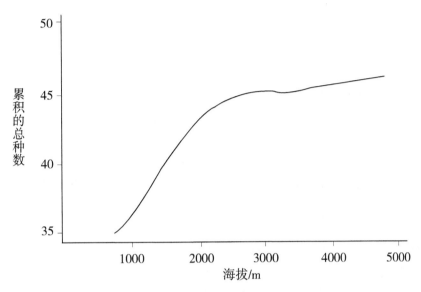

图 10-8　扎伊尔东卢旺佐洲通不同海拔啮齿动物
种数量的累积增加(仿 Delany,1972)

四、分布的交换和取代

物种分布的范围是可以变化的,主要由于栖息生境有了变化,并提供或多或少的适宜条件,或者对种来讲新条件超越了限制的障碍。物种的范围也有缩小,大多是人类活动造成的,出现地方性熄灭。狼和野猪在 18 世纪中叶在英国消失。北美的野牛 19 世纪发生过大范围的散失,是由于人类的反复侵扰,在非洲很多大型哺乳动物的分布范围在缩小。

人类偶然的或有意地引进,大大增加了一些种的范围。原出自亚洲中南的一些种类,印度的黑家鼠 (*Rattus rattus*),缅甸及我国云南的褐家鼠(*R.norvegicus*)就是这样扩大到全世界的。小家鼠亦然。我国的新疆、西藏修建的火车道路,大大扩大了大家鼠和小家鼠的分布。由于生活环境的舒适和商业的引进,很多外来者定居下来,如英国的 6 种鹿、灰松鼠、脂肪睡鼠、红颈小袋鼠、兔子及美洲貂、俄罗斯的麝鼠等。有的国家的哺乳动物区系组成,几乎是由引进种类组成的,如新西兰。新西兰的乡土种十分少,只有两种蝙蝠。后来从欧洲引入 33 种野生哺乳动物(包括 1 种负鼠、6 种小袋鼠、1 种欧洲刺猬、1 种兔、1 种野兔、4 种啮齿动物、4 种肉食动物、8 种鹿)。引进的种有的已泛滥成灾,如几种啮齿动物,兔子和鹿(Gibb,Elnx,1978)。

也有自然范围扩大的。一个例子是进入加拿大北部地区 Baffin 岛的红狐(*Vulpes*)。根据 Macrheveon (1964)的估计,可能冬天通过冰块进入北方诸岛,引入时是 1918 年,每年以 20 多公里向北推进,第二个例子是犰狳(*Dasypuo novemcincus*)。按 Humphay(1974)报道,这种动物是 20 世纪初开始,先在南狄卡士站住脚,形成一定的分布区,之后逐渐扩大俄克拉荷马直到佛罗里达中南部,扩大形成了一个广泛分布的弧形地带。

第三种应该是取代,即地理取代。这虽不是对某物种分布区有所影响,但地理取代使当地的区系组成更加丰富。这种取代包括两层意思:一种是外来物种能到新的地区很快适应下来,如 1999 年侵入美国纽约的西尼罗病毒。它很快能在新的环境中站住脚,加入当地的生物群落中新形成的病原生物群落中,而且以它为病原体,再由当地生物群落中的一些脊椎和无脊椎动物填补了该病原生物群落中的相适宜的生态位,形成了以原自非洲的西尼罗病毒为病原的新的病原生物群落。另一种是鼠疫菌进到美洲(北美、南美)后,它并没有把原来在欧亚大陆形成的鼠疫自然疫源地中的宿主动物和媒介蚤的种类一并带进美洲,而是将在北美洲和南美洲大陆上当地的动物区系(包括啮齿动物区系和蚤类区系)中适于鼠疫病原生物群落的生态位的某种脊椎动物(宿主)和无脊椎动物(媒介蚤)填补到鼠疫病原生物群落中来,形成了北美洲、南美洲大陆的鼠疫自然疫源地;一样起着鼠疫动物病的所有基本规律不变。

五、避难所理论

避难所理论(The Refuge Theory)的提出,在地球历史的任何一个时期,在气候逆转后有植物的变化,使种的范围碎裂,引起在生态避难所中相应生物区的一部分隔离(分离),在避难所中,种的种群出现:变得绝灭;保存不变;或特化为亚种水平或种的水平。第四纪避难所理论是来源于两大独立资料支持的,第一是地理学方面的研究(古植物学、地貌学和地质学);第二是生物地理学研究(分析了现今的动物和植物分布模式)。从这两个独立的资料得出的结论的一致性导致这一共同的理论。

第四纪避难所理论并未提出所有现存的种都是由第四纪来的,也未提出所有物种都形成在生态避难所中。

六、海岛理论

海岛理论认为在第四纪,在该地区比较平静稳定的热带低地没有大的物种形成或亚种形成的发生。这种保持变化不大的情况是从第三纪直到现在(或者至少当时气候变化重要性较小)。现代种或亚种,以及它们的分布模式认为起源于第三纪。地球上广大地区升降和山岳形成所引起陆地和大海形成时古地理变化引起种群反复隔离和重新联合(即地壳及山脉动抬起),相应奠定了大陆目前的海岸线。第三纪的种类大概相对地没有多少变化直到今天。

七、河流理论

河流理论企图解释丰富的热带低地森林,如亚马孙河这样一种生物群中的特化作用。一致并广泛分布的种群被假定为曾被分成亚种群,而且有效地被大河发育着的网状水系在第四纪早期隔离开。野外自然科学工作者反复观察到亚马孙河或它的分支把种的范围和动物相关的种的不少亚种分开,涉及很多动物种,鸟类、灵长类(主要是猴)。但很多种则是超过大河的,或者在河源地方成为亚种、杂种,因那里由于河流窄小而影响阻限分布。很多种的分布并不受亚马孙河的影响。

第四节　亚洲东南亚鼠疫疫源地

亚洲:亚洲大陆鼠疫疫源地呈一条连续的带状分布。该疫源地的西部从高加索山地、土耳其东部、伊朗东北部远至中国东北的辽河地区。其南部边界抵达沈阳北部,并从赤峰到张家口(Kalgan)。亚洲的疫源地没有到太平洋沿岸。已发现疫源地存于中国、蒙古国、越南、柬埔寨、缅甸、印度、印度尼西亚、伊朗及阿拉伯半岛南部、也门沙特阿拉伯边界及沙特阿拉伯。因此有学者将亚洲鼠疫疫源地划分为中亚细亚疫源地和东南亚疫源地。自疾病自然疫源地性学说问世后,将欧亚大陆非热带地区的称为鼠疫自然疫源地,而将亚洲亚热带热带地区的称为东南亚鼠疫疫源地(即家鼠鼠疫疫源地)。这种划分越来越显得不完全符合实际。亚洲亚热带、热带地区中不全是家鼠鼠疫疫源地,事实上已发现除家鼠疫源地外,还存在着鼠疫自然疫源地(如我国云南省剑川玉龙亚热带针阔混交林齐氏姬鼠、大绒鼠鼠疫自然疫源地)、爪哇中爪哇缅鼠(*Rattus exulans*)鼠疫自然疫源地,可能越南境内已有新的发现等)。

关于家鼠鼠疫疫源地,根据文献资料,家鼠起源于亚洲。褐家鼠的故乡是我国云南省与缅甸交界国境线一带(即澜沧江与萨尔温江),这一地区在我国境内是景洪、西盟、临沧、潞西、瑞丽这块老疫区。而黑家鼠的故乡则在印度境内。

我国的专家学者在探讨家鼠鼠疫疫源地时提出不少目前尚未清楚的问题：家鼠鼠疫的起源问题，家鼠鼠疫疫源地的稳定性问题，家鼠鼠疫疫源地与目前已发现的野鼠鼠疫自然疫源地的关系问题等。几十年形成的传统观点，可用苏联学者费道洛夫和拉尔（1959）的一段话，他们认为"鼠疫的次生自然疫源地存在的历史时间，可能只会在病原体从原发性疫源地稳定流入条件具备的时候。"对此应验证。在这一节中只能介绍一点不全面的资料。

一、中国南方的家鼠鼠疫疫源地

我国家鼠鼠疫疫源地主要分布在西南山地和东南沿海的8省（区），即云南、贵州、广东、广西、福建、江西、浙江和台湾。主要部分在滇南和滇西，为横断山脉的末端，海拔1500m，中间包括大大小小的海拔从400～850m的平坝区。而闽广丘陵平原海拔多在500m以下。年平均气温22～26℃，1月平均气温10～16℃，7月平均气温约30℃，相对湿度80%，年降水量1000～2000mm的常绿季雨林、热带灌丛和季雨林区。在此从西到东形成一个带状的家鼠鼠疫疫源地。

此带状又可细分为东西两片：东片为闽、浙、赣的丘陵平原区，西片为横断山脉中部、云贵高原中南部的西南山地亚区，山脉和峡谷呈南北走向，地势起伏大，垂直分布明显（方喜业等，2011～2013）。

我国南方家鼠鼠疫疫源地具备下述条件（赵永龄和刘振华，1988）。

（1）有数量多、分布广，且与人有密切关系的家鼠。家鼠种群中有一个长期保存强毒菌的鼠种，鼠种中对鼠疫菌的抗性有较大的种间差异和个体差异，以及敏感物种和不敏感物种相互配合，这样家鼠鼠疫方能扎根和延续。

（2）有数量多、分布广及指数高且恒定的媒介蚤，蚤指数最低亦常在1以上。这能保证鼠疫动物病在鼠类中不断传播。

（3）有适合啮齿动物及其蚤的生存、繁殖的环境条件。气温20～25℃，相对湿度60%～70%是家鼠及印鼠客蚤最适的生活条件，保证其传播效能。

（4）家鼠种群易受人类活动影响，家鼠鼠疫的发生和流行均与人群活动密切相连。故除自然因素外，社会因素又起着主导作用。

在20世纪家鼠鼠疫流行期间，也曾从蚤分离到鼠疫菌18株，染蚤以印鼠客蚤、缓慢细蚤为主，还有不等单蚤、绒鼠怪蚤和人蚤。南方鼠体蚤种类组成不一，热带地区主要鼠体蚤为印鼠客蚤，能占到70%以上，但在亚热带地区只占30%以下。

我国南方检查小型兽类293 765只，染疫小兽12种1171只，包括黄胸鼠、褐家鼠、小家鼠、斯氏里家鼠、大足鼠、大绒鼠、齐氏姬鼠、巢鼠、树栖赤腹松鼠、臭鼩鼱、灰麝鼩及家兔。12种小兽中的黄胸鼠最多，占全部的96.15%。而与香港的结果不尽相同。1910～1932年在香港检出鼠疫鼠2010只，其中黄胸鼠468只（占17.93%），而褐家鼠2142只（占82.01%）

我国专家将家鼠疫鼠疫源地按地区分两型。

（1）热带区（沿海区），指滇南的怒江以西和东南沿海及其岛屿。除滇西纵谷外，东南沿海多为丘陵-平原的热带雨林、季雨林，气温高、湿度大，1月气温15～22℃。本区啮齿动物种类较少，家鼠以黄胸鼠为主。蚤类以印鼠客蚤为主。动物流行病多沿江河向内陆扩散。

（2）亚热带区（内陆区），指滇西北的怒江以东和闽浙赣三角地带。以地处高山峡谷的落叶阔叶林和常绿阔叶混交林为主，气候较温暖，1月气温最高，11°～15℃。啮齿动物种类丰富，黄胸鼠的野栖性较明显，褐家鼠数量比热带区多。蚤类以缓慢细蚤比印鼠客蚤数量多，还有病蚤和不等单蚤。鼠疫在云南常以内陆向外传。历史悠久。

家鼠动物病全年均能发现，但热带区高峰在3～5月；闽南5～7月，亚热带区呈双峰型，7～9月高峰外春季还有一小峰。

我国南方家鼠间的鼠疫流行实际上具有与自然疫源地同样的性质,是一种独立的、不依附其他鼠疫自然疫源地存在的鼠疫疫源地,鼠疫菌为滇闽居民区生态型。其独立性还反映在人间鼠疫流行前,必先有以黄胸鼠为主的鼠疫流行。

二、东南亚疫源地

东南亚地区又称"南洋地区",指亚洲南东部地区。包括喜马拉雅起的亚洲南部的中南半岛(又称中印半岛和印度支那半岛)与马来群岛。陆地面积4449万km²。该地位于欧洲、澳大利亚两大陆和太平洋、印度洋两大洋之间,海陆交错、地形复杂,地理位置重要。全区分中南半岛和马来群岛两大部分。由青藏高原的横断山系南伸呈扇形展开。巽他及太平洋岛弧纵横联贯的马来群岛,构成东南亚的地形骨架。地势北高南低,多山地、高原、岛屿。河流源远流长。主要有中南半岛上的湄公河、红河、萨尔温江和伊拉瓦底江等。众河中下域有发育的冲积平原和三角洲。马来群岛又称南洋群岛,包括21 000多个大小岛屿。多活火山。东南亚海域被马来群岛分隔成众多不同形状的岛间海。各岛之间海峡是海上交通要道。该地区地跨赤道,南北纬5°之间属热带雨林气候,其他属亚热带森林和热带草原气候。雨量丰富、物种繁多,森林覆盖率达55%。东南亚的热带雨林是世界三大著名热带雨林之一,是一种低地雨林。东南亚基本上包括了动物地理区的东洋区全部。东洋区的优势是森林里的种类多,而没有在非洲发现的那么多的有蹄类。

在东南亚很多国家存在着鼠疫疫源地。从人类发病情况可知,缅甸在20世纪前半纪过程中,死于鼠疫的人口平均达3000～10 000多。实际上早在19世纪的末叶,在缅甸就已证实有鼠疫病流行。

Barnes(1989)曾作了一些介绍。

缅甸1898年首次报道鼠疫。最早出现在南部城市,之后随陆地交通于1908年传到中部和上缅甸。在缅甸中部病例和暴发流行连续发生,这一地区鼠疫在啮齿动物和蚤群中稳定存在。1967年全国流行,除钦科、伊洛瓦底和丹纳沙林区外几乎波及全国(Barnes,1989)。

鼠疫在缅甸存在的部分原因是鼠蚤对DDT产生抗性。在城市居民区与鼠疫有关的常见啮齿动物为缅鼠(*R.exulans*)、黑家鼠(*R. rattus*)、孟加拉板齿鼠(*Bandicota beugalensis*)、小家鼠(*Mus musculus*)、臭駒鼱(*Suncus murinus*)。在农村为黑家鼠(*B.savilei*、*M.booduga*、*M.cervicolor*和*Millardia sp.*,媒介为印鼠客蚤亚洲客蚤。

尼泊尔在1960年以前没有报道过鼠疫。1960～1962年在尼泊尔与印度的比哈尔邦和北方邦交界的德赖平原地区的两个区报告了150例疑似鼠疫患者,但这些患者的详细流行病学资料没有证实。首次已知的鼠疫暴发发生在尼泊尔西部边远山区的一个区、巴季杭,与印度北方邦相邻,海拔2800m。这次流行持续3周,26人发病,18人死亡,发病率3.1%,死亡率69%。约6个月后,即1968年2月,在同一地区又报告了第二起鼠疫暴发。疫情不详。也不知是否存在疫源地。

1910年在爪哇首府苏腊巴亚(Surabaya)首次发现鼠疫。此后向爪哇东、中、西部广泛传播蔓延,共发现23 9407例鼠疫患者。17.6%的患者在东爪哇,51.5%在中爪哇、30.9%在西爪哇。到50年代末,只在两个山区地带(博约拉利和沃诺吉里)有鼠疫报告。1957年后,在博约拉利于1968年和1970年发生两次暴发(Barnes,1989)。

目前,有两块鼠疫自然疫源地活动:一块在中爪哇的博约拉利地区,另一块在东爪哇的帕萨兰地区(巴苏鲁安,即岩望)。这两块疫源地都在海拔1000～1500m的山地斜坡上。在中爪哇 *Rattus rattus diardi* 和 *R. exulans* 缅鼠,是重要的鼠疫贮存宿主。在东爪哇 *Hylomys Suillus* 已被确认为宿主,而不是 *R.r.diardi* 和 *R.exulans*。在鼠疫传播中起媒介作用的蚤为印鼠客蚤和 *Stivalius cognatus*。鼠疫暴发通常发生在雨季。

据 Widarso 等(1985)报道,鼠疫在1910年经东爪哇的苏腊巴亚(泗水)海港,1916年经中爪哇的三宝垄海港,1927年经中爪哇的直葛海港和1923年经西爪哇的井里汶海港进入印度尼西亚(图10-9)。其后鼠疫在东爪哇、西爪哇到处传播。1910～1960年报告的病例总数为234 407例(Tvrner et al.,1973;Karamoy and

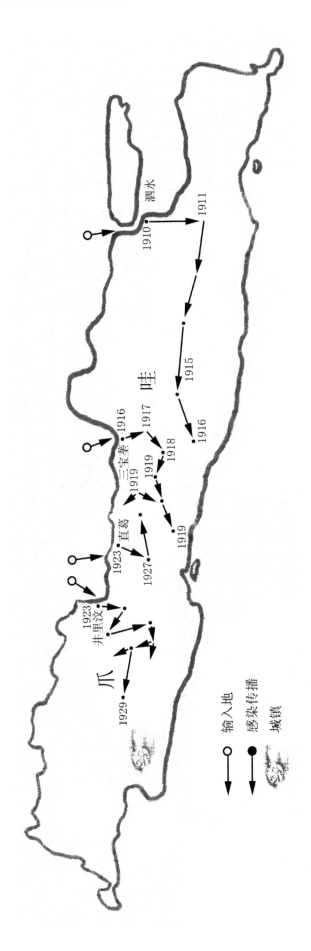

图10-9　鼠疫在印度尼西亚爪哇省的流行（1910～1928年）

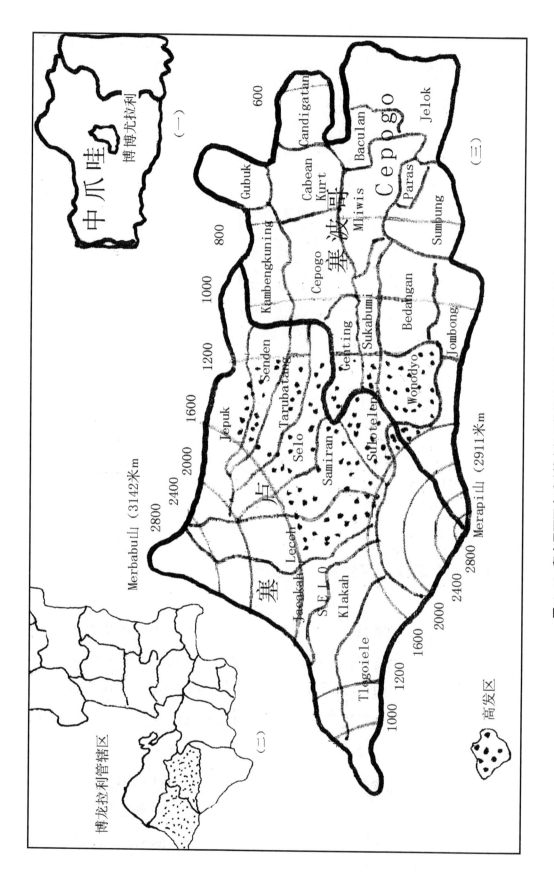

图10-10　印度尼西亚中爪哇博尤拉利管辖辖区内塞卢和塞波哥的鼠疫

Wallow,1959；Roisel,1939）。其中东爪哇占 17.6%，中爪哇占 51.5%，西爪哇占 30.9%。根据 Baltazard M.和 Bahmanyar M.的资料，1934 年病例数最多为 23 275 例。之后直到 1950 年鼠疫局限于两个山区，搜罗地区的沃诺吉里和博尤拉利（图 10-8）。两地报告出现的病例占爪哇岛所报道的人间鼠疫的 2/3。1956 年后，鼠疫暴发仅局限于博尤拉利地方性疫区内，而且在 1957 年就在这里复发了鼠疫。

Turner 等（1974,1975）认为印度尼西亚目前的鼠疫主要存在于海拔 1000～1500m 的地带，疫村散布在两个火山顶部延伸的高谷地带。最近两次鼠疫暴发在 1968 年和 1970 年，1957 年和 1959 年暴发都是在 12 月和 1 月的雨季期间发生的。

因而 Widarso 等（1985）认为，在印度尼西亚，1956 年以来鼠疫地方病疫区，在中爪哇的博尤拉利仅局限于塞卢和塞波哥两个区内（图 10-10）。这两个区鼠疫暴发出现于 1957 年、1958 年、1968 年和 1970 年。共发现 183 例病例。之后未发现人间鼠疫。

Turner 等（1974,1975）详细记述了自 1972～1974 年两地区内与传播鼠疫有关的鼠类。他们认为疫区内的 *Rattus r.diardii*、*R.exulans* 是鼠疫感染循环的贮存宿主，印鼠客蚤（*Xenopsylla cheopis*）和野外蚤 *Stivalius congnatus* 是传播媒介。自 1974 年以来对上述两疫区进行人间病例和死鼠监测，尚未发现任何人间病例和鼠疫动物病发生的迹象。

10 年来鼠疫感染循环中的主要宿主为：*Rattus r.diondii*、*R.exulans*、*R.tiomanicus*、*R.niviventer* 和 *Suucus murinus*（家屋鼠及野鼠）。主要媒介为：*Xenopsylla cheopis*，野蚤 *Stivalius congnatus* 为传播媒介。Koesharyiono 等（1980）还记录了另一种蚤 *Neopsylla sondians* 也是宿主媒介。

自 1968～1970 年最后一次暴发后，在印度尼西亚再没有报告人间鼠疫。但 Koesharyiono 等（1983）从 1982 年 12 月至 1983 年 9 月在博尤拉利鼠疫疫源地内进行小型哺乳动物、蚤类人间鼠疫调查期间从 *Rattus r.diardii* 器官混合材料分离出鼠疫菌。根据 Koesharjone 等（1983）的调查，人类住房中捕获的啮齿动物和食虫类有：*Rattus r.diaidii*、*R.exulans*、*R.tiomanicus* 及 *Suneus murinus*。

野外鼠类有：*Rattus exulans*、*R.tiomanicus*、*R.niviveutus*、*R.r.dianli*、*R.exulans*，是野外的主要种。

蚤类组成有：*Xenopsylla oheopis*、*Stivalius corgnafus* 和 *Neopsylla sondaicus* 家野场是这 3 种。

在热带地区，鼠疫流行的季节各有不同。在爪哇大多在 12 月至次年 1 月的雨季。在马达加斯加则多在 10 月至次年 4 月的湿热季节，越南则常发生在干旱的 4～6 月。

越南人间鼠疫通常发生地干旱季节 4～6 月有一高峰。病例中 95%～97% 为腺鼠疫。鼠疫菌或 F1 抗体在 12 种啮齿动物、一种食虫动物和一种草食动物中被发现。鼠疫动物病主要在家鼠中传播，特别是农村地区。从生物群落上看，宿主啮齿动物的分布与其鼠疫流行学上的作用有所不同。在城市和沿海地区，褐家鼠（*R.norvegicus*）是优势种，但动物鼠疫的流行和暴发并不猛烈。在农村和山区，缅鼠（*R.exulans*）是主要宿主，动物鼠疫流行猛烈，而且人间鼠疫或动物鼠疫的流行持续时间长。主要传播媒介为印鼠客蚤，越南鼠疫发生的适宜条件是：气温 21～26℃，有缅鼠存在和不发生洪涝。全国控制使用链霉素、四环素及其他抗生素效果好。疫源地的数目在减少。但鼠疫自然疫源地还没有完全查明（Barnes,1989）。

三、南亚地区

南亚，指亚洲南部地区，北部喜马拉雅山脉南麓的山地地区，南部印度半岛上的德干高原，北部山地与德干高原之间的印度河-恒河平原。北部和中部平原上基本属亚热带森林气候，半岛西南端和锡兰南部属热带雨林气候，德干高原属热带草原气候，印度河平原属亚热带草原和沙漠气候。

鼠疫在印度是一种古老疾病，直到 1950 年还造成相当多鼠疫患者死亡。据估计，1889～1950 年有 12 500 000 人死于鼠疫。1966 年印度最后一例人间鼠疫报告于卡那塔克邦。从那时以来，只有少数几起疑似鼠疫疫情发生，主要是在印度南部的历史疫区和印度北方的喜马偕尔邦。但没有一起得到证实，在这几起疑似疫情中，只有 1983 年发生于喜马偕尔邦的一起很像肺鼠疫暴发，发病 22 人，死亡 17 人（Barnes,1989）。

在印度各地理区域都有其不同的优势,啮齿动物种,在地方性流行区,常发生死鼠的情况。在 1978~1989 年调查的 44 批死鼠中,未发现鼠疫。1980 年以前的监测工作,是捕捉啮齿动物并做细菌学检查,此后只进行血清学监测。除 1979 年获 13 份(印度沙鼠)和 1981 年获 3 份(印度沙鼠)血清阳性材料外,直到 1989 年 9 月为止在 188 025 份啮齿动物血清和 16 061 份狗血清标本中未检出鼠疫活动迹象。

印度主要的鼠蚤为印鼠客蚤和亚洲客蚤。前者为家鼠中的优势蚤(蚤指数 4.93),后者是野鼠中的优势蚤(蚤指数高达 12.72)。

定期评价这些蚤类的敏感性已显示对 DDT 和狄氏剂有抵抗力。

Saralgit Schgal 等(1985)报道,印度近年来应用血清学诊断方法发现疫源地分布在喜马偕尔邦、马哈拉施特邦以及安得拉邦与卡那塔克帮、泰米尔纳德邦的交界处(图 10-11)。在这个交界地区的捕鼠情况为: *Tatera indica*(42.39%)、*Rattus meltada* (30.98%)、*Mus platytrix*(13.60%)、*Bandicota bangalenses*(2.08%)、*R. rattus*(0.44%)、*Suucus murinus*(0.22%)。

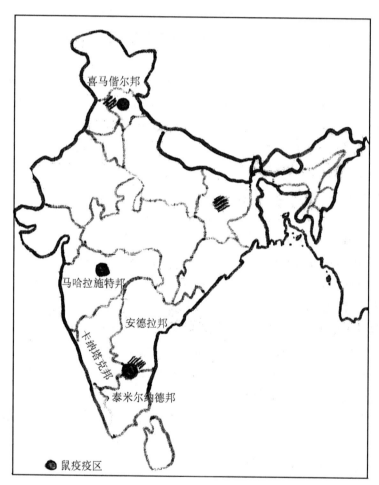

图 10-11　印度的鼠疫疫区

印度暴发鼠疫

1994 年 8 月 6 日在马哈拉施特邦彼得地区的一些村庄报告,跳蚤和鼠类侵袭大量增多后开始进行监测工作。8 月 26 日发现第一例疑似鼠疫病例,加强了监测和传染媒介控制,并开始了群众性化学药物预防,到 9 月 26 日出现 90 例腺鼠疫患者,没有死亡病例,疫区在彼得地区 $10km^2$ 范围内的 15 个村庄,到 9 月 30 日认为第 1 次鼠疫暴发流行得到了控制。

9 月 22 日在吉吉拉特邦和苏拉特报告了疑似肺鼠疫的第二次暴发流行。到 9 月 24 日共有 452 例患者,其中死亡 41 人,苏拉特市定为疫区。10 月 8 日鼠疫疑似病例和确诊病例共 6291 人,死亡 56 人,各邦 1003

例,死亡3人,苏拉特934例,死亡52人。吉吉拉特邦其他地区606例,哈里亚纳邦17例,马德喜亚邦67例,马德拉斯特邦(孟买)383例,彼得市449例,马德拉斯特拉邦其他地区2340例,死亡1人,拉贾斯坦邦245例,北方邦56例,西孟加拉84例,比哈尔3例,卡那特邦79例,中央邦22例,绝大多数病例怀疑是肺鼠症,马德拉斯特邦是腺鼠症。

这次最大的教训应当是,一旦发现乡村有鼠疫疫情,附近的城市就应及时采取灭鼠灭蚤等综合防疫措施。

根据 Renapurkar(1989)报道,印度的臭鼩鼱(S.murinus)为印度的普通鼩鼱,在鼠间鼠疫的传播中起着重要作用。Pollitzer 认为鼩鼱在农村居民点中与鼠共栖,晚间常窜入家中,它在传播鼠疫中起着不可忽视的作用。因为已经发现,在几个鼠疫疫源地内,鼩鼱很容易感染鼠疫。更重要的是因为鼩鼱易将染有鼠疫的蚤传播到人的住宅。

Sharif 和 Narsimhan 进一步观察到臭鼩鼱除了从一家窜到另一家外,还能从一个村庄窜到另一个村庄,在鼠疫传播中起重要作用。

印度自1966年以来已经没有人间鼠疫病例的记录了。确实也没有关于目前在小型哺乳动物之中,动物鼠疫疫源地这方面情况的资料。

大孟买,寄生于臭鼩鼱体上的印度鼠蚤(X.cheopis)和亚洲客蚤(X.astia)前者占87%。塔那地区的臭鼩鼱只寄生 X.cheopis。

Sakya(1985)报道,1960年以前尼泊尔的鼠疫流行病资料相当模糊。1960~1962年在特赖平原地区的 Rupamde bi 和 Mahottary 报告了150例患者。1967年在尼泊尔西部山区巴季杭 Bajhang 地区鼠疫暴发流行。此后,一直无病例报告。

1967年9月6日—16岁女孩,住海拔8500英尺(ft)[①]的苏尔克马拉 Sunke Mela 于9月8日死亡。第二例为9月21日,第三例为10月2日,第四例为10月5日,总计报告了26例,死亡18例,病型为肺鼠疫和腺鼠疫。

Khancht Limpaharnlanarat(1985)报道认为泰国更早的鼠疫无记载可查,1904年在曼谷首次发生鼠疫,据曼谷公共署前医官 H.Camphell Highet(1922)调查其传染源,认为是由印度商人从孟买人带到曼谷来,从而在曼谷立足了的。

1918~1953年35年间,泰国官方报告了3.179例腺鼠疫病例。病例每年从9月开始,1、2月和3月到最高峰,这是寒冷、干旱的月份。

泰国在20世纪整个前半纪里鼠疫流行暴发一直猖獗不停。据官方材料,泰国每年染疫的有150~300人。

在锡兰、中国台湾、中国香港等地大的流行暴发亦占据一定地位。

四、西亚地区的鼠疫

西亚,也叫西南亚,即亚洲最西部,位于里海、黑海、地中海、红海、阿拉伯海之间,有五海之地之称。陆地面积7 053 000km²以上。西亚地形为高原广布,北部多山脉:北部山地高原与南部阿拉伯半岛之间为幼发拉底河和底格里斯河所冲积而成的美索不达米亚平原。气候干燥,南部沙漠面积广大,与非洲撒哈拉大沙漠有起源上的联系。本区内地中海、黑海沿岸地区和西部山地属地中海气候,东部和内陆高原属亚热带草原和沙漠气候,阿拉伯半岛的大部分地区属热带沙漠气候。

亚洲西南的波斯(伊朗)曾有传说,1865~1882年在远离主要交通大道和城市的农村发生过鼠疫,但因这时鼠疫菌尚未被确定,因此很难证实是否真的是鼠疫。之后在1912年由俄国医生 A.Д.格里柯夫在伊朗

① 1ft＝0.3048m

东北部的呼罗珊省偶然遇到鼠疫地方病,便顺便对死鼠作了比较详细的研究,还分离到鼠疫菌,根据描述那种鼠可能是跳鼠或者沙土鼠。

　　只是到了1947年德黑兰巴斯德研究所组织了对伊朗库尔德斯坦的鼠疫进行了考察,将所得结果进行通报。这项考察是由 M.巴尔塔沙尔领导,考察工作每年都进行。有间断,但一直进行到1952年初。考察范围在雷扎伊湖周围沿国境一带。明确了一系列带菌动物,主要是沙土鼠及其寄生蚤,还明确了这一带的鼠疫地方病和前面提到的远离主要交通要道和城市的农村中的疑似鼠疫地方病。因此,当地鼠疫自然疫源地稳定存在至少已有60~65年了(图10-12)。图中标记表示在不同年代发现的鼠疫流行病,⊕为1947~1958年发现动物流行病的地方。

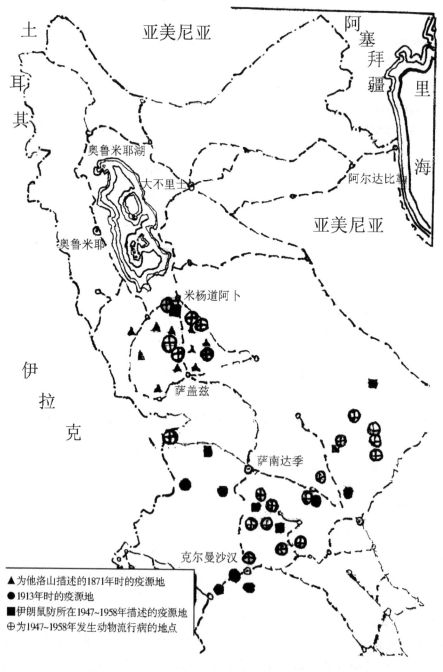

图 10-12　库尔德斯坦鼠疫自然疫源地的伊朗境内部分
(仿 Baltazard and Bahmanyar,1960)

　　M.Baltazard 还证实了伊朗境内一个点和另一个点有大的间隔这一事实。但完全没有大家鼠和小家鼠。全部观察均在自然界在实验室,结论是,鼠疫的地方性疫源地完全由沙土鼠维持着。之后 M.Baltazard 才把主要精力放在沙土鼠鼠疫上。

　　从 1921 年起至今鼠疫在伊拉克也有小的流行,在 1930 年之前,每年有 150～600 个病例。

　　在以色列经常出现鼠疫,既有地方性的特点,又有传入性的特点,如海法在 1942 年,雅法在 1942 年、1943 年显然是传入的。1947 年雅法又有小流行,但都在较短期被扑灭。少数人群中的染疫每年有 15～20 例,这是常事。超过 100 例的年代不是太常见的。

　　在叙利亚、黎巴嫩 1921～1940 年几乎每年都有发病,大多在一年内 20～100 个病例。在这些国家的一些海港城市暴发鼠疫也是常事。但流行特点、猛烈程度各地,各年均各有不同。像 1932～1933 年在贝鲁特发生猛烈流行的情况也曾有几次。除港口鼠疫病例之外,也曾在农村发生过地方性兽疫源地地区内的染疫病例。

　　亚洲大陆鼠疫史的联系

　　亚洲西南亚与非洲大陆鼠疫疫源地的关系曾受到某些鼠疫动物流行病学学者的注意(如 Ю.M.拉尔、В.В.库切鲁克、Х.К.苏塔纳耶夫、В.С.彼得洛夫等)。

　　关于这一问题的起因不是没有根据的。苏联的著名动物地理学家 В.Г.Гептнер,在他的名著《普通动物地理学》(1936)中以及后来发表的《土耳其斯坦荒漠动物区系动物地理学特点及其起源》(1938)、《伊朗的沙土鼠(Mammalla,Glires)动物区系及小亚细亚—伊朗—阿富汗等国家的动物地理学特点》(1940)、《古北区的荒漠-草原动物区系及其发育的发生地》(1945)几篇有分量的论文中,都涉及沙土鼠与非洲大陆沙土鼠的关系。他提出古北区荒漠-草原动物区系历史上可能存在着 5 个发生中心,即蒙古中心、哈萨克斯坦中心、都兰中心、伊朗-阿富汗中心和撒哈拉中心。沙土鼠在上述中心发生后,还经过几次东西间的散布,从而出现目前亚洲大陆和非洲大陆的沙土鼠的分布格局。有的鼠疫动物流行病学家主张鼠疫最早发生在沙土鼠种群,而后才由沙土鼠向旱獭和黄鼠种群中散布,从而形成当今亚洲大陆和非洲大陆鼠疫自然疫源地分布格局。有关这一问题的论述,将在本书有关章节中详作介绍。

　　在亚洲西南荒漠热带疫源地,根据历史资料证实这些地区早已有鼠疫的出现,而且提示研究者在这一地区内有鼠疫地方病存在。例如,法国学者约瑟夫、吉兹尔、托洛桑医师报道 1865～1882 年,在远离大城镇及主要交通的乡村发生过鼠疫。其原因不可理解。

　　晚些时候,俄国医生 А.Д.格里可夫根据在波斯(即今伊朗)东北部的呼罗珊省 1912 年出现鼠疫地方病,较认真地研究了一种啮齿动物,还分离出鼠疫菌。按格里可夫对鼠的描述完全有可能。

第五节　非洲鼠疫疫源地

　　阿非利加州,简称非洲,为仅次于亚洲的世界第二大洲。位于东半球西南部,地跨赤道南北,西北部有部分地区伸入西半球。东濒印度洋,西临大西洋,北靠地中海。东北以苏伊士运河和红海与亚洲分界,北隔地中海与欧洲相望。面积 3030 万 km²(包括附近岛屿),约占世界陆地总面积的 20.32%。

　　为了方便起见,有人曾把非洲大陆分为 3 个不等的地带。北非包括沿海、撒哈拉和利比亚荒漠一线;中非包括刚果、乌干达、几内亚、加纳、塞内加尔和其他赤道国家;南非西起安哥拉、罗德西亚(津巴布韦)、尼亚萨兰(马拉维)、南非及西南非洲。

　　非洲大陆形状特点是北宽南窄。全境高原面广大,故有"高原大陆"之称。以刚果河口至埃塞俄比亚高原边缘一线为界,呈东南高,西北低。除尼日利亚、喀麦隆及部分刚果常绿森林具有湿热带气候外,非洲是大沙漠和干旱高原之国。东南部多为海拔 1000m 以上的高原,习惯上称高非洲,有埃塞俄比亚高原、东非高原、比耶高原和隆达-加丹加高原。高原边缘地带多悬崖峭壁,构成单面山地形。西北部多在海拔 500m 以下,称低非洲,多为低高原、台地和沙漠,低非洲内分布着一系列盆地、洼地,局部地区有较高山地,多靠近沿海。明显的山脉主要集中在南北两端。最高山是东部的气力马扎罗山、海拔5895m。主要山脉还有西北沿海的阿特拉斯山脉,南部的德拉肯斯山,东南部有世界最大的裂谷,宽几十千米到300km,形成一系列狭长深陷的谷地和湖泊。

非洲沙漠面积占全洲面积的1/3,是世界上沙漠面积最大的洲。北部有世界最大的撒哈拉沙漠,西南部有纳米布沙漠和卡拉哈迪沙漠。最大的岛屿位于印度洋上的马达加斯加岛。河流分布不均,赤道附近和东南地区稠密。主要河流有北部的尼罗河,中部的刚果河、尼日尔河和赞比亚河。非洲河的特点是终年不冻。湖泊较多,多为断层湖,集中分布在东非的裂谷带内,其中维多利亚湖是非洲最大的湖。

大部地区属热带气候,高温、干旱、少雨,赤道横贯中部。气候带南北对称分布。平均气温最冷月不低于8℃,最热月高达40℃。降水分布极不均匀。降水自赤道向南北递减。喀麦隆和利比亚山地的风向坡年平均降水量达5000mm,为世界降雨之最地区,北部和西南部为沙漠地区。年降雨量不足100mm,甚至几年无雨。在赤道温度年波动为2°~3°。因此,这里通常的一年划分的季节是不适用的。动植物生活基本上无温度波动。草原面积占总面积的27%,为世界之最。

由于非常炎热和气候干旱,哺乳动物在非洲如此丰富和多种多样,它们的最稳定和完善的形式得到充分的发展。非洲的有蹄类和食肉类的动物区系是最丰富的。还有一些非常独特的,如犀牛、象、河马、长颈鹿、长尾猴和类人猿。自成一家的非洲啮齿动物、沙土鼠、跳鼠及小鼠群发展得最好。这些动物的分类是非常复杂的,在动物学家和当地自然的行家前都是很难的问题。

非洲大陆的哺乳动物区系在动物地理学方面也是很有特点的(表10-3)。在非洲,西南亚和东南亚的动物区系之间有相似之处(象、狮、犀牛、猴、沙土鼠、地松鼠、很多鸟、爬行动物及昆虫)。植被也有相似之处。因此,这很可能说明是在古岗瓦纳大陆时大陆被分离出的结果。如像前亚,是在不远的历史时期在非洲和阿拉伯之间产生的,阿拉伯半岛上的荒漠是撒哈拉荒漠的延续。因此,非洲大陆和欧亚大陆的鼠疫疫源地有其共同的历史根源。

表10-3　南非野生啮齿动物皮下注射鼠疫菌后的结果和存活的血清学反应

种和来源	接种的菌数						
	5	10	10^2	10^3	10^4	10^5	10^6
Mastomys natalensis(德兰士瓦——非疫区)	5/3/2(8)(EKISA平均滴度)	5/1/1(16)	5/5/3(10)	5/0/—(—)	5/4/3(277)	5/1/1(1024)	—
Mastomys natalensis(纳塔尔——非疫区)	5/4/0(—)	5/1/1(1024)	5/0/—(—)	5/0/—(—)	5/0/—(—)	5/0/—(—)	5/0/(—)
Mystromys albicaudatus(实验室)	5/4/1(1024)	8/0/—(—)	5/0/—(—)	5/1/1(1892)	5/0/—(—)	5/0/—(—)	5/0/(—)
Deomodillus auricularis(开普省北部——疫区)	—	4/4/3(373)	4/4/0(—)	4/4/3(11)	5/4/3(75)	4/3/2(8)	—
Tatera brantsii(开普省北部——疫区)	5/3/0(—)	5/5/3(176)	5/1/1(2048)	5/4/4(76)	5/0/—(—)	5/0/—(—)	
Tafera leucogaster(开普省北部——疫区)	10/10/0(—)	10/9/0(—)	10/8/6(16)	10/10/6(64)	10/10/10(134)	10/8/8(182)	5/1/1(128)
Rhabdomys pumilio(奥伦治——非疫区)	5/1/0(—)	5/0/—(—)	5/0/—(—)	5/1/1(32)	5/1/1(512)	51/1/(64)	
Rhbdomys pumilio(开普省东部——疫区)	8/7/6(284)	8/6/6(135)	8/5/5(307)	8/6/5(336)	8/5/5(473)	8/1/1(2048)	8/0/—(—)

注:接种数/存活数/血清阳转数

隆达-加丹加高原是中非刚果河水系与南非几条水系(赞比西河、奥卡万戈河等)的分水岭。在这个分水岭之南、西南有干旱的稀树大草原的卡拉哈迪荒漠和纳米布荒漠。近大陆南端有缺水的大卡鲁高原及各种大大小小的平坦山地。大卡鲁高原一年的大部分季节只生长着有刺的灌丛,在短暂的春季,在这种片页岩-石质荒漠只生长短命的球茎植被。南非洲上述这些地理景观中栖息着大量的沙土鼠、兔、地松鼠、荒漠大家鼠及小型肉食动物。

博茨瓦纳、罗德西亚、西南非洲的内陆疫源地曾被一些医生和动物学家作了比较好的研究。他们确定了沙土鼠是主要的带菌动物的,以及暂时的和偶然的染菌动物群。但仍认为南非的鼠疫是19世纪末海运上的大家鼠带来的。在Mitchell(1927)有关南非鼠疫问题的综述中认为只是从1901年才开始知道大批家鼠死亡,也才知道鼠疫流行病在一些港口城市发生。从1903年鼠疫动物流行病才开始将本地啮齿动物卷入。1914～1920年在农场发现鼠疫在小范围内暴发,而且是彼此有较大距离互不相连的。后来才查清发病区域就是在沙土鼠相应的分布区内。确定一农场内啮齿动物自然感染是1921年。在描述染疫沙土鼠时将其鉴定为 *Tatera lobengulae*。同时在农场内找到染鼠疫的大家鼠、小家鼠和沙土鼠,它们因窜洞而互相传染。也正是在这种情况下还是把大家鼠定为传染源。

在1921年后,在奥兰治、贝专纳(纳米比亚)、罗德西亚(津巴布韦)、安哥拉、西南非洲(博茨瓦纳)境内对沙土鼠中的一系列鼠疫动物流行病进行描述,其中有大量的自毙鼠。研究者才承认引起南非其他啮齿动物和人类鼠疫的主要的原发保菌者是布氏沙土鼠(*Tatera brondti*)及其寄生蚤(*Xenopsyll eridos*)(Mitchell and Pirie,1927;Jorge,1935;Davis,1946)。事实上在南部非洲大陆的某些荒漠中动物流行病从未停止过流行,只不过是变换着其剧烈的程度而已。因此有的学者称这种疫源地为过渡性的疫源地。

Pirie(1929)发现布氏沙土鼠对鼠疫的实验感染非常敏感,它们死亡不迟于4天,常常是感染弱毒株后3天死亡(而用于感染荷兰猪则是14天,而且其中还有活下来的)。

根据1921～1949年近30年资料,鼠疫发病人中约75%发生在内陆与当地野鼠有关。

从1921年起,文献中一直把 *Tatera lobengulae* 作为南部非洲鼠疫的主要宿主。之后在伍连德、伯力士、P.赫斯特等的专著中都将这种鼠作为南部非洲鼠疫动物病的主要宿主。到1949年,动物学家D.代维斯才发现这是个大错误,认为研究初期把 *T.lobengulae*、*T.schinzi*、*T.brantsi* 都作为沙土鼠的种。实际上,鼠疫的主要带菌作用是布氏沙土鼠(*T.brantsi*),而且上述3种实际上就是一种 *T.brantsi*。

布氏沙土鼠外形很像桎柳沙土鼠。它们的洞群占有一定面积,其洞群有15～20个深洞,喜食球茎和块根的草,活动性大,喜迁移,甚至成群迁移,根据D.代维斯,这种鼠数量很大,是卡拉哈迪荒漠及其他沙质荒漠中的主要种类,不会在黏土地栖息。

长期以来,Davis(1953)认为南非的鼠疫只通过沙土鼠才得以长期保存下来。近来有证据认为其他野生啮齿动物种在鼠疫生态学上更为重要。例如,Shepher等(1986)在南非鼠疫动物地方病地区开普省北部弗赖伯军和金伯利几个地区捕捉了3种沙土鼠:*Tatera leucogastei*、*T.brantsii* 和 *Desmodillus auricularis*。从1982年曾发生过一次人间鼠疫暴发流行的两个点和近些年来没有鼠疫活动的几个点捕捉到四纹鼠(*Rhabdomys pumilio*)、南非多乳鼠(*Mastomys natalensis*、*M.coucha*),前一种鼠捕自奥伦治自由邦(非地方病区),第二种鼠捕自德兰士瓦南非东部,第三种捕自南非西部。对以上几种鼠进行了对鼠疫的易感性实验。易感性试验结果见表10-3,ID$_{50}$和LD$_{50}$值以及每个种的平均死亡天数。

用于攻毒的菌株毒力通过实验室繁殖的两种已知易感性鼠 *Mastomys coucha* 和 *M.albicaudatus* 的反应得到证实。除1只 *M.albicaudatus* 存活于5×10^3 个鼠疫菌外,全部对照鼠均死于>5个鼠疫菌的攻毒剂量。*M.coucha* 的LD$_{50}$约为7个菌。

在开普省北部捕获的3种沙土鼠对鼠疫感染都有一定的抵抗力。*D.auricularis* 和 *T.leucogaster* 的抵抗力十分明显,*T.brantsii* 差些。

所检查的 *R.pumilio* 的两个种群对实验感染鼠疫菌的反应不一样。来自鼠疫地方病区的种群比较有抗性,而来自奥伦治自由邦的种群则极其易感。*M.natalensis* 的两个种群在其对鼠疫的反应上也同样不同。源于德兰士瓦东部、实验室繁殖的种群对鼠疫感染有适度的抵抗力,来自纳塔尔种群的易感性和 *M.coucha* 几乎一样。

R.pumilio 的两个种群对鼠疫实验感染的反应明显不同。在有抵抗力的种群中,一些动物死于各种攻毒剂量,而在易感的种群有 3 只动物存活于较高的攻毒剂量。这两个种群虽有不同的易感性,但每一组的平均死亡日是相似的。

从表 10-4 可以看到除 LD_{50} 的变化外,ID_{50} 值上的差别非常明显。鼠疫感染阈值最高是 *T.leacogaster* 和 *D.auricularis* 两种。其他种类的 ID_{50} 值均较低。最低的是 *R.pumilio* 的两个种群,是两个菌体。

表 10-4　南非啮齿动物实验感染鼠疫菌平均死亡天数及 ID_{50}、LD_{50} 值

种名	ID_{50}	LD_{50}	平均死亡天数	范围
Mystromys albicaudatus	10	14	4.5	2～8
Deomodillus auricularis	$1.7×10^3$	$1.1×10^6$	12	—
Tafera brantsii	16	$4×10^2$	5.0	2～14
Tatera leucogaster	$3.2×10^2$	$9.1×10^5$	6.3	4～10
Masfomys natalensis(纳塔尔,非疫区)	12	14	4.4	2～9
Mastomys nafalensis(德兰士瓦,非疫区)	5	$1.4×10^3$	6.4	3～16
Rhbdomys pumilio(奥伦治,非疫区)	2	5	4.0	2～9
Rhbdomys pumilio(开普省东部,疫区)	2	$1.3×10^4$	3.9	2～11

有的种类的血清转阳率的增加与对其注射的剂量大小有关,如 *T.bromtsii*、*T.leucogaster* 及 *R.pumilio*,如接种物大于 ID_{50} 值时,全部存活的动物均出现血清转阳。但具抵抗力的 *D.auricularis* 及有异质性抗体的(*M.natalensis*),即便使用大剂量攻毒,仍然是血清阴性。

有的鼠中的 ELIAS 抗体平均滴度似与攻毒剂量有关,如 *T.leucogaster* 和 *R.pumilio*,而在 *D.auriculasis* 不但抗体水平低,而且与攻毒接种量大小无关。

血清转阳的 *T.leucogaster* 的 ELIAS 平均滴度和保持血清阳性的动物百分数随时间迅速下降。到接种后 11 周还保持血清阳性的只有 10%。

Shepherd 等认为,在南非对鼠疫有抗性的啮齿动物中,是由几种因素相结合,如抗体反应暂短,ID_{50} 比较高及天然抵抗力妨碍血清转阳,可能部分地造成南非野生啮齿类种群中鼠疫抗体率低。因此实验用动物,虽在实验感染前血清呈阴性,但很可能在野外已是感染过鼠疫了。因此,出现与过去的看法相反,对鼠疫有抗性的种群在南非有几种啮齿动物。因而 Shepher 等认为鼠疫由沙土鼠中一系列动物流行病循环来维持的概念不能站得住脚。试验说明几种小型鼠类,如 *R.pumilio*、*M.natalensis* 和 *A.chrysophilus* 包含一些有抗性的种群,在这些种群中,鼠疫死亡率可能不会很快表现出来。这样的啮齿动物在南非一些散在的疫源地中可能是永久保存鼠疫的,只不过这些疫源地比较难以发现。

南非的鼠疫动物病自然疫源地分布在大高原的南北之间的开普的纽沃费尔德山、柯克福斯山,到奥兰治省内(自由邦)的奥兰治河下域与法河之间,以及北方省(德兰士瓦省)瓦特山的山岭一带,上述几个地区海拔均在 2000m 上下。上述的开普省东部为肉质多汁的片岩石、石质荒漠,西部荒漠为叉明稞植被。而北方省内则为干旱草原,奥兰治地区的疫源地则更为干旱。

南非以布氏沙土鼠和非洲短耳沙土鼠为主要宿主,以及广布非洲大陆的多乳头鼠。据文献报道参与鼠疫动物流行病的还有很多种啮齿动物及食肉动物。故此,在近些年虽人间发病很少,但当地啮齿动物及某些小兽间的细菌学,血清学的检测。在 10 年间(1971～1981 年)24 种啮齿动物中的阳性率还是不低的。

（一）动物病的特点

鼠疫在非洲的出现是很古老的事,特别是在北非(如埃及及其附近的国家)。然而根据当地的一些调查者的意见,鼠疫古老的暴发与啮齿类无关。认为在 20 世纪和 19 世纪交合时,把患鼠疫的大家鼠从东南亚带来时鼠疫在非洲得到了新的散布,并在野鼠中发生了现在的疫源地。这种观点一直遭到了苏联学者的反对,他们认为这种观点是没有根据的而且是不科学的。认为鼠疫自然疫源地在非洲存在于太古时代。鼠疫在细菌学研究的新纪元时,确实是特别重视过大家鼠的鼠疫,同时患鼠疫病的大家鼠也确实被带到了很多港口,在此基础上就产生整个非洲大陆逐渐次生的疫源地是由患鼠疫大家鼠引起的理论。这种观点,在早期西方流行病家中是很普遍的(图 10-13)。

在北非,在亚历山大、开罗、摩洛哥城、阿尔及尔、突尼斯等海港城市部分海港流行病的发生导致在这些城市首次建立起卫生鼠防机构。而在撒哈拉大沙漠的腹地中游牧民族人群中的鼠疫的发病不会受到殖民者的重视。例如,1940 年在内陆法属摩洛哥的阿加迪尔的游牧民族人群中发生鼠疫之后进一步进展到沿海城市马拉喀什。当时在非洲大陆鼠疫知名的研究者 R. Jorge 认为在摩洛哥大陆腹地的疫源地仍归罪于大家鼠,即通常说的海洋起源观点。如果熟悉非洲的好多种游牧民族的生活情况,也就会清楚,撒哈拉腹地里的这些稀少的居民是一种十分封闭的世界,它们与沿海城市非常隔离。只有在很少的情况下医生才会深入撒哈拉腹地的某些绿洲地区,才会证实那里发生鼠疫(如 1922 年;1930 年;1931 年)。即也不会对野鼠作任何调查,相反,还沿袭着鼠疫每次都是从沿海带到腹地来的观点。

苏联的学者反对上述观点,也是有根据的。A.Васильев 等在突尼斯靠近的里被里的国境附近很多年发生过鼠疫的地方,对当地沙土鼠进行了感受性实验,得出的结论是在发病地区的沙威沙土鼠(*M.shawi*)对鼠疫有抗性。因此它们在维持疫源地上起不了什么作用。实际上,在突尼斯上述发病地区离沿海不是太远的吉法赖平原直到内陆的德梅尔山一带就存在着鼠疫地方病的自然疫源地。疫源地景观多为禾草盐碱灌木荒漠。

撒哈拉大沙漠主要属石质和沙质沙漠。大约占地 800 万 km²。在这个不同质的大沙漠中,远非没有生命活动。伴随着碎石沙漠和风吹积沙漠,几乎不长植被,其中还有一些高原可供牧放,也有绿洲和自流井,撒哈拉的东部最为干旱,雨量非常少且不规律。几乎相当于欧洲面积的撒哈拉大沙漠也住着好几万居民,大多集中在绿洲,大田中主要种椰枣,游牧民主要放牧骆驼、绵羊和山羊。

应该说,根据这一大沙漠和其他沙漠栖息着沙土鼠类推,它也有沙土鼠分布。撒哈拉大沙漠有古老的鼠疫自然疫源地也不会是例外,在沙漠中发病情况相对稀少,可以用医学情报很差和当地居民十分稀散加以解释。因此,至今大漠腹地的鼠疫疫源地尚未有报道。

在撒哈拉大沙漠的北部边缘地区,如阿尔及利亚、埃及、利比亚、西撒哈拉及毛里塔尼亚,甚至塞内加尔都存在海港型鼠疫和靠内陆腹地的鼠疫自然疫源地。这几个国家的鼠疫自然疫源地,为东起埃及境内靠近艾斯尤特、索哈杰的阿布穆哈里古的灌丛砂质沙漠,向西到利比亚境内的沃丹盆地为中心的一块自然疫源地。再向西为突尼斯内的德梅尔山的疫源地。阿尔及利亚的西部伊杰迪沙地,就在伊杰沙地的南边紧接着毛里塔尼亚的阿德拉尔、塔干特高原及朱夫和阿瓦纳沙漠之间的禾草灌丛沙漠、碱性灌丛沙漠和砾石沙漠存在着鼠疫自然疫源地。

北部非洲港口城市鼠疫主要宿主为褐家鼠和黑家鼠,由于这两种鼠的生理生态特点,很少共栖,黑家鼠竞争不过各方面占优势的褐家鼠,故有褐家鼠占据的地盘,黑家鼠大多被驱赶出。早在 1935 年 R. Jorge 绘制的非洲几种鼠的主要分布区,他认为从摩洛哥向南沿海岸,途经南非,再到东海岸的索马里城市港口地区优势种为 *R.rattus*,而大陆北部海岸港口城市地区的优势种为 *R.novegicus*。北部非洲靠近内陆地区(如埃及、阿尔及利亚、突尼斯,直到摩洛哥)优势种则又是 *R.rattus*。从西非的塞内加尔向南,经南非向东、东北到几内亚的优势种为 *Mastomys coucha*。由安哥拉南部起向南,经博茨瓦纳到南非东北的优势种是 *Gerbillus*。这种概括自然会被后来的研究给予修正(图 10-13)。

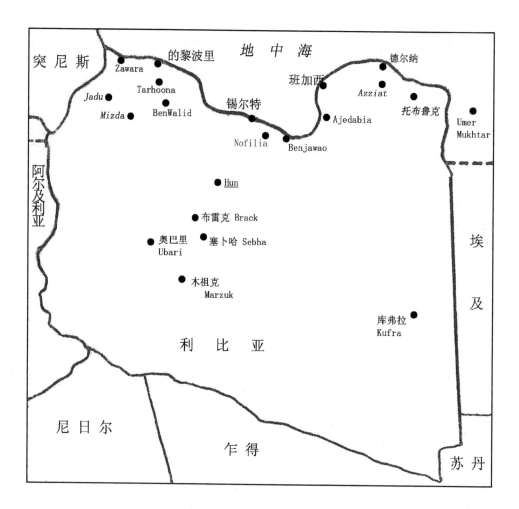

图 10-13　北非的鼠疫疫源地

(二)利比亚疫情

Awad Abudejaya(1985)认为根据文献及资料在 19 世纪沿利比亚海岸发生过家鼠鼠疫,似乎是由埃及输入。19 世纪末到 20 世纪初的 20 年内没有鼠疫暴发。

在 1913～1921 年,在的黎波里出现鼠疫小规模暴发,可能来源于野鼠。在的黎波里附近地区散发病例持续到 1924～1934 年。在利比亚东北部在 1913～1929 年也有小规模鼠疫出现。1940 年从阿尔及利亚传入小规模鼠疫。1940～1972 年没有任何暴发的信息。

1972 年在的黎波里东 600km 海岸以南 13km 的 Nofilia 小村庄暴发了鼠疫。村庄四周为植被稀疏的干草原地带,不是真正的荒漠。1976 年 1 月 26 日和 27 日发现两名牧羊者鼠疫患者,均死亡。1972 年 3 月 10 日发生 14 例,治愈。以上 16 例进行细菌学确诊,检验材料送伊兰巴斯德研究所确诊为鼠疫阳性。致病菌株为甘油阳性。采集到 7 种野鼠,其中 *Meriones shawi*、*Gerbillus geibillus* 和 *G.pyramidius* 最可能与鼠疫有关。

疫区采到鼠类	疫区采到蚤类
Mus musculus L.	*Polex irritanus*
Rattus rattus L.	*Xenopsylla ramisis*
R.novegicus Berk	*X.cheopis*
Jaculus jaculus L.	*X.taractes*
Meriones libycus Lich.	*X.nubia*
M.caudatus Thomas	*X.conformis*

M.shawi Roset.	*Synosternus cleopatrae*
Psammomys obesus Creachat	*Nosopsylla henlugi monritanicus*
Gerbillus gerbillus Oliv	*Rhadinopsylla*
G.pyra midium Geof	*Coptopsylla wasiliewi*
G.eatoni Thomas	*Stenoponia tripec*
G.campestrus Zevaillout	*S.t.acmaea*
	S.t.blauda
	S.t.inseperata
	Leptopsylla segnis

1976 年 2 月 26 日在东北部德尔纳的南边一村庄叫 Al-Azziat 屠宰一只病骆驼,剥皮后,骆肉被分食,几天后 14 名居民发热(其中 5 名参加过剥皮)并患有腺肿,5 名剥过皮的 4 天后全死亡,检查其他 9 名患者血清有 7 份为鼠疫被动血凝试验阳性。他们全都参与处理或吃过驼肉。1976 年 6 月在东北部的托布鲁克的一个仅有 13 个家族的 Krom-el-kheit 村中一个家族的 5 人患病,这个家族的女人处理过羊皮,屋内有 4 只死鼠,一只被屠宰山羊血清中有鼠疫抗体,5 名患者均治疗。骆驼及两只病山羊同属于发现过死鼠的自然疫源地,且骆驼颈部有腺肿。

1977 年 1 月在西北部的 Jadu,暴发 6 例人间鼠疫,均死亡。6 人中除 1 人外均屠宰过频死的病羊。的黎波里地区实验室从这些患者分离出中世纪型鼠疫菌。

1977 年 7 月在托布鲁克东 2km 的 Jubaila 小村庄(距 Korm-el-Kheit 不远),一个家庭暴发 5 例鼠疫。这个村庄的任何一人没有去过 Korm-el-Kheit,也未屠宰过牲畜。但这一家庭旁有一谷物仓库,发现过死鼠。患者血液由 WHO 设在苏联斯塔夫罗波尔鼠疫所中心证实了鼠疫抗体阳性。

1977 年 12 月在 Jadu 附近的 Algariat(Mizda),3 人暴死,1 月 26 日一青年屠杀一只病骆驼,当天发高烧,腋下淋巴结肿大,12 月 28 日死亡。骆驼肉在村里出卖,有两名接触过骆驼肉的人发病,一名为 14 岁女孩,另一名为 30 岁青年,分别于 12 月 29 日、30 日死亡,村民们说,这一年,在去 Mizda 的路上发现过死兔子。

1980 年 11 月在托布鲁克附近的 Bab-Zeitun 和 Saag-Al Gamug 两村庄,有一名成人和 4 名儿童发病,在这个地区 70km² 范围内,有许多野鼠洞,发病前村民发现有许多死鼠。两例死亡,3 例治愈。有 4 份血清阳性鼠鉴定为 *Meriones libycus*,还鉴定了两种 *Xenopsylla ramesis* 和 *X.cheopis*。1981 年对这一地区随访中又发现 *M.libycus* 两份血清阳性标本,并在 1981 年 11 月患过病的人血清中检出 3 份阳性。

1984 年 9～10 月在托布鲁克附近两个村庄,记录了 8 名有腺鼠疫临床症状的患者,无死亡病例。其中 3 人细菌学检查为鼠疫菌,所有病例的血清学检查为阳性。

自 1972 年暴发鼠疫后,利比亚绘制了自然疫源地图。

从了解到 Mizda,Nofilia,Azziat,Jadu。

结论认为 13 年散发病例的流行病学资料表明,在无居民居住的自然疫源地内野鼠有地方性动物病流行。在北纬 30°以北的地理环境,植物区系和动物区系似乎适合于鼠疫菌的保存。

加纳的鼠疫通常是在人间鼠疫暴发之前曾有过相当剧烈的野鼠鼠疫的动物流行病。在港口城市自 1908 年以来一直流行鼠疫,中间虽有 8～17 年流行间期,但海港城市鼠疫流行时,也同样在内陆地区如库马西的高草草原夸胡高原及其南部的森林覆盖的野鼠鼠疫自然疫源地里流行着鼠疫动物病,宿主与塞内加尔境内一样,同属冈比亚巨鼠(*Cricetomys gambianus*)。

塞内加尔的鼠疫一直比较频繁,20 世纪 50 年代又没有报道,但有根据野鼠间的鼠疫一直未停止过。而且比较明显的是位于冈比亚河与塞内加尔河间比较干旱的地带的自然疫源地。宿主为多乳兴鼠[*Rattus* (*Mastomys*) *natalensis*],还有在非洲分布广的尼罗河草地鼠。

位于赤道的扎伊尔同样发现有鼠疫动物病的自然疫源地。这块疫源地在上伊尔省的东部靠近艾伯特湖的西岸地区,南到基伍省的米通巴山脉的北麓,一般将这两个地区疫源地划为两块不相连的疫源地,但均处于东非大裂谷的西支的西坡高原,地理景观高草草原、山地草原因正处在赤道线上,为海拔均在1500~2000m高的高原,故间或有赤道带的森林散布其中。

从扎伊尔到乌干达、肯尼亚、索马里南部,南到坦桑尼亚,习惯上称中非和东非,实际是处于非洲大陆的中央部分。早期Hopkins(1949)曾强调过在乌干达,地方病疫源地均与城市关系密切,在农村,这一传染病的情况则与多乳头鼠(即非洲分布很广泛的啮齿动物)有关,只有疫源地中流行明显时黑家鼠和其他几种啮齿动物才会参与。

1992年8月在扎伊尔东北的基桑加尼地区的Ifuri发生人间鼠疫191例,死亡87例(Wrty,1992)。

马达加斯加岛上有记录的最早发现的鼠疫是1898年发生在图阿马西纳港口,之后连续几年在安齐拉纳纳等地发现。经过一段时间又在图阿马西纳港口城市发现鼠疫的流行。关于马达加斯加岛上东北部的上述几次鼠疫普遍认为是经海船将鼠疫从印度带到港口城市。而另一种看法认为岛上东北部内陆马鲁穆库特鲁山系的东坡沿海森林中栖息的黑家鼠的亚种Rattus r.rattus,以及高原中栖息的R.r.alexandrinus、R.r.frugivorus早就有鼠疫动物病存在。黑家鼠在岛内不仅适应野外的栖息生境,而且适应居民点内的栖息。也有报道认为有种仓鼠(Brachitarsomys sp.)也可能起着主要宿主的作用,这种仓鼠有季节性迁移,大多在干旱季节后迁向居民点附近,有报道当地民族喜猎取食其肉的习惯,马达加斯加的内陆鼠疫自然疫源地可分为3个部分:北部为马鲁穆库特鲁山地南端;中部为齐亚法扎武纳山和翁图武鲁纳山间的几条河源地区;南部为撒旱布西特拉山地区。很有可能,在东部的伊法纳迪亚纳还有一块自然疫源地。这些疫源地大多为干旱禾草草原。

岛上鼠疫动物病的主要媒介为X.cheopis。黑家鼠有一种地方蚤种Symopsylla fonqueriei。两种蚤的流行病学意义不一样。S. fonqueriei寄生于黑家鼠,主要维持经常的鼠疫动物病的存在;X.cheopis寄生于黑家鼠,可引起鼠疫动物病的激化。因此,马达加斯加的鼠疫动物病的流行季节性明显,寒冷季节六七月(最低月均温在15℃)时期发病最少,而在湿热季节的9月~次年2月(月均温可高达27℃)发病最多。

应该指出,不管是位于西撒哈拉南端的塞内加尔,或者是乌干达高原,它们都是覆盖着周期性变化的半荒漠的干旱热带雨林。荒漠化成分表现得更加强的是乌干达和坦桑尼亚。

非洲中部国家中乌干达最吸引研究者的兴趣。正如许多研究者认为的那样,乌干达地区与鼠疫古老的地方病疫源地有关系。特别是在维多利亚湖周边,素有鼠疫老巢的称呼。自20世纪初在乌干达很多地方鼠疫几乎没有断过。1910~1939年死于鼠疫者超过6万,之后,情况稍有改善,1940~1952年发病人数不到900人。1935~1953年死亡6386人。自1945年下降到33人,1950~1953年下降到14人。之后流行间期30年,于1982年又开始复燃,死亡153人。到1986年死亡300多人。就这样断断续续地发病几乎长达一个世纪。究其根源,大多数专家认为与本地存在鼠疫病自然疫源地有关。也说明乌干达的野鼠鼠疫自然疫源地内的鼠疫动物流行病是十分活跃的,而且疫源地范围非常广泛,几乎遍布乌干达全国,从艾伯特湖东岸的布尼奥罗向东奎尼湖、基奥加湖,直到维多利亚湖,与坦桑尼亚处于维多利亚湖南岸的疫源地相接壤。坦桑尼亚的疫源地范围同样是很大的,从维多利亚湖南岸起,向东穿过塞伦盖蒂平原,中间有东非高原横阻(即东非大裂谷的东支南端)向东的马萨伊草原,直到非洲最高山乞力马扎罗山,与东北肯尼亚南部的亚塔高原的鼠疫疫区相遥望。坦桑尼亚是当今非洲鼠疫动物病相当活跃的地区之一。

Roberts(1950)认为,在肯尼亚黑家鼠及其体外寄生蚤X.cheopis和X.brasiliensis是鼠疫唯一的传染源。后来Helsch(1954)认为鼠疫不只是多乳头鼠,还有森林鼠和水鼠。鼠疫病原体曾从条纹森林鼠巢内获得的蚤Dimopsylla ellobius分离到。

热带非洲东部的主要宿主大多是多乳头鼠(Mastomys natalensis)、黑家鼠(R.raffus)和束鼠(Saccostomys campestris)。西部疫源地除多乳头鼠外还有热带草原沙土鼠(Moriones tristromi),补充宿主为非洲沼泽鼠(Otomys sp.)、非洲蓬毛鼠(Dasymys incomptus)及东非灌丛鼠(Palomys tallax)。

在安哥拉、博茨瓦纳,包括南非等的鼠疫自然疫源地中鼠疫动物流行病处于剧烈时,还会卷入当地的其他鼠类,如窟穴鼠(*Thallomys paeduleus*)和卡氏家鼠[*R.(Aetomys)kajseri*]。

Kumaresan(1991)报道,因共同使用奥卡万戈河三角洲水源的恩加粹兰和博蒂森河流域发生人间鼠疫。

安哥拉同样存在着港口家鼠鼠疫源地和内陆野鼠鼠疫自然疫源地。野鼠鼠疫自然疫源地分布在与纳米比亚自然疫源地相邻的库内,宽多库邦戈省及奥可万戈河一带的荒漠草原和稀树草原;西部的宽扎河及隆加河一带的高草草原;还有中部比耶高原。宿主动物为裸趾沙土鼠 *Tatera schinzi*、多乳头鼠、非洲条纹鼠(*Lemmiscomys striatus*、*L.greselda*)。

在博茨瓦纳和南非相邻的卡拉哈迪盆地最南部莫洛波河、诺索布干河一带存在着鼠疫自然疫源。卡拉哈迪盆地北部的奥卡万戈向南部相当干旱的大片荒漠化草原及沙质荒漠有鼠疫自然疫源地存在。除裸趾沙土鼠、多乳头鼠、非洲短耳沙土鼠(*Desmodillus auricar's*)外,有专家认为还可能有非洲卡氏家鼠及(*Cryptomys* sp.)参加。媒介为 Xenopsyllinae 的蚤类。

在赞比亚境内东部坦噶尼喀湖之南,尼亚萨湖之西(实际上已包括马拉维境内)的卢安瓜河一片[位于东非大裂谷(西支)南端的单面山的南坡的穆钦加山脉]稀树草原。另一块鼠疫自然疫源地位于境内西部的赞比西河一支流左岸。前一疫源地的主要宿主为多乳头鼠、囊鼠等。后一疫源地的主要宿主除多乳头鼠外,还有草原沙土鼠、非洲沼泽鼠、非洲蓬毛鼠(*Dasymys incomptus*)、东非灌丛鼠、南非地松鼠(*Xerus inauris*)、开普长足鼠(*Pedetes campensis*)、南非家鼠(*Rattus paeduleus*)等。媒介为巴西客蚤、印鼠客蚤。

在探讨鼠疫自然疫源地时,有必要了解某些鼠的一些生态学方面的知识。

裸趾沙土鼠(*T.schinsi*),栖息在西南非和马拉维地区,大小和柽柳沙土鼠差不多。体形匀称,毛色较深,细长的双色尾(上下),具有细爪、蹠裸露,呈柠檬黄色。

短耳沙土鼠(*Desmodillus auricularis*)在南非分布较广,比子午沙土鼠稍大,黑灰色,眼周有白色环,耳有斑块,尾很短,尾尖无毛刷。栖息在石和石灰质土壤,食谷籽,相对稳定。

作为其他重要宿主多年来一直认为是多乳鼠[*Rattus(Mastomys)coucha*]。直到 1944 年动物学家 Robert A. 建议改变种名称,其根据是,"Smif 氏最早曾两次描述这种鼠:1834 年称其为 *Mastomys natalensis*(从那塔里得到的),但在 1836 年又将其称为 *Mastomys coucha*(从马拉维得到的)。"因此 Roberf A. 认为两年的优先权,应改为 *Rattus(Mastomys)natulensis*。实际上有专家认为这一改变纯属形式。因为整个一代的专家都在鼠疫文献中知道多乳大家鼠就是 Coucha。Macchiavello A. 也持这种态度。

多乳鼠的外形似小家鼠。雌鼠有 16～20 个乳头。多乳鼠广泛分布在非洲大陆,只有北非少数地区没有发现这种鼠。生态学上这种鼠完全取代了为数不多的从外面带到非洲大陆来的小家鼠(*M.musculus*),它们既栖息于荒漠草原,也栖息于住房和食品仓库。它们有季节性迁移,特别是雨季,改变其栖息场所进入人类住房。能进行大繁殖。

有报道,在非洲有的国家(乌干达)在 20 世纪初建设了连接着海港的铁路后,黑家鼠借铁路运输由沿海城市逐渐侵入内陆深处,在其迁移途中,在一些地区取代了体小柔弱的多乳头鼠。

有报道称,非洲大陆除乌干达疫源地在扎伊尔疫源地也由于新的宿主迁入,导致鼠疫疫源地内动物群落结构发生改变,黑家鼠迁入能在短期内扩大动物地方病的范围,而且由之前是普通家居鼠的黑家鼠,变成了迁入地区原始土著种宿主中,成为主要宿主之一。

非洲大陆的多乳头鼠在一些疫源地内,由于它的生态特点,它既能适应野外生活,也能迁入居民点建筑内栖息,因此成为将野鼠鼠疫带入居民点,使居民点的黑家鼠染疫,从而成为家鼠鼠疫流行和野鼠鼠疫流行传递中介动物。

在埃及与家鼠共栖的有开罗小鼠 *Acomys cahirinus* 和尼罗河草地鼠 *Arvicanthis niloticus*。埃及鼠疫多发生在农作物收割期,即 3～4 月。这时居民将棉花及作物秸秆运回居民点建筑内储存时把野外的家鼠引入居民区,从而加剧居民与家鼠接触,再加上冬季气温下降,湿度增大,致使寄生鼠体的蚤的数量增多,也是患者多发于这段时间的因素之一。

非洲矮小沙土鼠 *Gerbillus gerbillus* 常侵入牧民点的住处。尼罗河草地鼠、多乳头鼠常侵入居民点。

多乳头鼠在非洲热带地区是联结家栖和野栖啮齿类种群之间的一个环节。多起鼠疫的大流行，就是由这种小鼠将野外鼠间鼠疫带到居民点，传递给居民点内的黑家鼠而引发的。

在津巴布韦的非洲金黄家鼠 *Aethomys chrysophilus*，即使在高密度时鼠疫动物的传递强度也很差，但在其体内可长时间保存鼠疫菌。因而本病凭据敏感种和抗性种之间的平衡，维持在自然界中的循环。

茉索托自然疫源地与南非相连。

马达加斯加的是黑家鼠的一个亚种 *R.r.rattus*，栖息于滨海森林内，另一个亚种为亚历山大 *R.r.alexandri-nus*，栖息于干草原及山地。两亚种既能适应家栖，也能适应野栖。因而使黑家鼠不仅能在野外自然疫源地内，也能在居民点内维持鼠疫病原体的循环。

马达加斯加的白尾短趾仓鼠 *Brachitarrsomys albicauda* 栖树根洞内。旱季离开森林，迁入居民点附近的田野。当地居民习惯捕食其肉。当人间出现鼠疫流行，这时在野外会出现此鼠大量倒毙的尸体。马达加斯加岛内这种现象出现过好几次。说明此鼠对鼠疫敏感。

还有报道，在马达加斯加、寄生于黑家鼠的一种蚤 *Synopsyllus fongueriei* 起维持鼠疫动物地方病的作用。而印鼠客蚤则使黑这鼠急性鼠疫动物流行。

多乳鼠在南非也起着从野外将鼠疫动物病引入居民点发生鼠疫的鼠类。

非洲大陆分离出的鼠疫菌既有大陆性的也有海洋性的。

第十一章　美洲大陆的鼠疫自然疫源地

第一节　北美洲鼠疫自然疫源地

对于北美洲自然界的特点，连地理学家都认为，没有一个大陆像北美洲那样具有如此多样和复杂的自然地理景观。在这里想要找到像欧洲那样纬度的地理景观地带是不可能的。北美洲的地形、气候、地植物区划在很大程度上取决于大陆西部巨大的柯迪勒拉山脉的位置。从北到南的柯迪勒山是由很多山脉链组成的。这几条巨大的山脉，如北起的阿拉斯加山脉，沿东太平洋的几条海岸山脉，以及紧靠这些山脉东边的喀斯喀特岭，内华达山脉，特别是在上述这几条山脉东边的巨大的落基山山脉。这些山脉都是从北向南伸延，它们组成北美西部的山链群，这些山脉在一些地方彼此靠得很近，而在另一些地方又相距几百公里。在这些山脉之间分布着海拔较高的荒漠高原，这些高原又被深谷和狭谷切割。北美洲以高原、山地为主，平均海拔700m。因此整个大陆地形的总体特征是大平原分布于中部，西北走向的山脉伸延于东西两侧并与海岸平行。大体可分为3类地形：东部山地和高原，圣劳伦斯河以北为拉布拉多高原，一般海拔500~600m，以南为阿巴拉契山，长2600km，宽200~300km，海拔在300~1500m。中部为低高原和平原区。纵贯大陆中部，由劳伦琴低高原、哈得逊沿岸平原、西部大平原、密西西比平原和滨海平原组成，平原北部多湖沼，有美加共有的五大湖。西部山地和高原区，从阿拉斯加延伸至巴拿马地峡属科迪勒拉山系北段。一般海拔1500~3000m。北美洲河流发达。全洲拥有从热带到寒带气候类型。因此北美洲气候类型复杂多样。全洲跨北纬70°大陆北部沿海地带属极地气候。拉布拉多半岛至阿拉斯加的大陆北部属亚寒带大陆性气候。北纬45°~50°、西经100°以东属温带大陆性气候，美国在东南沿海属亚热带气候，西南则属地中海气候，美国西部山间盆地和墨西哥北部属干旱气候。鼠疫自然疫源地主要在这一部分地区。降雨因地而异，分布不均。西北太平洋沿岸山地和加拿大北部年降水量达3000mm，落基山山脉以东的大平原不足500mm，美国大盆地西南都不足100mm。

北美的鼠疫自然疫源地就分布在上述的山地荒漠高原。它们是加利福尼亚、科罗拉多、亚利桑那、新墨西哥、华盛顿、俄勒冈、内华达、犹他、蒙大拿、怀俄明、北达科他、俄克拉荷马、堪萨斯，以及得克萨斯等州。加拿大境内有3个省：阿尔伯塔、萨斯喀彻温及不列颠哥伦比亚省（图11-1）。

南加利福尼亚和亚利桑那荒漠中，一年中最潮湿的时期降雨量不足50mm，意味着干旱期，但降雨不超过5mm，甚至完全不降雨。这时，荒凉的平原上只有仙人掌、龙舌兰、君子兰等植物，它们都是适应长期干旱的植物。在这种干旱的半荒漠地区栖息着大量的黄鼠 *Citellus* 及 *Tommomys*、*Dipodomys*、*Lepus*、*Oryzomys* 等。

在柯迪勒拉山东部山脉的边缘，如在多岩石山的西南坡有半荒漠和多丘陵草原交替的地理景观，这些地区栖息着草原狗和黄鼠。美国西部有名的高草大草原不知何时已被家畜破坏掉了，华丽的植被只能在禁猎区范围内看到。

南起亚利桑那州向北的这些山地具多种多样的、对比度大的自然地理景观。冷杉-雪松森林与一个高大而繁茂的美洲杉一起与沿低地生长的阔叶和灌丛相互交替。其中无数的坡地散布着山地草原。一些面积大的低凹地则生长着常绿的热带森林。但很多谷地又具有草原和完全的荒漠性质。因此，在这种多样而复杂的地理景观中的动物界就包括有很多森林食肉动物、啮齿动物、鸟类，如松鼠、花鼠、黄鼠、森林兔等。

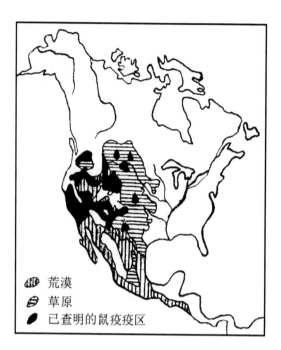

荒漠
草原
已查明的鼠疫疫区

图 11-1　北美洲大陆的鼠疫自然疫源地分布
（仿 B. B. Kyuepyk）

各种生活型的黄鼠占据着山地和低地的各种地理景观,在悬崖峭壁的山脉和草原的东部平坦的山区,有黄鼠和草原狗 *Cynomys* 栖息。草原狗有点类似亚洲黄鼠,它栖息为聚群生活方式,其洞在洞道入口有一高的土堆,类似旱獭丘那样。有两种草原狗:白尾的(3 种)和黑尾的(两种)。当地人都叫它们草原狗。

在柯迪勒拉山旱獭数量很多。除美国境内,还分布在加拿大。

北美洲鼠科鼠类比较单纯,通常有大家鼠和小家鼠,并认为是从亚洲、欧洲带来的。和南美洲差不多,有很多种仓鼠科的种类。

关于北美洲鼠疫疫源地的历史问题,应该说还是要把注意力转到鼠疫疫源地的历史特点上来,也就是转到与这一传染病的地理景观、宿主动物的历史有关的自然疫源地的发生和整个发展上来。很明显,旱獭和黄鼠在整个北半球上的散布历史,与这些啮齿动物的鼠疫疫源地的不可能不存在紧密关系。不可能在从亚洲得到丰富的旱獭和黄鼠动物区系之后,北美大陆几千年期间没有鼠疫。事实,以及与这些啮齿动物的其他疫源地地理上的相似都与这种观点相反的。

首先与这相抵触的还是美国流行病学家。其中很多学者不倾向于认为鼠疫在北美的出现是通过航海运来,当时大多学者,正如伯力士 R. 在 1954 年的《鼠疫》一书中,认为传染病进入北美大陆是在现在的白令海峡。鼠疫疫源地在美国的古发生是十分谙熟这一问题的行家 K. Meyer 多次(1939 年,1942 年,1943 年)在关于美国的乡村鼠疫的报道中提出来的。特别是这位著名学者十分坚信圣佛兰西斯科(旧金山)首次流行病的原因可以认为不是航海运来的大家鼠引起的,而是当地的黄鼠,这种鼠早在 1908 年之前就随大量货物、食品运到这个城市。野鼠,独立于大家鼠,显然是洛杉矶 1924 年流行病的原因(伍连德,1932)。

到了 1949 年,K. Meyer、R. Holdenried、A. Burrooghs 和 E. Jawetz 又重恢复对这一问题的看法,认为有关东方大家鼠的责任在美国鼠疫的扎根老理论还须重新审察。这种观点遭到苏联鼠疫动物流行病学家伏·恩·费道罗夫等的反对。

老一辈的美国研究者坚持美国黄鼠鼠疫首次出现与圣弗兰西斯科于 1809～1900 年大家鼠感染鼠疫将鼠疫带来有关。根据他们的意见,栖息在海湾沿岸地带的加利福尼亚黄鼠是在 1903 年由大家鼠感染上鼠疫,当时这些啮齿动物的尸体明显说明这一关系。而且在 1908 年最终证明在洛杉矶附近的黄鼠中存在鼠疫动物流行病。之后,就以非常不一般快的途径在 1934 年于美国西部 6 个州范围内扩大开来。在 1938 年曾在加拿大西南,1941 年已向多岩石山脉的东边发展。

C. Eskey 和 V. Haas 在 1940 年描述美国西部鼠疫时强调,即使大家鼠广泛栖息在美国西部大洋沿岸,从内华达山脉的支脉和多岩石山的东坡,广大的山间高原完全没有大家鼠生存。甚至在蒙大拿州也没有大家鼠栖息。

在美国西部一些州的内部地区从未发现过大家鼠的鼠疫。根据 V. Link 1955 年关于墨西哥鼠疫病的报道,即使在新墨西哥的森林兔(*Sylvilagus audobonii*)和普通兔(*Oryetolagus* sp.)非常厉害的鼠疫动物流行病期间,捕尽疫区内的大家鼠中不论是鼠或其蚤都未查出阳性。

相反的有一系列证据,伯力士(1954)认为,在沿海岸有些地区的家鼠动物流行病都能查出是由野鼠将鼠疫传染病传给家鼠的原因。

后来加强了西部沿海岸地区野鼠的研究,随着这一研究的扩大和完善越来越向内陆伸延。

大家鼠栖息于沿海岸通过海路传递、进入,与当地鼠疫传染源相接触,起着促成地方病发生的中介作用。

P.伯力士认为,美国的鼠疫是沿干旱荒漠进入的。他认为如果鼠疫从北方来,那首先应进入加拿大。但加拿大知道鼠疫则是比美国相当晚,毫无问题是带入加拿大的。除此之外,他引用了美洲、亚洲鼠疫病原体菌株的差别。

这种理由再次证明,关于外国研究者的某些不愿意把鼠疫作为长期自然-历史过程的鼠疫自然疫源地性。这些研究者,即使解释了 50 年事,最多 100 多年的事。实际上说的是一整个地质纪元的事。

苏联的动物流行病学家没有怀疑北美鼠疫自然疫源地的古老性。从欧亚分布到北美洲经过阿拉斯加,鼠疫古老的带菌动物旱獭和黄鼠逐渐占据了北美大陆,首先是占据了沿海岸地区。这样产生了地方性的鼠疫源地。其中有些地方具有一时性性质,而另一些地方则扎下根来,根据全部自然地理条件综合,其中,首先是并非仍旧不变。这样,历史动物地理学有一系列的证据,远在过去阿拉斯加和加拿大的气候比现在的气候要温和得多。久而久之,鼠疫北方的疫源地显得比南方条件更加严峻,它们就必然熄灭。因此,就出现了地理上的断裂,无菌地带。

至于说到美洲起源和亚洲起源的病原体菌株的生化差别,这更证明美洲自然疫源地古老的分离,也说明其发生不久是靠亚洲大陆。

以上说的是北美鼠疫动物病的有关历史的概况。

北美洲鼠疫动物流行病的一些特点。由于黄鼠有多种和广泛的分布。它们是北美洲西部鼠疫动物病的主要保菌动物。其中最主要的是加利福尼亚黄鼠(*Citellus beecheyi*)和 *C.richardsoni*。后一种在加拿大也是鼠疫带菌动物。加拿大黄腹旱獭的蚤中也查出鼠疫菌。在草原地区起主要带菌作用的是草原狗(*Cynomys parvidens*)。在西南荒漠的一些主要带菌者是荒漠仓鼠(*Neotoma lepida* 和 *Dipodomys ordii*)。其他种类均属次要带菌者和偶然带菌者,在主要带菌者动物流行病时的同路者。北美山地鼠疫疫源地动物流行病特点是旱獭很少参加动物流行病,甚至有学者认为,与亚洲旱獭相比,它们在当地没有流行病学意义。

加利福尼亚黄鼠和其他种黄鼠的动物流行病的性质和季节过程与苏联及中国的黄鼠非常相似。由于准备冬眠鼠疫动物病的缠绵形式的情况有所增加,整个动物流行病,除少数例外,其进程都比较沉滞,有一部分患病动物长时间的中断。曾在加利福尼亚州的蒙特利省内出现过,由于在 1928 年前大量捕杀黄鼠而使黄鼠的动物流行被抑制住了长达 14 年,到 1942 年又出现动物流行病。有意思的是之后黄鼠遭到用毒气全面的杀灭,很快在该疫源地内出现了其他啮齿动物,如 *Peromyscus* 鼠疫。另一情况则是黄鼠动物流行病 7 年内未发现,之后又出现,根据 F.Evans 和 Whecker C. 及 J.Dauglas(1943)。因此美国的动物流行病学家倾向于认为,所有情况证明传染病很神秘(occult plague)。

根据自然界和实验室的资料,草原狗一般患的都是急性鼠疫,它们中暴发鼠疫动物流行病,出现很多鼠尸。从 1936 年只报道草原狗引起黄鼠动物流行病,而自 1938 年证明动物流行病只在这种啮齿动物中独自流行,因而认为在美国中央及西部山地草原地区草原狗是鼠疫的固定带菌动物。

与草原狗、Tommonys 及 Dipodomys 相反,在自然界及实验室有沉滞型的鼠疫。例如,在科罗拉多某一公司鼠疫疫源地的研究,Esee 和 Jhonson(1952)研究黄鼠和草原狗时,得出这样的看法,认为 Tommomys 能在动物流行病的冬季间期维持住动物病。这当然不能认为可以证明这种鼠和野鼠对稳定鼠疫的作相呼应。

北美鼠疫还表现出有某些特点,如鼠疫疫源地面积相当大,但人间发病不是太多。根据 B.H.费道洛夫所收集的资料,从 1900~1945 年的 45 年,只记录有 499 例,而且其中只有 281 例死亡于圣弗西斯科流行病期内,而且都属家鼠型的病原。因此,在自然疫源地内该时期内真正的发病数只有 218 例。根据伯力士(1954),在 1900~1950 年美国总共发病 539 人,其中死亡 343 例。美国流行病学家认为,其中 448 例是由家鼠传给人的(1900~1924 年),91 例是由野鼠及其蚤类引起的(1908~1950 年)。美国的鼠疫流行率如此低,K. 迈伊尔(1942~1947)以及其他作者的解释是,人口稀散和生活特点。因此人们很少和啮齿动物接触,再加上疫区内对居民进行广泛的卫生知识的宣传。

实际上,根据多岩石山脉和内华达山脉地区居民的密度,不考虑加利福尼亚沿海岸的居住密度,确实还不及美国其他地区的人口密度,在 20 世纪 50 年代美国人口密度每平方公里 10 人。而在西南荒漠地区人口大多集中在一个个畜牧农场,每平方公里为一人。所有这些情况可以解释为什么在美国和加拿大广泛散布的点上仅个别发病,且很少观察到鼠疫自然疫源地内大量的流行病。

因此,流行病学指标对消灭疫源地是决定性的根据,而不是动物流行病,美国流行病学家认为在庞大的疫源地区域内,而且这些地区大多是复杂的山地景观,包括草原和荒漠,力求全面地杀灭或明显降低啮齿动物数量是不值得的,也是不现实的。他们只是做好个人防护和在那些发现有人感染鼠疫的地方局部处理啮齿动物。这种观点由加利福尼亚鼠防机构的领头人 K. 迈伊尔在 1956 年苏联时期到苏联时与苏联的流行病学家的座谈会上的谈话所证实。美国研究鼠疫动物流行病只是从科研研究的目的出发。在个别发生人被感染鼠疫的情况下,围绕着受染点周围的地区(一般是几公里范围)进行认真的消毒(借飞机的帮助),而且注意的重点是消灭鼠洞蚤,用 K. 迈伊尔的话讲,超出上述受染地区以外的地带范围内的清除不是流行病学家的兴趣。这种对杀灭的认识的观点也得到了某些苏联流行病学家的呼应。

美国、加拿大及墨西哥的鼠疫流行病学家和鼠疫动物流行病学家大多坚持上述观点。在他们的鼠防工作中主要强调监测工作、广泛发展活菌苗免疫及对患者进行有效治疗等措施。

Barnes(1989)认为美国的鼠疫是一种在当地野生啮齿动物及其蚤中传播的动物地方病。在美国,从太平洋沿岸向东到第 97 条子午线的广大地区存在鼠疫。该病在动物中的特征是散在发生,或在易感啮齿动物群中周期性流行。人间鼠疫的出现是在鼠疫动物病流行时偶然与疫蚤或染疫动物接触造成的,其典型特征为单个、孤立发生,或出现一小批患者。在过去 10 年平均每年发生 19 例患者。自 1924 年以来,美国未发生人传人的情况。近年至少有 4 例,也可能是 5 例肺鼠疫发生,这些患者都曾与感染了鼠疫的家养动物(特别是猫)有过密切接触,以致发展为继发性肺鼠疫。

美国的鼠疫监测和控制工作由当地、州和国家的许多部门共同参加。在观察网中的每个有关人员报告动物群中异常情况,收集和运送供检测的标本,并有可能在发生人间疫情的地区参加疫情控制工作。通过收集和检测野生食肉类和家狗血清中是否存在鼠疫抗体,判断动物群中鼠疫发病动态。这些血清学调查,作为监测鼠疫活跃情况的常用措施,可以精确地判定并集中注意啮齿动物鼠疫活动的地区及活动情况。鼠疫控制措施只在对人群有高度危险的地区进行。使用杀虫剂控制蚤类,使用灭鼠药及环境改造控制啮齿动物。

根据 1990 年《美国鼠疫监测的原则和方法》中 Allan M.Barnes 的报道,鼠疫广泛存在于北美洲西北地区,从墨西哥至加拿大,鼠疫存在于多种宿主动物和蚤的群落中,发生周期性流行。就在此报道前不久在加拿大的大不列颠哥伦比亚一次森林鼠(*Neotome cinerea*)鼠疫流行中,首次分离出鼠疫菌。参与鼠疫流行的宿主及蚤可见表 11-1。

表 11-1　美国西部地区参与鼠疫动物流行的主要宿主及媒介蚤
（仿 Allan M.Barnes，1989）

州或地区	主要啮齿动物宿主及媒介蚤	
	啮齿动物	蚤类
1	2	3
亚利桑那,新墨西哥,科罗拉多南部,犹他南部	*Spermophilus variegatos*	*Oropsylla montolls*,*Hoptopsyllus anomalus*
亚利桑那,新墨西哥,科罗拉多,犹他(落基山脉及西部)	*Cynomys gunnisoni*	*Oropsylla hirsuta*,*O.tuberculata cyromuris*
科罗拉多(落基山脉东部)	*C.ludovicianus*	*O.h.*,*O.t.c.*
得克萨斯西部,俄克拉荷马,堪萨斯,怀俄明,科罗拉多西北部,犹他东北部(高原)	*C.lucurus*	*O.f.c.*,*O.h.*,*O.labits*
科罗拉多,爱荷达,蒙大拿,怀俄明(山区公园、高原、牧场)	*S.richardsoni*	*O.l.*,*O.idahoensis*(Rocky Munf) *O.t.fuberculafa*,*O.bacch*
加利福尼亚,俄勒冈,内华达北部,爱达荷东南(山区草原、大盆地、北美艾灌丛、农场)	*S.beldingi*	*O.francisis*,*O.pandorac*,*O.pefiolafus*,*O.t.*
爱达荷西部,俄勒冈东部,内华达,犹他(大盆地、北美艾灌丛)	*S.fownsendi*	*O.f.*
爱达荷,犹他,怀俄明(大盆地、山区,海拔 200~2400m)	*S.armatus*	*O.p.*,*O.f.*
加利福尼亚,俄勒冈,华盛顿,内华达西部(山谷山脚无树草原、开放松树林、温带雨林边缘)	*S.beecheyi*	*O.montana*,*H.a.*
亚利桑那,加利福尼亚,科罗拉多,爱达荷,内华达,新墨西哥,俄勒冈(山区开放松林)	*S.lateralis*	*O.i.*,*O.m.*,*O.l.*(Rocky Munf)
落基山脉以西的美国西部地区	*Tamias* spp.16sp.[a]	*Emolpianus eumdpi*,*E.eutomiadis*,*E.fernacis*,*Ceratophyllus ciliatus*(Pacific states only)
从得克萨斯到太平洋沿岸几个州的美国西部地区(从荒漠到高原山区灌木丛地带)	*Neotoma* spp.8sp.[b]	*Orchopeas sexdentatus*,*O.nectomae*,*Anomiopsylla* spp.
新墨西哥,亚利桑那,加利福尼亚南部,犹他,科罗拉多(荒漠高原)	*Ammospermophilus leucurus*	*O.b.*
科罗拉多,怀俄明,加利福尼亚的郊区住宅及农村环境	*Sciurus niger*[c]	

a.有 9 种动物检出鼠疫抗体,或采到疫蚤
b.有 5 种动物检出鼠疫抗体,或采到疫蚤
c.这种半家栖动物已作为公园松鼠进入西部的一些城市。其蚤为 *O.nowardi*

　　由此可见,鼠疫广泛存在于美国西部地区,从墨西哥到加拿大,鼠疫有多种宿主 *Sciurus niger*,*Cynomys gannisoni*,*C.parvidens*,*C.mexicanus*,*C.ludovicinus*,*C.leucurus*,*Spermophilus*(*C.tellus*)*variegatus*,*S.richardsoni*,*S.beldingi*,*S.townsend*,*S.anmatus*,*S.beechy*,*S.lateralis*,*Tamias* spp.,*Peromyscus truei*,*Neotoma cinerea* 等蚤 *Oropsylla montolls*,*O.hirsuta*,*O.toberculata cyromuris*。

　　美国的鼠疫动物病学家已开始对流行区内的动物群落中的一些种类进行鼠疫病的监测。例如,Williams 等(1991)在 8 只白鼬(*Mustela putorius furo*)、2 只艾鼬(*M.eversmanni*)经皮下接种 12~1.2×10[7] 个鼠疫菌,这些鼠疫菌株是 1985 年美国怀俄明州帕克县米蒂齐附近鼠疫动物病流行期间在白尾草原狗(*Cynomys parvidens*)体内分离到的。白鼬和艾鼬都没有出现鼠疫临床症状,并推断黑足白鼬(*M.nigripes*)同样对鼠疫有抗性。1984 年和 1985 年从米蒂齐附近收集到的 12 份黑足白鼬血清鼠疫抗体阴性。而 1986 年在同一地区收集到的其他食肉动物鼠疫抗体的流行强度却较高。作者并未报道所指的其他食肉动物的名称。但至少可以肯定鼠疫动物病流行期间在流行区内的动物群落中的参与种类中包括有食肉动物的某些种类。

　　草原狗 *Cynomys* 美国西南部包括 Navajo 部落在内的地区是鼠疫的主要扩散宿主,一是数量多,二是对鼠疫易感。它们之间发生鼠疫病还常波及岩松鼠。岩松鼠喜栖息于人类活动场所(如废汽车、石墙和汽车库等)。Navajo 人鼠疫高发与牧羊等传统畜牧活动密切接触啮齿动物,住处为人和家畜,消费宰杀草原狗,收养流浪狗和猫有关。

人间鼠疫发生的周期性可能反映啮齿动物中鼠疫动物病的长期趋势,地松鼠和草原狗的动物流行病引起这些动物总数的大幅度下降,如 1983~1985 年美国西南部大的动物病流行引起动物数量的降低。后来这些动物总数的恢复增加了对人感染的危险性,将持续到 1993 年及以后。在短时间内,可能有这种情况。

Beard(1992)报道,腺鼠疫周期性地发生在黑尾旱獭(*Cynomys ludovicianus* Ord)种群中,在其大部分分布区内都有流行。黑尾旱獭中,一次动物流行病期间的死亡率高于 99%。旱獭鼠疫动物流行病通常发生在比较孤立或人烟稀少的地区,人类感染危险小。然而,过去 20 年间,美国西部各州,特别是近市中心区,人口已大量增加。随着西部城市及郊区范围的扩大,土地细分及扩展导致旱獭群体被围困,仅剩少数生活于落后地区。在科罗拉多前岭社区近郊,从布尔德向前到普韦布洛县,过去 10 年间,动物流行鼠疫在这些群落中多次暴发,这与成千上万的人密切相关,同时大大增加了其他野生啮齿动物、驯养家畜及人类感染鼠疫的危险性。大量鼠疫——阳性旱獭蚤的扩散作用,以及 *Cynomys* spp.与岩松鼠(*S. variegatus*)有广泛的群落相交。此种岩松鼠在西南各州常引起人类感染,这两点说明,在这类高危地区,鼠疫预防控制需要进一步加强。郊外消灭鼠疫所采取的措施是先通过监测查明存在动物流行性鼠疫后,再施以杀虫剂喷洒洞,消灭媒介蚤类。20世纪 70 年代以来,甲氨甲酸萘酯粉剂(5%~10%)是灭野外鼠蚤广泛使用的杀虫剂。那时,有机氯化合物越来越受到环境限制的影响,可是,由于其在洞穴内的短期效力使其必须反复应用,必须集中劳力及耗费昂贵的费用才能保证消灭鼠疫。

为选择有效的杀虫剂配方代替甲氨甲酸萘酯,首先在实验室内对 6 种可灭野外鼠蚤的候选杀虫剂进行筛选试验。二氯苯醚菊酯经证明是所有试样中高效、速杀及应用率低的药剂,对于各种昆虫及螨虫都有特效作用。

本报道在北科罗拉多城郊地区,用 Pyraperm 455 粉剂 0.5%(AI)二氯苯醚菊酯、用 0.05%(AI)除虫菊酯及 4.00%(AI)胡椒基丁醚进行野外试验消灭媒介蚤,主要是寄生于旱獭身上的 *Oropsylla horsuta*。

试验还在科罗拉多州 Jongmonf 西北 10km 处,位于 Rabbit 山脉以东,海拔 1676m,覆盖面积约 40hm²。试验区植被是混合的草原人为顶极群落,特有种为水牛草、兰牧草及各种矮生杂草。

未处理区地处海拔 1829m,面积为 4hm²,在处理区以西约 2km 处,未处理区的植被也包括水牛草及 *Eupharrhia margvnata*、*Artemisia frigida* 及 *Physalis fentlesi*。悬崖(阻隔)将这块小小的区域与其他群落分开,条块分割的地面高低不平,悬崖周围的地面优势植物是 *Pinus ponclerosa* 及高山红木 *Cercocarpus montanus*,工作习惯用探蚤棒(法兰绒布)即 Barnes 方法。

未处理区的蚤均数,在实验进行 7 天时达到最高水平,为 5.2 只蚤/洞。未处理区染蚤洞穴的百分数,从处理前的 59%升高至开始测量后第 21 天的 73%。在此高水平后,每洞蚤数及染蚤洞穴的百分数逐渐发生季节衰减。然而,12 周实验结束时,处理区与未处理区间仍存在相当高的差异(*P*<0.001)。

甲氨甲酸萘酯是一种氨基甲酸酯,自 20 世纪 70 年代初在美国就已广泛用于消灭野鼠蚤。由于它不受环境、土壤和天气条件的局限,甲氨甲酸萘酯成为消灭由旱獭寄生蚤所导致的动物流行传染病的紧急处理办法。然而其对其他地松鼠蚤,以及在鼠疫传入一旱獭群落之前,或同时应用时,效力并不理想。在新墨西哥州的阿布奎基,甲氨甲酸萘酯用于消灭鼠疫阳性岩松鼠(*Sciura tamias variegatus*)身上的多毛蚤〔*Oropsylla*(*Diamoums*)*mantana*〕;在科罗拉多州的布尔德,用于消灭受到鼠疫威胁的旱獭群落中的蚤类,需要多次使用甲氨甲酸萘酯。公共卫生工作者认为:甲氨甲酸萘酯仅仅是延缓了疫情,而不能阻止蔓延。

该实验,以及有机磷和氨基甲酸酯杀虫剂半衰期短,这类已知的问题都有力地说明二氯苯醚菊酯 0.5%(AI)粉剂,可在较长时间内控制 *Oropsylla* 的地松鼠蚤,而所使用的有效活性成分比甲氨甲酸萘酯、二嗪农、恶虫威要少,后 3 种药是过去 20 年中最常使用的消灭野鼠蚤的化合物(Beard,1992)。

Eduardo 等(1985)认为自 1971 年以来用细菌学和血清学方法证明洛杉矶前山地区在动物种群中每年都有鼠间鼠疫在流行。

作者在 1974~1975 年在科罗拉多州拉里米尔县的 Weaven 牧场进行调查,1973 年在该地采集的啮齿动物和食肉动物中证明有鼠疫。鹿鼠(*Peromyscus maniculatus*)为当地优势种鼠,被认为在维持该地鼠疫自然疫源地方面起主要作用。该鼠对鼠疫菌有中等抗性。在野外很少发现鹿鼠大规模死亡,不同于较敏感的种类,如森林鼠、某些地松鼠和草原犬鼠。

　　Barnes 等(1992)报道,1991 年美国人间鼠疫病例数上升,1991 年及 1992 年初美国西部许多动物病区内啮齿动物与其有关的食肉动物种群中鼠疫活动的血清学证据和适宜的气候条件均表明,1992 年初鼠疫疫情极有可能继续发展,或呈扩大趋势。1987 年 12 例人间鼠疫死亡 2 例,此后一直未发生鼠疫死亡事件。1990 年仅 1 例鼠疫病例之后,1991 年报告并确诊了 11 例人间鼠疫。分布于 6 个州:亚利桑那、科罗拉多、爱德华、新墨西哥、俄克拉荷马和犹他州。这一次展示了鼠疫在北美西部鼠疫种群内广泛传播的地理范围及鼠疫自然循环的现象。11 例中有 6 例在农场或住宅附近,3 例与野外工作活动有关。1991~1992 年在 11 个州进行了动物鼠疫监测(亚利桑那、加利福尼亚、科罗拉多、内布拉斯加、内达华、新墨西哥、俄克拉荷马、南达科他、得克萨斯、犹他及怀俄明)。作者认为在美国西部啮齿动物呈地方性,动物病的流行表现为周期性,间歇 5~8 年出现一次暴发。值得注意的是 20 世纪 60 年代以来,每 10 年的累计病例数一直上升,Barnes A.等认为新的动物鼠疫或鼠疫流行很可能即将开始。

第二节　南美洲鼠疫自然疫源地

　　南美洲大陆指的是北起哥伦比亚瓜西拉半岛的加伊纳斯角,南至阿根廷纳瓦里诺岛的合恩角,西至秘鲁帕尼亚斯角,东至巴西的布郎库角。大陆和所有岛屿总面积 1797 万 km²。

　　南美洲的地势是西高东低。全洲平均海拔 600m,其中海拔 300m 以下的平原,占总面积的 60%。境内可分为南北纵列的 3 个地形区:西部为年轻而狭长的安第斯山脉,东部为古老而呈波状起伏的高原,中部为广阔低平的平原。南美洲大部地区属热带雨林和热带草原气候,气候特点是温暖湿润,以热带为主。大陆性不明显。冬季最冷月平均气温都在 0℃以上,大部地区夏季最热,月平均 26~28℃,雨量丰沛,年平均降水量 1350mm,超过 1000mm 的地区占全洲总面积的 70%。

　　南美洲鼠疫地方性疫源地分布在阿根廷、巴西、委内瑞拉、玻利维亚、秘鲁和厄瓜多尔。这些国家内的疫源地所占面积大小不一,有的国家面积不大,如委内瑞拉,其疫源地所占面积也不过 1000 多平方公里,只占这个国家总面积 916 700km² 的 0.1%。而其他国家疫源地面积比较大,如阿根廷的疫源地面积就非常大,达到几十万平方公里(图 11-2)。

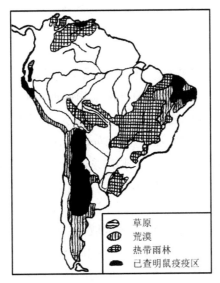

　草原
　荒漠
　热带雨林
　已查明鼠疫疫区

图 11-2　南美洲大陆鼠疫自然疫源地的分布(仿 B.B.Kyuepyk)

在南美洲的自然界,让人们感兴趣的是有一些促使鼠疫疫源地发育和扎根的一些特点,如荒漠和潮湿热带的地理景观。同时它有一些与北美洲相似的一些特点。南美大陆西边有美洲大陆科迪勒拉山系的南半段,或叫安第斯山脉,它长达6000多公里,为几条平行的山脉组成的高峻的褶皱山,大部海拔都在3000～6000m。其中有的甚至高达6880～6900m。形成一道高峻的屏障,使太平洋的风很难吹到南美大陆内地。

大陆东部是巴西境内的一些高山,之间有热带雨林,其中有的地段也较为干旱。大陆北部为亚马孙沼泽地,是一些南美亚马孙河大热带森林和湿热带森林,属于地球上森林植被的一些处女林型和繁盛型的森林。

大陆的中央部分被亚热带森林,有时是被灌丛森林(格兰-恰哥)、高草森林草原(南美北部旷野)及一种特殊的硬草草原(涝沛大草原)所覆盖,这些不同景观还会向南延伸到阿根廷西南的半荒漠和真正荒漠,以及延伸到南美洲巴塔哥尼亚高原的北部。

整个南美洲的气候为潮湿和炎热,属热带雨林和热带草原气候。气候特点是温暖潮湿,以热带为主,大陆性不明显。冬季最冷月均气温在0℃以上,大部分地区夏季最热月平均气温为26～28℃,一年四季没有多大明显的气温波动。雨量丰沛,年平均降水量1350mm,超过1000mm的地区占全洲总面积的70%。有一些例外,如在安第斯山,像典型的高山地区,有很大的气候差异:在山脉之间的坡地有非常干旱的气候条件。这些地区曾有过记录,在1899～1919年的20年间在阿塔卡玛荒漠(中部安第斯山)只有28mm的降雨,而且在20年中的14年没有降过颗粒雨水。

由于地形的特点,南美洲的主要河流大多是由西流向东,流入大西洋。集水的河川流域如流经委内瑞拉、哥伦比亚的奥里诺科河,流经巴西、哥伦比亚、厄瓜多尔、秘鲁、玻利维亚的亚马孙河,流经巴西、巴拉圭和阿根廷的巴拉那河占据着南美洲的大部分面积。这些河流的下域形成河口或河湾;形成一些宽阔的港口、吃水深,能接纳一些大型船舶;形成整个大陆与沿海交通运输网。便于大家鼠通过内河与沿海运输网而扩大大家鼠鼠疫。而且经常运送大家鼠,使它们很快散布并固着在潮湿热带气候的条件中,形成半野栖的种群,与当地啮齿动物混杂在一起。

南美洲的动植物界的特点是不重复。它有一些古老的类型,它长期的进化少与其他大陆相关,其中一些,无论是死亡的,或现代的都已被Ch.达尔文描述过。

南美洲和北美洲相连的狭窄陆地可以作为南北两大陆某些动物散布的桥梁,哪怕这一桥梁大陆不止一次地被海峡中断过。因此,在动物地理学中就存在着南美洲一系列成分,它们和澳大利亚区、非洲埃塞俄比亚区及东南亚区动物区系有共同性。最惊人的是有袋哺乳动物,如一种负鼠(*Didelphys opossom*)在新时期甚至进入北美洲的南部。

獏*Tapirus*、某些贫齿类(如犰狳*Dasypus*)及其他一些类型在南美大陆以外见到。E.H.巴甫洛夫斯基注意到了这一现象并联想到巴西亚马孙河口突出部分的黄热病自然疫源地,它与大西洋非洲几内亚湾海岸上的黄热病自然疫源地,这两块黄热病自然疫源地具历史共同性和区域上的共轭性,并企图解释这一现象而注意到魏格纳的大陆漂浮假说。苏联相当多的地理学家对魏格纳的这一假说基本上持不同意的看法。特别是遭到苏联气候学泰斗Л.C.比尔格院士的反对。但许多动物地理学家推测在南美与非洲之间存在过陆地的连接。动物地理学家之所以有这种结论,是有根据的。那就是这两块大陆的动物区系有许多共同性存在。例如,蜥蜴科的二足蜥蜴(Werner,1912),鲤鱼的一种*Characer*,Canthoninae亚科中的甲虫(Wittmann)等。

一个大区,大到一个大陆陆地这么大的当今动物区系的组成是在7000多万年内在这适宜的栖息地内多少历史演变的结果。一个大洲的经验变化并不一定要求与其他地区发生的同一,两大洲动物区系的进化在结果上不可能那么精确地是同一种演变。但南美洲、非洲和东南亚3个主要热带区域有很多生态特征是共同的,如三者中的每一个都能维持着一个很大的雨林区域,在它们的总体结构方面,在外貌方面有很大相似性,哪怕在其中每个植物种类中有截然的不同。另外,在南美洲、非洲有很大地区的热带草地。它们的异同可以说明热带条件的一致性和持久性通过赤道带,它们之间植物区系相互联系较小。动物受到相似条件的抑制。东西两方的联系少且参差不齐,因此处于至少彼此不完全隔离的进化,是这几个大洲动物区系的一大特点。历史上的交换至少在某些地区之间,相比其他地区,动物区系的密切关系程度在变化着。这在非洲和亚洲哺乳动物区系,比在非洲和南美洲之间有更多的相似性。

有学者曾对非洲和南美的动物区系作过比较。前者包括非洲北部的成分,其主要类似古北区的温带,而新热带区向南延至墨西哥、墨西哥南,合并着热带南部美国的温带。两带之间主要植被的区别(表 11-2)是非洲荒漠的大部分,新热带区雨林占大部分。在种的水平上两大洲有 90% 以上的特有现象。而在特有的科,在非洲和新热带区分别占 29% 和 54%。两大洲占有大量的种数。在目的水平上,有袋目、贫齿目、Pholidota、管齿目、长鼻目及蹄兔目,有典型的只在一个洲栖住的代表性(表 11-3)。

表 11-2 非洲和新热带区哺乳动物和植被特点
(仿 Keasf,1969)

项目	非洲	新热带区
面积/$1\times10^6\text{hm}^2$	2968	1855
纬度范围	33°N~34°S	24°N~55°S
地区:在热带内/%	78	70
1500m 以上/%	3.7	7
雨林/%	9	32
森林及稀树森林/%	31	22
萨旺那草地大草原/%	19	38
荒漠/%	30	3
科数	51	50
属数	240	278
种数	756	810

南北美洲有中美洲通道,但动物的散布并非没有阻力。

表 11-3 非洲和新热带区哺乳动物区系的组成
(仿 Keasf,1969)

项目	非洲			新热带区		
	科	属	种	科	属	种
有袋目	—	—	—	2	14	60
食虫目	5	20	95	2	2	10
翼手目	9	42	175	10	80	222
灵长目	5	19	51	3	16	42
贫齿目	—	—	—	3	14	26
Pholidota	1	1	4	—	—	—
兔形目	1	2	13	1	1	2
啮齿目	12	75	212	7	112	378
食肉目	6	36	66	5	26	47
管齿目	1	1	1	—	—	—
蹄兔目	1	3	10	—	—	—
长鼻目	1	1	1	—	—	—
奇蹄目	2	3	7	1	1	3
偶蹄目	5	36	87	3	9	17
总 数	49	239	722	47	275	807

南美洲野鼠鼠疫曾为 Uriarte L.于 1919 年在阿根廷西部干旱大草原上确定,这次鼠疫在 1905 年就已观察到野外的死鼠。被感染的鼠类为各种荒漠豚鼠 Cavia spp.。之后该学者又与其他同仁于 1920 年发现野鼠鼠疫的地区,证实有鼠疫动物病在流行。于 1927 年在豚鼠中系统地发现有鼠疫动物病流行,并认为在该地的大草原中有鼠疫的独立疫源地。1953 年 Barrera J.Dela 开始综合研究这一疫源地,而称其为乡村鼠疫。这一疫源地的确切地点是安第斯山东坡荒漠中,近门多斯维纳格拉德绿洲附近。Barrera J.Dela 认为人感染的鼠疫不是由大家鼠引起的,而是由当地的豚鼠和仓鼠引起的。大家鼠和人感染鼠疫是偶然的牺牲者。与这一观点截然相反的是 Pordall R.等的观点,他们从大家鼠分离鼠疫菌,并认为是这一传染病进入阿根廷唯一的原因。但 J.dela Barrera 及其他一些学者对大家鼠未进入的大草原的深部作进一步的调查,确定鼠疫是该大草原的自然宿主。后来在阿根廷确定鼠疫带菌动物有豚鼠、仓鼠、兔、野兔及 lagostomus。

阿根廷国境内腹地的疫源地,根据 J.dela Barrera 分为南北两群:北部疫源地在圣地亚哥-德尔埃斯特罗省、萨尔塔省及图库曼省,这些省都属农业品的地区,都容易引起野鼠和家鼠季节性的聚集,所以这里的鼠疫病为高发区;南部疫源地靠近大草原的圣胡安省、门多萨省及拉里奥哈省,这些省人口稀少,农业大多集中在绿洲附近。这里野鼠作为带菌者的作用更显得突出。有记录,自 1899~1951 年有 7000 多鼠疫患者,但自 1931 年起动物流行病明显减弱。

关于阿根廷南部鼠疫疫源地的自然特点。前面提到的阿根廷的大草原,其东部是高草草原(又叫湿大草原),而西部则过渡到大草原的主要部分,已是开旷干旱的了。这一开旷平原的大草原向南起自拉里奥哈,东到安第斯山的前山地区,面积约为 60 万 km^2。整个大草原面貌是荒漠,其中一些地方是砾石,或者是含黏土的平原,覆盖着硬质草被、矮小的多刺灌丛和稀疏的独株木本植物(Gurciaca decorticans)。

大草原的黏土和沙土地段被豚鼠的大量鼠洞覆盖着。在这些洞内有时还有小鸮(Athene cunicularia)同住。在这些鼠洞的地下像迷宫式的,还会有一种灰白、比大家鼠稍小、短尾的鼠常来拜访。在灌丛和长有沙草的地段还有兔的活动。整个大草原栖息着各种豚鼠,其中有的种类对草原东部条件较为适应,而对草原干旱部分较为适应的是矮小豚鼠(Caviella australis),它是一种银黄色在洞内成群居住者。

1872~1873 年曾出现过夏季小型啮齿动物的大繁殖,充斥大草原,咬食牧场,并引来大量的猛禽和四脚食肉动物(Hedson U.)。类似的大繁殖在大草原上并非少见。

在大草原上,鼠疫地方病的出现,未发现大暴发的现象。因为大草原上居民有限。曾有地理学家强调过,南美的主要生态-地理特点是人的分布沿河而成为一些相互被隔离的块状物,这些一块块的居民点,集中了牧场、咖啡、芭蕉、可可及芦苇的大农场,城市比较大,而南美洲大陆的腹地居民较少,尤其是北部的森林及西南部的荒漠地区,这些地区居民的密度少于每平方公里一人。

通过上面介绍阿根廷大草原的鼠疫地方病,也推动了南美其他国家野栖啮齿动物的研究。已在巴西、玻利维亚、秘鲁、委内瑞拉和厄瓜多尔确定了地方性疫源地。根据医学综述报道,在南美其他国家还存在鼠疫病,但这些流行病资料所述纯属由外地带来的,而且是大家鼠的病原体。例如,厄瓜多尔的鼠疫大多由大家鼠传染给豚鼠,而在厄瓜多尔散布开,因为在南美洲很多国家为了食物的要求。大家鼠大量居入这些养殖场,使豚鼠不只一次地将这种传染病传给人。因此,像 Macchiavello A. 等这样的学者都认为鼠疫是由大家鼠在 1908 年从外地带到厄瓜多尔的瓜亚基尔海港城市,之前居民不知道当地有大家鼠,但大家鼠一直被带到高山高原,从而引起鼠疫的地方病(如 1908~1930 年),患鼠疫人数多达 8000 多人,进而家鼠过渡到半野生的生活方式。因而认为当地的仓鼠、松鼠、鼠疫是被大家鼠传染的。

巴西有鼠疫地方病认为是 1899~1907 年带入的。从此这种传染病开始不只沿海岸,还进入该国的腹地地区。从 1899~1949 年已记录发病人数达 9000 多。Macchiavell A. 等认为所有巴西的野栖啮齿动物,已发现被鼠疫感染的,都不是鼠疫病原体的原发性自然保存者,都是从黑家鼠传来的,从而使黑家鼠广泛栖息在巴西东北的农村,与沿海不同,沿海港口主要是褐家鼠。

南美洲国家中,鼠疫地方病的发病频率和范围,秘鲁则处于第一位。从 1903~1952 年秘鲁的鼠疫地方病几乎是没有断过,这期间发病人数超过一万多人,平均每年445人发病,最高潮则是1908年的1691人,1926年的1200人。而且发病主要不在沿海港口城市,而是在内地。但长时间中,当地流行病学家认为,传染病并未在秘鲁的野生啮齿动物中扎根,即便常有鼠疫病出现。到了1946年Macehiavello A证实在秘鲁和厄瓜多尔交界地区有自然疫源地。在安第山地区,其传染源是数量很多的仓鼠(*Cricelidae*)。

应该说,在厄瓜多尔,以及巴西和玻利维亚的一些地段,根据其自然条件,这些地方存在鼠疫地方性疫源地的假说是可信的。

鼠疫自然疫源地发生的历史问题,在南美洲,只能与仓鼠科通过中央地峡,沿着安第山来联系。这样,它们在南美洲与大量的豚鼠相遇,并把鼠疫带到豚鼠种群中。仓鼠本身是在北美从黄鼠和草原狗得到这种传染病的。它们通过这一狭窄通道,其散布过程遇到很多困难,但它们发生了(南北美洲大陆有很多形式的共同性)。推测还是陆地促成这一过程,因为在两大陆之间的这一狭窄地区内有岛屿棋布之海。岛与岛之间,频繁的交通工具,海水起不了阻碍作用。

阿根廷的流行病学家反对国家目的在于消灭疫源地的组织消灭大草原的啮齿动物,认为这个目的是达不到的。阿根廷把主要注意力放在防止大家鼠进入住房和各种储存场所。

南北美洲大陆之间的加勒比海地区的鼠疫情况报道不多。最早发现于1934年哈瓦那岛上的哈瓦那大家鼠(*Rattus hawaiiensis* SF.),有专家认为这实际上是黑家鼠的一亚种。

第十二章　起源与进化

疾病的历史发展问题,早已有很多学者研究过。对自然疫源地性疾病的古发生学(起源和进化)的探讨是很有益的。科学如果不考虑它的历史特点,那么它的有关问题中的任何一个问题是得不到解决的。如果研究者对某种自然疫源地性疾病的认识,只局限于对某些现代的疫源地起作用的规律的认识,那还是不完全的,那就会发生这些规律是否稳定,在其他疫源地中是否也是这样的稳定。

自然疫源地性疾病,在地球上发生的时间,大多数都是非常古远的。以鼠疫为例。鼠疫是一种典型的动物病,是典型的传播性疾病。有人认为,尚在地球上最初出现近似于现代的啮齿动物和蚤的时期,鼠疫菌在进化过程中就已经成为一种体外寄生物——一种特殊疾病的病原体了。根据古生物学资料,啮齿动物早在古第三纪时期(始新世),也就是说在距今5000万年前就已经存在了。在同一时期内也证实了跟现代蚤类无大区别的蚤类在地球上已经存在了。因此,可以推测到,在地球上出现的第一批人类的出现,大约距今150万年前。此时的人已遍布地球的各种气候带中。这时的人类由于不可避免地与啮齿动物发生接触,因而亦有死于鼠疫者。当然,有关这方面的记载与当时人类历史一样,在年鉴上未给后世留下任何痕迹。

许多医学史的研究工作者在文献中,能找到一些有关人类历史上最早暴发鼠疫的记载是根据鼠疫的一些重要的流行特点,如鼠疫流行高度的发病率和死亡率,用我国习惯用语通常称为"大疫"或"瘟疫",其中很难区分它所指的"大疫"或"瘟疫"是否确实就是鼠疫还是某种其他的传染病。但毕竟医学史家之所以判断某些"大疫"或"瘟疫"是有其根据的,或者说是找到一些线索的。认为人类对鼠疫的熟悉极早。人们知道鼠疫与啮齿动物大量出现和死亡的关系。甚至把在一些民间神话中记载的流行病认为是鼠疫,这是因为在流行期间的疾病患者常伴有腹股沟出现腺肿,甚至在居民点内发现大量的小家鼠。分析有关资料发现,这种记载的事实远在21纪元前1000多年,这是希腊历史学者的报告。

有关鼠疫可靠的报道,已经是纪元前第一世纪的事了。当时腺鼠疫的死亡率很高,流行猖獗一时的,主要在北非洲的利比亚、埃及和亚洲西北的叙利亚。

第一节　环境是生物进化的动力

地球从形成、演化发展46亿年以来,留下了一部内容丰富的大自然的巨大史册,这就是各时代的地层。地质学家常用放射性同位素测定法和古生物学两种方法,来划分不同地质年代的地层。用放射性同位素测定的是地层或岩石的年代,是地层或岩石的真实年龄,称为绝对地质年代;用古生物学方法测定的年代,只反映地层的早晚顺序和先后阶段,不说明具体时间,称为相对地质年代。把两种方法结合起来,就能更准确地反映地壳的演变历史。整个地球的历史,可以说是地壳运动的演变史。造山运动是地壳运动的主要表现之一。"世界屋脊"喜马拉雅山脉,连同世界第一高峰——珠穆朗玛峰(海拔8848.43m),之前曾是汪洋大海。1960年和1975年中国登山队,先后在顶峰附近的岩层中发现大批古生物化石,这些化石代表海洋环境下生长的菊石类、鱼龙等,以及四五亿年前的古奥陶纪的海生动物化石,如三叶虫、海百合、腕足类等,这些就证明喜马拉雅山地区很早以前是一片汪洋。为此科学家提出一种假设,认为地球上的岩石层不是一个大整块,而是分成很多大块,地质学家称它为"板块"。这些板块就像悬浮在地幔软流层上的木筏,是会漂移的。按照这种学说,亚洲大陆是一个大板块,在大约3000万年以前,由于南面印度洋下面软流层的活动,引起了洋底扩张,使南亚次大陆板块逐渐向北移动,最后与亚洲大陆板块相撞。恰恰在这两大板块之间的喜马拉雅古海受到两面夹击,猛然被挤,就这样被抬升起来,使沧海变成高山。在地质史上,地壳的这次异常强烈的造山运动,就叫喜马拉雅运动。

地壳的这种巨大海陆变迁,对研究者探讨各种传播性疾病的自然疫源地性的历史是很有参考价值。因为这种巨大的海陆变迁,不仅仅局限于喜马拉雅山一带,在欧洲的阿尔卑斯山地区,以及许多其他地方,都可以找到这种历史巨变的痕迹。例如,发生在中生代的两次大的地壳运动——印支运动和燕山运动,就对我国大陆和亚洲东部地壳发生巨大影响。因为,在两次地壳运动后,我国四川、云南以东原来被汪洋大海所淹没的地区,全部从海底隆起成为大陆,从此结束了我国南海北陆的局面,使南北陆地连成一片。强烈的燕山运动使我国的昆仑山、天山、祁连山、大兴安岭及太行山等山脉运动相继崛起;辽阔的华北平原、松辽平原、江汉平原等也相继形成。

地壳的变迁还有一个现象和研究者探索各种传递性疾病的疫源地性及自然疫源地的历史有关,即地球历史上的三大冰期。大冰期指的是地球历史中发生的全球范围的气温剧烈下降,冰川大面积覆盖大陆,地球处于非常寒冷的时期。在距今9.5亿~7亿年以前的元古代的震旦纪,当时地球上许多地方都覆盖着厚厚的冰层,最厚的冰层达几百米甚至上千米。从西伯利亚到我国北方和长江中下游,从西北欧到非洲,从北美到澳大利亚南部,几乎到处都是白茫茫的雪原和林立的冰山。到石炭纪—二叠纪又出现过一次大冰期,距今约2亿多年前,这次大冰期主要影响南半球的澳大利亚、南美洲和非洲等地。现在的南美和非洲的一些地方,还可以看到当年冰川活动留下的痕迹。距今最近一次大冰期是第四纪大冰期,出现在约200万年前。这次冰期比较复杂,除冰期的时间长外,在大冰期中还出现温度相对较高的温暖期,称为间冰期。在整个第四纪中曾出现过4次寒冷的冰河期和3次温暖的间冰期。在寒冷的冰河期中,即使在赤道非洲的许多高山上,都有规模很大的冰川活动。冰川是冰期的产物,如我国的长江流域和西南地区山地都有冰川活动。冰河期结束后,间冰期开始。这时整个地球气温回升,冰雪慢慢消融,巨大冰川逐渐向北撤退,中低纬度的植物重新泛起新绿,树林中的各种动物也开始活跃起来。

根据目前关于各种传播性疾病在地球上的分布,有的疾病出现在不同的大陆上,如南美、非洲、亚洲、欧洲。如何来认识疾病的这种分布,以及它们之间究竟是什么关系。值得在此再介绍一点有关地壳变迁中的另一种学说,即大陆漂移学说。1912年,德国气象学家魏格纳提出大陆漂移假说。他发现,为什么地图上南美洲巴西亚马孙河口突出的一块大陆,同非洲喀麦隆海岸凹陷进去的部分,形状竟会如此相似?为什么沿北美洲的东海岸到特立尼达和多巴哥的凹形地带,与欧洲西海岸到非洲西海岸的凸形大陆,竟会如此吻合呢?难道这几块大陆原来曾连在一起,后来才分离开来的吗?经他把地图上的所有陆块都进行了比较研究,结果发现它们的海岸线都能较好地吻合在一起。他进一步从地质构造和古气候,古生物学方面,对大西洋两岸大陆的地层、岩石、构造进行论证,发现它们有许多相似之处。此外,南美洲、非洲、印度半岛和澳大利亚等地,在古生代和中生代初期,古生物及古气候的分布状况也十分相似,但在中生代以后则又有明显区别。这说明几块大陆曾经连在一起,后来才逐渐分开。因此魏格纳大胆提出大陆漂移假说,他认为:在太古时代,地球上所有的陆地都是连在一起的,后来由于受到自东向西的潮汐摩擦力和从两极向赤道方向的离心力,导致大陆分裂并产生漂移。美洲大陆漂得最快,亚洲、大洋洲大陆漂得最慢,成了今天的陆地地块概貌。这一学说到了20世纪50年代后,一系列新的科学观测资料为大陆漂移学说提供了论据,新的科学观测资料还证实,大陆现在仍在移动之中(图12-1)。

在介绍有关传播性疾病的起源问题时,先来看一看E.H.巴甫洛夫斯基是如何来讨论传播性疾病疫源地存在的古老性问题的。

以白蛉热的古老性作为例子。关于传播性疾病疫源地存在的古老性,最早就在苏联的克里米亚半岛的南端—港口城市塞瓦斯托波尔存在着克里米亚的白蛉热的一个古典疫源地,它的媒介是潘氏白蛉

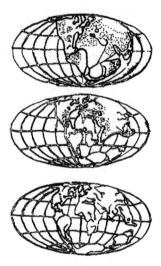

图 12-1　大陆漂移的 3 个时期

（*Plebotomus papatassi*）。在克里米亚半岛,除了潘氏白蛉外,还有 6 种白蛉。既然白蛉热的特殊媒介是潘氏白蛉,要想探讨关于白蛉热在克里米亚半岛出现的问题,自然就会想到与克里米亚动物区系中,出现白蛉的时间分不开。过去有些医生曾经注意过这一问题,但在解决这个问题时,由于职业的局限,没有考虑到白蛉的生物学特性。例如,有的医生认为白蛉是 19 世纪末由英国运棉船从印度带来的。甚至当地一些老医生说得更具体,认为白蛉在克里米亚南岸的出现,是 20 年前左右的事。帕拉斯（Паллас,1795）也认为白蛉出现时间不长,认为克里米亚出现白蛉是 18 世纪末的事。

　　但通过对克里米亚动物区系的分析,情况不是上述那样。潘氏白蛉分布在地中海两岸,巴尔干、小亚细亚、东高加索、中亚细亚、伊朗、伊拉克和阿富汗。克里米亚和乌克兰的南部是潘氏白蛉分布区北缘的一部分,这种白蛉与人的关系非常密切,但它不是一种亲人性的昆虫,因为它在许多野外地区中也居住着,在这些荒无人烟的地区它们就靠专门吸食野生动物的血,从爬行动物到各种高等的鸟兽。这些现象在 П.А.彼得里谢娃在中亚细亚多次观察到。

　　因为野外的自然界是白蛉原始的栖息地,至于它和人类社会环境的关系是后来发生的。白蛉在上述的生境里的重新分配可能导致在一些地方,在野外不再遇到白蛉,而是栖息到城市的环境里了,如像上述的塞瓦斯托波尔那样,而另一些地方的白蛉仍保持它们的野栖性。

　　要想知道克里米亚动物区系中白蛉出现的大概时期,就必须参考过去地质时期,克里米亚形成的历史和它的领土变迁及气候的变化。这就涉及要了解黑海的形成问题,就需要在有关黑海形成的丰富的文献中求得解决。这些文献中,以安特鲁索夫 Андрусов 的意见最为有用。

　　安特鲁索夫提出:在上第三纪中新世时代,现在的克里米亚只是它南部沿岸地区的一个狭窄地带,在那时克里米亚南部沿岸地区和小亚细亚相连成一块大陆,而南部沿岸地区则是这块大陆的北缘;而克里米亚的所有其余部分则和乌克兰南部一样,同是萨尔马海的海底。

　　到了黑海时代,差不多有一半的克里米亚半岛变成了和小亚细亚北部沿岸地区相连接的陆地了;同时这个狭长地带的陆地,现在的塔尔汗荷脱海角区,当时还和现在的多布罗柴相连,这时期,克里米亚的其余部分及乌克兰的南部,仍然还是由一片海水淹没着。

　　到了蔡乌金海时代,连接着小亚细亚和南克里米亚的陆桥逐渐下沉,形成了黑海的主要部分;但现今的克里米亚西北部则因黑海海底的上升最终与克里米亚全境及乌克兰全境一起,形成一大片大陆,就这样把克里米亚半岛和巴尔干半岛连接起来了。

　　到了爱夫克辛湖时代,陆地的这一部分下沉了,于是黑海就具备了近于它现在的轮廓。

　　关于克里米亚、巴尔干半岛及小亚细亚大陆,曾在这样或那样的条件下相连接过的这种意见,是为地质学家、动物地理学家和植物地理学家所一致同意的。有利于证明克里米亚、小亚细亚及巴尔干在陆地上存在过连接的,是当时克里米亚部分保持有地中海的古老植物区系,也可以解释为克里米亚山地是过去组成东地中海区的一个断片,同样,在克里米亚山地现有许多地中海区东部所具有的动物。

当然对于连接的时间也还有不同看法,但这对本部分所要谈的问题没有原则性的意义,而上述所引资料中有两点却始终是很重要的,这就是:克里米亚半岛的南部和北部在形成时间上是不同的。克里米亚南部和小亚细亚的领土曾发生过直接或间接的连接,克里米亚和巴尔干半岛(尤其是北部)无疑曾经连接在一起。

无论是巴尔干半岛,还是小亚细亚,其动物区系中都有白蛉的存在,特别是潘氏白蛉;现代存在着这种白蛉被分割的分布区,是因为萨尔马托海南部及后来的博斯福海峡,早在第三纪中新世时代,就将小亚细亚和巴尔干半岛分隔开来。

事实上第三纪下层(始新世)就已出现了几乎全部现代昆虫各科的代表。因此在第三纪时,白蛉不仅栖息于它们现在所居住的南部地方,也栖息于波罗的海的沿岸地区。

因此,可以认为现今的克里米亚白蛉的动物区系有3个来源:①克里米亚的潘氏白蛉和小亚细亚的白蛉是共同的;②和巴尔干半岛的动物区系是共同的,只是从巴尔干半岛迁来的时间晚一些;③现今乌克兰南部地区和巴尔干半岛是一个共同的白蛉分布区。

综上所述,白蛉是克里米亚动物区系中的一个古老的成员。

至于白蛉热出现的时间,以巴氏探索这一问题时的科学水平只能作假说性的分析。

首先在克里米亚的某些家畜中了解白蛉热病毒是否有传染,结果这些试验包括探索各种啮齿动物都未得到阳性结果。但拉捷舍夫在土库曼的哥班特-达克由于当地建筑工人中发生了白蛉热,而确定白蛉热的自然疫源地是存在着的。彼德里谢娃在中亚细亚(1935 年,1937 年)在龟、刺猬、小型啮齿动物(沙土鼠、板齿鼠、细趾黄鼠)、蜥蜴、豪猪、食肉动物、蟾蜍洞内,以及蝙蝠居住的山洞里或巢里找到潘氏白蛉。在土库曼的穆尔加布河的河川里的沙土鼠洞中也发现潘氏白蛉。

以上叙述还可以启发研究者的认识,作为疾病病原体的病毒是一种较之生物远为原始而较之无机物要高出许多的东西。病毒在蓬勃进化的今天还存在于地球上,并且发现的将会越来越多,那么对它们在远久的地球有地质记载的过去就已存在了的推断,就不是什么无稽之谈了。特别是在第三纪时欧洲嗜温动物区系中除了各种各样的脊椎动物以外,昆虫中已有远较人类出现要早的白蛉存在了。

第二节　自然疫源地性疾病病原体的进化方向

近一个世纪的科研工作发现越来越明显的传染病病原体的进化基本上按两个方向进行。

(1)自然疫源地性传染的病原体由野生动物传染的病原体向家畜传染的病原体方向的进化。这种进化自然不是一步到位的,而是包括一系列的渐进变化的阶段。从最初的刚刚从野生动物开始适应于家畜的阶段起,直到实际上已不再是野生动物自然疫源地性传染的病原体而成为典型的家畜传染的病原体阶段为止。这种渐进变化在自然疫源地性疾病中可以找到 4 种类型作为渐进变化的 4 个阶段。

第一个阶段的代表在鸟疫中比较容易找到,如在热带森林中分布十分广泛的鹦鹉,它们是筑巢在树洞中的鸟类。这种鸟所患的鹦鹉热本是野生禽类的典型的自然疫源地性疾病。人不与它们接触是不会感染这种疾病的。人只是在把它们从森林中捕来在市场上出售时,才会有感染这种疾病的可能。可以说许多鸟疫都是这样。现在鸟疫成为家养动物传染的途径一共有 3 个。第一条途径是人们到野鸟(主要是海鸟)栖息的场所放置人工巢,目的在于收集鸟卵和羽绒,野鸟中如有鸟疫流行,就会出现人类受到感染的病例。第二种途径是捕捉小型鹦鹉作为观赏饲养在鸟笼以便出售,于是在经营这种鹦鹉的市场上出现该病的动物流行和人受感染的病例。第三种途径是在许多城市中的一些公共建筑场所繁殖鸽子,得到人们的保护和饲养,由于食物条件好,鸽子数量增加。现已知道就在这些数量很大的鸽子群体中存在着鸟疫,人受感染很可能是非常个别的,但也是经常的,人们接触受感染鸽子后的发病情况则难以被发现。上述几种途径说明鸟疫中野生的自然疫源地性疾病才刚刚开始跨向家养动物中来。

第二阶段的代表可以是钩端螺旋体病。这种病本是啮齿动物的传染病。在啮齿动物栖息的草原地带中,到处散布着一些家畜饮水的水井、水池或池塘等,这些有水的地方一般面积不大,但那里的卫生条件十分不好,所有的家畜都在那里喝水,同时也在那里排泄大小便,在这些水池中钩端螺旋体的密度特别高,它们在家畜之间不断循环。这型的钩端螺旋体是 *Leptospira vitulian*,与 *L. grippe-typhesa* 除在家畜之间循环这一特点不同外,其他特征并无不同。这一阶段的特点是这种钩体已经在一部分地区开始成为家畜的疾病了。当然所占比例不是很大的,但比起上述鸟疫它们已有部分成为家畜的疾病了。

第三阶段的代表是 Q 热。因为 Q 热的病原体在自然界里既存在于家畜中,也保存在野生动物之中,在野生动物中间 Q 热的流行,家畜不起丝毫作用。这使得这一疾病的自然疫源地性疾病所占的比例已经与家畜传染的比例是相等的了。

第四个阶段的代表是布鲁氏菌病,也就是现阶段可能出现的自然疫源地性疾病病原体的进化格局。即这种疾病在很久以前,曾经和自然疫源地性传染发生过联系,当时,它曾经是自然疫源地性疾病,进化至今它的自然疫源地性疾病只剩下一点痕迹了。因为它的病原体的贮存宿主已是家畜了,所以这已经是一种典型的家畜病了,只是从其进化中才可以看到一些自然疫源地性的痕迹。

(2)自然疫源地性疾病病原体进化的第二个方向是从野生动物的病原体直接进化成为人的传染病的病原体。

这一进化方向,是发育周期很复杂、需要经过冷血动物的机体才能完成发育周期的那些病原体。如疟原虫,它的一部分发育必须在蚊的体内,这种病虽已是典型的人类病,但仍然保持了全部的自然疫源地性传染的痕迹。蠕虫性的侵染也是这样,如血吸虫病。

又如,苏联地区范围内的皮肤利什曼原虫病存在着两个型:乡村型和城市型。这两型的病原体在形态学和生化学上没有区别。但生态学性状已经产生了变化。这可能是城市型由乡村型进入城市发生改变而形成的,就其病原体而言,虽然它的生态学性状已经有了变化,而形态学和生化性状则尚未来得及改变。这是完全符合生物物种在其进化过程中,由于生存环境的变化而产生的适应变化。通常都是首先出现生态学方面的一系列变化,逐渐才产生生物化学方面的变化,形态上出现变化那是比较晚的事了。皮肤利什曼原虫病的进化也是循着这条进化过程进行的。目前它们之所以被认为是两个型。主要是乡村型的临床特点是急性溃疡,而且早期人们对它的认识认为该传染只能从动物身上经过白蛉传播才能感染给人,患者则不能从它的患处将病原体通过白蛉传播给健康的人。不过经过多年的观察发现患者患处的病原体通过白蛉的吸血将病原体通过在健康人身上吸血时传播给健康人。城市型的临床特点是经过极为缓慢,往往需要近一年的时间,这个过程在不同的城市之间在临床特征方面还有一些微小的差别。但城市型的皮肤利什曼原虫病则是纯粹的人类疾病,媒介是白蛉,除了人以外就再没有其他的宿主存在了。因此,可以认为,城市型的皮肤利什曼原虫病可能是自然疫源地性传染由野生动物向人类病过渡的下一阶段的代表。

在典型的人类病中,可以观察到有的病虽是典型的人类病,但它们具有所有的自然疫源地性疾病的特征,虽然它们在进化过程中很可能从未在野生动物间的传染,而是一下子就跨入人类间成了典型的寄生物。这就是霍乱。正是因为它的进化过程这样特殊,这样快,因此霍乱的唯一地方流行性的局限性非常严格,它只局限于如下的地理景观条件之中:气温高、温差小、湿度大及由此决定的单位面积的产量大,这就是自古即有大量人群居住为它提供了条件。在上述这些条件存在的地方中弧菌能不断地生活着。因此人与水接触的机会极为密切。正是上述这些因素的结合才能使水中的杂菌—弧菌——一下子飞跃成为人的寄生物。但它一直保存全部自然疫源地性传染的特征。

伏·伏·库切鲁克对自然疫源地性疾病病原体的进化问题的上述观点,已获得大多数专家的共识。而且这两个进化方向在最近 20 多年内更加明显,其中特别是向人类病进展的趋势更令人担忧。

第三节　病毒的起源

前面已经提到,病毒在自然界中分布极为广泛,几乎所有的动物、植物和微生物都携带有病毒或其基因组片段。这些病毒是怎样发生和进化的,病毒的来源及其进化,即病毒的起源有不同的假说,主要有下列 3 种假说。

第一种假说认为病毒是原始生物种的后裔:认为地球上尚未出现细胞时,就已经存在着一些大分子的生命物质,如蛋白质和核酸等。在多少万年的进化过程中,这些最早的生命物质逐渐分化,其中一些在结构上复杂起来,逐渐形成了细胞结构,进化为单细胞生物;其中一些进一步进化为多细胞生物,直到进化成为高等植物,高等动物。在最早的原始生命物质中也有一些一直继续保持非细胞形态,而且其进化道路是逐渐适应在其他生物细胞内营寄生的生活方式,这就是现在所知的病毒,进化中寄生于细菌等微生物的,就成了细菌病毒,即噬菌体;寄生于植物的称为植物病毒;寄生于动物的称为动物病毒。某些动物病毒和某些植物病毒的结构组成上的相似性或同源性,如某些动物病毒的结构蛋白与某些植物病毒相似,说明它们之间在起源上的联系。反对这一假说的专家认为,病毒缺乏独立的自身复制增殖能力,必须依赖宿主细胞来完成其增殖,很难判断病毒是起源于细胞形态存在之前,而不是细胞形态存在之后。

第二种假说,即内源性假说,认为病毒来源于细胞的核酸:认为病毒的基因组可能就是细胞的染色体或线粒体的基因物质,由于核酸脱离细胞而独立存在,才进一步进化成为专性细胞内寄生特性。

第三种假说认为病毒原本是一些高级微生物的退行性生命物质,它们既不能自然复制,又丢失了一些遗传信息,必须依赖较高级的细胞才能复制,从而进化成当今病毒。较多数的专家比较支持第一种假说。

这里可以举立克次体作为例子。立克次体和蜱的相互关系是长期进化过程的结果。蜱和立克次体形成共生关系。立克次体是一种古老的生物种,在远古时代它就与蜱开始了相互适应的过程。它们的这种相互适应关系是很好的,表现为立克次体不但能在蜱体内大量繁殖,并且能保存在蜱的各个发育阶段,而且能经卵传到蜱的后代(图 12-2)。

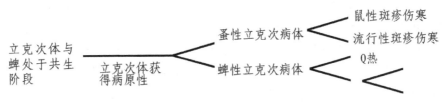

图 12-2　立克次体的进化

在对人的关系上,立克次体不同的种处于进化过程中不同的阶段。在远古时代立克次体与蜱处于共生阶段,之后立克次体获得了病原性。于是蜱传立克次体病就成了典型的自然疫源地性传染病,它与人的关系很小,只要人不到该病的自然疫源地中去,就不会患上这种病。在以后进化发展的过程中,立克次体分成两个分支:某些立克次体进化为寄生于蚤体的立克次体,这一支,在其进化过程中,又进化成典型的蚤性立克次体病(即鼠型立克次体病),鼠型立克次体病由蚤传播,与家鼠有关,这种病既见于乡村,亦见于城市,这时立克次体与人的关系又进了一步。蚤性立克次体进化的另一方向是向流行性斑疹伤寒进化,立克次体则由虱传播。这一方向使立克次体病成了典型的人类传染病了。

立克次体进化的另一分支是寄生于蜱体内的立克次体病,由蜱传播。这一分支之后的进化是逐渐演化成 Q 热及其他的蜱传立克次体病。这一分支的进化结果到目前仍然保存着其自然疫源地性的全部特征。不但传播媒介种类多,而且贮存宿主动物种类繁多,因此这一分支的疾病除了 Q 热外,还有很多种蜱传立克次体疾病,在苏联就有马赛热、北亚蜱传立克次体病、阵发性的立克次体病等。

立克次体进化的结果说明,大部分进化仍然保持其自然疫源地性特征。向人类方向进化的比例很少,只是一小部分。

第四节　关于昏睡病起源的假说

　　认识昏睡病的起源和进化的关键是了解家畜那加拿病的病原体布氏锥虫（*Trypanosoma brucei*），这种病原体也寄生于自然疫源地里的羚羊（anfhalopus）。羚羊才是这种疾病的贮存宿主。因为 *T. brucei* 形态上和冈比亚锥虫 T. gambiense 和洛得西亚锥虫 *T. rhodesiense* 没有什么区别，这 3 个种之间处于密切的系统发生的亲缘关系。*T. brucei* 与其他两种唯一的重大区别是它不感染人类（Hoare C.A.）。这种观点的产生主要是根据对无数志愿者的试验感染都不成功。但也出现很有意思的情况，van Hoof L.在刚果对一志愿者接种时成功了，但传染非常轻，病程也只有 3 周就痊愈了。对这一试验进行评价时，认为应该引起重视，人类机体对哪怕是用其特异性的锥虫感染的感受性，会因宿主、病原体或者媒介及其他因素而产生变化，因此，完全有可能过去（或者现在）病原体（毒力）非常特殊的菌株通过突变，或者人类机体抵抗力的下降，造成这样一种条件，使 *T. brucei* 安居在人类；这种情况的例子就是上述发生在刚果的事例。

　　大不列颠皇家学会会员 Hoare（1960）根据上述资料，在莫斯科第十次自然疫源地性疾病和寄生虫学问题会议全体大会上的报告中，提出关于昏睡病起源的假说。他认为，昏睡病是一种纯粹的动物病，存在于自然疫源地中，在其自然疫源地中传染病循环于媒介舌蝇和羚羊中，由采采蝇传给羚羊，反之由羚羊传给采采蝇。如果家畜动物进入这种自然疫源地，也就卷入传染病的循环中，而患上了 *Trypanosoma brucei*。但人在这种条件时通常不被感染，但也有例外，很可能 *T. brucei* 在人缺乏免疫能力时，引起急性病。*T. brucei* 寄生于人体时，它会变成 *T. rhodesiense*，而这种罗德西亚锥虫病与森林中的刺舌蝇 morsifans 群保持着联系，后者是自然疫源地中传染病的贮存者（与媒介和羚羊保持着联系）。但在近水地带，疾病在人类中呈慢性型，病原体和 *T. gambiense* 相似。在这种地方性疫源地中，媒介则是另一种须舌蝇 palpalis 群，这种蝇和爬行动物保持着食物性联系，而不与野生哺乳动物发生关系。由 *T. gambiense* 引起的慢性病过程表明，昏睡病的这一型，病原体和宿主的相互适应比急性型要适应得好，而且 *T. gambiense* 和 *T. rhodesiense* 病原体的不同毒力不知如何与相应的媒介 Glossina 的 palbplis 群和 morsifans 群联系。由于当时对影响昏睡病病理的因素知道得还少，就上述假说而论，*T. brucei* 可以看作祖先型，从它这里产生 *T. rhodesiense* 和 *T. gambiense*，而且这两种传染病的进化是从动物病那加拿病向人兽病的进化（即急性昏睡病），最后进化到纯属人类疾病昏睡病的慢性型（图 12-3）。有关理论见本书第十章第二节。

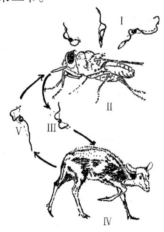

图 12-3　罗德西亚锥虫病

Ⅰ.媒介中的发育阶段；Ⅱ.采采蝇；Ⅲ.后周期（感染）阶段；Ⅳ.贮存宿主动物羚羊 *Tragelaphus scriptus*；
Ⅴ.在羚羊血液中的阶段（按 Hoare，1961）

第五节　关于各种利什曼原虫在发生学上的亲缘关系

企图证明利什曼原虫(进化上)同一的文章特别多,但至今还没有一种是以使人信服的方法来确定这种寄生虫物种的归属。研究者经常用血清学反应,通常带有集团性质;除此之外,用利什曼原虫的不同种和变种在实验动物上的免疫法获得的诊断血精滴定度不高。

皮肤利什曼和内脏利什曼原虫在人的临床表现非常不一样,但是深入研究两种反应表现出它们的某些共同特点,从而确定在它们病原体之间存在某种程度的发生学上的亲缘关系。有关理论见本书第十章第二节。

众所周知,发生内脏利什曼病时经常能观察到特异性的皮肤感染呈原发性的 аффект(米尔佐扬,1941),在皮肤上出现各种疹子或者出血。有时这种现象非常明显以致认为是内脏利什曼病和皮肤利什曼原虫的混合感染。

除此之外,皮肤利什曼病不能看作只是皮肤有病,看作为一种局限于病原体进入地方的局限的溃疡过程。

沙霍夫(1943)曾指出,作为皮肤利什曼病并发症的结节性淋巴管炎(主要为严重的坏死型)不只发生在溃疡周围,也发生在不同的地方,甚至与发育着的利什曼无关。这种淋巴管炎有时在相当晚期还观察到溃疡的瘢痕。

在某些情况下类似的现象似乎与重复感染有关,这就可能表现为不是以典型利什曼的姿态,而是在传染的病原体新进入的地方的淋巴管炎的发育。

曾有一次观察不会承认这种解释的有根据性。实验室的同仁有预防目的的曾做了热带利什曼(*Leishmamia tropica*,严重的坏死型)株的接种。在接种的地方(左腿下 1/3 处内侧表面)发育了典型的利什曼病。在其伤口开始治愈时,在该大腿外表看到淋巴管炎结节状念珠,它们很快溃烂。经过一段时间从其中有利什曼原虫的淋巴管炎结节,也在右边大腿上出现;它们没有溃疡,痊愈后经过 10 周左腿溃疡完全成伤痕后,没有伤痕。在这种情况下人们有关重复感染的思想应消去。

上面所引的内容使研究者想到在皮肤利什曼病时病理过程不只局限于传染病病原体进入的地方,而是广泛地占据淋巴系统带有淋巴管炎形式病灶的重复形成。换句话说,在发生皮肤利什曼病时,可以产生其全身化过程,真的,只是局限为皮肤的淋巴管。

在血液中寻找 *L.tropica* 常常是否定的结果,但它们主要是通过显微镜的帮助进行,众所周知,在蜥蜴中类似利什曼寄生虫发现于其血中不成功,而在血接的种中在培养就容易。因此,在血接种和人们皮肤利什曼病时就能产生。

之外,*L.tropica* 沿淋巴途径中转移,很可能,能成功营养环境中在接种帮助下,或者适应于外胚层中发育的皮肤利什曼病的病本保存着在内部器官寄生的能力,也就是说除了皮肤外,还保存着内脏的某些特点。利什曼原虫不同种的图形表示(图 12-4)。

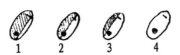

图 12-4　在不同种利什曼原虫内脏成分(斜线部分)和皮肤成分(空白部分)的比例(仿 Латышив)

1. *Leishmania donovani*, *L.infantum*；2. *L.anis*；3. *L.tropica*；4. *L.brasilliensis*

因此,除决定寄生虫致病作用的主要成分外,它还存在着非常明显的原来祖先形状的痕迹性质。但它们实际上只表现在特殊条件时,或表现在不是该寄生虫的自然宿主(且稍有反对其有保护机制的)的动物感染时(如小白鼠对 *L.tropica*),或者是表现在病原体不是通过自然感染途径进入机体时(如注射入腹腔)。

在自然条件下皮肤利什曼病,如全身化在寄生虫的自然宿主(如人、沙土鼠)一次也没有观察过。

在图一中完全丧失内脏成分的美洲皮肤利什曼的病原体是独特的。这种情况说明 *L.brasilliensis* 从古老的利什曼原虫分出来的古老性,同时指出这一种寄生虫在非热带地区进化的独特途径。

有根据认为脊椎动物的利什曼原虫从节肢动物肠道鞭毛寄生虫起源(图12-5Ⅰ)。之后进化的道路使它们转到脊椎动物细胞内寄生现象,表现为能感染皮肤,也能感染内脏器官(胰腺、肝脏、骨髓)(图12-5Ⅱ)。在现阶段,最接近古老利什曼原虫的形态被认为是狗的利什曼病的病原体(图12-5),人的皮肤利什曼和内脏利什曼病的病原体是分化最大的(图12-5Ⅳ、Ⅴ)

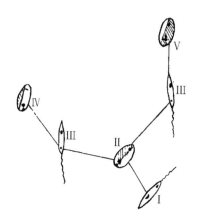

图12-5　利什曼原虫的进化图(仿 Lатышив)

Ⅰ.节肢动物肠内的纤毛虫;Ⅱ.脊椎动物利什曼原虫状的祖先组织;Ⅲ.媒介机体内利什曼原虫发育纤毛虫阶段;
Ⅳ.皮肤利什曼病的病原体;Ⅴ.内脏利什曼病的病原体

正如拉捷也夫等指出的那样,在最明显的适应利什曼阶段,即适应细胞内寄生的阶段,存在着某些共同特点。可以预料到,最大的共同特点就是纤毛虫形态,这是它们作用在媒介中利什曼原虫发育的早期阶段,物种系统发生缩减重复的阶段(图12-5)。

任何物种的鞭毛阶段都是比较接近祖先形态的,其结果具有很大的一般抗原性。其分化性较少的结果,它们的胚胎初期的特征,研究者在用鞭毛阶段给动物做免疫试验中得到特异性(得到组的反应的)血清较少。

还没制订出获得高分化利什曼阶段的纯株的方法,以及研究其生化特点的方法。

虽然微生物生化的研究工作当今广泛开展,而且已有可感触到的结果,建立了微生物的定向变异的科学基础,*Leishmania* 的代表至今尚未引起注意的生物化。这一层的系统发生问题不但理论上很重要,实际意义也不是多余的。

众所周知预防接种防利什曼病当今还不完善,因为对人感染人工接种利什曼原虫,其临床上几乎与自然感染接种没有区别,而且打搅患者长达6个月到1年,这决定于接种利什曼病的接种,绝大部分人工接种只在于人在身体的隐藏部分给自己造成溃疡,而且只是一次,而非10次或更多。

这种接种之所以必要,实际上是预防生病,而且它不形成溃疡,可能短期对机体形成抗感染皮肤利什曼免疫力。为此,需要知道在各种利什曼原虫之间的系统发生上的亲缘关系、它们的生化、利什曼阶段的纯株的分离,以及确定机体性质不盲目、不犯经验主义,而是朝着需要方向立足于科学基础上从事寄生出变异问题。

第六节 追索宿主系统发生的一种方法

利用体外寄生虫来查明其寄主的散布途径和系统发生已是很早以前的事了。

在这方面应提到 Jordan K.和 Rothschild Ch.在 1913 年就开展了这方面的研究,如他们研究猫蚤(*Ctenocephalides felis* Jord and Roth.)认为,在欧洲家养动物上只发现有两种分类地位很近似的蚤种,而在非洲 *Ctenocephalides* 不但生活在野生哺乳动物身上,而且能够见到好几种这种寄生虫的种类:*C.craterus* Jand R.,*C.conversus* J. and R.,等等。因而他们就提出一种意见,认为非洲是这一属蚤的真正祖国。

后来在 Wagner J.的研究工作中发现了关于蚤类在探明哺乳动物种的系统发生上的意义。杜宾宁(1947)研究,认为寄生虫的物种散度一般都是出现在寄主散度之后。该作者是通过研究 *Pariodontis* 蚤类的地理分布及其可能的散布途径与其宿主豪猪的历史关系而得出的。他进一步认为寄生虫间的亲缘联系的确定要比确定久远以前分散的寄主的物种和属要简单得多。

在动物和它们的寄生虫的分布中研究所谓的断裂所获得的资料更为有趣。在古北区内相似的属分布的断裂可以分为 4 个组:①由内河流域的形成及它们形成后的影响而造成的断裂;②大森林(特别是西伯利亚大森林)和山地动物区系的冰川的断裂;③第三纪动物区系在欧洲-远东的断裂;④大洋的断裂。现分别作简短介绍。

一、内河流域形成的断裂及其产生的影响

在巴尔干半岛生活着两个区别非常明显的蚤亚种:*Ctenophthalmus agyrtes bosnicus* Wagn.分布在半岛的西北部,而 *Ct.a.jordanianu* Peus 则分布在半岛的东南部。根据 Jordan K.的意见,在保加利亚生活的应是 *Ct.a.graecus* Roth。但 Peus F.在他关于希腊蚤类的著作中,认为保加利亚并未有 *Ct.a.graecus* 的分布,而是栖息着与它相近的 *Ct.a.yordanianus*。

这两个亚种有明显的分布区,彼此在性器官不活动指的结构上区别明显。

这两个亚种的主要寄主是哺乳动物的同一种的两个亚种(*Silvimus sylvaticus dichrurus* Raf.和 *S. flavicollis princeps* Bar.—Ham),这两个蚤亚种在东部和西部彼此区别非常明显,只是在瓦尔达河和磨拉维河的河谷出现过渡类型:*Ct.a.ochridanus* Wagn.和 *Ct.a.serbicus* Wagn。

蚤如此奇怪的分布非常明白,使我们想起,它们的分布界限也就说明上新世时期位于爱琴海区域和班诺区域,它们成为分布区扩大的障碍和其断裂的原因。

当爱琴海和班诺区域消失后,使西部类群向东扩张没有障碍,反之亦然,分布区的混合并未出现过。断裂的后作用曾保留过。而且即便在这亚种接触的情况形成了具有过渡特征的杂种,它们后来,也稳定地保存着它们的区别和分布区。

在巴尔干半岛上还观察到一系列其他动物分布的断裂。最明显的是从过去爱琴海流域和班诺流域这一断裂向西的 *Elaphe quatuorlineata quatuorlineata* Lacepede,向东分布的 *E.qu.savromates* Pall 和这一断裂向西分布的 *Coluber yugutaris Jugutaris* L.而 *C.J.caspius* 向东分布。

二、原始森林和山地动物区系分布区的冰河断裂

分布区断裂的有趣情况在从外乌拉尔到堪察加广大区域内寄生在白鼬身上的蚤 *Ceratophyllus lunatus* Jor et Roth 中被发现。这种蚤在欧洲只在阿尔卑斯被发现。

众所周知,在阿尔卑斯找到了很多原始森林和苔原种类的避难所——欧兔、雷鸟等。在阿尔卑斯它们是冰河期的残余种,那时在欧北方种类的分布是连续不断的。属于这种残余种的蚤类是 *Ceratophyllus lunatus*。

上述种类动物分布的断裂发生在后冰河期,那时有些种群向北,而另一些则在寒冷的高山找到避难所。

雷鸟的分布在阿尔卑斯和种群间还未出现断裂,分化只出现在亚种中:在靠近阿尔卑斯的国家——*Mustela ermined aestiva* Kerr.,而在西北利亚则是——*M.e.tobolica* Ogn.及其他。对于蚤 *C.lunatus* 分布的断裂的解释只是一种假设,在断裂地点由于适于幼虫发育或者欧洲平原雷鸟羽毛性质的生态条件的变化而产生的,因此蚤能只保留在阿尔卑斯,以及西北利亚的原始森林和苔原地带。

有这种情况,宿主的亚种已有改变,蚤不改变,这完全符合 В.Б.Дубиннин 的法则。不应忘记,*C.lunatus* 是属于鸟蚤群的蚤,因此还有可能白鼬得到这种蚤是通过白雷鸟,因为白鼬捕食雷鸟,这些蚤分布的断裂与雷鸟分布的断裂是相符的。

三、欧洲-远东的断裂

动物地理学家 В.Г.Гептнер 对这种断裂是这样写的:这一型分布区的细节是十分不同的,但实质是相同的,在欧洲分布的种,在整个西伯利亚地区没有分布,而在远东它们又出现了。在这一地区中的某些地方,正如已经指出过的那样,在某些地方把冰河前期的形态保存下来了。显然这种形态是从冰期来临前断裂途径往日完整的地带中形成的。

В.Г.Гептнер 说的是鸟类分布的情况,这里应该增加某些哺乳动物的分布区,如欧猬(Erinaceus)、地中海蝙蝠(Vespertilio)、暗褐色松鼠(Sciurus)。还应指出一种情况,即标记过的情况,В.Г.Гептнер 强调得不够的:对于上述所有种,即存在着断裂的这些种的分布区,几乎随时都可以证实是地中海起源的。这些种只在地中海地带遇到,或者是在冰河后期重新在中欧分布。

从这种观点出发,研究者最感兴趣的是同种同源的蚤,在典型的地中海动物中找到的灌丛田鼠 *Pitymys majori* Thomas 是在阿布拉湖附近的新俄罗斯克郊区的鼠。这一新发现证实这样一种情况,即所谓的欧洲-远东断裂实质是冰河前的动物区系中两个冰河发源地之间的断裂,它们在南欧和高加索保留过,根据新资料,还包括高加索黑海沿岸。

作者还不能完全解释所找到的蚤的分类位置,因为只有 3 种蚤。按 П.И.Шарановин 的意见认为是新种,而 Ю.Н.Вагнер 认为所有同种同源的蚤 *Ctenophthalmus congener* Roth.,*C.congeneroides* Wagn.甚至 *C.secundus* Wagn,按其钳状器官的结构,可能是一个种的亚种。

这一发现似乎可以把黑海沿岸和巴尔干半岛-安那托利亚省的动物区系联系起来。众所周知,在黑海沿岸和巴尔干半岛的很多地区生态条件非常近似,相似的类型是同种同源开始的。

在这些情况中,发生学上的联系可以借助蚤的帮助,因为很难证实寄生的改变,正如同种同源一样。

蚤的同种同源的分布地区首先认为只是西南欧和远东。目前它们的分布很可能延伸到整个地中海地带,这些蚤的宿主的联系更加可能。

四、大洋的断裂

欧洲和美洲之间的断裂属于大洋断裂。这一断裂是在楚科奇和阿拉斯加之间的白令海峡,这已是毋庸怀疑的。大西洋断裂还仅是假设。Г.П.Лукин 根据美洲草原狗和哈萨克斯坦沙黄鼠(*Citellus fulvus* Licht)的相似程度作了研究。根据蚤的关系,这一问题涉及 Ю.Н.Вагнер 和后来 И.Г.Иофф 的类似工作。这两位作者描述了 *Oropsylla illovajskii* Wagn 和 Ioff.寄生在沙黄鼠身上,К.А.Сатуин 认为这种鼠是美洲草原狗 *Cynomys* 的近亲种。

因此在欧洲在黄鼠身上寄生 *Citellopohylus* 蚤,而在北美则无此种蚤。在北美黄鼠身上寄生另外的蚤种,黄鼠蚤属有 *Oropsylla*,其分布证明沙黄鼠和草原狗的亲缘关系。

但后来的研究对上述观点提出怀疑。有一系列的事实与前面关于草原狗和沙黄鼠的亲缘关系不符。观点的矛盾在于沙黄鼠在西欧其形态上与古生物史上有矛盾。

主要是 Огнев(1953)在《苏联兽类》五卷中与 К. А. Сатунин、Кашкаров 及 Аейн Соколова 的观点相矛盾。С. И. Огнев 提出一系列颅骨特点,按他的意见,沙黄鼠和草原狗相似的地方是矛盾的。

Огнев С. И. 认为:①在 C. ludovicianus 臼齿靠上颚后缘接近一拐角,而沙黄鼠的则是平行的。②在 C. ludovicianus, bullae osseae 其长超过宽,而沙黄鼠则相反。③在 C. ludovicianus 颚间骨有几个突起。④在 C. ludovicianus 颧骨弓的前面部分相当靠前。

沙黄鼠头骨的研究,以及它与其他种头骨的比较,所有这些特点都带有数量上的性质。各种内都会出现这种变化,所以没有人否定沙黄鼠和草原狗的物种独立性,只能说它们是近亲种。

至于说到毛色,С. И. Огнев 认为在草原狗和沙黄鼠两个种的差别上具有重要意义,但未影响他把小亚细亚黄鼠(C. xanthoprimnus Ben)和欧洲黄鼠 C. citellus g 归为一个种,它们中在第一阶段不明显,而在第二阶段则全身覆盖更多的毛。

从上述所引资料作者认为,会进一步有根据地认为自己观点是建立在 Сатунин、Кашкаров 和 Лейн-Соколов 指出的基础上,在草原狗和沙黄鼠之间有相当大的相似性。

这受到古生物学家相当严厉的反对,他们认为,黄鼠在西欧的化石不属于以前认为的沙黄鼠,而是棕色黄鼠。

但作者认为,这不应当具太大的意义。С. И. Огнев 认为,棕色黄鼠和沙黄鼠的亲缘关系在两个相邻分布区边界地区它们产生杂种。所以,蚤 O. illovajskii 也能在棕色黄鼠身上找到。在其他地区,从这种蚤很少见的草原开始,Иофф 就认为它是宿主以前分布区留下的残余种。

总之,ИГИофф 和 Ю. Н. вагнер 著作发表后所说的沙黄鼠和草原狗相当相同之点的意见,不应该解释为对这种意见的反驳。

第七节　流感病毒大流行株的起源

对于流感病毒大流行株的起源问题科学家提出了多种学说,其中我国比较公认的是大多数专家的 3 种概括较为合理。

一、野生海鸟起源说

Webster 等(1992)都推崇野生海鸟是鸟兽中所有流感病毒的原始贮存者,流感病毒大流行株由海鸟流感病毒派生而来,是海鸟病毒与当时的人群流行株发生基因重配或者海鸟流感病毒不经基因重配直接感染人类。因此他们对流感病毒大流行株的起源提出了:鸟—猪—人的模式。他们的根据可归纳为 6 条。

(1)自然界的海鸟存在着流感病毒。海鸟类中的流感病毒可谓是无处不有,而且包括流感病毒的所有亚型,其中绝大多数亚型对水禽感染是非致病性的。野生水鸟(尤其是具有迁徙习性的鸟类)中的流感病毒可以长期持续存在于水鸟的种群中,首先,被流感病毒感染了的水鸟排出的粪尿可以污染水鸟生活的水体。这是经过实验证实的。在水鸟种群生活的湖沼水体中不须经过浓缩就可以从水中分离到病毒,其病毒在水中的浓度甚至在水鸟(候鸟)离去后的冬季湖水中也能分离到流感病毒,这些都可证明水鸟种群中有非常有效的流感病毒的经水传播途径;其次,水鸟中常年均可检测到低水平的流感病毒,认为是流感病毒可以在鸟类越冬的水体中持续存在并可以在鸟类种群内持续传播;进入被污染的水域中不同种类的水鸟的不同种群均参与这种水体内的流感病毒的传播。

(2)水鸟的流感病毒可传给其他动物。水鸟流感病毒可以跨越种属界限,种间传递给其他动物(如猪、马、貂、鲸等)。水鸟流感病毒传给其他动物是单向的,其他种属动物的流感病毒不能在自然条件下直接传给鸟类(见本书有关章节)。

（3）增变突变（motator mutation）假说。这一假说是根据水鸟流感病毒不但能感染猪，还能在猪细胞中复制。即使是在猪体内不能复制水鸟流感病毒，一旦感染猪之后，也可以成为基因重组的供体。根据种系发生的分析，在 100 年前左右，一个鸟型流感病毒跨越了宿主界限，可能先传到猪，之后又传给人，形成了新的稳定的人型和经典猪型病毒的家系。后来，在 1979 年在北欧的猪中又出现了一次由鸟病毒而来的流感病毒，这次跨越宿主界限的病毒株的基因到 1985 年才算稳定下来，形成了一个新家族，根据这些情况有学者提出增变突变假说。这一假说的主要观点是：当鸟型流感病毒跨越宿主界限时，需要产生一个增变突变，通过它可以提供一系列突变体，新宿主可以从其中选择出最合适的一个。因为这种情况下产生的增变对于克服亲宿主的选择压力是有利的，因为只要有它的存在，这个流感病毒株就可以第二次跨越这个宿主的界限。鸟类流感病毒进入猪之后，能适应新宿主，从而形成一个稳定的家族，这时它似乎就失去了以前的那个增变突变。

（4）基因混合器（genitic mixing vessel）。如果猪同时感染人类和鸟类病毒时，就有发生基因重组的可能性。由于人与猪经常频繁接触，而且人群对这种基因重组的病毒株缺乏抗体，因此就可能引起人感染致病，甚至死亡。1976 年在美国新泽西州的迪克斯堡新兵营中暴发了流感，从流感死亡者中分离到一株流感病毒，经鉴定其来除于猪流感病毒；后来在 1993 年从荷兰两名儿童流感患者中分离到人-鸟重组流感病毒株，并证明该毒株是在猪体内重组并仍然还在猪群中流行着。还有在意大利的猪体内确实存在着鸟与人类流感病毒的基因重组株。根据所引资料，完全应该有这种警惕，这些情况非常可能就是一场新的流感大流行的前兆，因此对猪，甚至鸟类中的流感流行情况的监测，可以作为早期检测未来大流行株的早期警报。

（5）鸟源学说的历史上大流行的一些资料。如 1957 年、1968 年的流感大流行株都被认为是人-鸟基因重组株。1957 年流行株的 HA、NA 和 PB_1（甲型流感病毒基因组有 8 个基因节段，至少编码 10 种蛋白：PB_2、PB_1、PA、HA、NP、NA、M_1、NS_1、NS_2 和 M_2。其中，除 NS_1 和 NS_2 为非结构蛋白外，其余均为结构蛋白）基因来自于鸟类流感病毒，1968 年流行株的 HA、PB_1 来自鸟流感病毒，其余基因均来源于当时人群中的流感病毒。1918 年大流行株被认为其 8 个基因节段均来自于鸟类流感病毒，未经基因重组而从猪传给人。

（6）鸟源学说的其他旁证，有的学者认为，对现有的人型、经典猪型流感病毒的家族的 NP（核蛋白、由病毒基因组第 5 节段编码）基因作了分析，认为人和猪的流感病毒来源于 1905~1914 年的共同祖先，它是早于 1918 年时由鸟流感病毒的全部基因未经基因组重配而来的，对于 PB_2、M 等基因节所作的分析也支持这一结论。

二、动物流感病毒感染人类学说

动物（鸟类、哺乳类）流感病毒跨越宿主界限侵袭人体，也可使人感染发病。最有代表性的证据当为 1918 年的大流行，鸟类流感病毒的全部基因最初是传给猪之后再传给人，由于人群中无免疫力而造成后来大规模的流行和死亡，这次大流行的流行曲线开始发病后出现一个峰，之后发病人群大增，接着出现了比开始的峰高得多的峰，高峰不久有所下降，但又出现一个峰，结果整个大流行的流行曲线成为"山"字形。经专家分析为温和毒株跨越宿主界限后，获得了较强毒力，成为高致死率毒株，它逐渐适应新宿主而转为较弱毒性的毒株。这一假说能比较好地解释 1918~1919 年流感流行中的死亡曲线。此外，尚有大量证据说明猪的病毒正频繁进入人群，常常可以从人和猪中分离到相同的病毒，说明在人和猪之间的传播是自然存在的。但一般这种病毒都属终端性传递，因它在人群中未出现再传给第二个人，所以未造成流行。

三、流感病毒株的再重视学说

根据历次流感流行资料，1977 年流行的 H1N1 毒株与 1950 年的毒株很接近。这种毒株在长达 27 年中为何不出现？它究竟潜藏在什么地方？显然不可能在人群中流行，如果它是一直存在于人群中，那么人群就一定会产生对该病毒的免疫力，就不会暴发 1977 年由于该病毒引起的流感大流行了。比较合理的解释是从前的流感毒株离开了人群隐藏起来，在若干年之后重新出现，这时的人群由于缺乏免疫力，可暴发大流行。

学者猜测流感病毒可能潜藏的地方有:冰冻地带、动物宿主体内,或者是从实验室中逃出的。推测这几种机制可能同时都存在,也可能在某一时期由某一种发挥作用。

有学者发现,流感病毒抗原性变异受到宿主的选择,同时还发现,作为 RNA 病毒的一员,任何流感病毒实际上是异质性的,都是包含多种不同毒株特性的一个准种(quasispecies)。当应用不同宿主系统(如鸡胚或细胞培养)来分离、培养同一株流感病毒时,这些来自不同宿主的病毒可表现出不同的抗原性,这种变异称宿主介导变异(host mediated variation)。这是因为在不同宿主细胞内,不同的亚群(或变异株)获得生长优势而成为主导亚群。虽在这些亚群之间仅在 HA_1 区有一至数个氨基酸差别,但由于这些差别多位于或邻近受体结合部位(RBS),因此可以在血凝抑制试验中表现出明显的抗原性差异。为了弄清楚用何种细胞系分离、培养的流感病毒更接近在人群中流行的毒株,有学者借助于 PCR 进行了这方面的研究。结果发现用 MDCK 细胞分离、培养病毒,其抗原性及 HA_1 区的氨基酸序列更接近人类的流行株(传代细胞有致癌性),而鸡胚分离培养的病毒常出现宿主介导的变异。由于广泛用鸡胚分离、培养流感病毒和生产流感疫苗,这一发现启发科学家开始寻找更好的宿主细胞系。

虽然流感病毒的变异在不断发生,但并非所有的变异株均可成为具有代表性的变种。作为一个新变种,该毒株必须在 HA_1 区有 4 个以上的氨基酸变化,这些变化必须涉及 2~3 个抗原决定位点。

流感病毒的分子流行病学研究发现,新变种株并非总是从前一个主要流行株变化而来。例如,1986 年在亚洲首先出现的 A/台湾/1/86(N1N1)样变种,它并非由当时的主要流行株 A/智利/85(CH83)变化而来,而是从当时偶然可见的 A/香港/83/(HK83)毒株变化而来。流感这种难以预测的变化特性,给预防出了难题。

1997 年 5 月~1998 年 1 月在香港人群中分离出禽甲型流感(H5N1)病毒,病例虽然不多,却是人类感染禽甲型流感(H5N1)病毒的首次报道。2013 年 3~5 月短短 3 个月内在我国的江苏、上海、安徽、浙江及河南出现了 H2N9,在台湾中部出现了一例 H6N1 两上禽流感亚型,传染源一时还未弄清楚,是否有人际间相互传染也没有作出最终的科学结论。两起都被怀疑与野与携带病毒传给当地家禽有关,但同样也未作出最终的科学结论。野马迁徙中携带不同亚型在迁徙途中传播是很值得怀疑的,根据之一是野马每年在一个地方稍作休息,即污染了地方局部环境而使当地禽类受到污染便传给人体,这种传播大多不会持续时间长。

第八节　鼠疫和土拉伦菌病的进化

在新大陆和旧大陆都有鼠疫和土拉伦菌病的自然疫源地存在,这说明二者自古就已发生了。早在各大陆之间存在着广泛的连接时,鼠疫和土拉伦菌病就已成为啮齿动物的传染病了。迁居到各处的啮齿动物就将该传染病也带到了各处,但是,该传染从那时起很少有所进化,在不同国家中分离出来的鼠疫菌和土拉伦菌相互之间无明显的区别,这一点说明它的进化是很少的,其间的差别仅能说明是各种生态学和地理学的变种而已。

土拉伦菌美洲大陆株与欧亚大陆株不同,前者对家兔及人的致病性高,大多数情况下能发酵甘油;后者对家兔及人致病性较小,不发酵甘油。说明土拉伦菌有两个地理变种:美洲变种 *Francisella fularensis* 和欧亚变种 *F. f. palaearctica*。

自然疫源地的消灭不能只通过杀灭其中的宿主动物和媒介吸血节肢动物来实现,这是许多资料已证明了的一条原则,消灭自然疫源地的正确途径只能是通过破坏或改变宿主动物和媒介生存的环境条件来实现,这也是被许多资料证明了的。

改变或破坏宿主动物及其媒介的生存条件能消灭传播性自然疫源地性疾病的自然疫源地。反之适应于某种传播性自然疫源地性疾病的自然疫源地,也可以由于新的适应于该疾病的宿主动物和媒介的生存条件的出现而产生新的该疾病宿主动物和媒介能生存的自然疫源地。

A. A.马克西莫夫曾提出土拉伦菌病疫区的发展可以受到历史因素影响的见解。土拉伦菌病传染之所以发生有赖于各种不同类型的自然疫源地的存在。其中他举了苏联欧洲部分常见的田野型疫源地对人类最有现实意义。该作者指出，开旷的地形、种植有农作物是这类型疫源地的特点。其主要的保菌宿主是灰田鼠（*Microtus arvalis*）与蚊场蜱（*Dermacentor pictus*），后者还是长期的保菌宿主，同时又是传染媒介。这两种开临场所的典型栖居者很少在林区出现。

在莫斯科，从16世纪起土拉伦菌病田野疫源地的形成就与其农业的发展分不开，因那时有些森林遭到了严重的毁灭同时开垦了一些土地。因此直到18世纪末与19世纪初，不时有一些连绵不断的被森林遮盖着的俄罗斯的领土一下都变成为开阔的田野。这就给灰田鼠创造了良好的生存条件，使其栖息的范围扩大了，因食物丰富、繁殖力增高，加上这种鼠栖息于草堆中，故繁殖期也相应能延长。上述这些变化都给牧场蜱的增殖提供了有利的条件，从而使人类出现前早已存在的土拉伦菌病的不大的洼地型疫源地成了该病新疫源地——田野型疫源地的基础。田野型疫源地到了20世纪初还发生了向东北移动的趋势。

土拉伦菌病的自然疫源地不但能在人类经济活动的影响下得到扩大、新生，反之也能在人类经济活动的影响下使其疫源地的发展受到抑制，进而渐趋停止，如苏联先进的农业技术措施用于耕种：深耕、除草、收割期大大缩短，运输条件大力改善，甚至田埂消失了，防除啮齿动物的措施效果大大提高等因素极大地有利于消灭土拉伦菌病疫源地。因此苏联集体农庄制度的建立和先进农业技术的发展，使苏联欧洲部分东南各草原地特有的存在已久的土拉伦菌病的草原鼠性疫源地消灭。

因此，社会主义国家就有在广大领土消灭土拉伦菌病传染的前提；而资本主义发展的道路却带来了该病在自然界的广泛散播及人群中患病率的增高。

达尔文主义中有关生存斗争最明显之一则是捕食与被捕食，寄生与寄主的关系。在讨论鼠疫自然疫源地的古发生时，关系最大的是后者，寄生现象的发生是很久远的，也是各式各样的。在巴甫洛夫斯基、斯克里亚宾、多格尔等的研究中早就指出过，寄生物与寄主之间的关系很少是简单的关系，而是非常复杂和相当稳定的。它已达到某些疾病、侵袭病（如鼠疫）的自然疫源地性现象的形式。

以举鼠疫的地理分布问题为例。最早是H.A.盖斯基在1930年提出的只是一个范围不大的地段上的自然特点和地理界线，即使他提出了一些有天才的预言，也不能涵盖整个鼠疫疫源地性的问题。在盖斯基之后相当一段时期苏联的一些学者才采用对鼠疫疫源地性问题作历史分析的方法，如 И. Г. Иофф、В. Н. Федоров、Н. П. Миронов，但还只是涉及个别疫源地的一些局部问题。

多数学者所提出的首要问题是鼠疫病原体的独立出现问题，以及鼠疫作为在地球上的传染病问题，其他一些问题，如对鼠疫主要宿主动物和媒介的看法、对维持自然疫源地的方法、地球上疫源地分布的特点等。也就是要回答这样一些问题：怎样产生的，在什么地方产生的，何时产生的？由于这一问题的复杂性，以及我们对这个问题过去知识的片段性，因此只能采取科学的猜测。

关于鼠疫自然疫源地的古发生问题，大家在大的方面还是有共同的看法的。例如，鼠疫是一种古老的动物病，发生于人类出现之前，它发生的地方很可能是欧亚大陆或者非洲大陆。至于其中的一些细节，则说法就有矛盾了，甚至是相互排斥的观点。

第九节　鼠疫自然疫源地的起源问题〔И.Х.苏尔塔纳耶夫（1960）的观点〕简介

拉尔（1956）提出鼠疫自然疫源地的发生图。鼠疫菌有原始的腐食性的祖先。腐食性细菌有3个发展阶段。第一为食腐生物阶段，第二为半腐食和偶然寄生在啮齿动物有病的和比较弱的个体身体的黏膜上，第三为专门的寄生虫,通过蚤从有病啮齿动物向健康啮齿动物传递。

出血脓毒症细菌群中最接近鼠疫菌的是假性结核菌(*Bacteria pseudotuberculosis rodentium* pfeif)。它们有一系列特点:有共同的抗原,能分解鼠疫微生物和假性结核微生物,制约着交叉免疫反应,在不利条件时共同赡养时鼠疫微生物不可逆地传递为假性结核菌(Ленская,1951)。使鼠疫微生物与假性结核菌接近,把假结核菌看作更为原始的、接近起初的形式(Туманский,1957)。在上述叙述的鼠疫微生物进化的图案中,假性结核菌处于第二阶段,在进化过程中是由鼠疫微生物产生的。当然,假性结核菌不会重复鼠疫微生物的进化道路。

鼠疫微生物在进化的第二阶段开始是非常可能局限在啮齿动物的黏膜。关于这方面提到:鼠疫微生物明显地和 *Bacteria coli* 群对抗。

决定鼠疫菌物种特点的一些新质的确定和积累过程,在其进化第二阶段期间进行。就在这一阶段产生了鼠疫微生物对啮齿动物机体毒力和病原性增长的适应过程。形成动物病成分的适应性是相互的。在患病的啮齿动物中鼠疫微生物引起一系列促进跳蚤感染的病理性质的变化;在病鼠脓毒症时扩大了皮下细胞的血管,不排除体外寄生,也不能防卫这些体外寄生(众所周知,患病的旱獭染蚤量很大)——所有这些促使大量的蚤感染鼠疫。同时,鼠疫微生物在蚤的胃和前胃繁殖,使其能形成菌栓,这是微生物体的凝集物,使得长时间内形成菌蚤的叮咬有感染性(Иофф,1941)。

蚤和鼠疫微生物相互适应的结果,是蚤对这种微生物的影响不敏感,而且非常明显,首先是对其毒素,其他昆虫则因它而死亡,如蝇、虱、鼠疫微生物和啮齿动物相互适应的结果。例如,子午沙土鼠(*Meriones meridianus* Pall.),这种鼠的相当多的部分能忍受疾病和健康化(Тихомирова)。

在进化第二阶段到最终形成现在鼠疫传染病,由蚤传递给健康个体的感染是健康啮齿动物食了有病(弱体)的啮齿类,通过被感染的食物、机械被蚤叮咬而实现的。

在啮齿动物中间鼠疫的散布,蚤的作用是随着它们作为啮齿动物特异性的体外寄生虫的时间而增大了的。

在由潮湿热带向干燥气候和土地的植物地区扩大时,蚤必须选择啮齿动物的洞穴作为自己的栖息生境,这种洞穴对蚤类的成虫,以及幼虫都是最适的温度、湿度、食物条件,是产生微小疫源地,即洞和被感染的蚤的前提。也就是说,在干旱地区——草原和荒漠的啮齿动物洞内保存着亚热带气候和相对高的湿度,以及温度波动增大。

蚤发生在湿热带森林难以怀疑。关于这一问题说到的是其生态特点:对它(对成虫和幼虫)是相对湿度,接近 100%;蚤在发育的全部阶段能量的 9～20 倍消耗到水中生物,比其他群的昆虫大得多(Иофф,1941)。

重要的还在于啮齿动物中集中了蚤,蚤成了共栖者,成了蚤作为吸血体外寄生虫在进化中的出发点。原始的吸血可以满足蚤在水中的需要。占据着生态位——啮齿动物的洞,以及成为洞内宿主的吸血体外寄生虫的蚤,适应了生存的干旱气候和土地的条件,就能散布到湿热带垂直带范围之外很远的地方,不只是作为啮齿动物和其他哺乳动物的吸血体外寄生虫,而且作为鼠疫特异性媒介,把这一传染病扩大到自然疫源地性的地带中去。

鼠疫疫源地可能最早发生在具有潮湿而温暖气候的热带森林和干旱空间之间的过渡地带——荒漠、半荒漠。地球上再没有别的地方有像在非洲大陆上有这种条件组合面积之大的地方。在非洲大陆的北部在古第三纪遥远的过去,是由热带森林和热带雨林、热带雨林和荒漠相隔开的。这里有鼠疫动物病产生的自然因素。鼠疫自然疫源地发生在亚洲不可能是由于亚洲大陆上的荒漠因巨大的山系在古生代时期与热带地理景观分开。亚洲和非洲的荒漠大约在同一时间产生。

П.А.彼得里谢娃(1954)阐述地理景观衔接处对动物病的固着的意义。И.Х.苏塔那耶夫认为鼠疫动物病的发生是在那些由一种地理景观向另一种地理景观逐渐过渡的条件中产生的,因此,地理景观衔接处的作用对这种动物病原发性疫源地的发生的情况是完全可以采用的。非洲和亚洲自然条件的分析,就是在非洲,而不是在亚洲,具有这种地理景观衔接地。

在鲜新世(不晚于)非洲大陆其干旱空间的啮齿动物种群中——生活在当时的沙土鼠鼠疫的动物病既在非洲和亚洲荒漠分布,也在非洲和亚洲的潮湿热带分布。鼠疫动物病在非洲和亚洲荒漠中都有分布,首先是在沙土鼠种群中,随着在亚洲和欧洲上新世末和更新世(Афанасьев,1949)地理景观的一种新型——草原和草原啮齿动物(旱獭、黄鼠)的产生,鼠疫分布和定居在其种群中。再晚些时候鼠疫分布到北美和南美的啮齿动物中(黄鼠、旱獭、草原狗等)。

关于鼠疫主要带菌者和鼠疫微生物的相互关系的一些特点,应该说松鼠科中鼠疫主要带菌者(旱獭和黄鼠)中鼠疫是一种类型。它们对鼠疫有相当高的感受性,在冬眠时期有所下降,但病可以一直在冬眠状态继续。在冬眠前感染,或冬眠时感染的这两种动物中传染过程的泛化,在醒眠后出现,部分有病啮齿动物在冬眠期死亡,部分在冬眠前或冬眠期间恢复健康。

跳鼠科对鼠疫是一种类型的高感受性的。疾病的结局是致死性的大量的菌血症。

沙土鼠亚科 Gerbellinae 中的沙土鼠和鼠疫微生物的关系则是各式各样的。它们和鼠疫的关系可分为两个组:对鼠疫高感受性的和相对有抗性的种类。

高感受性的种类能见到传染病的烈性过程,疾病的结局是致死性的大量的菌血症。属于这组的种类是柽柳沙土鼠(*Meriones tamariscinus*)、长爪沙土鼠(*M. unguiculatus*)及非洲沙土鼠(*Tateru brandti*)。严格的个体生活方式加上高的感受性使这一组的患病啮齿动物成为鼠疫动物流行病的死胡同。

子午沙土鼠(*M. meridianus*)及大沙土鼠(*Rhombomys opimus*)属于第二组,它们能掺兑鼠疫传染,其结果是它们中的相当部分能恢复健康(Тихомирова,1934;Петрунина,1952)。这一组的沙土鼠冬天可以见到群聚的生活方式(子午沙土鼠)和家族生活方式(大沙土鼠),这可以使它们受到感染。即便是这样,沙土鼠作为一个种,它保存鼠疫微生物于自然界中,由于其复杂的相互关系,产生了鼠疫病原体与其带菌者的相互适应。因此使沙土鼠成为亚洲和非洲一系列疫源地中的鼠疫主要携带者。

由于沙土鼠与鼠疫传染病相互关系的长期适应非常多种多样。这种情况在松鼠科中鼠疫携带者中间,即在旱獭、黄鼠,甚至跳鼠中是见不到的。

研究者企图举出旱獭对鼠疫疫源地较少适应,与沙土鼠疫源地相比旱獭疫源地不太稳定的事实。拉尔认为旱獭是最古老的带菌者。

在蒙古西伯利亚旱獭的鼠疫动物流行病最惨烈的情况在其分布区的南部可以见到,在那里西北利亚旱獭的数量是低的,在干旱的年代尤为明显。在这种年代内旱獭与蒙古荒漠中鼠疫带菌者啮齿动物的接触频繁,在山前草原中(与沙土鼠和跳鼠)干旱年代来临尤为明显。鼠疫动物流行病的流行变缓,本来旱獭就低,结果旱獭的鼠疫动物流行病熄灭了(Тарасов,1956)。

在伏尔加河和顿河之间广阔的草原上旱獭和巨大黄鼠(当地见于更新世,Громов,1957)死亡了,而且比在乌克兰草原上还要早。其原因并非人类对它们的消灭。很可能旱獭和巨大黄鼠在上述地区的消灭是由于鼠疫动物流行病(Иофф,1936),鼠疫动物流行病曾经在当地小黄鼠(*Citellus pygmaeus*)、大黄鼠(*C. magor*)和草原旱獭(*Marmota babac*)间流行过。小黄鼠在鼠疫疫源地内由于有很强的适应,严格的个体生活方式及夏眠,种群中相当大一部分(头一年的雄鼠及部分雌鼠)能逃脱动物流行病,小黄鼠能在强烈的鼠疫动物流行病中保存下来。动物流行病首先是在小黄鼠的幼鼠、大黄鼠及旱獭中流行起来。很可能动物流行病流行得猛烈,以致造成旱獭和大黄鼠的灭亡,因为这两种啮齿动物比小黄鼠要脆弱一些,数量的恢复也很困难。因此,在伏尔加河和顿河间的草原上小黄鼠把旱獭和大黄鼠排挤掉了。拉尔(1956)也曾描写过,但他未揭示其机制。在鼠疫动物地方病地区西伯利亚旱獭与达乌利亚黄鼠(*C. dauricus*)为邻,类以黄鼠把旱獭挤掉的情况可能没有发生,或者如果有也是进行得非常缓慢,这就可以用黄鼠和达乌利黄鼠的生态学差别加以解释。

小黄鼠的夏眠首先是在它分布区的南部获得的,在那里小黄鼠还在向南、向西南散布(Бажанов,1947;Иофф,1936),黄鼠因此进入更加干旱的环境,而且与沙土鼠种群的鼠疫接触。这就不难认为黄鼠的夏眠不只是对干旱条件的适应,正如 Бажанов(1948)提出的,黄鼠更为适应,而且受到鼠疫动物流行病的检验。

鼠疫动物病防治措施中通过降低啮齿动物的数量(如外贝加尔是西伯利亚旱獭,罗斯托夫省、斯塔伏洛波里及黑土地则是小黄鼠)的所进行经验说明鼠疫疫源地的净化是在其种群中通过降低数量的方法。

根据上述,И.Х.舒塔纳耶夫认为旱獭、黄鼠甚至跳鼠开始卷入鼠疫动物流行病要比沙土鼠晚。这种观点自认为有古生物学和古地理学的材料的支持。

原发性鼠疫疫源地的发生的地理景观——生态学条件是非洲和亚洲相当干旱的地区,发生在上新世晚期。这一时期出现了荒漠沙土鼠动物区系,如在上新世在外高加索和戈壁出现现代的沙土鼠属(*Meriones*)(Виноградов and Громов,1952),在上新世戈壁中找到过 *Pseudomeriones abbreriatus* 沙土鼠(Аргиромуло,1940)化石。旱獭和黄鼠在欧亚地区内的化石则是在草原,半荒漠和荒漠则是在不早于上上新世的地层中发现(Аргиромуло,1940;Виноградов and Громов,1952)。只有随着更新世中一种新的地理景观草原的发生(Афанасьев,1949),黄鼠和旱獭才从白令海散布过来成为草原上的居住者(Бажанов,1948)。

而荒漠则是随着其啮齿动物的动物区系——沙土鼠和鼠疫动物病在沙土鼠种群中,在非洲和亚洲欧亚草原发生之前早就存在着了。

因此,舒塔纳耶夫的结论是:①在啮齿动物种群中鼠疫的原发性疫源地发生在非洲大陆,非洲大陆对鼠疫动物病的存在具有适宜的条件。②最古老的鼠疫携带者是沙土鼠(*Gerbellinae*)。

第十节　库切鲁克(1965)关于鼠疫古发生中与啮齿动物区系史有关问题的观点简介

传染病的进化及病原体的系统发生问题早就引起学者注意。已经发表了这一问题的一些综合性著作,以及有关一系列传染病的进化设想的专著。随着巴甫洛夫斯基人类疾病自然疫源地性学说的发展,为解决自然疫源地的古发生学问题提供了可能性。与此有关的是某些病原体系统发生问题已获得坚实的生物群落学和古生态学的基础。在这一领域中第一部著作是巴甫洛夫斯基关于黄热病、白蛉热自然疫源地的发生形成过程,等关于利什曼病自然疫源地的发生形成过程。

在某些著作中已涉及鼠疫自然疫源地的发生形成过程(拉尔,1956,1958,1965)(拉氏观点见我国的《鼠疫丛刊》)。

根据 Ралль 的假说,鼠疫病原体是在新三纪(中新世始)开始时由腐生菌祖先形成的。在进化的第一阶段它可能是跳蚤消化道中的共栖者,也可能是淡水湖泊岸边地区的居住者——一种自由生活的腐生菌。在进化过程中,鼠疫病原体成为专性寄生,它们适应于有胎盘类哺乳动物机体中有温度和生化的生存条件。外寄生虫——跳蚤对病原体的传递成为传染病传递的唯一途径。因此,最能引起败血病的这群微生物就能生存下来。

原发性鼠疫自然疫源地适合于干草原和荒漠地区,包括具有干旱气候,土壤发育较差或发育较差的沙地、旱生植被、荒漠草原动物群落的高山地区。

鼠疫病原体相当的古老性,以及它与荒漠生物群落的密切联系使研究者可以利用荒漠景观发育史和作为鼠疫微生物主要带菌者的这些宿主动物群的进化来分析鼠疫自然疫源地的古发生学。

拉尔提出,最古老的荒漠地区是中亚细亚的荒漠。这是在第三纪与山地升起大陆的发生。在新的条件下出现了旱獭,它们占据最古老的北丰球的高原和山地草原。鼠疫微生物形成的第一阶段适应于山地草原生物群落。它们逐渐分布开,旱獭首先占据接近蒙古国及中国平原,这里产生了鼠疫最古老的疫源地之一。

在旱獭分散时占据了广大的面积,西达阿尔卑斯并进入北美。但在分散时,它们远非到处都随自己带来鼠疫菌。

鼠疫微生物的进一步分布是与新的一群动物——黄鼠有关。黄鼠比旱獭发生晚,是在草原界形成的第二个浪潮时代。它们表现出相当的可塑性,与旱獭相比有很大的适应性。黄鼠的分散也占据广大的空间,但在欧洲这种小兽没有越过多瑙河国家,比较合理的解释是黄鼠与旱獭相比出现得较晚。黄鼠作为草原啮齿动物相当年青和相当有生命力的一支,与旱獭有严重的斗争,在这场斗争中,作为胜利者黄鼠经旱獭继承鼠疫病原体,而且将病原体传得更广。所以在新鲜世(或上新世)就已有较好的鼠疫的山地和低平原的疫源地,占据中亚细亚及北美草原、山地,并进入东南欧。

自然疫源地发育的第三个阶段是与新的带菌者——沙土鼠鼠疫微生物分布区在范围上的出现有关。它的形成中心是伊兰阿富汗荒漠。经这一地区沙土鼠向非洲、南亚、中亚细亚、东南欧散布。由于与鼠疫草原疫源地紧密接触,在有些地方,它挤掉了原来鼠疫的带菌者黄鼠、沙土鼠成为鼠疫微生物的带菌者了。这导致病原体、带菌者和媒介新的相互关系的形成,而且鼠疫自然疫源地的分布区得到了扩大。

鼠疫进入南美大陆只有一个自然历史的解释:经黄鼠、草原狗、旱獭感染鼠疫并经过中美洲向南散布,某些北美的仓鼠经此带来这种病而且感染很多豚鼠。根据拉尔的意见正是这样,在南美形成了鼠疫自然疫源地。

因此,鼠疫传染病,进入中亚细亚后,首先在中亚固着,沿着荒漠地区进入前亚和非洲,沿路还占领了欧洲的国家。鼠疫向美洲大陆的进展,很可能比较晚,独特的南亚疫源地的形成也是如此。

优·穆·拉尔对鼠疫自然疫源地进化道路3次的观点发表在不同著作中。因为一系列原理是很有争论的,他的假说在此不仅详述保留观点的核心,而且有作者的引证。

曾经做过疾病的起源和病原体进化认为鉴于不可利用胚胎学、比较解剖学和古生物学资料,研究微生物进化的学者感到特别困难。在有关利什曼病疫源地发生、发展的工作中,这些作者采用地理学、历史学、免疫生物学和生态学的分析。

在研究传染病自然疫源地历史时应分析下述几个方面的标志。

一、鼠疫病原体与温血带菌者的某些分类群及它们的节肢寄生虫的联系

鼠疫病原体是一种狭生境和专化的哺乳动物的寄生物,在哺乳纲中它的分布是不均匀的。从现有 18 目哺乳动物中在自然条件下只发现下列 8 个目:有袋目(负鼠 *Didelphys*)、灵长目(猕猴 *Macaca*)、食虫目(鼩鼱 *Sorex* 和刺猬 *Erinaceus*)、兔形目(兔 *Lepus* 鸣声鼠 *Ochotona*)、啮齿目(13 科 160 种)、食肉目(鼬科 *Mustelidae*、灵猫科 *Viverridae* 和犬科 *Canidae*)、蹄兔目(*Hgracoidea*)和偶蹄目(骆驼 *Camelus* 和羚羊 *Antelope*)①。

但鼠疫病原体主要宿主是啮齿目,其他目的代表是偶然地、相对少地卷入啮齿动物中发生的动物流行病中,从表 12-1 可得到这样一种印象。

表 12-1　鼠疫病原体与哺乳动物现在各目的联系
(Simpson,1945;Pollitzer,1954,Macchivelle,1954,Pouul,1958;Kyzepyk,1965)

目	科数	记载过有鼠疫带菌者的科数	属数	记载过有鼠疫带菌者的属数
单孔目	2	无	3	无
有袋目	8	1	57	1
禽虫目	8	2	71	3

---

① 根据 Ралль(1958)的意见蹄兔、羚羊、豺患鼠疫动物流行病是非常值得怀疑的

续表

目	科数	记载过有鼠疫带菌者的科数	属数	记载过有鼠疫带菌者的属数
皮翼目	1	无	1	无
翼手目	17	无	118	无
灵长目	11	1	59	2
贫齿目	3	无	19	无
鳞甲目	1	无	1	无
兔形目	2	2	10	4
啮齿目	31	13	344	73
鲸目	9	无	35	无
食肉目	9	4	15	8
管齿目	1	无	1	无
长鼻目	1	无	2	无
蹄兔目	1	1	3	1
海牛目	2	无	1	无
奇蹄目	3	无	6	无
偶蹄目	9	无	86	无

　　在1941～1943年间，在美国境内曾从啮齿动物及其蚤中分离出434株，从兔形目中分离出6株。1954～1956年，在苏联境内从哺乳动物中分离出1000株鼠疫病原体，其中从兔科分离出来的占10%。

　　1957年在苏联从啮齿动物及其体外寄生虫中分离出1332株鼠疫菌，而从兔形目中（欧兔）只有一株（Постухов，1958）。

　　鼠疫病原体与啮齿目的联系表现得相当明显，在啮齿目内这一微生物寄生在各科中的情况又大不一样。从现有啮齿目的31种中，发现鼠疫病原体的只有13科。

　　从现代所知的啮齿动物鼠疫带菌者中有140种（约90%）是属于下述4个科：松鼠科（Sciuridae）、仓鼠科（Cricetidae）、鼠科（Muridae）和豚鼠科（Caviidae）（表12-2），而且这几科的各类均属鼠疫的主要带菌者。上述几个科都是当今地质世纪昌盛的：它们无论是属还是种都是非常丰富的。

表12-2　鼠疫病原体与啮齿动物某些科的联系广度

科	属数	其中鼠疫带菌者的属数	种数	其中鼠疫带菌者
松鼠科	25	9	约200	29
仓鼠科	101	30	600以上	65
鼠科	91	24	约400	39
豚鼠科	5	4	13	7

　　在自然条件下，松鼠科中的旱獭亚科已记录患鼠疫病的种就有22种，占全部啮齿动物鼠疫带菌者物种的13%～15%。在这一亚科中的某些属鼠疫带菌者的比例还要高。例如，在旱獭属（Marmota）一共有10个种，有4个种为鼠疫带菌者（3个种在亚洲、一个种在美洲）。有意思的是，在亚洲很多自然疫源地中旱獭是主要带菌者。北美洲的草原狗（Cynomys）一共有5个种，其中就有3个种在自然条件下发现鼠疫病原体。

黄鼠属(*Citellus*)一共有 39 个种,其中有 14 个种是鼠疫微生物的带菌者(8 个在北美洲,6 个在欧亚大陆),其中有 4 个是主要带菌者 *C.pygmaeus*、*C.dauricus* 在欧亚大陆,*C.columbianus*、*C.richardsonc* 在北美大陆。

有趣的是,在松鼠科的其他 150 个种中,它们属于另外一种生活型,鼠疫病原体在自然条件中发现在 6 个属中总共也不过有 8 个种。

在仓鼠科中,鼠疫带菌者在其 5 个亚科中的 3 个亚科中数量相当多。在这一科的地方性亚科中,如马达加斯加岛上的亚科 Nesomyinae(有 6 属 12 种)及非洲大陆上东部的亚科 Lophimyinae(有 1 属 4 种),对它们与鼠疫病原体的关系还不清楚。

在沙土鼠亚科(Gerbillinae)中有 10 属 130 种,鼠疫带菌者不少于 13 个种,属于 5 个属。这些种中的很多种(不少于 6 个)在欧洲巨大的荒漠和半荒漠地区是鼠疫的主要带菌者子午沙土鼠(*Meriones mridianus*),在亚洲荒漠和丰荒漠中是红尾沙土鼠(*M.libicus*)、大沙土鼠(*Rhombomys opimus*)等,在非洲荒漠和丰荒漠中则是布氏沙土鼠(*Tatera brantsi*)等。

沙土鼠是欧亚和非洲荒漠动物区系的特征。这一亚科的代表很少远离荒漠的范围,在大多数情况下,也只进入那些与荒漠景观相接壤的地区。沙土鼠有相对高而稳定的数量,营家族或群聚生活。

二、鼠疫温血带菌者的系统发生和散布史

认识鼠疫自然疫源地形成过程有必要对鼠疫微生物温血宿主的系统发生和散布史进行研究。根据现有文献(Romer,1939;Simpson,1961;Wood,1959;Гром and Гуреев,1962)可能制订啮齿动物在时间上各个群的进化,还有可能绘制在各个大陆上散布的特征图。为了使图简明易懂,可以把欧亚大陆历史上没有分开,有条件地把其动物区系作为一个整体。图上还用记号指出啮齿动物的个别群(科,个别情况下用亚科、种族)在维持各个大陆鼠疫自然疫源地中的作用。

(1)豪猪上科系统发生是向着两个各自独立的分支——南美分支和欧亚非洲分支进化的。

欧亚非洲分支而 Hystricidae 现代既分布于非洲,也分布于欧亚,13 个现代属中 83 个种中只有一个非洲种(*Criptomys sp.*)记录过是次要的鼠疫带菌者。南美分支实际上局限于南美大陆(图 12-6)。显然,在进化过程中豪猪上科未曾与鼠疫病原体联系过,与鼠疫病原体的分布也没有任何关系。

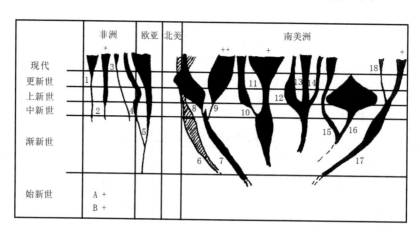

图 12-6 豪猪上科 Hgstricomorpha 系统发生和散布史(根据 Simpson,1961;Wood 1959,Гром and Гуреев,1962)(仿库切鲁克,1961)

A. 该大陆木科内的种中有鼠疫主要宿主动物;B. 有鼠疫次要宿主动物

1. Ctenodactylidae;2. Bathyergidae;3. Petromyidae;4. Thryonomyedae;5. Hystricidoe;6. Erethizontidae;7. Eocardiidae;
8. Hydrochoeridae;9. Caviidae;10. Capromyidae;11. Echimyidae;12. Ctenomyidae;13. Octodontidae;14. Abracomidae;
15. Dasuproctidae;16. Heptaxodontidae;17. Chinchitidae;18. Dinomyidae

图中的"现代"即现代能见到的种类,更新世—始新世,即北石资料

（2）松鼠上科 Sciuromorpha（图 12-7）是非常古老的一个群。

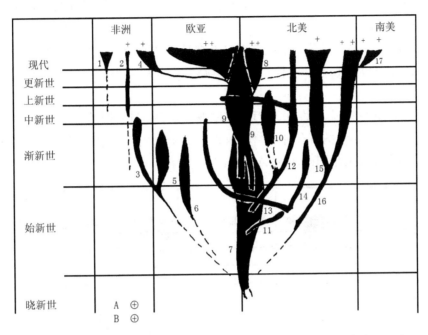

图 12-7　松鼠上科 Sciuromorpha 的系统发生和散布史（仿库切鲁克，1965）

A. 在大陆上,这一科的种中,有鼠疫的主要宿主动物；B.有鼠疫次要宿主动物

1. Anomaiuridae；2.Peadetidae；3.Theridomyidae；4.Sciuridae；5.Theridomyidae；6.Pseudosciuridae；7.ISchyromyidoo；8.Sciuridae；
9.Castoridae；10.Mylagaulidae；11.Protoptichidae；12. Aolodontidae；13,14. Eomyidae；15.Geomyidae；16.Heteromyidae

松鼠上科进化的主要阶段,与北美和欧亚大陆还联系着。从渐新世开始大量进入非洲的类群。在南美的只有两个现代科的代表,即松鼠科（Sciuridae）和更格卢鼠科（Heteromyidae）,在松鼠上科中鼠疫带菌者于 8 个现代科中的 5 个科被发现。

在现今昌盛的 Sciuridae 的代表中,自然界中有病的小兽在大陆上所有有鼠疫自然疫源地中可找到。染疫的小兽可在这一科的 29 个现代属的 9 个属中找到,而在 3 个大陆,即欧亚大陆、北美大陆和南美大陆 4 个属中（即）*Marmota*、*Cynomys*、*Citellus*、*Sciurus* 的许多种是鼠疫微生物的主要宿主。在南北美两大陆上,记录过 Heteromyidae 中的种为鼠疫带菌者［即 *Dipodomys* 和 *Heteromys* 其中的 *Heteromys anomalus* 是委内瑞拉自然疫源地的主要带菌者（*Pollitzer*）］。

有些学者（伍连德,1926；Федоров и Рогозин,1953；Ралль,1956,1958）把 Sciuridae 的整个进化与鼠疫病原体相联系,认为微生物首先进入松鼠科（旱獭）作为寄生虫,之后才过渡到其他啮齿动物,最后在啮齿动物中广为分布。完全否认鼠疫病原体与松鼠科在它们的系统发生基础上的联系是不必要的。但鼠疫微生物开始的宿主动物是旱獭则是非常值得怀疑的,而病原体从中亚细亚旱獭开始逐渐分布开,之后又由黄鼠把鼠疫杆菌（*Pasteurella pestis*）传到欧洲及北美（如 Ралль,1956,1958）的看法是与古生物学资料相矛盾的（Simpson,1945；Бажанов,1948；Пидоплиико,1951；Виноградов and Громов,1952；Громов and Гуреев,1962）。当我们分析地球上鼠疫自然疫源地的分布时,就会看到在鼠疫病原体分布区和荒漠景观之间有明显的联系,而与草原的联系则比较差。所有松鼠——即鼠疫微生物的主要宿主——则是属于草原和山地草原类型的。反之,这科的荒漠代表如 *Spermophilopsis*、*Atlantoxers*、*Xerus* 维持疫源地的意义不大。这就使研究者认为,松鼠科与鼠疫病原体的联系是相当年青的。如果松鼠能不只一次地在欧亚大陆和北美大陆之间交换鼠疫病原体,那么,这一科的作者其分布的代表在非洲,特别是南美就值得怀疑。在南美居住的全部松鼠均属古老的松鼠（即 *Sciurini* 族）,其中在这里居住的 23 个种,按 Cabrear 和 Jepes（1940）只有一个种作为鼠疫带菌者。这一族的种在欧亚和北美在维持鼠疫自然疫源地上没有任何意义。

　　很可能,鼠疫微生物由北美进入南美是更格卢鼠科的代表(图 12-7),它的一些种在北美荒漠、在委内瑞拉自然疫源地中是 *Pasteurella pestis* 的带菌者。美洲这一特有科的代表是由北美荒漠中来的,它是自渐新世中期开始的(Simpson,1945)。

　　(3)鼠上科 Myomorpha 的特点是分布地区广而且有多种多样的种。它们的代表居住于全球,几乎占全球啮齿动物区系物种组成的大半(近 1200 种)。这一群啮齿动物中与鼠疫病原体广泛而紧密联系的只有仓鼠科(Cricetidae)(图 12-8)。

　　而繁盛的鼠科(Muridae)(91 个属约 400 个种)在欧亚洲是中新世末期的事,Muridae 的代表只是由人带进美洲的。因此,整个 Myomorpha 的所有科,除 Cricetidae 为例外,则是东半球的特点。只有跳鼠科(Dipodidae)中不大的一支进入西半球的范围内,即进入北美洲。

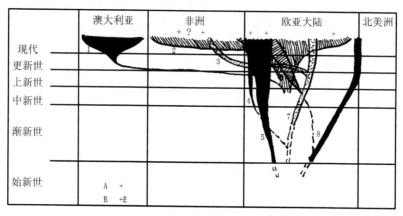

图 12-8　鼠上科 Myomorpha 除 Cricetidae 外的系统发生和散布史(根据 Simpson,
1961;Wood,1959;Громов and Гуреев,1962)(仿库切鲁克,1965)

A. 在该大陆上这一科中的种中有鼠疫的主要宿主动物;B. 有鼠疫的次要宿主动物
1、2.Muridae;3、7.Rhizomyidae;4.Spalacidae;5.Myoxidae;6.Dipodidae;8.Zapodinae

　　(4)Myomorpha 所有各科,除掉 Cricetidae,与鼠疫病原体的关系表现得比较弱。Dipodidae 中的鼠疫病兽只在欧亚找到过。所有跳鼠均属鼠疫的次要带菌者。

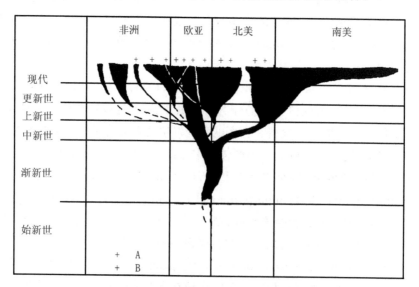

图 12-9　Cricetidae 的系统发生和散布史(根据 Simpson,1961;
Wood,1959;Громов and Гуреев,1962)(仿库切鲁克,1965)

A. 在该大陆上这一亚科物种中有鼠疫的主要宿主动物;B. 有鼠疫的次要宿主动物
1. Lophiomyinae;2. Nesomyinae;3. Cricetinae;4. Gerbillinae;5. Microtinae

Cricetidae 系统发生的初始阶段是与欧亚大陆和北美大陆有联系的(图 12-9)。这一群啮齿动物在旧世界的繁盛是在渐新世—中新世,而始于上新世,在欧亚大陆出现很多现代属,*Cricetulus*、*Cricetus*、*Clethrionomys*、*lagurus*、*Dololmys*、*Arvicola* 和 Cricetinae 及 Microtinae 亚科的种 (Виноградов and Громов,1952)。*Nesomyinae*,它的一些属是更新世才知道的。根据仓鼠科进入非洲及马达加斯加岛相当早,已是中新世。Gerbillinae 亚科的种广泛分布于欧亚及非洲。它们的化石遗迹在非洲则是自更新世知道,而在欧亚则是上新世,一系列现代种如 *Rhombomys opimus*、*Meriones libicus*、*M.tamariscinus*。

在欧亚和北美之间实现仓鼠科代表交换从渐新世到全新世为止不止一次地进行过。仓鼠由北美到南美的散布是朝着一个方向的。在北美和非洲之间仓鼠科的直接交换显然没有发生过(表 12-3)。

表 12-3 各大陆上各科患鼠疫的啮齿动物种数

啮齿动物的科	发现染鼠疫的物种			
	非洲	欧亚	北美	南美
Sciuridae	2	12[*]	15[*]	1[*]
Heteromyidae	—	—	1[*]	1[*]
Cricetidae	6[*]	21[*]	10[*]	28[*]
Muridae	30[*]	12	—	—
Dipodidae	—	7	—	—
Caviidae	—	—	—	7[*]
Echimyidae	—	—	—	2

[*] 其中有鼠疫微生物的主要宿主

综上所述,可以提出鼠疫病原体与仓鼠科有紧密的历史联系。显然,也就是这一群啮齿动物进行着鼠疫微生物的进化。仓鼠科在建立鼠疫病原体现代分布区时,在大部分鼠疫自然疫源地的形成中起着决定性的作用。仓鼠科在维持当代鼠疫自然疫源地性的作用相当重要。在欧亚、非洲、北美和南美的广大荒漠中,这一科的啮齿动物是鼠疫微生物的主要宿主。

分析鼠疫带菌者啮齿动物的系统发生不能明确确定这一传染病病原体发生的时间和地区。最可能的是,它发生在渐新世—中新世,而鼠疫微生物的祖国以同等可能的程度,可以认为是欧亚和北美。它进入南美不可能早于上新世,而从欧亚进入非洲的时间目前尚不清楚(是中新世,还是更新世尚不清楚)。

三、鼠疫病原体与啮齿动物不同类群相互关系的特点

正如其他生活的生物那样,传染病的病原体也存在着时间历史断片(地质的)的具体的物种。Nicolle(1930)的借喻说法,每一传染病,其病原体亦然,都有自己的出生、发展、死亡。根据很多学者的研究,动物传染的进化主要是沿着寄生物(病原体)与动物相互适应,最终导致共栖,通常,年轻的病原体有病原性高的特点可以长时间在其中居住,对宿主不带来重要危害。

因此,发病的特点(传染的敏感性)在该种动物可能是它与病原体联系时间悠久的指标。优尔格松(1947)第一次利用这种方法分析温血动物与鼠疫病原体的相互关系。他把外贝加尔食肉动物按它们利用该自然疫源地内鼠疫微生物的主要宿主啮齿动物作为饲料的频度排成一个系列,其结果是:鼠疫菌的主要带菌者在食肉动物的食物中越是有意义,那么这种食肉动物对鼠疫微生物越是有抗性。

列弗提出一种思想,伏尔加-乌拉尔河间子午沙土鼠对鼠疫的相对的抗性是鼠疫病原体和沙土鼠,作为一些生物原种,二者之间多少世纪联系结果。

本研究企图建立鼠疫病原体与啮齿动物各个分类群历史联系的时间(连续性)。为此目的利用了对个别种对鼠疫敏感性的实验研究资料。

由于大多数研究鼠疫病原体与其温血宿主动物相互关系时的实验者不区分上述两个概念,因此在进一

步叙述中利用的只是一个指标——传染性的敏感性。

至今很多文献中报道了关于50多种啮齿动物(包括7个科26个属)通过皮下和皮内注射鼠疫病原体对鼠疫的传染性敏感性这一问题的研究(表12-4)。

表12-4　用鼠疫病原体对各种啮齿动物和松鼠科动物进行实验室皮下感染的
最小致死量 DLM 和半致死量 DCL(仿库切鲁克,1965)

科或亚科	种名	最小致死量	半致死量	作者
松鼠科 Sciuridae	*Marmota bobac centralls* *Citellus pygmueus* *C. fulvus* *C. dauricut* *C. undulatus*	个别 少于100 个别 同上 同上	 100 000~100 万 10 000~100 万 1000 	略
跳鼠科 Dipodidae	*Spermophilopsis leptodactylus* *Alactagulus acontion* *Scirtopoda telum*	未确定 个别 个别	10 亿 少于100 同上	
仓鼠科 Cricetinae	*Cricetus cricetus* *C. raddei* *Cricetulus migratorius* *C. triton*	100 未定 同上 个别	多于10 000 多于10 亿 多于10 000 多于10 亿 多于10 000 10	
沙土鼠科 Gerbillidae	*Rhombomys opimus* *Meriones meridianus* *M. libicus* *M. famariscinus* *M. blackleri* *M. vinogradovi* *M. persicus* *M. unguiculatus*	10 000 100 少于100 个别 个别 个别 个别 个别	多于10 亿 同上 1000 万 100 100 100 100 100	
田鼠科 Microtinae	*Microtus arvalis* *M. socialis* *M. fortis* *M. brandti* *Clethrionomys rufocarius* *Alticola strelzoui* *A. argentata* *lagurus lagurus*	100 100 万 未定 多于5000 未定 少于100 个别 个别	多于100 000 10 亿 多于100 万 多 50 000 万 多于100 万 100 万 5 50	
鼠科 Muridae	*Rattus norvegicus* *R. rattus* *Nesokia indica* *Mus museulus* *Micrornys minutus* *Apodemus flavicollis* *A. silvaticus* *A. agarius*	少于25 个别 同上 同上 同上 1000 1000 万 个别	多于1000 万 少于1000 10 100 10 多于10 000 25 000 万 1000 万	
兔形科	从表中可以看到,在啮齿动物个别种中,甚至在分类位置很接近的种中,它们对鼠疫病原体的传染性敏感性的程度都是非常不一样的 *Ochotona daurica*	50	多于50 000 万	

　　从表中可以看到,在啮齿动物个别种中,甚至在分类位置很接近的种中,它们对鼠疫病原体的传染敏感性的程度都是非常不一样的(表12-5)。

　　物种的低敏感性说明这个种或这个种的近缘祖先与鼠疫病原体的经常接触和早就有联系。反之高敏感性说明,这个种在其进化过程中与鼠疫病原体相遇时间不久,完全没有接触或有微弱的接触。库切鲁克企图从这一立场来分析啮齿动物各分类群与鼠疫病原体的相互关系(表12-6)。

　　所有被研究过的跳鼠科的特点是对鼠疫有高敏感性。

表 12-5　在皮下注射和皮内注射各种啮齿动物对鼠疫病原体
传染性敏感性的幅度(仿库切鲁克,1965)

科或亚科	种名	大陆	10	100	1000	10 000	10万	100万	1000万	1亿	10亿	100亿
跳鼠科 Dipodidae	*Alactagulus acontion*	欧亚	—*									
	Scirtopoda telurn	欧亚	—*									
鼠科 Muridae	*Muridae*	欧亚	—*									
	Micromys minutus	欧亚	—*									
	Mus museulus	欧亚	—*									
	Rattus rattus	欧亚	—	—*								
	R.norvegicus	欧亚	—	—	—*	—*						
	Apodemus agiavias	欧亚	—	—	—							
松鼠科 Scivridae	*Sciuridae*	欧亚、北美	—	—*								
	Citellus undulatus	欧亚	—	—	—*							
	C. pygmaeus	欧亚	—	—								
	C. dauricus	欧亚	—	—								
	C. fulvus	欧亚	—	—								
	Marmota bobac	欧亚	—	—	—	—	—*					
仓鼠亚科 Cricetinae	*Cricefulus friton*	欧亚	—*									
	Reithrodon tomys megalotis	北美	—*									
	Peromyscus leucopus	北美	—*									
	P. truei	北美	—*									
	Neotoma albigula	北美	—*									
	Pevomyscus boylli	北美	—	—	—*							
	Cricetus cricetus	北美	—	—								
	Pevomyscus maniculatus	北美	—	—	—*	—	—*					
	Onychomys leucogaster	北美				—	—					
	Mesocricteus raddei	北美				—	—	—	—	—	—	—
仓鼠亚科 Cricetinae	*Alticola argentatus*	北美	—*									
	lagurus lagurus	北美	—*									
	Microtus montanus	北美				—	—	—	—			
	Alticola strelzovi	北美				—	—	—	—	—*		
	Microtus arvalis	北美				—	—	—				
	M. longicaudatus	北美					—	—				
	M. californicus	北美					—	—	—			
	M. fortis	北美					—	—	—			
	Clethrionomys rufocanus	北美					—					
	Microtus brandfi	北美					—	—	—	—		
	M. socialis	北美							—	—	—*	
	M. guentheri	北美										

续表

科或亚科	种名	大陆	10	100	1000	10 000	10万	100万	1000万	1亿	10亿	100亿
沙土鼠亚科 Gerbillinae	*Meriones tamariseinus*		—*									
	M. unguiculatus		—*									
	M. libicus		—	—	—	—	—	—*				
	M. meridianus			—	—	—	—	—	—	—	—	—
	Rhombomys opimus											
Geomyidae	*Th Heteromyidae*						—					
	Perognatus parvus		—									
	Dipodomys ordii							—	—?			
	D. spectabilis							—	—?			

注：— 引起小兽死亡的菌体剂量幅度；—? 注射该剂量未引起小兽死亡；—* 全致死剂量

因此,属于两个亚科,4 个属的被研究过的几种跳鼠对鼠疫菌为高敏感的动物。

表 12-6　各种啮齿动物在对其皮下注射有毒鼠疫菌株的敏感性(根据 Topacoв и др.,1949;Ыкову и др.,1949; Смирнова и др.,1949;Анисимова,1962)

啮齿动物种类	菌体剂量						
	5	50	500	5000	50 000	500 000	500万
Alticola argentatus 感染	10	10	10	—	—	—	—
死亡	10	10	10	—	—	—	—
Citellus undulatus 感染	3	5	5	2	2	—	—
死亡	2	3	3	2	2	—	—
Microtus brandti 感染	—	5	5	5	5	5	5
死亡	—	0	0	0	0	2	3
Rattus norvegicus 感染	—	18	—	18	18	—	18
死亡	—	4	—	12	7	—	14

鼠科(Muridae)的各属对鼠疫是高敏感性的。板齿鼠(*Nesokia indica*)对鼠疫是高敏感性的。褐家鼠(*Rattus norvegicus*)比上述几种鼠科啮齿动物对鼠疫病原体较有抗性。姬鼠属(*Apodemus*)对鼠疫也有相对的抵抗力。

在松鼠科(Sciuridae)中,旱獭属、草原狗属、黄鼠属的种类,在欧亚和北美草原上的自然疫源地中是主要的鼠疫微生物的宿主。它们的所有种类对鼠疫病原体是高敏感性的(表 12-7)。

表 12-7　各种啮齿动物在皮下注射鼠疫有毒菌株后的敏感性(根据 Capgap,1956;Балабкин и др.,1957; Соловьева,1957;Пейсахие,1958;Васильев и др.,1960;Елкин и др.,1960,Васильев и др.,1960)

啮齿动物种类	菌体剂量					
	10	100	1000	10 000	100万	10亿
Meriones unguiculatus 感染	8	38	—	—	—	—
死亡	6	37	—	—	—	—
Lagurus lagurus 感染	—	10	10	10	10	—
死亡	—	10	10	10	10	—
Alticola strelzovi 感染	—	15	15	15	15	—
死亡	—	10	11	11	15	—

续表

啮齿动物种类	菌体剂量					
	10	100	1000	10 000	100 万	10 亿
Marmota bobac centralis 感染	41	167	136	100	12	—
死亡	12	94	109	96	12	—
Apodemus agrarius 感染	40	40	40	40	30	30
死亡	9	17	15	17	14	30
Microtus socialis 感染	—	6	6	6	6	6
死亡	—	1	0	0	2	6
Apodemus silvaticus 感染	—	20	20	—	20	19
死亡	—	0	0	—	0	19

　　草原狗(Cynomys)对鼠疫的敏感性实验资料尚未见到。有研究描写过伴随着鼠疫动物流行病的发展草原狗有大量死亡,死亡的面积相当大,因而把草原狗归属于对鼠疫病原体高敏感性的啮齿动物群中。

　　所以,在所有被研究过的松鼠科中冬眠的代表可以确定它们对鼠疫病原体的敏感性的程度。在松鼠科中鼠疫病原体是细趾黄鼠(*Spermophilapsis leptodactylus*),它是一种不进行冬眠的荒漠种类。对这种黄鼠进行1000万和1亿菌体感染时还有一部分个体不会死亡。

　　仓鼠科是一些非常多种多样的科。属于这一科的种类的生活方式是多种多样的。属于仓鼠亚科的代表在欧亚大陆、非洲大陆、北美和南美大陆的鼠疫自然疫源地中是鼠疫病原体的主要宿主动物。仓鼠科个别种类与鼠疫病原体的相互关系的实验资料是相当多的。

　　仓鼠亚科中(Crecetinae)有这样的种类,除鼠疫非常敏感性的种类及对鼠疫占有高抗性的种类。在田鼠亚科(Microtinae)有对鼠疫高敏感性的种类,也有对鼠疫病原体高抗性的种类。沙土鼠亚科(Gerbillinae)各种对鼠疫病原体的敏感性程度,在各个种是不同的。在它们中间,有高敏感性的类型,它们对鼠疫微生物的全致死量是几百个菌体。对亚洲来讲既是地方种、又是单种的大沙土鼠属(*Rhombomus*)的大沙土鼠(*Rhombomus opimus*)的特点是对鼠疫有高的抗性。

　　因此,对于仓鼠科讲,首先,必须看到,在它的个别代表中对鼠疫的敏感性程度有很大的幅度。在其3个亚科,Cricetinae、Microtinae 和 Gerbillinae,有对鼠疫高敏感性的种类,其最小致死是 DCL 少于100个菌体,同时也有抗性非常大的种类,对这些种类的全致死是超过几亿到几十亿个菌。与鼠疫病原体相互关系的这些差别不仅在整个亚科中有,而且在个别的种间范围内(如 *Pevomyscus*、*Meriones*)也有。当然也有一属(*Microtus*),其中被研究过的种类属于对鼠疫相对抗性或抗性非常高的类型中对鼠疫高抗性的种类在非洲、欧亚、北美已知鼠疫自然疲源地中。有抗对鼠疫性的种类不只是在各种景观中存在鼠疫自然疫源地的,而且在那些不可能有自然疫源地的地方也存在(如泰加林)。所以可以认为,鼠疫病原体,或它的近缘祖先与仓鼠科的联系相当古老。在所有情况下,鼠疫病原体在田鼠(Microtinae)和沙土鼠(Gerbillinae)于中新世从主支分化出来之前,在仓鼠科间是广泛分布的。可以想象,早在下中新世或上渐新世鼠疫病原体或近似它的祖先类型已是古仓鼠科中广泛分布的寄生物了。

　　北美的地方种袋大家鼠科(Geomyidae)中只有一个种 *Thomomys talpoides* 对鼠疫有相当的抗性的报道。这种鼠的全致死量为10万多个菌体。

　　美洲地方种袋小家鼠科(Heteromyidae)属于鼠疫病原体的一些主要宿主。关于鼠疫微生物的敏感性对这一科的3个种进行过检查。*Perognatus panvus* 对鼠疫有高敏感性。两种更格卢大家鼠(*Dipodomys spectabilis* 和 *D.ordii*)有很高的抗性。在北美荒漠的地方种中对鼠疫有这样高的抗性可以说这一群动物与鼠疫病原体有非常古老的联系。

从南美洲地方科豚鼠的代表中,*Cavia porcella* 对鼠疫病原体敏感性很高,全致死量在皮下注射毒株时仅为几十个或几百个菌体。

上面对各系群的啮齿动物对鼠疫病原体敏感性的实验检查的有限资料可以提出某些设想。在 7 个科,即 Sciuridae、Geomyidae、Heteromyidae、Dipodidae、Muridae、Crecetinae、Caviidae 被引述过的 50 多个啮齿动物种中,对鼠疫高抗性的类型只在两个科中,即 Cricetinae 和 Heteromyidae。这两科的代表在皮下注射几十、几百个菌体时没有死亡的,它们的全致死剂量一般都超过几亿个菌体。这说明在这两个科的代表的进化过程中比其他被研究过的代表与鼠疫病原体相遇早。相遇的时间可以推测为上渐新世或下中新世,这时期,这两个群的代表已经广泛地分布于北美,而仓鼠科也广泛分布于欧亚大陆。

四、结论

(1)鼠疫病原体(*Pasturella pestis*)属于 Brucellaceae。这一科的代表分布广泛,而且是作为鸟兽的寄生物,很少寄生在冷血脊椎动物身上。传递途径和寄生生活方法的多样化可以作为这一科各个具有严格生活方式的物种的特征(传染过程的专化特点)。所列的特点指出,Brucellaceae 有其专化的长期进化道路,显然,它的祖先在鸟兽出现前就已进行着寄生生活方式,是爬行动物的寄生物。

(2)与 *Pasteurella* 的其他代表相比,鼠疫病原体的特点如下:①狭寄生性的形式缩小;②对温血宿主有限的选择和与当今繁茂的但又相对年轻的啮齿目有明显的联系;③有在巴斯德属其他种见不到的特异性传递途径;④与节肢动物媒介的有限的群——蚤目有相当好的但并非深刻的联系。这些特点与属于该属的一系列特点,说明鼠疫病原体从巴斯德系统发生分化比较晚,而且有相对窄的特异性。

(3)在鼠疫原发性自然疫源地的分布上严格依赖于干旱地区。鼠疫病原体的分布区完全占据非洲、欧亚、北美和南美的荒漠地区。欧亚、北美和南美有相当一部分草原位于鼠疫自然疫源地分布区范围之外,同样的情况还有非洲、东南亚和南美的大草原。鼠疫病原体在各大陆的荒漠地区广泛分布,加上与其他景观的联系明显少不得不使人把荒漠作为鼠疫病原体的故乡。在分布有鼠疫自然疫源地的各大陆上荒漠集群的成长相当大,在这些大陆中任何大陆上荒漠存在的时间已完全足够鼠疫病原体的形成。

(4)鼠疫病原体主要宿主动物——啮齿动物,以及哺乳动物其他各目的代表(包括兔形目)偶然或相对少地卷入啮齿动物的这一动物流行病中。鼠疫带菌者已在啮齿目现行 31 科中的 13 科中发现。作为鼠疫带菌者记录的啮齿动物超过 150 种,它占这一目世界动物区系的 5%~8%。

(5)90%以上的鼠疫带菌者属于啮齿目的 4 个科:松鼠科、仓鼠科、鼠科和豚鼠科。这几个科是当今昌盛的科,它们的特点是种类多、个体多。这些科的代表的数量在地球上哺乳动物几乎各个群中占优势。鼠疫病原体主要宿主属于无林、干旱空间的生活型。其特征是小兽有广泛的、接连不断的密集的种群,有复杂的、有各种功能的多年的洞穴。

(6)啮齿动物的 3 个亚目中科的系统发生和散布的历史(Sciuromorpha、Myomarpha 和 Histricomorpha)指出,鼠疫病原体形成的历史可以与前两个亚目有联系。从啮齿动物的 4 个科中 Sciuridae、Cricetidae、Muridae 和 Caviidae 发现,它们的代表是目前鼠疫病原体的主要宿主,鼠科和豚鼠科系统发生上与鼠疫病原体的联系相对来讲还不久,按其散布的历史讲,不能保证鼠疫微生物相当部分进入鼠疫自然疫源地现代分布区中。

(7)Sciuridae 的分布与鼠疫病原体现代分布区相符。在有鼠疫自然疫源地的各大陆上的松鼠科各个种均被记录作为鼠疫带菌者。如果松鼠科不只一次在欧亚大陆和北美大陆之间实现鼠疫病原体交换的话,那么,它就有可能把鼠疫病原体带到非洲,特别是带到南美大陆引起很大疑问。鼠疫微生物主要宿主的松鼠科全体均是草原、山地草原的类型。这一科的荒漠种类作为鼠疫带菌者意义不大。草原景观相对来讲是比较年青的,而鼠疫微生物的分布区覆盖在地球上被草原占据面积的不大一部分上。这说明,鼠疫病原体进入草原生物群落的历史相对来讲还不太久。

（8）在有鼠疫自然疫源地的全部大陆上仓鼠科（Cricetidae）是鼠疫带菌者数量最多的科的一科,而且它们中间到处都是鼠疫病原体的主要宿主动物。还应注意到,啮齿动物的这一科的分布区与鼠疫自然疫源地的分布完全重叠。显然,鼠疫微生物也就是与啮齿动物的这一群完成其进化。仓鼠科无疑在鼠疫病原体现代分布区的形成中,以及在这种传染病大多数自然疫源地的形成中,起着决定性的作用。Cricetidae 在鼠疫自然疫源地的维持上即使在现在其作用也是不小的。在欧亚、非洲、北美和南美广阔的荒漠地区啮齿动物的这一群的种类是鼠疫微生物的主要宿主动物。

（9）分析鼠疫啮齿动物带菌者的系统发生不能使研究者正确地确定这一传染病病原体发生的时间和地区。最可能的是,它发生于渐新世和中新世,而鼠疫微生物的故乡可能是欧亚和北美。在南美它不可能早于中第四纪（即更新世）,而它从欧亚进入非洲的时间目前还不清楚（是中第四纪,或是上第四纪）。

（10）温血动物的每一个种的发病特点（传染性敏感性）可能作为它们与病原体联系的古老性的指标。在共同存在的过程中逐渐发生这样的相互关系,借助于这种关系寄生物（病原体）就进入温血动物的体内,可以长期住在那里,而不给宿主带来重大伤害。对鼠疫病原体传染性敏感性的数量上的特征已在 7 个科 Sciuridae、Geomyidae、Heteromyidae、Dipodidae、Muridae、Cricetinae、Caviidae 的 50 多个种中进行了研究。对鼠疫高敏感性的类型,即在皮下注射几十到几百个菌体都不死的,其全致死量超过一亿菌体,只有两个科,即 Cricetidae 和 Heteromyidae。显然,就在进化过程中这两个科的代表比其他被研究过的各群与鼠疫病原体相遇更早。相遇的时间可以假定为上渐新世或下中新世,这时这两群的代表早已在北美是个广泛代表,而仓鼠科在欧亚也类似这样。

以上是库切鲁克的观点,遗憾的是他对中国的鼠疫研究近况还缺乏认识,特别对我国南方的鼠疫研究进展还未收入他的研究中。

本 章 小 结

自然疫源地性疾病,是自然界中的一种生物学现象,有它发生、发展的历史。除了研究这种生物学现象的现有规律和防治措施,还应该研究它们的起源和进化,以增进对该病的现有规律的认识。在这一章中介绍了对一些疾病起源和进化的研究方法和研究成果。如有的学者利用研究体外寄生虫查明其寄主的散布史和系统发生。也还有一些做过疾病的起源及其病原体的进化的专家认为,鉴于不可能利用胚胎学、比较解剖学和古生物学的资料研究微生物的进化,感到特别困难,遂采用地理学、历史学、免疫生物学和生态学的分析方法,取得了可喜的成绩。这些对从事医学生态的专家会有所启发。说明深入细致的研究某种自然疫源地性疾病的规律,对于专家来讲,还是必要的,这就是编写本章的目的。

第十三章　野生动物是传染病病原体的储存库

第一节　概　　述

很多野生动物窝藏着能使人传染上的一些疾病。这里指的主要是自然界的一些已经被证实确实是野生动物传递给人类的动物病。自然界的动物疾病究竟有多少种,恐怕谁也难说清楚。动物界包含着脊椎和无脊椎动物,以种作为单位,是一个非常巨大的数字。就仅在脊椎动物范畴内,包含的物种已是一个很大的数字。再到哺乳动物,它所具有的物种已经有7500多种了。如果包括鸟类,种类就很多了。目前已经被证实传递过给人类的动物病有200多种(包括家畜家禽等在内)。这一数字随着对野生动物的调查研究和动物流行病的调查将会逐渐增大。即使如此发现的动物病占整个动物界的种数是一个很小的数字。

还在20世纪60年代,就有些学者将134种动物病列为对人有重大保健意义的疾病(Hull,1975),其中有86种是在动物中保存的(兽类和鸟类),能传播给人。除此之外,上述的134种病有85种为具有次要保健意义的疾病。这85种疾病中有45种可以偶然在人类中引起疾病。

W. H. Wright 曾列出120种动物寄生虫病既发生在人,也发生在动物中,其中有76种很少发生于人类,很多都是个别病例。

真菌病中,包括不育大孢子菌病、曲霉菌病、兽疫淋巴管炎、皮肤链球菌病、诺卡菌病(即土壤丝菌病)及鼻孢子虫病[1]都不是太重要的。至于牛和羊的(水疱口炎)则属于人类传染较少的一些病。猪丹毒主要发生在猪和家禽,在人中也不是不常见[2],但这种生物常在动植物的死物中发现。所以叫做“封闭指”,可能是由 *Erysipelothrix* 群中的一群引起的。李斯特菌病则在很多动物和鸟类中散布,在人类也有偶然感染。囊状口炎是一种病毒感染牛和马的疾病,类似口足病,在人中也偶有发生,症状类似流感。接触性深脓疱病是山羊和绵羊的一种病毒性疾病。在流行间期人也有感染的。新城疫是主要在家禽及其他一些鸟类中的病毒感染,人则偶有感染的。在兽类和鸟类中相对少的疾病是假结核杆菌病,但人则不为普遍。乳毒病在牛、马和羊是由于一种化学毒物通过消化道摄入奶及奶制品感染牛。又如,其他一些化学物质,包括抗蠕虫的抗生素、磺胺类、农药及其他一些农业上用的化学物质集蓄在肉用动物的肌肉中,或者隐藏在奶牛和奶中,因而对人是种威胁。再一种病是气性坏疽,在人中是由厌氧的孢子形的生物引起的,曾被发现于各种正常的动物的消化道内。还有一种病叫挤乳者结疖病,发生在挤过受到与牛痘同源的一种病感染过的牛的牛奶的人。

现介绍马贫血病和口足病。

马贫血病是全世界广泛分布的一种马、骡、驴中患的疾病。其致病病毒为反转录病毒的慢性病毒属,又名沼泽热病毒。这种病以昆虫为媒介,可能是通过一种厩蝇 Stomoxysca(citrans) 叮蛟在动物之间传递,在德国可能是通过一种蚊传递的。直接接触是最常见的传播方式。这种病的流行病学中,没有其他动物,只有马科中的成员才有重要意义。人是否感染尚有怀疑。有专家曾提出过,反对人间感染意见的证据。但也有专家,如 Peters 和 Kanl 曾报道过人患此病时出现发热、贫血、腹泻和肾痛等症状。曾报道过一个人的血液受马

---

[1]　又叫鼻芽胞菌病,特征为在鼻腔、眼、耳、阴茎、阴道生长息肉

[2]　*Erysipelothrix* 红皮杆菌病:是真细菌目,棒状杆菌科的一种

感染长达 3 年之久。分子生物学方法兴起后,反而再未出现人感染的报道。

口足病是一种牛和其他偶蹄动物非常有传染力的疾病。全世界分布非常广泛。有的国家,如美国常有发生,但也容易被消灭。这种病是由一种非常小的病毒引起的,这种病毒对寒冷有很强的抵抗力。它们可以停留在肉和乳中很长时间,牛和猪则是最可拟的传染源。其他的偶蹄类,尤其是绵羊和山羊也会被感染。也曾在鹿和其他反刍动物中暴发过。在英国曾在蝟发生过自然感染。人类病例过去曾有报道,但很少。这种病在人中通常表现非常缓和,所以常常被忽视了。

人类的某些疾病可以传染给动物,之后动物又将其传给人。属于这组严重的保健疾病有很多种常见的疾病,如人型结核病均来自猪、狗。由动物寄生虫病引起的,由人传给动物,又由动物传给人的如阿米巴痢疾(大鼠、狗、猫、猴)、皮肤利什曼病(在旧大陆是狗、豺及大沙土鼠,在新大陆则是狗、猫及野生啮齿动物)、内脏利什曼病(黑热病)(狗、猫、豺及大沙土鼠)、血吸虫病(裂体血吸虫病)(狗、猪、牛、马、水牛及大、小家鼠)。至于水痘则是人—动物—人的传染链,间或也有牛是被接种牛痘以防天花的人染上的病例。白喉(corynebacterium 也曾被报道过牛、狗、猫及禽类感染棒状杆菌白喉的一些病例。还有污染的牛奶可以引起白喉暴发流行。曾怀疑过羊、山羊、实验动物(大白鼠、小白鼠)、豚鼠(荷兰猪)、猴、美洲鳗猊能感染白喉,牛也曾被怀疑过,并有报道南非两头牛患 *Diphtheria masfitis* 并引起几例人发病。链球菌传染病在人中引起猩红热,能传给牛、狗。咽喉炎可以由链球菌引起,但也可以由人传给牛。腮腺炎也可在接近过病房的狗中发现。麻疹病毒和犬瘟疾关系密切,狗被怀疑受到麻疹的传染。在幼无尾猿、黑猩猩、猩猩及大猩猩中染有水痘。普通伤风可见于黑猩猩中,又由它传给人。甲型流感在猪中并不稀罕,有研究者认为1918年流感大暴发流行期间由人传给猪。其他受到与人关系密切的菌型的传染,如马、羊、鸭和牝鸡,尚无明确证据证明动物与脊髓灰质炎(小儿麻痹)、伤寒及副伤寒 A 或 B 型有关。已有报道犰狳是麻风病的贮存宿主。大猩猩是艾滋病的贮存宿主并能将其传给人。近来主张这种观点的报道越来越多。

在疾病的自然疫源地调查工作中,哪怕是还没有发现发病时,经常可以查明病原体不仅存在于吸血节肢动物(主要指的吸血昆虫和蜱)的体内,还存在于栖居在疫源地内的许多野生动物体内。正是这些野生动物不但为吸血节肢动物提供了必要的营养,成为吸血节肢动物的饲养者,还给吸血节肢动物提供了最起码的栖息场所,成为吸血节肢动物的自然宿主。当疫源地内出现动物流行病时,在野生动物体内查出病原体的情形那就更是必然的了。

野生动物体内能查出疾病的病原体,现今已证实属于自然疫源地性传播性疾病的所有疾病中,野生动物是疾病病原体的携带者。随着对各种疾病的自然疫源地的深入调查,在自然疫源地内野生动物的各界越来越清楚,每块疫源地内作为疾病病原体携带者的动物种类越来越多,若将该病在不同疫源地内的携带病原体的野生动物各界汇总在一起,其数量就很可观了。

第二节　动物不同门类中的动物病的简介

一、哺乳动物和鸟类

下面将简要介绍哺乳动物和鸟类两纲中已证实的动物病。

哺乳动物纲

有袋目　这一目相对讲不是太重要。负鼠在美国是组织胞浆菌病(histoplasmosis)、鼠性斑疹伤寒(Morine typbus)、美洲锥虫病(American trypanosomiasis)和地方性回归热(endemic relapsing fever)等病的宿主动物,有报道其是人类麻风病的宿主。在澳大利亚则是 Morray 山谷脑炎的宿主动物。袋狸则是 Q 热和钩端螺旋体的带菌者。特立尼达袋鼠是伊利乌斯脑炎的宿主。大袋鼠则有诺卡菌病。

食虫目　食虫目是朝鲜出血热、不育大孢子菌病的可疑宿主。鼩鼱有时还发生鼠疫。鼹鼠是鼻疽病的惯患者,它和狷是俄罗斯春夏脑炎的中欧脑炎和双波脑膜脑炎传播者。鼹鼠除传递钩端螺旋体病外,还是圆丝虫病、筒线虫病及鼠性斑疹伤寒的带菌者。

翼手目　这一目主要有普通蝙蝠和果蝠(狐蝠)。在美国蝙蝠是狂犬病的重要来源,美洲锥虫病(又叫做查格斯病)、假结核病、地方性回归热、钩端螺旋体病、组织胞浆菌病危险性稍差一些。近年有人认为其是非典、中东非典、禽流感、埃博拉出血热等病毒性疾病的保存和传播者。

食肉目　这是世界性分布的一大群动物。这里只涉及野生的食肉目的一些种类。熊肉不经充分煮熟人吃了就易染上旋毛虫病。熊还是裂头绦虫病和圆丝虫病的带菌动物。放线菌病在人中也偶有发病。熊好像还和香猫、獾、虎、美洲虎、豹及美洲狮传播炭疽病。獾偶染鼠疫。浣熊被怀疑患有李斯特菌病,浣熊和美洲山猫都与炭疽病、囊状口炎、钩端螺旋体病的传播有牵连。鼬鼠是不育大孢子菌病和地方性回归热的宿主动物。水貂有不育大孢子菌病、炭疽病、假性结核菌病、弓形虫病、隐球菌病,水獭有假性结核菌病,臭鼬有组织胞浆菌病、不育大孢子菌病、沙门氏菌病、钩端螺旋体病及束状口炎。白鼬(三貂)则有隐球菌病。豺类和貓鼬(獴)传染钩端螺旋体病。

鳍足目　这一目在散布给人类疾病方面重要性较差。海象感染旋毛虫病。曾有一次在海狮中发现芽生菌病(酵母菌病)。

灵长目　与人不同,它们患很多疾病,其中很多可传给人。猴能患多种病,如脑心肌炎、地方性回归热、伊利乌斯脑炎、丛林脑炎、类猿斑疹性病毒病、脉络丛脑膜炎、鼠性斑疹伤寒、假结核病、鼠疫、三日疹和猿型疟疾、沙门氏菌病、唾液腺病毒传染病、恙虫病和狂犬病。猴的真菌病包括放线菌病、隐球菌病、球孢子虫病,癣病包括犬小孢子菌病等3种。动物性寄生虫病中猴带菌的有放线菌病、阿米巴病、小袋(纤毛)虫病、伯特绦虫传染病、圆丝虫病、结节线虫传染病、血吸虫病(曼氏血吸虫病、尿路血吸虫病)、三齿线虫病、美洲锥虫病(查格斯病)。肿瘤是病毒引起的,在一些猴中是流行病,可以通过破损皮肤传给人。人类的一些疾病可以传给猴,又由猴再传回到人,如麻疹、流行性腮腺炎及结核病(在槛内之猴)。还从猴分离到乳头状瘤、猴痘、牙巴猴肿瘤痘病、马尔堡病毒病、埃博拉病毒病、出血热、腺病毒感染、猴艾滋病(获得性免疫缺陷综合征)等。另外还有猿,它们得到了人类的传染病是霍乱,这种病可以和球孢子虫病和水痘一起感染。猩猩可以患上水痘,黑猩猩可以患水痘和普通的感冒,还可以染上脑心肌炎、鼠性斑疹伤寒和地方性回归热,还可以和肠道寄生虫病一起患上放线菌病、罗阿丝虫病、类圆线虫病。狒狒还与脑心肌炎有牵连。Scott曾报道过沙门氏菌病在狒狒中流行,Wilbert还报道过黑猩猩中流行过一种类似 *Leptospira iderhemorrhagiae* 的螺旋菌病。大猩猩流行麻风病。

啮齿目　野生啮齿动物体型变化很小,只有几克重的小鼠到体重重到220磅①的水豚(水豚容易家养)。有超过200种野生啮齿动物自然感染鼠疫,能再把鼠疫传给人。家鼠中,如像 *Rattus norvegicus*、*R.rattus rattus* 及 *R.r.alexandrinus* 引起人间鼠疫流行。有几种啮齿动物被怀疑为裂谷热、伊利乌斯脑炎、朝鲜出血热、鄂姆斯克出血热、Q热、斑点热(立克次体痘)、丛林热、假结核病、美洲锥虫病、皮肤利什曼病、内脏利什曼病、弓形虫病、不育大孢子菌病的宿主。野生啮齿动物是俄罗斯春夏脑炎、中欧脑炎、羊跳跃病、双波脑膜脑炎、恙虫病、血吸虫病(日本血吸虫病)的带菌者。棉鼠则患上脑心肌炎、脉络丛脑膜炎、鼠性斑疹伤寒。稻田鼠还是鼠性斑疹伤寒的带菌者,水鼠是土拉伦菌病和不育大孢子菌病的带菌者。

田野鼠和森林鼠可能感染俄罗斯春夏脑炎、中欧脑炎、羊跳跃病和双波脑膜脑炎。田野鼠可能是科罗拉多蜱传热、土拉伦菌病、鼠形斑疹伤寒和日本血吸虫病的带菌者。鼠性斑疹伤寒曾在田园鼠、矮鼠、棉鼠、金色鼠、沼泽鼠和白足鼠中发现过。鹿鼠与土拉伦菌有关。野生大鼠和小鼠还是鼠螨病的宿主,是引起人的发痒皮炎的原因。有20多种野生大鼠及小鼠,以及其他鼠和钩端螺旋体病传染有关。

各种松鼠可能是美洲锥虫病、不育大孢子菌病、脑心肌炎、鼠性斑疹伤寒、落基山斑点热、狂犬病、西部脑

① 1磅=0.453 592kg

炎和癣病的带菌者。全世界不同地区的地松鼠可能是东部脑炎、羊跳跃病、俄罗斯春夏脑炎、中欧脑炎、双波脑膜脑炎、科罗拉多蜱传热的可疑宿主。三道纹花鼠是地方性回归热和土拉伦菌病的带菌者。松鼠是科罗拉多蜱传热的带菌者。其他一些小型鼠类包括田鼠带菌传染不育大孢子菌病、恙虫病，栗鼠传染假结核菌病、李斯特菌病、脉络丛脑膜炎、贾第鞭毛虫病、球孢子虫病和大小孢子菌病。花栗鼠是土拉伦菌病、地方性回归热、科罗拉多蜱传热、俄罗斯春夏脑炎、中欧脑炎、羊跳跃病和双波脑膜脑炎的带菌者。鼩鼱是朝鲜脑炎的可疑宿主。

海狸、麝鼠二者均是土拉伦菌、不育大孢子菌病的带菌动物，麝鼠还可能是钩端螺形体病、鄂穆斯克出血热、放线菌病和癣的传染者。草原狗传染鼠疫、土拉伦菌病，旱獭传染鼠性斑疹伤寒、土拉伦菌病、洛矶山斑点热和地方性回归热。豪猪是科罗拉多蜱传热、羊跳跃病、双波脑膜脑炎、中欧脑炎、俄罗斯春夏脑炎的宿主。海狸鼠是炭疽、钩端螺旋体病、假结核的带菌者，而沙土鼠则是李斯特菌病的带菌动物。天竺鼠从南美野蹄兔驯化而来，是很多病的自然宿主，包括沙门氏菌病、李斯特菌病、类鼻疽、鼠性斑疹伤寒、放线菌病、组织胞浆菌病和癣。

欧兔和野兔（Lagomorpha）是很多病的宿主，它们能使人得病，最普通的是土拉伦菌病，有时也传染李斯特菌病、沙门氏菌病、炭疽、假性结核菌病及布鲁氏菌病。鼠疫在这些兔中是一种产生的疾病。加利福尼亚脑炎的抗体曾在这些兔中被发现，多种兔也是被怀疑有克里来亚出血热病，兔和其他动物共同支持洛矶山斑点热及鼠伤寒。真菌病在兔类中有不育大孢子菌病、诺卡菌病、癣菌病（*Trichephyton mentagophytes*）。兔还能在肠道中带破伤风菌而自己无害。兔还饲养用作类鼻疽等病的实验室感染试验。

偶蹄目的野生种类对很多病不像家养偶蹄动物那样（牛、羊、山羊、猪），因为彼此间的关系较远，如鹿常患炭疽、布鲁氏菌病、假结核菌病、放线菌病、囊状口炎（水泡性口炎）。兔还会患上口足炎和西部脑炎，可以由蚊将此病传给人。牛蝇也能使它们患病。驼鹿、驯鹿和北美驯鹿患上棘球蚴（包虫）病，北美驯鹿会患假结核菌病。羚羊会患上放线菌病和炭疽，在非洲会患上非洲锥虫病。野猪会患上水泡性口炎。分布在世界不同地区的野牛会有炭疽、布鲁氏菌病、恙虫病和日本血吸虫病。

其他一些野生动物与人类疾病的重要性较少一些。野马和野驴的带病情况和家养的马、驴差不多。貘会害上不育大孢子菌病，而犰狳（Edentata）会患地方性回归热和美洲锥虫病。大象（Proboscidea）有炭疽和放线菌病。

野鸟带有很多病，可以传染给人，虽然人类与野鸟的接触，不像与家禽的接触那样密切。Hoogstrall W. 早就提醒人们注意迁徙鸟类，它们是散布疾病的一种因素，尤其是散布它们身上所携带的蜱类。但被感染了的鸟传播蜱是自古以来的事了，现在的迁徙可能比已经传染了的地区的强度更大。这是一个严重的问题，另外，因为新病不断出现，旧病发展了新的特性，或者适宜蜱生存的地理气候条件变化了，已经不再可能是当地之前的情况了。

各种野鸟患的病很多，如新城疫、地方性回归热、恙虫病、异形吸虫病、弓形虫病、后殖吸虫病，很多鸟带西方脑炎，而另一些鸟则为伊利乌斯脑炎的带毒者。很多沼泽鸟类为东方脑炎及流感病毒西尼罗病毒的带毒者，有一二十种水鸟和 7 种陆地鸟类是穆里谷脑炎的带毒者。苍鹭是穆里谷脑炎和日本乙型脑炎的带毒者。金翼啄木鸟、鸠鸽感染了圣路易脑炎，松鸡和很多种雀形目鸟类（树栖鸟类）患上俄罗斯春夏脑炎、中欧脑炎、羊跳跃病、双波脑膜脑炎。3 种松鸡自然感染上土拉伦菌病。雉鸡是东方脑炎、土拉伦菌病、鹦鹉热、假性结核菌病的带毒者。天鹅、燕八哥、雉鸡、鹌鹑、雷鸟可能带上假结核菌病、新城疫，雌松鸡和角枭易感染上土拉伦菌病。鹰和雷鸟会患上李斯特菌病。雕、兀鹫和角枭能把炭疽芽胞带在足上和啄上。角枭能患上假结核、新城疫，偶尔也患上鼠疫。鹌鹑能感染上土拉伦菌病、沙门氏菌病和新城疫。野鹦鹉是鸟疫，不能带菌恙虫病。鸥会被土拉伦菌、鸟疫感染。英国麻雀会患上鸟疫和新城疫。鸦、乌鸦、岩燕和白头鹞常患新城疫。乌鸦对西尼罗病毒特别敏感，是最常见的带毒者。野鸟是很多外寄生虫的寄主，它们之中大多带上的是毛蜱和羽蜱。鸽作为最驯服于人类的鸟，不论是乡村农舍，或城市街道都是对主人最忠贞的，它们可能患上鸟疫、沙门氏菌病、猪丹毒和新城疫,还可能是隐球虫菌病的带菌者。虽未证实隐球虫菌病感染,但在它们的排泄物中检出 Cryptococcus neoformans。野鸟在动物园里,以及在人们家中作为宠物会受到曲霉菌病的感染。

有些野鸟和野生动物会被人带到家中作为宠物,但它们存在着危险性。天竺鼠、大白鼠和小白鼠、兔、鹦鹉、长尾鹦鹉、相思鸟及其他似鹦鹉的鸟都成为人们家屋的常住者,与占有者关系密切。事实上很少有一种野鸟或野生动物被捕获并保留作为一种宠物。这种危险物不只在于动物病可以传播给人,还在于有时人类从动物和鸟得到的病,反过来还可以传给人。

二、两栖动物和爬行动物

低等脊椎动物在当地的生物群落中是否也参加到传染病进化过程中,也就是这些动物——两栖纲、爬虫纲——过去是否参加过传播性疾病的自然疫源地的形成过程。很早就有学者提出这一问题,如 Bernef 曾指出过,在传染病的进化中,一些低等脊索动物可能参加过,他当时并未提出事实加以说明。

后来苏联的 B.M.日丹诺夫在他的《人类传染病》一书中对这一问题作了比较详尽的论述。他引用了 A.П.克留可娃和 H.И.拉迪舍夫关于利什曼原虫的起源十分古老。他把人类传染病病原体的进化和该病原体在过去通过冷血动物机体这一问题联系起来。他根据此认为,类似的微生物到现在自然界中还存在,而且是存在于冷血动物的寄生物中。利什曼原虫在以后的进化却走向对温血动物的适应,如对沙土鼠亚科(Gerbillidae)的啮齿动物。这也说明在非洲沙土鼠亚科啮齿动物是极古老的生物,它们从非洲向其他大陆迁移,它们在中亚成为人类利什曼原虫病的传染病。

还可举出一种疾病的病原体的起源是很古的例子,那就是结核病。人类认识这种疾病从很古老的时候就开始了。人类提到结核可以追踪到公元前 2250 年。我们的祖先在公元前 6 世纪的文献中就曾记载过结核。可以从关系够远的不同分类群的动物中看到这一病原体的进化。结核的病原体属于分枝杆菌属(Mycobacterium)。至今,还可以在低等脊椎动物中发现许多种属于分枝杆菌属,并且还能见到这种病原体在它们所寄生的宿主动物身上引起小结节和灶性坏死,如在鱼类中发现的病原体是一种 Mycobacterrum marinum 和 M. piscium。在两栖动物蛙中发现的是另一种 M. ranae。在蛇和乌龟则又是另一些种 M. chelonei、M. thamnopheos、M. tropidonatum。看来,上述这些种分枝杆菌是沿着它们适应于温血宿主动物,首先是鸟类、啮齿动物,最后是人类,这样一条进化的道路进化的。

促使研究者对于低等脊椎动物能参加疾病自然疫源地的形成加以注意,还有许多事实足以证明低等脊椎动物与温血动物之间可以互换体外寄生物这一现象。例如,沙漠地理景观中的鼠疫自然疫源地中,低等脊椎动物和温血动物之间有体外寄生物的交换。隐喙蜱科(Ornithodorus)在自然界中,其宿主动物除包括冷血脊椎动物、陆栖乌龟、蜥蜴,还有温血啮齿动物沙土鼠。这是经过实验证明了的。用鼠疫杆菌实验感染蜥蜴和乌龟时,它们能够成为鼠疫病原体的携带者。这两种冷血动物能够毫无外表症状地耐受大量鼠疫菌的感染。在大量鼠疫菌感染后,这些动物体内可以出现非常明显的鼠疫菌的菌血症。反之,从这些被实验感染的乌龟和蜥蜴体内分离出来的鼠疫杆菌丝毫也没有丧失其原有的生物学特性,它们仍然保持有原来用于感染时的毒力。受染乌龟和蜥蜴的强度菌血症可以使吸其血的蜱(Ornithodorus tartakovskyi)100% 的受到感染。

以上资料使研究者可以将蜥蜴和乌龟作为一个能成为荒漠景观条件下鼠疫自然疫源地中病原生物群的组成成员之一来看待。之所以提出这种看法还在于,在研究蜥蜴和陆栖乌龟实验鼠疫的特点时,只有在乌龟体内发现有抗鼠疫菌的高价凝集素。受染的乌龟都有这样高效价的凝集素。之后还证明,健康的乌龟 Jestuda hischfeld 也有同样高效的抗鼠疫菌的凝集素。

更有意义的研究还证明,健康乌龟的血清中,其抗鼠疫菌的凝集素的效价已经达到现有特异性抗鼠疫凝集素血清的最高效价。

研究还发现,当乌龟血清内有最高效价的抗鼠疫菌凝集素存在时,该血清中还含有抗其他传染类属的凝集素,其效价也和人工制备的特异性抗鼠疫凝集素一样。

关于正常抗体现象,上一世纪 Abel 和 Wasserman 在研究从未患过白喉,也从未接受过白喉免疫的人体内发现了白喉抗毒素。

因此,正常抗体指的是那些从未患过该病、从未受过接种的人体和动物体内所存在的抗体。

后来又证明了这种抗体的特异性,有这种抗体的人在感染了白喉病原体之后不会发病,而没有这种抗毒素的人则会发病,后来,在动物身上也发现了有抗其他传染的正常抗体。有专家报道在研究许多种动物的正常抗体时,发现在牡牛体内有很高效价的这种抗体,而且抗体的种类很多;其次是马、猪等的血清。Зилобер 除了证明正常抗体的特异性外,还证实了正常抗体的效价是不高的,很少超过一比几十的。这些学者认为产生抗体的能力,无疑是动物机体先天的和能遗传的一种机能,这种抗能是在进化过程中形成的。也就是该种动物和该种传染曾经接触过,而且接触的道路的长短就决定了这一能力有着明显的区别,不少学者认为这种产生抗体的能力是可遗传的。这一问题可用众所周知的事实加以说明。例如,治疗血清为了发挥其治疗作用,人们考虑的首先是应该具备一种"接合"的能力。血清的接合是依靠其同种性来完成的。从豚鼠或家兔身上取得的抗鼠疫凝集素血清无疑要比取自陆栖乌龟的血清对于治疗受染鼠疫的豚鼠和家兔有大得多的疗效。因此,对利用乌龟血清来治疗温血动物的实验之所以无效就不难理解了。

这些研究能说明这些低等脊椎动物在传染病病原体媒介的生命周期中所起的作用,还可以说明它们在病原体本身的生命周期中所起的作用。

三、无脊椎动物

下面将从脊椎动物转到无脊椎动物,主要介绍吸血节肢动物。

节肢动物(Arthropoda)按其物种的多样性,按其种类的数量远远超过其他动物合在一起的全部。在自然界节肢动物的个体数也是非常大的;在海洋中节肢动物中甲壳纲(Crustacea)数量特别多,在淡水中则为甲壳纲和昆虫纲(txapoda)的数量大,而在陆地上数量多的则为昆虫纲和壁虱目(Acarina)。节肢动物非常活跃:它们非常能吃,也非常能繁殖,因此,对其周围环境的影响非常大。它们中的一些食绿色植物活着的部分,另一些则食真菌和细菌,还有一部分则食各种植物的残遗体、动物的尸体、排泄物,最后还有一些作为食肉性的,或寄生性的袭击生活着的动物。

某些节肢动物给人类带来很大好处。可以吃的虾,家昆虫,如家蚕(Bomhyx inon)、中国柞蚕(Autbenca pernyi)、蜜蜂(Apis mellitea)都给人类带来很大好处。传粉昆虫、食肉昆虫和寄生昆虫,淡水和海水中的甲壳纲动物作为鱼类的食物,在自然界和人类经济中起很大作用。

但节肢动物带来的害处也是很大的。昆虫和蜱(壁虱)毁坏了庄稼、田园,危害和毁坏森林。它们毁坏人们的储藏物、衣物、家具和住宅。寄生虫、媒介昆虫和壁虱使家畜患病,并给动物饲养业造成巨大损失。最后,很多节肢动物能直接给人类健康带来损失,如人类的寄生虫、疾病媒介和有毒节肢动物。

进攻性的全部节肢动物根据与人关系的程度可将其划为 4 个群。

(1)身体的寄生虫。属于这一群的是全部经常寄生在人体的体外寄生虫:虱(Pediculus)、疥癣虫(Sarcoptes scabici)、肠拟园虫(Strongyloides stercanadis)。

(2)住宅的共栖者。属于这一群的寄生虫如臭虫(climex)、家屋蜱(家屋蚖蚱:Argasidae、Ornithonyssus bacoti、Allodermanyssus sanyuineus)、人蚤(Pulex irritanus)等。非寄生性的住宅的共栖者也很多,其中有对卫生产生不良作用的蟑螂(Blatta)、蚁(Formica)等。

(3)与村庄有联系的与人共栖者。它们有害健康,如室蝇(Myusca),或者另一种硬碑(Alectorobius tholozani)会传递给人中亚蜱传螺旋体等病。

(4)保证对人危险的病原体在动物中循环的媒介,但不直接与人接触,不传递给人这种病原体,属于这一群的有很多种蚤、蜱,以及一些临时或经常寄生在野生动物身上的体外寄生虫,这些媒介参与各种传染病自然疫源地的维持,但它们不向人进攻,因而也就不可能将传染病传给人类。

除上述之外，还出现过一种主张，将媒介分为特异性的（如 *Anopheles*）是疟原虫的传递者，*phlebotomus* 则为利什曼原虫的传递者，森林硬蜱（*Ixodes peuatcatuo*）则为森林脑炎病毒的传递者，等等）和机械性的。两者均分为接触式式的和注入式的。而机械性的媒介又可被分为三群：①机械的接种式的。将病原体直接搬入宿主身体内（如虻直接传递土拉伦菌、皮肤炭疽）；②机械地污染伤口和黏膜（各种蝇是结膜炎的传递者，创伤性传染病的传递者）；及一些其他蝇，还有蚊（Culex）。③栖息自然界的寄生虫。这一群包括大多数的硬蜱（*Ixcdiclae*）、恙螨（*Trombidiforms*）、在村庄外露天的蚊、虻（Tabanidae）、蚋（*Simuliiclce*）、蠓［Heleidae（Ceratopogonidae）］等。

在露天环境中攻击人和动物的吸血双翅目统称 Hyc（Gnat），即讨人嫌的小虫子。

进攻人类的跳蚤、蚊、蝇主要在屋里，在屋里产卵，也在村庄里产卵，它们处于住宅共栖和与村庄有联系的人的共栖者的中间地位。五斑按蚊（*Anopheleo maculipeuuis*）在露天产卵，但到屋里进攻人，或在村庄里进攻人，也是处于一种中间位置。

在使人患病的媒介中，经比较流行病学的观点，可以将媒介分为三群：①纯粹人类疾病的媒介，即只有人才患这些病，如疟疾、蚤性回归热、流行性斑疹伤寒等。②动物性疾病，但也传给人的媒介，如蜱（*Ixodes peoclctas*），会传给人的蜱传脑炎。③只在动物之间传播的媒介。

上面介绍的是自然界野生生活的动物给人类传递过哪些疾病，其中很多已被证实这些动物病具有自然疫源地性。那么，野生动物离人们很遥远吗？不，不远。很多野生动物就在我们身边：一种是由于种种原因，有些疾病的传播媒介，多种吸血节肢动物，主要是那些能飞行的吸血昆虫（蚊、蝇、白蛉、蠓、蚋等）会向人类人口密度比较大的城乡、城市、居民点适于它们生存的一些海、河、湖、沼、水塘、水沟下水道长有水边植物的地方集中栖息；有些有季节性迁飞的一些鸟类也会将这些吸血节肢昆虫带到远离它们出生地的地方，迁徙鸟将它们带到这些新区，它们可以在新区找到新的寄主吸血而停留在新区，如西尼罗热，而将它们的病原体带到新区。最终将一些疾病扩散到以前未曾出现过的地区；也有一些商人将新生动物猎捕带到城市引起动物病的发生（如我国的 SARS 的发生就有类似的看法）。另一种情况是，很多国家，由于经济的高速发展，人民生活水平不断提高，加上这些国家的交通运输条件（陆上的公路、铁道、内河航运高速发展，海运、空运的近代化发展，大批人群在休假期间会到各种野外，包括自然森林、人工森林、草原、荒漠、高山、湖泊、海岛等旅游景点旅游和休闲居住，打猎、爬山、滑雪、划水等活动，每年有千千万万的人群会有各种机会和野生动物发生直接和间接的接触，其中少不了有很多是带菌动物（媒介或宿主），常有发生染疫的人群，因为这些人群，可以说对自然界中他们初次接触到的这些带菌动物是没有免疫力的，常有人们在野外旅游而发病，这是十分自然的。

因此，有这么一些从事医学生态学（也有叫医学动物学）的专家在呼吁：野生动物的疾病向人类逼近。这就是十分自然的了。鉴于此，生态学家早在 20 世纪 50 年代就已经提出，应该对居民点的动物进行生态学的研究，只有开展这项研究工作，人们才能在居民点对许多有传染性的疾病作有效防治，提高居民点的环境卫生水平已是当务之急。

特别应该指出，许多国家早已把一些烈性传染病作为生物武器，或生物战剂。远的不说，就以现代化战争中，如日本侵华战争、侵朝战争、侵越南战争、侵阿富汗战争、侵南斯拉夫战争中，他们已经使用生物战剂、化学战剂。而且采用非常隐蔽的手段向敌国投放破坏战役，扰乱民心无恶不作。我们不能不作好应对工作，医学动物学的工作，是做好这项工作的重要一环，以便尽早识别敌人的阴谋诡计，战胜敌人。

第三节　居民点与动物病的关系

20 世纪七八十年代已报道了不少城市不断受到动物病的侵袭，如黄热病、登革热、基孔肯雅病、西尼罗热、禽流感的很多亚型、非典、中东非典、埃博拉出血热等,造成动物病在居民点中的发生,甚至流行。有的甚至在居民点形成了疫源地。不少专家呼吁开展居民点的医学生态学(医学动物学)的研究。对居民点的环境、动物栖息生境、动物的种类组成及动物的活动性及迁徙等的季节、年度的变动及它们的带菌情况,动物病的监测等作必要的研究。例如,1999年东半球的西尼罗热突然侵袭到西半球的美国的东海岸城市纽约,到了2000年蔓延到美国东部,2002年几乎席卷整个美国,到2015年,又在美国暴发并扩大分布区。人们对西尼罗热病毒能很快适应当地的蚊虫及鸟类几乎是束手无策。因此对居民点的动物病研究更显急迫。

一、居民点

居民点早已经成为地理学中的一个概念。不论是乡村的还是城镇的及城市的居民点的建立大多是要考虑很多方面的条件,地形、地理景观、交通、水系等因素是必须考虑的。苏联科学院地理研究所主编的《地理学杂志》中就有一个项目叫居民点,不定期地在该刊物中刊登这一栏目,专门讨论有关居民点城镇景观的各方面的问题,即城市地理景观学问题。

我国有关居民点建立的论述可能在世界文献中是相当久远的。距今约170万年前我国境内已知的最早人类元谋人,生活在云南元谋县一带。在元谋附近沧源岩画中,可见干栏式房屋围绕而成的村落,井然有序。村落的出现不但使人类开始聚集,随之而来的也使一些野生动物向人类居民点聚集。

居民点的建立包括一些大的城镇的建立在我国也是相当久远的,如刘伯温奉命建立燕京都选点的优美传说,北京城最早定都的考虑不但考虑地形、地理景观,甚至是否在地震带上都做过周密的考虑,其中主要查看风水等项目。

风水意识不是中国人所独有的,任何一个民族和文化都有。这种文化现象统称占地术 geomancy。风水在我国是独特的景观评价系统,是以《易经》中的哲学思想做骨架。古人在选择与布建生活环境时,总是把城市、村落、住宅等与天象结合起来,使人和周围的自然地理环境、气候、天象等形成协和互助的关系,与西方景观规划等殊途同归。

早在距今6000年的仰韶文化就有风水的概念,风水学把大地看作一个机体。认为大地各部分之间是通过类似人体的经络穴位相贯通,把对山脉的起止形势的考察称作觅龙,它寻找能够传递“生气”的山脉。察砂是对吉祥地周围群山的考察,四神砂位于吉祥地左右前后4个方向的小山,吉祥地有左青龙,右白虎,前朱雀,后玄武。吉祥地离不开水,观水是对水的来源走向和质量的考察,探明河道形态与吉祥地之间位置关系。因此吉祥地是用罗盘作为操作工具确定点穴找到一块具有吉祥的区域中最吉祥的那个点,即在综合考察了山水之后,准确地找到山环水抱的远域中“龙”“砂”“水”种种景观意象最完美的那个点,甚至在找“穴”的过程中还要相土石,来确定该点的土质好坏,判断该地点生气的旺衰。因此,我国的风水学是一门选择环境的学问。我国历代都域选址,大都以“相形取胜”等风水原则为主要依据。我国的居民点(乡村、城镇和城市)几乎都是经过风水学的选择而定的。相传浙江省的温州城的选址,原选在瓯江北岸,风水查看瓯江北岸土壤太凉,南岸土壤是温的,最终才确定建在南岸。

因此,这里所说的居民点,就是泛指所有的大小乡村、城镇和城市3种类型。这3种类型各具其特点。通常将居民点分成3个组成部分:郊区、居民点边缘地区、核心区。这种区分在乡村大多只是野外和居住区两个部分,随着城镇和城市地区的扩大,3个组成部分才逐渐明晰。在3个组成部分内的动物区系的物种组成是不同的。但有一些曲道使郊区的动物区系的一部分物种能进入城镇及城市的核心区,如流经城镇和城市的河流、铁道、地铁、机场、码头,以及人工的绿化带、公园、动物园等。居民点附近,甚至居民点内的湖泊、湿地及森林的动物区系的物种组成对居民点的流行病学意义比较大,它们具有季节性的变化。

在20世纪50年代期间,生态学家、地理学家就提出,在城市景观中,应该根据动物(主要是哺乳动物、鸟类及飞行昆虫)在城市景观中的分布和栖息,划分出它们栖居的栖息生境,便于研究它们在不同栖息生境中的分布及数量动态等。

二、居民点的特点

居民点是一种自然界中特殊的景观类型,又称为城市景观。生物学家早就把居民点作为一种生境类型。因此,居民点就有条件引来各种动物在其中栖息生存,甚至形成地方种群,特别是容易获取食物,有足够的活动场所等。

在乡村和一些小的村镇,生境的划分比较简单,有住房、菜园或果园、牲畜厩、小河、河堤等。在大一些的城镇,增加了菜市场、简单的下水道、屠宰场、仓库、磨房等。较大的城市,又增加了市内公路、铁路、公园、河流、码头、坟场、下水道较复杂等。

在现代化的大城市中的动物栖息生境就更多了,增加了不少的火车站、市区铁道、地铁、市区公路、飞机场、航运码头、动物园、陵园、食品仓库、大的菜市场、花鸟市场、野生动物市场、街心花园、森林公园、儿童游乐园、湿地公园地下下水道等(表13-1)。

在上述不同大小的居民点中栖居动物的种类组成各有特点。作者曾在莫斯科市区作过一些调查(表13-1)。

表 13-1　大城市市区住房外不同生境中小型兽类的分布

生境	褐家鼠	小家鼠	野姬鼠	林姬鼠	小鼠	普通田鼠	黑田鼠	根田鼠	棕背䶄	普通駒鼱	小駒鼱	鼹鼠
街心小公园	+	+	+									
荒草地	+	++	+	+	+	+	+	+	+			
田地	+	+++	+	++	++							
铁道用地	++	++	++	+	++		+	+				
河圻	+	+	+++	++	+	++		+		+	+	
灌木丛	+	+	++		+		++					
陵园	+	+	++	+		++		++				
菜园	+	+	++	++		++			+	+		
森林公园	+			++	+	+		+	+	++	++	+

注:+为种类很少;++为种类一般;+++为种类较多;空白为工作期未捕获任何鼠类

居民点内发现的动物(不包括家禽、家畜及宠物)可以包括全部脊椎动物:哺乳动物、鸟类、爬行动物、两栖动物及鱼类的一些种类。根据居民点与野外自然界的远近,动物种类的丰富度越接近自然界的种类越多。大多数文献资料基本只涉及小型兽类,特别是鼠形小兽,其他动物研究得非常不够。

从大的地理环境,已总结出一些初步的规律:根据地表陆地上从低纬度到高纬度居民点内能发现的小型兽类(小型啮齿动物、食虫目、翼手类等)的物种组成取决于该纬度地带内的小型兽类的动物区系(fauna),不包括那些偶然的,不定期出现的迁徙鸟兽(如旅鸟、旅鼠、蝙蝠等。如有,要记录在案,时间、种类、数量、生境)。居民点内这些小型兽类的物种组成最丰富的是温带地区。各纬度地带范围内又以乡村的物种组成比城镇、城市丰富。山地景观中的居民点的动物种类组成也是以山体中部具有温带气候的高度地区中最丰富。研究者曾统计过,在俄罗斯境内的欧洲部分(即东欧),纬度地带非常明显,根据文献,从北方到南方居民点中共捕获的小型兽类的物种有50多种,其中以温带地区中居民点内捕获的种类最多。我国已有东北、华中、西南居民点啮齿动物的调查资料,其种类数量也与俄罗斯的情况类同。

各纬度内的居民点(大城市、城镇、乡村)小型兽类的物种组成又以郊区、城边、市区逐渐递减。

居民点内的小型兽类的物种组成高纬度与高寒山区相似,基本上住屋内不出现明显的季节变化,亚热带、热带地区也比较稳定。各种地带的居民点内的住屋都能发现小家鼠,甚至褐家鼠。早在20世纪50年代就有报道,小家鼠在俄罗斯东欧地区的居民点内可以按纬度分成3个区,在北方的居民点内,终年气候严寒,小家鼠基本上长年累月均住在居民点住房内,而东欧中部温带地区居民点内的小家鼠冬天大多住进居民点住房,春天气候暖和,它们大多向住屋外迁出,到了秋后气候变寒冷时,大多向住房内迁入。而南方亚热带、热带地区的居民点中小家鼠基本上长年累月大多住在屋外的一些生境中(屠比可娃,1953)。在我国的情况也与俄罗斯东欧地区情况类似。东北地区的严寒地区如兴安岭地区的居民点小家鼠、褐家鼠均长年累月住在人的住房内,而在松江平原地区,小家鼠、褐家鼠在春季深秋有迁出和迁入人类住房的习性。

乡村和城市郊区居民点中屋前屋后的小块菜地、果园、家禽和家畜的笼舍和畜厩等都给与人共栖的鼠形小兽进入人的住宅和地下室、冷窖等创造了条件。有些城市的郊区和城市边缘地区还可能给有些食肉动物进入创造了条件,如黄鼠狼、野猫等。

城镇,特别是进入近代化城市的铁道、地铁、通航的河流,还有一年四季从外地向城市运输蔬菜、水果及农产品的车站、码头、集散地、批发市场、仓库等都使小型兽类沿着这些途径进入城市市区。

城镇和城市中的旧式建筑多为砖木结构,下水道的修建简陋,农产品在仓库的储放都十分粗放,居民各家各户使用的厕所原始,垃圾废物的随意堆放等都给小兽在居民点生存提供了条件。新式建筑物的地下室、楼里的各种管道的安装也不乏具备小兽在大楼中栖息安身的条件。

在居民点内发现的小兽,主要是鼠形动物。生态学家称它们为与人共栖的鼠形动物。与人共栖的鼠形动物,可以分成3种类型。

一种是真正与人共栖的,它们在人类建筑内不但能正常生活,而且在此繁殖后代。从全球范围内,能称为真正与人共栖的鼠形动物只有小家鼠(*Mus*)和褐家鼠(*Rattus norvegicus*)。这两种鼠在全球是真正与人共栖的种类。它们的生物学、生理学、生态学等特性完全能适应人类住房这种栖息生境。这些特性中如杂食性,使它们在人类住房内容易得到食物,繁殖能力大,使它们能够在人类住房中养有猫的条件下可以在住房中持续生存下去,如褐家鼠,在大家鼠属中它的体形大小,特别是有一条粗壮的尾,有利于它在人类住房中的攀爬。

从全球范围看,也有一些鼠形小兽属于真正的与人共栖的鼠类,但它们只是局限在一些地区,如黑家鼠(*R. rattus*)在欧洲及东南亚一些城市,我国广大的南方城市中的黄胸鼠(*R. flavipectus*),多乳鼠只限于非洲的某些国家。还有印度一些农村中的臭鼩鼱。

称得上是全球与人共栖的鼠类的小家鼠和褐家鼠,它们在人类住房中是不可能和平共处的。通常被褐家鼠占据的建筑内,小家鼠首先是被褐家鼠驱赶的,更有甚者小家鼠一旦进入褐家鼠栖居的房舍后,最终都被褐家鼠作为捕食对象消灭掉。如果建筑屋很庞大,小家鼠大多被褐家鼠驱赶到上面的楼层。褐家鼠在大家鼠属中是一种凶残的种类,它不但能杀死小家鼠,还可以杀死体形与它相似的黄胸鼠及其他的大家鼠形鼠,在食物匮乏时,褐家鼠能蚕食同类。它们繁殖力特强,性情相当凶猛。

第二种类型,它们与人共栖主要受到它们的生态学特点的限制,大多是人类建筑内有比较稳定的气候条件和它们可以适应的食物,如一些农产品,主要是蔬菜瓜果和粮食作物。它们虽进入人类住房,主要是与住房附近有农田或一些空旷的草地或林地,或靠近河岸、公园及瓜果市场等,由上述这些场所进入人类住房的地下室或储藏室等。一般讲,这一类型和与人共栖的小型鼠形类动物,虽可较长期(几个月)地居住,但一般在这里没有繁殖后代,形成种群的条件。例如,在莫斯科大多为野鼩鼱、林鼩鼱及东欧田鼠少数几种,后来有报道,如在莫斯科,雅洛斯拉夫尔城市捕到的种类相近似。

我国北方地区进入人类住房的小鼠主要是普通仓鼠(*Cricetolus barabensis*)。南方一些省进入人类住房的鼠类与作者在山区、县区的调查室内种类差别不大。山区室内发现9种:黄胸鼠(*Rattus flavipectus*)、大绒鼠(*Fothenomys miltus*)、屋顶鼠华南亚种(*R. rattus slandeni*)、大足鼠(*R. nitidus*)、刺毛鼠(*R. nivente confucianus*)、社鼠(*Niviventer confucianus*)、齐氏姬鼠(*Apodemus chevrieri*)及锡金小鼠等。而县区的人类住房内基本上与山区相同。

第三种类型是一些不能与人共栖的,有作者将这类小兽称为假与人共栖的。这一类小兽之所以能进入人类住房,最根本一条是它们在自然界的栖息生境与人类住房很接近,它们侵入人类住房主要是到人类住房寻找食物。例如,我国北方的花鼠,又叫五道眉(*Evtamiassibiricus*),侵入人类住房偷吃粮食和瓜果蔬菜,南方人类住房也会有松鼠(*Tamiaps Callo*)侵入住房的现象。在世界各地是五花八门的。在莫斯科的农村侵入人类住房的有棕背䶄、普通田鼠和经济田鼠等,它们进入人类住房,但不在人类住房栖息定居。从动物流行病学角度,这一类型的与人共栖小兽是有意义的。

居民点内与人共栖的小兽的分布情况主要根据住房的建筑和使用情况有所不同。莫斯科的情况见表 13-2。

表 13-2　莫斯科市人类建筑房内小型鼠类的物种组成

建筑屋的使用类型	褐家鼠 (*Rattus norvegicus*)	小家鼠 *Mus musculus*	野姬鼠 *Apodemus agrarius*	林姬鼠 *A. speciosus*	小林姬鼠 *A. sylvaticus*	普通田鼠 *Microtus arvalis*	根田鼠 *Micrtus economus*	棕背䶄 *Clethrionomyus rufonomus*	普通鼩鼱 *Sorex aruneus*	小鼩鼱 *Sorex* sp.
技术性产品的库房	+	+++								
机关行政用途的建筑	+	+++	+							
文教类使用的建筑	+	+++	+							
城市型居住住房	++	+++								
农村型居住住房	++	+++	+	+		+		+	+	+
公共食物机关食堂	+++	++	+							+
产品仓库、瓜果蔬菜基地	++	++	++	+	+	+		+	+	

注:+种类很少,++ 种类一般,+++ 种类多,空白为未捕鼠类

近代化的大城市也给许多与人共栖的小型兽类的栖居创造了条件。在前面已经对大城市中鼠形兽类的栖息生境作了介绍。从表 13-1 可以看到,在这些生境中发现 12 种鼠类。其中褐家鼠、小家鼠也在建筑屋外被发现。这两种鼠类杂食性比较强,只靠在建筑屋内寻找到的食物不能满足它们的需要,在屋外栖息食物来源要比室内多。冬天可能基本上都迁进屋内。有些小鼠因为城市中具备着联系城市市区和市郊的通道,在城市市区的一些生境(如森林公园、田地等)均可发现鼹鼠的土堆。

在亚热带、热带地区的居民点,主要是一些城镇和乡村,居民在果园和屋前屋后种一些水果,如荔枝、龙眼等,容易招引蝙蝠进到居民点。这种翼手类小兽也是好几种动物病病原体的携带者和传播媒介。

对居民点内鸟类的研究,还没有引起更多专家的重视。近一二十年来,已发现居民点内的一些鸟类在携带某些传染病病原体,并在散布这些病原体中起着越来越重要的作用。如近 10 多年来,美国在西尼罗热的防治研究工作中已发现一些鸟类在携带西尼罗病毒并将其在地区内进行传播中起着不可忽视的作用,如乌鸦,这是一种喜欢在居民点,或与居民点关系密切的地区,如农田、公路、公园等栖息生存的鸟类,经研究得知乌鸦对西尼罗病毒十分敏感,容易感染上西尼罗热。乌鸦在地区生存的活动性、集群性比较大,从而使西尼罗热在当地扩散,给西尼罗热的防治工作增加了难度。

居民点中除了上述情况,还有一个很重要的问题应当在讨论居民点中动物的流行病学意义时提到。那就是与人共栖的家畜、家禽问题,这也是一个不小的动物群体。

人类与家畜、家禽共栖的历史相当长远。因此家畜和家禽中的许多动物病早就在人类群体中传播,只是因为科学技术的发展兴起太晚,直到人类能认识微生物时,才真正对家畜、家禽中的动物病逐渐清楚起来。家畜、家禽能传给人类的疾病甚多,在表 13-3 中列举的还不甚完全,许多近代发现的病未列入其中。

表 13-3　与人共栖的牲畜及禽类传递给人类的疾病一览表

疾病名称	马	牛	猪	绵羊	狗	猫	鼠	禽
（一）病毒性疾病（virus diseases）								
加利福尼亚脑炎（California encephalitis）		+						
中欧脑炎（Central European encephalitis）			+					
双波脑炎（diphasic meningo-encephalitis）			+					
东方马脑炎（Eastern encephalitis）			+					
羊跳跃病（Louping. ill）	+				+			
裂谷热（Rift Valley fever）		+		+				
墨累河谷脑炎（Morrag Valley encephalitis）		+		+			+	+
俄罗斯春夏脑炎（Rossian spring-summer encephalitis）	+		+					
西尼罗脑炎（West Nile encephalitis）			+					
圣路马脑炎（St. Louis encephalitis）			+					
委内瑞拉脑炎（Venezuelan encephalitis）	+							
西方马脑炎（Wester encephalitis）	+		+					
足口病（foot-and-mouth disease）		+	+	+				
流感（infloza）		+	+	+				
流行性腮腺炎（mumps）					+	+		
麻疹（Measles）					+			
新城疫（Newcastle disease）								+
鸟疫（ornithosis）								+
狂犬病（rabies）	+	+	+	+	+	+	+	
马传染贫血（Equineinfectioas anemia）	+							
水泡性口炎（vesicular stomatitis）	+	+	+					
挤奶者结节（milkers nodoles）		+						
接触性口腔溃疡（sore mouth of sheep and goats）				+				
脉络丛脑膜炎（Lymphocytic choriomeningitis）						+		+
猫抓热						+		
（二）立克次体病（rickettsial disease）								
Q 热（Q fever）		+		+				
落基山热（Rocky Mountain spotied fever）				+		+		
非洲蜱传热（African tick fever）					+			
南欧斑疹热（Boutonneuse fever）					+			
田西斑疹伤寒（Brazilian typhus）					+			
哥伦比亚斑疹伤寒（Colombian typhus）					+			
几内亚斑疹伤寒（Kenga typhus）					+			
鼠形斑疹伤寒（Morine typhus fever）							+	
斑点热（Rickettsial pox）							+	
恙虫病（Tsutsugamushi disease）							+	
（三）细菌性疾病								
炭疽（anthrax）	+	+	+	+	+	+		
布鲁氏菌病（brucellosis）	+	+	+	+			+++	
鼻疽病（glanders）	+							
出血性败血病（hemorrhagic septicemia）	+	+	+	+	+	+	+	

疾病名称	马	牛	猪	绵羊	狗	猫	鼠	禽
李斯特菌病(listeriosis)	+	+	+	+	+			
类鼻疽(meliodosis)	+							
破伤风(tetanus)	+							
结核病(toberculasis bovine type)	+	+	+					
土拉伦菌病(tolaremia)	+	+	+	+				
白喉(diphtheria)	+	+						
哈弗里尔热(Haverhill faver)	+	+						
沙门氏菌病(salmonellosis)	+	+	+	+	+	+		
猩红热(scarlet fever)	+	+	+					
脓毒性咽喉炎(septic sore throat)	+							
葡萄球菌病(staphylococus infection)	+							
弧首病(vibriosis)	+	+						
气性坏疽(gas gangrene)	+	+	+					
猪丹毒(swine erysipelas)	+	+	+	+				
鼠疫(plague)	+	+	+	+	+	+		
假结核菌病(pseadotoberculosis)	+	+	+	+				
肉毒中毒(botolism)								
(四)螺旋体病(spirochetal disease)								
地方性回归热(endemic relapsing fever)	+	+	+					
钩端螺旋体病(leptospirosis)	+	+	+	+	+	+		
鼠咬热(rat-bite fever)(sodoko)	+	+	+					
(五)真菌病(foingous disease)								
放线菌病(actinomycosis)	+	+	+	+	+			
曲霉菌病(aspergillosis)	+	+	+	+	+			
酵母菌病(blastomycosis)	+	+						
球孢子虫病(coccidiodomycosis)	+	+	+	+	+			
隐球菌病(cryptococcosis)	+	+	+	+	+			
连丝菌病(cutaneous streptothricosis)	+	+						
曾源淋巴管炎(epizootic lymphangitis)	+							
组织胞浆菌病(histoplasmosis)	+	+	+	+				
诺卡菌病(nocardiosis)	+	+						
鼻孢子虫病(rhinosporidiosis)	+	+	+	+	+			
癣菌病(ringworm)	+	+	+	+				
孢子丝虫病(sporotrichosis)	+							
育大孢子菌病(adiaspiro mycosis)	+	+	+					
(六)寄生虫病(parasitic diseases)								
肉孢子虫病(sarcocystitis)	+	+	+	+				
锥虫病(非洲)(trypanosomiasis)(afirita)	+	+						
锥虫病(美洲)(trypanosomiasis)(flmeroo)	+	+						
弓形虫病(toxoplasmosis)	+	+	+	+				
阿米巴病(amebiasis)	+							
猪蛔虫病(ascariasis)	+							

疾病名称	马	牛	猪	绵羊	狗	猫	鼠	禽
利什曼病(皮肤利什学)(leishmauiasis, oriental sore)	+							
利什曼病(黑热病)(leishmaniasis kalaazar)	+							
血吸虫病(日本血吸虫病)(schistosomiasis)	+							
疥癣虫病(mange, Sarcoptes sp.)	+							
胃线虫病(Qx bot)	+							
园丝虫病(Gongylome miasis)	+							
后园线虫病(metastronggliasis)	+							
绦虫病(diphyllobothriasis)	+							
肺吸虫病(paragonimiasis)	+							
棘球蚴(包虫)(Echinococcosis)(hydated clisease)	+							
小袋纤毛虫病(Balantidiom col)								
姜片虫病(fasciolopsiasis)	+							
支睾吸虫病(clonorchiasis)	+							
异形吸虫病(heterophydiasis)	+	+						
猫后睾吸虫病(Opisthorchiasis feleneus)	+	+						
华支后睾吸虫病(Opisthorahiasis sinensis)	+	+						
麝猫后睾吸虫病(Opisthorchiasis vivervini)	+							
禽螨皮炎(fowl mite dermatitis)	+							

三、居民点中的动物病

现代人的历史至少有 20 万年,有确凿证据的传染病史却是很短的。现已熟悉的传染病中最早的是天花,这是在埃及公元前 1600 年左右的一具木乃伊身上发现的。

为什么传染病这么晚才出现,并不是说古人类与传染病没有关系。在太古时代,人类过着穴居野外茹毛饮血的狩猎生活,与自然界的接触很频繁,那时候古人类与传染病接触,要么患病者死亡,否则就是人产生对某种传染病的免疫力。由于古人的生产水平很低,人群不大且彼此交往不多,传染病病原体很容易在人数不多的人群中消失。传染病只有在人类进化到一定生产水平、人群的规模也随之增大时才能在人群中传播开来。因此,在人口数量较少时期的某些传染病不但不能在人群中传播开,甚至能在人群中从此消失,如在英国、法国地区曾经传播过一段时间的汗热病后来也销声匿迹了。

随着人类社会的发展,到了农业社会,人口增长很快,并且人群相对增大和集中,传染病也就有了传播的空间。一旦有传染病侵袭,病原体可杀死成千上万的人。流行病学中的法尔 Farr 法则说的是人口密度越大,越集中,许多流行病就越容易在人群中扩散和暴发。从表 13-3 可见人与家畜、家禽共居出现的一些疾病。

伴随着抗生素和疫苗的出现,人类开始可以对某些传染病的侵袭作出遏制。但传染病的病原体总是要力图克服很多环境障碍求得该物种的保存和延续。它也能应对,即产生变异。病原体的变异,尤其是病毒性传染病病原体依靠基因突变可以应对抗生素和抗病毒性的药物,此外人类健康水平的提高、免疫系统功能的提高等追杀病原体的侵入。

病原体的基因突变并非是病原体(病毒)的唯一手段。它们还能通过基因的交换等应对环境的变化。

四、动物病侵袭居民点的途径

举黄热病和淋巴细胞性脉络丛脑膜炎病为例。

黄热病病毒的媒介蚊感染率和病毒的滴定度（即在供血者血液中病毒达到一定量）的关系研究得比较好。黄热病病毒能传给特别适宜于城市环境（通常指的村庄）的蚊（*Aëdes aegypti*、*Aë.algouteus*）。这种蚊子可以受到该病供血者的病毒的感染，在供血者血液中病毒的滴定度相当高（$10^3 \sim 10^4$）。例如，分布在亚马孙河上域丛林中，栖息在高大乔木树顶的另一种吸血蚊虫——*Haemagogus spalazzaum*，在黄热病自然疫原地中可以作为该病的媒介，为了使这种蚊能感染上这种病毒，要求在野生供血者、猴类的血中有比较高的滴定度。

为了媒介的感染而从供血者要求病毒要达到一定数量（滴定度）还可以解释。飞入病房，而且还向患者进攻，但由于病床脚放有带水的碗，这时的碗就像一个小水族馆，蚊子可以在碗中排卵。蚊的发育周期短，尤其是在热带地区，结果，蚊媒在病房内孵化出，而且病房中又存在着黄热病患者，作为蚊子的食物来源，以及患其他病的患者。自然黄热患者可以感染上疾病病毒，而且可把这种病毒传给患其他疾病的患者。

防止上述情况的办法就是在病房门窗上加纱窗、水碗中加点煤油。在碗中水表面有媒油膜时，这种小水环境对传播黄热病的蚊虫的发育是不适宜的。在医院中如此处理，但在生活条件上，住房没有水是不可能的，除此之外，杂物院子、破盆破罐、废弃罐头盒等，所有这些都容易积水，都是微小的水族馆。慢慢地都可以被家里黄热病病毒危险的媒介蚊（*Aë aegypti = Aë argenticus*）加以利用。在城市条件中患有黄热病的患者参与黄热病病毒的循环中。如果在患者血液中病毒数量不能满足最少的要求，即不能达到由患者（病毒的供血者）感染媒介蚊虫，那么，这个患者就从保证在该病疫源地中病毒循环的不间断性的有机体锁链中脱落出来。

但这并不是说，黄热病患者完全不可能作为媒介蚊的病毒供血者。相反，就有病房内黄热病的情况。巴拿马运河建造时的例子非常明显。

到过的工人证明患过各种热带病，尤其是黄热病，夺走了很多人的生命。值得注意的是，发病就发生在病房本身内。最终才弄清楚是怎么回事。为了防止患者被白蚊的侵扰，在病房病床脚放置装水的水碗，这对白蚊讲是不能越过的障碍。蚊（*Aë aegypti = Aë argenticus*）很能适应家屋内的生活，并能发育。如我国的辽东半岛的很多手工业陶瓷作坊。院子里摆满了各种各样的待烧的，或已烧好的盆盆罐罐，很多还积有水，这给日本脑炎病毒的各种媒介蚊滋生生存。

淋巴细胞性脉络丛脑膜炎自然疫源地的进展。疾病自然疫源地经城郊及其附近向城市推进的最好例子为俄罗斯欧洲部分中部地区的淋巴细胞性脉络丛脑膜炎疫源地的发生。

最早关于本病报道这种病的 7 个病例，已被病毒学证明：即在患病的 4 个家屋从小家鼠（*Mus musculus*）分离出病毒。

用小白鼠作脑内感染实验，在感染后 6～7 天发病。小家鼠在俄罗斯中部天气暖和的时期可生活在自然界，在自然界它们是淋巴细胞性脉络丛脑膜炎的病毒保存者。

在城市中，居住建筑和生产建筑可以是淋巴细胞性脉络丛脑膜炎的疫源地，因为在这些建筑中有自然感染该病病毒的小家鼠。在城市边缘偶尔还可以遇到普通田鼠和林姬鼠。

1951 年在城市中平均有 18% 的调查地点栖息着被病毒感染过的小鼠。在城市中心被小鼠污染的建筑比城边缘少，城市边缘又比城市郊外地区要少。淋巴细胞性脉络丛脑膜炎病毒的带菌者，除上述几种齿齿动物外，还有黄喉姬鼠（*Apodemus flavicollis*）和巢鼠（*Micromys minutus*）。

淋巴细胞性脉络丛脑膜炎实际上是一种自然疫源地性疾病。根据对某些调查点的研究，对这种病的自然疫源地向城市中心推进的情况作如下描述。在河流的河漫滩有这种病的自然疫源地，在汛期约占该地面积的 80%。这时，栖息于此地的啮齿动物聚集在高出河漫滩的地面和一些小岛上。这里没有适于小鼠躲藏的谷物堆或隐蔽处。因此，啮齿动物被迫利用旧鼠洞、土壤的裂缝，使得这些聚集起来的啮齿动物种间和种内交往。这种接触有一个多月，这时土壤还未干。啮齿动物就在这里生存、繁殖和哺乳幼仔。

在自然小生境中捕捉了 1700 多只上述几种啮齿动物，从中分离出 49 株淋巴细胞性脉络丛脑膜炎病毒株。很可能，由于接触频繁（交往）某些啮齿动物的淋巴细胞性脉络丛脑膜炎，由带病毒的啮齿动物经过蚧螨(*Gamasides*)向健康啮齿动物传递。因而,小家鼠也染上了该病。在天气变凉的季节到来时,小家鼠向城市边缘迁移,甚至直接迁移到城市中来,于是把淋巴细胞性脉络丛脑膜炎病毒带到这些地方,从而导致城市建筑内的人患上该病,因这时居住在城市中的小家鼠中有的已是该病病毒的携带者。

五、人类的经济活动为野生动物病病原体侵袭居民点人群创造了条件

近二三十年发现的一些"新病",如埃立克次体病、莱姆病、新型克—雅氏病、禽流感、严重急性呼吸综合征等,它们是真的新的疾病吗?我们不否认,科学技术即使发展到今天这种水平,绝不能说这些"新病"过去都是被误诊。"新病"确有发生的,这种情况将在有关章节作简要介绍。但上述的这些"新病",可以大胆地讲,大部分并非新病;而是早就在有关地区内的人群中出现过的病例。很多新发现的所谓"新病"是在其他国家已从患者或受染动物体内分离出病原体后,才在自己国家的患者体内分离到该种病原体,从而证实自己国家也存在着该种疾病,并进一步查清自己国家也存在着该种疾病的自然疫源地。

如埃立克次体病,第一株埃立克次体早在 1935 年在非洲大陆的阿尔及利亚的病犬体内分离到,后被命名为犬埃立克次体(*Ehrlichia canis*)。之后接连不断地在病犬中发现血小板埃立克次体(*E. platys*)、伊氏埃立克次体(*E. ewingii*)。后来还发现这种埃立克次体不仅在犬中感染犬,它还能感染马、牛、羊等大型动物。从而在马体内又分离到主要侵犯马的由单核细胞引起的波托玛克热症状的病原体立氏埃立克次体(*E. risticii*)和马埃立克次体(*E. eqvic*),并从大角家畜分离出,吞噬细胞埃立克次体(*E. phagocytophila*)。直到 1956 年在日本发现侵犯人单核细胞的腺热埃立克次体(*E. sennetsu*),这才提醒人们这种埃立克次体也能致人发病,有意思的情况不断发生。1986 年美国在被蜱叮咬的发热患者的血清中检出了高滴度的犬埃立克次体株。经 16S rRNA 基因序列分析才证实这一株是与 *E. canis* 密切相关的一个新种,命名为查非埃立克次体(*E.chaffeensis*)。也才将这种病原体能致人疾病的病名称为人单核细胞埃立克次体病(human monocytic ehrlichiosis)。在 1990~1993 年,即此病确定后的几年,在美国的明尼苏达和威斯康星两州就发现多名急性发热患者,临床血清学分析检测患者的查非埃立克次体抗体为阴性,但在这些患者的外周血中性粒细胞的胞质内存在着埃立克包涵体,只是因为包涵体在单核细胞内未检查到。1994 年采用聚合酶链反应(PCR)才从患者的血标本中扩增出嗜人粒细胞病原体的 16S rRNA 基因,经序列分析,这种病原体是埃立克次体的又一新种。这就使 Goodman 等(1996)报道,他们成功地分离到嗜人粒细胞埃立克次体,同时将人所致的这种病称为人粒细胞埃立克次体病(human granulocytic ehrlichiosis)。上述的所有埃立克次体,经专家根据 16S rRNA 基因序列将它们划分为 3 个群:第一群为犬埃立克次体群(包括人单核细胞埃立克次体病等病原体),第二群为嗜吞噬细胞埃立克次体群(包括人粒细胞埃立克次体病病原体),第三群为腺热埃立克次体群(包括腺热埃立克次体和立氏埃立克次体)。明确了 3 个基因群中传播埃立克次体的媒介不尽一致。第一群的传播媒介是硬蜱及其他少数属的蜱,第二群的媒介只发现在硬蜱属中,第三群尚未发现吸血节肢动物,而认为与水生生物有关。人患埃立克次体病也得到明确的划分,共有 4 种人埃立克次体病:腺热、人单核细胞埃立克次体病、人粒细胞埃立克次体病和埃立克次体病。

我国自 1999 年开始有专家报道,在我国已经从多种动物、蜱和人的血液中检测出查非埃立克次体、人粒细胞埃立克次体和犬埃立克次体的存在。

第二个例子可以举蜱传脑炎(tick-borne encephalitis),我国过去习惯称为森林脑炎。蜱传脑炎是一种典型的自然疫源地性疾病。它是靠蜱来传播的。在自然界中,病毒位于蜱的体内或者疫源地的野生生物体内,蜱传脑炎的病原体病毒及其媒介蜱类和贮存宿主野生动物相互紧密联系着,存在于自然界一定类型的地理景观中(原始针、阔混交林、次生针、阔混交林、落叶松林和苔草地、开始的原始森林、亚热带高山原始森林,以及森林比较少的地区等都可能存在)。蜱传脑炎自然疫源地存在的长短取决于上述自然地理景观中的生物学因素。自然地理景观中生物因素的变化主要还是来自于人类的经济活动,来自于自然环境的变化,而引起地理景观生物因素的变化至今还未见过有此类报道的现象发生。自然地理景观生物因素的变动、如在原

始针、阔混交林内枝叶茂密、林内遮阴较好,阴暗潮湿、地表的枯枝落叶层较厚、腐殖层较厚,仅适于大小型哺乳动物,鸟类栖息。这种环境是蜱传脑炎的主要传播媒介全沟蜱(*Ixodes persucaltus*)等滋生的最适生境,这里的生物群落构成了蜱传脑炎的最原始的自然疫源地。原始的针阔混交林经科学的采伐后,枝叶的密度、遮阴的郁密度下降,通风较好而改变了原始林中的阴暗潮湿条件等,使得森林的动物群落发生变化,首先是本病的传播媒介由原来的金沟蜱换成了某几种血蜱(*Haemaphysalis* spp.)等。致使这种开伐的针阔原始混产林的疫源地的活力下降。再加上由于采伐工人的小型居民点的建立,奶牛、羊的饲养,给正在采伐的针阔混交林的自然环境增添真正原始的针阔混交林的一些社会因素。因此,原始针阔混交林地区和采伐中的原始针阔混交林地出现的流行病原就不一样了。

我国学者根据蜱传脑炎自然疫源地与地理景观紧密联系先后在我国的东北林区(主要在长白山、小兴安岭等)、云南的西部和西南部、新疆的天山中部地区的那拉提山林区发现有蜱传脑炎自然疫源地的存在,甚至认为在陕西、甘肃、内蒙古的某些林区都可能是蜱传脑炎的自然疫源地。这是 E.H.巴甫洛夫斯基提出的景观流行病原的有力佐证。实际上,蜱传脑炎的分布地区非常广,包括德国、罗马尼亚、保加利亚、捷克斯洛伐克、奥地利、瑞典、俄罗斯的欧洲部分和亚洲部分、朝鲜等。甚至在印度、马来西亚等地也可能存在着蜱传脑炎的自然疫源地。这些后来发现的蜱传脑炎的自然源疫地主要根据景观流行病学的思想,到类似的林区发现新的自然疫源地(这里指的不是这个自然疫源地新产生,而指的是这块蜱传脑炎病的自然疫源地早已存在,只是不久前才发现它)。

第三个例子可以举关于土拉伦菌病自然疫源地的问题。这种病在我国发现的时间是 1957 年,首次在内蒙古通辽县发现患者,从当地自毙黄鼠和患者分离到土拉伦菌。1959 年、1962 年、1965 年和 1985 年又相继在黑龙江省的杜尔伯特自治县(这些地方有嫩江湿地和连环湖等湖沼地)、西藏地区的洛隆县(靠近西昌西南的怒江)、青海省的柴达木盆地、山东省的胶南县等地发现患者。已从黑龙江、西藏及新疆的灰尾兔及多种蜱中分离到 20 余株土拉伦菌。而在美国、苏联土拉菌病早在 19 世纪末 20 世纪初就发现了。但在蒙古国查出 6 个省内有土拉伦菌病的自然疫源地是 2008～2010 年的事(Мещердкова и др.,2011)。

新病出现的机制。动物病早就被人们发现,而且新的动物病不断被发现。新动物病主要指的是被人类发现的早晚,并非指的是该类病在自然界是新产生的(人类经济活动造成的经济疫源地和疫源地向新区的扩散均不计在内)。

新动物病被发现的机制是比较复杂的。在新发现的动物病中病毒性新病占的比例最大,因此大家根据这种情况概括,大概有以下几种可能的机制。

(1)病原体进入某一环境,或侵入新的宿主,使新的宿主动物发生感染,甚至暴发流行。这种机制发生的新病毒病,如家畜病中的非洲猪瘟病毒。非洲猪瘟病毒在自然界中疣猪、丛林猪(*Potamochorerus porcus*)和非洲的大森林猪(*Hylochoerus meinertz hageni*)中广泛传播,呈现不显性病毒感染。在 20 世纪初,欧洲家猪进入非洲,家猪感染非洲猪瘟病毒后出现急性高度接触性传染病,死亡率高达 95%～100%。按这种机制发生的病毒病可能还有白蛉热、马尔堡病、埃博拉病、淋巴细胞性脉络丛脑膜炎及人的艾滋病。最近几年在我国山东、浙江、福建及云南发现一种新的细菌性疾病,即巴通体病,这种病已被证实在我国云南省的大家鼠和板齿鼠中分离到 *Bartonella elizabethae*。后来报道这种病原体进入居民点感染了家猫,从而通过家猫使人感染巴通体病、猫抓热等。

(2)无毒力或低毒力的病毒经过适应性进化,增强了对宿主动物的致病力,引起临床发病,甚至暴发流行。人类的轮状病毒、冠状病毒性腹泻、呼吸道合胞病毒、副流感病毒、流感病毒、腺病毒、冠状病毒性呼吸道感染可能与病毒在人群中快速传代有关。

(3)通过基因突变或基因重组产生新株、新型或新种病毒,引起新的疾病暴发。在动物病毒中,流感病毒最容易变异,在流行过程中,流感病毒血凝素发生点突变的积累,引起抗原性的微小变化,也就是出现抗原漂移;编码血凝素的 RNA 片段的全部置换,导致抗原性的大变化,即出现抗原的转变。通常认为流感病毒出现抗原漂移和抗原转变是造成流感流行和大流行的主要原因。

（4）机体和病毒相互作用的改变，导致新的病毒或新类型病毒的出现。这种机制常出现在有些疾病流行的后期，或者在一些经常出现流行的地区，由于机体与病毒已接触一段时期，或曾经与病毒接触时剂量不大，易感机体感染时症状轻微，病情缓和，病变不典型，在近些年来，这种症状被称为轻型或混合型，如果将这种轻型患者的病毒进行连续几代易感机体后，就会出现毒力较快增大，甚至达到强毒株水平。这种情况的出现还可能是与人群中进行易感人群的预防接种后可能产生免疫抗体有关。类似的情况还在麻疹患者中出现。麻疹是众所周知的急性传染病，但也有少数出现亚急性硬化全脑炎，这种患者早在7～10年前受麻疹病毒感染后成了免疫机体与脑组织中（患者脑中存在大量的麻疹病毒的核衣壳及脑组织中有麻疹病毒抗原）麻疹病毒感染的一种特殊的表现形式。

（5）近亲繁殖、品种纯化导致机体对某些病毒的敏感性增加，结果出现原来少见或不见的新的病毒。

（6）内源性病毒激活，产生感染性病毒粒子而引起疾病。

上述机制明显存在一些重叠或交叉现象，如人和动物的新的流感暴发，既可能是因为基因突变或基因重组，导致产生新病毒，也可能是原有病毒株由原宿主侵犯新宿主的结果（宿主诱导变异）。有的新病病原体很快在认为是新病的自然中发现了。

综上所述，所谓新病或又恢复出现的病（emerging infectious disease 或 reemerging infectious disease）的出现是完全符合疾病病原体的生态学规律的（Elton，1958）。在现代微生物检测技术不断提高的近代水平，运用分子生物学检测技术才减少或避免了许多疾病病原体不能及时被发现，而被临床上误诊为其他已知或熟悉的疾病。例如，21世纪初在美国西尼罗病侵袭到美国，最早被误诊为圣路易脑炎，最后才因病原体被检测出是西尼罗病毒病。

因此，自然界里的动物病，相当一些还存留在人类对它们还不了解的阶段，不管它的致病性是否变化。致病性的变化也会使某种疾病的病原体"隐藏起来"，当今鼠疫菌已出现这种情况。鼠疫菌在其动物病流行时期，是按啮齿动物—蚤—啮齿动物这样的循环链在自然界存在，但经过一些年代，病原体由于环境条件的变化其毒力下降，直到无毒力而进入流行间期，保存在土壤生态系中。至今尚不知道，过多长时间，它的毒力又开始通过进入啮齿动物—蚤—啮齿动物的循环链中而得到恢复和增强，以致一旦人类接触到这种情况下的鼠疫菌就可以被染上鼠疫病。但对这种情况应该明确，它只能在鼠疫菌分布区中出现。

毕竟人类对微生物的真正认识的时间还不长，还只是显微镜发明以后的事，时间虽已有近200年，但对自然界的微生物讲，时间太短。而作为人则是过了几个朝代。

例如，在苏联时期，医科院病毒所从1976年开始在全苏对病毒疾病进行调查，德·克·里沃弗在1984年报道了他们的调查总结。

下面将介绍的情况是与上述相反的。科学家在自然界有目的地去寻找、揭示野生动物中间存在的一些病原体，之后在附近城镇居民点中就诊患者的化验中证实自然界的这种病原体早已侵袭当地的人群了。

在很多病毒引起的人类传染病中，稳定的自然疫源地的存在，是由那些树病毒疾病引起的。同时，有些新资料指出肝病B群[嗜肝DNA病毒科（*Hepadnavitida*）病原体]和A群病毒的某些变种的病原体的自然疫源地现象可能出现。俄罗斯医学科学院病毒研究所自1976年已立为研究项目。在研究结果中，其主要部分已被安排作为寻找、隔离、识别及研究在自然界中获得的节肢动物和脊椎动物中的树病毒的特性，它不仅相当扩大了苏联地区这群病毒代表的分布情况，还可以扩大之前在其他国家知道的，但是在科学上是新的而且还可以扩大它们之中某些对人的病理情况。据 Львов 等（1984）报道苏联发现树病毒40多种，大约有1/3新的树病毒能引起人类疾病，有时还会造成大流行（表13-4）。在这方面最具代表性的算是当时还属于吉尔吉斯斯坦的伊塞克附近发现的树病毒，经研究结果属于布尼亚病毒科（Bunyaviridae）。该病毒最早是在1973年在蝙蝠及其特异性寄生蜱（*Argas vespertilionis*）中分离到。后来还不只一次从蝙蝠和鸟类分离到这种病毒，从蚊中也分离到（Карась，1978；Лак и др.，1978）。紧接着在1975年和1978年实验室证实伊塞克热在人间发病(Львов и др.,1979)。到 1982 年夏天来临之前伊塞克树病毒属于只引起个别人发病的情况,但到当年夏天和秋天在塔吉克斯坦南部,疫源地内无免疫人群总人数增加,结果出现了几十人次的流行暴发。调查证明,人们感染的季节与吸血双翅目的活动高峰相吻合。调查还证明感染的情况与建筑内有蝙蝠栖住有关。不排除感染与饮食途径被蝙蝠污染有关。与伊塞克树病毒相连的 Кетерах 树病毒在 Малайзии 的蝙蝠中分离出来。伊塞克湖紧靠我国新疆最西国境的昭苏-乌什县之西。

表 13-4　人类病中新树病毒的作用(苏联)

科	属	抗原群	病毒	人的病理意义				苏联的分布	在苏联分离出病毒的自然传染源
				1	2	3	4		
披膜病毒科	甲病毒	A 群	Семиики▲	+	−	−	−	哈萨克远东	蚊、鸟
			Кызылаган·	+	−	−	−	阿塞拜疆	鸟
			Сидбис△	−	+	−	−	阿塞拜疆	蚊、硬蜱、鸟、鼠
			卡累利热(血清)	−	+	+	+	中卡累利	—
	Фляв 病毒	Б 群	Тголинин▲	−	+	+	−	远东、卡累利岛	硬啤
			Карши▲	−	+	+	−	乌兹贝克、哈萨克	硬蜱、软蜱、鸟、鼠
			Павассан▲	−	−	+	−	远东	硬蜱
			Сокулук·	+	−	−	−	吉尔吉斯	蝙蝠
Reo 病毒科	Орби 病毒	Кемерово	Баку·	+	−	−	−		软蜱
			Охотский·	+	−	−	−	远东、卡累利半岛	硬蜱
			Вал-медани▲	+	−	−	−	哈土鸟	硬蜱
Picorna 病毒科	Энтеро 病毒	Энцефало-миокалдий	Сихоте-Алин	+	−	−	−	远东、土库曼	硬蜱、软蜱
				−	+	+	−	哈萨克	硬蜱、软蜱
布尼亚病毒科	布尼亚病毒属	加利福尼亚群	Тягиня	−	+	+	−	塔·阿·阿塞	蚊
		布尼亚韦拉群	Батаи·	+	−	−	−	乌克兰西	蚊、鸟
	未被鉴定群	Укунинми	Терпения Залива·	+	−	−	−	远东、卡利累半岛	硬蜱
		Сахалин	Сахалино○	+	−	−	−	远东	硬蜱

续表

科	属	抗原群	病毒	人的病理意义				苏联的分布	在苏联分离出病毒的自然传染源
				1	2	3	4		
Bunja 病毒科	未分群	未被分群	Парамуцир○	+	−	−	−	远东	硬蜱
			Иссик-кулы○	−	+	+	+	吉尔吉斯,塔	蚊、蜱、蝙蝠、鸟
			Тамды○	−	+	+	−	乌兹土吉阿	硬蜱、鸟食肉兽
			Бханджа	−	+	−	−	吉·阿·阿塞	硬蜱
			Раздан○	+	−	−	−	阿尔明尼亚	硬蜱
			Зевашцен○	+	−	−	−	阿尔明尼亚	硬蜱
			Арташа○	+	−	−	−	阿尔明尼亚	硬蜱
			Каспий○	+	−	−	−	阿塞土	硬蜱
			Хасан○	+	−	−	−	远东	硬蜱
			Баткин○	+	−	−	−	吉尔吉斯、乌兹别克	硬蜱
Rhabdo 病毒科	未分类	Везикул 病毒	Исфаган▲	−	+	−	−	土库曼尼亚	蚊
			Чим○	+	−	−	−	乌兹、哈萨	硬蜱、软蜱
			Бурана○	−	+	−	−	吉尔吉斯	硬蜱

注：▲为苏联新发现；○为科学上新发现；1.不清楚；2.人体发现抗体；3.个别病例；4.流行暴发

还有更多的发病情况,其抗原与辛得毕斯很近似的树病毒引起的疾病,是在1981年八九月出现的病例,发现于中卡累利的几个县(Вершинский и др.,1983;Львовд,1982;Львовд и др.,1983),以及与芬兰和瑞士相邻的国境地区(Brommer-Korven kantio,1981)。在卡累利出现的病例竟达到200以上,真正的发病数还不止这个数,因为还有不少轻型的病情不典型的和误诊的没有被统计。在芬兰实验证实有235人发病。根据血清学研究资料,上述流行病暴发的发生,证实为树病毒的病原作用,其抗原近似辛德毕斯病毒(披膜病毒科甲病毒)。它引起卡累利热的发病(芬兰叫 Погост 病,在瑞士叫 Окерльбо 病)。辛得毕斯病毒广泛分布于非洲。在苏联其分布区覆盖阿色尔拜疆和塔吉克斯坦。在该病毒的循环中有鸟媒性蚊和鸟类,即便记录过的,辛得毕斯病毒从蜱(*Hyalonoma anatolicum ana-tolicum*)和土尔克斯坦大家鼠分离出(данияров и др.,1980)。在塔吉克斯坦居民血液中发现辛得毕斯病毒的抗体(Горбеева,1982)。暂时只能假设,引起这样大的流行病现象在接近極地地区有卡累利热的自然疫源地。并认为这一地区正如在东欧和西欧那些在北欧营巢,冬天在非洲过冬的鸟类迁移的路线范围内,可以认为,正是这些鸟将病毒带入这一地区,而使这种病毒的种群后来在当地温血动物和节肢动物的一些种类之中保存下来。另一种观点认为,卡累利地区的森林经多年的经济开发导致近几十年出现啮齿动物、有蹄动物,甚至食肉动物的多度、分布的重要变化。这些变化可以作为自然疫源地内动物流行病过程强度变动的原因,疫源地的边界扩大了,甚至创造了地方病危险形势的双翅目媒介出现高数量年代。

Карась 等(1976)、Каримов 等(1980)、Каримов(1980)、Львов(1981)等认为可以确定:СырДарьи 热病原体的树病毒 Тамдк、Карши、Тюлений、Тягиня 对人有致病性。在人的血液中发现病毒 БханДжа 和辛得毕斯的抗体(Горъеева,1982;Громашевский и др.,1975;Закарян и др.,1980)。

病毒 Тамды、Карши、Тюлений、Бханджа 大多从硬碑和软蜱中分离出来,而病毒 Тягиня 及上述的辛得毕斯病毒大多从蚊分离,Исфаган 病毒则是从白蛉分离的(Гайъамовин и др.,1981;Громашевский и др.,1975;Закарян и др.,1974;Львов и др.,1971;Семашко и др.,1975;luvu и др.,1976)。

重要的在于破解密码 1983 年春天克里米亚出血热暴发时,在 Бухарск 省从 *Hyalomma* 的蜱中伴随着 КГЛ 的某些菌株分离到 Тамды 的菌株,但在这一段时间实验室的证明并未发现人群发病的情况。

病毒群引起的传染病占据自然疫源性疾病中的很重要的位置。不少资料证明,人源发生的 A 群病毒和从野生鸟类和哺乳动物中分离到的 A 群病毒之间没有原则上的差异。A 组流行病病毒进入野生和家畜动物的种群中,以及维持人类被大多由野生传染源分离出来的这群病毒的变体感染的情况均指出,存在着通过被感染的媒介的两方面的交替,独立的循环期和对于积极的重组过程建立起来的可能性,二者替换着发生。在基因一定的组合时基因重组发生中的一些能够成为料想不出的性质的新的大流行病病毒开山鼻祖。在实验中成功地模型可能产生人类亚洲病毒群的抗原相似体,可以消除发端于鸟类病毒群的作用。

后来,与分离自鸟及啮齿动物的肝炎病毒 B 相似,分离出 Hepadnavitidae 的病毒,要求研究者认真研究自然界中的这群病毒。

实际的保健工作人员在诊断和防治疾病时,甚至在进行卫生宣传教育措施时应该考虑自然疫源地性病毒疾病的新资料。

某种病毒是否会使人生病,是与人的个体免疫力有直接关系的。当人体的免疫力处于比较强的时候,就能够将侵入人体的病毒清除掉,一旦人体的免疫力处于不能清除侵入的病毒,如侵入的剂量很小时,都会出现与该病毒共存的局面,这时人体会对该病毒有隐性感染,人体虽未发病,但该人体已是病毒的携带者了。如果人体从未接触过该病毒,或者人体免疫力有缺陷,进入人体的病毒又达到相当的剂量,这时病毒的战斗力强过人体的免疫力,人体势必就会发病,出现疾病的症状。

2013 年在墨西哥出现的甲型 H1N1 流感患者多为身强体壮、免疫力强的中青年,那是为什么?专家是这样解释的,人体受病毒的侵袭后,人体的损害开始并不是由病毒直接造成的,人体的免疫力就像一堵防火墙,如果免疫系统被破坏,人体就首先遭到损害,因为人体受感染后首先启动免疫细胞杀灭病毒,当免疫系统处于异常情况下,免疫细胞可能释放过多,而杀死人体本身的组织,由于中青年身强力壮,身体系统更活跃,这种效应也就更明显。

墨西哥出现的甲型 H1N1 流感可能属于这样一种情况。人的流感病毒、禽流感病毒二者如果相结合,又同时感染了猪,猪就像一个混合器,病毒在猪的细胞内重新进行基因组合,形成一种新的病毒基因,它们在猪的体内疯狂复制,这种变异的病毒的毒力更强,传染性也特别强。

早在 1963 年 T. G. Hull 是这样写的,流感在猪已被怀疑为人间流感流行的来源,但还缺乏进一步的证实。

在 20 世纪后半期陆续发现了不少动物源性传染病袭击人类。

早在 50 年以前有的学者就说过:人对地理景观的改变,往往促使某些作为传染携带者的动物的繁殖和迁徙,从而引起新的疾病,即 E.H.巴甫洛夫斯基称为人为的自然疫源地的产生(Elton,1958)。这种情况,在那些不止有上千年的世界文化的发源地(如印度、中国、西亚、中亚、埃及等地)、栖居在城乡居民点与人杂居的动物,它们早就成为鼠疫、内脏利什曼病、鼠型及疱疹性立克次体病这样一些与人类发生关系的动物病的主要贮存者了。但在近百年来被人类经济需要开发的地理景观中，那些处于人类住地范围内，或它们的周围的野自然疫源地也正在发生特殊的"改组"。例如，苏联的蜱传脑炎的携带者森林硬蜱的聚生地在西伯利亚边区甚至在新兴的森林地带的村镇中的出现。这一情况是由于作为这种蜱的稚虫阶段主要宿主大型哺乳动物被消灭，或逃往原始森林深处，迫使稚虫不得不转向家畜寻求营养。

现在已有一些从事医学生态学的专家呼吁，要重视人类对地貌的改变(开发大自然、城镇的城市化和近代化、交通运输的密集、人类经济活动领域的扩大等都会改变动物、鸟类的栖息分布和生态习性。特别是人类居民点的扩大，给动物特别是飞行动物创造了良好栖息场所，使之接近人群，或者被人类携带到居民点，同时将病原体带到居民点。从而使动物病与人接触机会增大而出现人为的自然疫源地(巴甫洛夫斯基，1948；埃厄顿，1958；那乌莫夫，1959)。无须去列举别的国家的例子，只举我国近十多年发生的那场SARS(非典)，当年不到4个月先后在我国出现H7N9、H6N1，就说明不少自然疫源地性疾病已从遥远的自然界野外侵袭到我们居民点中来了。像有的专家说的那样，病原体从自然界中的生态系统深入人烟稠密的相当城市化的，甚至是进入由人类之手建立起来的城镇生态系，病原体很快适应新的生存条件，改变着人类与病原体接触的形式和它们传递的途径，导致严重的流行病学后果。

下面将举一个传统的例子，说明即使疾病距离居民点很远，也会有一些渠道接近居民点。

一个比较典型的，即由南美洲高大森林中居于树冠层的高空自然疫源地的黄热病竟然也会将其病原体传递到人类的居住环境——居民点中来。黄热病流行有两种形式，即两种不同的流行形式：城市型和丛林型。城市型通过埃及伊蚊在人间传播。丛林型在森林内通过森林趋血蚊与猴间循环传播。

城市型：非洲城市中埃及伊蚊很多。以人—埃及伊蚊—人方式流行。还有其他种的伊蚊参与，如辛氏伊蚊和 *Furcifer-faylori* 伊蚊。它们在非洲大草原和森林-草原过渡地区传播病毒。这一型能引起黄热病暴发流行。历史上记录的有：埃塞俄比亚1960～1962年；尼日利亚1969年、1986年；塞内加尔1965年、1979年；冈比亚1978年；加纳及布基纳法索1983年；肯尼亚1993年等。

丛林型：1932年在巴西首次发现，在美洲热带地区丛林型黄热病通过趋血蚊和森林中的灵长类动物持续传播，有时也通过其他丛林动物传播，丛林型黄热病周期性地从巴拿马、中美洲的丛林向外蔓延，在非洲热带地区病毒在非洲伊蚊与猴子之间循环传播，另一种非洲伊蚊辛氏伊蚊可靠吸人血和猴血为生而成为密林深处的灵长类动物与非洲村群落中人群之间的传播媒介，蚊子吸过带毒脊椎动物的血后在24～30℃，经9～30天人体外潜伏期即有传染性。环境的温度越高，潜伏期越短。人感染后第4～5天即产生抗体，其中和抗体持续存在，持久免疫，不再感染。蚊体内潜伏期可解释当一个城市已暴发流行本病时，为什么第一个人发病后到之后的一群人又出现发病之间有一段时期间隔。亚洲大部地区亦有埃及伊蚊，若有病毒传入，即可传播开来，但亚洲未发现黄热病。

这里主要介绍丛林型的黄热病，通过什么渠道将黄热病高层树冠的自然疫源地与地面上黄热病疫源，与居民点怎样联系起来？

在亚马孙热带丛林中，黄热病病毒的供血者是猿猴和南美洲各种典型的动物，如负鼠 *Didelphys*。

在丛林中，当出现村庄时，黄热病的病毒可以通过森林蚊虫媒介经猿猴传递给人群，因猿猴常常经乔木树冠层到地面上来。

猿猴还常常侵袭当地的农场，而这些农场又常常位于城镇附近。因而黄热病最终也就进入了城市，这时在城镇中病毒媒介作用又改由家蚊(*Aëdes aegypti* = *Aë.angenteus* Poir)来完成。

这样一来，人类患上了黄热病，不管是个别发病，或群体发病，实质上是一种次生的结果，是在自然疫源地中原发性流行的黄热病病毒的一种变异了的(包括人在内的循环周期)；但这种现象的次生性对人患上黄热病讲，没有改变其重大意义。

本 章 小 结

　　一、巴氏开宗明义自然疫源地性疾病指的是野生动物的一些动物病。特别指的是在一定条件下,可以从有病动物直接,或通过媒介传递(不包括未曾传递过的)给人类的那些动物病,并强调其中有些已被证实为传播性自然疫源地性疾病和人畜共患病。

　　二、巴氏学说原理研究的是给人类带来危险性的动物病(那乌莫夫,1959),也就是对人有重大保健意义中的一些动物病(Hull,1947,1975,1963)。

　　三、巴氏说过:"应该说,没有人类也就没有疾病"(E.H.巴甫洛夫斯基,1964,第111页)。自然界那些与人类无关的疾病(无脊椎动物的、脊椎动物的,甚至植物的、微生物的)与巴氏创立的疾病自然疫源地性学说所开展的研究内容风马牛不相及。巴氏传播性疾病自然疫源地性学说以人为本的见解非常明确。

第十四章　对自然疫源地性疾病及其
自然疫源地的管理

人类发现了自然疫源地性疾病及其自然疫源地,应不应该对它们进行管理,能不能对它们进行管理,这是一个比较复杂而又艰巨的任务。对这一任务不能望而却步。我们相信科学。全部科学的任务,归根到底都是为了保障人类的生存和发展及其经济建设。自然疫源地性学说的创立,至今已70多年了。它的基本原理已被世界从事预防医学和医学生物学等专家所接受,而且开展了对一系列自然疫源地性疾病基本规律和预防的研究,取得了可喜的成绩。今天完全有条件说,人类对自然疫源地性疾病及其疫源地应该进行管理,而且已基本积累了不少能进行管理的条件和经验。

这一章从两个方面来探讨这一问题:对它们进行管理有没有科学根据,或者说,自然疫源地性疾病是一个生物学现象,是一个特定的生态系统,对这一特定的生态系统管理有没有生态学的理论根据;另一个问题是怎样管理。

第一节　管理陆地生态系统结构
与生产力的生态学基础

一、自然界生态系统的现状

习惯上把生物群落看作一个网,其结就是物种的具体种群,是否对任何一个环节的破坏(或重大变化)会导致整个网的破坏(或改变)。或者相反,即生物群落(网,而不是链)网的结构保证了其稳定。实质上,食物网是异质性的(Paine,1988),它不是一个适于认识自然界中稳定性问题的途径。因此,系统中物种联结并非是讨论稳定性的足够详细的方法(Hastings,1988)。同时,生态系统更正确地应被看作组成其核心、外貌及生态学核心的相对不多的几个种的功能单元。这些种决定着该群落在生物圈中的作用。群落的核心为一些卫星种所包围,这些卫星种的数量变化(或种类组成变化)不会改变生物群落在生物圈中的功能地位,在很大程度上决定该生物地质化学的工作效率(Odum,1986)。

早在20世纪90年代就讨论过下述的许多问题(马德三,1989,1990)。关于生物群落结构如此牢固的观点,任何干涉其生活的企图只能导致生态系统的恶化,实质意味着对自然界认识的理想化。从逻辑上讲,类似的观点应该导致对有害类型(如参加到生物群落网中的动物传染病病原体、传播媒介及带菌者)斗争合理性的否定。对自然界理想化在一定程度上是一种心态理解。因为它只是对于生态系统的实际未加深刻研究而号召改造,改变自然界的一种回答。自然界的保护不是博物馆展品的保护。然而,现实世界是由开放的、远非平衡态的热力学系统组成的。它不能被封闭在玻璃试管中或实验室内。它们也受到经济和政治因素的强烈影响,而这很少被包含在科学家的模型中。因此,现实世界系统是不能用局部的方法来处理,也不能与经济和政治共同作用的系统相脱离(Odum,1986)。

当代人类不干涉自然界的生活是不可能的。人类对自然界的作用随着生产和科学技术的发展不可能不增加。Smith(1966)认为,人是地球上的统治生物(人与动物有本质上的区别),利用他的影响,对所有生命形式产生影响。地球上的人口,从早期的十几亿、二十几亿,到目前的70多亿,要解决不断增长着的世界人口(当然世界人口将住满地球表面的每一平方米是一种形而上学的看法)的衣、食、住和行等问题,不可能不触动很多生态系统。自有人类以来,有意或无意的,已绝灭了大量的植物和动物,不管地区性的,或者是世界性的,已破坏了一些生态系统,而且对在其需要中碰到的另一些生态系统给予改变。在我国的西南边陲想找到一个亚热带的原始森林作为中国科学院昆明生态研究所研究我国亚热带森林生态系统的科研基地,跑遍了现有的森林很难找到,即使有一点,也是面积非常小、非常局限。大多数现存森林几乎都为次生森林。因此,作者曾提出这样的问题,现在是否还有自然的(原始的)生态系统存在。南美洲、非洲等地区也许还能找到面积稍大一点的原始森林。但这些难得保留下来的原始森林(或其原始景观),大多被人类以各种不同目的保护起来,如公园、自然保护区、禁猎区等。严格讲,这种被人类保护起来的原始景观,已不再是自然的了,它已变得多少有些畸形。真正自然界的原始森林(或景观)应是开放性的。它的物质流、能流、基因流和信息流是与其外界环境保持着动态的平衡。

为什么地球上很多原始森林变成次生林,这有一个人类利用自然资源的长远过程史。

人类社会出现后不到一万年,特别是近几百年,为了生存、发展,要向环境索取资源。早期人口稀少,人类对环境的影响不明显,在相当长时间,自然环境还主宰着人类的命运。到了"刀耕火种"的时代,人类为养活自己,求得生存、发展就开始了毁林开荒,发展农业,在一定程度上破坏了环境。出现了人为因素造成的环境问题。早期,生产水平低对环境的影响不大。到了产业革命时期,使用了机器,对环境的影响逐渐增大。到20世纪,人类利用、改造环境的能力空前提高,创造了巨大财富,同时严重的环境污染和生态破坏随之出现。

人类近一个世纪以来的经济活动确实对整个地球的生物圈、大气圈、水圈等造成了极其不平常的影响。海洋中已经接受到人类造成的大量污染物,受污染远远超过容许的范围。空气污染影响生态系统,干扰它们的自然功能。甚至所谓的荒野地区,不管有多远、海拔有多高,包括喜马拉雅山麓在内,都在不同程度上受到影响。

人类对环境索取资源,已经到了严重破坏环境,破坏人类赖以生存的家园的程度。大自然的报复在全球出现,人类生命和健康三大要素(水、大气、食品)、土壤、垃圾、太空等被污染;全球大面积生物资源衰退,全球出现温室效应,臭氧层破坏,酸雨不断,成为全球三大环境问题,引来土地沙化、沙尘暴、洪旱灾害频发,城市和城市人口无计划的增长、噪声、放射线、雾霾频发等的环境污染,使人类认识到环境污染的严重危害性和环境保护的重要性,认识到人类必须合理开发利用自然资源(生态、生物、矿产三大资源),保护大地绿色屏障(森林、它是制氧工厂、水土保持、涵养水源等),保护珍稀野生动物,改变那种对自然资源掠夺、破坏式的经济——"牧童经济",尽早创建新兴生态的"宇宙飞船经济",控制城市发展和人口增长。

因此,当前地球上各种类型的自然生态系统,可以说都在不同程度上遭到了破坏,难以保存它的自然性了。

自然生态系统遭致不同程度的破坏后,还能恢复吗? 这里需要了解一点关于自然生态系统的历史,也就是它从产生后的命运。

二、生态系统的进化史

地球上,至今还没有发现任何实例,它们的进化(指生物的)或演化(指非生物的,实际也应叫进化)是单独进行的。生态系统的进化,不可能离开地球的进化(即环境的进化)。两者的关系是非常紧密的(张昀,1998)。

早在隐生宙之前,即距今46亿年前,宇宙中发生了许多事情,当中曾发生许多星体爆炸,爆炸后期,在某一行星周围不断聚集大量的尘埃和气体,最终形成了地球。当时的地球上含氧量太低,令人窒息,还不具备生命物质存在的可能环境。

地球的表面有陆地和海洋之分。海洋占地球表面的71%,总面积约3.6亿 km^2。海与洋不一样。洋的面积大,占海洋总面积的89%,彼此相连,水深均在3000m 以上,水温及盐碱度较恒定,不受大陆的影响;海的面积只占海洋总面积的 11%，水深一般都不到 3000m，水温及盐碱度受到大陆河流季节变化的影响。

漂浮在地球表面的陆块，其中一些主要的陆块，开始接近，合并成了一块超大陆，又叫泛大陆。

到了中生代，巨大的泛大陆开始分裂，分裂过程贯穿整个三叠纪，即距今 2.5 亿年，泛大陆从开始分裂直到侏罗纪，即距今 1.95 亿年时期，在继续分裂期间，在漂流的陆地之间形成了海洋。分裂活动一直继续到白垩纪，即距今为 1 亿 6500 万年前~4500 万年前时，泛大陆已经分裂为现在各大陆。为了在本书有关章节讨论疾病的起源，应介绍关于地球的七大洲、相当吻合地拼合在一起，其中北美洲和南美洲、亚洲和大洋洲、欧洲和非洲、南极洲在前三对之南。后来 7 块板块逐渐发生断裂，结果成为当今地球上的七大洲。

经过约 8 亿年的地球的逆转，即到了距今 38 亿年时，地球上产生了原始的生命物质，生命现象在地球上出现了。

在地球形成以后，地球曾发生过多次灾变，每次灾变都曾引起地球环境大改变和生物种类的大替换，因此引起在大范围内的生态系统的重建，地质史也就记载了生态系统出现过的一幕接一幕的演变，每一幕都曾有不同的环境和不同的物种，表现得很明显。根据古生物学、古环境及现代类似环境生态系统的比较研究，可以划分出 5 个生态系统的进化幕（张昀，1998）（表 14-1）。下面对 5 个生态系统的进化幕作简要介绍。

表 14-1　生态系统进化阶段（幕）（仿张昀，1998）

地质时代（同位素时间）	全球环境特点	生态系统与生物进化事件	生态系统结构	有机物生产者	底栖	浮游	消耗者
太古宙早期（38 亿年前~35 亿年前）	地壳和原始海洋形成大气圈缺氧，海水温度（≈80℃）是还原性的，海底水热活动强烈	生命起源，最早的微生物生态系统建立	化学自养细菌（利用甲烷、氢）	无	无	异养细菌（?）	海底水热喷口附近
太古宙至早元古代（35 亿年前~20 亿年前）	大的稳定地块形成，伴随陆棚扩展，海水温度下降	光合作用起源，光系统Ⅰ光合细菌和蓝菌出现和繁盛	光合细菌和原始蓝菌为主	无	无	异养细菌	有光带与浅海底
中元古代（20 亿年前~10 亿年前）	氧气圈形成，大气自由氧增多，臭氧层形成，海相碳酸盐形成沉积，海水温度继续下降	真核生物起源，蓝菌、真核藻类释氧的光合作用为有机物生产自由氧的来源，浮游生物出现和繁盛，生物礁出现	蓝菌为主，光合及化学自养细菌	真核单细胞藻类，蓝菌	异养的单细胞真核生物（?）	异养细菌	
晚元古代（10 亿年前~6 亿年前）	大气圈含氧上升，CO_2 下降，全球降温和冰川出现，海平面出现大变化	真核生物性别分化，减数分裂和世代交替出现，后生动物、植物起源，叠层石的蓝菌衰落	原植体植物为主，蓝菌、光合细菌、化学自养细菌	真核单细胞藻类，蓝菌	无脊椎动物，原生动物，真菌	异养细菌	
显生宙（6 亿年前~现代）	陆地土壤形成，大气圈氧含量上升，全球气候分带，环境分异	陆地维管植物和脊椎动物起源，陆地生态系统建立，动植物歧异度增大，物种替代频繁	陆地维管植物，海洋底栖藻类	真核单细胞藻类，蓝菌	海洋陆地后生动物，原生动物，真菌	异养细菌	

（一）太古宙早期（38 亿年前~35 亿年前）

这是至今所知地球上最早的生态系统，它无论在构成生态系统的生物因素和非生物因素上都是最原始的。非生物因素方面：地壳刚形成，整个地表尚缺氧还原性大气开始向 CO_2 的酸性大气过渡，海水仅有 1000~2000m 深，水温高（>80℃）；这时与非生物因素相适应的原始生命仅是一些化学自养的嗜热古细菌（achacobacteria）或真细菌（eubecteria）。据前寒武纪微生物化石群及古环境的推测，当时的微生物生态系统只能处于海底水热喷口附近。生态系统生物成分只能是有机物生产（化学自养细菌）和还原分解（异养细菌）两个部分。

（二）太古宙至早元古代（35 亿年前~20 亿年前）

这时地块稳定,出现陆棚及浅海盆地,环境变化大,CO_2 下降,但仍缺氧。据稳定碳同位素分析及当时已出现叠石层,说明地球上已出现光合作用的生物,但还不能产生氧,推测当时微生物生态系统已由深海水热喷口向上扩大到浅海有光带。故这时是以不生氧的光合细菌为主体的浅海微生物生态系的形成和发展。

（三）中元古代（20 亿年前~10 亿年前）

出现了生氧光合作用的蓝菌和真核藻类,就是这些微生物碳酸盐的沉积,形成了叠石层生物礁,氧化大气圈、CO_2 含量下降,水温及气温下降,出现臭氧层,太阳紫外线减弱,海水表层有异养生物,浮游生态系及蓝菌叠石层礁生态系的发展。

（四）晚元古代（10 亿年前~6 亿年前）

CO_2 的急剧下降,气温下降,出现冰川,海平面及海水化学变化,造成蓝菌叠石层生态系衰落,发生了生命史上第一次大规模物种绝灭及适应辐射。出现后生动植物,海洋生物进一步复杂化,物种多样性增大,生态系统的物质能量转换的层次增多了。

（五）显生宙（6 亿年前~现代）

陆地生态系统,海洋生态系统在地球环境的分化前提下各自发展,生物与环境的相互关系明显加强,生态系统的自我调控的能力逐渐增强,系统内物种竞争和相互的依存的关系加强,物种绝灭和物种形成的速率增高。在显生宙期间,生物的繁荣和衰落形成一种有规律的交替出现。每隔一段时间发生一次较大规模的绝灭。绝灭的原因,多认为是行星撞击地球引起的。因而天文界出现一些假说,如 Alraez L.W.等提出由于小行星撞击地球引起晚白垩世恐龙及其他一些生物集群绝灭,这是动物界发生的一次较大的变化。中生代恐龙的灭亡,也有反对是由行星撞击地球引起的。因为另一种观点认为是恐龙食物资源消失引起当时遍及海陆空、不少于 1000 个属的恐龙灭绝,其中大型恐龙的数量可能有 2000 多万头。从科学的角度出发,行星撞地球引起恐龙消亡,只是空穴来风。不可能发生行星撞地球的惨剧。但中生代的恐龙毕竟灭亡了。确切原因还是一个谜。

如果说上面说的都是地球很古远时发生的生态系统的变化,在以后还有变化吗？还有。在泥盆纪时,南美东部、非洲和大洋洲大部,以及印度在内是连接在一起的,直到石炭纪和三叠纪时还连在一起。之后由连接的领土向海洋深渊下沉,致使非洲从南美洲分离出去。今天非洲沿岸中央西部凹地（黄金海岸及尼日利亚）有一块黄热病的自然疫源地。而南美巴西西部及南部地区,也有一块黄热病的自然疫源地。因此有些流行病学家同意德国气象学家魏格纳关于南美和非洲两块大陆是由一块大陆分割而成的两块大陆的大陆漂移学说,而承认非洲的黄热病是由南美黄热病疫源地分割而来的。非洲与南美洲两块面对面而又相距很远的大陆上的动物区系和植物区系中有许多共同性存在。由于这样大的地球表面的变化引起当地生态系统的变化那是肯定的。但分开后的两块大陆相应地段上的生态系统,又各自根据其环境条件形成自己后来存在至今的新的生态系统了。

同样地,美国的圣路耶脑炎病毒、日本诸岛的日本脑炎病毒及远东的森林脑炎病毒也是亚洲和北美洲之间有陆地连接时的一个遗迹吗（依·恩·巴甫洛夫斯基,1948）？果真如此,说明地球板块的漂移,破坏了连接时的脑炎病毒占据的自然生态系统,而且在断裂后形成的亚洲远东、日本诸岛屿及北美三地形成新的自然生态系统中产生新的病原生物群落,产生 3 种脑炎。

冰期对陆地生态系统的影响也是很大的。地球史上曾发生过距今较近的 3 次大冰期。震旦纪大冰期、石炭-二叠纪大冰期和第四纪大冰期。距今 9.5 亿年前~7 亿年前衰旦纪,地球上许多地方覆盖着厚厚的冰层（几百米至上千米）,从西伯利亚到我国北方长江中下游,从西欧到非洲,从北美到澳大利亚均为冰层覆盖。距今 2 亿年前的石炭-二叠纪时南半球和澳大利、南美及非洲为冰层覆盖。到第四纪大冰期是距今最近一次冰期距今 200 万年前。这次冰期较复杂,冰期长且出现温度相对较高的温暖期,称间冰期。第四纪时期曾出现过 4 次寒冷的冰河期和 3 次温暖间冰期,赤道附近、我国长江流域和西南地区山地均有冰川活动。

地球上的冰期,使气候变得极端寒冷,因而在地球地表形成广袤的冰盖。当冰河期结束后,间冰期开始,这时整个地球气候回升,冰慢慢消融,巨大的冰川逐渐向北撤退,中低纬度的植物重新泛起新绿,树林中的各种动物也开始活跃起来。地球上如此巨大的变化,对生态系统的影响是巨大的。

以上是长达45亿年地球的发展(进化)史,也是生态系统的进化史,它与生命和人类在地球上的出现是协同的,人类有了赖以生存和发展的家园——地球的自然环境。遗传学家在21世纪的头十年中发现,人类在非洲与类人猿分道扬镳以来已丢失了3.5万个基因,与古人类的基因组相比较,人类离开非洲后,由于向全球散布、迁徙、人种间的杂交乃至近亲繁殖,已丢失数万DNA。因此,现代人类的细胞里拥有的遗传信息,实际上已远不如古时的亲戚了(英国《每日邮报》、美国《科学》,2015)。

以上资料说明地球上所有生态系统中的生物(动植物及微生物)、非生物(山川、地形地貌、海河湖沼、土壤气候等)都处于变化之中,包括人类。

三、生态系统的恢复与重建

由于出现了全球性或局部性的被人为影响了的生态系的大规模的变化,人类已对其进行管理,或者在某些方面能干扰自然过程,从而提出需要进行不同的生态再发展(eco-redevelopment)。这种措施对各种类型的自然环境都是适用的。这是建立在对生态系统充分认识,了解了生态系统的巨大复杂性及它的抵抗力(或抗干扰力)及恢复力(Odum,1986)的理论基础上提出的。生态再发展指的是对生态系统的再发展,它的基本观点是恢复生态系统,并指出,这种活动始终要与社会机构密切联系,包括法律、管理和经济方面。并指出,所进行的再发展工作必须精心确定目标,而且明确,选择的目标并非总是要将生态系统回到原先的状态。

有的生态系统被人类的经济活动影响不是太严重,或者说生态系统的协调受到人类经济活动的干扰,如修建通往西藏高原的铁路线、在长江三峡建立水利大坝等,虽短时期内干扰了当地一些生态系统的协调关系,但当铁路、水坝建成后,经过一定时间,生态系统的新的协调关系出现,但这种能自然恢复的能力出现的当然不可能再是原先的状态了。类似的受人类经济活动影响的生态系统则是非常大量的曾经出现过,并将还会出现在地球上的普遍现象。

严重的问题,如像在农业上只一味地依靠化学防治经常可使产量暂时增加,从短期来看这是解决虫害问题的成功的方法。然而,除了所要防治的种作为害虫依然存在外,它们总是出现具抗药性,而且自然控制和机制遭到破坏,使得整个农业生态系统更加紊乱。只有在采用昆虫学家的"害虫综合防治"的整体方法以后才得以恢复。

当人类利用自然界时遭到大自然的报复,人类必须采取生态学观点,发展生态学的方法。正如前述,采取生态学观点,意思就是对待自然要有一个总体的系统的方法。生态系统是非目标的自组织控制系统,除反馈控制外,冗余度也提高了系统的稳定性,这种稳定性是建立在整个生物圈是由许多分散的亚系统的相互作用所控制这种概念的基础上的(Odum,1986)。

生态学的最终任务是建造具有高度生产力和稳定性的生态系统。自然生态系统的特点是具有高度的独立性、稳定性、抗干扰性和恢复力。从它产生时起,始终能处在一种动态平衡的稳定状态中。这与人工群落不同。人工群落值得怀疑它能否叫生态系统(Шварц,1967)。因为,一般来讲,人工群落具有较高的生产力。但它们自我调节和自我代偿的能力相对比较差。事实上,没有人为的保护,它们的存在是不可能的。在人工群落中,减少种的数量就会降低其抗干扰性。因为生物群落网越是松散,对个别结的解脱越是敏感。人工群落生产力一般是高的,其完整性受到组成它的各个种的特点所决定。由此不能得出结论,具有多种的生物群落不能具有这种高的稳定性。生物群落生产力最好的指标是消费者的生产力,即给人类最有价值的产品——动物性蛋白。因此,很多书本、文章传抄有关非洲稀树草原有最高的肉的生产力(达到$200kg/hm^2$)。但温带气候,老的生物群落的例子更可信。20世纪70年代,有不少报道关于北美西部森林-草原在旧石器时代到处分布着猛犸群,其生产力胜过当地现代全部哺乳动物,还包括44万群大角牲畜的生产力(Oh et al., 1970)。又如, Watt(1971)的报道很有意思,他认为野生有蹄动物的生物量,史前时期,在美国地区并不比当今的家畜少。如果想到被欧洲人消灭掉的无数野牛群,那就会很清楚,在我们面前就会有一些很好的例子说明,在北方地带最高生产力的稳定的生群落是完全可能的。尤其是这方面的材料,在美洲旧石器时代,甚至到了18世纪,美洲大陆还有2000万头野牛。后来由于野生有蹄类的绝灭,大量的草本植物未能被利用,从而使这些草被在过去维持动物生存过的地方腐烂。这些材料说明,北美大陆即使遭到这样大的灾变,当地自然生态系统仍然通过自然生态系统的自我调节和自我代偿的能力得到恢复,重建新的自然生态系统;而且诸如此类的自然灾变并未对人类的生存产生什么灾难性的破坏作用。自然生态系统不是孤立的,北美的太阳能可以发展丰富的生物群落。自然生态系统的进化不能离开地球的进化。

当然,生态系统的生产力取决于组成生态系统的动物和植物种类的特点。有人指出,一个种被另一个,即占据同一生态位(或者小生境),且在生态系统中能完成同一功能的种的代替,将导致食物链中某一环的生产力的增加,往往也会导致整个生态系统的生产力增加。生态系统的稳定性主要取决于种的、种群的综合。这毫无问题是正确的。因为生态系统作为自我调节系统,综合了低级单元——种群的自我调节系统。当然这种综合绝不能理解为总体等于部分之和,而是大于部分之和。因组分结合成新系统有突生特性。

还应该考虑到,对生态系统作用(或干涉)最可信赖的途径是改变外部环境。但根据所知原因,在极大部分情况下,这实际上是非常复杂、非常费时的,但不能说是不可能的。因此,我们将可以采用另一途径,即通过结构来对生态系统的生产力起作用。在有效的工作群落中,结构比较复杂,营养链比较长,增加着共生者的数量,其能量的利用是比较经济的,能量的级联是经过很多阶梯进行的。每一个联系的效率是高的。初级生产对总生产的关系相对地下降:同样一个初级生产维持着大的生物量。一些具有复杂结构的生态系统,对其结构的维持要求较少的能量。

大多数生态系统学派得出的上述这些结论暗示,为了提高群落生产力,可以通过对群落的结构起作用的手段。在生态系统中,食物链上每一环节上工作的效率,取决于优势种及其具体生活于该系统中种群的特点。这些特点中,首先不只是由外部环境(气候、地貌)的特征来定,还要由个别因素来定。这些个别因素,常常是非常特化和细微的(如饲料植物的化学性)。要调整它,可能已处于生物学发展的现代水平。另外种群生产力取决于它与个别动物生理特点有关的结构。对于这些特点,现在仍然可能起作用,即可提高生态系统的生产力。关于上面已经讲过的一般规律,应是解决这一问题的方向。

生态系统的生产力不仅取决于优势种类种群的生产力,还取决于其综合。这给群落生活定向作用开辟了开阔前景。正如Odum(1986)指出的,不仅要确定和测量大的和明显的生物量结构、能流和物质循环,还要确定和测量组成控制亚系统的关键的高质低能流。

作用的实质在于对其数量的调剂和驯化。但对这一问题早已知道的措施应该有根本的变化。当前,在其进行时出自具体种类:努力降低有害种类的数量,增加有益种类数量,如那些直接有价值的动物驯化。人类在这方面积累了大量的经验。Lever(1985)关于世界哺乳动物驯化(naturalization)一书中所列举的9目61种中,大多是有经济价值的,其中有蹄类30种,至今驯化成功的哺乳动物种类中有害种类很少。能驯化的动物种类在其他大分类群中为数不少。有关这一问题Elton(1958)已作了精辟的阐述。在最好情况下,要考虑驯化的附带结果。但除很少外,不考虑本地种或驯化新种的数量变化的生态系统效果。但对待问题的生态系统态度(即一个总体的,系统的态度)使从广泛角度达到调剂动物区系的数量和质量组成。这里要指出,新种的入侵(或本地种数量变化)可以导致完全自相矛盾的结果(Oza, 1980)。在生态上极相似的群落的引入导致群落的丰富,以及植物的进化。减少食肉动物数量,会使被捕食者的数量下降。增加肉食动物的数量,能稳定食草动物的数量。动物的保护导致它死亡率的增加。肉食动物能改变被捕食者的种群结构。饲料基地的丰富会使有益种类变成有害种。在系统中,当它们之间的生物学关系的规律还没有理解前,上述现象似乎是自相矛盾的。

鉴于上述的所有观点,有的国家,如苏联,对受人为因素影响而变化了的生物地理群落和人工生物地理群落已进行多年的观察和实验。生物地理群落学的研究工作致力于合理利用土地、水和所有生物资源,有目的地改造自然,保护和改善自然环境,制定了进行受人为影响而变化了的自然生物地理群落和人工生物地理群落的构成和动态规律的基础性综合研究,为此调动了他们国家 140 个科学、教学和科研应用机构而制定了翔实的科研课题。我国的科学家,在南水北调工程基本实现时,又提出东水西调的设想,即将渤海之水向新疆引进,通过用管道将渤海之水提升,再经内蒙古、宁夏、甘肃引进新疆的干旱地区。这是人类干涉自然生态系统的又一范例。建成后它不仅增加 15 亿亩①可耕地,更宏伟的是它将产生一系列生态效应。(土壤、气候、植被、微生物、动物等),很可能出现塞外江南的自然地理景观,作为我国北方一道绿色的自然屏障。因此,人们对于详细确定生态系统理论,帮助人类学会与其最终赖以生存的生物圈的生命支持系统之间的协调共存是完全能做得到的。

上述人类的经济活动对地球的生物圈、大气圈、水圈等的破坏,与在某些自然疫源地性疾病的防治中采取在疫区内对主要宿主、媒介动物的杀灭(不是灭种,只是除害)不能相提并论,二者有本质上的区别。前者是全球性的,几百年到几千年长时间的,后者在地球上非常局限,面积非常微小,时间上并非持续性的,二者不属于同一范畴。而且,后者是从保障人类的生存和健康出发,主要宿主和媒介,大多为害兽和害虫。从农、林、牧业讲,理应是被杀灭的对象,这些害兽、害虫的存在与否,对当地生态系统的稳定无足轻重,为了除害灭病,它们应该被杀灭。而且近百年来也没有见过,某地区因为疫区内对主要宿主、媒介的杀灭而引起当地生态系统的稳定性受到破坏的报道。动物流行病对控制系统中宿主动物的数量,以及对维持生态平衡的作用问题,在动物流行病一章中讨论。

第二节　对自然疫源地性疾病的预防和对自然疫源地的管理

对疾病的预防和疾病疫源地的管理,理应属于环境保护和管理。

地球是人类赖以生存的家园。对人类生存的地球环境的保护关系到人类的生存和安康。全球已经出现对环境采取盲目的、无计划的开发利用,包括对物质资源、土地资源、水资源等的浪费,三废排放管理失控等,使地球环境遭到不应有的破坏。

世界气候的变化原本是符合自然规律的,但现在,人类的活动在不断加速这个进程。人们的各种经济活动、全球开的车、使用的汽油、矿物燃料等产生大量的温室气体,这些气体被排放到大气中后,加重温室效应,促使全球气温变暖。科学家预测,在接下来的 100 年间,地球将持续增长约 5.6℃。

20 世纪地球的平均气温上升了大约 0.56℃。这个变化看起来不大,然而却足以改变天气形态和洋流方向。气温上升是全球变暖的结果。它使寒带冰川和两极冰原逐渐融化,导致海平面升高,动植物的容身之地日益缩小,许多动植物生存面临着严峻的挑战。除此之外,全球变暖还会令沿海地区暴发洪水,而内陆地区遭遇干旱,海啸、飓风、地震等自然灾害频发。全球变暖造成有些自然疫源地性疾病分布区扩散,给自然疫源地的管理增加困难。

从疾病自然疫源地性学说产生的历史可以看出,开展对自然疫源地性疾病的研究,其最终目的就是为了保障人类的健康和国民经济工作的顺利进行。因此,始终抓住对已判定的自然疫源地进行疫源地结构的深入细致的研究这一主要环节,才能提出对疾病的有效防治和管理。这在研究鼠疫、利什曼病、土拉伦菌病、蜱传脑炎等一系列自然疫源地性疾病的历史中充分说明,只有弄清楚疾病自然疫源地的结构,才会找到对该病的有成效的防治措施,即使这种了解是初步的,还须继续深入研究。整个 20 世纪的研究,人们在防治和管理

---

① 1 亩 ≈ 666.7m²

方面已积累了可贵的经验。

一、自然疫源地性疾病的预防

（一）预防的基本原则

习惯上将自然疫源地性疾病的预防称为非特异性的,以及特异性的综合性的预防。后来又根据动物流行病的具体情况,分为先期预防和紧急预防(伏·伏·库切鲁克,勒·洛兹基,1986)。先期预防指的是应用在动物流行病前期发展时所进行的措施,通过人工降低传染病宿主或媒介数量的方法,使其流行的强度和分布局限化;紧急预防指的是在动物流行病已经出现时的措施,这时的主要任务在于预防人或家畜受到感染发病。自然疫源地性疾病及其疫源地多种多样,在根据疾病不同(传播性的、非传播性的、寄生虫性的等)制订有效的防治和管理措施时,巴氏著作中鼠疫和土拉伦菌病的防治措施就有区别。反映出各有其侧重,不可能只是一种模式。

因此,巴氏在他辞世前最后一本专著的防治一章中提出对自然疫源地性疾病防治的基本原则包括:个人和人群的预防;药物预防;疫苗预防;疫区处理时对宿主、媒介的杀灭,以及改善环境卫生和居民卫生水平五道防线,目的是消灭病原体的综合措施。巴氏的这一综合预防措施,早在 20 世纪 60 年代 WHO 委托苏联政府办的 3 次学习班中已向来自全世界主要国家的学员作了广泛的宣传,博得了全世界同行的认同,从 20 世纪 60 年代至今一直都被各国同行结合自己国家的实际情况加以贯彻,没有见到反对这一基本预防原则的报道。以鼠疫为例,在不同国家的鼠疫自然疫源地的面积大小、鼠疫动物病流行强度、对人群的威胁等各方面都不尽相同,像苏联境内鼠疫自然疫源地的面积大、地区广、鼠疫动物流行强度大、对人类威胁大(我国东北、内蒙古的通辽有类似情况),美国的鼠疫动物病对人群的威胁不同于苏联、蒙古国及我国东北内蒙古的猛烈,因此它采取的措施又不同于苏联、蒙古国及我国采取的措施。因此在苏联对预防鼠疫的措施只作为参考。巴氏这一思想颇受欢迎。

对疾病的预防,所采取的各种措施,最终目的只有一个:如果人类赖以生活的环境中,或人(或动物)体内被病原体污染或侵入,就要想尽办法把病原体消灭掉。生命科学的先驱们,为消灭天花,绞尽脑汁。我国从古代想了很多办法,收效甚微,到了 1796 年英国德华·琴纳发明接种牛痘,直到 1958 年 WHO 接受苏联建议,展开全球消灭天花行动。1980 年 10 月 26 日 WHO 正式宣布:天花已在地球上被灭绝。巴斯德、柯赫等先驱的一生大部分花在消灭危害人类的一些病原体的研究。地球上人类的进化史中就包含人类与致病性病原体进行的长期搏斗史,因此人类(动物)身体有了一整套对病原体的防御机制(详见本书第三章),就是要将进入人体内的病原进行消灭。很多病原体进入人类死胡同与人一同死亡,也有病原进入人(动物)并不与人(动物)同归于尽如炭疽人(动物)死后,炭疽菌不会死亡,还保存相当的毒力,要通过另外的途径才会被消灭。任何致病性病原体都不可能是畅通无阻。动物流行病最终是要终结的。病原生物群落已经形成制约动物流行病的一整套机制。

最近,作者看到有的专家,在谈到有关自然疫源地性传染病的预防战略时的一种观点,认为自然疫源地性疾病预防的现代战略,最终不是归结为消除病原体,而是归结为人类无条件地预防传染时,保存病原体在生态系统中的作用。只肯定特异性预防,自然疫源地性疾病的预防唯一有希望的方法是接种疫苗。研究者认为"非特异性预防通常进行的目的,在于降低某些脊椎动物(它们是病原体的贮存宿主)和节肢动物(它们是病原体的传播媒介)的数量。应用于人类的住房和经济建筑,这种办法完全证明是有效的。但对于自然生态系统,即使在以前一些年代,应用这种方法,在抑制自然疫源地达到了正面的结果(如鼠疫、蜱传脑炎、皮肤利什曼),但在大多数情况下是不容许的。动物被根除,特别是形成景观的种类、结局,会导致整个生态系被破坏。最可作为实证的例子之一就是,目的在于遏制鼠疫自然疫源地,对旱獭和黄鼠的杀灭之后的草原生态系最深刻的破坏。对自然疫源地性传染病的预防主要的前景,依上述这种观点,不与特异性的或非特异性的预防手段和方法有关,而是与制订和大量采用个体防护的有效方法有关。以上观点非常明确,我们不想妄加评述。但它反映了当前确实存在着这种思潮,主要反对在自然疫源地的疫点内对宿主动物和媒介节肢动物进行除害性的杀灭。我们的观点,在本章的甲节中已非常明确,在此毋庸赘述。

1989 年我国颁布实施《中华人民共和国传染病防治法》,1991 年国家卫生部制定了《中华人民共和国传染病防治法实施办法》,两法为我国传染病的预防进行了立法。自然也是自然疫源地性疾病预防和管理应遵行的。下面所提出的一些预防和管理措施都应以两法为准。以贯彻预防为主,防治结合一整套综合措施。本书中所述的措施仅供参考。

自然疫源地内,一旦证实已出现了动物流行病,应对疫源地的疫点内及附近所有感受性的居民进行紧急预防措施。因为疫源地内正在流行的动物病对居民已形成了威胁。这时的主要任务是尽早划定流行范围,在此范围内进行预防人和家畜受感染发病。如果是荒无人烟的地区,则要限制人或家畜等进入疫区内的立牌警示,以防流行病扩大。

20 世纪 50 年代西方曾有专家认为,最近一个世纪全球的鼠疫动物病的流行处于平静状态。这种观点也不是没有根据的。从鼠疫史可知,历史上确有鼠疫并非连年不断地此起彼伏的暴发。各种不同程度小规模的流行是不会断的。但在公元 6 世纪全球曾暴发过鼠疫大流行,之后又相对平静了几百年,到 14 世纪又暴发世界性的第二次鼠疫大流行,之后又相对平静了几百年,到 19 世纪又暴发第三次鼠疫大流行。专家虽对 3 次大暴发的原因作了分析,但世界性的鼠疫出现相对的平静确是不争的事实。专家认为上述几次暴发均与人类的经济活动分不开,不是大面积地开发大自然,或大面积地区人类的兵戎相见,多年的战乱,甚至引发很多地区人员流动大,或是资本主义向海外扩张掠夺各大陆殖民地频繁的交往等因素造成鼠疫的迅速传播蔓延和强度加大。上述几次平息是几百年的漫长岁月,至少与鼠疫在鼠间的流行动态不会没有关系。因此几次大暴发和长期的流行间期不可能与自然界中鼠疫的流行与流行间期毫无关系。专家提出全球出现鼠疫动物病的平静状态应有其积极的意义。

为此,对人类近一个多世纪与鼠疫作斗争的经验不能不加重视。绝不能因为人类科学技术迅猛发展或人类生活水平提高,自然界猛烈的鼠疫动物病就不会有了,相安无事了,从而轻视曾用过的预防措施。因此,今天再重温过去曾用过与自然界中鼠疫动物流行病作斗争的一些主要措施,留给子孙后代作参考。有关章节还会讨论这一问题。

(二) 个人及人群的预防

个人及人群的预防,是对传染病,特别是烈性传染病预防的重要环节。包括在野外,在救治医院,在家庭护理,均应搞好与患者及被患者污染的物件的接触传染,或气溶胶空气传染、如非典、禽流感、埃博拉出血热等病流行时,个人及人群的预防至为重要。这是确保个人安全和防止疫情扩散的重中之重的措施。

1. 一般预防

这一任务中的主要措施,首先是对个人和人群进行保护,防止受自然疫源地内的传染性疾病病原体媒介的攻击,这是预防的最基本任务之一,如对于防止那些飞行的吸血双翅目攻击引起的疾病:疟疾、皮肤利什曼病、非洲黑热病、白蛉热、土拉伦菌病、日本(蚊媒)脑炎、淋巴细胞性脉络膜视网膜炎等,均应采取个人及人群对飞行媒介的防护,用防蚊驱避剂涂抹,甚至用防蚊罩等。

对于预防不能飞行的媒介(蜱等)应采取相应的措施。为了防止不能飞行的吸血节肢动物(昆虫和蜱)攻击人并预防人类患这些媒介能够传播的疾病,首先要考虑人和这些地区接触的程度和特点。因为接触的程度不同,有一时性的和经常性,以及与新的地区的接触,都决定着采取的预防措施的途径不同。例如,有的与这些地区接触只限于经过该地,但不在该地停留,或者只在该地区作途中短暂歇息,这与在这些地区过夜,以及在从事农事活动中短暂停留、从事野外考查途中过夜和在野外安营扎寨都有不同程度的接触和特点,采取预防的措施也就不能一概而论。不管在野外接触的程度和特点如何都应根据停留时间长短采取不同的个人预防措施。

一时性接触的个人预防措施:要穿特别的衣服或者将普通衣服的领子和袖口扎紧贴身,衬衣或外衣要插在裤腰内、裤管则应插入靴内,在裤管插入靴内之前,用白色长筒布袜的袜筒将裤管下段包裹好,并用长筒白布袜口的布带子扎好。中东非典流行期间,接近骆驼要戴口罩。

越来越多的事实要求,对那些尚未完全了解的新病的患者视为重要的传染源,必须做到强制性地收治病患者,进行严格的管控,防止疫情扩散。这是从曾发生非典、禽流感、埃博拉热时的教训中获得的经验教训。

2. 药物预防

药物预防是在已知某种自然疫源地性疾病正在流行时对易感人群的一种应急预防措施,也需要根据在疫区内接触的情况、不同疾病的潜伏期等决定必要的投药人群。

药物预防,如果掌控得好,确能预防发病,即使发病也能使症状减轻,甚至表现轻型病程。如果疾病明确,投药就既快而又有针对性。

我国贯彻三早制度,即早发现(患者)、早诊断、早治疗,收到了很好的效果,创造了我国在流行病出现期间,颇具效果的措施。

3. 疫苗接种

疫苗接种,早就被许多专家推荐,长期以来,疫苗接种在很多场合被认为是预防许多种传染病的主要方法。

预防接种是将抗原或抗体注入人体,从而在人体内产生对某种疾病的特异性抗体,以预防传染病,使易感人群能消灭人体内病原体而得到保护的一种措施。所激发的免疫力能够维持一段时间(几年甚至多年)。

当今,这种能对某种传染病产生免疫的生物制品的种类已有很多种,分为以下几种类型。

细菌菌体制备的菌苗,又分活菌苗和死菌苗,如鼠疫菌菌苗、布鲁氏菌菌苗、炭疽菌菌苗、土拉伦菌菌苗等。苏联早期使用过的鼠疫菌苗是用死菌制备的,所以效果不佳。后来改用活菌苗,是由琼脂上生长两昼夜的某种鼠疫菌的疫苗菌株与生理盐水混合的菌悬液制成。应用时按需要浓度用生理盐水稀释后便可使用。但因细菌置于生理盐水内很快会死亡,以致大大降低菌苗的效果,后来改用干燥保存法。之后广泛使用的EV菌苗,就是用鼠疫菌株制成的活菌菌苗。接种过后免疫性可保存6个月。之后又有"1.17"干燥活菌苗。鼠疫活菌苗使用初期是按皮下接种,然后又广泛使用皮上接种。后来又发展到皮内法、皮上法和皮下法,按说明,根据引起免疫性的强度,皮内、皮上法较皮下法优越。土拉伦菌也用活菌菌苗,对人完全无害,接种后免疫力持续5~7年甚至以上,因而苏联时期曾提出过在土拉伦菌病自然疫源地,可施行计划性预防接种。每5年再接种一次。

可用病毒或立克次体制备疫苗,如流脑疫苗、狂犬病疫苗、委内瑞拉马脑炎疫苗、东部马脑炎疫苗。苏联远东森林脑炎的预防疫苗在第二次世界大战前最早使用过(1939~1940年),经甲醛处理小白鼠,这种死疫苗的免疫原性,动物实验及志愿者免疫接种试验这一疫苗对机体无害,有高度免疫性,预防效果好。后来制备了紫外线疫苗、亚甲蓝光力疫苗,虽免疫效果好,但制备复杂,不能长期保存。后来用甲醛鸡胚疫苗,无论动物实验或疫源地的应用都说明了它的效果。欧洲很多国家在应用。还研究过一种甲醛灭活疫苗。我国制备的地鼠肾细胞灭活疫苗有一定效果,尚须改进。还有很多正在试验中的新疫苗。近20年来,还出现因病毒的变异,疫苗跟不上,而使流行不能很快控制,如禽流感、甲流等。

还可用细菌外毒素制备类毒素。通常用抗原物质免疫马或其他动物而得到的免疫血清,如抗毒素、抗菌血清和抗病毒血清及免疫球蛋白(Ig)等。

对在疫源地性疾病流行区内生活、工作(和平原地区的牧民、森林地区的材业工人等)的人群的预防接种,不同于平时对传染病的计划免疫,应根据实际情况(接触情况)有计划地进行预防接种。

同特异性疫苗接种的自然疫源地性疾病的特异性预防具有很重要的意义,如预防鼠疫、土拉伦菌病、预防脑炎的活菌苗,还有后来出现的一些新的特异性疫苗接种。

此外某些地区会出现,在一个地区内有不止一种自然疫源地性疾病的疫源地,而可能两三种自然疫源地性疾病存在于这一地区,即形成共轭疫源地,针对这种疫源地相应出现联合疫苗或菌苗的特异性预防措施。

由于在自然界中存在着所谓的疾病联合疫源地,即同时在一疫源地中有两三种自然疫源地性疾病的病原体,其中每一种疾病均由相应的供血动物和受血动物维持其病原体的循环。所以,无免疫力的人就可能在这种多媒性疫源地中由不同的媒介感染上两三种不同的疾病。因此就发生实践中的关于用活菌苗同时对两三种烈性疾病进行免疫的重要问题(最简单的形式是,两种菌苗——土拉伦菌的和布氏杆菌的——对豚鼠进行皮上或皮下接种而出现两种疾病病原体的抗体,结果对土拉伦菌病和布氏杆菌病产生免疫)。在进行两种疫苗混合时对豚鼠机体讲其反应并不比只用一种活菌苗的反应大。两种疫苗的混合称为联合疫苗。这种混合疫苗对人无害,而且能对两种疾病——土拉伦菌病和布氏杆菌病——免疫。可以用活菌苗对豚鼠土拉伦菌病和鼠疫进行免疫。还可以用活菌苗对豚鼠同一地区的 3 种疾病——土拉伦菌病、鼠疫、布氏杆菌病——进行免疫试验。

在活菌苗中减弱的微生物在联合疫苗中将其利用于豚鼠时并不相互干扰,还出现相互作用,即合起来作用;但抗土拉伦菌和炭疽的联合疫苗抑制生产对后一种病的免疫。所有这些试验只是建立抗各种疾病的联合疫苗的开始,疫苗的混合可以是各种各样的,这种方法为从各个方向进行实验性寻找开辟了广阔前景。

苏联伊尔库斯克鼠防所的 Э.И.Клеч 等(1961)企图制造对布氏杆菌病、土拉伦菌病及鼠疫有免疫的稳定性在进行上述组合菌苗后不久就用布氏菌感染豚鼠。

在进行病理形态学和细菌学研究时,这些作者得出结论,正如联合疫苗那样,单纯的布氏菌疫苗均能使豚鼠最多在一年半内对布氏菌病有一定程度的稳定性。对进行联合疫苗的动物的稳定性应比只进行单纯布氏菌疫苗要高。这说明,所形成的联合疫苗使鼠疫和土拉伦菌病被减弱的微生物促使布氏菌病疫苗向阳性方面影响。土拉伦菌病被减弱的微生物促使布氏菌病疫苗向阳性方面影响。

对这些工作的评价,E.H.巴甫洛夫斯基认为,如果上述这些实验能被利用为活菌苗,这一问题的科学基础就是他本人提出过的寄生群落理论。在联合疫苗中,在活疫苗中减弱的微生物彼此互不干扰地用于豚鼠,表现出相互作用,即综合作用。联合疫苗为了防止同时接种时相互之间有可能产生干扰作用,应将不同疫苗的抗原性进行强弱搭配,从而提高联合疫苗的免疫效果。

上述方法有的已经陈旧,应根据这方面的发展选择更有效的先进方法。

疫苗接种的最大难点在于某种新病出现后,严重地威胁着人群的健康,但针对新病的疫苗,一时还制造不出来,有时疫苗研制出来疾病流行已经接近尾声,甚至已经熄灭。

(三)疫区处理(或叫疫情处理)

关于疫区处理作者曾经经历过几种情况:第一种是作者在 1970 年整个夏天参加内蒙古鄂尔多斯鼠疫疫源地发生鼠间鼠疫流行时的疫区处理。在大面积范围内、短期通过灭鼠措施遏制当地鼠间鼠疫动物病流行的势头,目的是降低鼠密度,迫使鼠间鼠疫平息。为达到短时间、大面积处理,人力不够可以争取当地驻军支援。

第二种是新疆和田地区的洛浦,1974 年发生确诊鼠疫患者死亡。作者也参加了这次疫情处理。因为死者生前不久到过远离洛浦的喜马拉雅旱獭栖息地区接触过有病旱獭,回到家乡发病抢救无效而死亡。染疫的传染源远离洛浦。这时的疫情处理主要是对与死者密切接触者的观察和搞好环境卫生,家屋灭鼠、灭蚤消毒。

第三种是发现某地有病患者死亡,经各方面的分析可能与接触过鼠疫病(动物或人)有关,但死者遗体已被埋葬,为澄清死因,有必要对死者的遗体取材检验。这种情况也曾证明死者生前到过有鼠疫动物病的地区,从而证实这一地区当时确实存在着鼠疫动物病的流行。疫区(即疫源地内发现动物流行病在流行的全部区域,如以鼠疫病为例,在《鼠疫预防》一书中被译为鼠疫灶即全部疫灶)的处理,在可能范围内要尽快结束,不宜超过 10 天(《鼠疫预防》中译本,216 页),这还是 20 世纪 50 年代的要求。如今科技进步,这个期限只能缩短,更不宜再延长了。总之一旦在自然疫源地内发现有动物流行病流行,必须尽快将这一疫区(可能有很多疫灶或疫点)统筹消灭掉。

究竟采取什么措施,首先要根据自然疫源地性疾病的动物流行病规律,是虫媒性传染病,或是非虫媒性传染病。一般讲,疫区面积与疫源地面积相比是很局限的,更不能与宿主分布区相比。以鼠疫动物病为例,发现自然疫源地内有动物流行病的地区是很小的,首先要在鼠洞中灭蚤。如果这时是先灭鼠,则容易使蚤外溢向洞外四周扩散,所以先灭蚤后杀鼠。

早在20世纪90年代初,人们对控制鼠疫的传播已达成共识,是要控制宿主动物或媒介,或二者都控制(WHO鼠疫研讨会文集)。并明确迅速控制鼠疫暴发流行的第一步,至少要确定已知的地方性疫源地,尽可能地积累该地鼠疫的流行资料,包括过去暴发的季节性、宿主动物和媒介蚤的种类。

对于鼠疫传播的控制,20世纪50年代经过争论达成的共识是:现代对鼠疫的控制(即紧急预防)应将蚤列为主要对象,处理感染疫病或带蚤的鼠是第二位的,这种措施适用于疫区的紧急预防。应该明确,野鼠及其寄生蚤是较难控制的。但措施得力,方法正确,是可以控制的。

为了有效地切断蚤类的传播,应对疫区内蚤类对杀虫剂的抗药性进行检测。蚤对杀虫剂的抗药性严重地妨碍对其防治,因此定期对其群体敏感性测定很重要。这是检定用来杀虫的杀虫剂能否使用的有效标准,因为鼠疫媒介蚤中对杀虫剂抗药性广泛存在已是不争的事实。

在杀灭鼠洞蚤类时,针对不同的自然疫源地,不同的主要宿主采用的药物不同。20世纪80年代曾用"惰性"矿物——蛋白土粉杀灭大沙土鼠鼠洞蚤 X. skrjabini 取得一定效果。其机理是破坏蚤外壳角质层,使之迅速脱水死亡。这种惰性物质来源丰富,使用简单,又无DDT造成的环境污染的缺点,是一种理想的杀虫粉。后来也有用幼激素灭蚤,这是当时颇能鼓舞人的杀灭蚤的药物。用香茅醇醚可以影响 Ct. anisus 的变态发育。也有在现场采用三甲1,2烯酸丙苯醚(metopren)灭蚤。曾有的专家采用 metopren 和异丙苯醚(ckino-pren)杀灭 X. cheopis。使用 metopren 的浓度 1ppb① 时能完全抑制蚤的孵化,浓度为 0.2~0.6ppb 时可以抑制50%的蚤孵化。ckinopren 的浓度是 metopren 的1000倍。在使用时,曾比较过采用乳胶型,或是气溶胶型,认为气溶胶型的浓度,如为 12mg/m²,则经35天,抑制率能达100%的触杀效果最佳。

曾在中亚、哈萨克斯坦荒漠疫源地鼠洞深处撒粉80万 hm²,其中大沙土鼠洞占59.2%,喷雾杀虫烟筒D占34.8%,洞口撒粉占6%。在山地自然疫源地天山疫区旱獭洞撒粉150多万 hm²。这些大多为疫区紧急处理的措施。又如,在 Аксай 鼠疫独立疫源地进行净化,在疫区内进行了70万 hm² 的两次灭蚤。

值得一提的是,在天山旱獭洞灭蚤方法的应用中,制定和采用上述方面的成就起着重要作用。它不仅使地区鼠疫健康化成为可能,还有大的经济效益,即它能使有狩猎价值的旱獭小兽免遭屠杀(消灭)。鼠洞灭蚤确实有效。

(四)改善环境卫生和提高居民卫生水平

预防措施中很重要的一个环节是环境的治理,特别是青少年和游人们经常去的地方,少先队的营地、运动员的营地、职工休养所、疗养院、部队野营、自然资源开拓的地方(矿山、油井等),以及荒地中的住民地,如果这些地方已知有某种自然疫源地性疾病的地理景观,就要求进行经常化的卫生启蒙教化工作。

还要与那些旧生活习惯、饮食习惯(如喝生山羊奶等)作斗争,因为有些旧生活习惯容易引来和发生自然疫源地性的疾病。如非典发生时期,禁食野生果子狸等被检出阳性的动物,禽流感流行时禁食未经卫生检疫的死禽及活禽、埃博拉出血热流行期间禁食野外捕到的猴类、不采食原始森林中的野果、接触骆驼要戴口罩、不接触被埃博拉出血热患者体液(血液、体液)污染过的物体等。

上述工作无论从其复杂性和范围都是十分庞杂的,但是必须做。最好的方法之一是有各方面的专业人员参加综合治理,他们在兽疫地区预防人间疫情的发生。

(五)加强国境海关检疫

港口、火车站、航空站及城市里疫病传入的预防方法:①报告烈性传染病的初发病例;②医学检查;③对

---

① 1ppb = 1×10^{-9}

行李、货物及托运物品的卫生检查;④检出并隔离本病的患者及疑似患者;⑤监视接触过本病患者的人;⑥医学观察;⑦细菌学检验;⑧预防接种;⑨消毒与灭虫;⑩杀鼠。

一旦接到某些地区已出现兽疫或人间疫情则应注意所有由该地来的人及货物,特别是带菌动物可能由交通工具运来。

根据中国检验检疫科学研究院(凭样)20 年 7 月报道口岸疫病疫情防控形势日益严峻。凭祥口岸是我国通往东南亚最便捷的陆路通道,战略地位和经济地位十分重要。

根据航船将西尼罗热媒介从黑海带到美国纽约的经验,海关对牲畜运输中的消(毒)、杀(虫)、灭(鼠)不容轻视,要认真开展,严格把关。

(六)不同类型的自然疫源地性疾病的预防

1. 森林脑炎的预防

森林脑炎是一种典型的自然疫源地性疾病,它是靠蜱来传播的。在自然界中,森林脑炎的病毒是在其自然疫源地内的蜱或者野生动物的体内。在绝大多数情况下,只有人进入森林脑炎自然疫源地时,与媒介蜱直接发生接触,被带毒的蜱叮咬,才可能感染上森林脑炎。森林脑炎的自然疫源地可分成两大类型:即原发性的野生自然疫源地和继发性人为性自然疫源地(或叫经济疫源地)。

预防森林脑炎的重点在于施行灭蜱措施。同时开展社会性预防措施和个人的预防措施。

(1)社会性预防措施。①对新到疫区的居民进行疫苗接种。②在有蜱的地区、工作场所、路旁、小径旁喷撒除螨剂。若用 666 粉,1m² 用 0.5% 的 666 就可杀死蜱。最好在新植物出现前喷撒。③消灭饲养蜱幼虫和稚虫的啮齿动物。④清除森林中的倒树、灌木丛、树根及疏伐森林。⑤如需按置营盘,必须设在无林的平地,远离森林、沟渠、山谷及牧场;营盘附近不应有旧的干草堆、麦草垛和稻草堆,因为这些地方最容易聚集啮齿动物在其中栖住和作巢,常有蜱和   动物的其他体外寄生虫。⑥如人在当地停留时间比较长,就应该采用烧野火的方式,将往年植物留下的枯枝落叶烧掉,则能将其中越冬的蜱烧除,时间最好在当年青草长出之前的初春进行,但应防止引起森林大火,当精心设计。

(2)个人预防措施。①穿特殊的防护服。如无防护服,在野外工作时必须将裤管塞在靴里,脚穿长筒防蚤袜,上衣必须塞在裤腰内,袖口要扎紧,领子要贴近皮肤,如有驱螨网罩则应戴上且将肩部罩上。②工作间歇,要相互查看是否有蜱钩在衣服上,发现的蜱应被烧掉。③应养成不在草地上躺卧和睡觉的习惯。④不喝生山羊奶。特别是在那些有双波脑炎流行的疫区。此种病毒和蜱传脑炎病毒非常相近。

森林地区的经济开发具有巨大的地区健康化的意义,它能导致蜱传森林脑炎自然疫源地的消灭。通常在开发地区后 6～8 年就会没有蜱森林脑炎发生。因为人们的经济活动能极大地改变着周围的景观,使得原先的多森林的地方不再存在野生动物的疾病和它们的体外寄生虫,而这些体外寄生虫的体内过去却是森林脑炎病毒循环的优良场所。当然在对森林开发的初始时期是人受传染的最危险时期,这时开发大军、野生动物及它们的体外寄生虫有紧密的接触,人们最容易在这时受到传染,但多次试验成功的预防措施实行后,确能起到相当满意的预防效果。

2. 流行性乙型脑炎的预防

流行性乙型脑炎的地理分布比较广,它不但在亚热带、温带流行,而且在热带地区也能发病。蚊是自然病毒的贮存宿主,同时也是传播媒介。我国在福建地区从几种蠓(*Liasioheleia* sp.、*Culicoides* sp.)分离到乙型脑炎病毒。最早从麻雀分离到病毒,之后在家鼠、马、牛、羊、骡、犬、猪等家畜中发现感染,并呈隐性带毒,且在这些家畜间,几乎每年都有传播。但其自然疫源地内的贮存宿主是野生动物和野鸟。人进入疫区受染疫毒蚊叮咬后有可能得病。

流行性乙型脑炎流行的季节性很强,多在夏末初秋,但也有报道气象因素对本病的影响,有的年份,由于夏季炎热,8 月下旬雨量较多,病例出现得比较多,而有的年份,夏季气温低,雨量相对较少,仅出现少数病例。这主要取决于自然界蚊的幼虫、蛹羽化时间的早晚。至于在热带地区,流行性乙型脑炎流行的季节性不明显。基本上全军均可发现散在病例,这仍与当地蚊媒的生活周期有关。

防治流行性乙型脑炎的重点在于防除媒介,特别是必须施行杀灭幼虫的措施。

(1)在人群集体长期停留于发生脑炎的地区,杀灭积水(包括湖泊、湿地、树洞、街道的阴沟,能长期积水的容器等)中蚊虫的幼虫起主导作用。大水体可用有机磷类杀虫剂乳剂,小水体可用炼焦化煤油滴在水面,这一措施还可杀死蠓的幼虫。严格保护人工水池,防止蚊虫等幼虫在其中生存。

(2)杀灭蚊虫经常栖息地点中的幼虫,如野外地区、森林地区的杂草及灌木丛蚊虫滋生地,可用 DDT 或 666 处理。人群居住和工作场所尽可能除掉蚊虫隐蔽的条件。

(3)预防的另一重点是要对家畜、家禽、狗舍等的管理和杀蚊工作。农田中的大大小小的积水必须消除。

(4)对一些公共活动场所(公园、动物园、操场、港口、车站、地铁站、机场、城市轻轨道等)附近的杂草、积水等地都要进行防蚊处理。

另一措施是对过去尚未开垦的地区和有流行性乙型脑炎流行的地区进行个人和人群的预防接种,以提高人群的免疫力。包括采取主动免疫和被动免疫。我国已用于人及动物的主动免疫的疫苗已有灭活疫苗、减毒疫苗及重组疫苗,被动免疫为抗乙脑病毒免疫球蛋白。上述措施在预防流行性乙型脑炎中起到良好的效果。

3. 土拉伦菌病的预防

土拉伦菌病是自然疫源地性疾病。本病的主要传染源是啮齿动物(特别是普通田鼠、水䶄、小家鼠、野兔,甚至包括麝鼠和仓鼠),人感染土拉伦菌病是由于与病鼠和死鼠接触,或由于受到已感染本病的吸血节肢动物的蜇咬(蚊、虻、蜱),或由于人接触到受病鼠排泄物污染的水、食物、谷草或其他物品而被感染。因而人感染本病的途径是多种多样的:虫媒感染、接触感染、食物感染、呼吸感染,一年四季均有散发病例,偶有不同程度的流行,没有年龄和职业的区别。患病者为农民、工人、猎人、渔民、家庭主妇、学生等。故专家根据暴发的条件将其分为虫媒型(即经媒介发病)、狩猎型(猎捕水䶄时接触被污染的水及染疫猎物)、水型(渔民、水中工作等)、农业型(在搬运曾被疫鼠栖居过的谷草、草垛、蔬菜等而接触被污染的物品,或通过皮肤、眼黏膜、口腔黏膜、呼吸道及消化道黏膜侵入人体等)、家庭型(日常生活型)、打猎-食物型(猎捕野兔)、食品型及生产型等。

因此传染源复杂,传播途径多样化及人染本病的方式多样化是此病的特点。

本病预防的主要措施是对疫源地人群的预防接种。对本病预防用活菌苗接种是苏联科学家的杰出成就。预防接种只是对人群的一种预防保护措施,不能使疫源地健康化。疫源地潜在的危险仍然存在。消灭本病疫源地内啮齿动物及蜱,降低野地小鼠、田鼠的数量,认真遵守农耕制度,大规模开展狩猎减少水䶄数量,开展群众性的灭鼠灭蜱。再辅以其他措施,如对水源、商店、仓库、住宅的卫生进行监督。上述措施应在卫生防疫站的领导下由整个保健系统施行,对本病自然疫源地作动物流行病学调查,对主要传染源——啮齿动物的数量作预测,指导农业机构施行灭鼠灭蜱。

以上措施的实行能大大降低本病发病率。

4. 李斯特菌病的预防

李斯特菌病是动物病,它既具有自然疫源地性,又具有与人共栖性(Синантроиизм,有学者译为人间性)疫源地性。传染源主要是野生啮齿动物及各种家畜。人也是重要的贮存宿主。

李斯特菌从自然界的土壤、河水、污水、植物的腐烂物中分离出,但家畜仍是人体感染该病最危险的传染源。因而对家畜的管理和兽医检查,能及时发现李斯特菌病。

发现疾病后,必须按兽医学规定的全部综合措施处理,如对病畜的隔离和治疗,对曾与病畜接触过的健康家畜作预防接种,必不可少的场所消毒。有疫情的农场的饲养人员都须严格遵守个人预防规则。

屠宰场所屠宰的家畜应进行认真的兽医-卫生学监管检查,对其肉及其肉制品应进行认真的兽医-卫生学检查鉴定。

水源应保持清洁,防止牲畜、鼠类的侵入污染。

在居民点(乡镇、城市)内,应进行经常杀灭小家鼠及褐家鼠等的措施,在牲畜厩所、肉联厂、食品仓库、蔬菜贮存库等均应采取严格的防除鼠类措施,经常对其进行消毒杀菌灭鼠工作。消灭野狗、野猫。

为了消灭本病的自然疫源地,必须经常进行防除本病的主要保存者——普通田鼠、水鮃及其他鼠类,以防止这些鼠类大量繁殖。

要加强群众的宣传工作,改变旧的一些习俗,如对熟食品应再作认真加热防止二次污染,吃生蔬菜要认真洗净和浸泡。经常宣传预防食源性疾病的准则。

已经证实有些自然疫源地性疾病,还具有与人共栖性的疫源地性,如李斯特菌病、类丹毒等,它们的传染源主要是野生啮齿动物及各种家畜。

无论野生动物还是家畜都能成为李斯特菌病的传染源,在自然疫源地内,李斯特菌病主要循环于小的野生啮齿动物及食虫类动物、食肉类、有蹄类及鸟类,特别是普通田鼠、水鮃和鼩鼱。它亦传播于居民点的啮齿动物(小家鼠及沟鼠)。在郊区普通田鼠、松鼠常患李斯特菌病,在有的国家本病还发现于沙土鼠(*Tafera*)、野兔(*Lemus*)、林姬鼠、欧洲棕背鮃、浣熊(*Enof*)、臭鼬、狐狸、羚羊、雷鸟、鹧鸪等动物中。

动物间的李斯特菌病通常经过良好,只有那些机体抵抗力低的个体病种才出现恶化导致死亡。死亡动物的器官、组织、血液中含有大量的李斯特菌,如水鮃栖居的河水中能在夏季分离到李斯特菌,冬天疫鼠能污染田间麦草堆,鼠间大多吞食被污染的饲料或吞食病家鼠,也曾在蜱中不止一次分离出李斯特菌。

二、自然疫源地的管理

(一)疫情监测

人们多年对自然疫源地性疾病自然疫源地的管理已积累了不少经验。通常对疾病自然疫源地的管理,无论是对疫区处理,或是对疫源地的健康化,都必须做好对自然疫源地的疫情监视,只有做好这项工作才能决定是将其作为疫区处理或将其进行健康化。

在20世纪80年代人们都意识到加强监测系统的重要性,如在WHO组织的有关鼠疫病的研讨会上专家强调及时控制鼠疫的基本条件是必须有一个有效的监测系统(Gratz,1989)。有专家甚至认为:"近些年来,动物病和自然疫源地性疾病发病上升,决定了对这些疾病的防治措施进行改革的必要性(Кондрусев,1989)。他们在总结对布鲁氏菌病、鼠疫、钩端螺旋体病、炭疽、Q热、土拉伦菌病及出血热等病后,强调加强监管工作。

疫情监测的主要任务应是对已证实的自然疫源地中是否出现可能发生动物流行病的各种因素的监控,如影响宿主动物生存的环境条件的变化(温度、雨量、植被等)、宿主动物的数量(密度)变化(包括吸血节肢动物的数量变化)、宿主动物及媒介的栖息分布的动态、活动性、肥满度等的变化的信息搜集和分析,做出是否要及时采取对疫情处理。

疫情监测的另一主要任务应是对人间疫情发生的及时监控。人间疫情的发生出自两种情况,一种是患者曾到过已被证实过的疫区,另一种是经追踪患者发病前的活动地区并未被证实过是疫区,但经对该地区的调查,收集动物及媒介资料,检出病原体,最终证实该地存在着动物流行病。

以上两种情况一经证实,必须进行疫区处理。

对传染病的流行病学监视是当今实行防疫措施系统的重要因素。流行病学监视是合理计划的制订、实施和防治措施的效果鉴定的基础,还可以保证修正防疫措施和定期进行预报成为可能。

一旦发现动物病流行时,通常很不容易发现流行的起始时间,一旦发现,动物流行病已经流行一定时间了。因此对疫区调查应当是对人产生潜在传染的时间了,即出现动物病及时对感染人群为先决条件的传播媒介或传播因子的时候进行。我们可以来看看原苏联鼠疫方面如何重视监测。

在苏联的鼠疫防治机构有 29 个站和 6 个所,卫生防疫站中的 177 个烈性传染病科。这些机构经常起作用的自然疫源地监视系统便是动物传染病的流行病学监视构想的有效体现的一个例证。在保健部直属鼠防机构保持着高度的防疫常备性和机动性。在许多鼠疫防治机构中拥有一支具有高技能的、专家领导的、装备精良的、确保工作所必需的器材的专业队伍。这些防疫队在到达发生任何烈性传染病的疫区 5~6h 内开始工作。只有在当地各有关部门和机构,特别是兽医、医务工作者和有实践经验的工作人员之间,保证共同密切配合的情况下,才能有效地防治动物病。这种必要的配合有利于动物间和人的疫情交换,卫生防疫和动物病防疫工作措施的协调一致。

苏联早在 20 世纪 70 年代,就开始这实行疫源地登记制。那是在 1976 年 И.С.Солдаткин 和 Ю.В. Яуденчик 建议,从鼠疫自然疫源地对鼠疫动物流行病调查过程中所获资料进行收集,保存和整理的统一登记制度。所有鼠防防站都有十万分之一比例的地形图和空中摄影图。基层县(地方)的部门就成为收集、保存鼠疫自然疫源地的有关情报的最小的地方性的单位。基层县的最小面积是 85~100km^2。从 1983 年起,对所有鼠疫自然疫源地类型,也就是基层部门,实施正式的区域统计鼠疫动物流行病面积(Попов и др., 1983)。

由于实行了登记制,鼠疫自然疫源地动物流行病的活动性得到每月监控,这种监控已实行 30 多年了。因此,才能获得有关疫源地范围内按疫源地类型,各种自然的、人为的因素的影响,动物流行病动态的有价值的资料,也才能够开展在 П.А.彼得里谢娃领导下制定有关疾病自然疫源地性学说某些理论和实际上的原理(Коримова и др.,2010)。

预防境外动物流行病的传入的监视。这是一项必不可少的监测工作。当今海、陆、空交通的近代化和全球一体化,促使哪怕是距离相当遥远的国家、地区发生自然疫源地性疾病在人间的流行,过去要几个月才能传到其他遥远的国家,而今 1~2 天就可以从美洲传到欧洲、亚洲、非洲,甚至从墨西哥传到我国四川也只要 3 天时间。因此这道关必须把住。

(二)加强监控的控制中心

我国对自然疫源地性疾病的预防,最早应属于对鼠疫病的预防。并明确预防为主,防治结合的综合防治原则。还在 20 世纪 50 年代就翻译并出版了《鼠疫预防》(伏·依·费德罗夫,依·依·拉哥金,伯·克·费牛克著,1955,姚克成译,刘忠林校)。这本书的序言,是由苏联保健部防疫处处长伯·巴斯图霍夫写的,其中他写道"特别是注意预防问题"。第二章专门写的是鼠疫的预防方法,写得非常详尽。

新中国成立后,我国先后邀请了苏联的几个医学代表团来我国访问,最早几个为鼠疫病方面的专家,后来逐渐为多种自然疫源地性疾病方面的专家,他们每介绍一种自然疫源地性疾病,都要特别强调对自然疫源地性疾病的预防。因此我国对自然疫源地性疾病的预防工作从一开始就明确预防工作的重要性。

在我国首先开展的鼠疫自然疫源地性疾病。紧接着开展其他一系列的自然疫源地性疾病的调查研究工作,如流行性乙型脑炎、血吸虫病、肾综合征出血热、钩端螺旋体病、布鲁氏菌病、恙虫病、包虫病、炭疽等几十种,均贯彻预防为主,防治结合的综合防治方针。所列这些疾病中大多有地方性流行的特点,相对讲流行病的范围比较小,不会波及全国。

至于在全国范围、影响面比较大的疾病流行,首属 2003 年源于我国的那场至今让人心有余悸的严重急性呼吸综合征(severe acufe respiratory syndrome,SARS)。当时 SARS 病毒感染了全世界。5327 人被确定为非典或疑似患者,349 人死亡。对这种突然袭来的传染病,不要说广大人民群众没有这种心理准备,就连专业机构和人员也对这种突然侵袭缺乏应有的心理上的、组织建制上和采取措施上的各种准备。它促进了我国突发公共卫生事件医疗救治体系和疾病预防控制体系的升级。我国在 1998 年将美国疾病预防控制中心(Centers for Disease Control,CDC)模式引入我国。上海市率先成立了 CDC。上海市总结:1988 年甲肝大流行感染了 30 万上海人,CDC 成立后,在 2003 年,上海市的 SARS 出现时只感染几例。2000 年中央卫生部肯定了这个模式,并决定从省到县先后成立 CDC 组织。

　　CDC 这一机构的主要职能有：制定全国疾病控制和预防战略，公共卫生检测和预警，突发事件应对，公共卫生专业人员培养。在这个基础上结合我国实际不断更加完善、更加便捷的疾病预防控制中心。从 2003 年年底开始，突发公共卫生医疗救治体系建设正式启动。除将大量资金投放到中心城市外，重点改造中西部省市县三级传染病医院和紧急救援中心。从 2003～2005 年又支持突发公共卫生事件医疗救治体系、疾病信息网络体系、卫生执法监督体系、疾病预防控制体系建设和重大疾病预防控制工作的投入，到 2006 年我国卫生部宣布：中国疾病防控体系"基本建成"，特别是疫情信息报告系统更是发挥了重要作用。我国的传染病疫情直报系统已覆盖全国 95% 以上的县和 70% 的乡镇医疗机构。从根本上改变了过去那种逐级上报的局面。报告速度由过去的差不多要一周提高到只需 0.8 天。在我国幅员广大的国家疫源地，或基层发生的疫情能这样快速地上报到中央疾控中心 CDC 的确是一件大事。关键是国家大力投入建设了疾控系统疫情传递计算机网络。这当然只传递一些病例数字。在 SARS 期间，为了更及时更切实地掌控疫情的进展，光有数字还是不行的，中央卫生部紧急启动医院直接上网报告 SARS 病例及疑似病例机制，在第一时间就看到了具体患者的完整病情，并指导对与患者接触者的追防工作。并在 2004 年中央卫生部快速规划建设全国"网络直报系统"的投入运行。这样官方能把通报的结果及时向民众公告。这样做，能公开突发公共事件的应急预案、预警信息和应对情况，群众不会因为谣言和其他误传而产生恐慌情绪。当时正值北京柳絮乱飞，于是群众中流传柳絮也是带 SARS 病毒的媒介物，一经信息公告，这种谣传就得到了及时的辟谣和消除。

　　应该说理想的模式是疫情信息在 CDC、传染病院、综合医院之间充分共享，CDC 属于预防，后两者则是救治。只有这样，面对国家重大疫情和公共卫生突发事件就可以快速作出反应，也才能在整体的防控网络里，有机地、高效地、及时地发挥作用。前期的预防和快速反应以 CDC 为主，后期的治疗主要由综合医院和传染病院承担。

　　我国疾控体系的进步，如政府在应对甲型流感 H1N1 的工作，体现了我国通过应对 SARS 和禽流感在全国范围暴发流行的经验取得了长足的成就，结合国情将预防传染病的应对能力全面提高和完善，达到了世界的先进水平，已经能派出专业团队出国支援。

　　我们对 CDC 的认识是根据这一机构的主要职能的理解，其中提到："制定全国疾病控制和预防战略……"使人感到只笼统地提出对疾病的控制和预防容易对具有自然疫源地性疾病的自然疫源地的控制和预防措施的忽视等。如果发生的是自然疫源地性疾病，还必须明确控制疾病的自然疫源地内的动物流行病的流行。因为人间出现自然疫源地性疾病的疫情，主要是在自然疫源地内有动物病流行。

　　（三）对自然疫源地的处理措施

　　对自然疫源地性疾病的预防措施中，对疫源地的人群作预防措施，包括预防接种不能使疫源地无害化，疫源地潜在的危险还仍然存在，预防接种应看作在自然疫源地消灭（或处理疫区）之前，施行的临时性措施。针对各种自然疫源地性疾病具有的自然疫源地特点和采取不同途径使其自然疫源地无害化，是预防措施中另一重要任务。

　　对于存在着传播性疾病的自然疫源地的地区，可以是自然疫源地的部分（有动物病流行的地区）或者是整个的独立疫源地。这当然要根据传播性疾病自然疫源地的性质采取相应不同的措施。下面举几种疫源地为例。

　　例如，对鼠疫疫源地，临时性的或固定性的居民点内及其附近四周要除草，挖防鼠沟，破坏鼠洞，否则啮齿动物及其体外寄生虫能对疫区内的人进行攻击。这样做还可以防止那些在病原学和流行病学方面还未弄清楚的疾病对人的传播。灭鼠及灭鼠洞内的一些居住者，通常用氯化苦、二硫化碳、气雾剂，同时撒放毒饵和杀螨剂具有很大意义。特别在荒漠炎热地区处理某些皮肤利什曼、蜱传螺旋体病及其他烈性传染病，这些措施是非常必要的。

　　又如，蜱传脑炎疫源地，在森林，以及长满灌丛的地方有必要砍下层的树枝，这样可以破坏蜱传脑炎媒介蜱的生活条件（包括长有灌丛牧场的土壤的改良）。

在草原地带,有蜱传立克次体病的疫源地地区、临时的或者经常拜访的地区内,有必要在春季把干草烧尽,因为在这种干草层中有越冬且饥饿的雌蜱 Dermacentor。从秋季,或从去年夏季,这种蜱会被啮齿动物的立克次体病感染(在其稚虫时期吸血时),到了春季快结束时,或在下一年初夏人到草原时传给人群。

所有上述这些措施要求尽快在确定有存在传播性疾病媒介的地方,媒介在不同生境中,其生活周期的不同发育阶段采取措施;因此,要求医生、流行病学家、动物学家、寄生虫学家、微生物学家应该掌握有关的工作方法,及时对人群预防传播性疾病自然疫源地的无害化作安排。

在进行地区内有害动物的清除时,即在各部门用各种方法清除,且适合于清除不同的动物时,必须事先评估由各种观点制订的措施。

DDT 对蚊的影响很显著。DDT 的优点是作用时间长,特别对吸血双翅目的毒杀效果好。显然,化学防治能很快见到防治效果,但不宜在一个地区长期使用,易导致媒介吸血节肢动物产生抗药性,另外易造成对环境的污染,通常只在动物流行病猛烈流行,而且出现人间疫情,急需将宿主或媒介的高密度短期内降下去时采用。

使传播性疾病自然疫源地无害化或部分根除。所谓无害化主要指的是降低宿主动物,包括媒介的密度,使疫区内动物流行病停息,疫源地对人的无害,显然包括短期的(临时的)和长期的。

为了正确地进行预防,预测流行病学状况,扑灭自然疫源地,都必须弄清楚疫源地的境界。通常疫源地的面积是相当大的。因为疫源地范围应包括病原体生存最适的,以及最为不利的外界条件在内。病原体能在这一范围内不依靠外力,只依靠疫源地内的条件就能长期存在(历史性的长期,还可能是地质学上的长期)。人如何根据那些特征是自然疫源地的标志。动物流行病过程是人最容易识别的、最为清晰的自然疫源地的外部特征。疫源地内不同地段的动物流行病过程是不尽相同的,这主要是因为宿主和媒介的生物特点不同:生活习性、生物学时期、活动性、数量水平等因素,乃至五位一体的生物群落联系不同。表现在动物病流行的季节不同、年度不同、强度不同、流行所占据的面积不同,此外还有宿主所栖息的环境条件(气候、植被、降雨、坡向、水文等)不同。这些都决定着动物流行病流行过程的明显不同。因而对疫区处理,疫区的无害化处理措施也就有所不同。因此预防措施中最重要的一环应当是对疫源地的调查工作。对疾病的自然疫源地没有一个基本的了解,就着手处理疫源地,不但达不到要处理的目的(控制动物流行病的流行),反而会使动物流行病越来越严重。更谈不上要消灭这块疫源地,哪怕是面积极其有限,维持时间也不可能太长,都可能难以实现。

在防止自然疫源地性疾病的实践中,首先必须是对疾病在自然界中疫源地结构的确定,哪怕这种疫源地的结构已被人类的活动作了部分改变。疾病自然疫源地存在期间,相应疾病病原体的循环总是在不断地循环着。当然疫源地由于人类各种形式的活动可以发生并重新出现在新的地区(如引进牲畜,而这些牲畜中有的个体是疾病病原体的带菌者,当地之前没有这种病原体)。也还有另一种情况,由于某些自然条件的原因(因鸟类的迁徙或漂游而将病原体带来)或者其他情况都能使疫源地产生从头开始。

不管在什么情况下疾病疫源地存在的固有基础总是,疾病病原体存在着的循环未能间断,或者这种病原体循环过程的不间断性在过去没有的地方发生了,而且这个新发生的地方的生态-动物区系状况适合疫源地的出现和适合其长远发展。

因此,凡是企图对疾病自然疫源地所采取的无害化措施,以及之后根除疾病自然疫源地的措施,按疫源地存在的理论,归结到要用任何方法影响这一循环中的任一环节,包括用最新的科学技术措施。

由于疾病病原体循环过程的复杂性最终建立一些措施的系统性,这种系统性自然要随着疾病自然疫源地的性质,特别是要随着两种或三种疾病疫源地联合在一起的疫源地的性质而变化。这种情况早已在登革热、基孔肯雅病毒、圣路易脑炎和西尼罗病毒病等疫源地相重叠存在了。

这些措施的系统简略地由下述 3 种情况组成。

(1)其作用要能使宿主达到:使作为供血者的动物的数量下降到不具有动物流行病的水平,或在不同大小面积的一定地区内完全消灭这些动物；除掉直接对供血者动物影响外，对人居住附近的周围进行地方性驯化，以及牧场的土壤改造也有着一般意义。

（2）其作用要能达到消灭媒介。

A. 直接或间接地防止自然疫源地性疾病病原体的飞行媒介，形式则根据媒介的生物学性质而有所变化。

a. 防止营陆地生活方式或在陆地完成其全部变化的媒介，如白蛉（*Phlebotomus*）。

b. 防止那些个体发育时期与水池有联系的媒介，而在成虫阶段在陆上生活、空中飞行的，即营水-陆-空中的生活方式（蚊、虻、蚋、蠓）。

B. 对那些不飞行的陆上媒介（蜱）则是影响它们居住的环境。

a. 用 DDT 喷洒，森林中的活动被层下面的蜱能全被杀死。

b. 用杀螨剂处理牲畜应是媒介蜱正在牲畜身上时，即蜱在畜身上吸血时。

c. 牧场改良和调整牧场的使用；在有些情况下对牲畜使用能驱赶双翅目吸血昆虫的措施，必要时还要清除居民点及其附近的机械性的污染食物和环境的媒介［家蝇、胡蜂（Vespidae）、蟑螂等］。保护在兽疫存在的牧场中的工作人员免受媒介的攻击，如穿上涂有驱虫剂的特制衣服、杀灭与人共栖的啮齿类、堵鼠洞。

d. 至于鸟类中哺乳动物中某些种也起着传播媒介的作用，则按杀灭它们的方法处理。

以上这些活动都列入自然疫源地性疾病非特异性的预防系统中。遵守这一系统无疑能限制在疾病自然疫源地中媒介感染病原体的可能性。

与节肢动物作斗争，即与人的寄生虫和疾病媒介作斗争，其成功与否取决于对它们的生物学特点是否有正确的了解。这些生物学特点包括：生活周期、发育时期、栖息地点、隐蔽场所、行为特征、食物特点、对外界环境的反应、对毒物的敏感性，或对人类所施措施的反应等。在上述全部方面，各种媒介动物显然是各有春秋。至于防治方法，以及应用杀灭剂的选择、用量、时期、地点、对各种不同对象采用的方法常是非常不同的。

一个属的各个种其意义可能是完全不同的。*Wohltarthia magnifica* 的幼虫是人类和家畜动物的危险寄生虫，而 *Wohltarthia* 另一些种的幼虫寄生于一些昆虫中，*W. balassogloi* 则过着排泄物的自由生活方式。*Anopheleo* 属的一些种是疟疾的危险媒介，如 *A. maculipennis*、*A. supenprcfus*、*A. pulcherrimus*，防治它们，必须使用强有力的消灭措施，而对另外一些种（如 *A. algeriensis*）因不传递疟疾，防治它们没有什么好处。因此，究竟采用哪一种实际的方法，必须确定我们与哪一种有关。应该知道要防治的媒介动物的科学名称，它们在动物系统中的地位。

寻找或确定基础疫源地并对其处理。用扑灭基础疫源地的办法来消灭流行病的威胁比消灭动物流行病的方法要优越得多。后者需要在广大的区域内进行全面的、群众性的，有时还是反复性地扑灭传染性宿主及其媒介物的工作，它需要大量的劳动力和消耗大批物资，而扑灭基础疫源地则要经济得多。这就要求仔细研究疫区。特别是在动物传染病流行初期和末期时，发现过受染的每一块地方都应该当作可能潜伏性的基本疫源。已知疫源地内每一块地方（即使对它研究得不是很够）如果反复发现传染病，说明有相对稳定的疫源地存在。要注意这种地区，一方面进行经常性的预防措施，另一方面要发现其中的基础疫源地。

研究发现无黄疸性钩端螺旋体病在夏天疫区内春天湖水泛滥期，田鼠就集中到占全部面积 1%～2% 的地势较高地点，鼠密度猛增，接触频繁，鼠间本病流行增剧，甚至遍及全区，这时针对这种基础疫源地进行杀灭要比无边际的杀灭省事得多。

任何一种传染的自然疫源地的范围不会是一样大小的，因为不同地区里病原体生存的可能性不会是相等的。各种基础疫源地的稳定性是不可能一致的。动物传染病流行期与相对安静期的交替已为大家所共知，有时这种交替是有季节性的，有时这种场合则是逐年出现的，因此，调查工作中不要轻视这种现象，采取预防措施具有重要性。

最现实而又及时的措施，则是根据当时在疫源地内动物病流行（如鼠尸的出现、甚至逍遥型患病动物的出现等),善于及时标记地区,详细观察。划定预防措施的范围大小,如祁连山旱獭鼠疫动物病流行的发现,獭尸在地面出现非常明显的只在几条沟的沟口部分。这时就以这几条沟作为中心,适当向周围扩大一点范围,即可采取预防措施,不必把处理面积过分扩大。

三、鼠疫的预防

（一）鼠疫预防的法规

关于鼠疫的预防方法我国在 1995 年已制定了 3 个相应的中华人民共和国国家标准,它们是:①《人间鼠疫疫区处理标准及原则》。②《鼠疫诊断标准》。③《鼠疫控制及其考核原则与方法》。均已经国家技术监督局批准,于 1996 年实施。这是法规性质的标准,我国国内发生人间鼠疫疫情,必须按照上述 3 个标准进行。

（二）鼠疫自然疫源地的健康化问题

一旦认识到野栖啮齿动物及其体外寄生蚤在当地鼠疫的固着和分布上所起的作用,人们就会企图与啮齿动物(包括媒介蚤)作斗争来健康化 Оздоровление 这块被染疫的地区(疫源地)。这种企图最早还是在美国。可以说是最早的第一次尝试。那是在加利福尼亚鼠疫疫源地,时间是 1908～1914 年,对当地黄鼠进行消灭工作。这一尝试后来没有得到广泛的开展,甚至于人们对鼠防中开展灭鼠失掉了信心。这一疫源地后来的历史说明,所进行的工作并没有使当地鼠疫动物流行病停止和人间发病停止。其原因在于灭鼠工作的策略不正确,即只在动物流行病的地区进行,造成了灭鼠地段成了镶嵌分布。Creel(1941)曾批评该工作粗心大意。对消灭鼠疫传染源的可能性采取怀疑不信任的态度。当时很多外国的流行病学家的关注不是野栖啮齿动物及其体外寄生蚤的杀灭上,而是高度评价城市和港口的灭鼠作为预防大家鼠鼠疫的手段。

但迫于形势,美国也不得不对黄鼠、草原狗,阿根廷对豚鼠、仓鼠,非洲对沙土鼠,印度、爪哇、马达加斯加、夏威夷群岛等对各种大家鼠和大家鼠形的啮齿动物进行杀灭,但这些措施常是在小范围内的一种保护措施,显然对整个鼠疫地理疫源地的生存起不了什么影响。后来经过交流,各国认为应根据自己国家的鼠疫自然疫源地的性质特点,确定自己国家的措施。

1. 苏联鼠疫疫源地健康化的经验简介

研究疾病自然疫源地性的最终目的就是为了保障广大人民群众的生命健康,保障经济建设和社会稳定。因此,苏联首次向疾病自然疫源地提出挑战——净化鼠疫自然疫源地。这是人类破天荒的创举,其艰难前无古人。1960 年 M.Barltazard 在 WHO 一次政纲性会的报告中讲了这样一段话"鼠疫自然疫源地的根除,多难啊,这一任务花很高的代价,是国际性的义务,而且在这事业中苏联跑在最前头"。

苏联对自然疫源地性疾病采取健康化措施最早。Н.И.Латышев 在土库曼的牟尔加坡河川地一个重要的建筑工地周围进行消灭皮肤利什曼病疫源地的试验工作,是有目的有意识地消灭传染病自然疫源以健康化疫源地的一个例子。

有一个乡村,外来的工人患皮肤利什曼病的达到 70%,后来在该村周围 1.2km 的地区内使用了氯化苦毒鼠,填平了 50 万个沙土鼠洞,结果立刻就达到了下述两个目的:消灭了皮肤利什曼原虫的贮存宿主——啮齿动物;在白蛉的孵化地中消灭了媒介白蛉,同时消灭了孵化的滋生地。结果经过一年之后,皮肤利什曼的发病率就降到了 0.4%。

白蛉的数量降低到了这样一个地步,以至于当地居民已经用不着蚊帐来防止白蛉了。之后继续用一些辅助方法来加以巩固,这些方法措施要足以防止已经净化的地区再度为沙土鼠和其他的在动物传染性皮肤利什曼病流行病学上有重要意义的动物所定居。结束工作年底,又出现沙土鼠在施过毒的地方,但还未影响到白蛉数量增加到皮肤利什曼病原虫的侵入。为以后对自然疫源地性疾病疫源地健康化打下基础。

苏联对自然疫源地性疾病的自然疫源地的预防措施,自始都是健康化疫源地,可以说一直没有采取"根除"这一术语。以开展得早的皮肤利什曼病、鼠疫、蜱传回归热等病为例,一直是用健康化疫源地。这是专家经过反反复复的讨论定下来的。

到了 20 世纪 90 年代,又出现自然疫源地的遏制术语。这一术语的解释是:人为地降低疫源地的,或者降低疫源地的一部分的动物流行病的活跃性,目的在于减少人类感染的危险性。遏制的标准认为是要在一年的时间内,在该疫源地动物流行病积极性一个周期内,没有被染疫的患病动物(Кучерук и др.,1984)。作者理解,这一术语,本质上与健康化中的紧急处理没有多大区别。认为健康化疫源地的基本目的也是通过采取预防措施遏制住疫源地内现行动物病流行的势头,再根据疫源地内动物流行病暴发的强度,决定该采取多大面积的预防措施。

当我们回顾 1947~1948 年时,我国通辽的鼠疫动物流行病,自然界鼠疫动物流行病相当猛烈,两年夺走了 5 万多人的生命,每天死于鼠疫的人数 150 多人。通过采取大面积连片的灭鼠拨源的预防措施,换来了近几十年的平静。正如苏联,在 20 世纪 30 年代,里海西北等地的鼠疫动物病猛烈流行,疫区内居民受到很大威胁,而且动物病像潮水一样,一年一年地向当地居民点袭来,当地老一代居民苦不堪言。政府经反复讨论,采取大面积连片多年杀灭鼠疫宿主动物(包含蚤),也才换来后来几十年的平静。其他的我们无须多谈,就凭这两件事,提醒我们自然界或自然疫源地内一旦暴发鼠疫的流行,必须立即采取健康化措施。

但对鼠疫自然疫源地"健康化"的工作有作者在 21 世纪初的设想一文中提出鼠疫自然疫源地"健康化"通过杀灭啮齿动物和蚤及其他的工作是不成功的(Дятлов,1999)。作者未明确提出"成功"的标准。在最初设计对遭鼠疫动物流行病猛烈流行威胁到周围居民及经济建设而采取连续多年、大面积连片在疫源地中杀灭鼠蚤来求得疫源地的宁静和遏制鼠疫动物病对居民的威胁时,专家已说得非常清楚:杀灭后疫源地内鼠疫动物病对居民的威胁得到遏制,动物流行病基本熄灭了,在其边沿或死角中偶有阳性菌被检出,是如何巩固成果的问题。更重要的是 Б.К.费牛克特别提到当时采取这种措施,不排除今后一旦寻找到更新进、更彻底地消灭鼠疫疫源地的办法时,现行措施可以被置换。这是一种科学的负责任的专家之言。

苏联在 20 世纪 60 年代的某些年轻专家对当时净化疫源地有看法,认为当时那种鼠疫的局面为什么还要花工夫健康化。Ю.М.拉尔当时对他们提出批评,认为年轻的专家可能把当时的鼠疫形势误认为历史上大概也就是这样,而不知道历史上鼠疫涂炭人民的情况,他们不知道 60 年时的鼠疫形势是先辈们花了多少劳动换来的 60 年代的相对平静。那时不采取相应措施,不可能出现 60 年代的好形势。

2. 始终坚持进行鼠疫疫源地的健康化

早在 1914 年人们就讨论和制定了与黄鼠及其鼠疫作斗争的方案。但当时杀灭技术水平低和缺乏经验。在 1924~1928 年在下伏尔加和北高加索的某些个别地段上杀灭小黄鼠。因斯塔伏拉波尔边区和罗斯托夫东部地区暴发动物流行病,造成这两个地区鼠疫动物病暴发的主因是中间出现过小家鼠、田鼠不正常的大繁殖。加剧了在伏尔加-乌拉尔沙地年复一年地出现一些局限的鼠疫动物病,年复一年地发生人间鼠疫流行病的暴发。残酷的鼠疫动物流行病像潮水一样驶过这片沙地,当地居民苦不堪言。老一辈的居民还记忆犹新(Раллъ и др.,1965,第 242~243 页)。形势促使连片杀灭黄鼠的必要性。从 1933~1934 年与小黄鼠鼠疫的斗争就开始了大面积的杀灭工作,面积扩大到了约 $3.5×10^2$ 万 hm^2。主要先决条件的正确性是降低宿主动物的密度,切断它们之间的接触,防止动物流行病的发展。

通过观察,证明在小黄鼠分散栖息的地方没有动物流行病,从而使 Н.И.卡拉布霍夫提出,将黄鼠的密度降至每公顷一只(方法是反复重捕),维持于这一水平一段时期,之后,甚至在小黄鼠种群原来数量恢复时,也将是无鼠疫菌的。由于没有经验,势必造成了一些人力物力的浪费。如在完成了 $3.5×10^2$ 万 hm^2 中,投放了 11 700 多万个鼠洞,按 Н.И.卡拉布霍夫的计算其中只有 15% 的洞是居住洞,但战胜了大面积鼠的清除。到 1938 年,小黄鼠密度已很稀少了,疫源地事实上是熄灭了。后来的工作是巩固成绩。在 1946 年苏联采用新的毒药磷化锌并制成毒饵。1953 年将这种毒饵广泛使用航空投毒。这为后来,小黄鼠的相当面积,包括沙土鼠,其目的是维持里海西北部,以及伏尔加-乌拉尔沙地已健康化的疫源地中啮齿动物的低密度。

在山地和山地草原用气体方法杀灭旱獭,为了消灭这种大型而非常机警的啮齿动物及其巨大的洞穴,要求高剂量的溴甲烷。

　　由于面积大和速度加快,里海西北部的疫源地的活动性开始很快下降,经过 6 年后鼠疫动物流行病在这一地区停止几乎 24～25 年。但在远离这块疫源地东南边缘的黑土地,靠近前高加索东部地带在 1946～1956 年还有个别动物流行病的暴发。这是很难避免的正常现象,只能告诉人们疫源地健康化的艰巨性。

　　到 1941 年总计(初灭、复灭,有时多次灭)曾在 4400 万 hm² 面积上进行灭鼠,再加上 1942～1956 年的 1400 多万 hm²,则自 1933～1956 年灭鼠面积为 5800 多万 hm²。全部工作总地理面积大约有 1500 万 hm²。

　　在 1937～1938 年在伏尔加-乌拉尔沙地开始进行与啮齿动物斗争的实验研究。用气体、毒饵、细菌和机械方法消灭沙土鼠,后来推广到鼠疫宿主为沙土鼠的全部地区,而且都是大面积工作。整个工作几乎覆盖了伏尔加-乌拉尔全部沙地。从 1938～1958 年,曾在当地工作了近 2300 万 hm² 的沙地。在 1933～1958 年在当地黏土沙地消灭小黄鼠 800 多万 hm²,波及沙地以东、以北的地区。在一个河间地区内工作覆盖差不多有 3200 万 hm²。显然在伏尔加河右岸、河间地区按杀灭工作开展的程度疫源地内的动物流行病性开始明显下降。在该疫源地 1952 年从小黄鼠,1953 年从沙土鼠分离到最后一株鼠疫菌。如不考虑 1959 年在沙地的南部边缘卡拉巴德从子午沙土鼠分离出菌株,该疫源地确实出现了长期的间断。由于沙地复杂的景观,消灭沙土鼠的难度,因此当时并未认为伏尔加-乌拉尔疫源地已被消除。在个别地方工作次数不止一次,在沙地的中央部分大约 100 万 hm² 的面积从未受到杀灭。因此,在 1962 年 3 月在该地区南边地段曾在子午沙土鼠、柽柳沙土鼠中间频繁发现鼠疫动物流行病,还从它们的体外寄生蚤中分离到病原体,从而促使考虑在沙地规划新的杀灭工作的必要性。

　　这里值得介绍一下,在过去疫源地的流行病学健康化工作中,人住黏土住房的消杀灭有巨大意义。结果是几乎完全消灭了人蚤(Pirritanus)。这是当地哈萨克斯坦 20 世纪以来一大灾难。到 1956 年当地这种蚤几乎完全缺乏。这是当时苏联保健消灭了传染病室内传递的可能机制。

　　杀灭旱獭的工作,同样取得成功,在外贝加尔地区西伯利亚旱獭的数量在 130 万 hm² 面积上进行,从 1939～1955 年,旱獭数量逐渐下降,导致 1946 年疫区内鼠疫动物流行病停止,如果不考虑 1952 年和 1960～1961 年在与蒙古人民共和国相接边境啮齿动物中分离出病原体的个别菌株的话。在天山山地类似工作开始于 1943 年,到 1960 年在 100 万 hm² 整个疫源地地区内对灰旱獭进行杀灭。遗憾的是很多地方只进行了一次,杀灭效益也差,以致动物流行病未能停止下来。

　　最后就是中亚平原地区中巨大的区域内的疫源地了。在这块疫源地内之前曾进行过地带性的预防工作,如在咸海附近、卡拉-库玛、土尔克明尼亚西部,在其中几乎杀灭大沙土鼠,从 1954～1956 年杀灭面积达到 400 万 hm²。由于在阿塞拜疆平原中存在着红尾沙土鼠鼠疫动物流行病,从 1953～1961 年约 250 万 hm²。由于当地属高海拔山地(海拔超过 2000m)。在亚高山草甸草原从田鼠蚤及其他小型啮齿动物蚤中分离到病原体。可能与沙土鼠离这些地区较近,不超过 15～20km 有关。从 1959～1960 年还在阿尔明尼亚的列宁纳康高原对黄鼠和田鼠进行杀灭,杀灭面积不大,只有 30 万～40 万 hm²。

　　在整个工作中也出现过一些思想认识的分歧。例如,作为农业为害的灭鼠工作的先驱 И.И.特拉伍特,他机械地将植保工作中与啮齿动物作斗争的做法引入预防动物流行病的实践中来。如果是植保事业,则可能适合于降低啮齿动物的数量,仅限于个别特殊的占有地段进行灭鼠就行了。而对于目的是净化鼠疫疫源地很重要的则是在大的地理地区内对整个啮齿动物种群进行集中杀灭。经过多次会议的争论,人们制定了第一个相当粗糙的多年健康化工作的计划。

　　在 1944 年 Б.К.费牛克以草原疫源地为例作了总结。他提出鼠防与啮齿动物作斗争可分为两种:完全消灭疫源地性措施和流行病临时预防方法。

　　为了达到第一个措施的目的,应该主要消灭每一疫源地中的主要宿主动物,当然还要从具体疫源地的实际情况出发作具体的措施,有时在这种措施中次要宿主也应被列入打击的对象。如 1933～1934 年在斯塔夫拉波尔边区和罗斯托夫东部地区暴发鼠疫动物流行病的原因是小家鼠和田鼠的不正常的大繁殖,理所当然地应将它们列入被杀灭的对象。这说明当那些在疫源地地区内的与人共栖的啮齿动物在兽疫发生时期,而且它们当时数量又剧增,被迫将它们也列入像杀灭疫源地中主要宿主动物那样被杀灭的对象是完全正确的。

由于动物流行病过程是整个锁链中的无数环节系列,充分消灭其中任何一个环节为的是打破整个锁链。例如,这些环节包括黄鼠之间的季节接触的周期性及稳定性,它们动物流行病密度,跳蚤的生活周期,空间上的连续分布等。

第一种类型的工作应该是降低主要宿主动物的密度,使其在发展动物流行病的"临界水平"之下,即达到每公顷只有一只黄鼠。这种密度水平应维持反复清除不少于 5~7 年(这是根据黄鼠密度恢复的速度)。最理想的是能同时在疫源地整个面积上工作,但这确实不太可能做到,但有一条必须坚持,任何情况下的工作面积应尽可能大,否则达不到目的。上述结论应是:疫源地的消灭,首先取决于对主要宿主动物的数量和栖息的连续性的大面积上的快速作用(即打击)。

临时性的预防又可分为紧急的(即发生直接危险时的)和边远的(即遏制将可能的威胁,出于当地或该点历史上或推测的动物流行病)预防措施(见鼠疫预防一节内)。

苏联在鼠疫自然疫源地的大面积的、连片地对宿主动物及其媒介蚤的杀灭工作,从开始时就是在各种意见的争论中,最后才制订计划。这项工作,一直没有停止过。即使是在 1972 年,在 П.А.彼得里谢娃亲自领导下,又一次对苏联多年开展的各种自然疫源地性疾病的防治科研进行了全面的总结(Петрищева и др.,1972)并对各种自然疫源地性疾病的防治科研工作作了全面的部署。鼠疫的防治工作仍在继续开展,并制定了"十二五"(1976~1980 年)安排。在中亚和哈萨克斯坦、天山等的中亚荒漠疫源地,山地疫源地的相当范围内的综合防治工作,健康化疫源地工作(Аиким Баев и др.,1984;Солдаткин и др.,1984)。这些工作包括消灭啮齿动物和媒介蚤。野外灭蚤在天山疫区的旱獭洞撒粉,进行了 160 万 hm^2,在中亚荒漠疫源地撒粉 80 万 hm^2(大沙土鼠洞深处撒粉占 59.2%,喷雾杀虫 34.8%,洞口撒粉 6%)。对大沙土鼠首次灭蚤是疫区紧急处理中亚荒漠疫源地而进行的。在天山鼠疫疫源地某些地方的旱獭洞灭蚤,其中绝大部分的灭蚤工作属于疫区健康化。苏联卫生部还部署了对 Аксай 鼠疫独立疫源地进行健康化。在动物病区内进行 370 万 hm^2 的两次灭蚤工作。

净化工作仍没有停顿,仍在继续大面积灭源。其中对里海西北疫源地的健康化工作从未作出任何否定的决定。对于他们讲,在这样大面积的净化疫源地中,主要成绩就是抑制了多年大面积猛烈的鼠疫动物流行病。净化后一些年,在边沿地区查出鼠疫菌,应该说是预料到的,最多只能说是工作中的漏洞,没有动摇他们净化鼠疫自然疫源地的信心。

我国的鼠疫自然疫源地的防治工作,基本上参照苏联对疫源地健康化的做法,在全国各鼠疫自然疫源地进行,以保障病区附近居民的安全,对疫源地进行认真的处理,从而取得了很大的成绩。

应该承认当前杀灭啮齿动物的工作是鼠疫预防的重大手段。但不能错误地认为它是包罗万象的方法。认为在任何情况下效果都一样,采用任何技术时都一样(费牛克,1960)。对各种地方性动物病地区不可能采取一种进行工作的系统。随着科学技术的日新月异、突飞猛进,很可能控制疫源地的措施会有新方法的突破,这一点人们应该有所考虑。

综上所述,要消灭自然疫源地中的鼠疫病原体是非常复杂的,但是可以实现的。根据苏联健康化鼠疫自然疫源地的经验大致可以归纳为下述几点,值得借鉴。

(1)E.H.巴甫洛夫斯基关于传播性疾病自然疫源地性学说的基本原理是指导疫源地健康化的理论基础。传染病自然疫源地的生物学组成的特点是:疫源地的 3 个主要生物因素(病原体、媒介节肢动物和宿主脊椎动物——即供血脊椎动物、受血脊椎动物)共同是某一地理景观中一定的生境中的病原生物群落成员。

(2)要健康化一个自然疫源地,必须对该疫源地的构成性质充分了解,要考虑疫源地所处的自然特点和经济特点,对疫源地的大小、独立程度、自然屏障情况,以及所需时间、规模大小等作出严格的评价。动物流行病过程是由整个锁链中无数环节组成的,如黄鼠之间季节性接触的周期性及稳定性、动物流行病出现的频率、蚤的生活周期、空间上的连续分布等都是这些"环节"。

（3）健康化鼠疫疫源地重要的是在大的地理区内,连片地对整个啮齿动物种群(即主要宿主动物)进行快速的、反复重捕的、集中的杀灭。短时期内降低宿主密度,切断它们之间的接触,防止动物流行病的发展。面积小了、时间拖长了都不利于健康化工作。因为杜绝鼠疫必须消灭其自然宿主动物,但必须知道对于完全停止动物流行病,须要在多大规模上进行,进行多少次数,宿主动物及其体外寄生蚤在杀灭后数量恢复的情况,是否出现一些散在的疫点还盘踞在疫源地内(即基础疫源地)。所谓大面积也要从实际出发,不是越大越好。面积小、速度慢容易出现数量不会明显下降。因为种群密度比较弱的分割只能刺激比较高的繁殖速度和数量的暴发(即种内竞争变弱),动物更积极地进行交配,未被杀灭的啮齿动物的活动性相对增大,可能因这种接触增长来弥补密度下降,从而形成激烈的动物流行病的先决条件,再加上无主蚤的相当大量的数量开始集中在数量少的动物身上及其洞内,形成危险的动物流行病的态势。因此杀鼠必须灭蚤。

（4）关于独立的疫源地,真正独立的疫源地是没有的。因宿主、媒介的分布区比病原体的分布区大得多。也就是说疫源地的面积没有宿主、媒介占有面积大。宿主动物可以因各种因素迁到疫源地里。所谓独立的疫源地指的是在疫源地中,有的部分由于地形使这种疫源地相对独立。至今所知独立疫源地都或大或小地与其周围的疫源地有联系,很少联系或没有联系只是暂时的。有的独立疫源地因为地理条件,看起来确实独立性比较好,便于采取健康化措施,有这种条件的疫源地,健康化措施肯定有一些有利的方面,易于杀灭宿主动物、易于巩固,如果面积不是太大,也有希望将这块独立的疫源地根除。寻找一块独立性好一点的疫源地不容易。

（5）切忌将自然疫源地的健康化与消灭一种或几种宿主动物和媒介吸血节肢动物等同起来。自然疫源地的健康化,始终提的主要以疫源地中频繁出现动物流行病,而且是对人类威胁大的部分,其边界适当地扩大一些就可以了。目前所知的鼠疫自然疫源的健康化是根据有利的地理条件,选择比较独立的地段。自然疫源地的健康化理解为消灭物种是对健康化的误解。这是疫源地健康化工作的一个方面。

（6）疫源地健康化工作中的另一个方面是破坏宿主动物赖以生存的环境,这是关系到巩固灭鼠成就的一个重要环节,工作的分量不亚于灭鼠。尽可能与灭鼠同步进行。

必须要制订计划,根据农作物和农业开垦的发展程度。首先是荒地的农业开垦及发展,完全破坏鼠疫的自然根基,宿主会从这些地方被挤走。规划和组织应该放在对该地区的高度开发,如熟化土地(土壤)、高度的灌溉化、设置林带、把原来单一的景观切割成各种形式的小块,分成小块是破坏疫源性的主要条件——宿主动物成为外貌上是一个地区不连续的栖息地,破坏它们之间的无阻碍的接触。从而达到杀灭主要宿主。警惕出现人工群落现象。

（7）绘制疫源地地区的样方图。正确标明每年的变化(鼠的分布、密度),发现基础疫源地的位置(大多出现在边远偏僻、生境条件镶嵌植被较好的地方)、疫源地生境的变化进程、农垦、设置林带、水利灌溉、生境的切割态势等。

（8）对疫源地健康化过程的不松懈的监管,验收制度的严格执行,检查死角和容易遗漏的地段,确实起到保障成果的作用,根据实际情况,不断及时修订计划,夺取最终胜利。

（9）健康化的标准问题。所谓健康化指的是病原体在这个地区基本消失了。因此健康化标准简化为:①核心地区长期不出现动物流行病(检查不出菌株);②宿主动物基本上被隔离得支离破碎;③宿主动物赖以生存的栖息生境被明显改观;④地理景观变了;⑤边远、死角地段多年后偶检出菌株(在主要宿主或次要宿主)或抗体时应在该地段及周围进行适当的疫区处理等。

（10）对鼠疫自然疫源地采取灭源,或者叫健康化措施是否破坏了当地的自然界的生态系统的平衡,从而给当地人民带来多大的灾难? 否。我们至今还没有发现在对鼠疫自然疫源地地区对疫源地内的宿主动物和媒介蚤等的杀灭后,当地的自然生态状况发生什么重大的恶性变化的研究报道。严格讲当今的啮齿动物,不管是生活在哪种自然生态系统中(草原、森林、半荒漠和荒漠等),作为系统中一员自然起一定的积极作用,但总的讲害多益少,危害是其主要罪行:破坏草原,影响牧区草原建设;搬走种子影响森林的更新等。疫区附近老乡对我们的灭鼠工作都是肯定的,普遍认为鼠少了,庄稼鼠害少了。在现今的鼠疫自然疫源地内只有旱獭对人是益害并存的,其皮毛、肉油是一笔自然界的财富,关键是要使这种类型的自然疫源地健康化,主要采取灭蚤措施,保证牧区牧民有良好的生活环境。俄罗斯、我国东北及有关地区对旱獭栖息地区采取的一系列改善当地人民的生活和繁重劳动的措施是正确的,是有成效的。

很多自然疫源地性疾病的疫源地,并不一定具备像鼠疫自然疫源地的那些条件,开展自然疫源地的健康化有它的特点,如与日本血吸虫病的疫源地相比,与鼠疫自然疫源地作斗争远比与日本血吸虫病自然疫源地作斗争要简单得多。消灭宿主啮齿动物,或传播媒介蚤类比消灭丁螺,既具体,又方便。消灭鼠蚤比消灭丁螺省事多了。鼠洞消灭一个少一个。

再就是鼠疫动物流行病,来势凶猛,被列为头号烈性传染病,游动性大,不加防范会在很大范围内造成人间流行,我国通辽 1947 年发生的鼠疫动物流行病不但在当地出现人间鼠疫流行,还传播蔓延到关内。

综上所述,对鼠疫自然疫源地采取健康化的措施,使鼠疫动物病及其自然疫源地有它自己的上述一些特殊情况。它不具有普遍意义,但对鼠疫动物病及其自然疫源地采取措施的理论根据应该说对其他自然疫源地性疾病是一样的,即 E.H.巴甫洛夫斯基关于传播性疾病自然疫源地性学说的基本原理是指导其他自然疫源地性疾病防治措施的理论基础。

在结束本书时,我们引两段巴氏在自然疫源地性疾病防治研究中要重视综合研究的话。

"在自然疫源地性疾病的科研和防治工作中,已经形成的一整套综合研究的方法一直被广泛地应用着,这个方法就是吸收各方面的专家——临床工作者、微生物学家、病毒学家、寄生虫学家、动物学家、生态学家、内科医师等共同来研究当前的问题,是一种全面的和同时进行的研究工作的联合,这么短的时间内先后解决了理论和科学实际工作上的一些巨大问题(1964)"。

"为了阐明疫源地的存在条件:医学就应当从临床医院、城市实验室走向广阔的自然实验室,走向各种不同的地理景观中去;新发现的疾病疫源地同野生动物及其经常居住地有着密切联系,因此想阐明媒介和它们的自然饲养者——啮齿动物、食肉动物、鸟类和哺乳动物中的一些种类的关系;要想研究这些动物的洞穴、巢穴和其他栖息地,以及它们的生物学和分类学;要想同时研究疾病病原体、媒介和宿主——野生动物、在自然界中的全部关系;要想研究外界环境的各种物理因素对疫源地存在的影响等,只有联合各方面的专家,长时间地在野外工作才有可能。正确地组织综合研究工作是在任何场合下有效迅速地完成任务的保证(1948)"。

巴氏已把问题说得很清楚了。我们认为,要充分认识到自然疫源地性疾病的复杂性,那种单枪匹马的工作方式只会使问题得不到及时的解决。

我们认为,当今世界并不太平,很多自然疫源地性疾病已被列为生物战剂。除平时重视综合研究方法。特别是在一些新病袭来时趁此机会,把队伍拉出去进行实战锻炼,是做准备工作的一个重要环节。把工作做深做透。我们一定能从容应对敌人的任何侵犯。保障我国民族复兴富强的中国梦的早日实现。

参 考 文 献

巴尔奈斯·阿·穆.1989.鼠疫研讨会文件.日内瓦

巴甫洛夫斯基·依·赫.1948.虫媒传染病自然疫源地性学说.王连生,傅杰青,译校.人体寄生物手册.北京:科学出版社

比比可娃·伏·阿,克拉索夫斯基·勒·赫.1974.跳蚤传播鼠疫.孙儒泳,马德三,译.1980,白城

陈兴保,吴观陵,等.2003.现代寄生虫病学.北京:人民军医出版社

程天民.1999.军事预防医学概论.北京:人民军医出版社

崔君兆.1989.中国人畜狂犬病.乌鲁木齐:新疆人民出版社

董树林,何长民.1986.炭疽及其防治.银川:宁夏人民出版社

董兴齐,宋志忠,马永康.2009.齐氏姬鼠、大绒鼠疫源地、鼠疫动物流行病学.331-357

方喜业.1957.青海省阿尔泰旱獭生态及其寄生虫的初步观察.鼠疫丛刊,4:15-23

方喜业,许磊,张荣祖,等.2012.中国鼠疫自然疫源地分型研究.Ⅶ.中国鼠疫自然疫源地分型生物学特征.中华流行病学杂志,33(11):34-40

方喜业,许磊,张荣祖,等.2013.中国鼠疫自然疫源地分型研究.Ⅷ.鼠疫自然疫源地分型生物学研究基础理念.中华流行病学杂志,34(1):91-97

费德罗夫 В Н,拉哥金 И И,费牛克 Б К.1955.鼠疫预防.姚克成,译.吉林:长春鼠疫防治所

宫旭华.2013.人感染 H7N9 禽流感研究进展,公共卫生与预防医学,24(6):1-5

贺福初.2003.严重急性呼吸系统综合症.北京:科学出版社

黄坚华.1975.剑川县沙溪与弥沙河之间山区鼠疫疫源地调查报告.中共云南省委地方病防治领导小组办公室,云南省地方病资料汇编(鼠疫专辑).12-19,20-26,27-40

纪树立,贺建国.1988.鼠疫.北京:科学出版社

蒋金书.2000.动物原虫病学.北京:中国农业大学出版社

蒋卫.2006.新疆阿拉套山发现鼠疫自然疫源地.地方病通报,20(11)

卡拉舍娃·伊·伏,赫尔斯卡娅·伊·伏,阿南英·伏·伊.1955.无黄疸性钩端螺旋体病自然疫源地无害化的经验.傅杰青译.苏联《微生物学流行病学及免疫学》杂志,(4):37-40

雷崇熙.1987.剑川鼠疫疫源地的发现及其性质与动物病流行的规律.鼠疫论文专辑(第三辑),中华流行病学杂志编辑部

林放涛.1992.狂犬病学.福州:福建科学技术出版社

刘秉文,陈俊杰.2000.医学分子生物学.北京:中国协和医科大学出版社

刘振才,海荣,李富忠,等.2001.青藏高原青海田鼠鼠疫自然疫源地的发现与研究.中国地方病防治杂志,16(6)

刘作臣.1993.人兽共患病(上册).长春:蓝天出版社

柳支英.1990.医学昆虫学.北京:科学出版社

罗特什里·耶·伊.1982.鼠疫自然疫源地空间结构与研究方法.王思博,等译.新疆维吾尔自治区流行病学研究所

马德三.1978.喜马拉雅旱獭的活动性,迁移性及数量动态.甘肃省科学大会科技成果奖励项目,甘肃省委,甘肃省革命委员会:37

马德三.1983.哀牢山亚热带森林两栖及爬行动物调查.(吴征镒)中国科学院昆明分院生态研究所哀牢山森林生态系统论文集:265-275

马德三.1989.陆地动物在陆地生态系统中的作用.自然科学报,云南师范大学教育学院学报,5(1):148-172

马德三.1990.陆地动物在陆地生态系统中的作用(续).自然科学报,云南师范大学教育学院学报,6(2):99-126

马永康,黄宁波,董兴齐.2009.黄胸鼠疫源地.俞东征.鼠疫动物流行病学.北京:科学出版社:357-375

毛守白.1990.血吸虫生物学与血吸虫病的防治.北京:人民卫生出版社

那乌莫夫·恩·帕.1955.在自然疫源地区中的传染性基础疫源地.傅杰青摘译自苏联《微生物学流行病学及免疫学杂志》,(4):15-20

那乌莫夫·恩·帕.1959.医学动物学的某些总结与展望.苏联动物学杂志3期.薛松志译.流行病学杂志,(5):81-87

青海省鼠疫防治所.1963.喜马拉雅旱獭生态调查总结

舒那耶夫.1958.关于人类虫媒性疾病自然疫源学说的基本概念.北京:人民卫生出版社

鼠疫研讨会文件.1989.世界卫生组织 WHO.日内瓦

宋志忠.2008.云南玉龙及古城区鼠疫自然疫源地判定及初步研究.中国地方病防治杂志,23(1):3-7

苏联自然疫源地考察团文集.1960.北京:中国医学科学院流行病学微生物学研究所

唐家琪.2005.自然疫源性疾病.北京:科学出版社

滕云峰,张鸿猷,谢杏初.1994.新疆山地鼠疫自然疫源地特征.张鸿猷,新疆鼠疫.乌鲁木齐

王思博,等.1963.新疆天山山地天山旱獭繁殖的生物学特征及与相应的种群数量动态.地病科研资料选辑,鼠疫,Ⅲ:154-158

王祖郧,陈洪舰,郑谊,等.2009.青海田鼠疫源地.俞东征.鼠疫动物流行病学,328-331

徐肇明.1989.虫媒传染病学.银川:宁夏人民出版社

许隆祺.2000.中国人体寄生虫分布与危害.北京:人民卫生出版社

薛广波.1982.病毒性出血热.北京:人民军医出版社

杨佩英.1999.登革热和登革出血热.北京:人民军医出版社

殷震,刘景华.1997.动物病毒学.第2版,北京:科学出版社

于恩庶.1996.中国人兽共患病学.第2版.福州:福建科技出版社

于恩庶.2000.中国弓形虫病.香港:西洲医药出版社

俞东征.2009.鼠疫动物流行病学.北京:科学出版社

张昀.1988.生物进化.北京:北京大学出版社

赵飞.2009.大沙鼠疫源地.俞东征.鼠疫动物流行病学.272-275

赵永龄,刘振华.1988.大绒鼠鼠疫、家鼠鼠疫及其疫源地.纪树立,贺建国.鼠疫,117-130

钟惠澜.1986.热带医学.北京:人民卫生出版社

自登云.1995.虫媒病毒与虫媒病毒病.昆明:云南科技出版社

左仰贤.1997.人兽寄生虫学.北京:人民卫生出版社

Alexander M.1981.Why microbial predators and parasites do not eliminate their prey and hosts. Annual Reviews in Microbiology,35(1):113-133

Alexander D J.1982.A review of Avian influenza—recent development.Vet Boll,52:341-359

Alexander D J.1986.Avian diseases—historica 4-13.In Proceedings of the 2nd International Symposium on Avian

Influenza.U S Animal Health Association

Alexander D J.2000.A review of avian influenza in different bird species.Veterinary Microbiology,74(1):3-13

Allison A B,Mead D G,Gibbs S E J,et al. 2004.West Nile virus viremia in wild rock pigeons. Emerging Infectious Diseases,10:2252-2255

Anand C M,Skinner A R,Malic A,et al. 1983.Interaction of *L. pneumophila* and a free living amoeba (*Acanthamoeba palestinensis*).Journal of Hygiene,91(2):167-178

Anderson J F,Main A J,Andreadis T G,et al.2003.Transstadial transfer of West Nile virus by three species of ixodid ticks (Acari:Ixodidae). Journal of Medical Entomology,40(4):528-533

Armitage K B,Downhower J F.1974.Demography of yellow-bellied marmot populations.Ecol,55:1233-1245

Bacot A,Martin C.1915.Observations of the mechanism of the tranmission of plague by fleas.Rep.plague investig.India.2.supplem.3

Bacot A.1914.On the survival of bacteria in the alimentary canal of fleas during metamorphosis from larva to adult.J. Hyg,13.Plague supel.3

Bahmanger M,Cavanaugh D C.1976.Plague manual.WHO Geneva

Baltazard M. 1964.The conservation of plague in inveterate foci. Journal of Hygiene, Epidemiology, Microbiology, and Immunology,8:409

Baltazard M,Bahmanyar M.1960,Recherches sur la peste a Jave Bull.Org.monte Sante.Geneva,23:217-246

Baltazard M.1964.La conservation de la peste en foyer invetere. Med et Hygiene,22(172):1-17

Barrera J de La.1953.Rongeurs Sauvages insectes par.P.pestis en Argenfina,Bull W.H.Org.9.5

Bauwens L,Cnops S,Demeurichy W. 1992.Isolation of *Erysipelothrix rhusiopathiae* from frozen fish and fish-eating animals at Antwerp Zoo. Acta Zool Pathol Antverp,82:41-46

Becker W B.1966.The isolation and classitication persistenti virus:influenza virus a/tern/south Africa/61.J Hyg Virol,36:320

Bell J A,Brewer C M,Mickelson N J,et al.2006.West Nile virus epizootiology,central Red River Valley,North Dakota and Minnesota,2002-2005. Emerging Infectious Diseases,12(8):1245-1247

Benitez M A. 2009.Climate change could affect mosquito-borne diseases in Asia. The Lancet,373(9669):1070

Berk S G,Faulkner G,Garduno E,et al. 2008.Packaging of live Legionella pneumophila into pellets expelled by *Tetrahymena* spp. does not require bacterial replication and depends on a Dot/Icm-mediated survival mechanism. Applied and Environmental Microbiology,74(7):2187-2199

Blanc G,Baltazard M.1946.Virulence des dejections de puces pesteuse.Ann Inst Pasteur,72:5-6

Blitvich B J,Marlenee N L,Hall R A,et al. 2003.Epitope-blocking enzyme-linked immunosorbent assays for the detection of serum antibodies to West Nile virus in multiple avian species. Journal of Clinical Microbiology,41(3): 1041-1047

Borchardt S M,Feist M A,Miller T,et al. 2010.Epidemiology of West Nile virus in the highly epidemic state of North Dakota,2002-2007. Public Health Reports,125(2):246-249

Brown L E.1962.Home range in small mammal communities.Svrvey of Biological progress,4:131-179

Burroughs A L. 1947. Sylvatic plague studies. The vector efficiency of nine species of fleas compared with Xenopsylla cheopis. Journal of Hygiene,45(3):371-396

Charrel R N,de Lamballerie X,Raoult D. 2007.Chikungunya outbreaks-the globalization of vectorborne diseases. New England Journal of Medicine,356(8):769-771

Cianciotto N P,Fields B S. 1992.Legionella pneumophila mip gene potentiates intracellular infection of protozoa and human macrophages. Proceedings of the National Academy of Sciences,89(11):5188-5191

Conway G R, Trpis M, McClelland G A H. 1974. Population parameters of the mosquito *Aedes aegypti* (L.) estimated by mark-release-recapture in a suburban habitat in Tanzania. The Journal of Animal Ecology:289-304

Craine N G, Randolph S E, Nuttall F A,1995.Seasonal Variation in the role of grey squirrels as hosts of Ixocles recinus,woodland.Polia Parasitologica 42.71-80

Creal R.1941.Amer Journ Publ Helth San Francisco,11,1155-1162.

Crosby A W.1989.America's forgotten pandemic,the infuenza of 1918,p.337.New York:Cambridge University Press

Daszak P,Cunningham A A,Hyatt A D.2000.Emerging infectious diseases of wildlife-threats to Diodiversit and nuinan nealth.Science 287,443-449

Davis D.1953.Plague in South Africa:a study of the Epizootic Cycle in gerbills(Tetra branish)in the Northera Orange Tree State.J.Hyg.,S1.4

Delany M J.1985.Mammalogy,Blackle USA.New,York:Chapman & Hall

Delany M J,Monro R H. 1985.Movement and spatial distribution of the Nile rat (*Arvicanthis niloticus*) in Kenya. Journal of Tropical Ecology,1(2):111-130

Devignat R.1951.Varietes de lespece Pasteurella pestis.Boll.Org mon de Sante.Geneva,4:247-263

Dizij A,Kurtenbach K.1995.Cethrionomys glareolus,but not Apodemus flavicollis,acquires resistance to *Ixocles ricinus* L.,the main European Vector of Borrelia burgdorferi.Parasite Immunology,17:177-183

Dobson A, Foutopoulos J.2001. Emerging infectious Pathogens of wildlife.phl.trans R.Soc Lon.B Bilo.Sci 356: 1001-1012

Donis R O,Bean W J,Kawaoka Y,et al.1989.Distinct llineages of influenza virus H4 hemagglutinin genes in different regions of the world.Vivology,169:408-417

Downie J C, Laver W G.1973.Isolation of a type influenza virus from an Hastralian pelagic bird.Virology,51: 259-269

Elton C. 1931.The study of epidemic diseases among wild animals. Journal of Hygiene,31(4):435-456

Elton C S. 1958.The ecology of invasions by plants and animals.London:Methuen and Co. Ltd:50

Esce D,Jhonson C.1952.Plague in Colorado on Texas.P.I.Plague in Colorado.Publ.H.Serv.,210

Eskey C,Haas V.1940.Plague in the western part of the United States.Washington:publ Hlth bull:254

Evans F,Wheeler C,Dauglas J.1943.Sylvatic plague studies.3.An epizootic of plague amang ground—squirrels in Vem country.Colifornia J.Inf Dis,72:1

Fildes B S,Fildes S R. 1993.Attachment and entry of *Legionella pneumophila* in *Hartmannella vermiformis*. Journal of Infect Diseases,167:1146-1150

Fox I.1948.The long persistence of *R.orientalis* in the blood and tissues of in fected animals.J.Immunol,59:2

Gigon F.1985. Biologie d' Ixodes ricinus L.Sur le platuea Suisse-une contr:bution aléoalogie de ce vectour.Ms thesis,Université de Neuchatel.Switzerland.

Goddard L B,Roth A E,Reisen W K,et al.2002.Vector competence of California mosquitoes for West Nile virus. Emerging Infectious Diseases,8(12):1385-1391

Godsey Jr M S,Blackmore M S,Panella N A,et al. 2005.West Nile virus epizootiology in the southeastern United States,2001. Vector-Borne & Zoonotic Diseases,5(1):82-89

Guptill L. 2010.Bartonellosis. Veterinary microbiology,140(3):347-359

Gorman O T,Bean W J,Kawaoka Y,et al.1990.Evolution of the nucleoprotein gene of influenza a virus.J Virol,64: 1487-1497

Gratz N G. 2004. Critical review of the vector status of Aedes albopictus. Medical and Veterinary Entomology, 18 (3) :215-227

Gray J S. 1991. The development and seasonal activity of the tick Ixodes ricinus: a vector of *Lyme borreliosis*. Review of Medical and Veterinary Entomology, 79(6) :323-333

Guo Y, Min W, Fenigen J, et al. 1983. Influenza ecology in China. In: ver La W G(ed.). The origin of pandemic infruenza viruses. New York: Elsevier Science Publishing. Inc.

Gyure K A. 2009. West Nile virus infections. Journal of Neuropathology & Experimental Neurology, 68 (10) : 1053-1060

Halvorson D Karun D K, Senne D, et al. 1983. Epizootiologx of avian influenza-simultaneous mornitoring of sentinel cluck and torkey in Minnesota. Avian Dis, 27:77-85

Hastings A. 1988. Food web theory and stability. Ecology, 1665-1668

Hayes E B, Komar N, Nasci R S, et al. 2005. Epidemiology and transmission dynamics of West Nile virus disease. E-merging Infectious Diseases, 11(8)

Hinshaw V S, Webster R G, Turner B. 1980. The perpetuation of orthomyoxoviruses and paramyoxoviruses in Canadian waterfowl. Can J Microbiol, 26:622-629

Hinshaw V S, Webster R G. 1982. The natural history of influenza a viruses. In: Beare A S(ed.). Basic and Applied Inflvellza Research. Boca Raton: CRC Press, Inc.

Hoare C A. 1961. Zoon. Joural. 39(6) :801-810

Hoogstreal H, Kaiser M N, Traylor M A, et al. 1963. Ticks(lxodidae) on Birds Migrating from Europe and Asia to Africa, 1959-1961, Bull World Heath Org, 28

Hopkins G. 1949. Reporf on rats. flea and plague in Uganda. E. Afr. stand. Lid. of Uganda.

Hubálek Z, Halouzka J. 1998. Prevalence rates of Borrelia burgdorferi sensu lato in host-seeking *Ixodes ricinus* ticks in Europe. Parasitology Research, 84(3) :167-172

Hubálek Z, Rudolf I, Bakonyi T, et al. 2010. Mosquito (Diptera: Culicidae) surveillance for arboviruses in an area endemic for West Nile (lineage Rabensburg) and ahyňa viruses in central Europe. Journal of Medical Entomology, 47(3) :466-472

Hull T G. 1975. Deaseas transmited from animal to man. Chales C. Thomas Publisher Spring Illinos, USA.

Jones K E, Patel N G, Levy M A, et al. 2008. Global trends in emerging infectious diseases. Nature, 451:990-993

Jordan K. 1932. Die Sphon pleren Bugariens. Mitteilung ans den Naturwissenschaften Instituten. Sofia.

Jorge R. 1928. Rongeurs et puces dans la conservations et la transmission de la peste. Paris off. intern. d'nyg. publ.

Jorge R. 1935. La peste Hfricane Bull of Int. Hyg. Publ, XXIV 12.

Klenk K, Komar N. 2003. Poor replication of West Nile virus (New York 1999 strain) in three reptilian and one amphibian species. The American Journal of Tropical Medicine and Hygiene, 69(3) :260-262

Kartman L, Miles V A, Prince F. 1958. Ecological Studies of Wild rodent Plague in the San Francisco bay of California. l. introduction. Amer Journ Trop Med a hyg, 7(1) :112-124.

Kartman L, Prince F, Quan S, et al. 1958. New knowledge. of the ecology sylvatic plague. Ann New Yrok Acad Sci, 78 (3) :668-711

Kawaoka Y, Chambers T M, Sladen W L, et al. 1988. Is the gene pool of influenza viruses in shorebirds and guills different from that in wild ducks? Viralogy, 163:247-250

Kendeigh S C. 1974. Ecology with special reference to animal and man. New Jersey: Prentice-Hall. Inc. Englewoog. clitts.

Korenberg E I, Gorelova N B, Kovalevskii Y V. 2002. Ecology of Borrelia burgdorferi sensu lato in Russia. Lyme borreliosis epidemiology and control. Oxford (UK): CAB International:175-200

Kosoy M, Mandel E, Green D, et al. 2004. Prospective studies of Bartonella of rodents. Part I. Demographic and temporal patterns in population dynamics. Vector-Borne & Zoonotic Diseases,4(4):285-295

Kosoy M, Mandel E, Green D, et al. 2004. Prospective studies of Bartonella of rodents. Part II. Diverse infections in a single rodent community. Vector-Borne & Zoonotic Diseases,4(4):296-305

Köthe M, Antl M, Huber B, et al. 2003. Killing of Caenorhabditis elegans by Burkholderia cepacia is controlled by the cep quorum-sensing system. Cellular microbiology,5(5):343-351

Kurtenbach K, Kampen H, Dizij A, et al. 1995. Infestation of rodents with larval Ixodes ricinus (Acari:Ixodidae) is an important factor in the transmission cycle of Borrelia burgdorferi sl in German woodlands. Journal of Medical Entomology,32(6):807-817

Kurtenbach K, Peacey M F, Bijpkema S G T, et al. 1998. Differental sensus lato by game birds and small rodents in England. Applied and Environmental Microbiology,64:1169-1174

Kumm H W.1932. Yellow fever transmission experiments with South American bats. Ann Trop Med,26

Labuda M, Nuttall P A. 2004. Tick-borne viruses. Parasitology,129(S1):S221-S245

Lever C.1985. Naturalization of Mammalia in the World.

Lamothe J, Thyssen S, Valvano M A. 2004. Burkholderia cepacia complex isolates survive intracellularly without replication within acidic vacuoles of Acanthamoeba polyphaga. Cellular Microbiology,6(12):1127-1138

Lindsey N P, Staples J E, Lehman J A, et al. 2010. Surveillance for human West Nile virus disease—United States, 1999-2008. MMWR Surveill Summ,59(2):1-17

Louw G, Seely M. 1982. Ecology of Desert Organisms. Longman

Lipkind M, Burger H, Rott R, et al.1987. Genetic characterization of influenza A viruses isolated from birds in Israel. Zentralbl. Veterinaermed Reihe B,31:72

Lvov D K, Zhdanov V M.1987. Circoltion of influenza virus gene in the biosphere. Sov Med Rev Virol,1:13-25

Matuschka F R, Fischer P, Heiler M, et al. 1992. Capacity of European animals as reservoir hosts for the Lyme disease spirochete. Journal of Infectious Diseases,165(3):479-483

Matz C, Kjelleberg S. 2005. Off the hook-how bacteria survive protozoan grazing. Trends in Microbiology,13(7): 302-307

Meyer K.1939. Sylvatic Plague Am. J. Publ H.

Meyer K, Holdenred R, Burroughs A, et al.1943. Sylvatic plague Studies. IV Inapparent, la tent plague in groundsquirrels in Centrat Callifornia. J, Int. Dis.73

Meyer K F. 1947. The prevention of plague in the light of newer knowledge. Annals of the New York Academy of Sciences,48(6):429-467

Macchiavello A.1954. Reservoirs and vectors of plague. Journ Trop Med a Hyg London,57(January to December).

Macchiavelo A.1955. Esdudios sobre peste selvatica en America del sue consepto y clasitication ed la pest selvatica. Bull ofic Sanit Panamaric B Aires,39:4

Mediannikov O, Ivanov L, Zdanovskaya N, et al.2005. Molecular screening of Bartonella Species in rodents from the Russian Far East. Ann. N. Y. Acad. Sci. V.1063:3008-3011

Mitcheell A.1927. Plague in South Africa:historical summary. Publ. S. Afr. Onst. Med. Res. Johannesburg 3.20.89-108

Mitcheell A, Pirie H, Ingram A.1927. The plague Problem in South Africa. Publ. S.—Afr. inst. Med Res.,III,XX

Molaei G, Andreadis T G, Armstrong P M, et al. 2006. Host feeding patterns of Culex mosquitoes and West Nile virus transmission, northeastern United States. Emerging Infectious Diseases, 12(3):468-474

Mollaret H H. 1963. Conservation expérimentale de la peste dans le sol. Bull Soc Pathol Exot, 6:1169-1183

Molyneux D H. 1998. Vector-borne parasitic diseases—an overview of recent changes. International Journal for Parasitology, 28(6):927-934

Molyneux D H. 2003. Common themes in changing vector-borne disease scenarios. trans. R. Soc. trop. Med. Hyg. 97, 129-132

Morozova O, Rar V, Igolkina Y, et al. 2005. Tickborne pathogen detection, Western Sibilia, Russia, Emerging Infectious Diseases, 11(11):1708-1715

Michener G R, Michener D R. 1977. Population structuue and dispersal in Richardsoni Graund Squireels. Ecology, 58:359-369

Munro J H B. 1948. The Rook roosts of the Lothians, winter 1946-7. Scot Nat, 60:20-29

Nasci R S, Savage H M, White D J, et al. 2001. West Nile virus in overwintering *Culex mosquitoes*, New York City, 2000. Emerging Infectious Diseases, 7(4):742

Nau R, Christen H J, Eiffert H. 2009. Lyme disease—current state of knowledge. Deutsches Arzteblatt International, 106(5):72

Nuttall P A, Labuda M. 2004. Tick-host interactions: saliva-activated transmission. Parasitology, 129 (S1): S177-S189

Odum H T. 1986. Emergy in ecosystems. Ecosystem Theory and Application:1-11

Onishchenko G G, Lipnitski A V, Alekseev V V, et al. 2010. Epidemiologic situation of West Nile fever in Russia in 2010. Zhurnal mikrobiologii, epidemiologii, i immunobiologii, (3):115-120

Otsuki K, Takemoto O, Fujimoto R F, et al. 1987. Isolation of influenza Aviruses from migratory waterfowls in San-in District western Japan in winter of 1980-1982. Zentralbl Bakteriol Micrlbiol пyg l Abt Orig B, 265:235-242

Oza G M. 1980. Potentials and problems of hill areas in relation to conservation of wildlife in India. Environmental Conservation, 7(3):193-200

Ogata M. 1897. Uber die pestepidemie in Formosa. Centr Bact Parasit 1, 21:769-777

Paine R T. 1988. Road maps of interactions or grist for theoretical development?. Ecology, 69(6):1648-1654

Patz J A, Olson S H, Uejio C K, et al. 2008. Disease emergence from global climate and land use change. Med clin North Am, 92:1473-1491

Peus F. 1954. Zur Kenntnis der Plöhe Griechenlands. Bonner Zoologische Betrage. Bonn

Pirie H. 1929. Plague Studies lll. Publ.s.—Afr. Inst. Med. Res., IV XXV

Platonov A E, Fedorova M V, Karan L S, et al. 2008. Epidemiology of West Nile infection in Volgograd, Russia, in relation to climate change and mosquito (Diptera:Culicidae) bionomics. Parasitology Research, 103(1):45-53

Pluskota B, Storch V, Braunbeck T, et al. 2008. First record of *Stegomyia albopicta* (Skuse) (Diptera:Culicidae) in Germany. Eur Mosq Bull, 26:1-5.

Pollitzer P. 1954. Plague. Geneva.

Quan S, Kartman L, Prince F, et al. 1960. The fluctuation and intensity of natural infection with *P.pestis* in fleas during an epizootic. Ibid, 9.1:91-95

Ramadass P, Jabis B D W, Corner R J, et al. 1992. Genetic characterization of pathogene Leptospira species by DNA by bridization. Int J S Decteriol, 42(2):215-219

Randolph S E. 1995. Quantifying parameters in the transmission of Babesia microti by the tick Inodes trianguliceps amongst voles(Clethriono mys glareolus). Parasitology 110.287-295

Randolph S E. 2004.Tick ecology:processes and patterns behind the epidemiological risk posed by ixodid ticks as vectors. Parasitology,129(S1):S37-S65

Randolph S E.2009.Perspectives on climate change Inpects on infectious diseases.Ecology,90:927-931

Rar V A,Fomenko N V,Dobrotvorsky A K,et al.2005.Tickborne Pathogen Detection.Westerr siberia.Russia.Emerging infectious Diseuses.V.u (11):1708-1715

Roubaud E,Stefanopoulo G.1933.Recherches surla transmission parla voie stegomyienne du virus neurotrope murin de la fievre Jaune Bull.Soc Pathol exot,t.26,№ 2

Sehgal R N M. 2010. Deforestation and Avian infectiou diseases. The Journal of experimenta Biology, 213(6): 955-960

Smith R L. 1996.Ecology and field biology. Ecology & Field Biology.

Schafer W.1955.Sero-immunologic studies on incomplete forms of virus of classical fowl plague.Arch Exp Vet Med, 9:218-230(in German)

Scholtissack C,Burger H,Bachmann P A,et al.1983.Genetic relatedness of hemagglutinins of the Hl subtype of influenza A viruses isolated from swin and birds.Viriology,129:521-523

Shortridge K F,Webster R G,Buterfield W K,et al.1977.Persistence of Hong Kong infloenza virus variants in pigs. Science,196:1454-55

Shortridge K F.1982.Avian influenza A viruses of Southern China and Hong Kong:ecological aspects and implications for man.Bull W H O,60:129-135

Simond P.1898.La propagation de la peste.Ann Inst Past:12

Sinnecker R,Sinnecker H,Zilske E,et al.1983.Surveillance of pelagic birds for influenza A viruses.Acta Virol,27: 75-79

Slemons R D,Johnson D C,Osborn J S,et al.1974.Type A influenza viruses isolated from wild free of ying ducks in California.Avian dis,18:119-125

Sobeslavsky O,Syrucek L.1959.Трансовариальный перенос Coxiella burneti у kypbl домашней Gallus gallus domesticus.Журн гигиены знидемиоЛ.микробиоп.и иммуноп.(Прага.русск изд.).т.111

Stallknecht D E,Shane S M,Kearney M T,et al.1990.Persistence of avian influenza viruses in water.Hvian is,34: 406-411

Stevenson H L,Bai Y,Kosoy M Y,et al. 2003.Detection of novel *Bartonella* strains and *Yersinia pestis* in prairie dogs and their fleas (Siphonaptera:Ceratophyllidae and Pulicidae) using multiplex polymerase chain reaction. Journal of Medical Entomology,40(3):329-337

Stunzer D,Thiel V,Potsch F,et al.1980.Isolation of influenza virus from exotic and central European birds.Zentralbl Bakteriol Microbiol Hyq A,247:8-17

Sun J,Fu G,Lin J,et al. 2010.Seroprevalence of *Bartonella* in Eastern China and analysis of risk factors. BMC Infectious Diseases,10(1):121

Svendsen G E.1974.Behavioral and Environment factors in the spatial distribution and population Dynamics of a yellow-bellied marmot population.Ecol,55:760-771

Tabachnick W J. 2010. Challenges in predicting climate and environmental effects on vector-borne disease episystems in a changing world. The Journal of experimental biology,213(6):946-954

Telford lll S R,Goethert H K.2004.Emerging tick-borne infections:rediscovered and better characterized.or truly "new"? Parasitology,129:301-327

Tkachenko E,Dekonenko A,Ivanov A,et al.1999.Factors in the Emergence and Control of Roden-borne viral Diseases(Hataviral and Arenal Diseases).L.:Elsevier SAS.p.63-72

Traub E.1938.Factors influencing the persisfence of choriomeningifis virus in fhe blood of mice after clinical recovery.Journ Exper Mledic,68(2):1

Uspensky I,Kovalevskii Y V,Korenberg E I. 2006.Physiological age of field-collected female taiga ticks,Ixodes persulcatus(Acari:Ixodidae),and their infection with Borrelia burgdorferi sensu lato. Experimental & Applied Acarology,38(2-3):201-209

Victor J,Mika L A,Goodlow R J.1955.Stadies on mixed infections.ll.Pathological effects of combined Brucella Suis and Coxiella burneti infection.Arch Path,60(3)

Wagner J.1940.Gattung Ctenophthalmus und ihre Einteilung.Zeitschrift fur Parasiten Kunde.B.I.H.4.Berlin

Wang G,Minnis R B,Belant J L,et al. 2010.Dry weather induces outbreaks of human West Nile virus infections. BMC Infectious Diseases,10(1):38

Wang G,Van Dam A P,Schwartz I,et al.1999.Molecular typing of Borrelia burgdorferi sensu alto.taxonomic,epidemiological,clinical implications.Clin Microbiol Rev,12(4):633-635

Webster R G,Hinshaw V S,Bean W J,et al.1981.Charactevizat.of an influenza A virus from seals.Virologg,113:712-724

Webster R G,Bean W J,Gorman O T,et al.1992.Evolcstion and ecology of influenza A viruses.Microbil Review,Mar.P:152-179

Webster R G,Morita M,Pridgen C,et al.1976.ORTHO-and paramyxoviruses from migrating feral dusks:characterzation of a new group of influenza A viruses.J Gen Virol,32:217-225

Webster R G,Yakhno M A,Hinshaw V S,et al.1978.Intestinal influenza:replication and charac terization of influenza viruses in ducks.Virology,84:260-278

Weitere M,Bergfeld T,Rice S A,et al. 2005.Grazing resistance of *Pseudomonas aeruginosa* biofilms depends on type of protective mechanism,developmental stage and protozoan feeding mode. Environmental Microbiology,7(10):1593-1601

White D S,Morse D L.2001.West Nilc Virus Detection,Survellanec,and Control.N.Y.:N.Y.Acad set.3749

Wu lien Teh,Chen J,Pollitzer R,et al. 1936.Plague:a manual for medical and public health workers. Weishengshu National Quarantine Service,Shanghai Station

Wu-lien-Teh,Pollitzer R.1932.A New Survey of Plague in wild Rodente.Shanghai.

Wu-lien-Teh,Pollitzer R.1936.Plague.Shanghai.

Yablokov A V. 1986. Population Biology. Prgress and Probems of studies on Watura lpopulations. M:MIR. Publushers.303

Yasuda P H,Steger A G,Sulzer K R,et al.1987.Deoxyribo nucleic acid relatedness between serogroups and serovars in the family Lepto Spirceae with proposals for sever new Leptospira species,Int J.Syst Bactcriol,37:407-415

Yersin A.1894.La pegte a Hong-Kong.Ann Inst Past,8

Ying B,Kosoy M Y,Maupin C O,et al. 2002.Genetic and ecologic characteristics of *Bartonella communitics* in rodents in southern China. The American Journal of Tropical Medicine and Hygiene,66(5):622-627

Адамс М.1961.Бактериофаги.Изд ИЛ,М

Альховский С В,Львов д н,Самохвалов Е И,и др.2003. Обследование птиц дельты Волги (Астраханская область,2001 г.) на наличие вируса лихорадки Западного Нила методом обратной транскрипции-полимеразной цепной реакции. Вопросы вирусологии,48(1):14-17

Бажанов В С.1947.Некоторые вопросы истории расселения сурков нагорной Деии.—Изв.Анкаэсcp.36.cep зоол.внпь

Балашов Ю С. 1999. Роль кровососущих клещей и насекомых в природных очагах инфекций. Паразитология,1999,33(3):210-222

Баников А Г.1954.Млекопитающие МНР.Труды Монг.комиссии АН СССР и Ком тета наук МНР,55.М

Березанцев Ю А.1960.Значение грызунов и насекомоядных млекопитающих в поддержании природных очагов трихинеллеза. Зоологический журнал,39(6):832-836

Берг Л С.1931.Климат и Жизнь.Изд,М.—Л

Берг Л С.1947.Географические зоны Советского Союза,Т. I ,Изд.з.гос.изд.геогрям

Берг Л С.1952.Географические зоны Советского Союза Т. II .географгиз,М

Бибиков Д И, Петров В С, Хрусцелевский В П. 1963. О некоторых эколого-географических закономерностях природной очаговости чумы. Зоол. журн,42(9):1306-1316

Бибиков Д И. 1961. ОВлиянии снежного покрова жиань сурков в Тянь. щане—Труды Среднеаз лвотивбчумн.ин-та.внп.7

Бром И П.1958.Колицественнлй уцет некоторюх видов степных грюнунор.Известия Иркутпкого научно-иследвотельского проивочум Ного инбтигута Сибири Идальнего Востока.Иркутск.19.3-37

Бром И П,Вовчинская Э М,и Федорова Л В.1948.О роян хищных млкопитагоших в распространении влох грызунов Зоологический журнал.27.2

Варщавский С Н, и Щилов М Н. 1956. Экологогеогра фипеские особенности распространения и территоналбного распределения Большой песчанки в Северной Приаралье,Сборник Научных Работ Элистинской противчумной станции Элиста.3.3-27

Варшавский С Н, Шилов М Н, Гарбузов В К, и др. 1969. Современное расселение большой песчанки в Северном Приаралье и его эпизоотологическое значение. Зоологический журнал,48(1-6):126

Гайский Н А.1929.Поповоду робот особай эспедиции по изучению природых усповнй эндемичекого по чуме Киргиского Края.Энидиологическии Лоллетень.Саратов.1.2

Гайский Н А. 1930. Вопросю эпидемнологии и эпизоотологии чумю в свявис особенностими природю Казакского Края.Вестник Микрлиологии,эпидемнологнй и паразитологии.Саратов.9.1.1-11

Громашевский Л В. 1949. Общая эпидемиология. Учебник для студентов медицинских институтов. М: МЕДГИЗ,319:1

Ганнушкин М С.1954.Общая эпизоотология.Изд.с.х.лагт

Ганнушкина Л А,Дремова В П.2008.Комары aedes aegypti l. и aedes albopictus skus.(Биология,экология, эпидемиологическое значение, контроль численности). Сообщение 1. Характеристика видов. Пест менеджмент,(1):26-29

Гептнер В Г.1936.Обшая зоогеография.М—L

Гептнер В Г. 1938. Зоогеографические особенности фаунн пустынь Туркестана и её происхождение. Бюллетень Московского общества испытатеей прирадн,отделение бпологическое,47(5-6):329-342

Гептнер В Г. 1940. Фауна песчанок (Mammlia Glires) Ирана И зоогеографические особенность Малоазиатского—Ирано—Афганских стран.Московское общество испютателеи природн.юбилейное изд. кп летию МОИП,1805-1940:20

Гептнер В Г. 1945. Пустынно-степная фауна Палеарктики И Очаги ее развития. Бюллетень Москоского общества ислнтатей природн,отеделение биологическое.Нов сер,5:1-2,17-36

Гоаром С А.1962.Вампирн какпереносчики трипанозомозов.В кн.:Вопро.общеи зоол и мед.паразитол,

Медгиз，М

Голов А А，и Иофф И Г.1928.Влияние различных условий сохранение Чумного микроба в организме блох в различных стадиях их развития Труды 1 всесоюзного противочумного совещания. Саратов стр：158-174

Громащевский Л В.1949.Общая эпидемиология.М.

Громащевский Л В.1958.Механизм передачи инфекции Киев.

Громащевский Л В.1962.Проблема ликвидачи инфекционных Болезней ЖМЭИ.4.128-133

Громов И М，БиБиков Д И，и др.1965.Наземные Беличьи（Marmotnae）——Фауна ссср.Млекопитагощие.Т.3.В.2.М，Л.Наука

Дайтер А Б，Амосенкова Н И，при уцастин К.Н.Кленова.1961.К Вопросу о роли Клещейнадсемейства Ixodoidea при ку-риккестонозе.Сообщ.1 О ectec твенной зараженности Бернета Клещей Ixodes ricinus L.Тр. Линингринст. эпидемиол. и микробиол. И. М. Пастера. т. 23（риккетсиозн. Болезни с природной очаговостью）

Дайтер А Б，Амосенкова Н И.1961.К вопросу О роли клещей надсемейства Ixodoidea при Куриккетемозе. Сообщ. Ⅱ Инфищирование клеща Orn：thodorvs papillipes Bir. риккетсиями Бернета в условиях Эксперимента. Тр. Ленингр. инст. эпидемиол. имикробиол. нм. Пастра，Т. 23（Риккетсиозы Болезни с прнроднои очаговостью）

Деминский И А. 1912 Эндреична ли Астраханская чумл？ Вестник общей гигиены，суделной и практической медичины.СПБ.9：1329-1342

Докучаев В В.1899.К учению о зонах природн

Дубинин В Б.1947.Географинеское распространение и верятные пути расселения блох рода pariodontis в соязи историей их хозяев（дикобразов）ДАН СССР.т.58.вни.7 м

Жданов В М，Леви，Басова Н Н.1949.Этиология иэпидемиология острого серозного менингита.5 Резервуар вируса хориоменингита.Труд.Укр.инст.эпидемиол.и микробиод им.Мечникова.Т.17

Жданов В М.1957.Оформировании городских очагов инфекчий.тр.научн.，сесс.АМН СССР совместно с Минздравом Узсср，состоящейся в Ташкенте 20-25 сент.1954.г.，М

Жданов В М，Львов Д К，Закстельская Л Я.1978.Миграция генов вирусов гриппа в биосфере（гипотеза и ее обоснование）. Журн микробиол，（7）：17-21

Жданов В М，Львов Д К.1984.Эволюция возбудителей инфекционных болезней. Медицина

Желудков М М，Чпрельсон Л Е.2010.Резевуарн груцеллезной Инфекчии вприроде，Зоол.Журн.Т.89（1）：53-60

Заболотный Д А К.1899.Эндемические очаги чумы на земном шаре и причины ее распространения.Архив биологичских наук.СПБ.стр：57-91

Зимна Р П.1953.Очерк экологии степного и серого сурков.Материалн по виогеографии СССР впп.54.351-382

Иофф И Г.1941.Вопросы Экологии длох в связи с их эндемиологическиим значением.Пятигорск

Иофф И Г. 1957. Основные итоги паразигологических исследований в связи с эпидемиологией чумы ЖМЭН.11.91-98

Иофф И Г，Наумов Н П，Фолитарек С С，и др. 1951. Внсокгорный принодный очаг В Киргизии. В кн：Природная очаговость трансммссивных болезней в Казахстане.Алма-Ата，стр：173-324

Исаков Ю А，Панфилов Д В. 1968. Зональные особенности ресурсов Животного Мира СССР.—итоги

Науки.Геогрофчч СССР.вюп.7

Калабухов Н И.1949.Значение Грызунов как фактора очаговости некогорнх инфакчий Зоологический журнал.28.5.389-406

Калабухов Н И.1936.1946.1956.Спячка Животных М.

Калабухов Н И.1961.К вопросу о структуре и динамике природных очагов чумы. Журн. микробиол., эпидемиол. и иммунобиол,5:81-85

Камнев П И. 1958. Вопросн Природной очаговость Чумн В Северо—восточном Китае В Ределах Маньчжхрских равнины Нвтореф.Дисс.Саратов

Каримова Т Ю,Неронов В М.2007.Природные очаги чумы Палеарктики.

Каримова Т Ю,Неронов В М,Попов В П.2010.РАЗВИТИЕ ВЗГЛЯДОВ НА ПРИРОДНУЮ ОЧАГОВОСТЬ ЧУМЫ. Зоологический журнал,89(1):71-78

Карпузиди К С. 1959. Волго—Уральский природнюй очаг Чумю. Сообщение 3. Совремеиное состояние. Труды Роствского—На—Дону научно—исследовательского института.Щахдн.15.45-52

Киселев Р И.1954.Некоторне вопросн эпидемиогии оспопдобного риккетсиоза сδ. тр.Харьковск.и—исел. инст.вакч и сыворог им.Мечникова,т.20 (Вирусныв инфекчии)

Кислякова Л Н,Леви М И.1954.Кэкспериментальному изучению механизмо гита у домовых мышей.Сб. тр.Харбковск.и.—иссл.инст.вакч.и снворот.им Мечиникова.т:20

Краминский В А, и Домарадский И В.1961.О механизм Возникновия и эпизоотологическом значении слабовирулентных института.Улан—Удэ.1.11-14

Клеч Э И,Кудинова З С,Колесник Р С,и др.1961.К вопросу о восприиимчивости степных гр зунов к вндленным в забайкалье слабовируле ннм щтаммам микроба.Докл,Иркутск.противчумн.инст.,внп:2

Колобухина Л В,Львов Д К,Скворцова Т М. 1998.Заболевания в России,ассоциированные с вирусами серогруппы Калифорнийского энцефалита. Вопр вирусол,(1):14-17

Коренберг Э И.2006.Происхождение возбудителей природноочаговых болезней. Природа,10:33-40

Коренберг Э И. 2010. Природная очаговость инфекций: современные проблемы и перспективы исследований. Зоол. журн,89(1):5-18

Кучерук В В.1945.Значение различных млекопитающих в чумных эпизоотиях и в возникновении людских заболеваний в Монгольско-Забайкальском эндемичном очаге. Зоол журн,24(5):309-320

Кучерук В В.1959.Опыт Классификачии природных Онагов чумы внетропической Евразии.Сообщение 1. Прннчипы типологии и класификации природнюхочагов инфекции.—Мед. паразитол. ипаразитар. δопезни.внп:6

Кучерук В В.1960.Опыт Классификации природных очагов чумы внстропической Евразии.Сообщен[и]е 2— Мед.паразитол.и паразитол.и паразитор.δолезни.вып,1

Кучерук В В.1965.Вопросн П леогенезиса чумы В связи с историей фауны грнзунов.Фауна и Экология грнзунов.внп:7

Кучерук В В.1972. Структура, типология и районирование природных очагов болезней человека. Итоги развития учения о природной очаговости болезней человека и дальнейшие задачи. М:180-212

Кучерук В В.1982.Теоретические и прикладные а спекты Биогеогроории.М.Наука.С:122-134

Кучерук В В, Росицкий Б.1984. Природная очаговость инфекций—основные термины и понятия. Мед. паразитол,(2):7-16

Лавровский А А. 1959. Орасселении некоторнх видов животнцх и изменении их ареалов в связи с современной регрессией Касией Каспийского мооя. В кн: География населения наземых животных и методы его изучения, Под ред. А. Н. Формозова

Лавровский А А. 1964. Об эпизоотологическом значении смешанных поселений грызунов на стыке ландшафтов коренного берега и молодой приморской равнины. Зоологический Журнал. Зоологитшеский Журнал, 43(1-4):98

Латышев Н И, и Кргокова А П. 1941. К эпидемиологии кожного лейшманиоза. Кожный лейшманиоз как зооноз диких грзуновв Туркмении. Тр. ВМА им, С. М. Кирова, Т. 25 (δ. раδ., посв. 30. летию научн., преподават. и ооцетв. Аеят. акад. Е. Н. Павловского)

Латышев Н И, Крюкова А П. 1953. Огенетическом родстве Различных видов лейшманий. Вопросы краевос. общей, эксмориметальной паразитологий и медичмнской зоологии., Том ум

Леви М, Вальков В Г, и др. 1960. Основные результаты изунения вчрулентности щтаммов Бактерий чумы внделенных в различных прирощных очагов СССР. Тезисн Докладов. Мацкала. стр. 60-62

Левина А А. 1960. Квопросу о лагентной чумн у красно хвостых и больших песчанок Туркмении. Сообщение 1. Характеристика течелия Латентного инфежчионного просееса В кн: Вопросю прчродной очаговость и эпизоотологии чумю в туркмении Ашхабад стр. 214-258

Левина А А. 1960. Характерстика культу чумного микроба выделеннх из организма длительно Болевщих чумой песчанок, Сообщение 2. Там нсе стр. 259-270

Левина А А. 1960. Штаммн чумног микрола выделенные в Западных Кара—Кумах в 1949 - 1950 гг. Сообщение 3. Опричинах появления гличериннегативных штаммов в Заиадых Кара—Кумах. В кн: Вопросы прирлдной очаговости и эпизоотологии чумы в Туркмении Ашхабад. стр. 202-211

Левина А А, и Фенюк Б К. 1959. Кэпизоотия чумы средн Больщих песчанок в Западных Кара—Кумах в 1949-1950 гг. В кни: Грнзунн и Борьба с ними. Саратов. 6. 172-198

Лейкина Е С. 1984. Типы очагов основных гельминтозоонозов в СССР. Мед. паразитол. и паразит. бол, (2):51-57

Литвин В Ю, Коренберг Э И. 1999. Природная очаговость болезней: развитие концепции к исходу века. Паразитология, 33(3):179-191

Лопатина Ю В, Безжонова О В, Федорова М В, и др. 2007. Комплекс кровососущих комаров (Diptera, Culicidae) в очаге лихорадки Западного Нила в Волгоградской области. III. Виды, питающиеся на птице и человеке, и ритмы их ночной активности. Медицинская паразитология и паразитарные болезни, (4): 37-44

Леви М И, Киселев Р И, Гусев Г И, и Кполякова П Н. 1954. К эпидемологии осоподобного риккетсиоза. Сб тр. Харьковск. Н—иссл. инст. вакч и сыворот. им. Мечникова. Т. 20(Вирусйные инфенции)

Лукина Г П. 1957. О некоторых случаях влияния географических Разрывов на распределение Блох и их хозяев. Материалы совешания по зоог ографии суши июнь: 150-154

Львов Д К, Никитин А Ф. 1999. Проблемы природной очага. Вости. с. —петербург. С: 9-15

Львов Д К, Бутенко А М, Вышемирский О И. 2000. Выделение вируса лихорадки Западного Нила от больных людей в период эпидемической вспышки в Волгоградской и Астраханской областях. Вопр. вирусол, (3):9-12

Максимов А А. 1975. Болезни и их распространение в популяции ондатры. Эпизоотии в популяциях ондатры в СССР. Новосибирск: Наука, Сибирское отд-ние10-68

Мещерякова И С, Коренδерг Э И, и др. 2011. Внявление прчродных Очагов Туряремии на територии

Монголии.Журн.Микробиол.5,С:31-36

Михайлова Т В,Бернштейн А Д,Балакирев А Е,и др.2008. Некоторые черты биологии полевок Microtus arvalis и Microtus rossiaemeridionalis (Rodentia,Cricetidae) и их взаимоотношения с хантавирусом Tula. Зоологический журнал,87(2):239-247

Миронов Н П.1959.Изменение ареаловгрызунов как фактор становления прцродных очагов некоторых инфекций на юго-востоке Европейскчй части РСФср.Формозова.Изд.АНСССР,М

Мончадский А С.1953.Ночная активность комаров и ее эпидемиологические особенности.. Зоол. ж,32 (5):860-873

Наумов Н П.1954.Типы поселний грнзунов и их экологическое значение.Зооп нсурн.ххх111.2

Наумов Н П, Жучаев А А, Арсланова А Х. 1957. Основные итоги эпизоотологического изучения Приаральского участка Среднеаз. равнинного очага за период с 1946 по 1956 г. Научная конфер. по природной очаговости и эпидемиол. особо опасных инфекц. заболеваний:25:1-2

Наумов Н П. 1964. Микроструктура и устойчивость природных очагов болезней. Зоол журн, 18 (3): 322-333

Олсуфьев Н Г.1954. Природная очаговость эризипелоида(рожи свинй) и листереллеза. В. кн.: Прцродн. очаго.заразн.δол в Казахстане,вып.2,Изд,АН КазССР,Алма-Ата

Олсуфьев Н Г.1954. Природное очаговость эризичелоида (рокисвиней) в листереллеза. В кн: Природн. очагов.заразч.бол. в Казахстне.внп.2.Изд.А.Н.Казссr.Апма-Ата

Олеуфьев Н Г,и Дунаева Т Н.1960.Эпизоотология(природная очаговость) туляремии.В.кн.:Туляремия. Подред Н.Г.Олсуфбева и Г.Н.Руднева.Медгиз.м

Олсуфьев Н Г, и Емельянова О С. 1954. Обнаружение лестереллеэной инфекции удиких грюзунов насекомоядных иксодковюх клещей жмэи.т.22,№ 6

Олсуфьев Н Г,Кучеру В В К,Дунаева Т Н,и др.1955.опют изучения зимник эпизоотий туляремии средч обыкновеннюх полевок в скирдах и ометах, Сообщен. 1 Эпизоотуд туляремии. Вопрос краев. олщ и эксперим паразитол и медзооп.т.9

Онищенко Г Г,Липницко Л В,и др.2000.Эпидемиологические ситу Ации западного нил. лихорадкивроссии. журн. микробиол. эпдемиол. и иммунобиол. 3:115-120

Павловский Е Н.1934.Курс паразитология Целовека.Медгиз.М—Л

Павловский Е Н. 1946. Основы учения о природной очаговости трансмиссивных болезней человека. Журнал общей биологии,7(1):3-33

Павловский Е Н.1947.Микроорганизм,переносчик и внешняя среда в их соотношениях. Зоол журн,26 (4):297-312

Павловский Е Н,Скрннник А Н.1952.Экспериментальный анализ значения различныхфаз превращения Ornithodorus papillipes В передаче спирохет клещеного возвратного тиф.Паразитол.сδ,ЗИН АН СССР, Т.14

Повловский Е Н.1961.Общие проблемы паразитология и зоологии.Изд.АН СССР,М—Л

Павловский Е Н.1963.На чем основывается существование природного очага болезни на свойственной ему территории. Zoologicheskii Zhurnal. Zoologitsheskij Journal,42(1-4):321

Павловский Е Н. 1964. Природная очаговостб трансмиссивых Болеэней в свяэисс ландшафтной элидемиологией 300ант—ропоноэов. иэд. наука. москва—ленингр. 9.

Павловский Е Н,и Соловьев И Д.1940.Экспериментальное Исследование над Циркулцй вируса клещевого энцефалита в организме Клеща—переносчика(Ixodes persulcatus).Арх.Биол.Наука.т.59.вып.2.№ 7-8

Петрищва П А (Ред). 1967. Биологические взаимоотнощения кровосоущих челенитоношеиня кровососущих члеростоногих Болезней человека.Изд Медицина Москва

Петрищва П А.1967.О Некоторнх факторах,влияющих на восприимчивоств и эффективность передачи возбудителей кровосозущими членистоногимп. Биологические взаимоотнощения кравососущих членстонгих с возбудителями Бопезней чеповека,Изд Месчина

Петрищева П А. 1967. К вопросу изучения взаимоотношений между кровососущими членистоногими и возбудителями болезней. Биологическое взаимоотношение между переносчиками и возбудителями болезней М:286-292

Петрищева П А. 1967. Некоторые итоги изучения природной очаговости болезней. Мед паразитол и паразитарн болезни:684-591

Петрищева П А.1972.К истории становления и развития учения акад. Е.´Н. Павловского о Природной очаговости болезней человека Л Итоги развития учения о прИродной очаговости болезней человека и дальнейшие задачи. М:3-36

Петрунина О М.1952.Чума У Болших песчанок в природных условиях.труды Среднесйз и атского научно-исследовательского противцумного института.Алма—Ата

Платонов А Е. 2006. Влияние погодных условий на эпидемиологию трансмиссивных инфекций (на примере лихорадки Запад-ного Нила в России). Вестник Российской академии медицинских наук (2): 25-29

Померанцев Б И, Сердюкова Г В. 1947. Экологические наблюдения над клещами сем. Ixodidae, переносчиками весене—легнего энчефалита надальнем Востоке.Паразитол.сб.ЗИН АН СССР,Т.9

Пушкарева В И, Ермолаева С А, Литвин В Ю. 2008. Патогенные листерии и почвенные простейшие: сопряженность жизненных циклов. Успехи совр биологии,128(3):245-251

Пушкарева В И,Каминская А А,Мойсенович М М,и др.2008.Взаимодействия бактерий burkholderia cenocepacia с почвенными инфузориями tetrahymena pyriformis в процессе формирования биопленок. Успехи современной биологии,128(6):553-561

Пушкарева В И,Ермолаева С А,Литвин В Ю.2010.Гидробионты как резервуарные хозяева возбудителей бактериальных сапронозов. Зоол журн,89(1):37-47

Ралль Ю М.1958.Лекции по эпизоотологии чумю.Ставрополь:Кн изд—во

Ралль Ю М.1960.Грызунн и природные очаги чумю.М.Медгиз

Ралль Ю М.1965.Природная очаговость и эпизоотология чумн.М:Медицина.1-363

Ралль Ю М,и Федоров Н К.1960.К проблеме физиологицеской Оценки грызунов как носителей чумю и моногостальностиеё очагов.ЖМЭИ,2,29-35

Сахновская Г К.1959.Заболеваемость столбияком и одеемененность почва Bac.tetani В западных областих УССР.Автореф.ДИСС.Львов

Сергиев В П, Ганушкина Л А, Филатов Н Н. 2011. Новые и возвращающиеся переносчики вирусных лихорадок-угроза эпидемических осложнений на юге Европы и России. Журн микробиол,эпидемиол и иммунобиол,4:97-100

Скорадумов А М.1937.Чума в Сцбчри,Иркутск.

Суркм, Биоценотическое и практическое значение,промюсловие животнне СССР.и среда нх обитагия. 1980.Под.ред.Р.П,Зимнно Ю.А.Исаков.Изд.Наука

Султанаев И Х. 1960. К вопросу о зарождении природных очагов чумы. зоологический журнал. 39（1）：29-34

Тарасов П П.1959. Опыт Эпизоотологицеского прогноза в Чумной очагах в Хангая（Монголия）. Тр. Ср—Аз научно-исслед противочумного ин—Та. Внп. 5，Алма—Ата.

Тарасов П П.1959. Некоторые особенности внутривидовых отношений у стенотопных грызунов. Труды Среднеаз. науч.-исслед. противочумного ин-та，（5）：3-11

Терских В И. 1958. Сапронозы（о болезнях людей и животных, вызываемых микробами, способными размножаться вне организма во внешней среде, являющейся для них местом обитания）. Журн. микробиол：8

Тимофеева М М.1959. К характеристике Культур Чумного Микроба，вюделенных в Монгопьском очаге. Исвестир Иркутского научно-исспедовительского противочумного института

Тинкер И С.1940. Эпизоотология чумы на сусликах Ростов—на—Дону

Тихонова Г Н，Давыдова Л В，Тихонов И А，и др. 2006. Мелкие млекопитающие города Ярославля. Зоологический журнал，85（10）：1236-1246

Топорков М.1961. Частота Рецидивову Болоных острой и хронической Дизентерией при цикловом метоке лечения препаратмн сульфаниламидной группю ЖМ ЭИ. Т.32，№ 10

Туляремия.1960. Под ред. Н. Г. Олсуфьев и Г. П. Руднева. Медгиз，М.

Ткаченко Е А，Окулова Н М，Юничева Ю В，и др. 2005. Эпизоотологические и вирусологические характеристики природного очага хантавирусной инфекции в субтропической зоне Краснодарского края. Вопросы вирусологии，50（3）

Туманский В М.1958. Микробиология чумы：（Микробиологические основы диагностики чумы）. Медгиз.

Туманский В М. 1960. Изменцивость Чумного микроба в природних условиях в организме грюзунов и знацение этого явления для изучения очаговости. В кн：природная очаговость и эпидемиологи особо опасных инфекционнх заболебаний Саратов стр.188-189

Шварц С С. 1960. Принципю и методю современной экологии животнюх. Трудю Институт зоологии Уральского филиала А Н СССР. 21. Севердловск

Шварц С С. 1967. ОБщие закономерности, определюших роли животных в биогеочнозах. Ж. ОБщий биологии，Г. 28.5：510-521

Шишкин А К.1957. О ливидации энзоотии чумю Труд. Роствекого-на-Дену. научно—исследовотельского противочумного института Пятигорск. 13.185-194

Шур Р М.1954. Некоторне данные по сравнительному изучению Биологических свойство штаммов вируса лимфоцтарного хориоменингинта и хориоэнцефалнта. Сб. тр. Харьковск. н.—иссл. инст. вакц. и сыворот. и. м. Мечникова. Т. 20（вирусные инфекции）

Юничева Ю В，рябова Т Е ，и др. 2008. Мед ларазитол，№ 3. С：40-43

附录　传染病自然疫源地性的
主要术语和概念（1984年）

伏·伏·库切鲁克　恩·弗·洛西兹基　著

马德三　译

伏·伏·库切鲁克(俄罗斯医学科学院流行病学微生物学研究所)

恩·弗·洛西兹基(捷克卫生学流行病学研究所)

疾病的自然疫源地性,已为大家所知悉。因为在这一问题的研讨中,有各种不同专业的专家参与,有医学、生物学、自然保护学、地理学等的专家,这就导致出现解释意义不同的术语。出现用各种文字解释同一术语,就有必要挑选一些比较明确的、最成功的术语和概念。这种想法是 E.H.巴甫洛夫斯基院士发起的。在他有生之年就开始收集必要的词汇。他亲自吸引了现在出版这一术语和概念的两位作者,他们是:伏·伏·库切鲁克和恩·弗·洛西兹基,他们把被委托做这件事当作自己应尽心尽力来完成的义务。为确定这些术语和概念参阅了 34 种文献资料:其中百科全书就有 6 种(苏维埃大百科全书、苏维埃小百科全书、百科全书辞典、大医学百科全书,兽医百科全书、地理学百科辞典),各学科方面的辞典 8 部,专著 20 余部。这是为了交流时取得对这些术语和概念的共识的一种尝试,在运用这些术语和概念时有参议价值。

1. 疫源地的动物流行病的活动性(Активность очага эпизоотинеская):在一个具体的自然疫源地区域内,一定时间内动物流行病过程的强度(烈度)的水平。

2. 农业群落(Агроценоз):由于人类活动的结果,形成人工生物群落,其目的是控制和维持农产品的收获。

3. 人类病(Антропоноз):是人类特异性的疾病,其病原体的存在,全靠经常人传给人得以保存,动物对人类疾病的病原体,或是没有感受性的,或者是传染病的生物的死胡同。

4. 人类动物病(Антропозооноз):这个术语常常被用作动物病的同义语(建议)。

5. 自然疫源地性疾病病原体的分布区(Ареал возбувителя природно-оцаговой Болезни):被疾病的自然疫源地占据的地球表面的一部分。

6. 野生的、森林的狂犬病(Бещенство Дикое, лесное):这是个不正确的术语,说的是狂犬病病毒在野生动物(肉食类、翼手类等)的种群中循环。实质上这是狂犬病自然疫源地性的表示。

7. 生物地理群落(Биогеоценоз):最常用的是生物地理群落(геобиоценоз)。

8. 生境(Биотоп):是生物地理群落的非生物的成分,是植物、动物和微生物生存大约是同一地表的地段。

9. 生物群落(Биоценоз):生物地理群落中有生命的部分,是栖息在陆地或水体中该地段的植物、动物、微生物总称的一个稳定复杂的系统。

10. 疫源地的媒介性(Векторность):自然疫源地的特征按主要媒介的种数表示。疫源地可以是单媒介的和多媒介的。

11. 毒性(Вирофоорность, вирусофрность):媒介种群在一定的时间、被病毒感染数量上的特征。

12. 毒力(Вирулентность):对具体的动物种讲,疾病病原体对其致病程度的数量程度。

13. 传染病或侵袭病的病原体(Возбудителъ):能深入和寄生于动物和人的机体中的生物(细菌、原虫、真菌、多细胞生物)或病毒,并引起它们病理过程。

14. 感受性(Восприимчивость):这是大生物物种的特性,对病原体的深入的一种回答能力,传染过程的发展与病原体出处无关。

15. 疫源地一时性的活动部分(Времено активная часть очага):见溢出地段。

16. 宿主性(Гостальность):自然疫源地的特性,用主要宿主种类数量表示,自然疫源地可以是单宿主的和多宿主的。

17. 自然疫源地群(Гриппа природных очагов):疫源地样寄生系统疫源地占据的一定区域。一群疫源地彼此可以用自然的或生境的障碍分开。它们不能,或很难将病原体从一个疫源地带到另一个疫源地。

18. 疫源地的发生(Генезис Очага):在一定时间疫源地的起源或发展过程。

19. 生物地理群落(Геобиоценоз):相对的空间上被限制的,内部不是相同的自然系统,是由功能上相互联系的非生物环境(岩石、大气、水文条件、土壤)和生物(植物、动物、微生物)形成的系统,有一定的能量状况,新陈代谢类型和速度,以及一定的信息水平的特征。生物地理群落是低等级中的一个生态系。

20.(Дим,dim):时间上,相对被隔离开的一个种的动物个体群,它们之间是由存在着的共同利用区域和彼此经常接触而联系着。很少见到运用此术语。

21. 发病动态(Динамика заболеваемости):人或动物在某一地区、时间上发病情况的频率的变化。

22. 数量动态(变动、波动)[Динамика(Движение)колебание]:在自然条件中,一年或几年,动物数量的变化。

23. 病原体的供给者(Донор возбудителя):被感染的脊椎动物能把病原体传递给吸血媒介,或能把病原体排出到外环境中去,病原体的量足以感染另外的个体。

24. 生活方式[Жизненная схема(образ жизни)вида]:一个种的个体,在它们发育的全部相期内与其居住环境的全部要素相互联系的总和,取决于在种的进化过程中发生的对种特异性适应的综合体的存在。

25. 害病率(Заболеваемость):在某一时间阶段内由某种传染病引起的,具体地区内的居民发病情况的数量。通常用十万分之几的个体数表示。

26. 宿主和媒介的感染率(Зараженность хозяев и переносчиков):被病原体感染的宿主、媒介的分数(百分之几,千分之几),这是在疫源地范围内,或在它的一部分地区内的一段时期中进行调查的数字。

27. 带出地带(Зона вылноса):见迁出地段。

28. 疾病自然疫源地性的地带(Зона ириродной очаговости Болезни):这种疾病病原体的分布区。

29. 动物病(Зоонозы):在医学文献中为人类疾病,人可以由动物感染。在兽医学文献中只限于动物疾病。

30. 正确指数(适应性)(Индекс верности приуроченности):用百分数来表示物种适应某种居住环境(生境、宿主、窝巢、洞穴等)。

31. 遇见指数(Индекс встречаемости):用百分数来表示统计单元的分量(宿主、洞穴、面积等),或者在被统计物种发现的地区。

32. 优势指数(Индекс Даминирования)。

33. 多度指数(Индекс обилия):该种在统计单位中个体的平均数(如宿主身上、洞、洞道、巢的寄生个体数)。

34. 动物流行病的指数(Индекс эпизоотичности):有动物流行病的年代与观察该自然疫源地状况的总年代之比。

35. 自然疫源地的指示物(Индикаторы природных очагов):自然界中明显的部分(植被、地形等)与它隐藏部分(疾病病原体)有直接或间接的联系。

36. 动物流行病的强度(Интенсивность эпизоотии):是病原体传递的频率及其分布的广度。其指数是用观察期间,病原体传递的次数对单位面积和受感染地区的大小来确定。

37. 自然疫源地的土地测量(Кадастр природных очагов):一种固定形式关于某种传染病(侵袭病)自然疫源地的资料的总结。必须有这种疫源地的潜在的和真实的流行病学危险性的评价,甚至还包括对其采取预防和治疗措施的评价。

38. 共生体(Комменсализм):不同种的个体,不断地或一时性地居住在一起,成员中的个体是靠另一个的食物残渣或是分泌物为食,且对它无害。英语文献中这一术语用来表示住在人类住房中的啮齿动物。如果说的是后一种情况最好采用与人共栖这个术语为好。

39. 室内动物(Комнатные животные):人们养在住宅中供消遣的动物。有些情况下,这些动物中的一些种能成为使人感染自然疫源地性疾病的传染源。

40. 接触性传染性(Контагиозность):在一定时间内,能在一定时间内把传染病病原体由患者(或动物)传给健康的人(或动物)。

41. 接触(Контакт):这是一个表示动物或人,一个与另一个(甚至与周围环境中的客体)接近或交往的任何方式的术语。接触可以是直接的,也可以是间接在一个种的不同个体,或不同种的个体间实现。

42. 动物流行病的接触(Контакт эпизоотичеекий)或寄生性的接触(паразитарный):是动物彼此之间能直接或间接的交往,这时可以实现病原体的传递,或实现外寄生虫的交换。

43. 传递系数(Коэффицент передачи):从一个处于感染状态时的患病个体感染另一些个体的平均数。

44. 致死性(致命性)[леталььностб(смертельностb)]:死亡于该病的数与患病数的比值,用百分数表示。

45. 预防治疗(Лечение профилактическое):曾经与传染源接触过的人,还处于潜伏期时的特异性治疗。

46. (Лоймонотенциал):在该疫源地内,该时期传染病传递的猛烈性取决于住民的数量,在单位时间内实际进入这些人的机体中的该传染病的病原体在形式和剂量上达到对感受性个体的感染。

47. 自然疫源地的消灭(Ликвидация природного очага):传染病(侵袭病)病原体从疫源地中根除,受到生物群落或地理景观深刻变化的保证。根除不可能使从外面带进的病原扎根。

48. 残存地(Месгa переживания):见忍受小生境。

49. 传递机制(Механизм передачи):进化中形成的方法,借此帮助病原体从受感染机体传递给有感受性的个体。它是由3个接连不断地、有规律地、一个接一个的下列动作组成的:病原体从被感染机体出来(排出);病原体通过(滞留)(对感染着和将被感染的机体讲)外界环境;病原体植入(进入)健康机体,导致发病。病原体传递分为3个途径:接触的、机械的(食物消化的、空气为媒的、机械本身的)、传播性的。

50. 微小疫源地(Микроочаги):见疫源地核心。

51. 微小种群(Микропопуляция):没有受到普遍承认的解释。通常用于表示种群的一部分,或者在生物群落中明显是局限成分范围(洞穴、窝巢)一个种个体的总和。

52. 流行病的监视(Надзор эпидемиологичесцй):查明自然疫源地,观察其动物流行病的活动性及人类感染的危险性,目的在于进行必要的预防措施。

53. 蓄积者(Накопитель):宿主的一个特殊的种(或几个特殊的种),在它们的机体中,产生病原体的强度的繁殖,达到有规律的感染媒介,或向周围环境中的目的物(土壤、水、食物等)大量的播种。在某些情况下蓄积者可能就是传染病的贮存者。

54. 生态位(Ниша экологическая):种在自然界中的一个位置,包括物种在空间上的位置,它在生物地理群落中的功能作用,它对环境非生物因素(温度、湿度等)的要求。

55. 带菌者(Носитель):是人或者是动物,在未找到生病的临床特征时,在它们的体内有特异性的传染因子。这时候的这种身体可能成为潜在的传染病的传染源。带菌观象也可以发生在、整个期间无疾病表现（健康带菌现象），也可以作为潜伏期的特征,痊愈阶段,和有明显临床症状的恢复期。"带菌者"术语的利用作为"病原体的宿主",但不希望这样用。

56. 被限定的数量(Ограничение численности)：也有称数量的限定。用直接的杀灭(机械的、生理的、化学的、生物的和遗传的方法)或通过改变居住环境,人为地降低传染病宿主和媒介的数量。

57. 独立的疫源地(Очаг автономный)：自然疫源地的同义语。

58. 人为疫源地(Очаг антропоургический)：由人类改变自然环境,或存在自然环境被改变,结果产生的自然疫源地。

59. 自然疫源地(Очаг природный)：是一种或几种景观的最小区域,在其中现在的生物地理群落中病原体的循环无须从外界带入病原体就可以在不定的长时期实现动物流行病周期一个接一个循环。自然疫源地是一种单个现象。它的边界可以就地确定,还可标注在地图上。

60. 与人共栖的疫源地(Очаг синантропический)：是在居民点中存在的自然疫源地。那里病原体的循环是靠与人共栖的动物实现的。为人为疫源地的一种非常的变体。

61. 基础疫源地(Очаг элементарный)：是疾病病原体在自然疫源地中直接滞留的地方(病鼠鼠洞、被染疫的蜱滞留的裂缝等)。

62. 自然疫源地性(Очаговость природная)：是一种普通的生物学现象。疾病的病原体在野生动物中循环时,通过各种途径可以传递给人及家畜动物。

63. 自然疫源地的登记制(Паспортизация природных очагов)：是一种所用的方法上的总和。它包括按统一的方案对描述必要的通报规格,对疫源地情报的收集、录存、保存和整理方法的规格对自然疫源地的描述。

64. 致病性(Патогенность)：病原体能引起某种动物或人的特异性的传染过程。

65. 病原性(Патоэргон)：是广泛认识病原体的同义语。

66. 病原体的经卵传动(Передача возбудителя трансовариальная)：更正确的应该是病原体的经卵传递(переход возбуэдичтеля трансовариальная)。

67. 病原体的经相传动(Передача возбудителя трансфазная)：更正确的应该是病原体的经相传递(переход возябудителя трансфазная)。

68. 媒介(Переносчик)：吸血节肢动物在自然条件下把病原体从供血者传递给受血者。

69. 次要媒介(不定期的)[Переносчик второстепенный(факультативный)]：节肢动物的一个种(或几个种)定期地参加动物流行病过程中,在一定条件下可以通过吸血传递病原体,但不能独自地、或与其他次要媒介维持长期的病原体的循环。按其生活周期的性质,或根据其他原因,不能保证动物流行病的存在。

70. 主要媒介(Переносчик основной)：节肢动物的一个种(或几个种),由于它的生活周期、数量的特殊性、能传递病原体的能力,可以保证病原体在自然疫源地中稳定循环。在某些情况下,同时可能是病原体的宿主。

71. 偶然媒介(Переносчик случайный)：节肢动物的一个种(或几个种),在自然条件下,用某种方法能传递病原体,但由于生态学上、形态学上的特点一般在病原体的循环中没有意义。

72. 不定期的媒介(Переносчик факультативный)：见次要媒介。

73. 病原体经卵传递(Переход возбудителя трансовариальный)：病原体从雌体通过卵传到它的后代。

74. 病原体经相传递(Переход возбудителя трансфазовый)：病原体传到节肢动物媒介变态的下一个相[如硬蜱从卵到幼虫,到稚虫(蛹),到成虫]。

75. 动物流行病的间期(Период межэпизоотический)：是一种时间间隔,在疫源地区域内这段时间不发生病原体定期的传递,简称流行间期。

76. 动物居住的密度(Плотность населения животных):在单位面积或范围内的个体数。

77. 自然疫源地的遏制(Подавление природного очага):人为地降低疫源地(或降低疫源地部分)的动物流行病的活动性,目的在于减少人类感染的危险性。遏制的标准认为超过一年,在该疫源地动物流行病活动性一个周期没有发现被染疫和患病的动物。

78. 种群(Популяция):占据地区的,一个物种的,遗传上、生态上相互联系的个体群,能长期独立存在并相对独立于另外的种群。

79. 动物的住群(或种群)(Поселенце животных):被一个种的种群局限成群所占据的区域。

80. 自然疫源地流行病的潜(在能)力(Потенциал природного очага эпидемеческий):见 48 条。

81. 自然疫源地动物流行病的潜力(Потенциал природного очага эпизоотнческий):疫源地的状况,它代表着病原体在寄生系统中在一定时间中频繁传动。

82. 联合的类型原则(Принцип объединения типологический):按同型及类似的单位分组的操作方法,在类型的单位联合时,首先遵循它的质的相似性,不管它是否在相同的单位之间存在任何区域的联系(例如,山地和平原的自然疫源地,或者黄鼠的、旱獭的、沙土鼠的、田鼠的自然疫源地)。同样的类型单位能多次在空间重复出现。

83. 地方性区划的原则(Принцип районирования региональный):是一种地表区分的方法,这时被分出的等级单位中任何一个保留着地区的完整性,地方区划是多阶段的,各等级地方综合体可独立分开,可以将一个放入另一个中。任何区划单位是一个具体的区域,可存在于一个个体中,可以赋予它一个自己的地理学上的名称。

84. 宿主和媒介的数量预报(Прогноз численоеть хоэяев ипереносчиков):溜血动物和吸血节肢动物数量变化的预言,这种预言建立在数量多年过程和影响它的因素的研究基础上。

85. 流行病的预报(Прогноз эпидемичекий):在分析自然疫源地中病原体循环的地方特点的基础上流行病过程的发生和发展的可能的预言,社会因素的状况,人与自然间的传染源接触的性质,或病原体带入的途径等状况。

86. 动物流行病的预报(Прогноз эпизоотический):在某一时间阶段,动物流行病过程发展的性质和发生的可能性的预言。它是建立在自然疫源地特点、状况和动物流行病因素的动态分析基础上的。预报分为短期的(有效的)季节调查,中期的(战术上的)几个季节的,长期的(战略上的)是多年对动物流行病状况的变化。

87. 先期预防(Профилактика заблагавременная):应用在动物流行病前期发展出现所进行的措施的术语,通过人工降低传染病宿主或媒介数量的方法,使其强度和分布局限化。

88. 紧急预防(Профилактика экстренная):在动物流行病出现时进行的措施,在于预防人或家畜的发病。

89. 流行病过程(Процесс пцэемический):对每一传染病讲,人类发病的时间和空间分布,取决于它们与自然疫源地接触的强度和形式,寄生系功能的特点,以及它们专有的病原体传动的机能。

90. 流行病过程的原动力(Процесса эпидемического эвцжуциесилы):流行病过程 3 个必要部分的相互作用(传染源、病原体的传递机制和易感人群),受社会条件和地理环境因素 Опосредованное。

91. 动物流行病过程(Процесс эпизоотический):对每种传染病讲,是动物发病特异的时空分布,取决于寄生系统的功能特点,属于它们病原体的传动机制,以及人类活动性的影响。

92. 假种群(Псевдопопуляция):靠自我繁殖不能维持自己的存在,以及靠从自己种的其他种群从外向内流入这种功能上的生物群体。

93. 自然疫源地的区划(Районирование прироэных очагов):按地方原则联合相似的疫源地。

94. 流行病学区划(Районирование эпидемиологическое):把地区划为适合于自然特点和社会条件决定

于流行病过程发生的可能性和发展的性质。

95. 自然疫源地性疾病病原体的贮存者(Резервуар возбуедителя природно-очаговой болезни):病原体在动物流行病间歇期保存在动物(脊椎动物、无脊椎动物),或保存在外环境的客体(水、土壤、有机的残渣等)中的动物或客体。

96. 抵抗力(Резистентность):有机体对病原因素作用的抵抗性。

97. 病原体的受血者(Реципиепт возбудителя):能感受病原体,并保证在其自己体内病原体的繁殖的动物个体。

98. 个体感染的危险性(Риск заражения индивидуума):无免疫力的人在一定时间在处于潜在危险状态的自然疫源地地区停留过就有被感染的可能性。

99. 栖群感染的危险性(Риск заражения поселения):见意外的潜在性。

100. 与人共栖的动物(Синантропное животное):栖住在人类建筑物中,或在居民点地区,在这些地方能形成种群的野生动物。

101. 死亡率(Смертность):死于该种传染病的人口数与该地区人口数的比。通常是用十万或百万居民计算。

102. 潜在的疫源地状态(Состояние очага валентное):在自然疫源地地区存在着病原体的流行时,人就可能被感染上。

103. 联合疫源地(Сочетанные очаги):共同存在于同一个地区内的不同的传染病的自然疫源地。

104. 散发性的发病(Споррадические заболевания):被感染的,或反复生病的个体被单独发现,在它们之间很难,甚至不可能确定彼此间有什么联系。

105. 残存小生境[Стации(места) переживания]:面积不大的栖息地,或栖息地中的一部分(地形的个别部分、植物残余的堆积地、雨雪泛滥时的树木等),能使动物在它们数量萧条时渡过一年或一季不利条件的地方。

106. 分布区的空间结构(Структура ареала пространственная):环境相似的顺适良好地段的分布学,首先面积大小、疏密、适于种的栖息地相互配置,以及其住群的密度都有不同。

107. 疫源地的生物群落结构(Структура очага биоценотическая):宿主和媒介的组成和多度,病原体循环株的特性,以及自然疫源地寄生系统成三者之间的相互关系。

108. 疫源地的空间结构(Структура очага пространственная):动物流行病重要部分的不同地段(疫源地的核心区、病原体周期性存在的地段、疫源地内经常没有病原体的地段)的配置关系和特点。这些地段中任何地段的特征在于:它们中一个也不能单独保证病原体不定期、长期的循环。

109. 种群结构(Структура пойуляции):种群的分布区的、年龄性别的、遗传型的、表型的等成分。

110. 居群结构(Структура поселения):一个居群范围内(栖息地)不同质,决定着动物配置上的不均匀性。

111. 动物流行病的空间结构(Структура эпизоотии пространственная):在地域上被感染动物配置的特点。

112. 疫源地的分型(Типизация очагов):根据地理景观的特征、宿主和媒介的组成上、病原体的特性等的相似程度的疫源地的分组(或分类)。

113. 居群类型(Типы поселений):是用来反映动物地域上配置和多度的性质的术语。分为连成片的(漫射的)、带状的和镶嵌的居群类型。

114. 动物流行病的三位一体(Триада эпизоотическая):病原体、带菌者和媒介,它们相互之间的关系保证着自然疫源地的存在。

115. 动物的都市集中化(Урбанизация животных):野生动物对城市特点居住的适应。

116. 病原体的带入部分（Участки вноса возбудителя，带出地带，疫源地一时性活动部分 зона выноса，временноактивнаo часть очага）：自然疫源地地区的一部分，当大量的、不同的动物流行病的年代和季节动物流行病加剧时，病原体周期地从稳定保存的地方流入自然疫源地地区的一部分。

117. 疫源地地段（Участки очаговости）：见疫源地核心。

118. 单个地段（Участки индивидуальный）：在一定时间被该种动物的定居个体利用的地区。

119. 家族地段（Участки семейний）：被动物的一个家族（一窝）在一小段时间利用的地区。

120. 动物的数量统计（Учет численности животных）：确定在自然条件中的动物数量，分为统计绝对数量，即确定地表或一定范围的单位内的个体数；相对数量统计，即统计标准单位的个体数。数量统计可以是直接的（直接计算动物数）和间接的（计算动物活动的踪迹或足迹）。

121. 动物流行病因素（Факторы эпцзоотические）：决定动物流行病发生、发展和熄灭的一切可能的条件。

122. 病原体的宿主（Хозяин возбудителя）：一个种（或几个种）能保证病原体在自然疫源地中循环的动物。宿主可能是主要的、次要的、补充的、偶然的。

123. 次要宿主（Хозяин второетепенный，факультатифный 不定期的，дополнительный 补充的，акцессорный 附带的）：一个种（或几个种）经常卷入动物流行病过程中，在某种程度上能促进动物流行病的分布和激化动物流行病，由于它们的生态特点，与病原体的相关关系不能保证病原体在自然疫源地中稳定循环。

124. 主要宿主（Хозяин основной）：一个种（或几个种）的动物，由于生活方式的特点和与病原体的相互关系能保证病原体在具体的疫源地中稳定循环。

125. 潜在宿主（Хозяин потенциальный）：动物的一个种（或几个种），分类学上或生态学上的特点，近似的或等同的宿主，居住在景观上与自然疫源地相似的地区，该种传染病病原体在现今尚未被发现。

126. 偶然宿主（Хозяин случайный）：动物的一个种（或几个种），能在自然条件中感染上某种传染病，但在动物流行病过程的发展中不起作用。

127. 不定期宿主（Хозяин факультативный）：见次要宿主。

128. 生物分布学（Хорология）：有关生物及其群落在生物圈中的空间上（地形上）分布规律的科学部门。

129. 病原体传递的周期（Цикл передачи возбудителя）：病原体完成从一个被感染的个体向另一个传递的全部连续的阶段。其特征是平均的（寿命）时期和传递系数（感染个体的平均数）。

130. 动物流行病周期（Цикл эпизоотический）：是动物流行病过程，从一个猛烈高峰到另一个高峰期，常把动物流行病周期分为下列几个期：增长、高峰、下降、动物流行病间歇期。分为季节周期和多年周期。

131. 疫源地的不活跃部分（Часть очага неактивная）：疫源地内，完全缺乏病原体循环条件的地区的一部分。

132. 传染的敏感性（Чувствительность）：数量上表现为感染过程的困难，是脊椎动物所固有的。

133. 野鼠疫（森林鼠疫、田野鼠疫）（Чума дикая，лесная，полевая）：在俄罗斯以外的国家广泛使用的术语，用作鼠疫自然疫源地性的表示。

134. 不栖息在人类住房内的动物（Экзоантропы）：不能栖息在人类建筑屋内的动物种类。

135. 生态系（Экосистема）：居住在任何一个面积上，与自然环境相互作用的全部活的生物的单位，因此，能建立系统内明显的一定营养结构、物种的多样性和物质循环。无等级概念。

136. 地方病（Эндемия）：人类传染病在某些地方稳定的固着，是由于自然因素和社会因素引起的。

137. 动物地方病（Энзоотия）：野生或家养动物在某一地方稳定的固着，是由自然条件引起的。自然疫源地性是动物地方病的局部情况。

138. 流行病(Эпидемия):流行病过程的具体表现为包括从开始到结束发病的峰。对于自然疫源地性传染病,这总得彼此独立,人可以从动物,或从被病原体污染的外环境中的客体个别感染,或群体感染。感染发生于直接或间接与有潜在危险的自然疫源地接触的结果。

139. 动物流行病(Эпизоотия):是动物流行病过程的具体表现,包括从开始到结束时动物发病率高涨的波。出现动物流行病的产生相继感染的链,伴随着被感染动物的积累,区域内生病(动物)的分布。

140. 疫源地的核心区(Ядра очага):是微小疫源地(микроочаги),疫源地性的部分(участки очаговости),疫源地活跃部分(активная часть онага),是疫源地面积相对不大的地段,最适于寄生系统的存在,是由于当动物流行病出现萧条时在该处保存着病原体,时间不会太长。病原体在不同的流行间歇期,可以在一个,或者另一个核心区生存。动物流行病的波均在最大时,大部分有时是全部核心区获得病原体。

关于作者和出版情况简介

两位作者在40年间不间断地参与欧洲、亚洲及非洲许多国家地区自然疫源地性疾病的研究,或者指导过这样一些研究,办理过培养和举行过世界卫生组织一系列地区间关于自然疫源地性动物病、生态学与疾病宿主和媒介的预防、鼠疫及利什曼病等的研讨班,参加过世界卫生组织和有关动物病、热带病、狂犬病、鼠疫、杀虫,与媒介预防的一些专家委员会的会议和科研组的会议。

提供的这一辞典不具有标准的性质,其任务最好各种知识及不同语言的学者多方面的专家进行改进。

辞典的第一版本曾在1983年在捷克卫生学流行病学和微生物学杂志发表过。感谢 А.Н.Алексеев、С.Н.Боев、А.Г.Воронов、Е.В.Гвоздев、Э.И.Коренберг、В.Ю.Литвин、Е.Г.Сидоров、Н.В.Тупикова、В.Церном 提出的批评意见和建设性的意见。本附录是补充和确定的版本。

致　谢

　　最后，还要感谢早期引导我进入医学动物学领域的诸位教授们：我的导师 Формозов А.И.（苏联科学院地理研究所生物学部主任、著名动物生态学家）；莫斯科大学的 Наумов Н.П.（生物系主任、著名动物生态学家、医学动物学家），Гептнер В.Г.（著名动物地理学家），Воронор А.Г.（地理系生物地理室主任、著名动物地理学家），Тупиков Н.В.（地理系动物地理学家）；苏联医学科学院流行病学、微生物学及免疫学研究所，巴甫洛夫斯基院士亲自领导的医学动物室成员 НАумов Н.П.（兼室主任）、Кучерук В.В.（著名动物生态学家，我的小导师）、Карасева Е.В.、Норская Е.В.、Ананьин В.В.等，他们及该室的一些朋友们对我热情的传授有关知识；苏联保健部莫斯科市鼠防所（所长是保健部防疫处处长巴斯图霍夫）为我提供实验室和市区调查的条件；萨拉托夫市苏联鼠防中心流行病学微生物学研究所的 Фенюк Б.К.（鼠疫病研究的著名学者），斯塔伏拉波鼠防所的 Ралль Ю.М.（鼠疫病研究的著名学者）经常寄给我他们的著作和一些研究资料。我的研究和思考是在他们的帮助下完成的。

　　当然，我最需要感谢的是我的夫人姚虹主任医师，在我写这本书期间对我无微不至的照应，还要感谢马薇为我设计了本书封面。